GUÍA DE IDENTIFICACIÓN

FLORA Y FAUNA
DE LAS COSTAS DE ESPAÑA Y DE EUROPA

PETER HAYWARD TONY NELSON-SMITH CHRIS SHIELDS

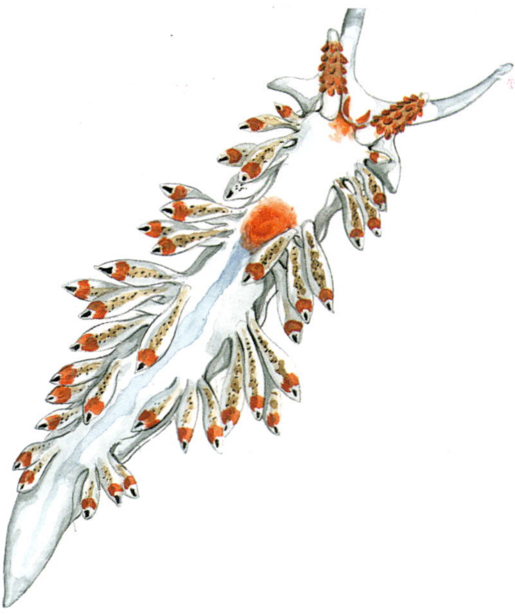

EDICIONES OMEGA

Agradecimientos
Deseamos agradecer a los ilustradores su cuidadoso y detallado trabajo, y a los numerosos amigos y colegas que nos han ayudado a localizar los ejemplares particularmente evasivos. Les estamos especialmente agradecidos al Museo de Historia Natural de Londres y al Museo de Manchester por prestarnos material. Nuestra sincera gratitud a la doctora Nathalie Yonow por su generosa y valiosa ayuda en los momentos difíciles, y a Jan Greengo por su procesamiento de textos rápido y preciso.

Las ilustraciones de este libro han sido proporcionadas por la agencia WILDlife ART y fueron hechas por: Wendy Bramall, Wayne Ford, Will Giles, Sally Goodden, Bridgette James, Gareth Llewhellin, Carol Merryman, Ian Milne, Sandra Pond y Chris Shields.

La edición original de esta obra ha sido publicada en inglés por HarperCollins Publishers Ltd, Londres, con el título
COLLINS POCKET GUIDE SEA SHORE OF BRITAIN & NORTHERN EUROPE

Traducido por
Victòria Tarrida
Licenciada en Ciencias Biológicas

Diseño de la cubierta
Cèlia Vallès

Segunda edición 2007

Plató, 26 - 08006 Barcelona
www.ediciones-omega.es

ISBN 978-84-282-1125-3
Depósito legal B. 9.405-2007
Printed in Spain
EGS - Rosario, 2 - Barcelona

Índice de materias

Introducción

La región comprendida en esta guía se extiende desde el cabo Norte hasta Gibraltar, incluyendo el mar Mediterráneo (haciendo allí especial hincapié en la costa europea al este de los Dardanelos), y excluyendo el mar Báltico.

Las profundidades costeras

Las costas occidentales descienden, a veces de forma bastante abrupta, hacia el fondo del Atlántico Norte (o del océano Glacial Ártico, frente a las costas noruegas). También existe una zona profunda alrededor del sur de Noruega hacia Kattegat, pero las aguas que cubren la plataforma continental de alrededor de Escocia, Irlanda y el NO de Francia son someras; la mayor parte del mar de Irlanda tiene menos de 100 m de profundidad, mientras que en algunos lugares del mar del Norte y el este del canal de la Mancha, puede ser inferior a 50 m. Por el contrario, la mayor parte de las costas mediterráneas no están rodeadas por una plataforma somera y el mar suele llegar a los 500 m de profundidad.

Corrientes

El agua atlántica, relativamente cálida, es transportada hacia el NE hacia la región que nos ocupa por la corriente del Atlántico Norte (la llamada corriente del Golfo); una parte muy variable de ésta irrumpe en el Canal occidental para influenciar las condiciones tanto del SO de Gran Bretaña como del NO de Francia, pero la parte principal resigue las costas occidentales de Irlanda y Escocia. Una parte de ella gira luego hacia el S hacia el mar del Norte septentrional, continuando el resto hacia el N a lo largo de la costa noruega. El movimiento de las aguas en el mar de Irlanda, el Canal oriental y la zona oriental del mar del Norte también se dirige predominantemente hacia el N, aunque en el centro del mar del Norte la dirección y la fuerza de las corrientes superficiales fluctúan, dependiendo en gran parte de los vientos. Más hacia el S, las aguas atlánticas fluyen hacia el S pasando de largo por la península Ibérica. En el Mediterráneo, la evaporación excede a la aportación de los ríos durante la mayor parte del año, de forma que las aguas atlánticas fluyen, por la superficie, a través del estrecho de Gibraltar. Este movimiento prosigue en general en dirección E, con una circulación en el sentido contrario a las agujas del reloj en cada cuenca costera principal. Cuando sube su salinidad, las aguas más densas se hunden y fluyen hacia el O a lo largo del fondo.

Vientos

En toda la región, los vientos son más fuertes durante los meses de invierno y los más fuertes suelen provenir del cuadrante occidental.

Temperatura del agua

En las aguas costeras, las temperaturas varían en unos 15°C entre los extremos geográficos y en unos 10°C entre el verano y el invierno en un punto dado, desde casi cero en el norte de Noruega durante el invierno hasta más de 25°C en el Mediterráneo oriental a finales del verano.

Salinidad

En el Atlántico Norte, se halla más o menos uniformemente algo por encima de las 35 partes por millar (‰), cayendo a alrededor de 32 ‰ en las zonas costeras cerradas con un aporte significativo de aguas dulces; la salinidad superficial del Mediterráneo va de 36,5 ‰ en el O a 38 ‰ hacia el extremo oriental.

Mareas

Las mareas de esta región son semidiurnas (p. ej. dos pleamares y dos bajamares durante un período de 24 horas). Dado que cada ciclo de mareas dura algo más de 12 horas, el momento en que se da una pleamar o una bajamar en un lugar determinado se retrasa día a día. Las mareas vivas (con las pleamares más altas y las bajamares más bajas) se dan con las lunas nueva y llena, y las mareas muertas (con las pleamares más bajas y las bajamares más altas) alrededor del primero y último cuarto; el retraso diario alcanza su punto inicial en un período de quince

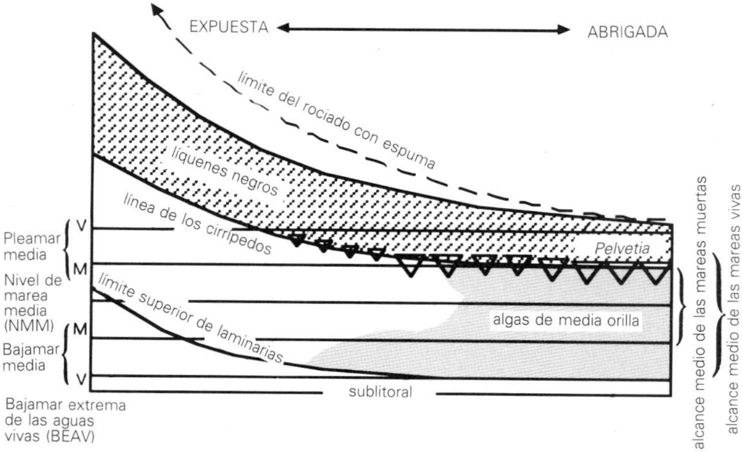

Terminología de las mareas y algunas de las zonas que se encuentran desde las orillas abrigadas hasta las más expuestas (M = mareas muertas; V = mareas vivas).

días, de forma que las mareas mayores o menores siempre vuelven al mismo momento del día en cada lugar. El mejor momento para observar la orilla es cuando una marea viva disminuye durante la bajamar. La diferencia vertical de la marea varía en más de 10 m durante las mareas vivas y menos de 1 m durante las muertas en el SO de Escocia, el N de Noruega y el S de España. En el Mediterráneo, las mareas son lo bastante pequeñas para ser ocultadas por los cambios de nivel del agua que suceden por causas menos uniformes.

Distribución geográfica

Los organismos marinos de esta región pueden casi separarse en especies septentrionales (boreales) y meridionales (lusitánicas), cuyas áreas de distribución se solapan alrededor del SO de Gran Bretaña y el NO de Francia, confiriéndoles a estas zonas una gran diversidad animal y vegetal. Desde luego, unas pocas son cosmopolitas y otras tienen una distribución más restringida por diversas causas. Las biotas marinas mediterráneas derivan en gran parte de organismos que entran desde el Atlántico, aunque algunas especies del mar Rojo han llegado a través del canal de Suez. Además, los organismos que pueden hallarse en una costa en particular dependen de la naturaleza física de ésta: del sustrato (roca, piedras, arena o lodo), grado de exposición al aire, exposición al sol (soleado o sombreado), salinidad local, etc.; y quizás, también, de si se da allí un organismo asociado.

Distribución en la orilla

En las costas rocosas, ésta depende en su mayor parte de los niveles de las mareas. Los niveles más bajos están al descubierto muy poco tiempo durante sólo unos pocos días de las mareas vivas cada quincena; en el otro extremo, los organismos de la parte superior de la orilla pueden estar sumergidos en las aguas marinas sólo durante períodos muy cortos, a menos que sean remojados por el romper de las olas o la espuma llevada por el viento en los lugares expuestos. La parte superior de la costa puede pues estar ocupada sólo por unas pocas especies que son capaces de resistir la desecación, la luz intensa y las temperaturas mucho más variables que prevalecen allí durante la mayor parte del tiempo. En la parte baja de la orilla, las condiciones son mucho más favorables; existe una intensa competición entre muchas especies potencialmente capaces de vivir en ella. Muchas plantas y animales sedentarios se dan en bandas horizontales bastante bien delimitadas, que se encuentran entre el nivel superior en que pueden tolerar las exigentes condiciones físicas y el nivel inferior en el que aún pueden resistir el impacto y la competición de otras especies. Estas bandas o zonas a menudo se corresponden con unos niveles particulares de las mareas y varias de ellas pueden utilizarse como indicadores muy exactos. Por ejemplo, en una costa rocosa moderadamente abrigada del SO de Europa, la densidad de percebes de roca desciende rápidamente justo por encima de la pleamar media de las aguas muertas (PMAM), dando lugar a un cambio de color (la "línea de los cirrípedos") con sus apretadas conchas blanco deslucido en una roca que generalmente es más oscura y a menudo tiene incrustaciones del liquen negro *Verrucaria maura*. Este nivel de la marea también está marcado por una estrecha banda del alga *Pelvetia canaliculata*; otros niveles que se encuentran bajando por la orilla están indicados, aunque de forma bastante menos precisa, por otros fucoides (la *zonation algae*, v. pág. 24). Tales bandas suben progresivamente por la orilla cuanto mayor es la exposición, debido a que las olas y la espuma alcanzan mayores alturas (véase el diagrama de la página contigua). Puede que esta zonación no se ponga de manifiesto cuando se mira hacia el mar, pero generalmente es evidente cuando se mira hacia la tierra desde una marca de la bajamar, o desde la orilla opuesta a través de una bahía. La zonación se define claramente; en las costas mediterráneas se da una distribución vertical graduada de este tipo, que es el resultado de las fluctuaciones del nivel del agua que se dan allí, que en gran parte no tienen su origen en las mareas. Las observaciones de las orillas "duras" cuentan con la ayuda de que únicamente unos pocos de los organismos que viven allí ocupan las grietas o excavan la roca; la mayoría se hallan ligados al sustrato o circulan por su superficie.

La mayoría de los habitantes de las orillas arenosas o fangosas ("blandas") viven por debajo de la superficie, donde las condiciones generalmente dependen mucho menos de los niveles de las mareas, de forma que los patrones de distribución son más complejos, particularmente debido a los regímenes de salinidad de los estuarios, que cambian con rapidez. Sólo un pequeño número de animales muestran en la superficie signos claramente reconocibles de su presencia; para saber qué otros ocupan la zona estudiada es necesario cavar. Pocas plantas viven en los sustratos blandos.

Conservación

Algunos habitantes de las costas, o de las proximidades de ellas en tierra firme, son muy frágiles y por ello deberían ser tratados con respeto. Los salientes rocosos, las grietas de las rocas y las cornisas, una vez hechos añicos desaparecen para siempre junto con sus ocupantes especialistas; las incrustaciones de líquenes o algas calcáreas, los arrecifes y los *trottoirs* sólo pueden reparar sus daños muy lentamente; las aguas muertas o las laderas de una duna y las plataformas rocosas cubiertas de cirrípedos son muy sensibles al pisoteo. Los grandes cantos rodados de la zona intermareal soportan condiciones muy distintas, y por lo tanto viven sobre ellos comunidades muy diferentes, en sus caras superior e inferior: después de tocarlas, siempre deberán volverse a colocar de la misma forma. Muchos organismos son tan numerosos que sus poblaciones pueden sobrevivir a la recogida comercial, pero otros son bastante raros. Esperamos que esta guía les permita identificar la mayoría de plantas y animales que puedan encontrar en las orillas, haciendo innecesaria su recolección.

Abreviaturas

Con el fin de simplificar el texto se han utilizado las siguientes abreviaturas:

ant.	anterior	long.	longitud
aprox.	aproximadamente	M. del N.	mar del Norte
Atl.	océano Atlántico	máx.	máximo
BAM	bajamar de las aguas muertas	Medit.	mar Mediterráneo
BAV	bajamar de las aguas vivas	NMM	nivel de marea media
BE	bajamar extrema	PMAM	pleamar media de las aguas muertas
BEAV	bajamar extrema de las aguas vivas	PMAV	pleamar media de las aguas vivas
BM	bajamar media	post.	posterior
Canal	canal de la Mancha	sup.	superior
ext.	externo	var.	variedad
GB	Gran Bretaña	v.	véase
inf.	inferior	♂	macho, machos
int.	interno	♀	hembra, hembras

Clave de identificación de los principales grupos

1. Peces: animales vertebrados con aletas, branquias, ojos, boca, ano — p. 306

   No peces — Ir a 2

2. Gusanos y animales parecidos a gusanos: elegir de A a F, abajo

   No parecidos a gusanos — Ir a 3

A. Cuerpo liso, sin segmentos ni anillos. A veces con ojos diminutos, pero sin regiones del cuerpo diferenciadas, y sin apéndice alguno

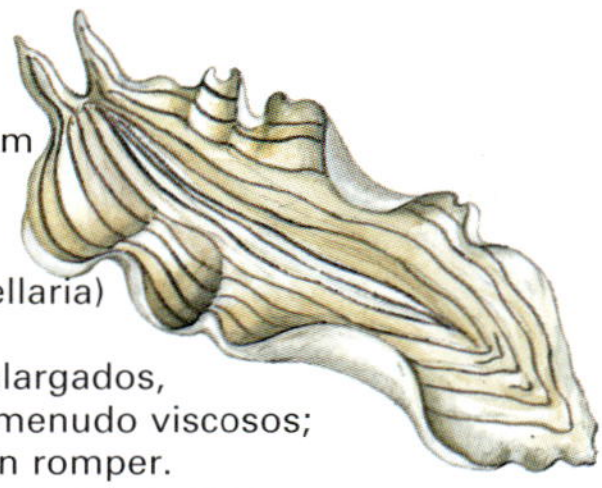

i. Gusanos finos, aplanados, parecidos a hojas de 5-50 mm de long. Colores pastel o rayados. Vida libre

   Gusanos planos (Turbellaria) — p. 78

ii. Gusanos estrechos, lisos, alargados, de 5 mm-10 m de long. A menudo viscosos; muy contráctiles, se pueden romper. El extremo de la cabeza puede llevar ojos diminutos; a menudo colores vivos

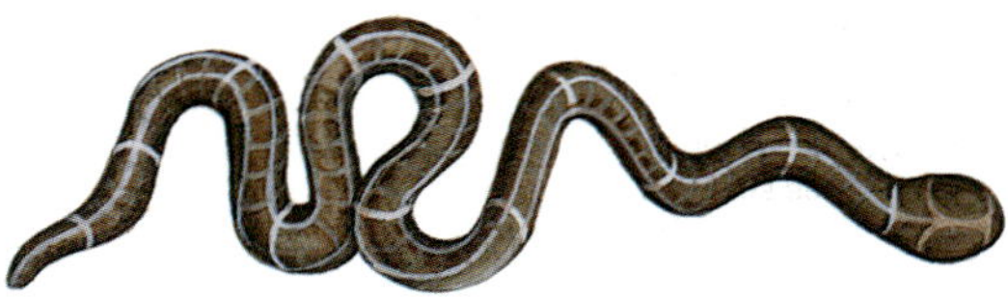

   Nemertinos (Nemertea) — p. 78

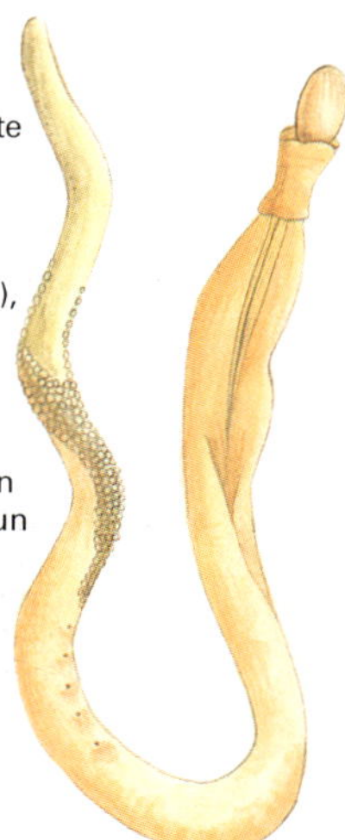

iii. Gusanos pequeños, blancos, rígidamente enrollados, generalmente menos de 5 mm de long. A menudo con cerda terminal. Vida libre o parásitos

   Gusanos cilíndricos (Nematoda), ya no se tratan más aquí

B. Cuerpo liso, sin segmentos ni anillos, pero claramente dividido en una región anterior parecida a un botón o un dedo (probóscide), separada por un corto collar de un tronco posterior alargado. Sin apéndices. Excava en la arena o el fango

   Enteropneustos (Enteropneusta) — p. 298

C. Cuerpo liso, insegmentado. Sin apéndices. Extremo cefálico con una corona en forma de herradura de tentáculos largos y finos. Perforando la piedra caliza o enterrado en las arenas inframareales

Foronídeos (Phoronida) p. 266

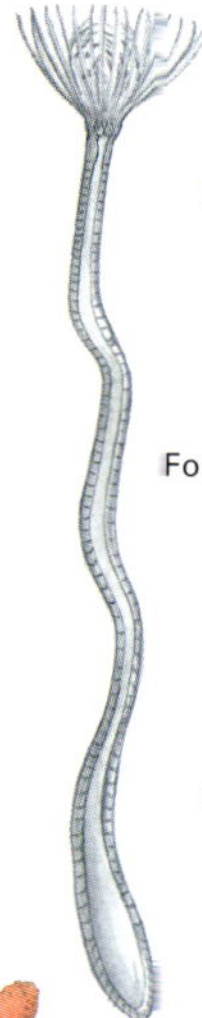

Foronídeo

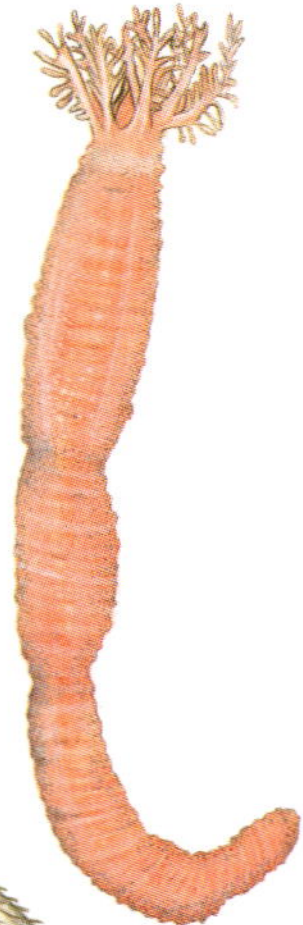

D. Cuerpo robusto, insegmentado; piel lisa, pegajosa o toscamente papilada. A menudo con hileras de pies ambulacrales extensibles. Boca terminal, rodeada por un anillo de tentáculos retráctiles, ramificados y a menudo tupidos

Cohombros de mar (Holothurioidea) p. 296

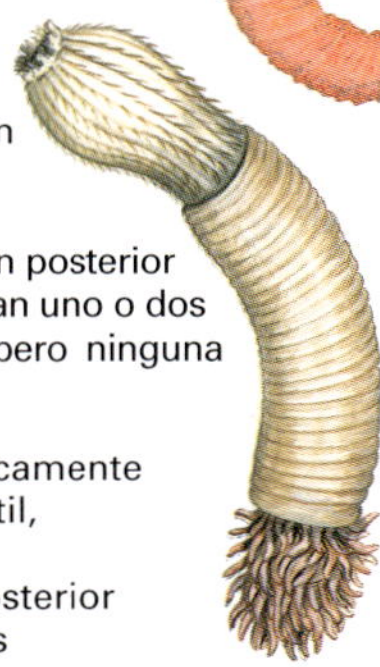

E. Cuerpo insegmentado, pero con numerosos anillos finos. Una probóscide anterior contráctil o invaginable y a veces una región posterior distintiva. Algunas especies llevan uno o dos pares de ganchos quitinosos, pero ninguna tiene apéndices seriados

i. Pared corporal gruesa, toscamente anillada. Probóscide retráctil, inflada, con caballones longitudinales. Extremo posterior con numerosos procesos tentaculares pequeños

Priapuloideos (Priapula) p. 116

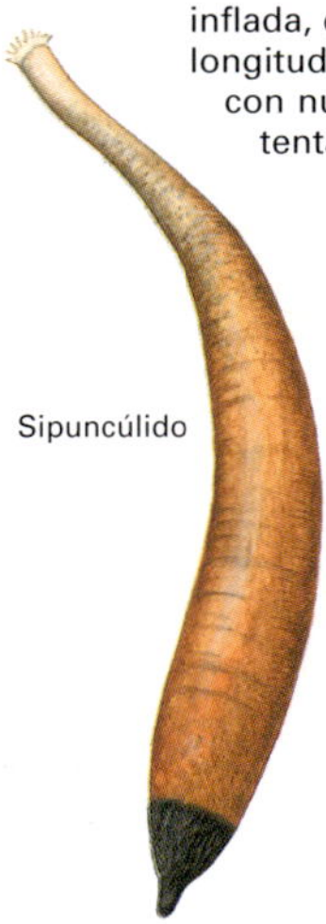

Sipuncúlido

ii. Pared corporal blanda, finamente acaballonada. Probóscide contráctil, con un profundo surco a lo largo de una cara

Equiuroideos (Echiura) p. 116

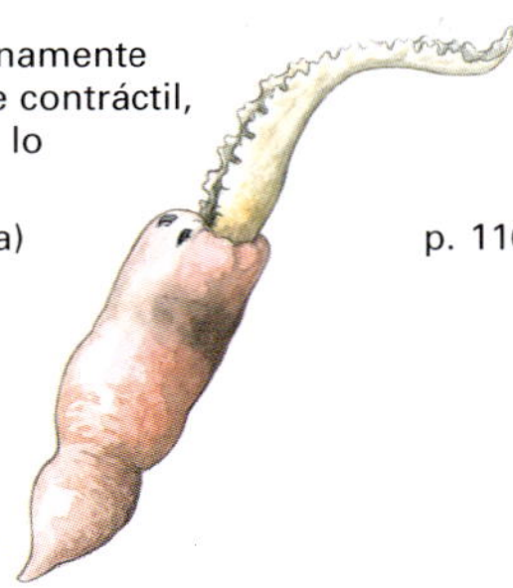

iii. Pared corporal gruesa, finamente acaballonada, a menudo provista de papilas. Probóscide fina, invaginable, con una orla de cortos tentáculos rodeando la boca

Sipunculoideos (Sipuncula) p. 116

F. Cuerpo claramente segmentado, estando a veces la segmentación oculta por anillos más finos. Segmentos todos parecidos; o distintos, con una región cefálica distintiva y a veces también una región posterior diferenciada. Apéndices presentes o ausentes

i. Cuerpo esbelto, cilíndrico, finamente acaballonado. Pares de cerdas en la mayoría de los segmentos, que a menudo son indistintos; sin ningún otro apéndice. Cuerpo raras veces dividido en regiones, cabeza no muy bien definida. Sobre las algas en putrefacción, o en los fangos

Oligoquetos (Oligochaeta) p. 80

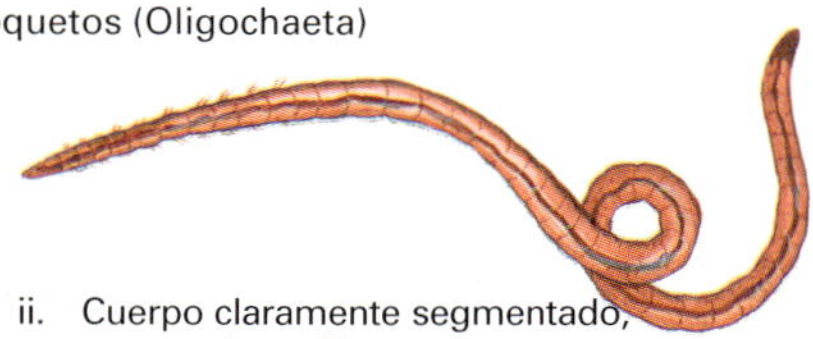

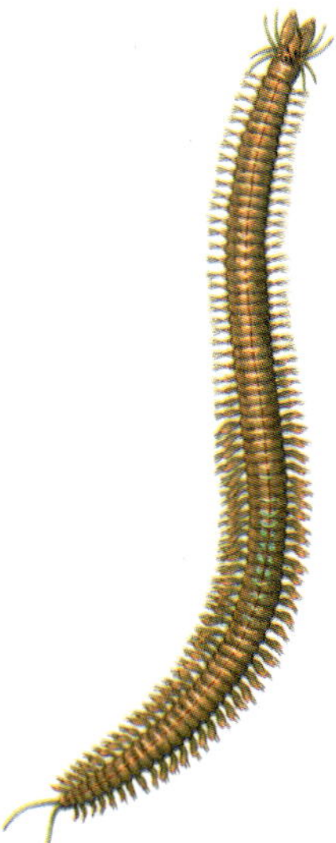

ii. Cuerpo claramente segmentado, con o sin anillos superpuestos; cada segmento lleva cerdas agrupadas, a menudo en apéndices lobulados (parápodos) a cada lado, con o sin procesos foliformes, filiformes, ramificados o parecidos a tentáculos. Extremo anterior con pocos o muchos tentáculos, o formando una cabeza distintiva con una variedad de apéndices, a menudo complejos. De vida libre, en tubos en sustratos blandos o ligados a toda una serie de sustratos

Poliquetos (Polychaeta) p. 82

iii. Cuerpo aplanado, finamente anillado, con una ventosa en cada extremo. Sin apéndices. Pegado a los peces

Sanguijuelas (Hirudinea) p. 80

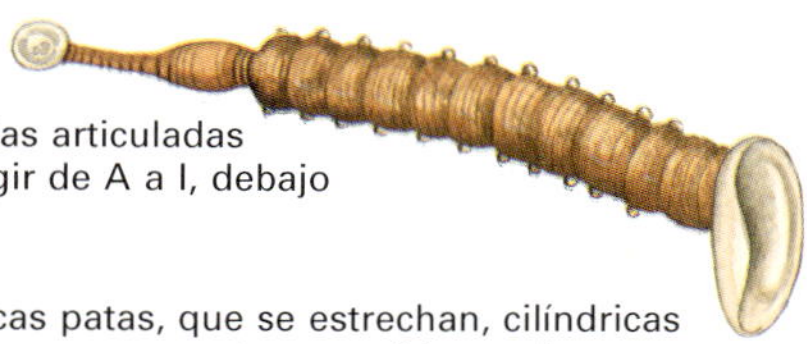

3. Animales con patas articuladas (Artrópodos): elegir de A a I, debajo

Sin patas Ir a 4

A. Muchas a pocas patas, que se estrechan, cilíndricas o constituidas por segmentos parecidos; todas básicamente parecidas, birrámeas y de aspecto plumoso

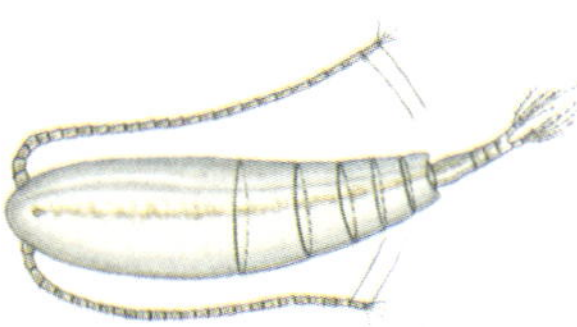

i. Pequeños crustáceos con cuerpos de ovalados a cilíndricos; cabeza y región torácica anchas, con antenas prominentes, región abdominal puntiaguda, con procesos terminales pares (ramas de la furca)

Copépodos p. 126

ii. Crustáceos en forma de renacuajos, con un amplio caparazón anterior, y un abdomen esbelto con urópodos terminales pares

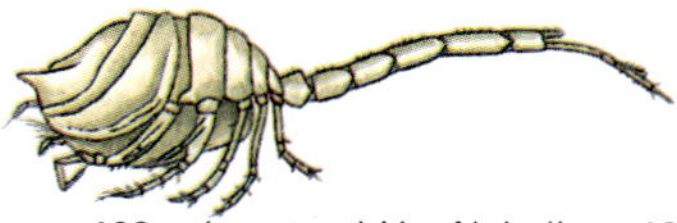

Cumáceos p. 128, véase también *Nebalia* p. 128

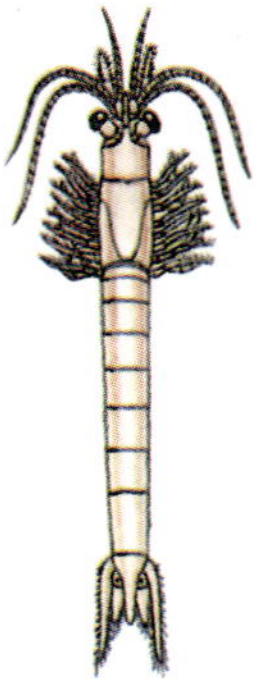

Mísido

iii. Animales transparentes parecidos a gambas, con ojos negros prominentes, patas especialmente plumulosas, y un amplio abanico caudal con un conspicuo par de estatocistos en su base

Misidáceos p. 130

B. Diminutos crustáceos con escasas patas simples. Cuerpo encerrado en una concha ovalada y bivalva, con las puntas de los apéndices sobresaliendo a lo largo del margen

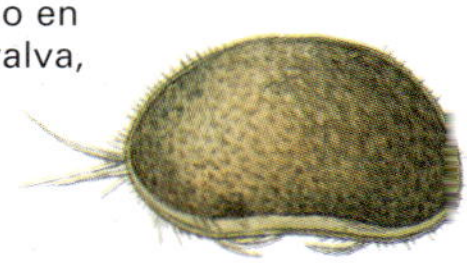

Ostrácodos p. 128

C. Insectos: animales con seis patas, una cabeza bien definida, con o sin alas. Hay representantes de diversos órdenes de la orilla media a superior p. 170

D. Artrópodos con ocho largas patas idénticas

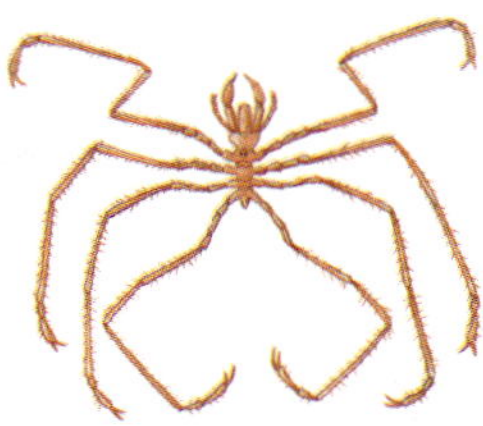

i. Cuerpo corto y aplanado, total o parcialmente segmentado, no dividido en regiones. Extremo ant. con céfalon corto y tubular

Arañas de mar (Pycnogonida) p. 170

ii. Cuerpo dividido en regiones, no claramente segmentado; porción anterior un cefalotórax (o gnatosoma) bien definido, con pares de palpos con uñas

Arañas y Ácaros (Arácnidos) p. 170

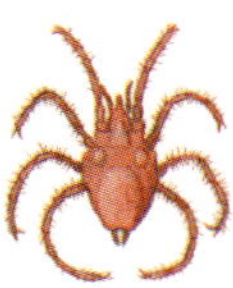

Ácaro

E. Crustáceos pequeños. Cuerpo típicamente aplanado dorsiventralmente, llevando el tórax (pereion) de 5 a 7 pares de patas marchadoras más o menos idénticas

Isópodos p. 132

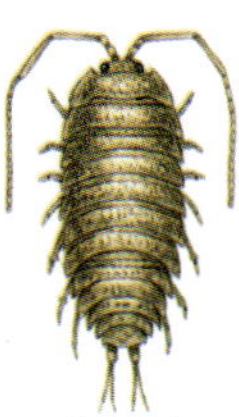

Isópodo

F. Crustáceos pequeños. Cuerpo típicamente aplanado lateralmente, segmentado y sin un caparazón anterior. Tórax (pereion) con siete pares de patas modificadas, siendo los dos primeros pares (gnatópodos) conspicuamente distintos del resto

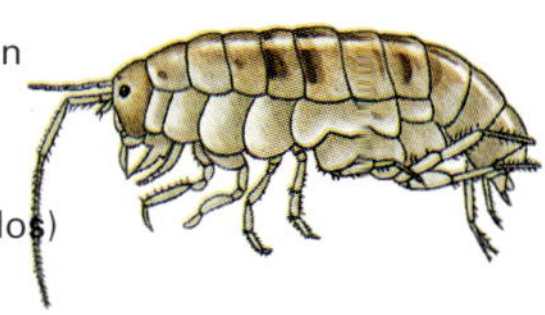

Anfípodos p. 138

G. Crustáceos pequeños; cuerpo alargado, cilíndrico o aplanado dorsiventralmente. Extremo anterior con caparazón. Tórax (pereion) con varios pares de patas, llevando el primero uñas (quelípedos), siendo el resto esencialmente idénticos

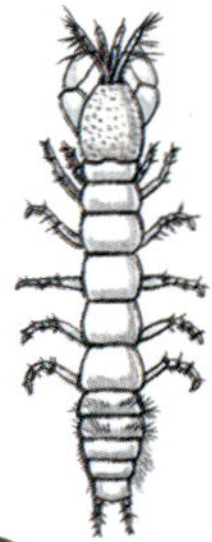

Tanaidáceos — p. 130

H. Crustáceos grandes. Tórax encerrado en un caparazón bien desarrollado y con ocho o diez patas, al menos el primer par con grandes pinzas (quelas). Abdomen con o sin pleópodos, visible o reducido y doblado bajo el tórax.

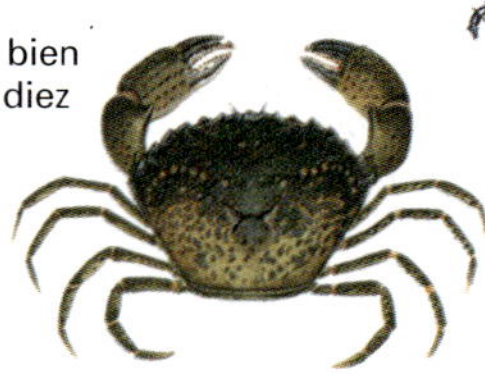

Decápodos (gambas, cangrejos, etc.) — p. 146

4. Animales con caparazón: elegir de A-D abajo

Cuerpo duro o blando, pero sin una concha distintiva — Ir a 5

A. Sésiles —es decir, permanentemente pegados a una superficie, ya sea directamente o mediante un pedúnculo flexible; concha con muchas placas

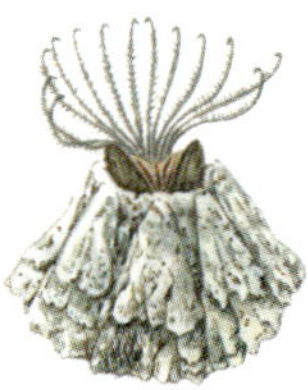

i. Concha cónica de placas calcáreas directamente ligada al sustrato, con su típica abertura cerrada por otras placas con charnela

Percebes de roca o bellotas de mar — p. 120

ii. Concha una serie de placas planas y pares, unidas por una piel rígida, encerrando al animal por cada lado. Ligado a un sustrato fijo o flotante mediante un pedúnculo flexible

Anatifas — p. 120

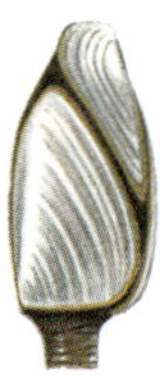

B. Concha bivalva, con las dos valvas articuladas a lo largo de un margen. Generalmente de vida libre, pero raras veces pegada de forma inmóvil al sustrato

Bivalvos (almejas, berberechos, etc.) — p. 230
también Braquiópodos (Brachiopoda) — p. 266

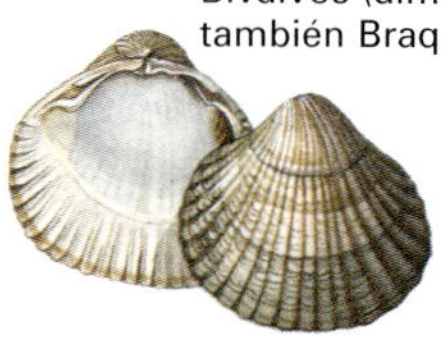

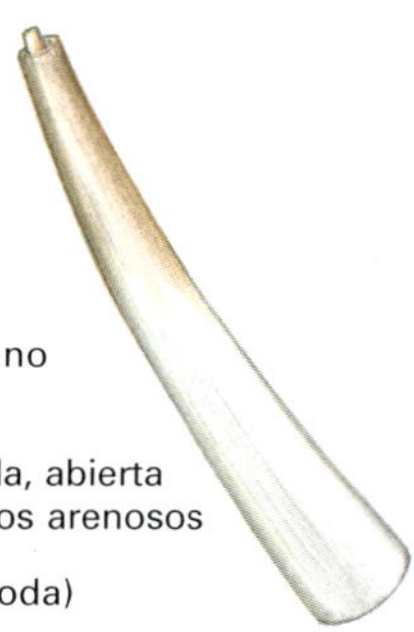

C. La concha es una estructura única, no bivalva

i. Concha cilíndrica, recta o curvada, abierta por ambos extremos; en sustratos arenosos

Colmillos de mar (Scaphopoda) — p. 176

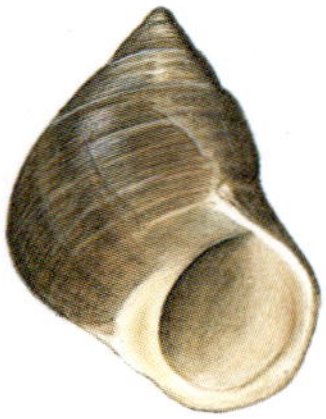

ii. Concha de caracol (espiralada, con una sola abertura bien definida), o cónica a ovalada, con o sin una o más pequeñas aberturas en la parte superior; diversos sustratos

Prosobranquios (lapas, bígaros, etc.) p. 178

D. Cuerpo ovalado y aplanado cubierto de una serie transversal de placas de concha engranadas, rodeadas por un cinturón blando y no calcificado; sobre rocas y conchas

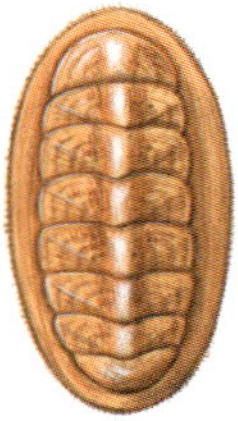

Quitones p. 174

5. Animales con simetría radial —es decir, sin lados derecho e izquierdo claramente apreciables. Cuerpo blando o duro: elegir de A-B debajo

La simetría radial no es obvia: con lados derecho e izquierdo, o sin simetría aparente Ir a 6

A. Animales de cuerpo blando, transparentes. De vida libre (pelágicos), o pegados al sustrato

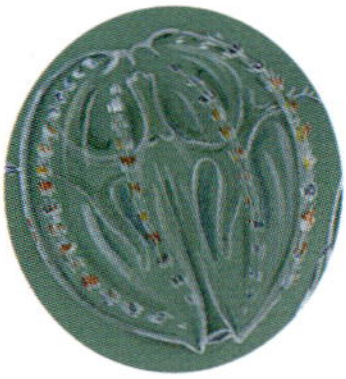

i. Ovoides, sólidos, con ocho hileras de placas natatorias diminutas que baten sincrónicamente. Pelágicos

Ctenóforos (Ctenophora) p. 76

ii. Discoidales o en forma de sombrilla. Con o sin tentáculos periféricos y tentáculos centrales alimentarios. Pelágicos, pero a menudo varados en la orilla

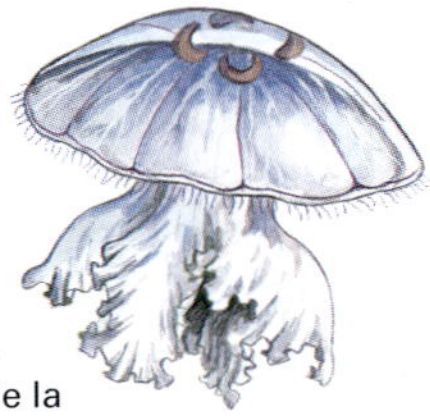

Escifozoos (Scyphozoa) p. 48

iii. Caliciformes, ligados al sustrato por un corto pedúnculo. Borde de la copa lobulado

Stauromedusae p. 45

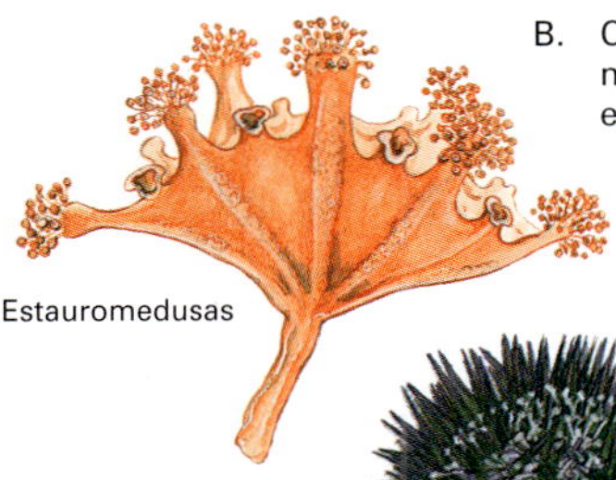

Estauromedusas

B. Cuerpo duro, rígido o flexible, a menudo espinoso. En forma de estrella, de salchicha u ovoide

i. Esferoidal a ovoide, sin brazos. Con numerosas espinas finas o robustas

Erizos de mar (Echinoidea) p. 292

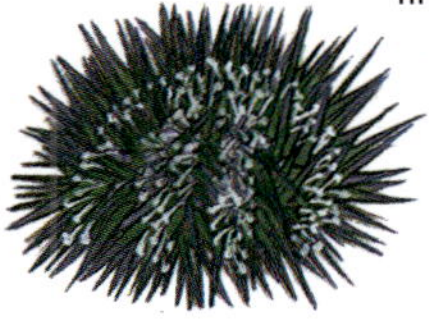

ii. En forma de estrella, con cinco o más brazos triangulares, acuminados y anchos

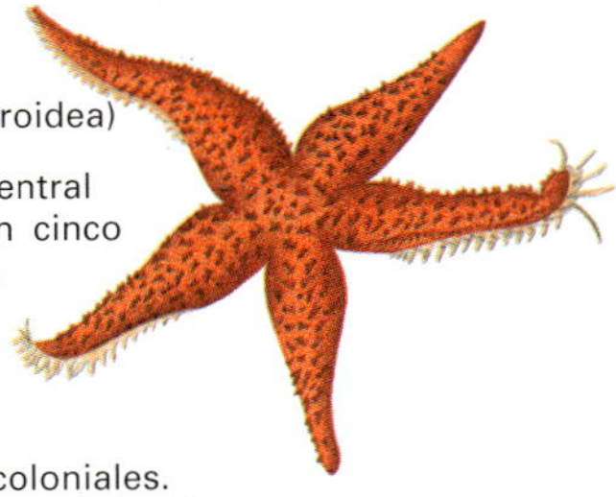

Estrellas de mar (Asteroidea) p. 283

iii. El cuerpo es un disco central aplanado y redondo, con cinco brazos cilíndricos, largos, finos y muy móviles

Ofiuras (Ophiuroidea) p. 288

6. Animales de cuerpo blando, no coloniales. Parecidos a babosas, con cabeza bien definida, a menudo con ojos y tentáculos, y un pie reptante. Superficie dorsal a menudo con papilas, lóbulos, branquias empenachadas y otras estructuras

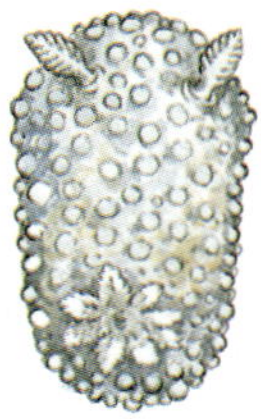

Opisthobranchia p. 208

Forma del cuerpo y textura variadas. Coloniales o no coloniales, pero sin una cabeza definida, generalmente sedentarios o sésiles Ir a 7

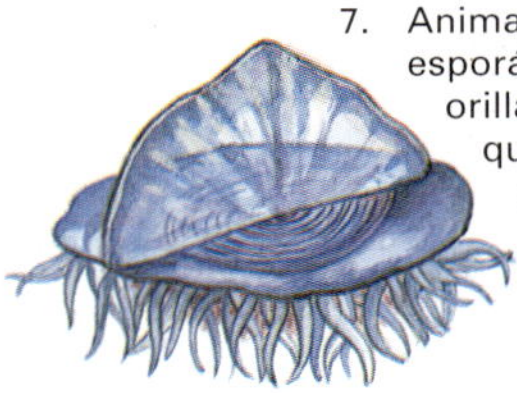

7. Animales pelágicos esporádicamente varados en la orilla; cuerpo más o menos transparente, que consiste en un flotador o "vela" y, por debajo, manojos de tentáculos de pesca largos o cortos

Velella p. 50 o *Physalia* p. 62

Sésiles, no pelágicos Ir a 8

8. Animales unitarios (es decir, no coloniales); a veces en densos grupos, pero los individuos sin embargo separados, sin ningún tejido común: elegir de A-B debajo

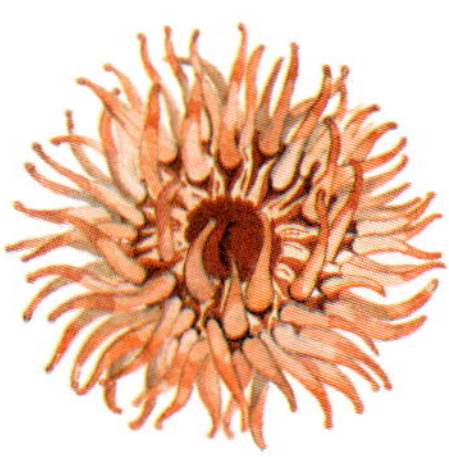

Coloniales; los miembros de la colonia a menudo claramente distintos, pero permanentemente fusionados a sus vecinos Ir a 9

A. Sobre sustratos duros, a veces sobre algas marinas, o enterrados en la arena. Con una o varias orlas de tentáculos bordeando un disco terminal con una boca central, que rodea a una columna contráctil y musculosa

Anémonas de mar (Anthozoa) p. 68

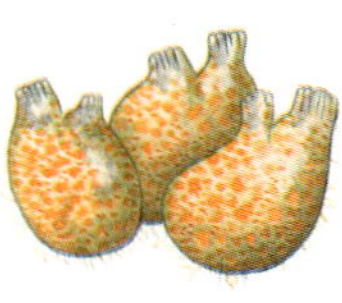

B. Unido a diversos sustratos; erecto o extendido; cuerpo ovalado, saculiforme, firme o gelatinoso, con dos distintivos sifones provistos de esfínteres

Urochordata p. 300

9. Colonia un montículo o una capa, a veces breñoso o arborescente con ramificación regular, pero más a menudo bastante informe. Textura de la superficie lisa o esponjosa, a menudo bastante amorfa, con pocos o muchas aberturas conspicuas (ósculos), pero sin individuos reconocibles (zooides)

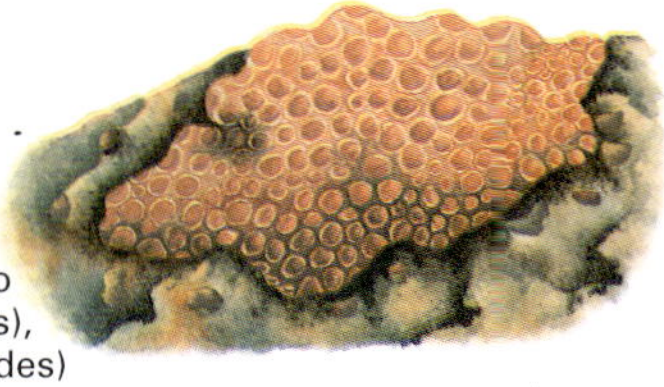

Esponjas (Porifera) p. 34

Colonia claramente compuesta de unidades o módulos repetidos en serie (zooides), monomórficos o polimórficos pero siempre fáciles de definir Ir a 10

10. Los pólipos individuales encargados de la alimentación siempre con tentáculos; muchos o pocos, largos y laxos o cortos y rígidos, contráctiles o retráctiles: elegir de A-C, abajo

Sin tentáculos Ir a 11

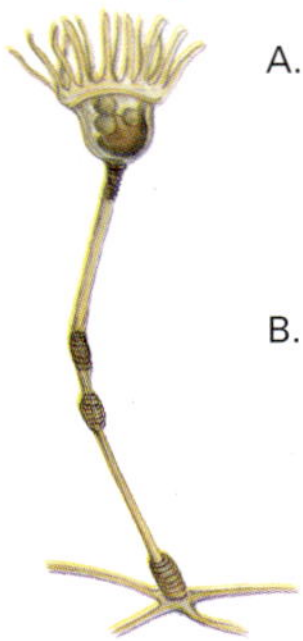

A. Colonia consistente en zooides pedunculados ligados por un estolón, cada pedúnculo con un extremo distal hinchado (capítulo), con tentáculos cortos y ciliados que pueden contraerse

Entoprocta p. 76

B. Forma de la colonia variada; a menudo calcificada. Zooides en forma de caja, de frasco o irregulares (si son pedunculados, o ligados a un estolón, los tentáculos claramente retráctiles a través de una abertura que luego se cierra). Zooides sin tejido de conexión visible entre ellos. Tentáculos con cilios visibles en forma de una iridiscencia parpadeante a pequeño aumento

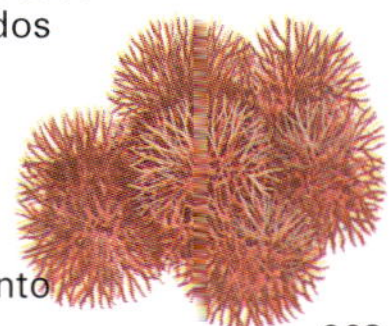

Bryozoa p. 268

C. Forma de la colonia variada; nunca calcificada. Tentáculos contráctiles, a veces retraídos en el interior de un cáliz quitinoso que los rodea, que puede cerrarse, pero nunca por un solo opérculo articulado; siempre sin cilios. En las formas transparentes y ramificadas, el tejido corporal se ve continuo por toda la colonia

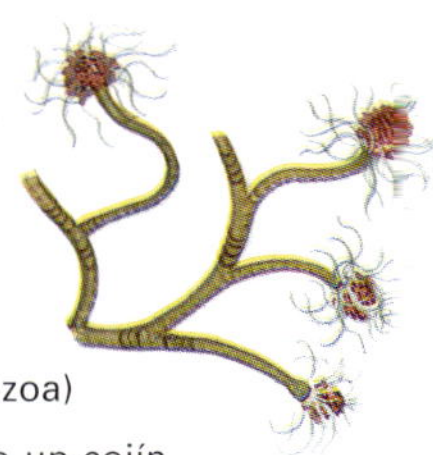

Hidras y especies emparentadas (Hydrozoa) p. 50

11. Colonia una capa aplanada, un montículo o un cojín pedunculado carnoso y a menudo arenoso, gelatinosa o bastante rígida. Zooides claramente visibles (cf. esponjas), a veces agrupados en series regulares o irregulares alrededor de una abertura cloacal común, pero cada uno con su propia abertura de entrada

Urochordata p. 300

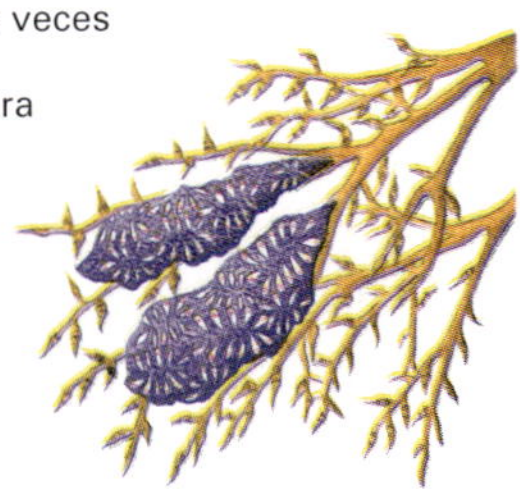

ALGAS MARINAS

Las algas incluyen a muchos organismos simples de vida libre, que consisten en unas pocas células o incluso una sola entidad comparable a una célula de una planta mayor. Aquí incluimos sólo una selección de las macroalgas marinas, debido a que son comparables en cierto modo en cuanto a tamaño y forma con las plantas herbáceas que nos son familiares.

Dichas plantas con flores elaboran los materiales que precisan para vivir y crecer a partir de sales inorgánicas y dióxido de carbono, usando la energía solar mediante el mecanismo de la fotosíntesis, en la que interviene el pigmento verde clorofila contenido principalmente en las hojas. La mayoría viven en tierra, obteniendo el dióxido de carbono del aire que las rodea y absorbiendo el agua que contiene los minerales disueltos necesarios del suelo, mediante un sistema radical a menudo muy extenso. La luz solar raras veces es un factor limitante, pero el agua y algunos minerales pueden ser escasos. La estructura vegetal normalmente debe incluir elementos de soporte para mantener su forma y rigidez. Las algas típicas parecen tener partes similares, pero son plantas mucho más simples. La región basal expandida con la que la mayoría de ellas se anclan a algún objeto sólido, no tiene ninguna función absorbente ni un sistema radical extenso, de forma que las algas no crecen en la arena (algunas parece que sí, pero en realidad están pegadas a una roca que ha quedado enterrada). El tallo, las ramas y las "hojas" están formadas por un tejido totipotente y existen pocas regiones especializadas; sólo algunas de las mayores contienen, p. ej., vasos de distribución parecidos a los que se encuentran en todas las plantas superiores.

Aparte de algunas formas incrustantes, una macroalga típicamente está ligada mediante un **estípite** que puede ser discoidal o formado por numerosos rizoides ("raíces"), ya sea entretejidos en una apretada masa o extendiéndose más laxamente por encima de la superficie rocosa. A veces, los estolones dan lugar a otras plantas cercanas. El resto de la planta se denomina **fronde** y generalmente presenta una de las tres formas básicas: un filamento alargado, simple o escasamente ramificado; un tallo (**estipe**) y una hoja (**lámina**); o un arbusto con muchas ramas. Varios de dichos frondes pueden salir en forma de penacho a partir de un solo estípite. La ramificación puede seguir toda una serie de patrones: dicotómica (repetidamente dividido en dos subramas más o menos iguales), opuesta, alternada, verticilada (muchas ramas pequeñas que nacen alrededor del tallo al mismo nivel) o irregular. Las ramas pueden hallarse en el mismo plano, en diversas direcciones, o en una espiral que sube por el tallo. Las algas, al igual que las plantas terrestres, pueden ser perennes sin muchos cambios estacionales obvios; perennes pero perdiendo quizás una gran proporción de la planta durante el invierno; o anuales, apareciendo sólo durante una parte del año.

Las algas también viven de la fotosíntesis, absorbiendo el dióxido de carbono y los minerales disueltos en el agua que las rodea. Este agua también proporciona soporte, pero muchas de las especies de mayor tamaño tienen además vesículas u otros espacios llenos de una mezcla gaseosa parecida al aire, que aumentan la flotación. Dado que el agua es mucho más densa que el aire, las algas raras veces son rígidas: es preferible seguir la dirección de la corriente a resistirla. Sus problemas principales en los ambientes costeros son la desecación cuando la marea se ha retirado, la fuerza de las olas y las corrientes, y la cantidad y calidad de la luz solar. La distribución de ciertas especies está tan regulada por los dos primeros factores, que éstos pueden usarse como indicadores de la zonación costera o del grado de exposición. Las mejor adaptadas a la vida en la orilla media o superior probablemente llevan a cabo la mayor parte de la fotosíntesis cuando la marea ha bajado. Para las especies que pasan la mayor parte del tiempo bajo el agua, no obstante, la luz puede ser el factor limitante principal. El 10 % o más de la luz solar es reflejado o refractado a partir de la superficie, y sólo en unos pocos metros de agua clara, la luz roja es absorbida en su totalidad, mientras que la azul-verdosa penetra quizás hasta los 50 m a una intensidad utilizable. En las turbias aguas de estuarios y costas, esta luz a menudo está tan dispersa debido a las partículas en suspensión, que las algas no pueden crecer más que un metro o dos por debajo del nivel de la bajamar.

ramificación

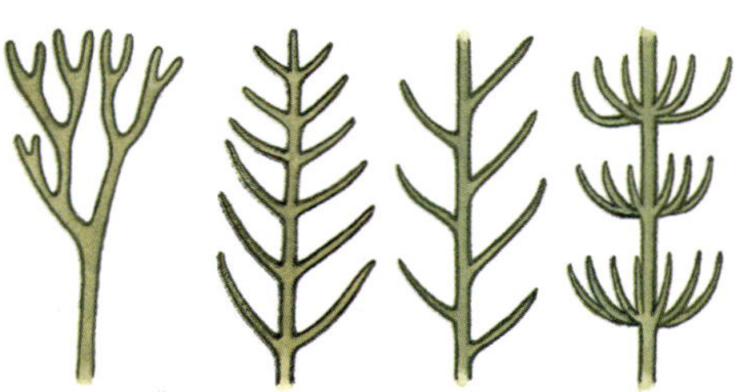

dicótoma opuesta alternada verticilada

Grateloupia

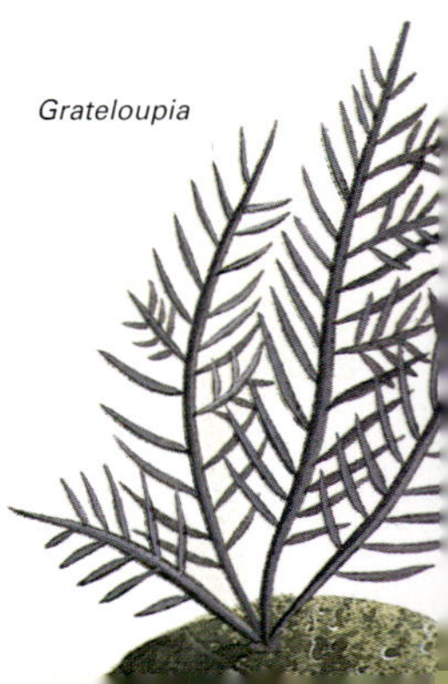

Las algas se clasifican principalmente según los pigmentos que contienen, en lo que comúnmente se llama algas verdes, pardas y rojas (v. las notas en la cabeza de cada sección). En general las algas verdes son las más abundantes en la zona intermareal; las pardas dominan esta región pero también prosperan por debajo de las marcas de la marea, mientras que muchas de las algas rojas se hallan confinadas a las charcas dejadas por la marea o en la zona sublitoral. Dado que los pigmentos que poseen los dos últimos grupos, además de la clorofila, absorben mejor la luz azul-verdosa, se creía que ésta era una adaptación a la calidad de la luz disponible a diferentes niveles, pero ahora se sabe que otros factores pueden ser igualmente importantes.

Las algas marinas a menudo tienen complicados ciclos vitales, alternando entre generaciones que pueden ser bastante distintas entre sí. Generalmente una fase es móvil y microscópica o anclada pero muy pequeña; para las especies incluidas en este volumen, sólo se ha descrito la fase mayor, más familiar y de vida más larga. La naturaleza o posición de las partes reproductoras de ella puede ser una característica útil para su identificación.

Las algas marinas, como las plantas terrestres, constituyen la base de las cadenas alimentarias, debido a que producen nutrientes complejos a partir de sustancias inorgánicas simples. A pesar de que las algas microscópicas planctónicas se distribuyen por las aguas superficiales de todos los océanos, las algas mayores y fijas, restringidas a las aguas someras de las regiones costeras por su necesidad de luz intensa, constituyen una masa vegetal mucho mayor; junto con los marjales salinos y los pantanos de los manglares, de las aguas abrigadas templadas y tropicales respectivamente, son de importancia ecológica a nivel mundial. Además son útiles para el hombre más directamente: muchas algas se utilizan en la alimentación, más en Oriente que en Europa. Se dice que sus carbohidratos son aceptables para los diabéticos y que sus constituyentes se digieren con facilidad. Son ricas en las vitaminas B y C, y contienen una amplia gama de minerales traza, de forma que se utilizan en muchos productos dietéticos. Las ovejas y el ganado vacuno se alimentan en las orillas cubiertas de algas, mientras que los productos a base de algas marinas también se utilizan como aditivos alimentarios para otros animales de granja y compañía. En algunas costas aún se recogen las algas cortadas o varadas para utilizarlas como condicionador del suelo y fertilizante.

Comercialmente, las algas constituyen la materia bruta utilizada para fabricar el agar y los alginatos.

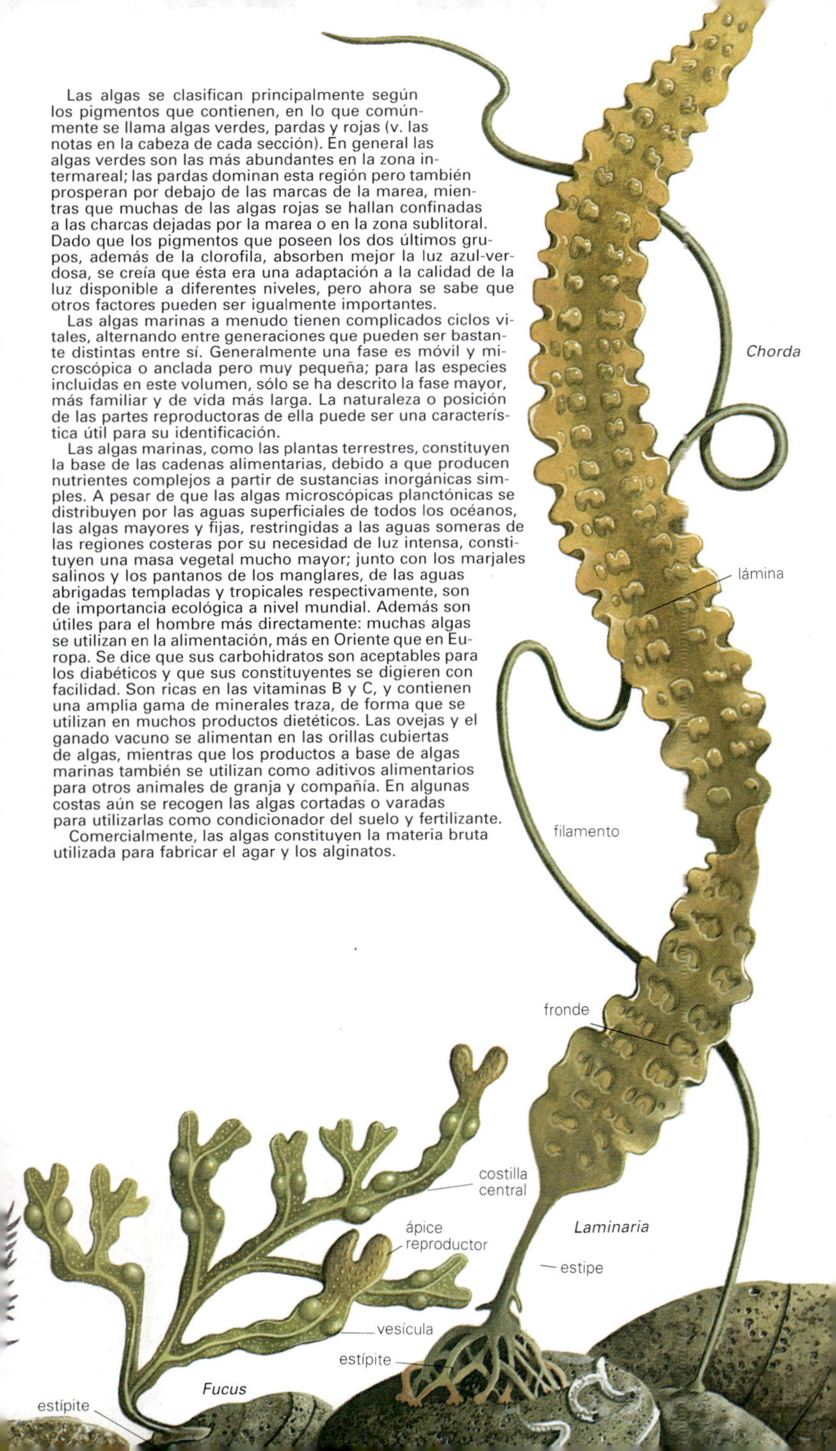

El agar se obtiene a partir de varias algas rojas y tiene diversos usos medicinales además de su conocida función de medio de cultivo de laboratorio para las bacterias; el *carrageenan* es un producto más especializado con propiedades similares al agar. Los alginatos se extraen de las algas pardas de mayor tamaño. Se utilizan en las industrias alimentaria, farmacéutica y cosmética como emulsionantes, estabilizantes y espesantes; en recubrimientos para el papel, el cuero y las telas; también como filamento soluble para sostener los hilos tejidos y en cirugía. Hasta ahora, la mayor parte de las algas de uso comercial se han recolectado de la naturaleza, pero existen ambiciosos proyectos para su cultivo a gran escala mar adentro.

ALGAS VERDES, CLASE CHLOROPHYCEAE

Son realmente verdes, dado que el color de la clorofila no queda enmascarado por otros pigmentos, aunque puede desteñirse a blanco en condiciones difíciles, p. ej. en la parte superior de la costa. Este grupo incluye desde células individuales microscópicas de vida libre a grandes plantas membranosas, tubulares o arbustivas. Algunas se hallan en aguas dulces, y las especies costeras más comunes pueden tolerar las condiciones salobres y los contaminantes orgánicos, de forma que su presencia a menudo indica el aflujo de un drenaje no demasiado limpio a través de la playa.

***Enteromorpha intestinalis* (Linnaeus) Link.** Tubo inflado, irregularmente constreñido de hasta 750 mm, ligado por un extremo, en charcas de las rocas en la costa sup. y en zonas abiertas sobre piedras más abajo, a menudo donde bajan aguas dulces por la playa. Verde pálido a oscuro. Más o menos cosmopolita. Entre otras especies *E. compressa* (Linnaeus) Greville, que se ramifica, y ***E. linza* (Linnaeus) Agardh** (más pequeña, con un fronde aplanado y en espiral). *Blidingia minima* (Kützing) Kylin es parecida pero más pequeña, más delicada y ocasionalmente ramificada; en superficies duras y verticales en los niveles superiores. NO de Europa.

Lechuga de mar *Ulva lactuca* L. Fronde amplio, bastante duro, membranoso y arrugado de unos 100-300 mm de diámetro, ligado por un pequeño estípite a la roca o piedras de todos los niveles; tolera las aguas salobres. Verde pálido a oscuro, con bordes blancos tras descargar los productos sexuales. Cosmopolita. Podría confundirse con ***Monostroma grevillei* (Thuret) Wittrock** en las charcas de las rocas de la costa inf., a pesar de que ésta es más delicada, translúcida e infundibuliforme.

***Cladophora rupestris* (L.) Kützing.** Penachos de muchos filamentos finos y separados de hasta 120 mm de long. sobre rocas en las costas medias y bajas, generalmente bajo grandes algas pardas, como un tosco musgo verde oscuro. NO de Europa. *C. pellucida* (Hudson) Kützing, en el Mediterráneo, es más larga y delicada.

***Spongomorpha arcta* (Dillwyn) Kützing.** Parecida a *Cladophora* pero filamentos entretejidos formando ramas esponjosas de unos 70 mm de long. Verde pálido a brillante, *S. aeruginosa* (L.) Hoek es menor, y forma penachos sobre las hierbas marinas y algas grandes parecidas al alga roja *Polysiphonia lanosa*. Ambas extendidas en el NO de Europa.

***Chaetomorpha linum* (Müller) Kützing.** Muchos filamentos delicados (como un rosario de cuentas bajo la lupa) 150-300 mm de long. Verde pálido a oscuro, unidos solos o mediante un disco común a las rocas en las charcas de la arena o flotando libres en masas enmarañadas, en la costa media y sup. NO de Europa hasta el Mediterráneo.

***Codium tomentosum* Stackhouse.** Frondes que se ramifican dicotómicamente de textura afieltrada, hasta 300 mm de long., formando un acúmulo laxo sobre rocas situadas sobre la arena o el fango. Costa inferior y más abajo. SO de GB, Atlántico y Mediterráneo.

***Bryopsis plumosa* Agardh.** Un tallo principal de hasta 100 mm de long. con ramas como plumas más o menos opuestas, haciéndose más cortas hacia el ápice. Verde amarillento (♂), verde oscuro (♀). Bastante escondida, al lado de profundas charcas o bajo cornisas, en la costa media a inf. NO de Europa hasta el Mediterráneo. *B. hypnoides* Lamouroux es parecida pero más profusamente ramificada.

***Halimeda tuna* (Ellis y Solander) Lamouroux.** Hasta de 100 mm de long. constituida por una cadena ocasionalmente ramificada de discos calcáreos irregulares y aplanados. Verde pardusco pálido. Sobre rocas al borde del agua y más abajo. Mediterráneo.

***Acetabularia mediterranea* Lamouroux.** Un disco ligeramente caliciforme parecido a una flor con muchos pétalos fusionados sobre un estipe rígido de hasta 80 mm de long.; calcárea. Blanco verdoso. Sobre rocas y piedras en el borde del agua y más abajo. Mediterráneo.

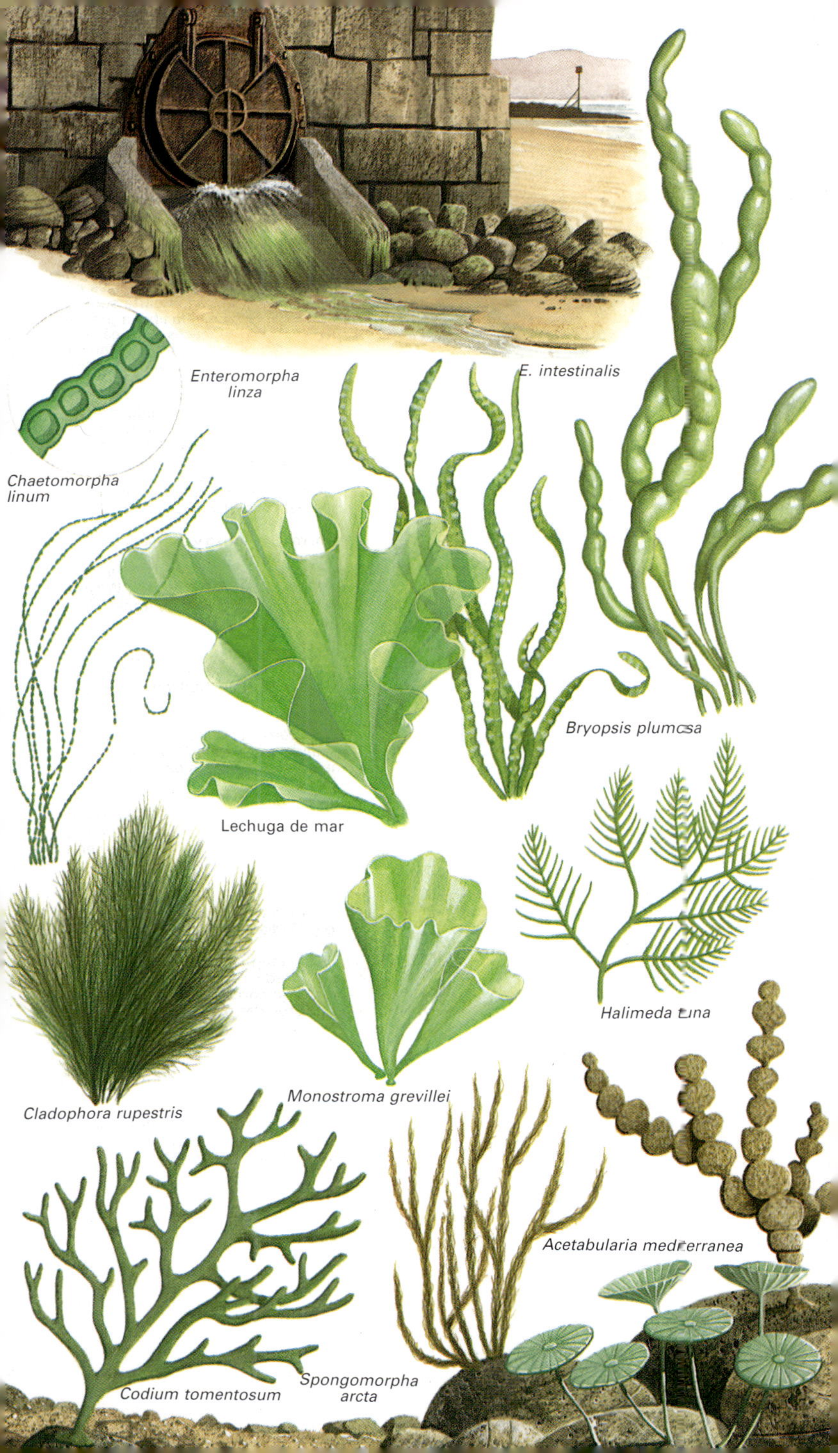

Enteromorpha
linza
E. intestinalis
Chaetomorpha
linum
Bryopsis plumosa
Lechuga de mar
Halimeda tuna
Cladophora rupestris
Monostroma grevillei
Acetabularia mediterranea
Codium tomentosum
Spongomorpha
arcta

ALGAS PARDAS, CLASE PHAEOPHYCEAE

El color verde de la clorofila suele estar enmascarado por un pigmento pardo. Todas son plantas multicelulares que pueden ser muy grandes. Pocas toleran la dilución de agua dulce, ni temperaturas elevadas (así que no se hallan en el Mediterráneo); algunas de las especies más familiares indican y definen las zonas costeras verticales.

Especies de *Ectocarpus*. Frondes fláccidos irregularmente divididos de unos 100-300 mm de long., consistentes en filamentos finos, ramificados y fruncidos, que crecen a partir de un estípite reptante ligado a un alga mayor, piedras o rocas. Pardo aceituna o amarillento. De la costa media al sublitoral somero. NO de Europa al Mediterráneo. Incluso los que a veces se sitúan en otro género (p. ej. *Spongonema*) son muy difíciles de diferenciar. *Pylaiella littoralis* (L.) Kjellmann es muy parecida. Los ejemplares extrañamente coloreados de verde podrían confundirse con *Cladophora rupestris*.

***Ralfsia verrucosa* (Areschoug) Agardh.** En manchas circulares de hasta 20 mm de diámetro que a menudo se funden para formar una corteza irregular, muy delgada y apelmazada de hasta 100 mm de diámetro. Sobre rocas, conchas de lapas y cirrípedos. Pardo oscuro hasta casi negro. NO de Europa hasta el Mediterráneo. Podría confundirse con algas rojas incrustantes ("lithothamnia") o líquenes (*Verrucaria*).

***Leathesia difformis* (L.) Areschoug.** Una masa irregular bulbosa de 20-50 mm de diámetro de superficie gelatinosa, sólida cuando joven, haciéndose hueca pero con una gruesa pared. Sobre rocas o algas pequeñas. Pardo aceituna. Mar del Norte, canal de la Mancha y costas atlánticas. Compárese con *Colpomenia* (debajo).

***Colpomenia peregrina* Sauvageau.** Una esfera hueca de finas paredes, no gelatinosa, generalmente de 10-70 mm de diámetro (raramente hasta 200 mm). Sobre rocas, otras algas y conchas. Aceituna verdosa con finos puntos pardos. Mar del Norte, canal de la Mancha y costas atlánticas. Las plantas dañadas, llenas de aire cuando están fuera del agua, pueden elevar un objeto ligero del fondo, de forma que se aleje flotando. *C. sinuosa* (Roth), muy parecida, se encuentra en el Mediterráneo. Tanto *Leathesia* (arriba) como *Colpomenia* podrían confundirse con *Codium bursa* (L.) Agardh, esférica y verde oscura, que sin embargo es una masa espongiforme de filamentos entretejidos.

***Scytosiphon lomentaria* (Lyngbye) Link.** Frondes no ramificados tubulares regularmente constreñidos como una cadena de salchichas. 150-300 mm de long., con un diminuto estípite. Sobre rocas, piedras y a veces otras algas, costa inf. Verde amarillento. NO de Europa hasta el Mediterráneo.

***Chorda filum* (L.) Stackhouse.** Un cordón estrecho y viscoso relleno de gas, de hasta 6 m, con un diminuto estípite. Sobre grava en aguas someras, generalmente en densas manchas; tolera las aguas salobres. NO de Europa.

***Punctaria latifolia* Greville.** Un fronde membranoso como una hoja ovalada, de hasta 400 mm de long. y unos 70 mm de ancho. Sobre rocas, piedras y conchas de lapas de la costa media hacia abajo. Aceituna con manchas más oscuras. Mar del Norte, Canal, Atl., Medit. *P. plantaginea* (Roth) Greville parecida pero más estrecha.

***Arthrocladia villosa* (Hudson) Duby.** Una planta delicada de 150-900 mm de altura con numerosas ramas, cada una con frecuentes verticilos de cortas ramitas, hasta parecer un cepillo para limpiar botellas. Sobre rocas, piedras y hierbas marinas. Parda, pero puede tener un recubrimiento velloso de filamentos reproductivos verdosos. Mar del Norte, Canal, Atl., Medit. En las zonas más frías, puede confundirse con varias especies de *Desmarestia*.

***Halopteris filicina* (Grattan) Kützing.** Una planta rígida de 25-100 mm de altura con varios estipes principales, cada uno con ramas laterales con cortas ramitas en el mismo plano, con aspecto de un helecho delicado. Sobre rocas, conchas o grandes algas en la costa inf. Pardo verdosa. Principalmente Medit., raro alrededor de las costas británicas y atlánticas meridionales.

***Dictyota dichotoma* (Hudson) Lamouroux.** Una planta delicada y translúcida generalmente de 100-150 mm de altura, con frondes acintados de ramificación dicotómica, de 2-12 mm de ancho sin costilla central. Sobre rocas y otras algas en la costa inf. Amarillenta a pardo aceituna, iridiscente. SO de GB, Atl. hasta Medit., rara en el M. del N. Entre plantas parecidas. *Cutleria multifida* (Smith) Greville es más rígida, puede ser mayor y verde amarillenta con manchas pardas; ***Dictyopteris membranacea* (Stackhouse) Batters** es grande y con costillas centrales.

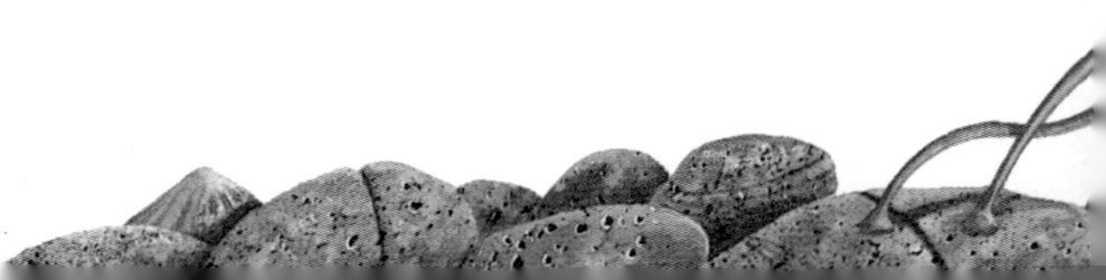

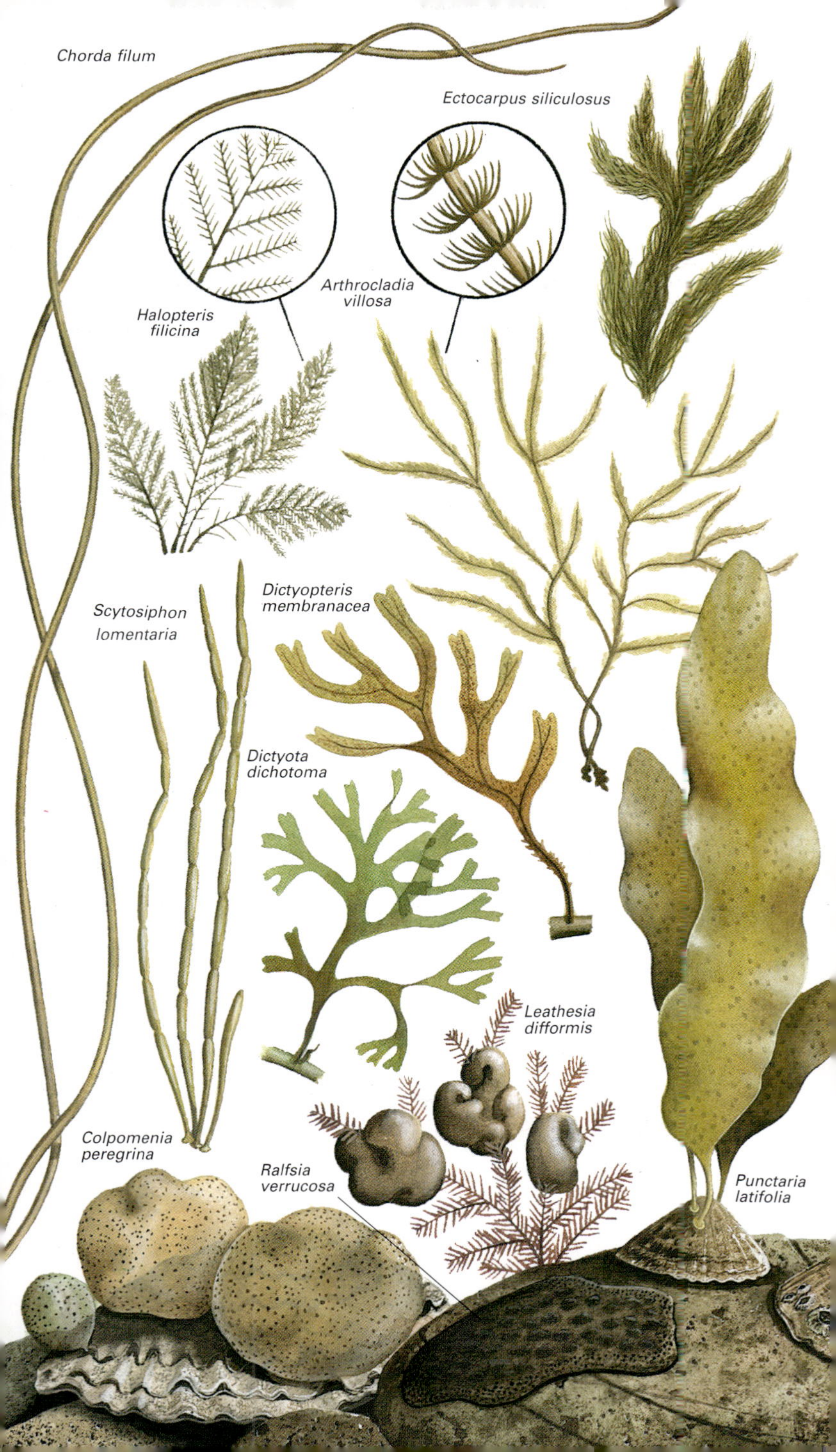
Chorda filum
Ectocarpus siliculosus
Arthrocladia villosa
Halopteris filicina
Scytosiphon lomentaria
Dictyopteris membranacea
Dictyota dichotoma
Leathesia difformis
Colpomenia peregrina
Ralfsia verrucosa
Punctaria latifolia

LAMINARIAS (KELP). Éstas son algunas de las mayores algas nativas (aunque el alga gigante del Pacífico *Macrocystis*, mucho más larga, ha sido introducida en puntos del litoral del NO de Francia). Tiene un tallo perenne firmemente ligado a la roca en bajamar y más abajo (la "zona de *Laminaria*") mediante un estípite grande y muy ramificado que proporciona cobijo a una gran variedad de pequeños animales, y una lámina aplanada que crece a partir de él y generalmente es arrancada durante el mal tiempo hacia finales de año. Normalmente de un pardo aceituna oscuro. La mayoría se extienden entre Noruega y las costas atlánticas ibéricas; *Laminaria rodriguezi* Bornet (parecida a una pequeña *L. saccharina*, descrita debajo) se encuentra en el Mediterráneo.

***Laminaria digitata* (Hudson) Lamouroux.** Hasta 2 m o más de long. Tallo largo, liso, de sección ovalada; lámina ancha, dividida en varios dedos parecidos a correas cuando madura. En lugares abrigados éstos son escasos y cortos, pero al ir estando más expuestos, son más numerosos (hasta 10 o 12) y se prolongan casi hasta la base. Fuera del agua, esta planta se dobla; algas más pequeñas (especialmente *Palmaria*) pueden ligarse a la parte inferior del estipe. Típicamente existen colonias del briozoo *Membranipora* en la lámina de esta alga y la siguiente. Se ha informado que almacena glutamato sódico y por lo tanto tiene buen gusto después de puesta a secar.

Correa *Laminaria hyperborea* (Gunnerus) Foslie *(L. cloustoni)*. Parecida a la ant. pero de hasta 3,5 m de long. con estipe áspero, de sección circular, generalmente cubierto por algas más pequeñas en toda su longitud. Fuera del agua, el tallo se mantiene erecto. Generalmente en el nivel inf., sólo en costas expuestas. Muy utilizada en la producción de alginatos. Los estipes secos se han utilizado como mangos de cuchillos. Puede vivir 12 años en lugares abrigados; el estipe puede romperse y desaparecer después del ramoneo de la lapa *Helcion*.

Laminaria azucarada *Laminaria saccharina* (L.) Lamouroux. Estipe estrecho y corto; lámina acintada de hasta 4 m de long., arrugada y de bordes ondulados. Crece en charcas profundas y en aguas someras en orillas abrigadas. El sustrato característico del briozoo *Celleporella*. Utilizada como fuente de manitol, que aparece como un recubrimiento blancuzco y parecido al azúcar sobre el alga seca. Cuando el fronde seco se cuelga al aire, se hace suave y fláccido en tiempo húmedo.

***Saccorhiza polyschides* (Lightfoot) Batters *(S. bulbosa)*.** Anual, pero crece deprisa; probablemente el alga nativa más voluminosa, llegando a los 4,5 m de long. y hasta 3,5 m de anchura. Estípite una semiesfera hueca y aplanada, con superficie verrucosa, orlada de "radículas". Tallo corto, aplanado, con bordes muy ondulados; lámina, por lo general, profundamente hendida en numerosos dedos parecidos a cinturones, menos divididos en zonas abrigadas. Pardo dorada. En y por debajo de la bajamar. Costas del M. del N., Canal y Atl.

***Alaria esculenta* (L.) Greville.** 500-1500 mm de long. Tallo corto que continúa como una costilla central por toda la longitud de la lámina estrecha y ligeramente ondulada. Los bordes membranosos de la lámina a menudo se dividen en muchos puntos, confiriéndole una apariencia plumosa, o incluso pueden ser arrancados, de forma que la planta puede confundirse con *Chorda filum*. Los cuerpos fructíferos pequeños y mazudos colgando alrededor del tallo de las plantas maduras son la clave de la identificación. Aceituna amarillento a pardo rojizo. En la bajamar en costas expuestas. M del N., costas atlánticas septentrionales.

***Himanthalia elongata* (L.) Gray.** Esta planta perenne parece una seta, con un disco ligeramente caliciforme de unos 30 mm de diámetro sobre un tallo muy corto. Los cuerpos reproductivos, estrechos y acintados de hasta 2 m de long. ramificados 1 o 2 veces, crecen del ápice, dejando un corto tocón tras romperse. Verde aceituna; las cintas maduras se hacen amarillentas con manchas pardas. En charcas profundas o sobre rocas en la costa inf., a menudo en densas masas, con una exposición moderada. Costas del M. del N., el Canal y Atl.

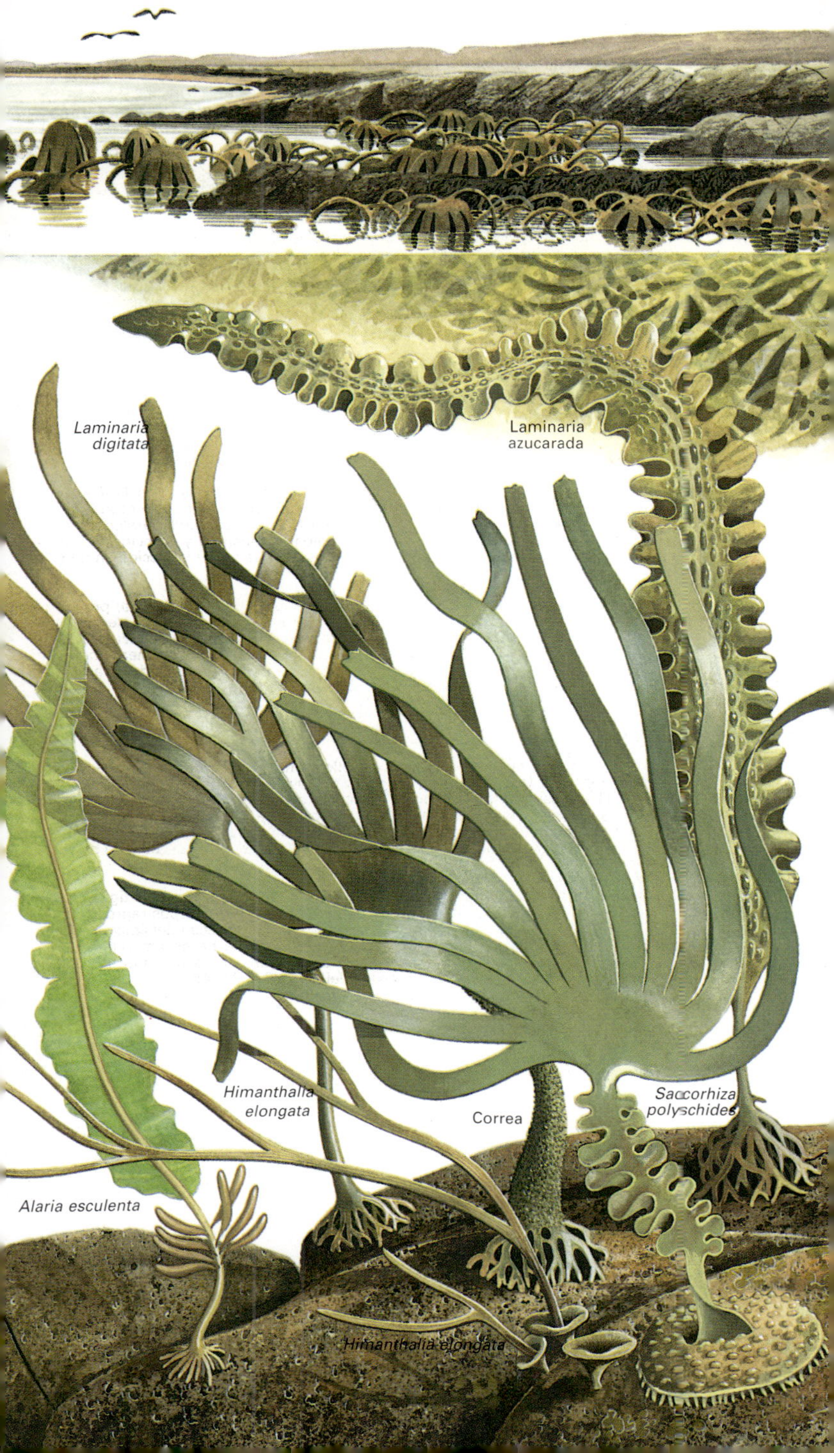
Laminaria digitata
Laminaria azucarada
Himanthalia elongata
Correa
Saccorhiza polyschides
Alaria esculenta
Himanthalia elongata

Sargazo *Sargassum vulgare* Agardh. Estipe con ramas irregulares con "hojas" ovaladas y aplanadas, vejigas de gas esféricas y grupos de cuerpos reproductivos de menor tamaño, formando una planta arbustiva de 150-300 mm de altura. Pardo aceituna, en superficies duras hasta los 30 m. ***S. hornschuchi*** **Agardh** tiene menos "hojas" de mayor tamaño, que crecen sobre todo del estipe principal. Medit.

Sargassum muticum **(Yendo) Fensholt**. Parecido al precedente, pero con ramificación regular y alternada; fronde a menudo de más de 1 m de long. Cuando se mantiene tensa entre las manos, todas las ramas laterales cuelgan hacia abajo uniformemente. Introducida en las costas del Canal desde el Pacífico con las ostras, extendiéndose alrededor del SO de GB. Tolera las condiciones de los estuarios, y se la considera una amenaza para las actividades humanas en aguas someras y abrigadas y un competidor de las plantas nativas.

Padina pavonia **(L.) Lamouroux**. Fronde aplanado y en forma de abanico que se riza hasta hacerse infundibuliforme cuando madura, de unos 100 mm de altura. Parda por fuera con bandas verdes, en el interior es verde lima y algo calcárea. En charcas de la roca y sobre piedras, costa inf. SO de GB, Atl. y Medit.

FUCOS. Conspicuos miembros de la familia de las Fucaceae, cuya presencia puede ser diagnóstica del nivel mareal o del grado de exposición de las costas rocosas. En los lugares moderadamente abrigados, la zona intermareal puede quedar completamente cubierta por una sucesión vertical de fucoides. Todos ellos tienen frondes rígidos, estrechos y acintados o en forma de cinturón, de ramificación dicotómica en un plano, y en varias especies, éstos tienen vesículas de gas en las ramas. El nuevo crecimiento después de ser dañadas o la hibridación entre las diversas especies de *Fucus* puede dar lugar a plantas difíciles de identificar. Las plantas cortadas o traídas por las olas se han utilizado como fertilizantes del suelo y alimento ocasional del ganado. Ampliamente distribuidas desde Noruega a las costas atlánticas ibéricas.

Ascophyllum nodosum **(L.) Le Jolis.** Frondes en forma de cinturones sin costilla central, expandidos a intervalos por vesículas de gas únicas y aovadas; cuerpos reproductivos como uvas sobre cortos pedúnculos a lo largo de la mayor parte de su longitud. Amarillenta a verde aceituna. Costa media, extendiéndose por los estuarios; indicador de los lugares abrigados pero sólo en el lecho rocoso. Puede tener varios metros de largo, más típicamente hasta 1 m; en exposición moderada sólo en forma de tocones de unos pocos cm. A menudo con penachos del alga roja ***Polysiphonia lanosa***. La forma *A. nodosum mackaii* crece como una masa esférica, polirramificada y no ligada al sustrato, de hasta 300 mm de diámetro, sin vesículas, en los lagos de origen marino muy abrigados del O de Escocia y el O de Irlanda.

Pelvetia canaliculata **(L.) Decaisne y Thuret**. Frondes sin nervio central, bordes curvados hacia dentro como un canalón. Sin vesículas de gas; los cuerpos reproductivos forman puntas de las ramas hinchadas, irregulares y profundamente ahorquilladas. Pardo verdoso oscuro hasta casi negro. Densos penachos de hasta 150 mm de altura formando una banda justo por encima del nivel de pleamar en las mareas muertas.

Encina marina *Fucus spiralis* L. Nervio central prominente, sin vesículas. Fronde con tendencia a enrollarse en espiral; no es un carácter fiable. Cuerpos reproductivos formando puntas de las ramas redondeadas e hinchadas, generalmente en parejas, teniendo cada una un estrecho borde como continuación del fronde plano alrededor de su ecuador. Pardo aceituna. 150-200 mm de long. Crece en una banda por debajo de *Pelvetia* en las costas abrigadas.

Sargazo vejigoso *Fucus vesiculosus* L. Nervio central prominente, pares de vesículas de gas casi esféricas a intervalos a lo largo del fronde. Cuerpos reproductivos formando puntas hinchadas y ahorquilladas de las ramas, sin un borde ecuatorial como arriba. Pardo aceituna oscuro. Hasta 1 m de long. Costa media con otros fucoides, especialmente en aguas salobres. La forma ***F. vesiculosus linearis (evesiculosus)***, corta y sin vesículas, se halla confinada a costas muy expuestas; las plantas pequeñas podrían confundirse con ***F. ceranoides*** **L.**, que no tiene vesículas y que se da en lugares abrigados y de salinidad reducida. La especie mediterránea, fuco *F. virsoides* Agassiz es parecida y también carece de vesículas.

Carballón *Fucus serratus* L. Con nervio central, borde del fronde muy aserrado, sin vesículas. Región reproductiva hacia la punta de las ramas no muy hinchada, rodeada por un estrecho borde aserrado como el resto del fronde. Pardo aceituna; plantas macho más anaranjadas y, en las costas occidentales, todas pueden tener un sorprendente marrón dorado. Costa inf.

Cystoseira tamariscifolia **(Hudson) Papenfuss** ***(C. ericoides)***. Un arbusto denso y muy ramificado, de 300-450 mm de altura, cubierto de cortas espinas; cada ramita lleva un cuerpo reproductivo espinoso y nodular en su punta y, debajo de él, una pequeña vesícula de gas ovalada. Pardo oscura, con intensa iridiscencia azul o verde bajo el agua. Charcas de las rocas, costa inf. y sublitoral somero. SO de GB, Atl. hasta Medit. Otras especies de *Cystoseira* parecidas pero sin espinas; la mayoría no iridiscentes.

Halidrys siliquosa **(L.) Lyngbye.** Planta robusta bastante breñosa y aplanada de 300-1000 mm de long. con ramificación regular y alternada desde un estipe principal robusto y en zigzag; numerosas vesículas de gas muy características y alargadas como vainas de semillas divididas en 10-12 compartimentos, cuerpos reproductivos también parecidos pero indivisos y menos "hojas" largas y acintadas. Pardo jengibre. Charcas de la costa inf. y sublitoral somero. M. del N., costas del Canal y Atl.

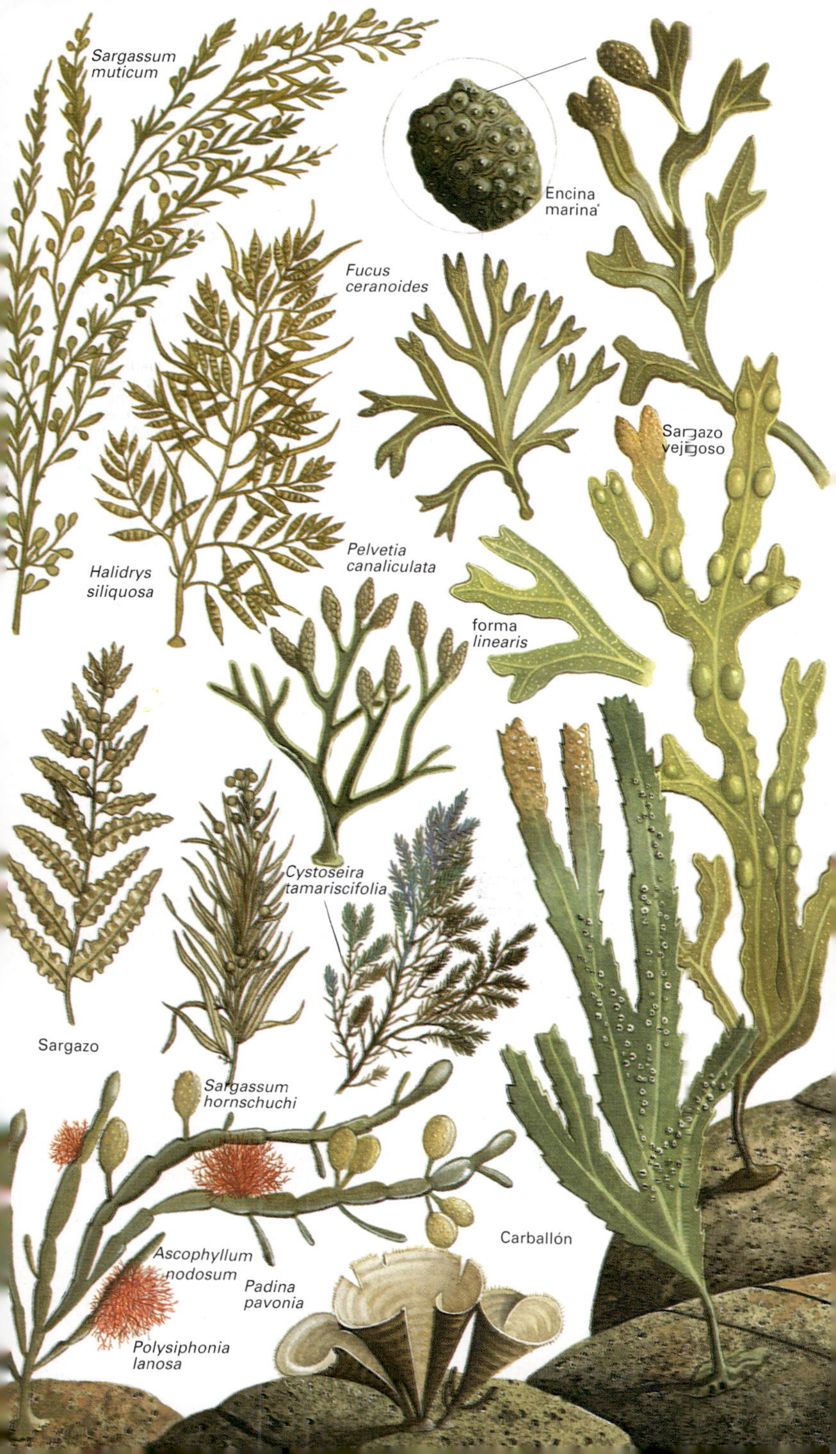

Sargassum muticum
Encina marina
Fucus ceranoides
Sargazo vejigoso
Halidrys siliquosa
Pelvetia canaliculata
forma linearis
Cystoseira tamariscifolia
Sargazo
Sargassum hornschuchi
Carballón
Ascophyllum nodosum
Padina pavonia
Polysiphonia lanosa

ALGAS ROJAS, CLASE RHODOPHYCEAE

La clorofila verde está enmascarada por un pigmento rojo; según las especies y el estado de la planta, el color varía desde un rosado vivo casi fluorescente a un pardo oscuro, verde aceituna o blanco-gris desteñido, pero generalmente es de un rojo vino intenso. Estas algas son siempre pluricelulares, pero a menudo de pequeño tamaño. No toleran las aguas salobres pero en aguas saladas se dan en todos los hábitats costeros de todos los mares templados y cálidos.

***Gelidium latifolium* (Greville) Bornet y Thuret.** Estipe principal y ramas aplanadas y acintadas, aunque bastante rígidos, con ramitas más pequeñas; silueta como un cacto ramificado con gruesas espinas. Generalmente unos 80 mm de long., puede ser mayor. Sobre rocas, costa inf. y sublitoral somero. GB y Atl. Entre numerosas otras especies, podría confundirse con ***G. sesquipedale* Thuret**, con un tallo más estrecho y ramas más finas; se extiende hasta el Medit.

Pterocladia capillacea* (Gmelin) Bornet y Thuret *(P. pinnata). Muy ramificada, breñosa; las partes más viejas aplanadas, puntas en crecimiento cilíndricas; 150 mm o más de long. Sobre rocas, típicamente en la sombra, costa inf. y sublitoral somero. Canal, Atl. y Medit. Una importante fuente de agar.

Nemalion helminthoides* (Velley) Batters *(N. multifidum). Tallos sólidos pero flexibles y vermiformes de 100-250 mm de long., dividiéndose cerca de la base y a veces más arriba, que salen de un pequeño disco. Ápices puntiagudos pero romos. Sobre rocas, lapas o cirrípedos durante el verano y a principios de otoño en costas bastante expuestas. Atl., rara en el M. del N.

***Furcellaria lumbricalis* (Hudson) Lamouroux.** Estipes rígidos y cilíndricos de 100-200 mm de long., que se dividen regularmente y con ápices romos que se aguzan hasta una punta a menos que lleven vainas reproductivas, que crecen de un pequeño estípite de "raicillas" ramificadas. Verdosa si está muy iluminada. Sobre una roca, la costa inf. y sublitoral somero. M. del N., Canal. *Polyides rotundus* (Hudson) Greville es parecida pero crece a partir de un disco carnoso.

Catenella caespitosa* (Withering) Irvine *(C. repens). Una masa musgosa de frondes irregularmente ramificados de hasta 20 mm de altura. Casi negra. En la sombra húmeda sobre rocas a niveles medios en lugares abrigados; penetra en los estuarios. M. del N., el Canal y Atl. Se confunde con el liquen *Lichina pygmaea*, que, no obstante, ocupa niveles sup. en lugares secos y soleados y tolera una mayor exposición.

***Calliblepharis ciliata* (Hudson) Kützing.** Fronde plano y ovalado de 100-250 mm de long., que puede dividirse más arriba, con cortas ramas de la misma forma alrededor de su borde y ligado mediante un corto estipe a un estípite muy ramificado. Costa inf. y sublitoral somero, a menudo arrastrada a la orilla en primavera. Atl. y Canal, raras veces más al N. Muy parecida a *Palmaria palmata* (que tiene un estípite discoidal; v. la próxima lámina). *C. jubata* (Gooding y Woodward) Kützing también es parecida pero tiene diversos frondes que parten de un tallo ramificado y, en verano, largas ramas parecidas a zarcillos.

Gracilaria verrucosa* (Hudson) Papenfuss *(G. confervoides). Frondes cilíndricos de 100-450 mm de long., ramificados repetida pero irregularmente, con ápices estrechos y puntiagudos. En verano, cuerpos reproductivos ásperos y nudosos por toda la planta; en invierno, la planta se desvanece en gran parte. Sobre rocas, a menudo atravesando la arena que las recubre. Cosmopolita. Una importante fuente de agar.

Musgo de Irlanda, musgo perlado *Chondrus crispus* Stackhouse. Un fronde plano que se divide dicotómicamente varias veces para formar ramas cuneiformes; muy variable, generalmente 70-150 mm de long. Los cuerpos reproductivos son pequeñas hinchazones de las partes sup., generalmente sólo a un lado. Rojo oscuro pero se hace verde o incluso amarillo pálido con mucha luz; las puntas pueden tener una iridiscencia violeta en el agua. Ligada a rocas en las partes inf. del M. del N., Canal y Atl. Usos medicinales y alimentarios. Se confunde con facilidad con *Mastocarpus* (abajo).

Mastocarpus stellatus* (Stackhouse) Guiry *(Gigartina stellata). Parecida a *Chondrus* pero los bordes del tallo y fronde inf. se rizan para formar un canalón; a menudo más pequeños, pero en densos penachos. Los cuerpos reproductivos son numerosas excrecencias alargadas a ambos lados de la parte sup. del fronde, pareciendo pepitas de uva. Púrpura pardusco, casi negro. Sobre rocas, puede dominar la costa inf. si la exposición es moderada. Costas del M. del N., Canal y Atl. Se ha utilizado como fuente sustitutoria del agar.

***Dilsea carnosa* (Schmidel) Kuntze.** Varias láminas grandes, aplanadas, ovaladas y duras de 150-200 mm de long. y 50-120 mm de ancho, cada una con un corto estipe, que crece sobre un estípite discoidal; a menudo hendida por el borde libre. Sobre rocas, a niveles mareales inf. y por debajo de ellos. M. del N., Canal y Atl. A veces se confunde con *Palmaria*.

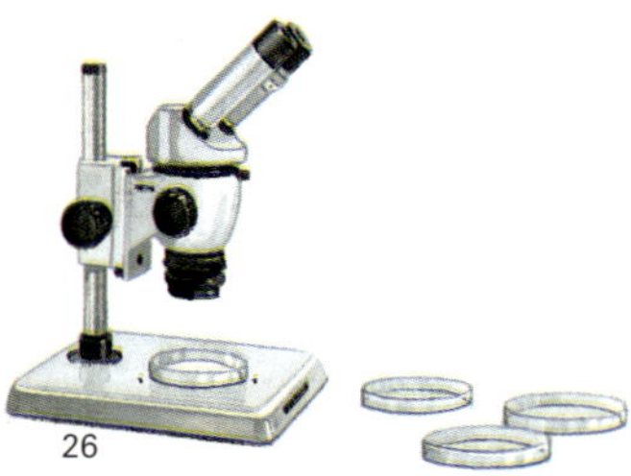

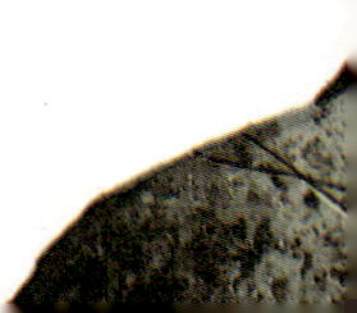

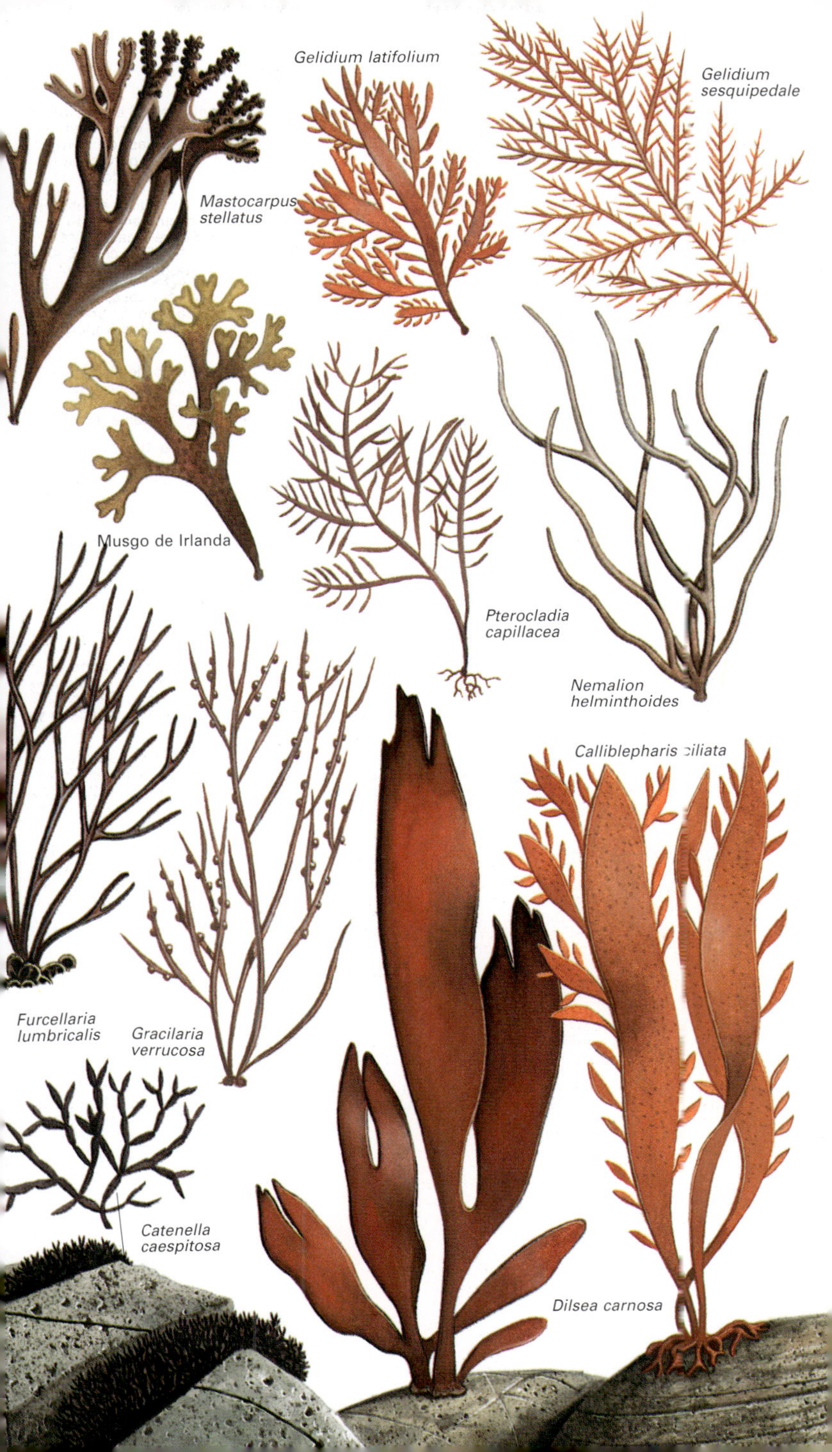

Gelidium latifolium
Gelidium sesquipedale
Mastocarpus stellatus
Musgo de Irlanda
Pterocladia capillacea
Nemalion helminthoides
Calliblepharis ciliata
Furcellaria lumbricalis
Gracilaria verrucosa
Catenella caespitosa
Dilsea carnosa

***Corallina officinalis* L.** Penachos de rígidos frondes formados por cortos segmentos calcáreos que forman una cadena, con ramas y sus ramitas exactamente opuestas, de hasta 120 mm de altura (generalmente más cortas). Púrpura rosada con "nudillos" blancos, más pálida en lugares bien iluminados; blanca cuando muerta. Típicamente forma una franja alrededor de las costas medias en las charcas de las rocas y hondonadas húmedas, puede dominar la costa más baja. NO de Europa hasta el Medit. *C. mediterranea* Areschoug es parecida pero más densamente empenachada; costas del Medit. y Atl. al N del Canal.

***Jania rubens* (L.) Lamouroux *(Corallina rubens)*.** Frondes calcáreos y articulados, pero con ramificación dicotómica; cuerpos reproductivos formando hinchazones en las junturas. 15-40 mm de long.; rojo rosado. Crece en penachos sobre algas. Costas del Medit., Atl. y del Canal, rara alrededor del M. del N.

"*Lithothamnia*". Algas calcáreas que forman una incrustación purpúrea, 2-20 mm de grosor, sobre rocas de la costa inf., a menudo cubriéndola completamente en la bajamar en lugares expuestos. Crecen en lóbulos o manchas circulares, de borde blancuzco, con anillos concéntricos más gruesos y caballones alechugados donde se solapan los bordes. La superficie puede ser lisa, nudosa o punteada; cuando muerta (p. ej. sobre un canto rodado arrojado a la orilla) la corteza se hace de un blanco amarillento. Extendidas por toda la zona. Los géneros más comunes son *Lithophyllum* y *Lithothamnion*, cada uno con varias especies que pueden identificarse con seguridad sólo mediante el microscopio. Las placas pequeñas podrían confundirse con el alga roja *Hildenbrandia rubra* (Sommerfeld) Meneghini que, no obstante, es más parda, muy fina y fácil de arrancar de la roca, o el liquen *Verrucaria mucosa*, generalmente negro verdoso; ninguna es calcárea. *Lithothamnia* también puede formar arrecifes sublitorales de nódulos laxos. Algunas playas están formadas enteramente de fragmentos muertos de tales algas coralinas.

***Grateloupia filicina* (Lamouroux) Agardh.** Como un helecho pequeño pero rígido de 50-120 mm de altura; varios tallos gruesos con largas ramas y cortas ramitas, opuestas o alternadas y más o menos en un plano, partiendo de un estípite en disco. Violeta oscura a negro verdosa. En las rocas de la costa media, a menudo alrededor de cursos de aguas dulces. Costas del Atl. y el Canal, raro alrededor del M. del N.

***Dumontia contorta* (Gmelin) Ruprecht.** Ramas gelatinosas y vermiformes parten irregularmente de un estipe principal hasta una long. de 150-450 mm; estípite un pequeño disco. Generalmente varios frondes formando un penacho. Anual, aparece en primavera y verano; sólida cuando joven, haciéndose hueca. Rojo púrpura, más verde o amarillenta en lugares muy iluminados. Costa media, sobre piedras o algas, a menudo en charcas. Extendida alrededor del NO de Europa. ***Cystoclonium purpureum* (Hudson) Batters** es parecida pero con más ramas y un estípite de "raicillas" ramificadas; puede tener cuerpos reproductivos hinchados.

***Lomentaria articulata* (Hudson) Lyngbye.** Frondes constreñidos a intervalos regulares, como hileras de cuentas ovaladas; ramas y ramitas parten de las constricciones. Se expande mediante estolones a partir del estípite, formando una densa maraña. Pequeña (generalmente 50-100 mm de long.) pero conspicua debido a su aspecto brillante; rojo brillante, iridiscente bajo el agua. En las rocas de la costa inf. Extendida por el NO de Europa. Podría confundirse en verano con la anual *Chylocladia verticillata* (Lightfoot) Bliding; ésta es más arbustiva, con ramas y ramitas en verticilos, más grande (hasta 300 mm) y amarillenta en los lugares bien iluminados.

***Palmaria palmata* (L.) Kuntze *(Rhodymenia palmata)*.** Es un fronde rígido y aplanado de unos 100-300 mm de long., que crece directamente de un pequeño estípite en disco sin tallo, que gradualmente se ensancha y subdivide; anchura y forma variables. Las partes más viejas pueden tener "hojitas" pequeñas a lo largo del borde, especialmente si han sido dañadas. Rojo oscuro, con tintes púrpura bajo el agua. En rocas de la costa inf. o algas grandes, especialmente *Laminaria hyperborea*. Costas del M. del N. y Atl. hasta el Medit. Comestible cruda o cocida, a veces devorada por el ganado.

***Ceramium*.** Unas dos docenas de especies, la mayoría muy parecidas, que en esta zona se hallan en penachos sobre las rocas u otras algas, formadas por filamentos calcáreos bastante delicados, que repetidamente se ramifican dicotómicamente y tienen bandas transversales de rojo claro y oscuro. Los ápices pares de cada rama suelen curvarse hacia dentro uno hacia otro como delicadas tenazas. La más común, ***C. rubrum* (Hudson) Agardh**, es muy variable, con 25-300 mm de long. y crece de la costa media hacia abajo en la mayoría de las costas de Europa.

***Griffithsia flosculosa* (Ellis) Batters.** Delicada pero rígida, a menudo un penacho bastante denso de filamentos con ramificación dicotómica de 75-200 mm de altura, con delicados cuerpos reproductivos esféricos sobre cortos pedúnculos por toda la planta. Carmesí vivo o pardusco (que inmediatamente desaparece en agua dulce). NO de Europa.

***Plumaria elegans* (Bonnemaison) Schmitz.** Una planta aplanada y plumulosa, de 50-100 mm de long., fláccida en el agua y colgante en masas informes cuando está fuera de ella. El estipe principal, dividido varias veces, es velloso debido a un recubrimiento de diminutas ramitas; subramas pinnadas. Púrpura pardusco. A la sombra bajo cornisas de la costa media e inf., a menudo con esponjas (*Scypha*) sobre ella. Extendida alrededor del NO de Europa. ***Ptilota plumosa* Hudson** es parecida pero mayor (de hasta 300 mm); el estipe principal es liso. Generalmente sobre *Laminaria*. NO de GB, M. del N.

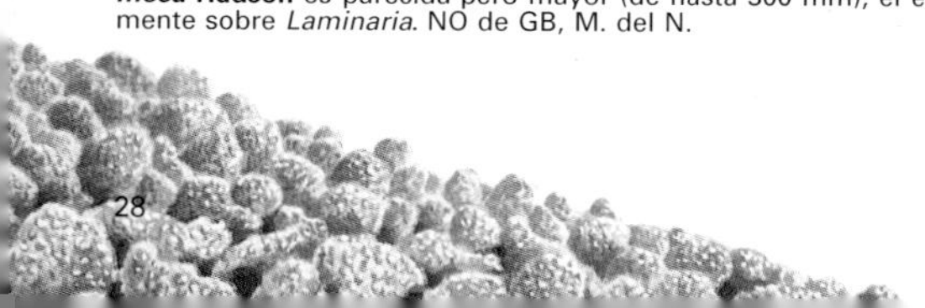

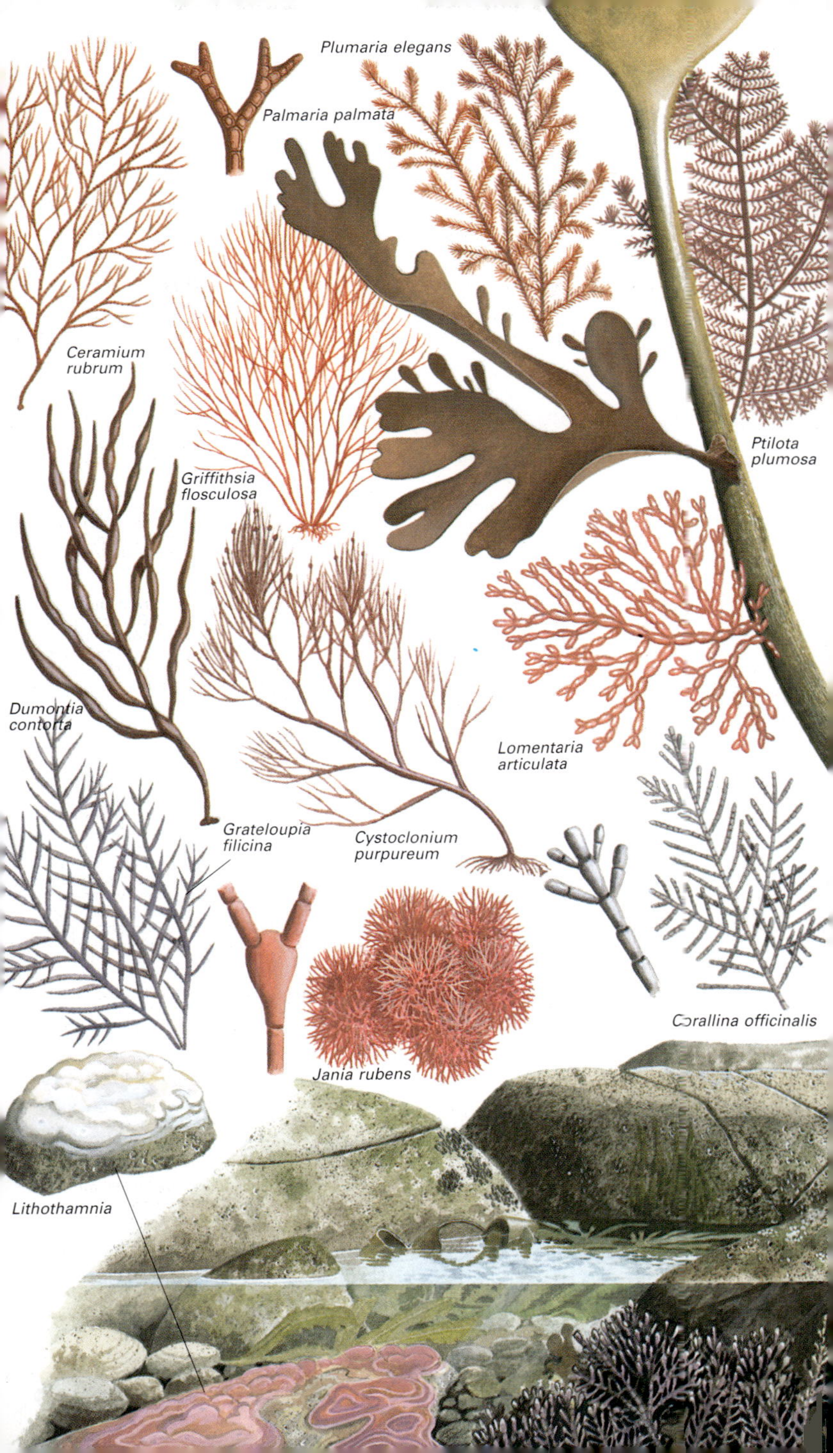
Plumaria elegans
Palmaria palmata
Ceramium rubrum
Ptilota plumosa
Griffithsia flosculosa
Dumontia contorta
Lomentaria articulata
Grateloupia filicina
Cystoclonium purpureum
Corallina officinalis
Jania rubens
Lithothamnia

***Halurus equisetifolius* (Lighfoot) Kützing.** Planta rígida de 75-250 mm de altura cuyo estipe principal tiene muchas ramas, que se elevan irregularmente. Todas con verticilos de ramitas diminutas y curvadas, tan próximos que se solapan. Rojo oscuro. Sobre rocas en charcas, costa media e inf. Costas del SO de GB, Canal y Atl. Puede confundirse con ***Spondylothamnion multifidum* (Hudson) Nägeli**, con pocos verticilos en un estipe principal y todos los verticilos bien separados. Rosa sonrosado. Principalmente meridional.

***Hypoglossum woodwardi* Kützing.** Planta breñosa de 50-200 mm de long. con tallos principales aplanados como una hoja estrecha y larga, con un nervio central prominente del que surgen irregularmente ramas parecidas; subramas como cortas "hojas" con extremo puntiagudo. Rosa rosado. En charcas de las rocas y sobre *Laminaria*. S del M. del N., Canal y Atl. ***Apoglossum ruscifolium* (Turner) Agardh** es parecido pero más pequeño (de hasta 100 mm), con frondes más anchos con bordes ondulados y puntas redondeadas. A menudo de los ángulos al nervio central aparecen venas paralelas. Misma distribución pero menos común.

***Membranoptera alata* (Hudson) Stackhouse.** Bastante parecida a *Hypoglossum*, 100-200 mm de long. pero crece en un solo plano; las ramas surgen del borde del fronde. Ápices puntiagudos, a menudo bífidos. A menudo aparecen pares de venas a partir del nervio central. Carmesí intenso. Sobre algas en charcas o en rocas sombreadas desde la costa media hacia abajo. Extendida en el NO de Europa.

***Cryptopleura ramosa* (Hudson) Newton.** Un fronde fino y membranoso con nervio central prominente, irregularmente ramificado varias veces para formar un amplio arbusto enmarañado de 50-150 mm de long., de forma variable. La parte inf. puede carecer de la membrana, de forma que el nervio central parezca un tallo. Púrpura pardusco. En charcas sombreadas o sobre *Laminaria*. M. del N., Canal y Atl. ***Nitophyllum punctatum* (Stackhouse) Greville** es parecido pero sin nervio central; frondes anchos y mayores (excepcionalmente de hasta 1 m). Rosa vivo, a veces con una iridiscencia azul en el agua. Sobre algas mayores, extendiéndose hasta el Medit. *Myriogramme bonnemaisoni* (Agassiz) Kylin y especies de *Polyneura* podrían también confundirse con ésta, pero son más raras.

***Delesseria sanguinea* (Hudson) Lamouroux.** Numerosas láminas ovaladas y parecidas a hojas, con borde ondulado, nervio central y conspicuas venas, se ramifican a partir de un fuerte estipe (puede perder las partes membranosas en invierno). Hasta 300 mm de long. Carmesí. Sobre rocas o *Laminaria* en profundas charcas en la costa inf. o en el sublitoral somero. M. del N., Canal y Atl. ***Phycodrys rubens* (L.) Batters** es parecida pero con el borde de la "hoja" profundamente dentado (como una hoja de roble).

***Laurencia pinnatifida* (Hudson) Lamouroux.** Frondes aplanados, con ramas alternas que se dividen en ramas cortas y rechonchas. Tamaño muy variable; generalmente de unos 70 mm de long. en la costa inf., alcanzando 200 mm en los lugares sombreados y húmedos, pero formando penachos de no más de 20 mm en lo alto de la costa media. Púrpura pardusco; verde amarillento en los lugares bien iluminados. NO de Europa hasta el Medit. ***L. obtusa* (Hudson) Lamouroux** tiene frondes cilíndricos que se ramifican en espiral proporcionando un aspecto más breñoso, 70-150 mm de long., generalmente sobre algas de la costa inf. Rosa rosado. Misma distribución.

***Polysiphonia lanosa* (L.) Tandy.** Penachos de filamentos ramificados de color rojo pardusco de hasta 70 mm de long. sobre el alga parda *Ascophyllum nodosum*, generalmente alrededor del tallo de los cuerpos reproductivos, formando a menudo una densa cubierta; raras veces sobre *Fucus* sp. Otras especies bastante mayores de *Polysiphonia* crecen sobre las rocas o grandes algas.

***Porphyra umbilicalis* (L.) Agardh.** Fronde amplio, rígido pero delgado y membranoso en forma irregular hasta 200 mm de diámetro, ligado cerca de su centro a una roca u otra superficie dura parcialmente cubierta de arena limpia. Verdosa cuando joven, haciéndose rojo purpúreo; seca es quebradiza y casi negra. A veces en lo alto de rocas expuestas, a jirones y de color marrón caqui, NO de Europa hasta el Medit. Tomada como gelatina tras hervirla largo rato.

***Audouinella floridula* (Dillwyn) Woerlkerling *(Rhodochorton floridulum)*.** Una densa masa de filamentos como cabellos que crecen en el lecho rocoso y atrapan arena o fango en una capa de hasta 30 mm de grosor; parece una alfombra enmarañada, carmesí apagado que puede cubrir una gran área en lugares abrigados, en parte bajo grandes algas. NO de Europa.

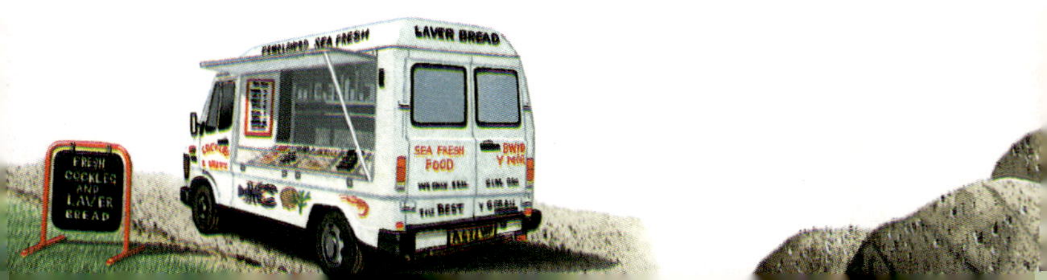

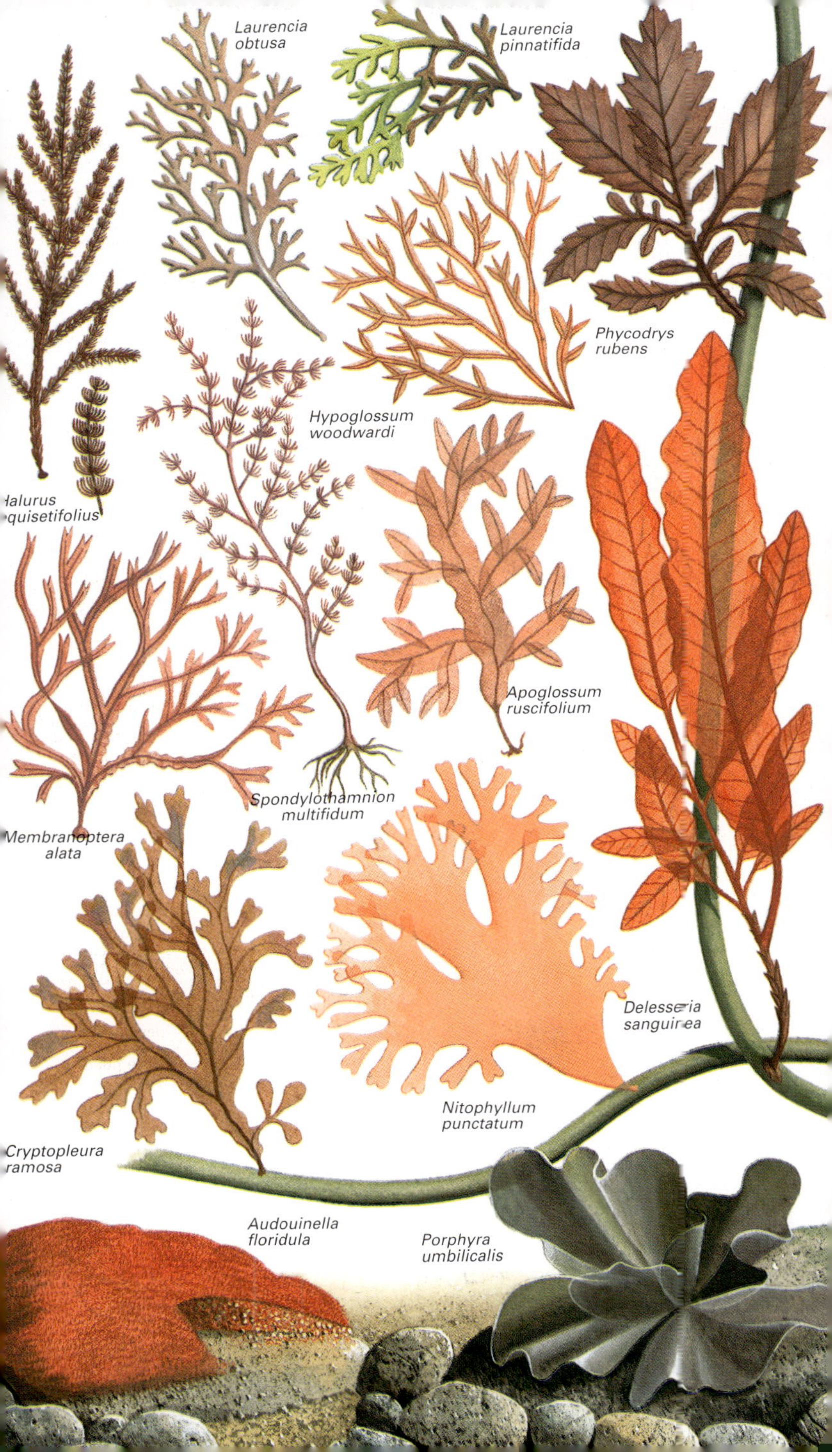

Laurencia obtusa
Laurencia pinnatifida
Phycodrys rubens
Hypoglossum woodwardi
Halurus equisetifolius
Apoglossum ruscifolium
Spondylothamnion multifidum
Membranoptera alata
Delesseria sanguinea
Nitophyllum punctatum
Cryptopleura ramosa
Audouinella floridula
Porphyra umbilicalis

LÍQUENES

Cada liquen es una íntima combinación de un hongo y un alga. Existen tres formas principales: los **crustáceos** (que se incrustan apretadamente y son difíciles de despegar del sustrato); los **foliáceos** (divididos en lóbulos foliosos que sobresalen más o menos de la superficie pero están pegados muy laxamente) y los **fruticosos** (alargados y estrechos, simples o ramificados, erectos o colgando libremente de un pequeño anclaje basal). Crecen muy despacio, aunque algunos pueden extenderse bastante deprisa en condiciones favorables; sobre rocas, mampostería, árboles y estructuras de madera, pero no sobre superficies inestables o reactivas. Los cuerpos reproductivos son típicos de los hongos y también son de gran ayuda para la identificación.

La mayoría de líquenes son terrestres, pero algunos (p. ej. *Xanthoria parietina*) pueden tolerar la salinidad; varios géneros (*Ramalina* y *Caloplaca*) contienen una o más especies típicamente marinas entre muchas otras terrestres, mientras que la mayoría de las que se describen aquí sólo viven en las costas. Algunas de las más comunes se distribuyen verticalmente, con una región dominada por los líquenes grises bien por encima de la marca del agua, una banda anaranjada que a veces se remoja y una cubierta negra que se extiende hacia abajo hasta la zona intermareal (aunque se hace más discontinua por debajo del límite sup. de los cirrípedos y algas).

***Ramalina siliquosa* (Hudson) Smith.** Fruticoso; 20-70 mm de long. pero de tamaño y forma variables, quebradizo. Verde-gris con cuerpos reproductivos discoidales y blancos o pardo pálido cerca del ápice. En y por encima de la zona de salpicaduras, NO de Europa. *Roccella fuciformis* (L.) Candolle tiene la forma similar pero es verde azulada y parecida a la goma; costas del Atl. hacia el N hasta el SO de GB.

***Lecanora atra* (Hudson) Acharius.** Manchas incrustantes de hasta 100 mm de diámetro, ásperas, a menudo agrietadas, grises, con cuerpos reproductivos negros como pequeños cráteres con márgenes elevados, irregulares y pálidos, agrupados en el centro. En y por encima de la zona de salpicaduras, NO de Europa. Por encima de esta zona puede haber numerosos otros líquenes incrustantes grises.

***Xanthoria parietina* (L.) Fries.** Manchas foliáceas de hasta 100 mm de diámetro. Anaranjado vivo, volviéndose amarillo verdoso en la sombra; abundantes cuerpos reproductivos de un anaranjado más oscuro como pequeños cráteres. A menudo forma una distintiva banda estrecha justo por encima de la pleamar de las mareas vivas, junto con *Caloplaca* (abajo); también muy común en el interior. NO de Europa.

***Caloplaca marina* (Weddell) Zahlbruckner.** Generalmente como una corteza granular y desparramada, no foliácea; anaranjado rojizo, cuerpos reproductivos bastante dispersos como pequeños cráteres del mismo color. NO de Europa; en el Medit. existen especies muy parecidas.

***Lichina pygmaea* (Lightfoot) Agardh.** Penachos de lóbulos ramificados y aplanados de hasta los 15 mm de long., negro pardusco oscuro, parecidos a un alga muy pequeña. Típicamente esparcidos alrededor de la pleamar de las mareas muertas, NO de Europa. Puede confundirse con el alga roja *Catenella caespitosa*, pero se da en caras rocosas expuestas.

***Lichina confinis* (Müller) Agardh** (sin ilustración). Penachos de lóbulos ramificados muy cortos (hasta 5 mm), cuyas puntas se hinchan para formar cuerpos reproductivos globulares; negro apagado, pareciendo depósitos de hollín. En la zona de salpicaduras inf., por encima y a veces entre los líquenes anaranjados; NO de Europa, Medit.

***Verrucaria maura* Wahlenberg.** Liso, incrustación fina apretadamente adaptada a las más pequeñas irregularidades, a menudo agrietada y con fositas; puede cubrir grandes áreas del litoral sup. por debajo de la banda de líquenes anaranjados. Negro apagado, a menudo confundido con petróleo seco. NO de Europa; *V. adriatica* Zahlbruckner se da en el Medit.

***Verrucaria mucosa* Wahlenberg.** Incrustación lisa, lo bastante gruesa para rellenar las menores irregularidades, puede parecer ligeramente gelatinosa; manchas irregulares de hasta 300 mm de diámetro, de color verde botella vivo o verde aceituna. Costa inf. o media, Canal y Atl.

***Arthropyrenia* sp.** (sin ilustración). Típicamente corroe las conchas de cirrípedos y lapas, pareciendo puntos negros incrustados y a menudo produciendo un matiz turquesa; también incrustado en rocas calcáreas o en otras más duras. Cosmopolita.

PLANTAS CON FLORES

Al igual que en los líquenes, la mayoría de las angiospermas (plantas con flores) son terrestres; algunas pueden tolerar las aguas salobres en los estuarios, las salpicaduras saladas en los acantilados o salinidades bastante altas en los marjales salinos, y unas pocas están restringidas al hábitat marino. Las hierbas marinas descritas abajo pueden ser tan importantes en las bahías someras y a lo largo de las playas moderadamente abrigadas como lo son las algas en las costas rocosas.

Porreto, hierba de mar *Zostera marina* L. Hojas estrechas, aplanadas de color verde oscuro, con puntas redondeadas, de hasta 1 m de long. (generalmente mucho menos), que crecen a partir de un rizoma en el fango, la arena o la grava fina en la costa inf. y en el sublitoral somero. Numerosas flores a un lado de una corta espícula parecida a la de una gramínea terrestre. Extendida por el NO de Europa y el Medit., pero dispersa en GB. *Z. nana* Roth y *Z. noltii* Hornemann son parecidas pero menores.

Posidonia, alga de vidrieros *Posidonia oceanica* (L.). Delîle. Hojas parecidas a las de *Zostera* pero verde amarillentas, de hasta 750 mm de long. y partiendo de una vaina basal peluda. Flores en un grupo bastante conspicuo en el ápice de un corto tallo. En la arena y el fango bajando hasta los 50 m, Medit. y Atl. al N de Ushant.

***Cymodoce nodosa* (Ucari) Areschoug.** Parecida a *Zostera*, con la que coincide a menudo, pero las hojas más cortas y verde gris (sin vaina basal peluda); rizoma robusto. Un par de flores simples en el ápice de un largo tallo, a menudo ausentes. Medit.

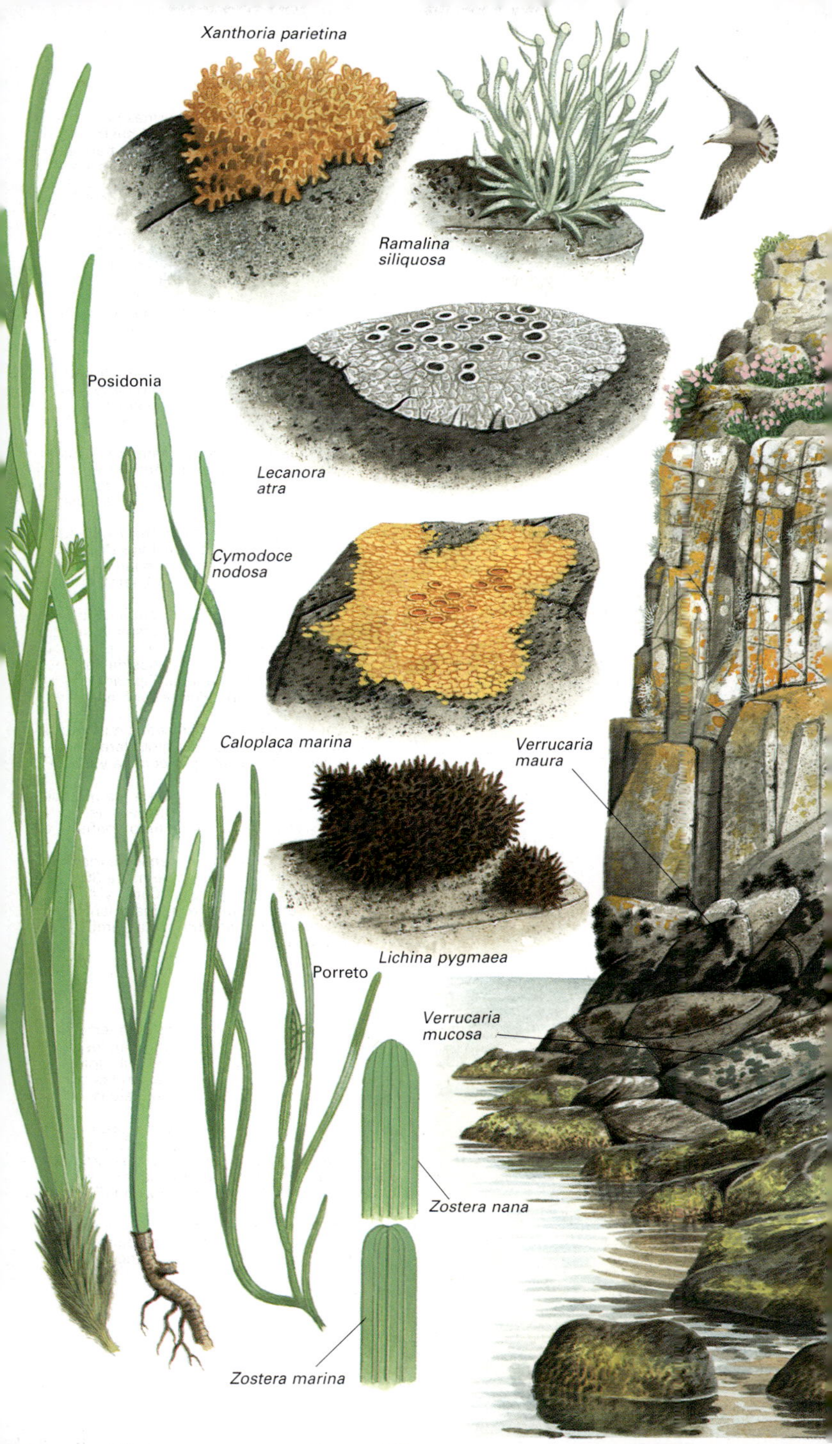
Xanthoria parietina
Ramalina siliquosa
Posidonia
Lecanora atra
Cymodoce nodosa
Caloplaca marina
Verrucaria maura
Lichina pygmaea
Porreto
Verrucaria mucosa
Zostera nana
Zostera marina

ESPONJAS, Phylum Porifera

Las esponjas son los más simples de entre los animales pluricelulares, con sólo unos pocos tipos de células dispuestos en diversas capas pero sin el desarrollo de tejidos complejos. La frontera entre animales coloniales y solitarios no queda clara cuando se consideran las esponjas. Son inmóviles, sésiles y filtrantes, y tamizan finas partículas alimenticias de las corrientes de agua que pasan a través de su cuerpo por la acción de unas células flageladas que baten constantemente. El plano corporal básico (tipo **asconoide**) es un saco forrado por una sola capa de células flageladas llamadas **coanocitos**. La pared externa o **pinacodermo** está perforada por diminutos canales, los **ostíolos**, que están forrados de **pinacocitos**; el agua filtrada sale por un solo **ósculo**, de mayor tamaño. Esta unidad constituye el **sistema acuífero**; las esponjas de mayor tamaño consisten en una serie replicada de sistemas, siendo cada uno unos cuantos ostíolos que se abren a una cámara central con un solo ósculo de salida, y por lo tanto son por definición organismos coloniales. En el tipo **syconoide** la pared corporal del saco está replegada, de forma que el coanodermo se halla en unas bolsas laterales fuera de la cámara central. En el grado más complejo de organización de las esponjas, el **leuconoide**, estas cavidades forradas de coanodermos se concentran en cámaras discretas y el flujo de salida común pasa a través de un poro, el **apopoilo**, hacia el canal de salida común y por lo tanto al ósculo. El cuerpo de las esponjas suele estar rígido debido a diminutas **espículas** de calcita o silicio, o por fibras de un material córneo, la **espongina**. La mayoría de las especies son hermafroditas, liberando óvulos y espermatozoides por separado hacia la corriente de salida, que los llevará a las esponjas vecinas. La reproducción asexual se puede dar por regeneración de los fragmentos o por grupos especiales de células denominadas **gémulas**. Las esponjas pueden ser bastante comunes en algunas costas. *Scypha compressa* puede hallarse en las charcas de las rocas, entre las algas coralinas o sobre algas pardas grandes, y *Halichondria panicea* puede formar extensas capas nodulosas en las superficies rocosas sombreadas, o en zonas de fuerte flujo de agua. La mayoría de especies intermareales forman capas o montículos bajos, mientras que las macizas o ramificadas son más características de los hábitats sublitorales. Comparativamente pocas esponjas pueden identificarse con seguridad por sus características de campo, y el cuerpo y la forma suelen ser variables y poco fiables como datos para la identificación. En muchos casos ésta sólo puede confirmarse examinando las espículas. Para ello debería tratarse una pequeña porción de la esponja en lejía doméstica, lavarse varias veces y examinarse con un microscopio de gran aumento. No se conocen con certeza todas las esponjas de Europa, y la distribución geográfica de muchas especies no está clara, debido al problema de una identificación cuidadosa.

CLASE CALCÁREA

Esponjas generalmente pequeñas, blancas o de colores apagados con espículas calcáreas. La forma de crecimiento a menudo es determinada: tubos estrechos, ramificados que se anastomosan, o sacos simétricos, pero también pueden darse montículos o capas irregulares.

Familia Clathrinidae

Esponjas asconoides consistentes en tubos de finas paredes, que se dividen y fusionan para formar un montículo o una capa irregular. En Europa se han hallado cinco especies.

***Clathrina coriacea* (Montagu).** Forma una capa irregular, de 25 mm o más de diámetro, hasta 10 mm de grosor, de tubos finos y delicados, que se ramifican y fusionan a diversos niveles para dar lugar a una apretada estructura en red. No se ven ni ostíolos ni ósculos a simple vista. Espículas típicamente con tres largos radios. Costa inf. y sublitoral somero, en sustrato duro; común en el NO de Europa, al S hasta el Medit.

***Clathrina contorta* (Bowerbank).** Parecida a la especie anterior, excepto en que la colonia es menor, de textura más áspera y las espículas tienen cuatro radios robustos. Hábitat y distribución como *C. coriacea.*

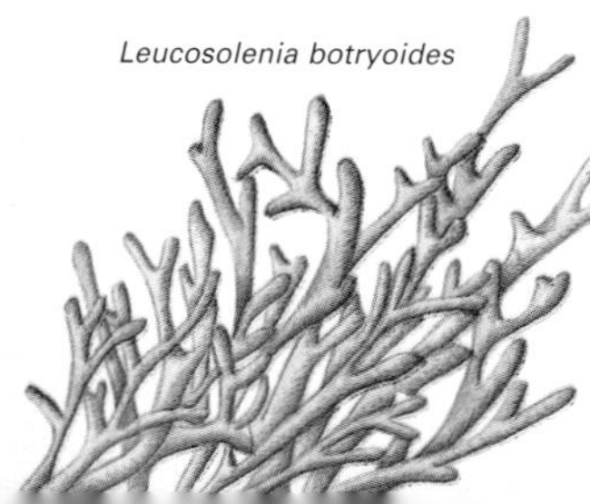

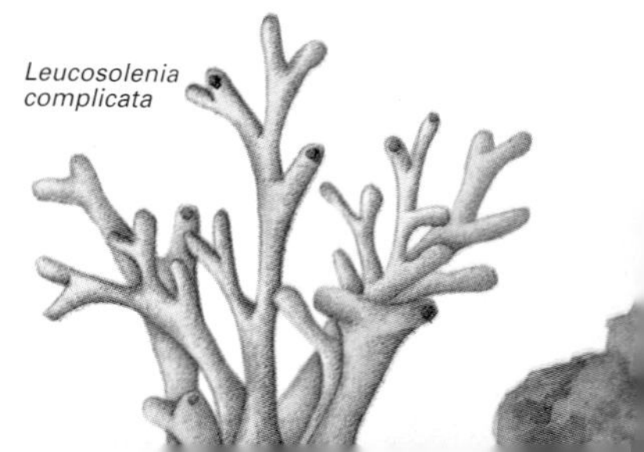

Familia Leucosoleniidae

Esponjas asconoides, compuestas por tubos de finas paredes y ramificados, cada uno con un ósculo terminal. Parte de la esponja es incrustante, el resto forma un penacho corto y erecto. Al menos tres especies en las costas europeas.

***Leucosolenia botryoides* (Ellis y Solander).** Desarrolla densos grupos musgosos sobre grandes algas fucoides, así como sobre las rocas, 10-20 mm de diámetro y hasta 10 mm de grosor. Consiste en una red basal de tubos incrustantes y una masa de tubos estrechos, poco ramificados y erectos. Espículas de 3 y 4 radios en la pared del cuerpo. Anual; las larvas se establecen en verano, crían en otoño y de nuevo durante el siguiente verano. Costa inf. y sublitoral somero. NO de Europa, S hasta el Medit.

***Leucosolenia complicata* (Montagu).** Muy parecida a *L. botryoides* pero más compacta. Los tubos erectos llevan numerosas ramas laterales, formándose así una estructura especialmente densa. Hábitat y distribución como la especie anterior.

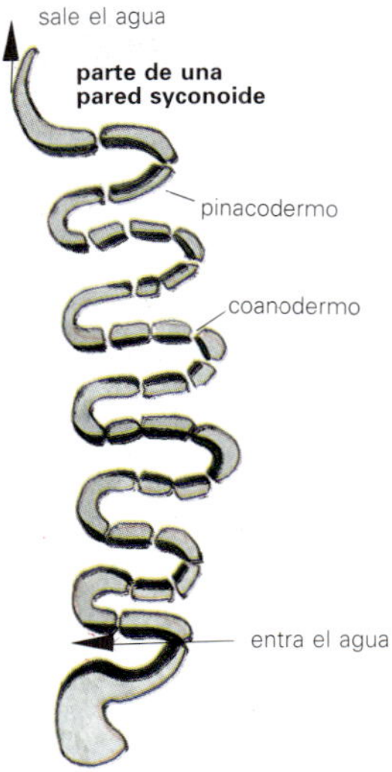

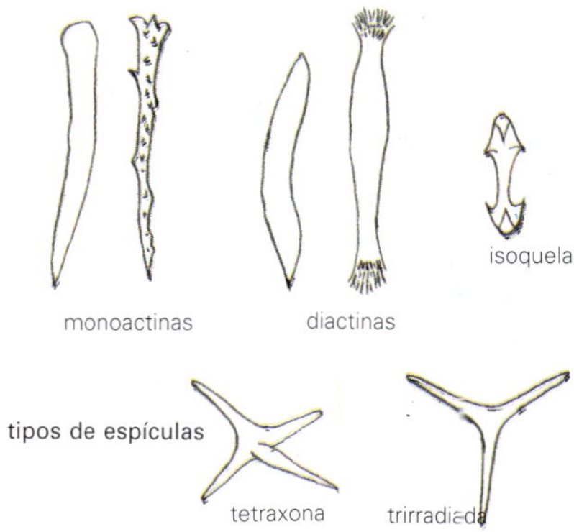

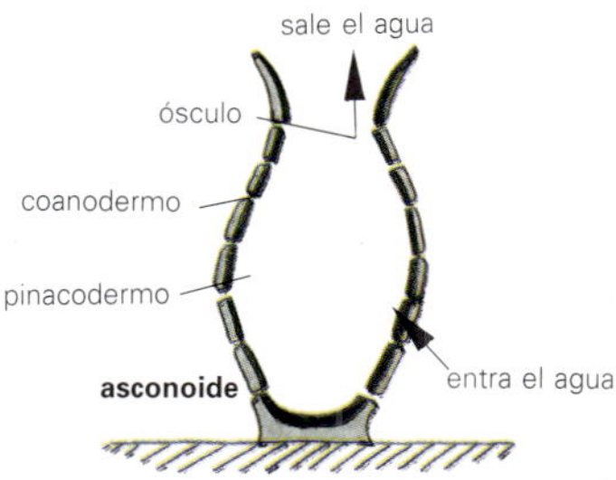

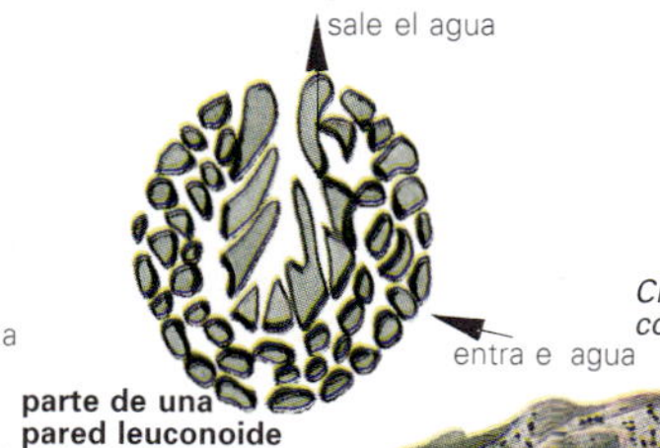

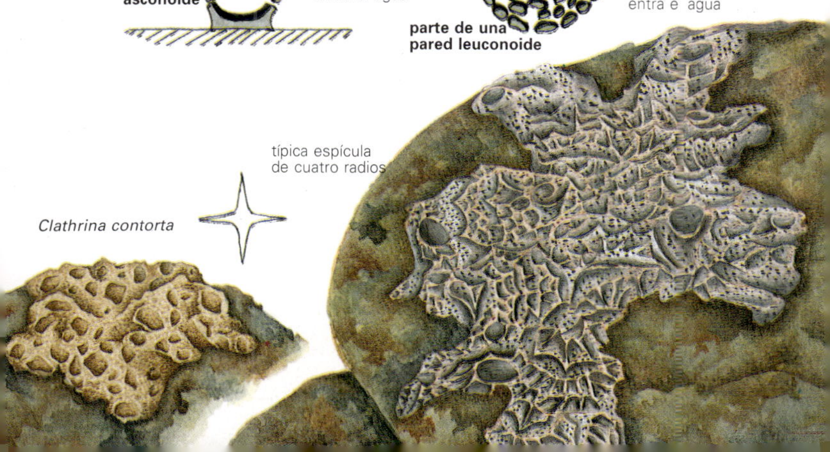

Familia Sycettidae

Esponjas ovoides, en forma de jarrón o cilíndricas, constreñidas en ambos extremos; típicamente con un gran ósculo terminal. Generalmente en pequeños grupos de individuos de distintos tamaños. Unas diez especies registradas en los mares europeos, pero pueden ser difíciles de diferenciar.

Sycon ciliatum **(Fabricius)**. Ovoide o en forma de jarrón, hasta 50 mm de altura, 7,5 mm de ancho. El gran ósculo terminal tiene un rígido collar con una orla de espinas; superficie ext. de la esponja peluda. Especie anual que suelta las larvas en primavera. Intermareal y sublitoral somera; en grupos sobre algas fucoides, entre algas coralinas o pequeñas algas rojas, o sobre superficies rocosas. GB, S hasta el Medit.

Sycon raphanus **(Schmidt)**. Se distingue de *S. ciliatum* por su forma más esferoidal, con un corto pedúnculo y un collar más largo y erizado. Las dos especies son quizás sólo una. *S. raphanus* se halla ampliamente distribuida por el Medit., en hábitats parecidos a los de *S. ciliatum*, con el que parece que se entremezcla a lo largo de las costas atlánticas.

Familia Grantiidae

La forma varía de plana y bastante foliácea hasta tubular, o caliciforme y sólida. El ósculo tiende a ser comparativamente grande, terminal y de borde liso.

Scypha compressa **(Fabricius)**. Una especie distintiva, que se reconoce de inmediato por su forma aplanada y de saco, con un gran ósculo terminal; sin collar espinoso. Hasta 20 mm de altura, 10 mm de ancho, con una silueta ampliamente ovalada. Una especie anual que deja pasar el invierno para liberar las larvas y luego morir en primavera. Las larvas establecidas pronto pueden desarrollarse deprisa y criar por primera vez a finales del verano. Costa inf. y sublitoral somero; típicamente en grupos sobre algas pardas grandes, entre céspedes de algas o ligada a la roca. Extendida y común en el NO de Europa, límite S el golfo de San Malo, N hasta Noruega.

Leuconia gossei **(Bowerbank)**. Esta especie forma un montículo o una capa áspera, siempre blanca, con pliegues o caballones irregulares. Ósculos grandes de borde liso. Costa inf. y sublitoral, más a menudo sobre rocas. Extendida por el NO de Europa; S hasta Portugal.

Leuconia nivea **Grant**. En comparación con *L. gossei*, esta esponja densamente blanca forma capas de superficie lisa, a veces montículos bajos, pero no es maciza y nunca acaballonada. Ósculos pequeños, de borde liso. Sublitoral, sobre rocas. Extendida en el NO de Europa; N de Noruega y Spitzberg, S hasta el Medit.

CLASE DEMOSPONGIAE

Éste es el grupo de esponjas más diverso y mayor. Todas tienen esqueletos de espículas silíceas, a menudo con varios tipos en la misma especie, que se utilizan en la clasificación y son importantes para confirmar la identificación. En muchas especies el esqueleto es complementado por fibras de espongina. La forma, la consistencia, el color e incluso el olor pueden ayudar a la identificación, pero raras veces son hechos diagnósticos. La taxonomía es confusa, y muchas demosponjas son muy difíciles de identificar con seguridad. El número total de especies de las costas europeas es por lo tanto impreciso.

Oscarella lobularis **(Schmidt) (Oscarellidae)**. Esta demosponja gruesa y carnosa generalmente no tiene espículas ni espongina. Forma capas lobuladas, de 100 mm o más de extensión, con superficie lisa y consistencia gelatinosa. Color muy variable, pero a menudo amarilla a parda. Costa inf. y sublitoral somero; sobre grandes algas y sustratos duros, a menudo en comunidades muy densas. NO de Europa y Medit.

Familia Geodiidae

Esponjas sólidas, macizas y de superficie lisa. Espículas grandes **(megaespículas)** que son barritas romas **(oxas)**, o de tres puntas **(triactinas)**. Las espículas pequeñas **(microespículas)** incluyen una gran variedad de pequeñas formas de estrella.

Pachymatisma johnstonia **(Bowerbank en Johnston)**. Ésta es una especie distintiva, que forma un montículo irregular y firme, de hasta 150 x 100 mm. La superficie de azul gris a violeta es lisa, y los ósculos grandes y redondos se distribuyen en una serie lineal irregular. El tejido interno es blanco apagado. Costa inf. y sublitoral somero; sobre rocas y a menudo sobre estípites de laminarias. GB; amplia distribución en el NE del Atl.

Geodia cydonium **(Jameson)**. Esta esponja forma un montículo subesférico de hasta 80 mm de diámetro, con superficie lisa y lobulada. Blanco apagado a amarillento. Sublitoral somero; en sustratos fangosos o arenosos toscos.

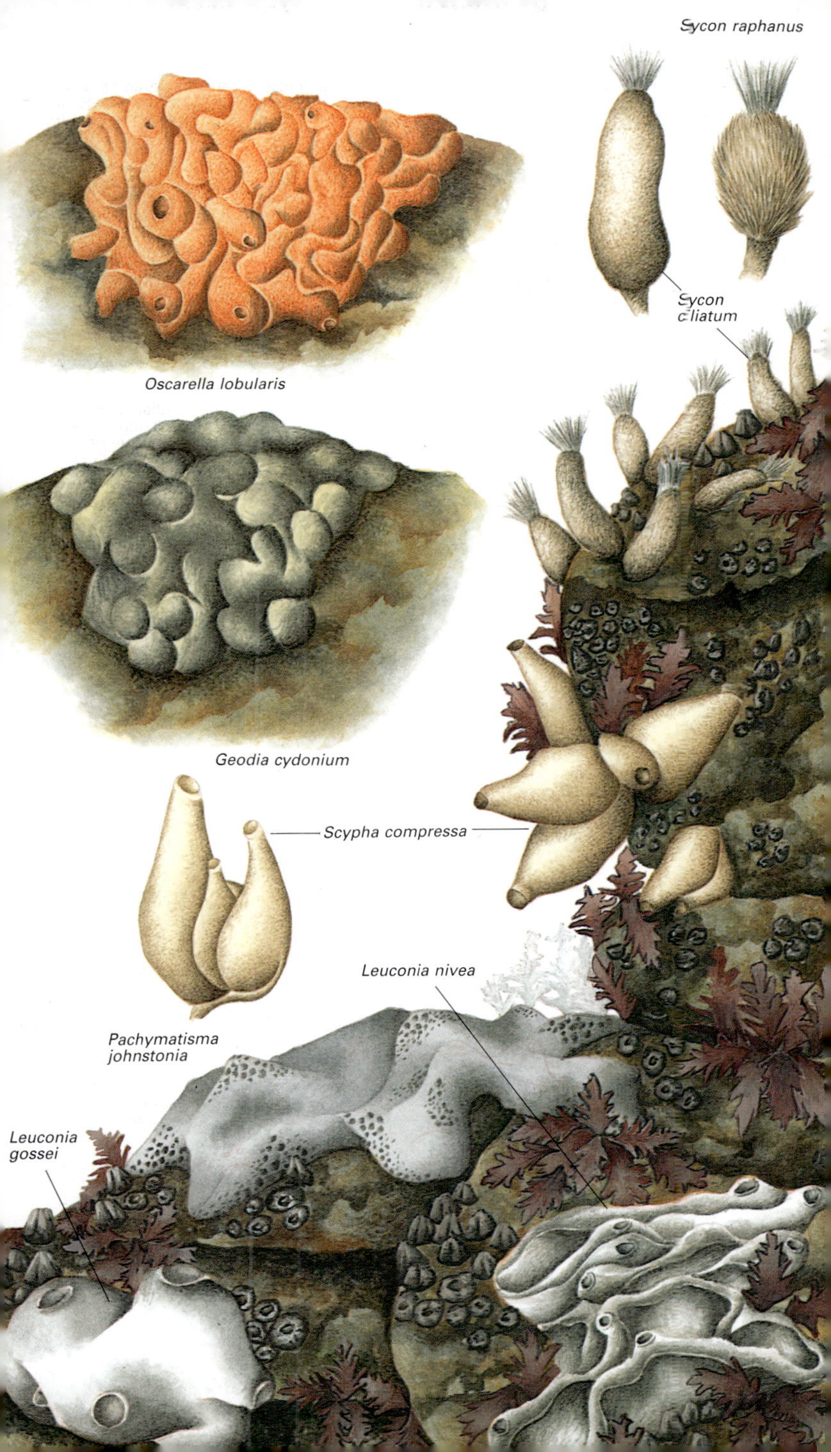
Sycon raphanus
Oscarella lobularis
Sycon ciliatum
Geodia cydonium
Scypha compressa
Leuconia nivea
Pachymatisma johnstonia
Leuconia gossei

Familia Suberitidae

Estas esponjas pueden parecer hojas pero a menudo desarrollan grandes montículos o lóbulos y pueden ser de forma maciza. Contienen grandes espículas, muchas más largas de 0,1 mm, en forma de bastoncillos. Generalmente faltan las espículas pequeñas (**microespículas**). Una gran familia con 20 o más especies en las costas europeas.

Pseudosuberites sulphureus (**Bowerbank**). Forma manchas delgadas y amarillentas, a menudo de más de 100 mm de diámetro, pero de consistencia bastante firme. Las espículas largas, robustas y mazudas (**tilostilos**) son diagnósticas. Costa inf. y sublitoral somero, sobre rocas. NO de Europa.

Suberites carnosus (**Johnston**). En su forma típica esta esponja crece como esferas de superficie lisa, de hasta 150 mm de diámetro, cada una ligada por un corto pedúnculo, y con un solo gran ósculo terminal. En algunos hábitats puede desarrollar un montículo irregular, pero se caracteriza por tener sólo un tipo de espícula, un largo **tilostilo**, aguzado por un extremo, mazudo en el otro. Sublitoral somero, sobre sustratos duros. Común en el Atlántico NE, S hasta el Mediterráneo.

Esponja de ermitaño *Suberites domuncula* (Olivi). Es una gran esponja, que produce montículos y esferas, de superficie áspera, con un gran ósculo en cada montículo. Puede pasar de los 200 mm de diámetro. Espículas de distintos tamaños, algunos **tilostilos** de extremo mazudo, y algunos **estilos** y **oxas** aguzadas como bastoncillos. Tiene un olor sulfuroso y acre. Costa inf. y sublitoral somero, sobre sustratos duros. Común en toda la región atlántica NE y el Mediterráneo. A menudo se incrusta en conchas habitadas por cangrejos ermitaños, a veces sobrepasando y disolviendo la concha, proporcionándole al cangrejo un hogar secundario.

Suberites ficus (**Esper**). Como sugiere su nombre, esta gran esponja puede parecer un higo, con un solo ósculo terminal, pero también puede ser irregularmente esférica, lobulada o maciza, y de hasta 300 mm de diámetro. Color variable, rojo, anaranjado o gris, pero siempre amarilla en su interior; la superficie es bastante áspera. Se identifica por sus espículas, con tilostilos, estilos y oxas, pero también con muchas espículas diminutas (**microestilos**) con una hinchazón central nodular, llamadas **microestrongilos centrotilotes**. Costa inf. y sublitoral somero, sobre rocas y conchas. Común en la región atlántica NE.

Terpios fugax **Duchassaing y Michelotte**. Esta pequeña esponja desarrolla manchas finas, blandas y de superficie lisa; bastante gelatinosa. El color de amarillento a pardo claro a menudo está enmascarado por algas simbióticas, de forma que puede parecer anaranjada o verde azulado clara. Tiene espículas muy finas y puntiagudas, con una hinchazón redondeada en un extremo (**tilostilos**). Sobre rocas, costa inf. y sublitoral somero. Común en la región atlántica NE.

Chondrosia reniformis **Nardo** (**Chondrosiidae**). Una esponja maciza y de superficie lisa con una gruesa capa externa reforzada por fibras de colágeno. Las únicas espículas que posee son diminutas, estrelladas y en tres dimensiones, llamadas **euáster**. Sublitoral somero, en terrenos mixtos y arenosos. Mediterráneo.

Esponja perforante *Cliona celata* Grant (**Clionidae**). Esta esponja común perfora las rocas calcáreas y las conchas de moluscos, y también puede desarrollar montículos grandes, redondeados e incrustantes, sobrepasando 1 × 0,5 m en condiciones ideales. En su forma perforante aparece como cortas papilas que sobresalen de los agujeros, cada una con ostíolos y un ósculo mayor en su punta. En la forma maciza los ostíolos se hallan en la punta de papilas apretadamente empaquetadas, mientras que los ósculos, grandes y de reborde grueso, se hallan en hileras a lo largo de caballones sobre la superficie de la esponja. Sublitoral somero; sobre rocas, costas expuestas, pero también en sustratos calcáreos sobre suelos mixtos blandos, y a menudo en estuarios. Extendida y abundante en el Atlántico NE y el Mediterráneo.

Tethya aurantium (**Pallas**) (**Tethyidae**). Una esponja distintiva, que desarrolla una forma esferoidal, firme y grande con un corto pedúnculo basal y un mecanismo de fijación parecido a una raíz. Existe un gran ósculo apical. La superficie es áspera, cubierta de tubérculos poligonales densamente empaquetados. Los ostíolos no son visibles a simple vista. Las espículas incluyen muchas formas estrelladas de muchos radios (**espiráster** y **estrongiláster**). Sobre rocas; raras veces en BEAV, generalmente sublitoral somero. Común en el Atlántico NE y al S hasta el Mediterráneo.

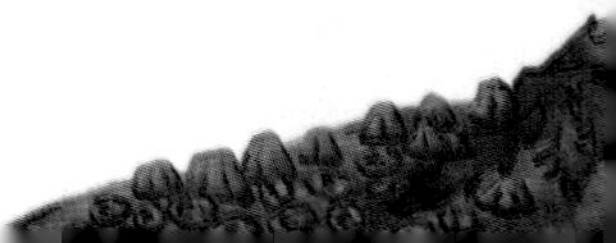

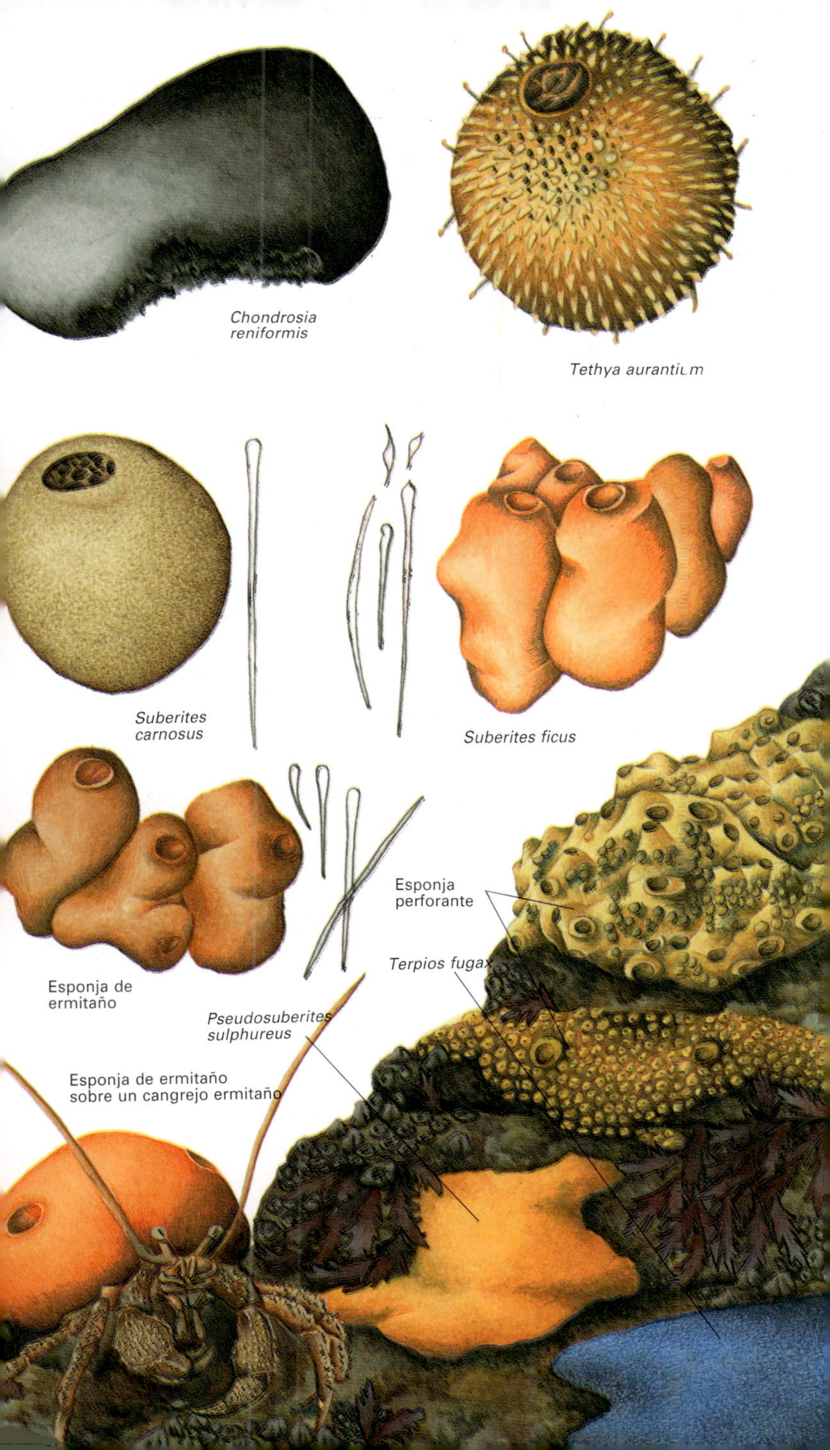
Chondrosia reniformis
Tethya aurantium
Suberites carnosus
Suberites ficus
Esponja perforante
Esponja de ermitaño
Terpios fugax
Pseudosuberites sulphureus
Esponja de ermitaño sobre un cangrejo ermitaño

Familia Halichondriidae

Las esponjas de esta familia a menudo desarrollan capas o montículos muy grandes, con proyecciones lobuladas o digitiformes, pero pocas de ellas tienen una forma típica constante. Tienen numerosas espículas grandes, en su mayor parte de extremos romos (**estilos** y **oxas**); éstas forman una capa regular orientada oblicuamente en la superficie de la esponja, sobre una capa esponjosa con muchos espacios subdérmicos. Más al interior las espículas se distribuyen al azar. Más de 15 especies registradas en las costas europeas.

Pan de gaviota *Halichondria panicea* (Pallas). Ésta es la esponja más común en las costas rocosas y en el nivel submareal somero en costas rocosas, formando manchas y montículos, y a veces estructuras macizas parecidas a arrecifes en las corrientes marinas rápidas. Los arrecifes de *Halichondria* pueden tener varios metros de extensión, uniendo la grava, pequeñas rocas y restos de conchas, proporcionando abrigo a numerosos invertebrados. Debería procurarse **no** dañar tales arrecifes. Se cree que la longevidad de las esponjas individuales es de unos tres años. El color es variable, más a menudo verde o anaranjado; el verde predomina en lugares bien iluminados, debido a la presencia de zooxantelas; en hábitats sombreados o aguas más profundas suele ser anaranjada. La forma es variable, pero los ósculos suelen ser evidentes, sobre papilas elevadas. Tiene un olor fuerte. Costa inf. y sublitoral somero; sobre rocas y conchas, y grandes estípites de algas. Extendida y abundante por todo el Atl. NE, S hasta el Medit.

***Halichondria bowerbanki* Burton**. Difícil de distinguir de *H. panicea.* Forma delgadas capas o montículos más sólidos, pero típicamente desarrolla lóbulos erectos, aplanados y estrechos, que pueden ramificarse. Su olor es menos notorio, y suele ser amarilla o pardo amarillenta. Costa inf. y sublitoral somero, a menudo en estuarios; sobre rocas, pero también frecuente en estípites de algas, tubos de gusanos y otros organismos sedentarios. Común en el Atl. NE.

***Hymeniacidon perleve* (Montagu) (Hymeniacidonidae)**. Forma pequeñas capas o montículos, de hasta 150 mm de diámetro; típicamente de superficie áspera, con lóbulos puntiagudos que se proyectan y muy pocos ósculos. Su color más frecuente es el anaranjado con tintes rojos, y es evidente en lugares abiertos en las costas rocosas. Sólo tiene un tipo de espícula (**estilos**), curvadas y aguzadas en un extremo. Tolera la desecación, desde NMM hasta sublitoral somero en costas rocosas. Común en el Atl. NE, S hasta el Medit.

Familia Haliclonidae

Muchas de las especies de esta familia desarrollan formas erectas, ramificadas y parecidas a árboles, ligadas por una base pequeña e incrustante. El esqueleto está formado en gran parte por fibras de espongina; las numerosas espículas pequeñas y fusiformes (**oxas**) forman una red regular junto con fibras de espongina. Este esqueleto fibroso sobrevive a la muerte de la esponja y es común entre los desechos varados en las playas. Quizás hay 20 especies en la fauna europea, pero algunas se conocen poco o no tienen nombre.

***Haliclona oculata* (Pallas)**. Esta esponja crece en forma de árbol esbelto y ricamente ramificado, de hasta 300 mm de altura. Las ramas son de sección redonda, de unos 10 mm de diámetro, con ósculos en distintivas líneas. En algunos hábitats puede formar una silueta ancha, en forma de cornamenta. Sublitoral; ligada a sustratos duros, en fondos rocosos o mixtos. A menudo en estuarios. Común en todo el Atl. NE.

***Calyx nicaeensis* (Risso)**. Una esponja en forma de copa con una base irregular e incrustante, de hasta 200 mm o más de altura. Sublitoral somero, o fondos lodosos o arenosos toscos. Mediterráneo.

***Mycale macilenta* (Bowerbank) (Mycalidae)**. Forma manchas pequeñas e irregulares, de superficie lisa y firme, pero de aspecto distintivamente poroso. Ósculos grandes, con bordes profundos y gruesos. Espículas de numerosos tipos, incluyendo **toxas** curvadas sigmoidalmente, en forma de calibrador (**sigmas**) y diminutas **anisoquelas** parecidas a tenazas. Puede ser amarilla, pero característicamente es rojo intenso. Sobre sustratos duros; sublitoral somero. Común en el Atl. NE y el Medit. Varias especies parecidas en el Medit.

***Hemimycale columella* (Bowerbank) (Biemnidae)**. Esta especie forma gruesas capas, a veces desarrollando bajos montículos, de hasta 10 mm de grosor. La superficie está distintivamente acaballonada como un panal, con cráteres entre los caballones, con pequeños poros en cada concavidad. Las espículas son bastante grandes, **estilos** con ápices mazudos. Sobre sustratos duros; costa inf. y sublitoral somero. NO de Europa.

***Amphilectus fucorum* (Esper) (Desmacidonidae)**. Una esponja de vivos colores que forma finas capas, y montículos más sustanciales, pero más característicamente desarrolla lóbulos erectos, esbeltos y flexibles de hasta 100 mm de long., 3 mm de diámetro. La superficie es áspera, con ósculos esparcidos en capas y montículos, pero en series lineales en los lóbulos erectos. El esqueleto consiste en fibras de espongina, grandes **estilos** de ápices romos y diminutos **isoquelos** ganchudos. Costa inf. y sublitoral somero; sobre sustratos duros, también entre algas rojas arbustivas, sobre grandes estípites de algas y tubos de *Sabella.* Común en toda la región atlántica. NE.

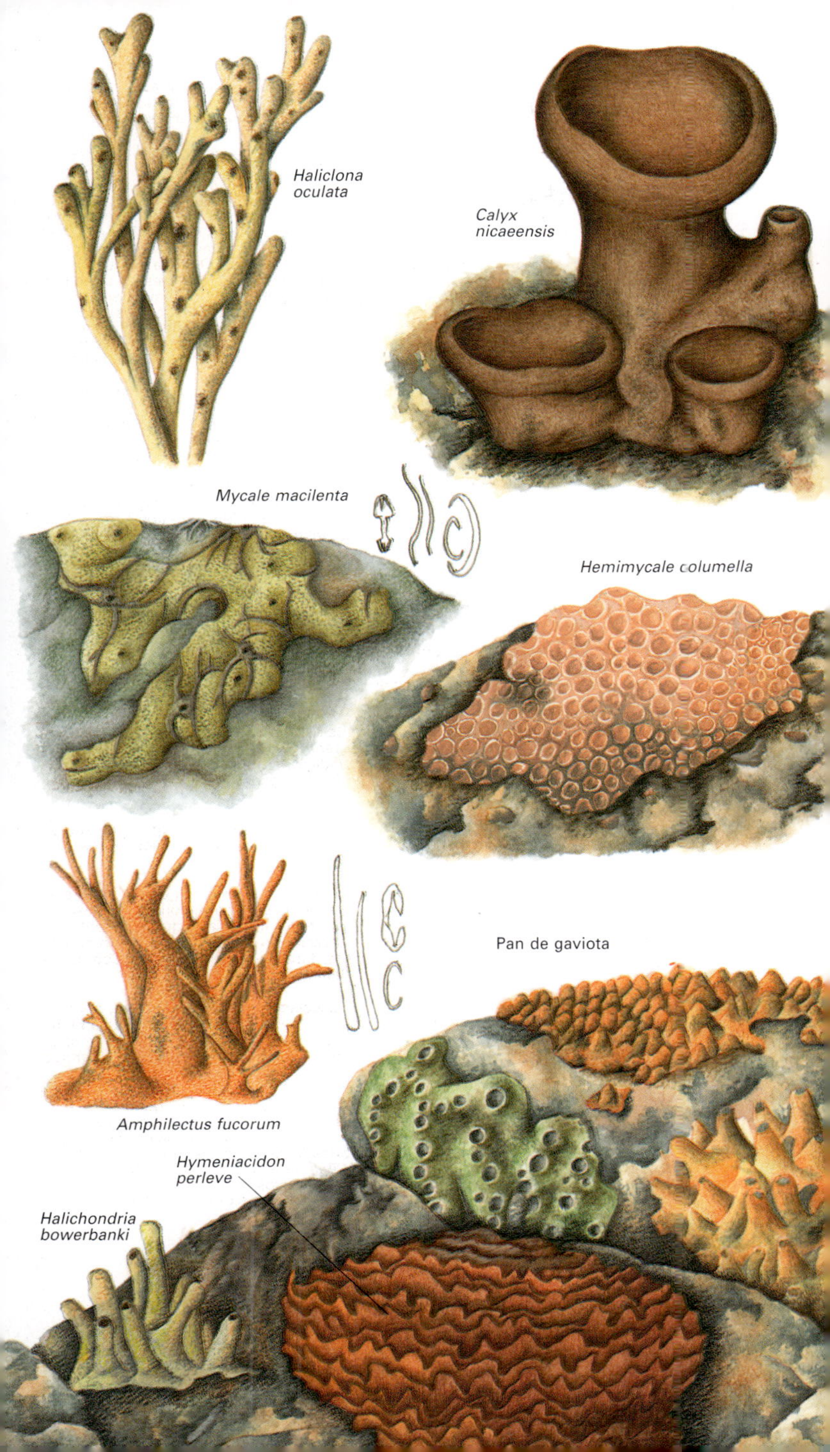
Haliclona
oculata
Calyx
nicaeensis
Mycale macilenta
Hemimycale columella
Pan de gaviota
Amphilectus fucorum
Hymeniacidon
perleve
Halichondria
bowerbanki

Familia Myxillidae

Esponjas incrustantes, en capas, formadoras de montículos o macizas. El esqueleto consiste en fibras de espongina con una amplia variedad de tipos de espículas. Una familia muy grande, con más de 60 especies descritas en los mares europeos.

***Crambe crambe* (Thiele).** Una especie incrustante que forma capas amplias e irregulares, de hasta 300 mm de ancho. La superficie es bastante áspera, picada de grandes ósculos; los principales canales de salida que llevan a cada uno de los ósculos se ven en la superficie como caballones elevados. Las espículas incluyen estilos y oxas, y pequeños e irregulares **microescleras**. Nivel submareal somero, incrustando las rocas. Mediterráneo y SO de Europa.

***Myxilla incrustans* (Johnston).** Esta especie forma capas gruesas e irregulares, elevadas formando lóbulos y montículos, a menudo con un perfil cónico. Superficie irregularmente acaballonada, picada o surcada de cráteres, muy viscosa. Ósculos grandes, típicamente sobre montículos cónicos. Las grandes espículas incluyen numerosas formas mazudas y puntiagudas (**acantoestilos**); las de tipo calibrador más pequeñas (**sigmas**) y los amplios **isoquelos** son también comunes. Sobre sustratos duros; costa inf. y sublitoral. Común en la región del Atl. NE.

***Myxilla rosacea* (Lieberkuhn).** Esta esponja suele ser rojo rosado, pero puede ser amarilla a anaranjada. Forma grandes manchas incrustantes, desarrollando a veces ramas erectas. Superficie áspera, con cráteres y caballones, con ósculos dispersos. Las espículas son parecidas a las de *M. incrustans* pero los puntiagudos **acantoestilos** se aguzan dando un ápice de tres puntas. Sobre rocas, sublitoral somero; común en el Atlántico NE, S hasta el Mediterráneo.

***Microciona atrasanguinea* Bowerbank (Clathriidae).** Forma capas delgadas y extensas; el color rojo sangre es característico. La superficie es aterciopelada, punteada, con un dibujo reticulado que irradia desde cada ósculo. El esqueleto incluye fibras esponjosas y **estilos** curvados o rectos, algunos de ellos con un ápice puntiagudo parecido a una maza. Sobre rocas, costa inf. y sublitoral somero; común en el Atlántico NE.

***Tedania anhelans* (Lieberkuhn) (Tedaniidae).** Las esponjas de esta familia tienen un esqueleto de fibras de espongina y espícula. Esta especie forma capas incrustantes que pueden desarrollarse dando lugar a lóbulos erectos y montículos cortos, tubulares o en copa. Las espículas son **estilos** o **tilotes**, y **oniquetos** muy delgados y puntiagudos. Sobre sustratos duros, litoral somero; a veces en comunidades muy apretadas en malecones y puertos. Mediterráneo.

***Dysidea fragilis* (Montagu) (Dysideidae).** Una gran esponja, que forma capas incrustantes o montículos lobulados, de más de 300 mm de diámetro. El esqueleto está formado enteramente por fibras de espongina, sin espículas calcáreas. La superficie es áspera, estando cubierta de proyecciones rígidas y cónicas, de hasta 2 mm de alto. Ósculos distintivos, a menudo con bordes gruesos. Sobre sustratos duros; costa inferior y sublitoral. Por todo el Atl. NE y al S hasta el Mediterráneo.

Familia Spongiidae

Estas esponjas carecen de espículas, y en su lugar tienen un esqueleto de fibras de espongina complejo y organizado.

Esponja de baño *Spongia officinalis* L. Ésta es la esponja que se vende en los comercios. Forma cuerpos redondeados y macizos, con una superficie rígida y áspera. Los ósculos están dispersos pero son conspicuos, estando cada uno de ellos algo elevado y poseyendo un reborde grueso. Sublitoral, sobre sustratos duros. Mediterráneo.

***Ircinia fasciculata* (Pallas).** Una esponja pardo violeta, que desarrolla capas gruesas y lobuladas, de hasta 150 mm de diámetro. Superficie áspera y perforada, con ósculos a menudo de forma irregular sobre bajos montículos (**cónulos**). El esqueleto está compuesto por fibras de colágeno y espongina, junto con fibras largas y en forma de látigo que llevan un nódulo terminal. Sobre sustratos duros; costa inf. y sublitoral somero. Mediterráneo.

***Ircinia variabilis* (Schmidt).** Parecida a la especie anterior pero tendiendo a formar montículos bajos en forma de cojín. La áspera superficie lleva muchos pequeños cónulos, que típicamente están bordeados y unidos por un pigmento claro. El color de fondo varía desde el pardo al violeta o el rosa rosado, debido a la presencia de zooxantelas; en lugares oscuros suele ser blanca. Sublitoral somero; incrustando las rocas en los lugares barridos por la corriente. Sólo en el Mediterráneo.

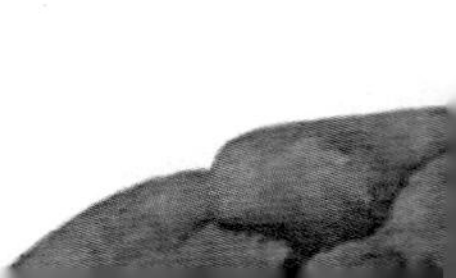

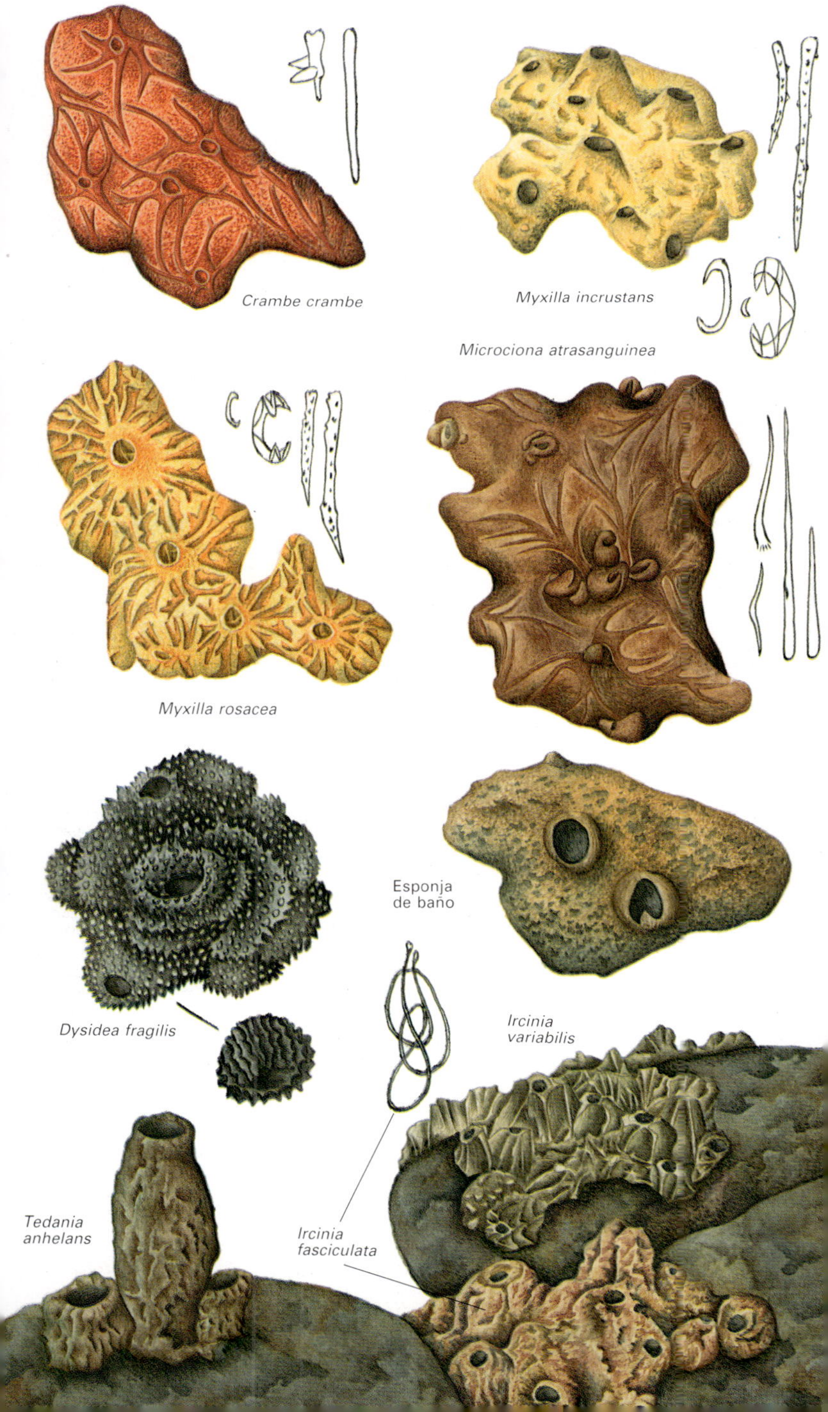

Crambe crambe
Myxilla incrustans
Microciona atrasanguinea
Myxilla rosacea
Esponja de baño
Dysidea fragilis
Ircinia variabilis
Tedania anhelans
Ircinia fasciculata

Phylum Cnidaria

Estos animales fundamentalmente simples muestran una gama tan extraordinaria de formas, que las características que los unifican no se hacen obvias de inmediato. Este phylum, antiguamente conocido como Coelenterata (Celentéreos), incluye a los escifozoos, las anémonas de mar, los pólipos (hidrozoos), gorgonias, plumas de mar y corales. El cuerpo de los cnidarios consta de sólo dos capas, el **ectodermo** externo y el **endodermo** interno, entre los cuales se halla la **mesoglea**. Ésta puede ser una membrana fina y no celular, o una gelatina gruesa y no estructurada, o una capa muscular y fibrosa engrosada por la presencia de células derivadas de las dos capas del cuerpo. Los cnidarios presentan una simetría radial, es decir, sin un lado derecho y un lado izquierdo evidentes, siendo la forma básica la saculiforme, con una sola cavidad corporal, el **celénteron**, y una sola abertura terminal, la **boca**, rodeada por uno o múltiples anillos de tentáculos. Éstos carecen de cilios, pero están armados por unas células urticantes, los **cnidocitos**, que contienen **nematocistos**. Éstos consisten en pequeñas cápsulas con un filamento liso o provisto de lengüetas enrollado en su interior, que se evagina rápidamente cuando se dispara. Los nematocistos, que se distribuyen aisladamente o en remesas, y se encuentran en las partes del cuerpo contiguas a los tentáculos, se utilizan en la defensa o la agresión, y para capturar y aturdir a las presas; sus filamentos varían de un tipo a otro, y pueden presentar una distribución compleja de bárbulas. Las toxinas que liberan pueden ser lo bastante fuertes para causar una dolorosa picadura, y las de algunas especies tropicales pueden ser mortales para los seres humanos.

El cnidario básico tiene un ciclo vital de dos fases, que comprende una fase **polipoide** asexual, generalmente sésil (unida a un sustrato firme) y una fase sexual de flotación o natación libre, la **medusoide**. La **medusa** tiene forma de campana, con una boca central situada en la superficie inf., que es cóncava, y con tentáculos que cuelgan desde el borde de la campana. Algunos hidrozoos presentan aún este ciclo de vida alternante. Las medusas liberan huevos y esperma, y el cigoto fecundado se desarrolla en forma de una larva **plánula**, que se pega al sustrato dando lugar a un **pólipo**. Este primer pólipo crece por multiplicación asexual, ya que cada nuevo pólipo germina a partir de un predecesor, pero permanece en contacto con él, de manera que se desarrolla una colonia. Unos pólipos especializados dan lugar por gemación a nuevas medusas, que se liberan y se alejan nadando para crecer y desarrollarse como individuos sexualmente maduros. En muchos hidroideos este estado medusoide queda suprimido, y los pólipos especiales dan lugar a formas parecidas a medusas que permanecen ligadas a ellos, o simplemente desarrollan directamente unas gónadas. Los escifozoos son formas medusoides avanzadas en las que la fase de pólipo se reduce a un solo pólipo diminuto, el **escifistoma**, que sólo se ocupa de dar por gemación (o **estrobilizar**) una serie de **efiras**, que se desarrollan dando lugar a medusas. Las anémonas de mar y los corales, por el contrario, están eximidos de la fase de medusa, y desarrollan gónadas internas que liberan los óvulos y el esperma al celénteron. Los huevos son fecundados al pasar al exterior y se desarrollan dando lugar a una larva plánula.

Se reconocen dos subphyla. En el Medusozoa la fase de pólipo puede ser dominante o estar reducida, pero siempre existe una fase de medusa, que puede ser dominante. Los Medusozoa incluyen tres clases: Hydrozoa, Scyphozoa y Cubozoa, encontrándose el último sólo en mares tropicales. El subphylum Anthozoa consiste en tres clases: Ceriantipatharia, Alcyonaria (u Octocorallia) y Zoantharia (o Hexacorallia), en todas las cuales la fase de medusa ha quedado suprimida por completo.

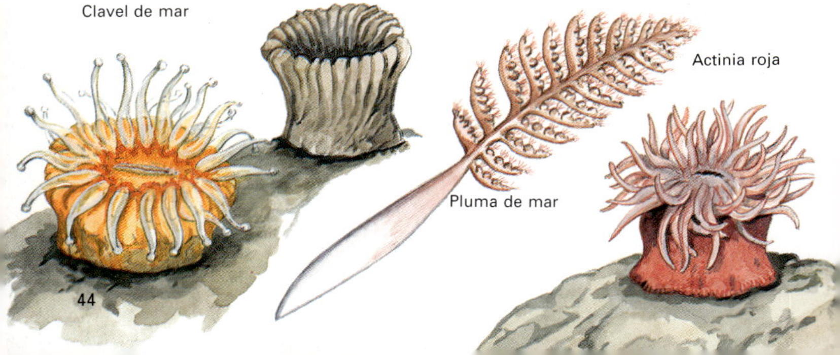

ESCIFOZOOS, CLASE SCYPHOZOA

En estos cnidarios la fase de pólipo del ciclo vital se ha suprimido enteramente, o bien se ha reducido a un estadio asexual replicativo, el **escifistoma**. La cara superior de la medusa se denomina **aboral** o **exumbrelar**; la boca se halla en el centro de la cara opuesta, la **oral** o **subumbrelar**, generalmente en el extremo de un corto tubo, el **manubrio**, y a menudo está bordeada de brazos o tentáculos. El estómago está unido a cuatro **bolsas perirradiales** desde cada una de las cuales parten canales radiales que se unen a un canal anular marginal. El borde de la campana o umbrela es portadora de tentáculos armados con nematocistos, y a menudo pequeños **estatocistos**. En las aguas europeas se dan cuatro órdenes, uno de los cuales, el Stauromedusae, ha adoptado secundariamente la forma de vida sésil.

ORDEN STAUROMEDUSAE

Estas pequeñas medusas viven del revés, con la superficie aboral de la umbrela (o **cáliz**) formando un corto pedúnculo con un disco basal adhesivo. El borde de la umbrela tiene ocho lóbulos marginales (**brazos**), cada uno de ellos provisto de un grupo de tentáculos cortos terminados en nódulos. Generalmente las gónadas son distintivas, formando una ristra o cadena a lo largo de cada uno de los **septos adradiales** que marcan los brazos. Entre cada grupo de tentáculos marginales puede haber un **ancla** (un tentáculo primario) utilizado por el animal para ligarse al sustrato al cambiar de posición cuando se desplaza rodando sobre sí mismo. Las larvas se convierten en escifistomas, que se desarrollan directamente a animales adultos. Nueve especies comunes en Europa.

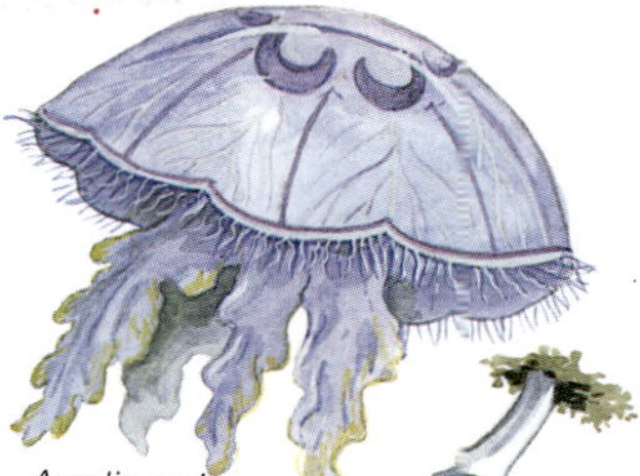

Aurelia aurita

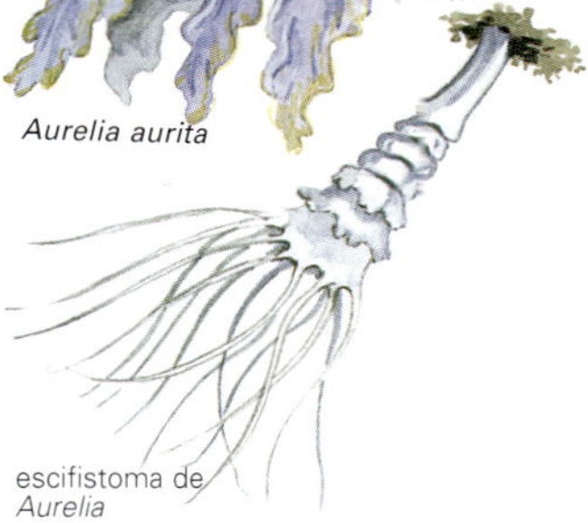

escifistoma de *Aurelia*

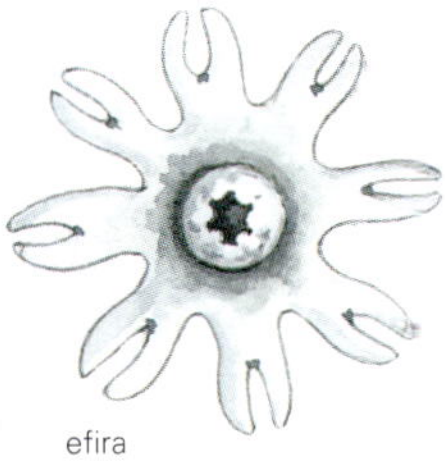

efira

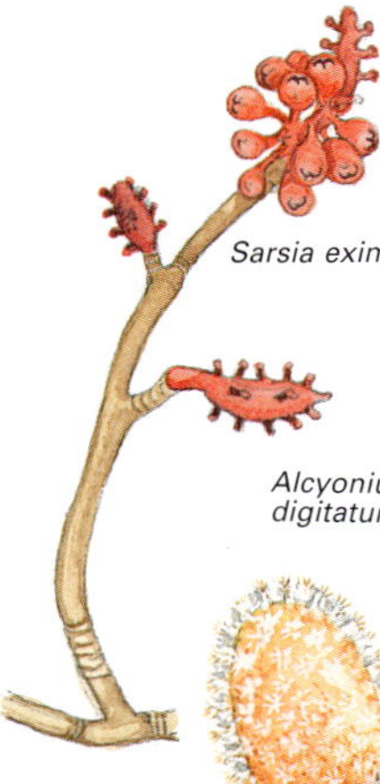

Sarsia eximia

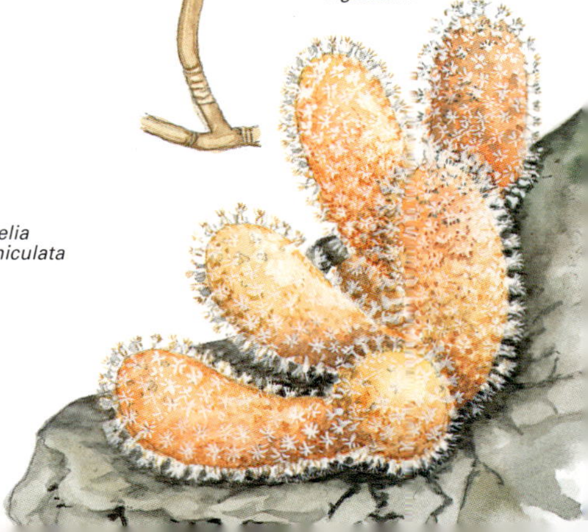

Alcyonium digitatum

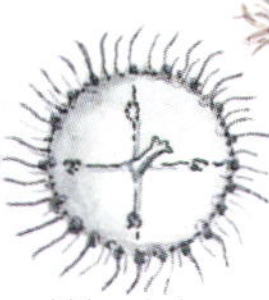

hidromedusa

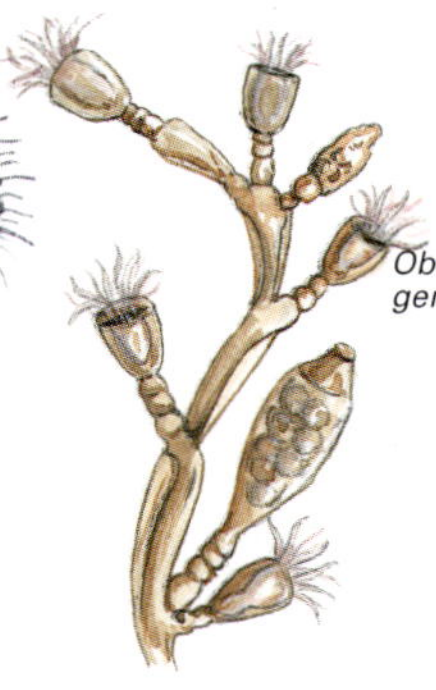

Obelia geniculata

Familia Cleistocarpidae

En estas Stauromedusae las gónadas aparecen como cuatro estructuras en forma de pluma o de lira. Brazos en ocho grupos o como un solo anillo.

Craterolophus convolvulus **(Johnston).** Esta elegante medusa tiene una graciosa forma de urna, de hasta 30 mm de altura, con un corto pedúnculo de hasta 8 mm. Cada uno de los ocho brazos lleva un grupo de unos 80 tentáculos. No existen anclas entre los brazos. Cuatro lóbulos gonadales plumulados. Color variable: gris, verde, pardo o rojo, las gónadas a menudo con motas blancas. Bianual; dos generaciones. Abril y septiembre. Costa inf. y sublitoral somero, unidas a algas y hierbas marinas. Extendida por el Atlántico N pero raras veces es común; desde Escandinavia a Bretaña, presente en todas las costas británicas.

Depastrum cyathiforme **(M. Sars).** Especie muy distintiva en forma de copa; de unos 20 mm de altura, en la que el pedúnculo muscular comprende la mitad de la longitud total. Sin brazos: tentáculos dispuestos en una, dos o tres hileras alrededor del margen de la umbrela. Gónadas aparentes como cuatro estructuras en forma de lira. Generalmente de colores apagados, pero las gónadas tienden a ser rosadas. Costa inf. y sublitoral somero, en orillas rocosas, ligada a superficies rocosas, nunca a algas. GB; N hasta Noruega, S hasta Bretaña.

Familia Eleutherocarpidae

Gónadas dispuestas en ocho mitades lineares. Bolsas estomacales indivisas.

Haliclystus auricula **(Rathke).** Infundibuliforme, de hasta 40 m de long., con el pedúnculo que comprende la mitad de la altura total. Cada uno de los ocho brazos tiene un grupo de hasta 100 tentáculos; las anclas son ovoides con un distintivo surco. Las gónadas, vistas desde arriba, aparecen como ocho esbeltas hojas. Colorido extremadamente variable, siendo las poblaciones más frecuentes verdes y pardo rojizas. Costa inf. y sublitoral somero, sobre algas y hierbas marinas. Común en todas las costas británicas, y por toda la región atlántica N.

Haliclystus salpinx **Clark.** Mayor que *H. auricula*, de hasta 60 mm de altura total, pero se distingue especialmente por sus anclas, que son grandes, atrompetadas y con bordes engrosados. Costa inf. y sublitoral somero; sobre algas y hierbas marinas. Atlántico N; al S hasta Bergen, quizás en algún otro lugar pero no registrada.

Lucernaria quadricornis **Müller.** Una especie grande, de unos 70 mm de altura, con pedúnculo esbelto y contráctil. Brazos agrupados en cuatro pares, con el margen de la umbrela enroscado entre los grupos; más de 100 tentáculos en cada brazo. Sin anclas. Cada gónada larga y fina. Costa inf. y sublitoral somero; se liga a las algas, pero también se da comúnmente sobre o bajo grandes piedras y cantos rodados. Una especie de aguas frías, común en todo el Atlántico NE; desde la Noruega ártica hacia el S a las islas Scilly.

Lucernariopsis campanulata **(Lamouroux).** Hasta 50 mm de altura; el color varía de verde a rojo, pero siempre es uniforme, con grupos de manchas azul turquesa. La superficie externa es ligeramente verrucosa. Brazos con unos 45 tentáculos cada uno, los externos con una hinchazón basal distintiva. Sin anclas. Ocho gónadas largas y estrechas. Costa inf. y sublitoral somero, sobre algas y hierbas marinas. GB pero menos común en el E; al S hasta Bretaña.

Lucernariopsis cruxmelitensis **Corbin.** El nombre latino hace referencia a la Cruz de Malta de densas manchas rojas del interior de la umbrela, visto desde el plano oral. Una medusa pequeña, de hasta 16 mm de altura, con el borde inf. de la umbrela que sobresale característicamente por encima del pedúnculo. Brazos con unos 35 tentáculos cada uno. Sin anclas. Gónadas gruesas, uniéndose en la base de la umbrela. Costa inf. y sublitoral somero, sobre costas rocosas moderadamente expuestas; más a menudo sobre *Chondrus crispus* y *Mastocarpus stellatus*. La distribución no se conoce por completo; registrada en el SO de Inglaterra, O de Irlanda; posiblemente se da en algún otro lugar.

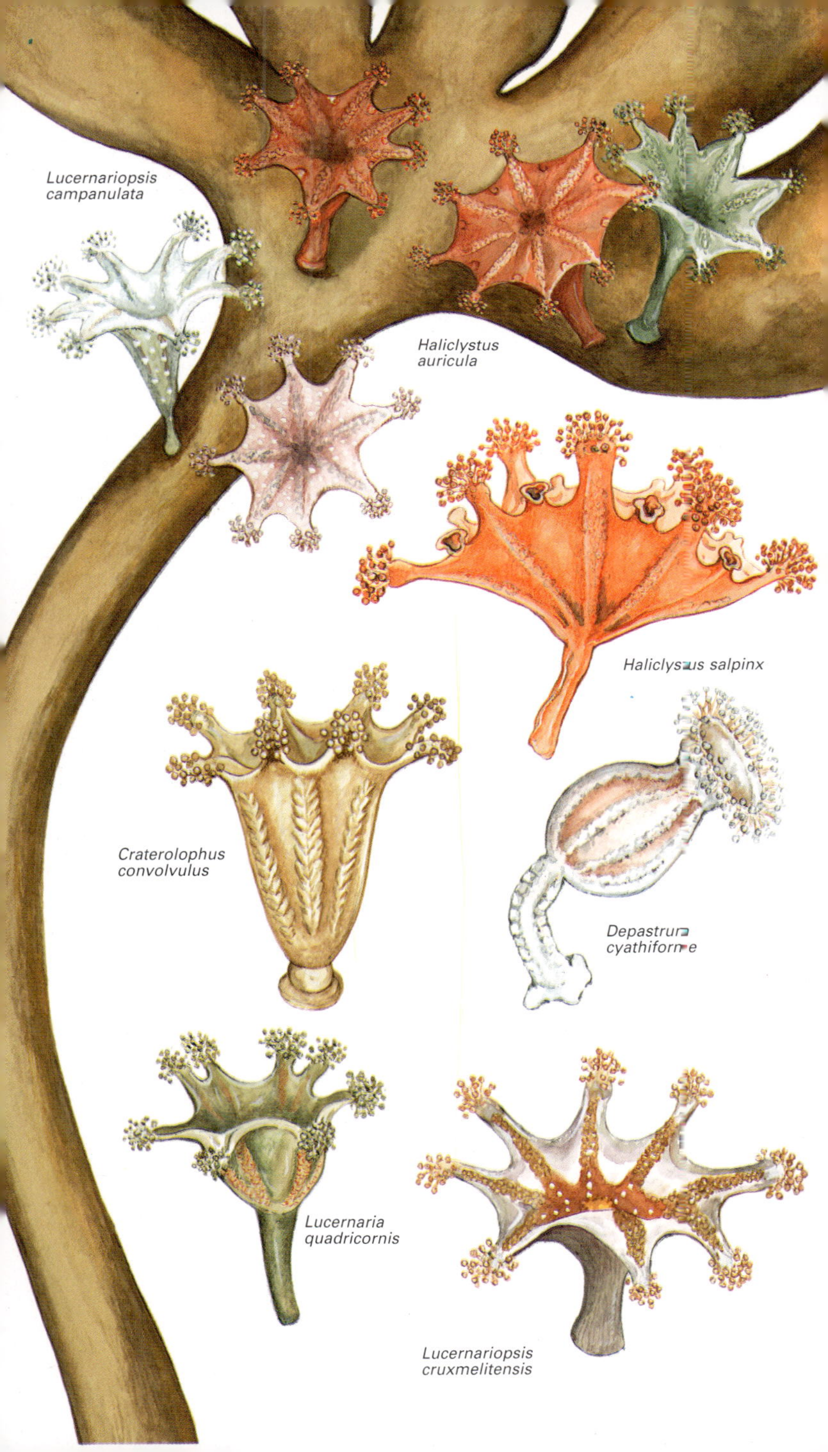
Lucernariopsis campanulata
Haliclystus auricula
Haliclystus salpinx
Craterolophus convolvulus
Depastrum cyathiforme
Lucernaria quadricornis
Lucernariopsis cruxmelitensis

ORDEN CORONATAE

Medusas de tamaño moderado y natación libre, con la umbrela dividida en dos mitades por un distintivo surco paralelo al margen que está profundamente festoneado. Tentáculos marginales alternados con órganos sensoriales alrededor del reborde de la umbrela. La mayoría son oceánicos, y aparecen ocasionalmente en aguas costeras. Ocho especies comunes en el Atl. N.

Nausithoe punctata **Kolliker (Nausithoidae).** Umbrela de hasta 20 mm de diámetro; bastante aplanada, la mitad inf. ampliamente plisada, formando 16 lóbulos marginales. Ocho cortos tentáculos marginales. El escifistoma libera efiras en julio. Medit. y Atl. templado cálido.

ORDEN SEMAEOSTOMEAE

Medusas de moderadas a grandes, de 50-500 mm de diámetro, pero de hasta 2 m. Umbrela generalmente profunda, con margen festoneado o lobulado, con tentáculos en grupos, o una sola serie uniformemente espaciada. Manubrio (que lleva la boca) generalmente con cuatro lóbulos, y a menudo ricamente encañonado. Principalmente costero, a menudo en densos grupos; algunas especies son migradoras verticales diarias, y otras nadan horizontalmente. Especies que atrapan el alimento en el mucus y otras que emplean sus tentáculos para pescar presas grandes. Algunas tiene poderosos aguijones. Seis especies en el Atl. N.

Familia Pelagiidae

Medusas con tentáculos alrededor del margen de la umbrela. Manubrio con brazos orales largos y encañonados. Bolsas estomacales no ramificadas; sin canal anular.

Acalefo luminiscente *Pelagia noctiluca* (Forskål). Hasta 100 mm de diámetro, campana bastante profunda; margen con 16 lóbulos marginales, 8 órganos de los sentidos marginales y también 8 tentáculos marginales. Superficie exumbrelar cubierta de verrugas con nematocistos. Sin fase sésil, el adulto libera medusas juveniles en otoño. Come ascidias pelágicas, y quizás otras pequeñas medusas. Una especie oceánica, ampliamente distribuida por el Atl. NE de Noruega a Vizcaya; también en el M. del N. y el Medit.

Aguamar, acalefo radiado *Chrysaora hysoscella* (L.). Hasta 300 mm de diámetro, bastante aplanada; margen de la umbrela con 32 lóbulos marginales y 24 largos tentáculos en ocho grupos de tres. Las marcas en V de la superficie exumbrelar son diagnósticos. Los cuatro brazos bucales son especialmente largos y encañonados. Existe una fase sésil de escifistoma; la estrobilación se da acabado el invierno, los adultos grandes están en aguas costeras de julio a septiembre. Se alimenta de quetognatos, ctenóforos y otras pequeñas medusas. Noruega a O de África; todo el Medit.

Familia Cyaneidae

Medusa con tentáculos en densos grupos, unidos a la superficie sublamelar. Manubrio con 4 gruesos brazos, encañonados y replegados. Bolsas estomacales ramificadas; sin canal anular.

Cyanea capillata **(L.).** Una medusa grande de color oscuro; generalmente de 0,5 m de diámetro, pero muchas llegan a los 2 m en los mares árticos. Más de 65 tentáculos en cada grupo. Picaduras graves. El escifistoma da estróbilos acabado el invierno, las medusas pequeñas aparecen en abril y mayo. Se alimenta de animales planctónicos, incluyendo peces pequeños. Oceánico, circumpolar; en el Atl. NE va de S a N del M. del N., O del Báltico y mar de Irlanda.

Cyanea lamarckii **Péron y Lesueur.** Mucho más pequeña que *C. capillata*, hasta 300 mm de diámetro, translúcida. Menos de 65 tentáculos en cada grupo; picaduras no graves. Los adultos aparecen de abril a julio, aunque no en abundancia. Se alimenta principalmente de ctenóforos y pequeñas medusas. De Vizcaya a Kattegat, O de Noruega y S de Islandia.

Familia Ulmaridae

Medusas con pequeños tentáculos marginales, y cuatro brazos orales alargados. Un canal anular y canales radiales ramificados.

Aurelia aurita **(L.).** Se reconoce por sus cuatro anillos gonadales azul púrpura. Hasta 400 mm de diámetro. En grupos en aguas costeras, bahías y estuarios de abril a septiembre. Las medusas utilizan el sol como brújula, formando grupos de cría a finales del verano tras la migración. Los escifistomas se asientan en estuarios y bahías, dando estróbilos pasado el invierno y liberando efiras de enero en adelante. Se alimenta de plancton, incluyendo huevos de peces y peces pequeños. Casi cosmopolita; en el Atl. NE de la Noruega ártica hasta los trópicos, todo el Medit. y mar Negro.

ORDEN RHIZOSTOMEAE

Medusas grandes y macizas, con márgenes de la umbrela lisos y sin tentáculos. Manubrio con ocho brazos, subdivididos en muchas bocas encañonadas; cada brazo termina en un proceso liso y mazudo. Son micrófagos, atrapan finas partículas en el mucus. Quizás tres especies en los mares europeos; *Rhizostoma octopus* en el Atl. NE, *R. luteum* (Quoy y Gaimard) de Portugal a África occidental; el mediterráneo *R. pulmo* (Macri) puede ser una variante de *R. octopus*.

Rhizostoma octopus **(L.).** Una medusa sólida caliciforme; de aprox. 1 m de diámetro. Macho con gónadas azules, hembra pardo rojizas. Un gran anfípodo de ojos verdes, *Hyperia*, suele alojarse en las bolsas gonadales de *Rhizostoma*. En grupos a finales del verano; pasa el invierno en aguas más profundas mar adentro. Todo el año en las costas atlánticas de Europa, N a O de GB, S del M. del N., Kattegat y O de Noruega.

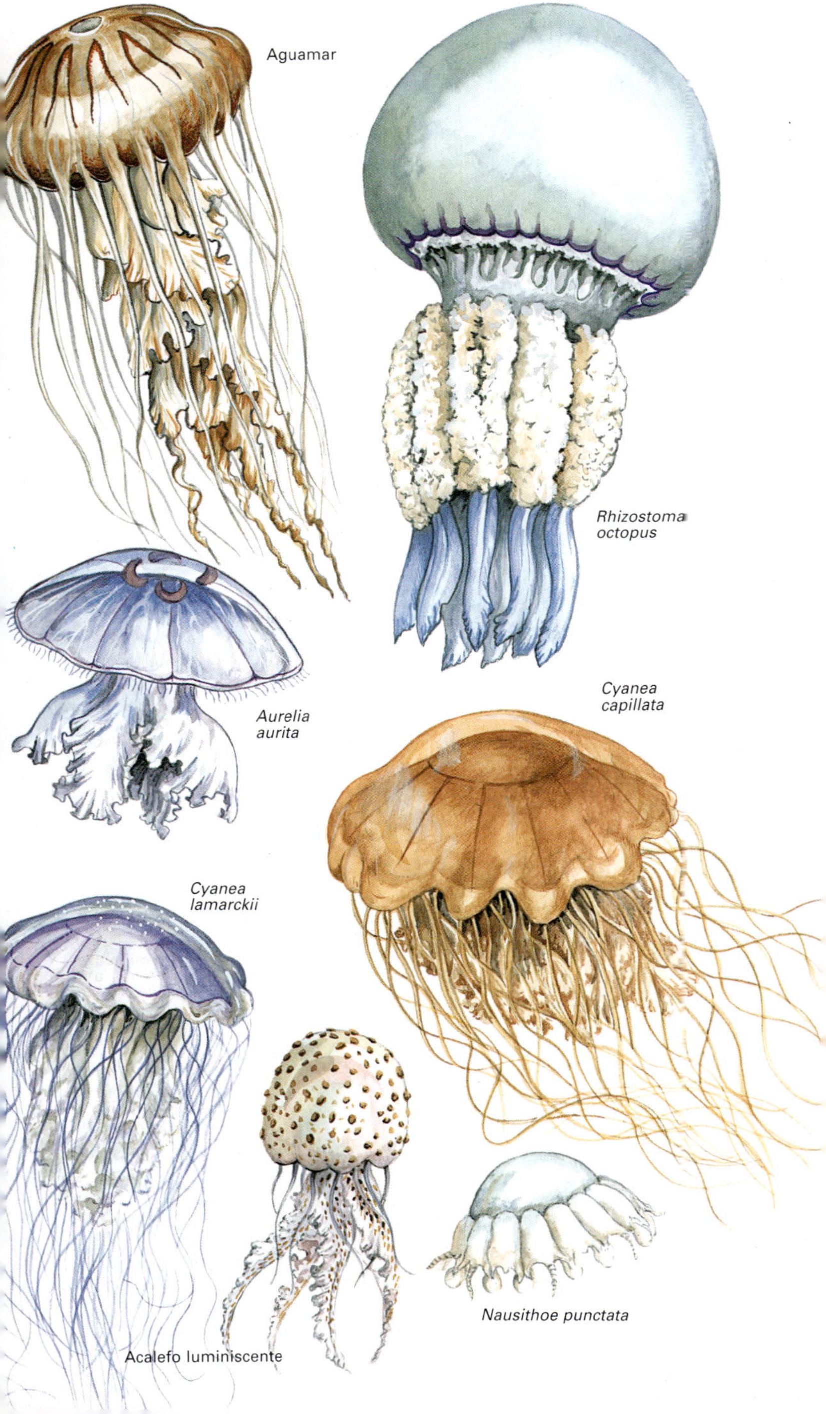
Aguamar
Rhizostoma octopus
Aurelia aurita
Cyanea capillata
Cyanea lamarckii
Nausithoe punctata
Acalefo luminiscente

HIDROZOOS, CLASE HYDROZOA

La fase **polipoide** suele predominar, y desarrolla grandes colonias. Fase **medusoide** a veces reducida. Colonia con un exoesqueleto continuo y quitinoso, el **perisarco**, que envuelve un **cenosarco** hueco, que limita un **celénteron** colonial. Los pólipos (**hidrantes**) nacen del cenosarco por gemación. En los hidrozoos tecados el hidrante está englobado en un cáliz de perisarco (**hidroteca**), que puede tener un pedúnculo (**pedicelo**). Los hidrozoos atecados no tienen hidroteca. La colonia consiste en un estolón o maraña incrustante (**hidrorriza**), un tallo erecto (**hidrocaule**) y quizás ramas (**hidrocladia**) portadoras de hidrotecas. Muchas tienen pólipos polimórficos. Los más importantes son los **blastostilos**, a menudo encerrados en hidrotecas especiales (**gonotecas**); los blastostilos dan por gemación la fase medusoide sexuada.

ORDEN ATHECATA

Hidrozoos sin hidroteca. Pólipos solitarios o coloniales, generalmente sésiles, exceptuando los Velellidae planctónicos. Las medusas (**anthomedusas**) son altas y en forma de campana; gónadas en el manubrio.

Familia Corymorphidae

Hidrozoos solitarios con hidrocaules gruesos y cilíndricos. Boca en la punta de un **hipostoma** cónico; con un anillo de cortos tentáculos orales, y anillo inferior de tentáculos aborales mayores. Medusas salidas por gemación de blastostilos ramificados situados por encima de los tentáculos aborales.

***Corymorpha nutans* M. Sars.** Hidrantes hasta 100 mm, aguzados, con ápice superior en disco, llevando el hipostoma y tentáculos, típicamente dirigido hacia abajo. Fácil de confundir con una anémona. En grava y arena encenagadas; sublitoral. N de Noruega al Medit., costas británicas.

Familia Tubulariidae

Hidrozoos solitarios o coloniales, que desarrollan tallos largos y erectos. El perisarco se extiende a la base del hidrante. Hidrantes grandes, boca en el ápice de un **hipostoma** cónico. Dos verticilos de tentáculos; orales, rodeando la boca y aborales alrededor de la base del hipostoma. Blastostilos ramificados situados por encima de los tentáculos aborales. Unas 10 especies europeas.

***Tubularia indivisa* L.** La colonia es un denso penacho de tubos erectos córneos, de hasta unos 200 mm de altura. Hidrante grande y péndulo, con unos 40 tentáculos orales y 30 tentáculos aborales más largos. Fase medusoide ligada al blastostilo, liberando una larva **actínula**. En charcas en BMAV y sublitoral. Extendida en el Atl. NE, GB; Medit. no.

***Tubularia larynx* Ellis y Solander.** Más pequeña que la anterior, de unos 45 mm de altura, y más difusa; colonia de tallos esbeltos, ramificados o ahorquillados, cada uno con grupos de anillos. Hidrante con unos 20 tentáculos orales cortos, y 20 tentáculos aborales largos. En sustratos duros, u otros hidrozoos. En charcas en BMAV, y sublitoral. GB; extendido en el Atl. NE y Medit.

Familia Velellidae

Hidrante solitario, planctónico, con flotador quitinoso y compartimentado. Boca en la superficie inf. del flotador, con blastostilos y tentáculos en anillos a su alrededor. Sólo una especie.

Velero *Velella velella* (L.). Especie oceánica que se halla cuando es llevada a la playa como flotador seco y transparente, con vela parecida a una aleta curvada. Hasta 100 mm de long. Vastos grupos que viajan en la corriente del Atl. N; la vela puede dirigirse a la derecha o a la izquierda, y los dos tipos tienden a separarse en grupos debido a los vientos. Costas O de Europa a finales del verano y otoño, al N hasta las Feroe.

Familia Corynidae

Hidrozoos coloniales con tallos erectos, rígidos y difusos; el perisarco alcanza la base del hidrante, que suele ser alargada, con un hipostoma largo y cónico. Tentáculos con puntas mazudas. Huevos y esperma liberados de los **gonóforos**, unidos al hidrante, entre los tentáculos.

***Coryne pusilla* Pallas.** Colonia dispersa, de hasta 25 mm de altura, tallos curvados, cada uno ramificado dos o tres veces. Perisarco apretadamente anillado. Hidrante grande, alargado, con unos 30 tentáculos de ápice mazudo, cortos y gruesos, irregularmente repartidos sobre él. Gonóforos globulares distribuidos entre los tentáculos; libera larvas plánulas en verano. Intermareal, sobre grandes algas pardas. GB; Noruega al Medit. e islas de Cabo Verde.

***Sarsia eximia* (Allman).** Colonia difusa, con hidrantes solitarios surgiendo de un estolón reptante, o con tallos erectos ramificados, hasta 100 mm de altura. El perisarco tiene grupos de anillos en la base de cada tallo, y en la base de cada rama. Hidrante largo y esbelto, con unos 30 tentáculos cortos y de ápice mazudo. Gonóforos pedunculados, cada uno en la base de un tentáculo, liberando una medusa de natación libre. Sobre algas pardas y sustratos duros; costa inf. y sublitoral. NO de Europa, no Medit.

Familia Clavidae

Hidrozoos solitarios o coloniales, con largos hidrantes desnudos portadores de tentáculos esbeltos y puntiagudos. Perisarco encerrando tallos erectos, o limitado a la base incrustante de la colonia. Unas 13 especies europeas.

***Clava multicornis* (Forskål).** Esta distintiva especie rosada es conspicua sobre las algas intermareales. Cada colonia es un grupo de grandes hidrantes de hasta 30 mm de long. Tentáculos dispersos en el extremo distal del hidrante, con grupos de gonóforos en un anillo por debajo de ellos; libera larvas plánulas en primavera y verano. Común sobre *Ascophyllum*, pero también sobre especies grandes de *Fucus*; ocasionalmente sobre piedras o en charcas. En costas rocosas de abrigadas a moderadamente expuestas. GB; Noruega ártica al Medit.

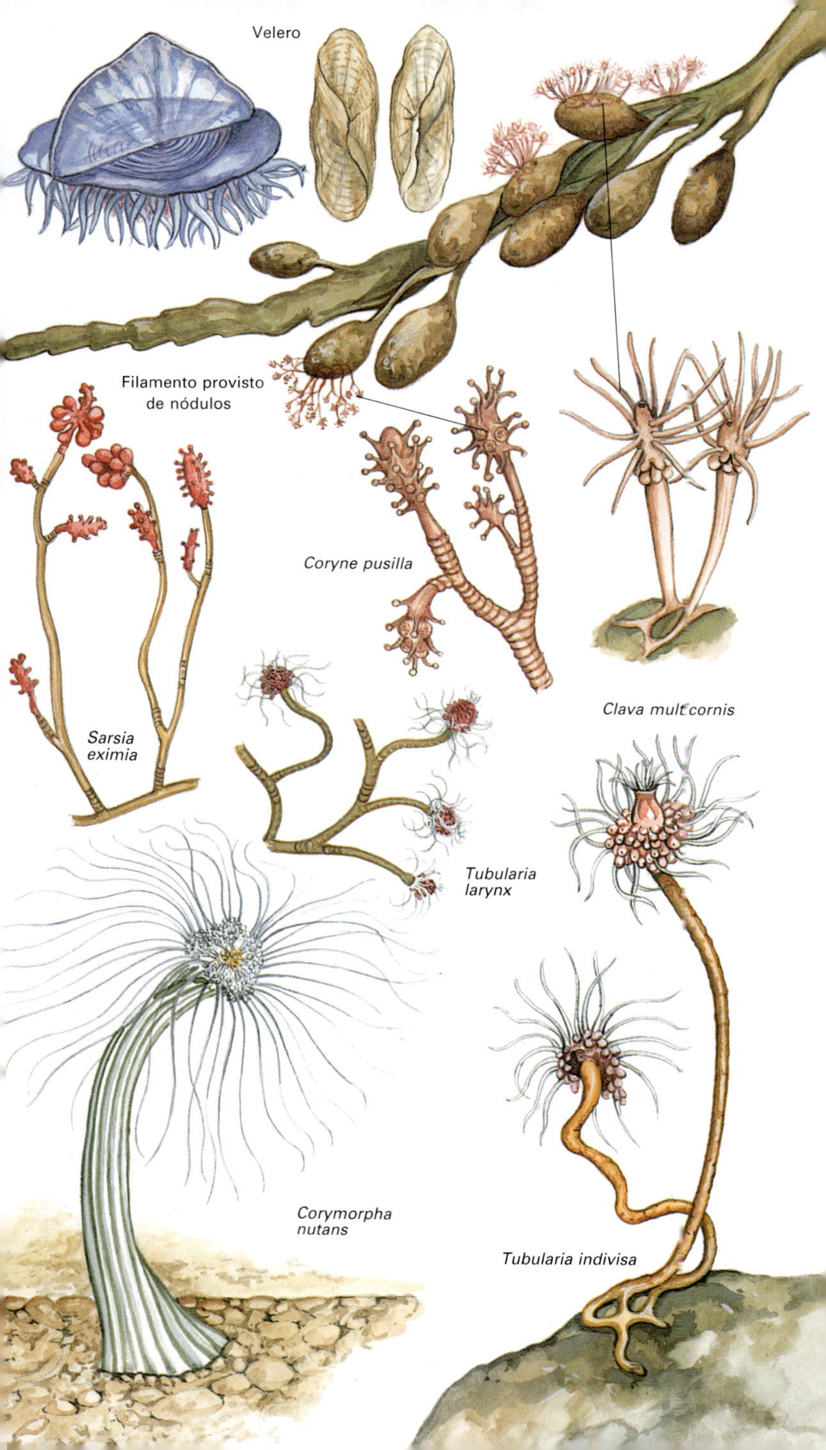
Velero
Filamento provisto
de nódulos
Coryne pusilla
Clava mult cornis
Sarsia
eximia
Tubularia
larynx
Corymorpha
nutans
Tubularia indivisa

Familia Eudendriidae

Hidrozoos erectos y ramificados. Tallo principal de la colonia **monosifónico** (un solo tubo de perisarco) o **polisifónico** (un haz de tubos). El perisarco alcanza la base de cada hidrante, y tiene grupos de anillos a intervalos. Hidrante con un hipostoma en forma de cúpula o trompeta, y uno o más verticilos de tentáculos. Sin fase medusoide; larvas liberadas directamente de **esporosarcos** fijos. Al menos diez especies en los mares europeos.

Arbolillo *Eudendrium rameum* (Pallas). Gran hidrozoo arbustivo, a menudo de más de 100 mm, con un grueso tallo polisifónico, aguzado hasta las ramas monosifónicas. En las ramas menores hidrantes alternos, cada uno con un largo pedicelo anillado. Hipostoma cupuliforme, con un solo verticilo de unos 24 tentáculos gruesos. Gonóforos masculinos en grupos sobre el hidrante, femeninos aisladamente a lo largo del pedicelo. En BEAV, y sublitoral. Atl. NE y Medit.

***Eudendrium ramosum* (L.)**. Tan alto como el anterior, pero esbelto, tallo principal y ramas principales monosifónicas, con sólo una corta base polisifónica. Bastante fláccido, con ramas largas y curvadas hacia arriba. Todas las ramas y pedicelos con anillos basales. Hidrantes alternando a lo largo de las ramas; hipostoma cupuliforme, 30 tentáculos en un solo verticilo. Gonóforos masculinos agrupados en el hidrante, femeninos en grupos pedunculados en la base del pedicelo. Hábitat y distribución como *E. rameum*.

Familia Bougainvilliidae

Colonia erecta y ramificada, o consistente en una maraña incrustante de estolones. Perisarco ligeramente ensanchado en la base del hidrante, constituyendo una **pseudohidroteca**; hidrante con hipostoma cónico y un solo verticilo de tentáculos. Fase medusoide de natación libre en algunas especies, esporosarcos fijos en otras. Unas diez especies europeas, que pueden ser difíciles de diferenciar.

***Bougainvillia ramosa* (Van Beneden)**. Colonia de hasta 100 mm de altura, que se eleva desde un estolón ramificado y esbelto, con un tallo monosifónico y pocas ramas; o breñoso, con un tallo principal grueso y polisifónico. Ramas en series alternantes, laxamente espiraladas, con hidrantes en la punta de cada rama. Pedicelos estrechamente atrompetados, con anillos basales indistintos; hidrante con un largo hipostoma cónico y unos 20 tentáculos esbeltos. Gonóforos en cortos tallos, aislados o en pequeños grupos, en la base del hidrante, liberando medusas de natación libre. Costa inf. y sublitoral, sobre sustratos duros y algas. Atl. NE y Medit.

Familia Hydractiniidae

Colonia una red de estolones anastomosados, o una **hidrorriza** continua parecida a una capa, con hidrantes cortos, erectos y polimórficos, sin perisarco. Tentáculos largos y finos, en uno o más verticilos. Siete especies europeas.

***Hydractinia echinata* (Fleming)**. Forma una maraña córnea sobre las conchas de gasterópodos ocupadas por cangrejos ermitaños. La maraña, la hidrorriza, es de unos 3 mm de grosor, con espinas gruesas y melladas de hasta 2 mm de altura. Cuatro tipos de pólipos: hidrantes de hasta 13 mm, mazudos, con un círculo superior de ocho largos tentáculos y un círculo inf. de ocho más cortos, alrededor de un largo hipostoma; gonozoides masculinos y femeninos cortos, con unos pocos tentáculos terminales y anillos de gonóforos; dactilozoides largos, filamentosos y enrollados. Los gonozoides liberan larvas plánulas reptantes que son capaces de detectar las conchas en movimiento. Intermareal y sublitoral. Común de la Noruega ártica hasta el NO de África, pero no Medit.

***Podocoryne carnea* (M. Sars)**. Colonia una fina capa y parecida a una red que se desarrolla a partir de un estolón densamente ramificado y anastomosado; con espinas erectas, lisas y cortas. Hidrantes de hasta 15 mm de alto, cilíndricos o mazudos, con un hipostoma corto y cónico y un solo verticilo de tentáculos finos. Gonóforos unidos a los hidrantes, en grupos de unos 20. Libera una medusa. Generalmente pegados a otros animales, incluyendo gasterópodos, hidrozoos, cangrejos y conchas con cangrejos ermitaños. Sublitoral somero y mar adentro. Atl. NE; costas británicas; también Medit., donde se puede confundir con *Hydractinia echinata*.

***Leuckartiara octona* (Fleming) (Pandeidae)**. Colonia variable: con un estolón ramificado que da lugar a hidrantes aislados; o sobre cortos tallos, hasta 3 mm, con hasta 4 hidrantes. Perisarco arrugado y anillado, que encierra parte del hidrante en una fina **pseudohidroteca**. Hidrantes acuminados, con hipostoma cónico y 4-10 tentáculos finos y rígidos en un solo verticilo. Los gonóforos surgen de un estolón o de hidrantes; con fase medusoide. Unida a gasterópodos, cangrejos, hidrozoos y escafópodos. Costa inferior, y mar adentro hasta 200 m. Común en el Atlántico NE.

ORDEN THECATA

Hidrantes encerrados en hidrotecas bien definidas, y gonóforos en conspicuas gonotecas. Fase medusoide una **leptomedusa**, hemisférica o en forma de platillo, con numerosos tentáculos marginales y a menudo con órganos del equilibrio (**estatocistos**). Gónadas situadas sobre los canales radiales.

Familia Campanulinidae

Hidrozoos pequeños, con hidrantes que surgen aisladamente de un estolón incrustante, o agrupados en cortos tallos. Hidroteca estrecha, cónica, cerrada por un opérculo cónico de varias placas triangulares separadas. Unas cuatro especies europeas.

***Calycella syringa* (L.)**. Hidroteca de hasta 1 mm de altura, que surge aislada de un estolón rastrero; estrechamente cilíndrica, cada una con un corto pedicelo anillado. Opérculo abruptamente cónico, acostillado, con un borde festoneado. Gonoteca lisa, ovoide, sobre un corto pedicelo, partiendo del estolón; gonóforos sobresaliendo de la abertura de la gonoteca, encerrados en sacos (**acrocistos**). Sobre otros hidrozoos, o sobre algas. Costa inf. y sublitoral somero. Común en todo el Atl. NE.

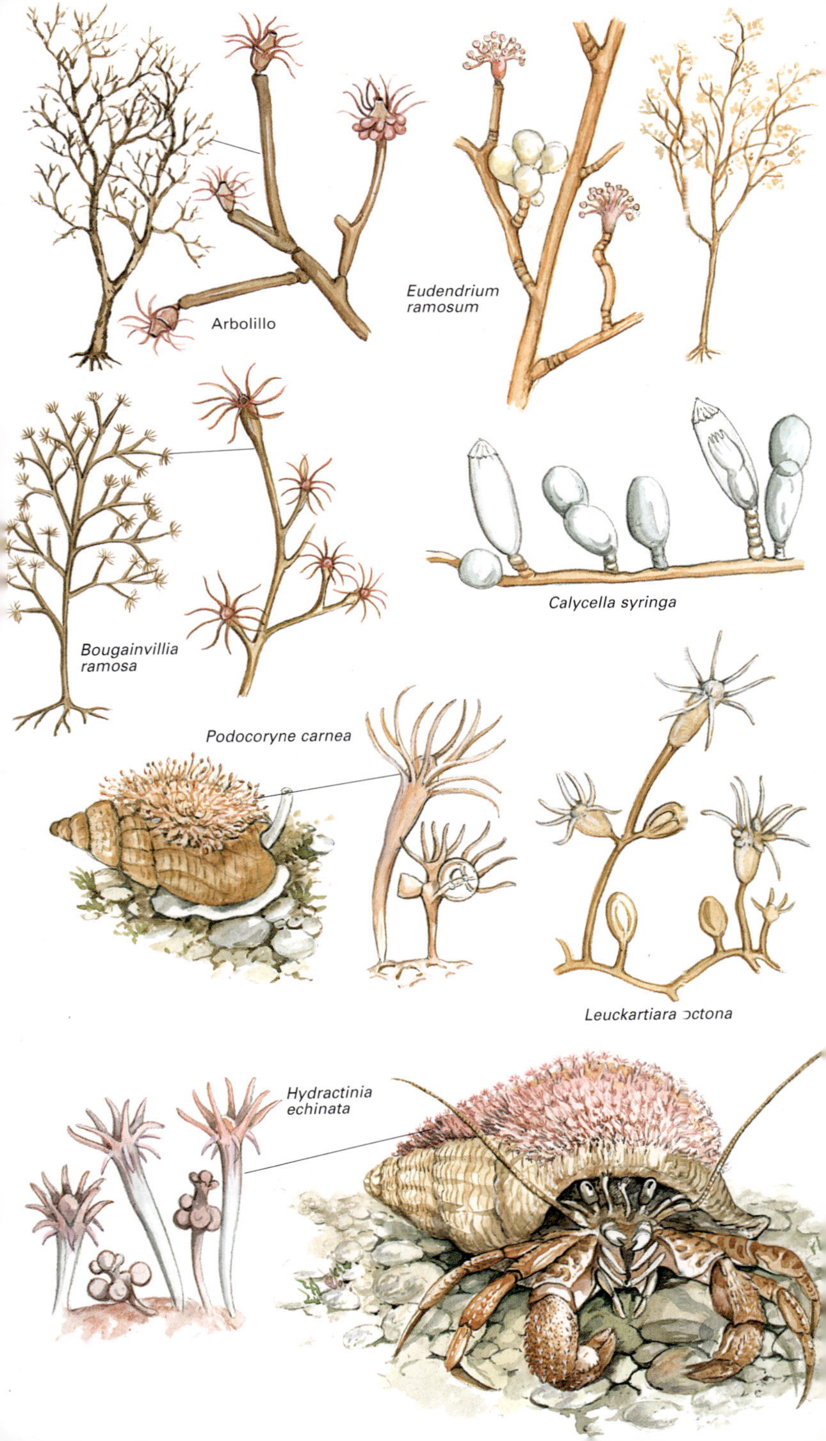
Arbolillo
Eudendrium ramosum
Bougainvillia ramosa
Calycella syringa
Podocoryne carnea
Leuckartiara octona
Hydractinia echinata

Familia Campanulariidae

Colonia un estolón reptante, con hidrotecas individuales o un brote ramificado; a menudo variaciones dentro de la misma especie. Hidrotecas bien formadas, cada una sobre un largo pedicelo, a menudo con una distintiva concha interna (**diafragma**) en la base de la copa; carece de opérculo. Hidrante con un hidrostoma bajo y redondeado y un solo verticilo de tentáculos. Ésta es una familia grande, con más de 20 especies de los mares europeos.

***Clytia hemisphaerica* (L.)**. Colonia un estolón reptante con tallos erectos, de hasta 10 mm de altura, llevando generalmente uno, a veces dos o tres hidrantes. Hidroteca una profunda copa sobre un esbelto pedicelo, con grupos de anillos; borde de la copa con 10-14 vértices uniformes y triangulares. Gonotecas generalmente sobre el estolón, cilíndricas; lisas, anillada o toscamente ondulada; medusas liberadas en verano. Generalmente unida a algas, u otros invertebrados, intermareal o sublitoral somero y mar adentro. Atl. NE, incluyendo el Medit. y el mar Negro.

***Gonothyraea loveni* (Allman)**. Colonia con tallos irregularmente ramificados, de hasta 30 mm de altura, elevándose a partir de un estolón reptante. Las hidrotecas alternan a derecha e izquierda a lo largo del tallo, sobre largos pedicelos acaballonados; borde de la copa con unos 14 dientes romos. Gonotecas en axilas de las hidrotecas; grandes, en forma de jarrón, sobre pedicelos cortos y anillados. Gonóforos a partir de la gonoteca, en grupos de 2 o 3; plánula sésil liberada en primavera. Sobre algas pardas, o ligada a las piedras, a menudo en charcas de las rocas, tolera las aguas salobres; costa media, sublitoral y mar adentro. GB e Irlanda, y por todo el Atl. NE; desde el Ártico al NO de África, por todo el Medit. y el mar Negro.

***Hartlaubella gelatinosa* (Pallas)**. Este hidrozoo desarrolla un denso penacho breñoso de hasta 350 mm de altura, unido por una masa fibrosa y enmarañada de estolones. Tallos principales polisifónicos; ramas laterales por parejas, polisifónicas en la base, monosifónicas y curvadas en los ápices. Ramas laterales que producen cortas ramas terciarias, cada una con unas 6 hidrotecas pequeñas, sobre pedicelos apretadamente anillados. Borde de la campana almenado, con unos 12 dientes cortos, cuadrados o angulados. Gonoteca en las axilas, ovoide alargada, con ápices aplanados y aberturas cortas y tubulares; libera plánulas en verano. Ligada a sustratos duros y algas grandes; intermareal y sublitoral somero, tolerante de hendiduras y salinidad baja. S del M. del N., desde Oslo, Dinamarca, S de GB hasta el Medit. y mar Negro.

***Laomedea angulata* Hincks**. Reconocible por sus brotes cortos, monosifónicos y zigzagueantes, de hasta 15 mm de altura, que se elevan a partir de un estolón largo y recto. Hidrotecas sobre pedicelos largos y apretadamente anillados; acampanadas cortas, con bordes lisos. **Internodo** —la porción del tallo entre dos bases de pedicelos— recto con un grupo de anillos en la base. Gonotecas aovadas, sobre pedicelos cortos y anillados, siempre sobre el estolón; plánulas liberadas en verano. Se une a las hierbas marinas. GB, S hasta el Medit.

***Laomedea flexuosa* Alder**. Mayor que *L. angulata*, tallos de unos 35 mm de alto, con internodos curvados. Hidrotecas con bordes lisos, sobre pedicelos cortos y anillados. Gonotecas en axilas de las hidrotecas; altas, cilíndricas, de ápice aplanado; liberan plánulas. Sobre algas, o ligada a las rocas; intermareal y sublitoral somero. GB, todas las costas europeas; al S hasta África occidental.

***Obelia bidentata* Clarke**. Colonia que desarrolla de uno a varios tallos principales polisifónicos, a partir de un estolón pegado. Ramas secundarias por parejas; ramas menores monosifónicas, suavemente zigzagueantes. Hidrotecas profundas y cilíndricas, con 10-20 dientes bimucronados alrededor del borde; pedicelos cortos y anillados. Gonotecas en axilas, largas y cilíndricas; liberan medusas. Sobre sustratos duros, a veces algas grandes; toleran aguas salobres, costa inf. y sublitoral hasta 200 m. GB; especie de aguas cálidas, distribuida al S hasta el Medit., mar Negro y África occidental.

***Obelia dichotoma* (L.)**. Colonia muy variable, de tallos aislados o ramificados, monosifónicos, a tallos densamente breñosos y con muchas ramas, con base polisifónica; altura máxima de 350 mm. Internodos rectos, con hidrotecas amplias y someras, con el borde indistintamente crenulado. Gonotecas alargadas, bastante mazudas, que liberan medusas en verano. Sobre algas e invertebrados, al igual que sustratos duros; intermareal y sublitoral hasta unos 100 m. GB y todo el Atl. NE y Medit.; prácticamente cosmopolita.

***Obelia geniculata* (L.)**. Una especie distintiva, con tallos esbeltos, monosifónicos y zigzagueantes, de hasta 50 mm de altura, que surgen de un estolón largo y recto. Tallos ampliamente espaciados de forma típica. En el extremo sup. de cada internodo el perisarco está engrosado a un lado y parece asimétrico. Hidrotecas en cada nodo, alternando a derecha e izquierda, sobre cortos pedicelos anillados; copa amplia y somera, con borde liso. Gonotecas cilíndricas o finamente mazudas, en axilas de las hidrotecas; liberan medusas en verano. Abundante sobre algas grandes, especialmente *Fucus serratus* y *Laminaria* sp. Intermareal y sublitoral somero. GB, prácticamente cosmopolita.

***Obelia longissima* (Pallas)**. Colonia de hasta 300 mm de alto, típicamente un solo (raramente ahorquillado) tallo monosifónico, con ramas laterales curvadas. Hidrotecas largas y profundas, con pedicelos cortos y anillados; borde con hasta 17 dientes irregulares. Gonotecas en axilas; sobre pedicelos cortos y anillados, ensanchados hacia el ápice; liberan medusas en primavera. Sobre algas grandes y sustratos duros; intermareal y sublitoral somero, a menudo en aguas salobres. GB; común en todo el Atl. NE, también Medit.

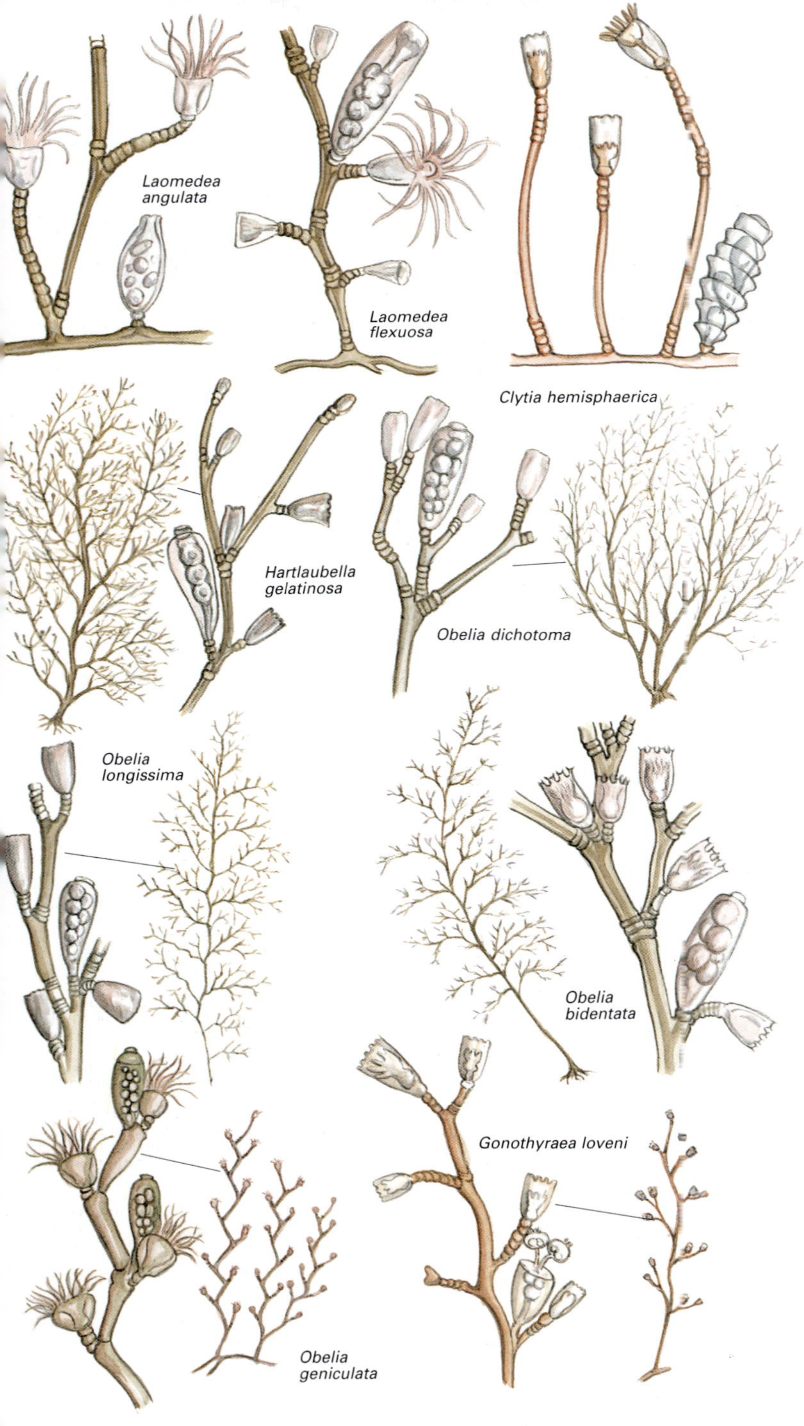
Laomedea angulata
Laomedea flexuosa
Clytia hemisphaerica
Hartlaubella gelatinosa
Obelia dichotoma
Obelia longissima
Obelia bidentata
Gonothyraea loveni
Obelia geniculata

***Lafoea dumosa* (Fleming) (Lafoeidae).** La colonia puede consistir en una sola hidroteca sobre un estolón erecto, o en tallos erectos, ramificados y polisifónicos, o en una mezcla de ambas formas. Hasta 100 mm. Hidrotecas alargadas, cilíndricas, aguzadas en la base pero sin un pedicelo definido, de hasta 1 mm de long. Borde liso, a veces con nuevas hidrotecas regeneradas desde dentro de las viejas. Sobre algas y sustratos duros, intermareal y sublitoral somera y mar adentro. GB pero rara en el S del M. del N.; al N hasta el O de Noruega; quizás ausente del Mediterráneo.

Familia Haleciidae

Desarrolla colonias erectas y ramificadas con tallos principales polisifónicos; más raramente, con estolones y reptante. Hidrotecas cortas y anchas, sin pedicelos, que salen directamente de una rama; borde liso, a menudo con una nueva copa regenerándose dentro de la vieja. Hidrante mayor que la hidroteca, incapaz de retraerse por completo. Nueve especies en los mares europeos del N, quizás otras en el Medit.

***Halecium halecinum* (L.).** Tallo hasta 250 mm de long., polisifónico en la base; rígido y plumoso uniforme. Ramas paralelas, igualmente separadas, alternando a dcha. e izq. Hidrotecas alternadas a lo largo de las ramas, con las diminutas copas sobresaliendo apenas más allá del nodo; con hidrantes mucho más grandes sobresaliendo de ellas. Gonotecas en los laterales sup. de las ramas; dimórficas; masculinas estrechamente ovoides, con pedicelo con dos anillos; femeninas oblongas, con abertura tubular en su esquina sup. distal, de la que sobresalen 2 o 3 hidrantes. Libera una plánula de dispersión. Sobre sustratos duros, sublitoral somero. GB; extendida en el Atl. NE; al S hasta el Medit. y S de África.

***Halecium beani* (Johnston).** Hasta 200 mm de altura, breñosa; tallos principales más delicados y menos regularmente pinnados que *H. halecinum*, a menudo varios elevándose a partir de un estolón. Ramas alternando a lo largo del tallo, dividiéndose a menudo, bastante irregularmente. Hidrotecas mayores y más anchas que en *H. halecinum*, pero aún demasiado pequeñas para acomodar al hidrante. Gonotecas situadas en las ramas; masculinas alargadas, aovadas, sobre cortos pedicelos; femeninas arriñonadas, con una abertura tubular en el centro del lado cóncavo; dos hidrantes se proyectan desde la abertura. Sobre sustratos duros, sublitoral somero y mar adentro. Casi cosmopolita; extendida y común en el Atl. NE y el Medit.

Familia Sertulariidae

Colonias erectas, plumosas o arbustivas. Hidrotecas con simetría bilateral, sin pedicelos, a menudo parcialmente alojadas dentro del tallo, o sobresaliendo aproximadamente hasta la mitad; en dos o más hileras alternando en el tallo. Borde de la hidroteca con unas pocas cúspides (dientes) sobresaliendo, y generalmente cerrada por un opérculo. Más de 20 especies de esta gran familia en los mares europeos.

***Abietinaria abietina* (L.).** Hasta 300 mm, uniformemente plumoso, con tallo principal grueso y curvado. Ramas apretadamente espaciadas, rectas, alternando a dcha. e izq. por el tallo. Hidrotecas en dos hileras alternas, bulbosas basalmente donde se encuentran con el tallo, aguzándose hacia el ápice vuelto hacia fuera; borde oblicuo al eje principal, liso. Gonoteca en forma de urna, aguzada en la base, unida a la base de la hidroteca; embriones amarillos que dan lugar a plánulas. Sobre sustratos duros, sublitoral somero y mar adentro. Común en todas las costas europeas, desde la Noruega ártica hasta el Medit.

***Amphisbetia operculata* (L.).** Colonia arbustiva, pero compuesta de tallos finos, ondulados y parecidos a pelos, de hasta 100 mm de altura. Ramas alternadas o dicótomas. Hidrotecas en pares casi opuestos, apretadamente aplicadas a la rama, bastante estrechas; abertura oblicua hacia el eje de la rama, e inclinada hacia él, borde externo prolongado hacia fuera en una larga púa, un corto diente a cada lado del borde. Gonoteca ovoide, con abertura redonda cerrada por un repliegue. Sobre algas pardas grandes, especialmente *Laminaria digitata*; costa inf. y sublitoral somero. GB e Irlanda, N hasta Shetland, S hasta la costa atlántica de España.

***Diphasia rosacea* (L.).** La colonia consiste en tallos delicados, curvados, de ramificación irregular, de hasta 25 mm de altura. Hidrotecas en apretadas parejas, en gran parte paralelas al eje del tallo, con el tercio sup. de cada una de ellas abruptamente girado hacia fuera; abertura oblicua hacia el largo eje, cerrada por un opérculo circular. Gonotecas unidas al tallo, sobre cortos pedicelos; aguzadas hacia la base, masculinas mazudas, femeninas más amplias, piriformes, ambas con ocho caballones longitudinales, que se desarrollan dando espinas en el extremo ancho, especialmente largas en la ♀. Común en el Atl. E desde el Ártico al S de África.

***Dynamena pumila* (L.).** Este hidrozoo común y familiar se da en densas poblaciones sobre *Fucus serratus, F. vesiculosus* y especies de *Laminaria* en costas rocosas de moderadamente expuestas a abrigadas. Produce tallos rígidos, erectos generalmente ramificados, de hasta 30 mm de altura, a partir de estolones largos y ramificados. Hidrotecas en parejas, el tallo más ancho en la base de cada par y estrechándose abruptamente por encima. Dos tercios de la hidroteca apretadamente aplicadas al tallo, tercio distal abruptamente curvado hacia fuera; abertura con dos agudas cúspides. Gonoteca ligada a la base de la hidroteca; ovoide, aguzada en la base, con amplia abertura. NMM y sublitoral somero, abundante en todas las costas rocosas menos las más expuestas. Noruega ártica hasta la costa atlántica de Francia.

***Hydrallmania falcata* (L.).** Un hidrozoo muy grande, con un tallo principal de hasta 500 mm o más, con ramas laterales largas y regularmente plumosas, dispuestas en una espiral laxa. Hidrotecas ampuliformes, con los cortos y tubulares ápices distales dirigidos alternadamente a izq. y dcha. a lo largo de la rama. Gonoteca ovalada alargada, con pedúnculo esbelto y aguzado. Sublitoral somero y mar adentro, unida a sustratos duros sobre suelos con arena o grava. GB; N de Noruega a las costas atlánticas del SO de Europa.

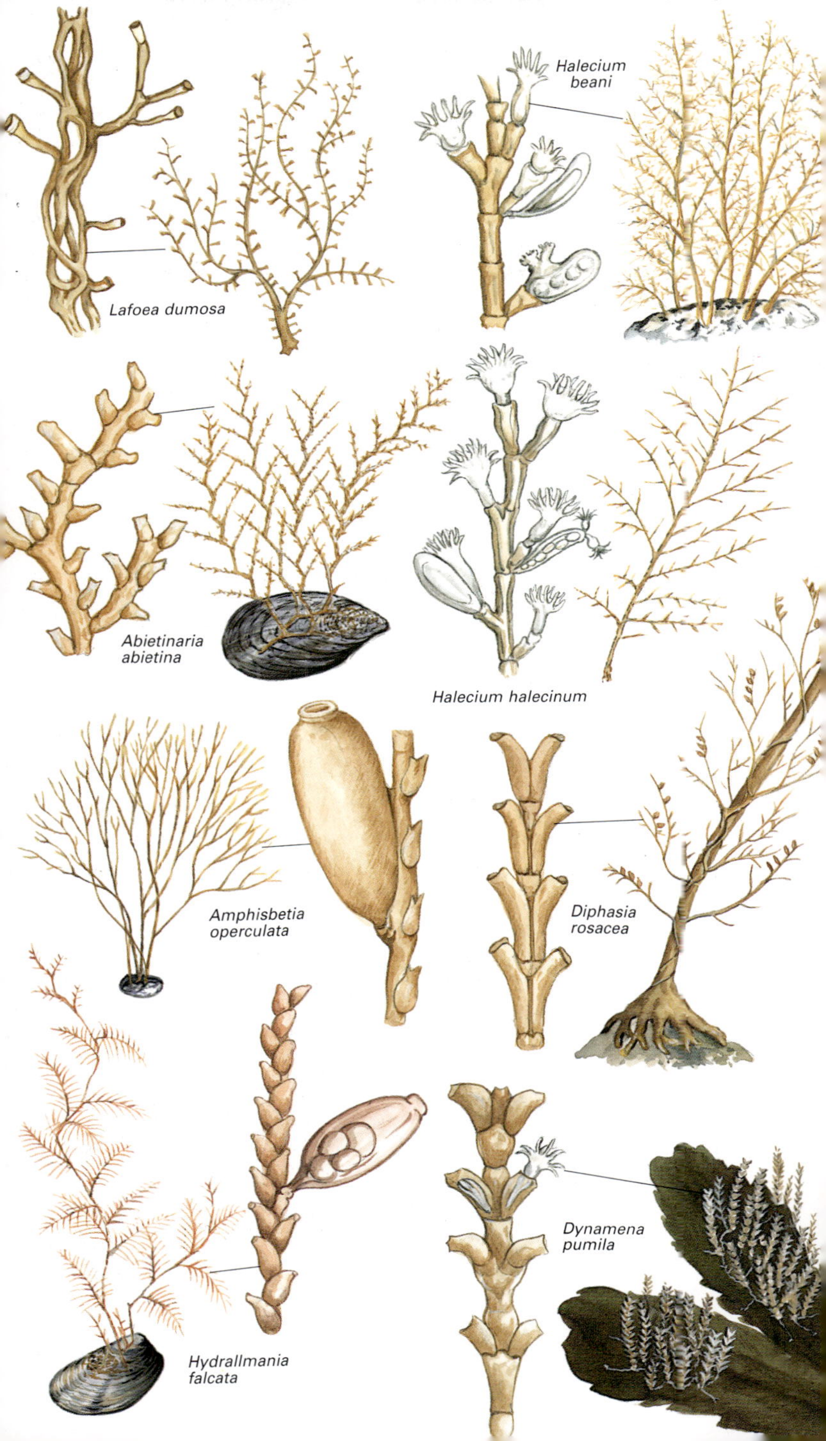
Lafoea dumosa
Halecium beani
Abietinaria abietina
Halecium halecinum
Amphisbetia operculata
Diphasia rosacea
Hydrallmania falcata
Dynamena pumila

Sertularella polyzonias **(L.)**. Colonia con tallos erectos, irregularmente ramificados y monosifónicos, de hasta 50 mm de altura. Hidrotecas alternas a lo largo de la rama, orientadas algo oblicuamente hacia el largo eje, en forma de barril, con un ápice distal girado hacia fuera. Abertura con cuatro cúspides puntiagudas. Gonotecas ovoides, con un corto pedúnculo; la mitad sup. toscamente anillada, la inf. lisa; abertura sobre un corto conducto, con cuatro cúspides. Sobre algas y sustratos duros, intermareal y sublitoral somera. GB; extendida en el Atl. N, también en el Medit.

Sertularella rugosa **(L.)**. Colonia un estolón largo y reptante, que da lugar a hidrotecas aisladas o tallos cortos, aislados o escasamente ramificados de hasta 20 mm de alto. Tallo anulado, hidrotecas juntas, en forma de barril, alternadas a izq. y dcha. en toda su long. Hidrotecas con anillos amplios y concéntricos; abertura tubular, que mira lejos del tallo, el reborde con cuatro dientes; cerrada por un opérculo de cuatro piezas. Las gonotecas parecen hidrotecas muy grandes. Unida a varios sustratos, pero especialmente a grandes briozoos, tales como *Flustra foliacea*, y algas pardas. Costa inf. y sublitoral somero. Común en toda la región atlántica NE.

Sertularia cupressina **L.** Este gran hidrozoo a menudo se utiliza, seco y teñido, con propósitos decorativos. Las poblaciones europeas se recogen y exportan a EEUU. La colonia es larga y arbustiva, de hasta 500 mm, con tallos esbeltos y monosifónicos, y ramas laterales alternas que se dividen en ramitas laxas y parecidas a plumas. Hidrotecas en series alternantes, tubulares, aguzadas hacia la abertura dirigida hacia fuera; borde con uno o dos dientes largos y agudos, cerrada por un opérculo delicado de dos repliegues. Gonotecas esbeltas, fusiformes, con pedúnculos cortos, con 1 o 2 robustas puntas junto a la abertura. Sublitoral somero, en sustratos arenosos, a menudo formando densos lechos, especialmente en ensenadas abrigadas. GB; extendida en todo el Atl. NE.

Thuiaria thuja **(L.)**. Colonia distintiva, en forma de cepillo, estrecha y cilíndrica, de hasta 250 mm de altura, con ramas laterales cortas y dicotómicas, apretadas, en verticilos alrededor de un grueso tallo central. Las colonias jóvenes, de hasta 20 mm de altura, tienen tallos principales zigzagueantes y una silueta de pluma. Hidrotecas sólo en las ramas laterales, ampuliformes, en 2 o 3 series alternas, enteramente inmersas en la rama con sólo la abertura circular sobresaliendo. Gonotecas ovoides, abruptamente acuminadas en la base; liberando larvas plánulas. Sobre sustratos duros, especialmente conchas; sublitoral somero, y mar adentro hasta el borde de la plataforma continental. Es una especie septentrional que llega al S al mar de Clyde y la costa de Yorkshire.

Familia Plumulariidae

Colonias erectas, generalmente pinnadas, con pequeñas hidrotecas en una sola hilera a lo largo de una cara de la rama. Hidrante generalmente más grande que la hidroteca, con un hipostoma cónico y un solo verticilo de tentáculos. Pequeños pólipos polimorfos (**nematóforos**), armados con nematocistos y generalmente en **nematotecas** modificadas. Fase de dispersión, una plánula. Una gran familia con unas 17 especies en los mares europeos.

Kirchenpaueria pinnata **(L.)**. La colonia consiste en tallos esbeltos y monosifónicos, de hasta 100 mm de altura, apretados a lo largo de un estolón ramificado. Tallo recto o ligeramente zigzagueante, con ramas cortas y rígidas alternadas a derecha e izquierda. Hidrotecas caliciformes someras, en el lado sup. de la rama, con un distintivo nodo en la rama justo por encima de cada copa. Un diminuto nematóforo por encima y por debajo de cada hidroteca, y uno en la axila de cada rama. Gonotecas pedunculadas y mazudas, en una doble hilera a lo largo del tallo principal; a menudo con púas irregulares en el amplio extremo sup. Sobre algas y sustratos duros; en charcas en el NMM y sublitoral somero. Común en todas las costas británicas; llega desde Islandia y el N de Noruega al Mediterráneo.

Plumularia setacea **(L.)**. Un pequeño hidrozoo con una delicada forma pinnada, con las largas ramas laterales alternando a lo largo del tallo principal; hasta 25 mm de altura. Hidrotecas cortas y amplias, cada una con dos o tres nodos entre ella y su vecina. Dos nematotecas alargadas por encima de cada hidroteca, una por debajo; una en cada internodo y una en cada axila. Gonotecas en las axilas de las ramas; ovoides, estrechamente aguzadas hacia la pequeña abertura redonda; las masculinas menores, menos aguzadas en el ápice que las femeninas, pero abruptamente aguzadas en la base. Sobre sustratos duros y grandes algas; intermareal, especialmente en charcas de las rocas y sublitoral. Común en todas las costas británicas; N hasta Noruega e Islandia; S hasta el Mediterráneo y el mar Negro.

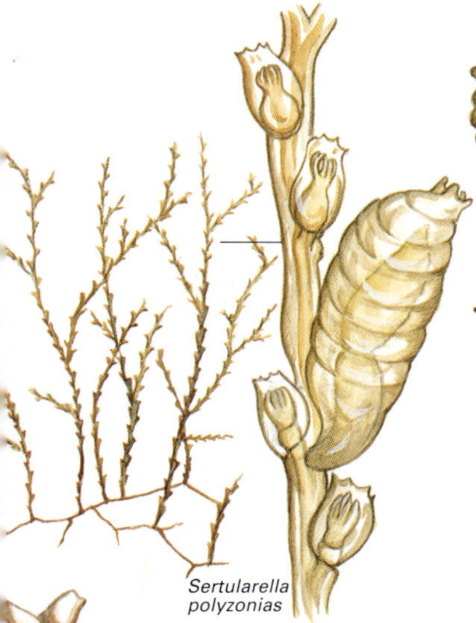

Sertularella polyzonias

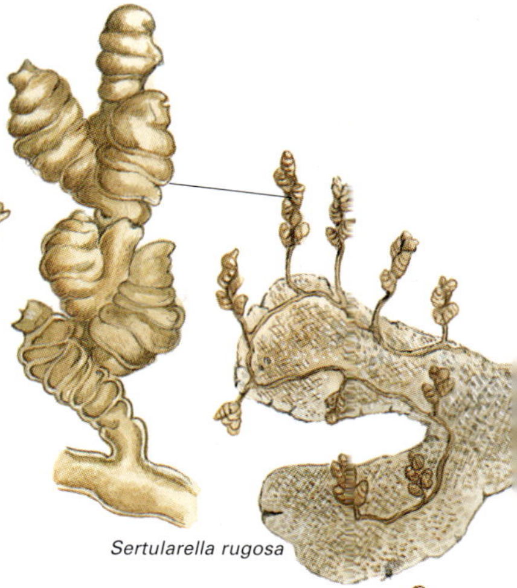

Sertularella rugosa

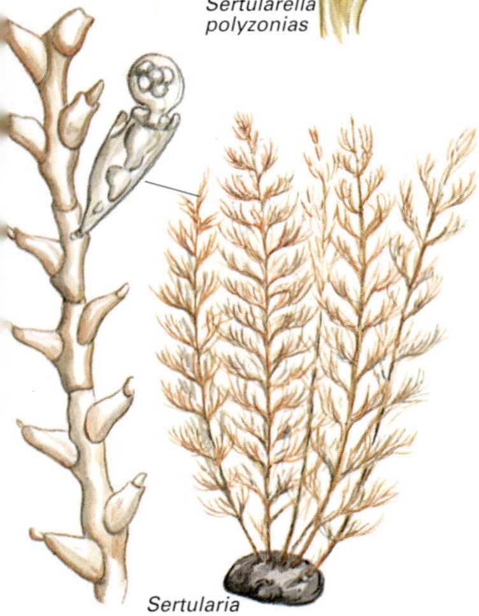

Sertularia cupressina

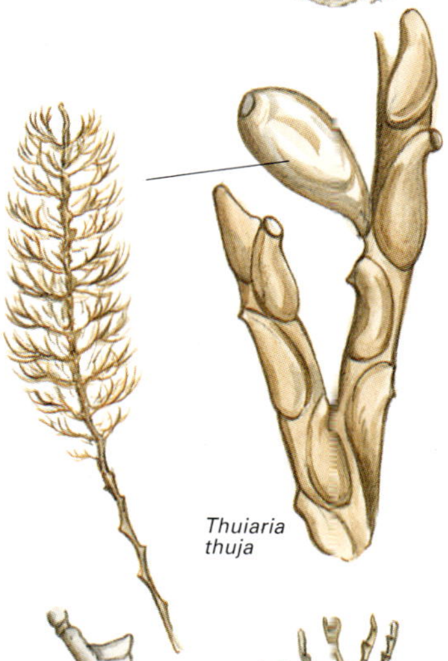

Thuiaria thuja

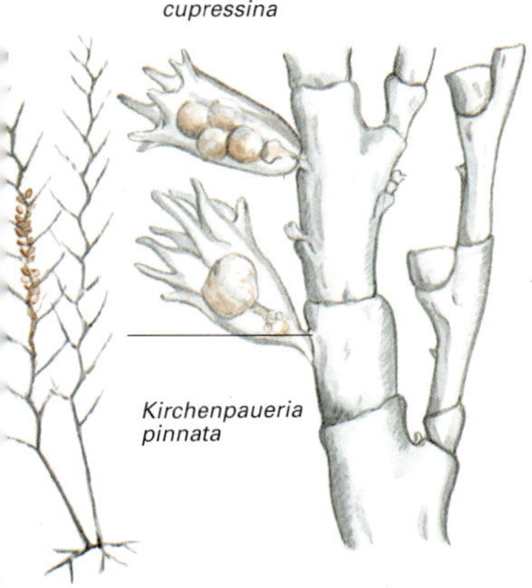

Kirchenpaueria pinnata

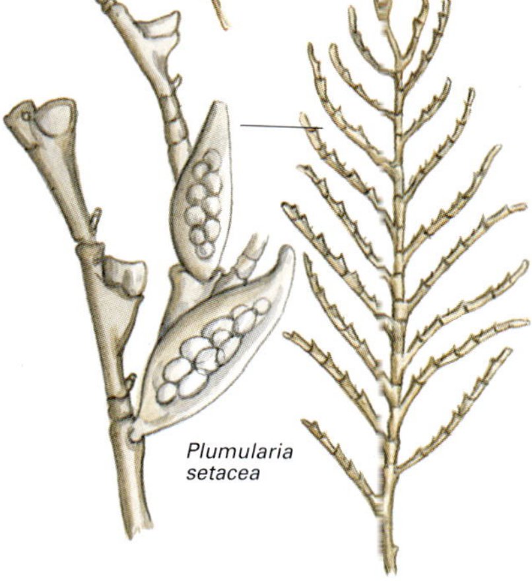

Plumularia setacea

***Nemertesia antennina* (L.).** Colonia consistente en tallos gruesos, rígidos y no ramificados, en densos grupos de hasta 50, pegados por una fibrosa masa de raicillas (**hidrorrizas**); hasta los 250 mm de altura. El grueso tallo anillado lleva verticilos de 6 a 10 ramas esbeltas y curvadas hacia arriba, saliendo cada una de un corto proceso (**apófisis**). Hidrotecas cortas y amplias, cada una separada de su vecina por dos nodos. Nematóforos alargados, atrompetados, dos por encima y uno por debajo de cada hidroteca, uno en cada internodo atecado y uno en cada axila. Gonotecas en las axilas de las ramas, más o menos aovadas, con corto pedúnculo y un orificio circular mirando hacia el tallo. Unida a conchas y piedras, en suelos arenosos; sublitoral somero y mar adentro. GB; N hasta Islandia y N de Noruega. S hasta el NO de África y el Medit.

***Nemertesia ramosa* (Lamouroux).** Parecida a *N. antennina* pero menor, de hasta 150 mm, con tallos menos rígidos, curvados e irregularmente ramificados. Las hidrotecas están separadas únicamente por una sola articulación y puede haber hasta 6 nematóforos en la axila de cada rama, y otro en el tallo principal. Hábitat y distribución como *N. antennina.*

***Ventromma halecioides* (Alder).** Colonia consistente en tallos cortos y pinnados, de hasta 50 mm, agrupados a lo largo de un estolón reptante. Ramas muy espaciadas, alternadas a lo largo del tallo; bastante cortas, con hasta siete hidrotecas en una sola serie. Hidrotecas cortas y amplias, con dos o tres articulaciones entre cada par. Una pequeña nematoteca por encima y por debajo de cada hidroteca, y una en cada axila. Gonotecas unidas hacia las bases de las ramas; masculinas lisas y cilíndricas, femeninas en forma de barril y acaballonadas; ambos tipos con cortos pedúnculos. Sobre una amplia gama de sustratos, incluyendo algas, hierbas marinas y otros hidrozoos; costa inf. y sublitoral somero. Esporádica alrededor de las islas Británicas; S hasta el Mediterráneo.

Familia Aglaopheniidae

Colonias erectas; brotes aislados o escasamente ramificados; forma en general regularmente pinnada. Ramas apretadas, alternas a dcha. e izq. a lo largo del tallo principal. Hidrotecas en una sola serie a lo largo de la cara superior de la rama, cortas y caliciformes, apretadamente aplicadas a la rama, con el borde profundamente dentado; típicamente con una nematoteca corta y rígida frente a cada una. Gonotecas a menudo encerradas en una estructura en forma de cesta, la **córbula**, que se desarrolla a partir de ramitas modificadas aplanadas. Existen unas 13 especies europeas, incluyendo 11 del genero *Aglaophenia*, que a menudo son bastante difíciles de diferenciar.

***Aglaophenia kirchenpaueri* (Heller).** Una especie grande, con tallos amplios, no ramificados y pinnados, de hasta 200 mm de altura, en grupos a lo largo de un estolón basal. Ramas laterales largas y rectas. Hidrotecas generalmente más anchas que largas, el borde con nueve dientes sobresalientes; una nematoteca muy corta frente a cada hidroteca, y una a cada lado en el ápice. Cada hidroteca tiene un prominente septo interno. Córbula de hasta 3 mm de longitud en la base de la rama, cerca del tallo principal. Hasta diez por tallo; algunas de las costillas que forman la base no están fusionadas, dejando aberturas. Sobre sustratos duros, *Cystoseira* y algas coralinas; costa inf. y sublitoral somero. Por todo el Mediterráneo; S hasta Cabo Verde, N hasta el SE de Inglaterra y el SE de Irlanda.

***Aglaophenia pluma* (L.).** Parecida a *A. kirchenpaueri* pero con tallos más cortos y estrechos, de hasta 80 mm de altura. La copa de la hidroteca, con nueve dientes en el borde, de longitud variable; el septo interno es indistinto; la nematoteca media, por debajo, es esbelta y curvada hacia arriba pero aún más corta que la hidroteca. Córbula masculina con aberturas entre algunas costillas, femenina con todas las costillas fusionadas. Sobre sustratos duros, y grandes algas pardas, incluyendo *Halidrys siliquosa, Sargassum* y *Laminaria.* Costa inf. y sublitoral somero. Mediterráneo; S hasta el S de África; N hasta O de Escocia y O del Canal.

***Aglaophenia harpago* von Schenck.** Este pequeño hidrozoo es endémico en el Mediterráneo, donde vive sólo sobre hojas vivas de las hierbas marinas *Posidonia* y *Cymodocea.* La colonia consiste en largos estolones, paralelos al borde de la hoja, con brotes monosifónicos erectos a 10-15 mm de intervalo. Brotes de hasta 15 mm de altura, curvados, con ramas cortas y de igual tamaño y un conspicuo gancho terminal. Hidrotecas largas y estrechas, con nematotecas medias cortas y rechonchas.

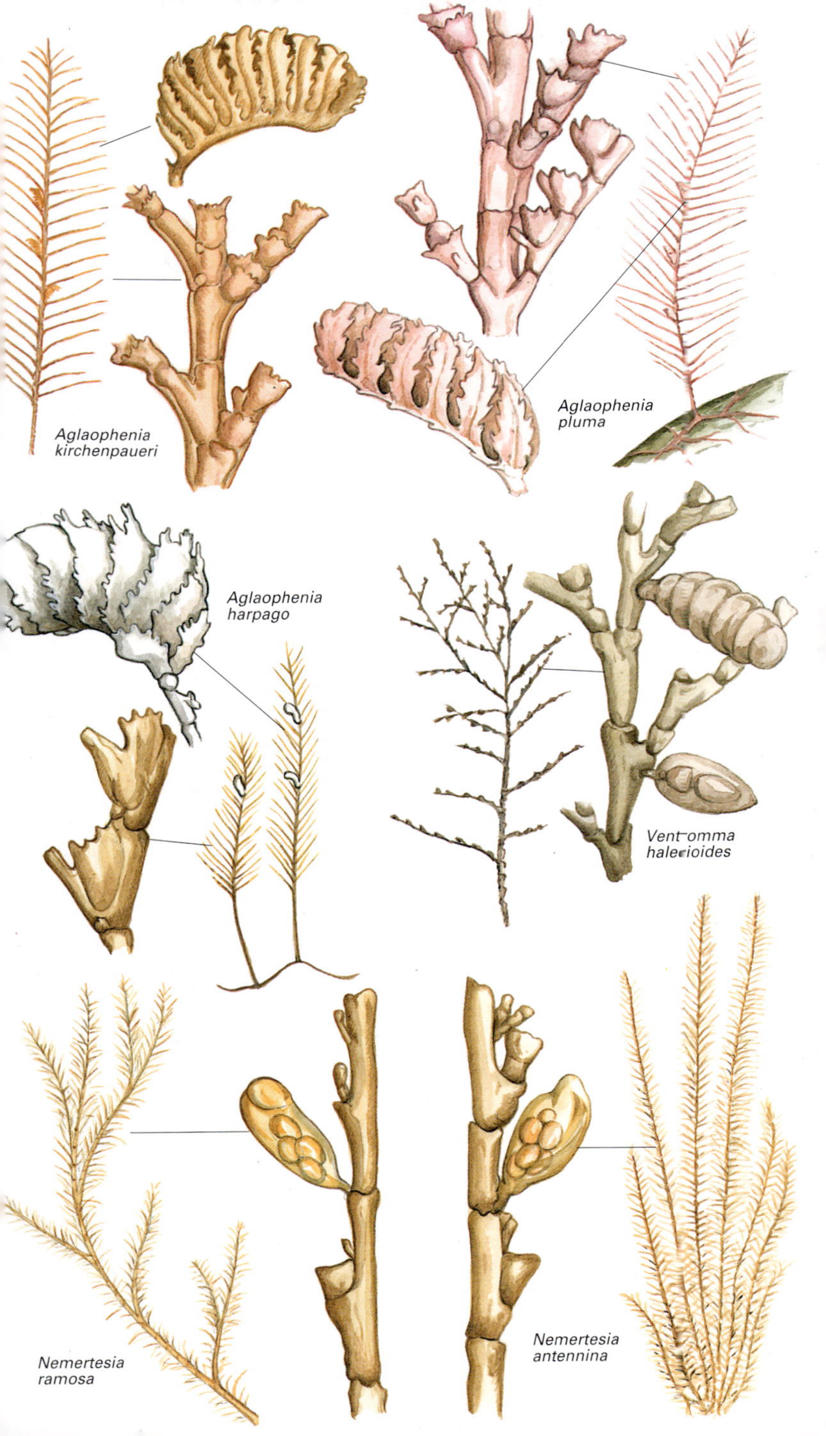
Aglaophenia kirchenpaueri
Aglaophenia pluma
Aglaophenia harpago
Ventromma halecioides
Nemertesia ramosa
Nemertesia antennina

ORDEN SIPHONOPHORA

Colonias de hidrozoos de natación o flotación libre, consistentes en numerosos pólipos polimórficos —pólipos alimentarios, pólipos urticantes y pólipos reproductores— agrupados por debajo de un flotador o campana natatoria. La fase medusoide permanece unida a la colonia. La mayoría son pelágicos, animales oceánicos que a veces son arrastrados a la costa por los fuertes vientos. Sólo una especie es conspicua en las costas europeas.

Fragata, carabela portuguesa *Physalia physalia* (L.) **(Physaliidae)**. El distintivo flotador ovalado (**neumatóforo**) con su cresta plegada provoca que este gran sifonóforo sea reconocido de inmediato. Los pólipos pescadores (**dactilozoides**) pueden tener decenas de metros de long. y sus baterías de potentes nematocistos son muy peligrosas. Una especie cosmopolita, oceánica pero llevada hasta las costas de Europa occidental por los vendavales del SO.

CLASE ALCYONARIA (OCTOCORALLIA)

Este gran grupo incluye a los corales blandos, gorgonias y plumas de mar. La fase medusoide ha sido suprimida. Los alcionarios son enteramente coloniales; las colonias pueden consistir en cadenas de pólipos simples y laxamente conectados, o más generalmente en estructuras sólidas, complejas, lobuladas o ramificadas, en la que el pólipo está sumergido dentro de un tejido corporal común o **cenénquima**. El pólipo tiene ocho tentáculos huecos (de ahí Octocorallia) alrededor de una boca parecida a una hendidura, que tiene un canalón ciliado (**sifonoglifo**) sólo en un extremo. La mayoría de las especies contienen espículas córneas o calcáreas, confiriéndole a la colonia una textura firme, y en muchas existe un esqueleto colonial axial. Unas mil especies en todo el mundo, principalmente en mares templados cálidos y tropicales.

ORDEN STOLONIFERA

Colonias pequeñas y difusas, con pólipos aislados espaciados a lo largo de un estolón incrustante.

Sarcodictyon roseum **(Philippi) (Clavulariidae)**. Esta diminuta especie es tan inconspicua que sólo puede hallarse cuando los pólipos, sólo de 10 mm de altura, están expandidos. Se contraen formando montículos indistintos, muy espaciados a lo largo del estrecho estolón, que a menudo es sobrepasado por otros organismos sésiles. Sobre rocas y conchas, costa inf. y sublitoral somero. Costas británicas, al S llega hasta el Medit.

Cornularia cornucopiae **Pallas (Cornulariidae)**. Pólipos tubulares, con base aguzada, de hasta 25 mm de altura, ampliamente espaciados a lo largo de un estolón esbelto y reptante. Costa inf. y sublitoral somero, formando densas masas sobre las piedras, conchas, algas y hierbas marinas. Común por todo el Medit., N hasta Bretaña; registrado una vez en Dorset.

CORALES BLANDOS, ORDEN ALCYONACEA

Son corales sólidos y carnosos, con el cenénquima grueso y reforzado con espículas calcáreas. Las colonias pueden ser lobuladas y bastante informes, o erectas y ramificadas.

Familia Alcyoniidae

Colonias macizas y lobuladas unidas a sustratos duros mediante amplias bases que pueden carecer de pólipos. Espículas internas fusiformes. Los pólipos se retraen al interior de la superficie de la colonia. Cinco especies europeas comunes.

Mano de muerto *Alcyonium digitatum* (L.). Colonias de hasta 200 mm de altura, pero a menudo muy amplias, desarrollando lóbulos gruesos y carnosos que cubren grandes superficies rocosas. Color variable, de blanco a amarillo o anaranjado apagado, pero pólipos generalmente del mismo color que la superficie de la colonia. Mayoría de las colonias dehiscentes, aunque puede haber unos pocos individuos hermafroditas en cada población; freza en diciembre y enero, fecundación externa, resultando una plánula de natación libre. Puede vivir mucho. Costa inf. y sublitoral somero. Costas europeas occidentales, Bretaña al N hasta el N de Noruega e Islandia.

Alcyonium glomeratum **(Hasssall)**. Parecido al anterior, pero con lóbulos más esbeltos, hasta 300 mm de long. El color varía de amarillo a rojo intenso pero el pólipo siempre es blanco. Sublitoral somero en costas rocosas; unido a rocas en hábitats sombreados, abrigado de las fuertes corrientes. GB e Irlanda; S hasta Vizcaya.

Mano de muerto *Alcyonium palmatum* Pallas. Esta especie forma colonias esbeltas, tiesas y ramificadas con una estrecha base incrustante; hasta 500 mm de altura. Sublitoral, ligada a trozos de sustrato duro sobre suelos arenosos. Costas del Medit. y Atl. del SO de Europa.

Falso coral *Parerythropodium coralloides* (Pallas). Esta especie forma una fina capa incrustante, o lóbulos cortos y erectos, de hasta 40 mm de altura. El color varía de blanco a rojo intenso, con pólipos más claros. Típicamente sobre gorgonias pero a veces sobre rocas, conchas y algas, tales como *Cystoseira*, y también hierbas marinas. El colorido es diagnóstico. Sublitoral somero. Costas del Medit. y Atl. del O de Europa, al N hasta las Hébridas.

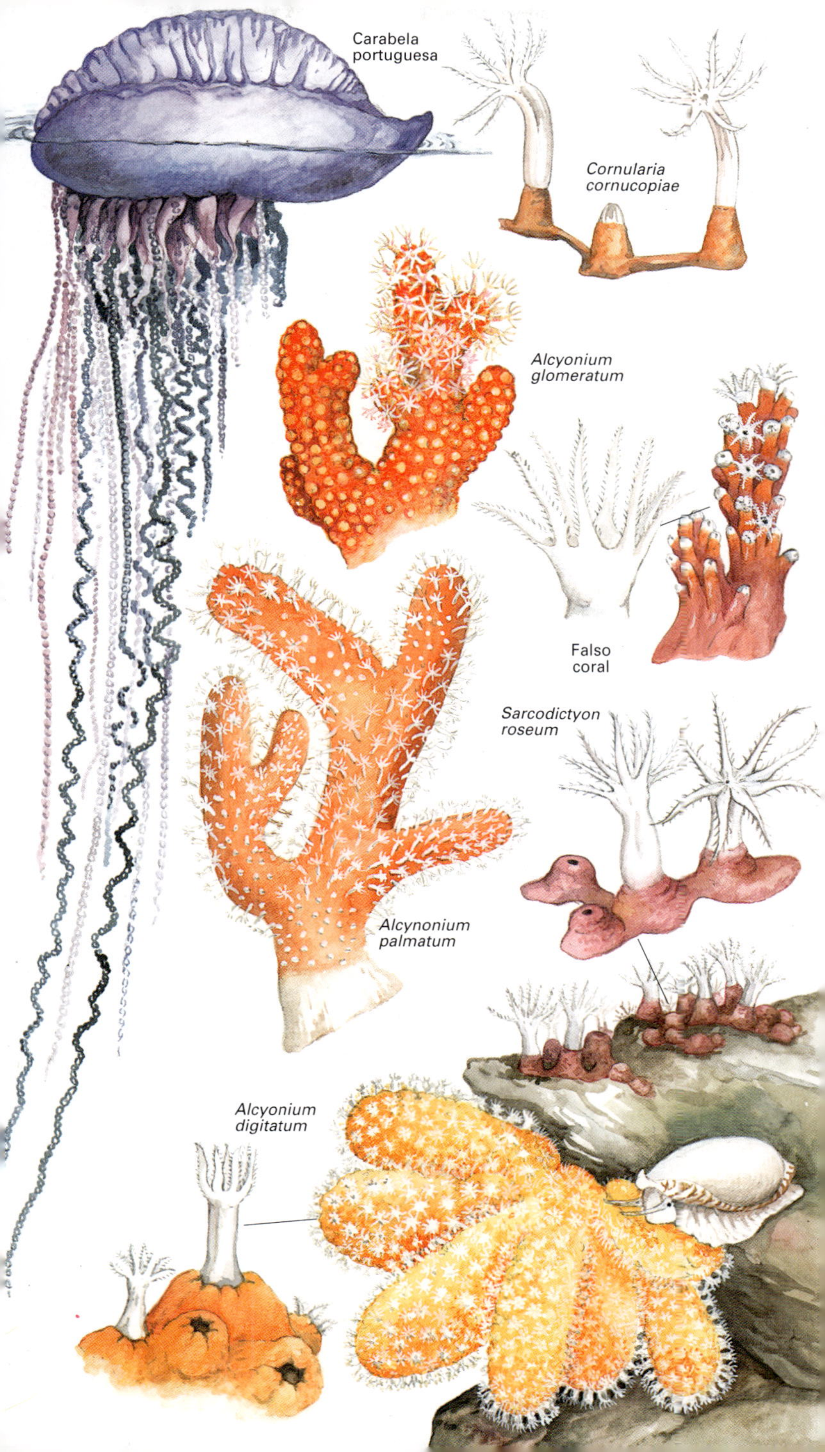
Carabela portuguesa
Cornularia cornucopiae
Alcyonium glomeratum
Falso coral
Sarcodictyon roseum
Alcynonium palmatum
Alcyonium digitatum

CORALES CÓRNEOS, ORDEN GORGONACEA

Estos alcionarios se caracterizan por una colonia erecta y flabeliforme de ramas estrechas que se dividen repetidamente, ligadas a una estrecha base incrustante. El abanico se suele extender en un plano, orientado perpendicularmente a las principales corrientes. La colonia tiene un esqueleto central formado de una sustancia córnea (**gorgonina**). Los pólipos se distribuyen a lo largo de las ramas, pero no en el tallo principal, que puede carecer de tejido blando en su base. Los corales córneos viven largo tiempo y crecen despacio, y no deberían sacarse de su hábitat **bajo ningún concepto**.

***Swiftea rosea* Madsen (Paramuriceidae).** Este coral córneo pequeño y de colorido apagado crece hasta unos 150 mm de alto. Ocho grupos de espículas adornan la porción distal del pólipo (**antocodio**). En superficies rocosas verticales o laderas abruptas, sublitoral; no común. Costas del O de Escocia e Irlanda, S hasta el Mediterráneo.

Familia Plexauridae

Grandes corales córneos, con esqueleto axial córneo y flexible, cubierto de cenénquima externo grueso. Pólipos completamente retráctiles; sin grupos de espículas en el antocodio.

Gorgonia blanca *Eunicella verrucosa* (Pallas). Hasta 300 mm de altura, ricamente ramificada y desarrollando un abanico amplio y regular. Color variable, pero los pólipos siempre carecen de dibujo y están dispuestos en hileras dobles hacia el ápice de las ramas. Unido a rocas y superficies verticales, a lo largo de costas rocosas expuestas; generalmente a más profundidad que 10 m. Costas del S y O de Gran Bretaña e Irlanda; N al S de Escocia, S hasta el NO de África, todo el Mediterráneo.

Gorgonia amarilla *Eunicella cavolini* (Koch). Parecida a la anterior pero con pólipos dispuestos en verticilos en los ápices de las ramas. Hasta 300 mm de altura, pero generalmente menor. En caras rocosas verticales; con una estrecha franja de profundidades, de 10 a 30 m. Mediterráneo.

***Eunicella stricta* (Bertolini).** Menos profusamente ramificada que las otras dos especies, ramas surgiendo bajo la colonia y creciendo largas y rectas. Siempre colores apagados, hasta 500 mm de altura; los pólipos no sobresalen acusadamente desde la rama. Más frecuentemente en fondos rocosos sin desnivel y cantos rodados; sublitoral somero, hasta unos 50 m. Mediterráneo.

Coral rojo *Corallium rubrum* (L.) **(Coralliidae).** Éste sería un hallazgo raro y afortunado en la orilla. El coral rojo crece en colonias nudosas de ramificación tridimensional hasta una altura de 500 mm. Se le valora desde los tiempos clásicos y es poco probable encontrar colonias grandes en aguas someras. Se da de los 50 a los 200 m, sobre sustratos rocosos, especialmente en hábitats sombreados. Mediterráneo.

PLUMAS DE MAR, ORDEN PENNATULACEA

Octocorales alargados, en forma de barrita o de pluma, adaptados a la vida en sustratos blandos y lodosos. La colonia consiste en un solo pólipo largo y axial (**oozoide**), con pequeños pólipos dimórficos (**autozoides** y **sifonozoides**) en grupos a lo largo de cortas ramas sobre el pólipo axial, que tiene un eje central calcificado. Las plumas de mar son luminiscentes, y emiten destellos al azar o pulsos regulares de luz brillante. Muchos se desplazan verticalmente dentro de una madriguera permanente, o pueden orientar las ramas en respuesta a las corrientes del fondo del mar.

Pluma de mar *Pennatula phosphorea* L. **(Pennatulidae).** El pólipo axial es grueso, carnoso y bulboso en la base, funcionando como un ancla que mantiene la colonia erecta en el sustrato. Autozoides fusionados en hileras, formando pareja de ramas foliformes, decreciendo en longitud hacia el ápice de la colonia. Hasta 250 mm de longitud. Sublitoral somero, en fango y arena. Ampliamente distribuido en el Atlántico NE y en el Mediterráneo.

***Funiculina quadrangularis* (Pallas) (Funiculinidae).** Larga, estrecha, de sección cuadrada, de hasta 2 m o más de long. El cuarto inf. forma un pedúnculo liso. Autozoides bastante irregularmente distribuidos a lo largo del eje, a veces en cortas hileras. En el fango, en costas abrigadas, especialmente en mares y rías; sublitoral, y a menudo más allá del borde de la plataforma continental. Costas N y O de Irlanda y Escocia, y por todo el Mediterráneo.

***Virgularia mirabilis* (Müller) (Virgulariidae).** Menor que *Funiculina*, de unos 500 mm; muy esbelta, con una pequeña ancla bulbosa. Pólipos distintivamente agrupados, en grupos de tres a ocho, en dos hileras. En fango blando, se retrae en un tubo permanente cuando se la estorba. Sublitoral en fango blando, 10 m y más abajo. GB, localmente común; S hasta el Mediterráneo.

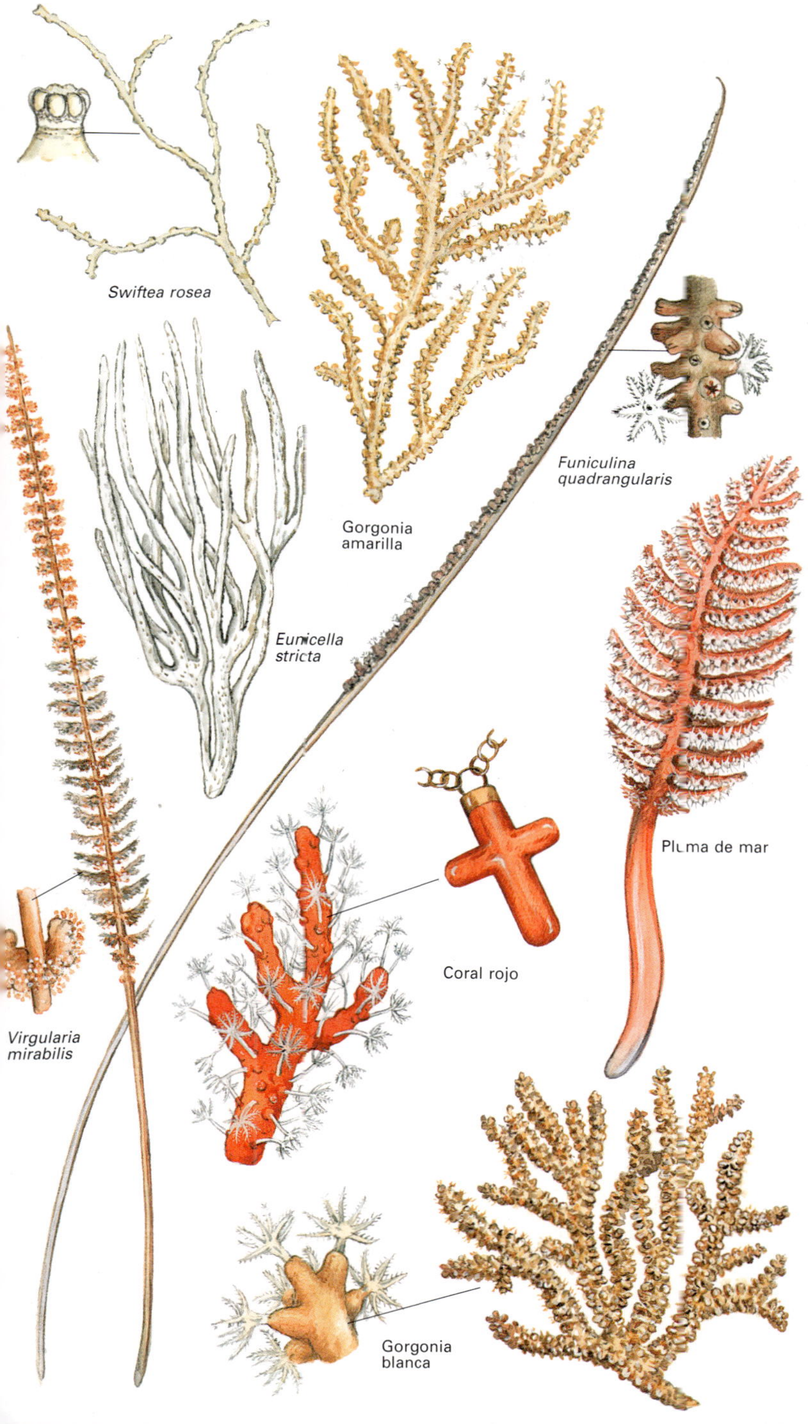
Swiftea rosea
Gorgonia amarilla
Funiculina quadrangularis
Eunicella stricta
Pluma de mar
Virgularia mirabilis
Coral rojo
Gorgonia blanca

CLASE ZOANTHARIA (HEXACORALLIA)

Incluye a las anémonas solitarias y a los corales coloniales, así como a varios órdenes menores. Ninguno tiene la fase medusoide en su ciclo. El extremo superior del pólipo consiste en un **disco oral** plano, con la boca central abriéndose hacia una **actinofaringe**; existe un surco ciliado (**sifonoglifo**), generalmente en cada extremo de la boca. Tentáculos bordeando el disco oral dispuestos en múltiplos de seis (por lo tanto, hexacorales). El celénteron está dividido en tabiques pares (**mesenterios**) que pueden alcanzar la actinofaringe, y que entonces se denominan **perfectos**, o terminar abruptamente cerca de ella (**imperfectos**). El esqueleto, cuando existe, es un **corallum** calcáreo y externo. Muchos grupos tienen algas simbióticas (**zooxantelas**).

CORALES NEGROS, ORDEN ANTIPATHARIA

Colonia esbelta, ramificada, de color oscuro, esqueleto axial córneo; ligada por una base incrustante, o anclada en sedimentos blandos. Pólipos cortos y cilíndricos. Los corales negros se hallan en hábitats profundos mar adentro de los mares tropicales. Unas pocas especies en hábitats rocosos someros en regiones templadas.

Coral negro *Antipathes subpinnata* (Ellis y Solander) **(Antipathidae)**. Forma una colonia ramificada y muy delgada, de aprox. 1 m de altura. Los pequeños pólipos están muy espaciados, embebidos en un fino tejido colonial. Sublitoral: 10 m o más. Medit., costa atlántica de Francia.

ORDEN CERIANTHARIA

Antozoos grandes y solitarios, que construyen tubos en los sedimentos blandos. Disco oral y tentáculos expandidos en la superficie del sedimento. Boca con un solo sifonoglifo, rodeada por **tentáculos labiales**; **tentáculos marginales** más largos alrededor de los ejes del **disco oral**.

Familia Cerianthiidae

***Cerianthus lloydii* Gosse**. Un pólipo grande y cilíndrico, de hasta 150 mm de long. Disco cóncavo; unos 70 tentáculos marginales, de unos 50 mm de long., no retráctiles. El tubo es grueso y afieltrado, profundamente enterrado en el sustrato. En arenas finas y encenagadas, en la BEAV y sublitoral. GB; Spitzberg hacia el S hasta Vizcaya.

***Cerianthus membranaceus* (Spallanzani)**. Especie mayor que *C. lloydii*, hasta 300 mm, con unos 100 tentáculos marginales. El tubo puede llegar hasta 1 m de long. En suelos blandos y lodosos, sublitoral somero. Todo el Medit.; costas atlánticas de Europa, N hasta Roscoff.

ORDEN CORALLIMORPHARIA

Antozoos solitarios o coloniales, con tentáculos cortos y nodosos. Sin esqueleto calcificado.

***Corynactis viridis* Allman (Corallimorphidae)**. Esta anémona de colorido vivo, bastante rechoncha se da en densos grupos. Cada pólipo es de unos 10 mm de altura y 10 mm de diámetro, el disco expandido con los tentáculos mide unos 25 mm. Costa inf. y sublitoral, en costas rocosas; a menudo abundante por debajo de salientes. GB e Irlanda; Medit.

CORALES PÉTREOS, ORDEN SCLERACTINIA

Pólipos solitarios, cada uno en un **corallum** calcificado, o desarrollando masivas colonias de **coralitas** unidas a un **cenosteo** común. Los **septos** del interior del esqueleto calcificado se depositan como caballones entre los mesenterios de los pólipos.

Madrépora mediterránea *Cladocora caespitosa* (L.) **(Flaviidae)**. Un coral colonial que produce grandes montículos, de 1 m o más de diámetro, de coralitas ramificadas, tubulares o de sección ovalada. Único representante europeo de una familia común en los arrecifes tropicales. Sublitoral, sobre rocas por encima de los fondos arenosos mixtos. Sólo Medit.

Familia Dendrophylliidae

Corales caliciformes con paredes porosas. Los bordes de los septos son granulares y dentados. Cuatro especies europeas.

***Balanophyllia regia* Grosse**. El corallum esponjoso es de unos 10 mm de diámetro, y bastante más corto. El pólipo, de brillante colorido, tiene unos 48 tentáculos, con un diámetro expandido de unos 25 mm. Unida a las rocas en costas moderadamente expuestas; en la BEAV y sublitoral somero. GB, S hasta Marruecos, islas Canarias y Medit.

***Balanophyllia italica* Michelin**. Ésta es una especie mayor que la anterior, con un corallum alargado ovalado de hasta 25 mm de long. En fondos mixtos, así como en caras rocosas. Medit.

***Leptosamnia provoti* Lacaze-Duthier**. Corallum alto, cilíndrico, hasta 20 mm de altura. El amarillo claro del pólipo es diagnóstico. Sublitoral somero; en cuevas y bajo salientes sombreados. Medit.; costas atlánticas de Europa, N hasta el SO de Inglaterra.

Clavel de mar *Caryophyllia smithii* Stokes y Broderip **(Caryophylliidae)**. Esta especie familiar se caracteriza por sus tentáculos esbeltos y acabados en nodos, que son hasta 80, y un corallum sólido y no poroso, con septos de bordes lisos que se proyectan. Corallum de hasta 15 mm de diámetro, y aprox. lo mismo de alto. El cirrípedo epizoico *Megatrema anglicum* a menudo unido a él. Sobre rocas y conchas; en la BEAV, y sublitoral hasta aprox. 100 m. Costas del S y O de GB e Irlanda; N hasta las Hébridas, S hasta el Medit.

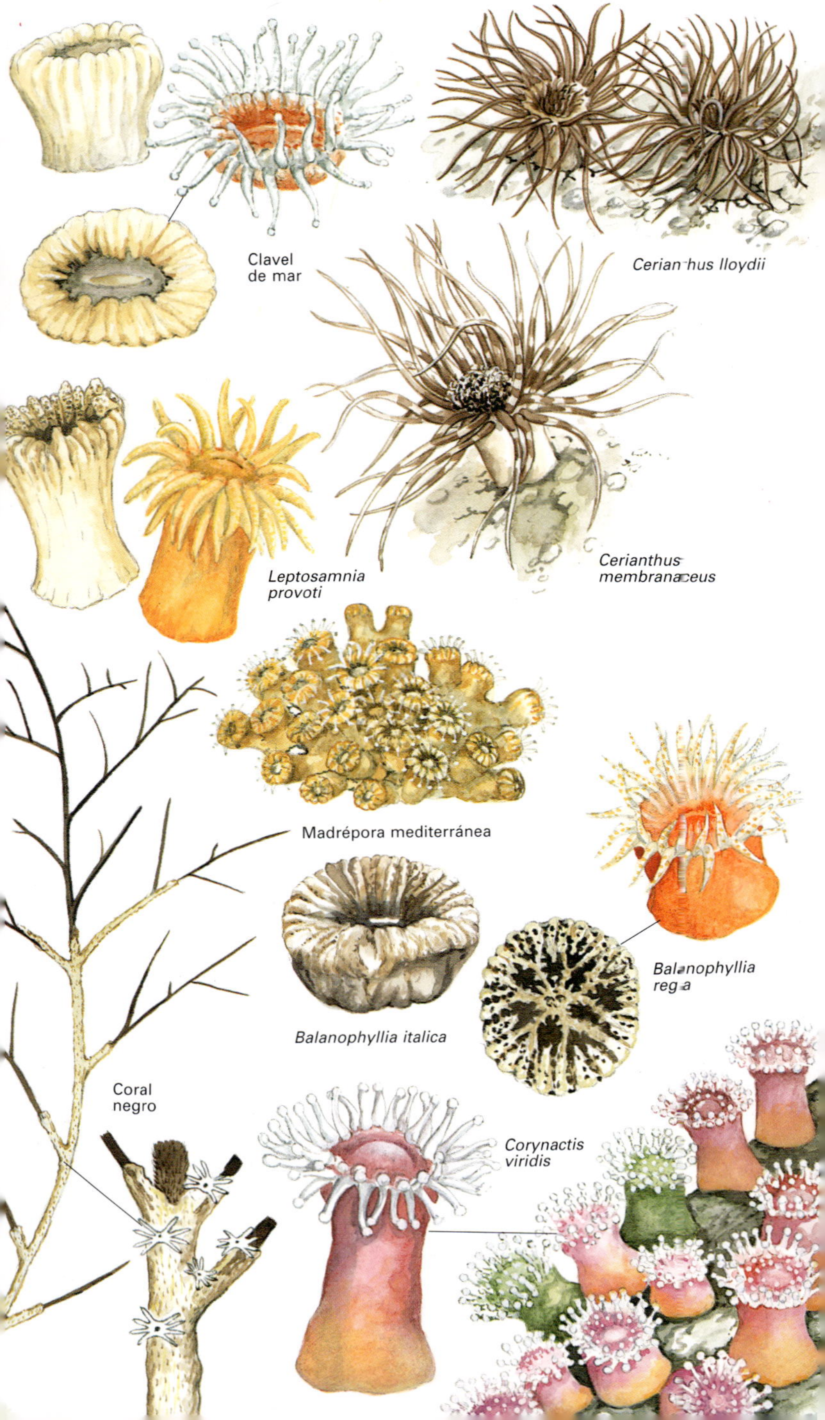

Clavel de mar
Cerianthus lloydii
Cerianthus membranaceus
Leptosamnia provoti
Madrépora mediterránea
Balanophyllia regia
Balanophyllia italica
Coral negro
Corynactis viridis

ORDEN ZOANTHIDEA

Solitarios; o coloniales, con pólipos cortos y cilíndricos, en grupos o aislados, unidos a un estolón reptante o capas incrustantes de cenénquima. Sin esqueleto. El cuerpo muy bien puede estar rígido por los granos de arena. La boca con un solo sifonoglifo. Pólipo con tentáculos en dos verticilos. La mayoría de especies con zooxantelas.

***Epizoanthus couchii* (Johnston).** Pólipos esbeltos, de hasta 15 mm de altura, 5 mm de diámetro, saliendo de un cenénquima incrustante y fino. La superficie externa tiene una fina incrustación arenosa. Hasta 32 tentáculos largos y delgados, cada uno con un diminuto botón terminal blanco. La capa basal a menudo se halla oculta por otros organismos incrustantes y la colonia en su totalidad es bastante inconspicua. Sobre rocas y conchas, en la BEAV y sublitoral. Costas del S y O de las islas Británicas.

Anémona incrustante gris *Epizoanthus arenaceus* (Delle Chiaje). Esta diminuta especie mediterránea es aún más inconspicua que la anterior. El pólipo sólo mide 10 mm de altura y tiene 24 tentáculos. Su hábitat es parecido a *E. couchii. E. paxi* Abel (no ilustrado) es otra especie mediterránea, que se distingue por un anillo violeta alrededor del ápice del pólipo, justo por debajo de los tentáculos.

***Isozoanthus sulcatus* (Gosse).** La colonia puede ser extensa, cubriendo varios centímetros cuadrados, pero el fino cenénquima siempre está escondido por el cieno o por organismos incrustantes, y los diminutos pólipos, de 10 mm de alto y 3 mm de diámetro, con una envergadura de los tentáculos de 6 mm, son muy inconspicuos y se retraen a la menor molestia. Contiene zooxantelas. Costa inf. y sublitoral somero, sobre rocas y a menudo en charcas de la marea. Islas Británicas; O hasta Noruega, S hasta Bretaña.

Anémona incrustante amarilla *Parazoanthus axinellae* (Schmidt). Pólipos de brillante colorido, grandes, de hasta 20 mm de alto, con 26-34 tentáculos en dos verticilos; cenénquima generalmente obvio. Incrusta rocas, pero también común sobre urocordados, esponjas y sustrato de conchas, y frecuentemente incrusta esqueletos de gorgonias mayores. Sublitoral somero, y mar adentro hasta 100 m. GB, S hasta el Mediterráneo.

ANÉMONAS DE MAR, ORDEN ACTINIARIA

Éste es el mayor orden de los Zoantharia. Todas las anémonas son solitarias, unidas por una ventosa basal o excavando en sustratos duros. La columna del pólipo suele ser muy contráctil; lisa o cubierta de **verrugas** huecas o **tubérculos** sólidos, en algunas especies puede tener diminutos agujeros, **cínclidos**, a través de los cuales puede evaginar largos filamentos urticantes, los **acontios**. La parte inf. de la columna o **escapo** puede aguzarse suavemente hasta el **disco oral**, o puede estar separado por un reborde o **parapeto**, y un surco que le sigue, la **fosa**, desde una porción distal de finas paredes, el **capítulo**, por encima del cual se halla el disco oral. Tentáculos dispuestos en múltiplos de seis: los verticilos primero y segundo (interno) consisten en seis tentáculos, el tercero en 12, el cuarto en 24, etc. Algunas anémonas tienen grandes cantidades de tentáculos. Se conocen especies hermafroditas y dioicas; la fecundación es externa y produce una plánula de natación libre. La mayoría de las especies también se replican por fisión, o por laceración del pie, cuando parte de la base de la columna se despega, se redondea y crece dando lugar a un nuevo pólipo. En otras, pueden salir por gemación asexual nuevos pólipos del interior del celénteron. La mayoría de las anémonas de mar son carnívoras, capturando una gran variedad de peces e invertebrados. La identificación puede ser difícil dado que el color raras veces es una característica taxonómica fiable.

Familia Actiniidae

Columna lisa, sin tubérculos ni verrugas; sin acontios. Un solo anillo de verrugas de colores claros (generalmente azules), llamadas **acrorragios** presentes en la fosa. Unas diez especies europeas.

Actinia roja, tomate marino *Actinia equina* (L.). En las costas del N de Europa es probablemente la anémona de mar intermareal más común. Es ubicua en costas rocosas, de las más expuestas a las más abrigadas, tolerante a las fluctuaciones extremas de temperatura y salinidad. Totalmente expandida, la amplia columna cilíndrica puede tener 50 mm de altura. Reproducción no del todo comprendida, tanto ♂ como ♀ expulsan jóvenes por la boca, que pueden surgir asexualmente por gemación interna, o pueden ser partenogenéticos. La extensión de la reproducción sexual, si se produce, desconocido. Las poblaciones son grupos clónicos mutuamente antagonistas y los individuos atacan a los intrusos picando gravemente a las columnas. Intermareal y sublitoral somero, distribuido hasta la PMAM, a menudo común en charcas. Abundante en el Atl. NE, desde la Noruega ártica hasta el Medit. y el O de África. La variedad verde que se encuentra en la costa inf. puede ser una especie distinta, *A. prasina* Gosse.

***Actinia fragacea* Tugwell.** Considerada durante mucho tiempo una "variedad" de la actinia roja, esta especie se reconoce por su distintivo dibujo. Tiene los mismos acrorragios azules que *A. equina,* es grande, de hasta 100 mm de altura, y se encuentra en la parte baja de la costa, raramente por encima de la BAM. No empolla jóvenes. Distribución parecida al tomate marino.

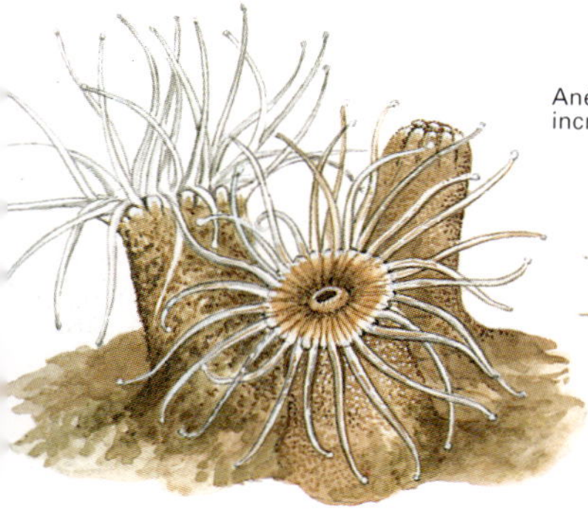

Epizoanthus couchii

Anémona
incrustante gris

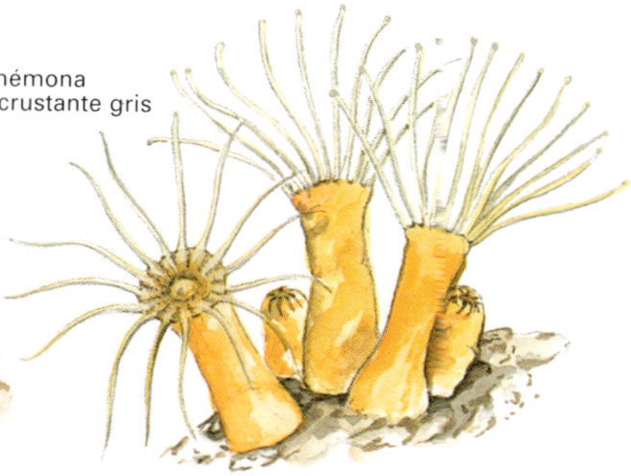

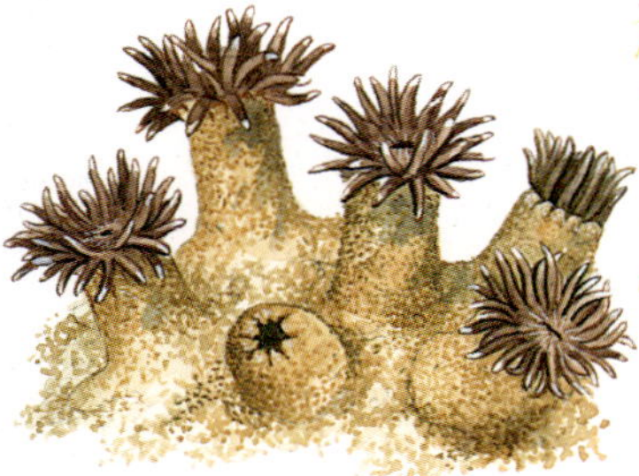

Isozoanthus sulcatus

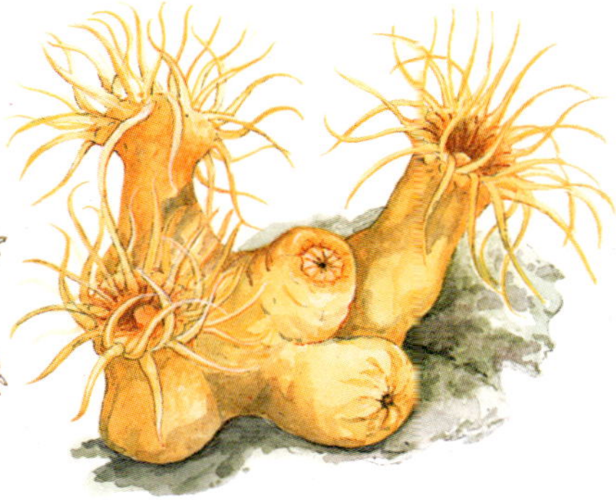

Anémona
incrustante amarilla

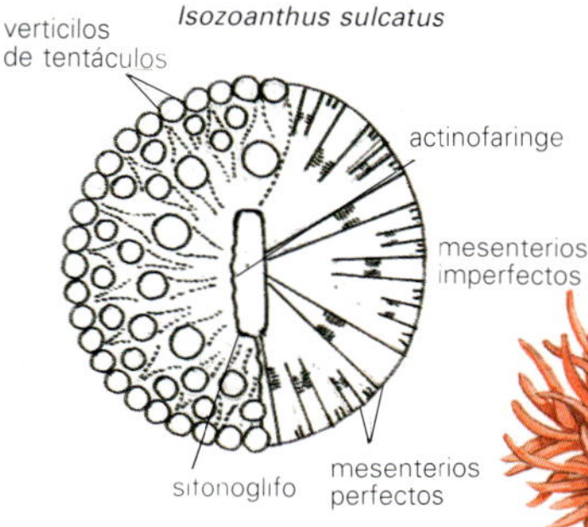

Actinia
roja

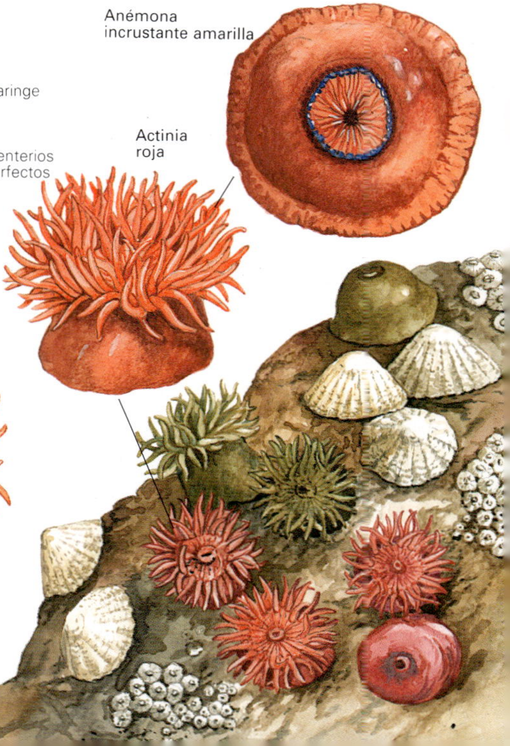

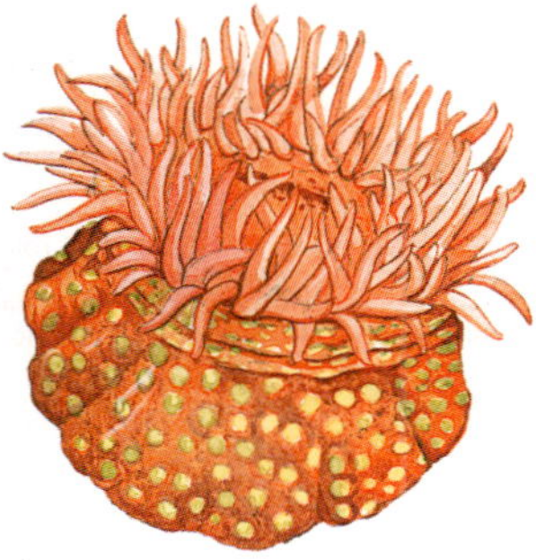

Actinia fragacea

***Anemonia viridis* (Forskål).** Esta especie es inconfundible, con su masa cefálica de tentáculos de gorgonia enrollados, hasta 200, que raras veces se retraen por completo. Columna de hasta 50 mm de diámetro, pero bastante menos larga, y no siempre visible por debajo de su disco de borde ondulado. El color se debe en parte a la presencia de zooxantelas. Costa inf. y sublitoral somero, unida a algas y sustratos duros, con buena iluminación. GB e Irlanda, N hasta el SO de Noruega pero no al S del M. del N. o E del Canal; S hasta el Medit.

***Anthopleura ballii* (Cocks).** Columna cilíndrica o atrompetada, de 70 mm de altura, con hileras verticales rectas de verrugas, cada una culminada por un prominente acrorragio. Puede tener hasta 100 gruesos tentáculos, que se extienden hasta 100 mm, en disposición regular hexámera. Color variable, pero a menudo con acrorragios con manchas blancas y verrugas pálidas, cada acrorragio con una diminuta mancha roja. Costa media a inf., y sublitoral, a menudo en charcas; típicamente ligada a agujeros y surcos, o sobre grava. Islas Británicas, al N hasta la isla de Man; S hasta el Mediterráneo.

***Anthopleura thallia* (Gosse).** Columna de hasta 50 mm de altura, con grandes verrugas en hileras irregulares, más grandes hacia el parapeto; pequeños acrorragios en las fosas. Puede tener hasta 100 tentáculos, en verticilos irregulares. Color muy variable, pero las verrugas suelen ser oscuras, y a menudo con conchas o grava pegadas, y acrorragios blancuzcos. Se reproduce por fisión longitudinal, de forma que los individuos de una población característicamente presentan discos y tentáculos irregulares. Intermareal, en charcas o grietas húmedas, en costas rocosas expuestas. SO de islas Británicas, rara; Bretaña.

***Bolocera tuediae* (Johnston).** Ésta es una anémona muy grande, que puede medir 300 mm de diámetro cuando está expandida. Estrictamente submareal, pero puede hallarse cerca de la orilla. La columna es completamente lisa, sin tubérculos ni verrugas. Sin parapeto distintivo. Tiene unos 200 tentáculos, en verticilos hexámeros irregulares, cada uno con una constricción basal distintiva; la anémona se desprende de ellos con facilidad. En suelos toscos y mixtos, sublitoral y mar adentro. GB pero menos común al S; N hasta la Noruega ártica. Puede confundirse con *Urticina eques*, que puede ser igual de grande y de un color parecido, pero que tiene verrugas en la columna y tentáculos en verticilos de diez.

Anémona de mar verrugosa *(Bunodactis verrucosa)* (Pennant). Columna estrecha, cilíndrica, de hasta 80 mm de alto, con grandes verrugas en hasta 48 hileras regulares verticales. Sin acrorragios, pero las verrugas se extienden hasta el parapeto. Tentáculos en verticilos de seis, hasta un máximo de unos 48. Verrugas oscuras, excepto las seis hileras principales, que son blancas. Intermareal, en charcas de las rocas, entre *Corallina* y en grietas. Costas S y O de las islas Británicas, S hasta el Mediterráneo. Se ha informado de una forma grande de esta especie en los hábitats costeros bajos en las costas N y S de Devon, y en el Mediterráneo. Puede medir unos 100 mm de altura, con hasta 182 tentáculos, y de color amarillo apagado con tentáculo y discos verde brillante.

***Urticina felina* (L.).** Una anémona corta y amplia, firmemente ligada a su sustrato por una base gruesa y musculosa. Hasta 100 mm de diámetro. Columna densamente cubierta con grandes verrugas irregularmente dispuestas, siempre con desechos adheridos. Puede llegar a tener unos 160 tentáculos, que se expanden hasta un máximo de 200 mm, dispuestos en múltiplos de diez. Común por debajo de la BAM en costas rocosas, típicamente en charcas y entrantes, o grietas sombreadas; sublitoral y mar adentro hasta 100 m. Islas Británicas; N hasta la Noruega ártica, S hasta Vizcaya.

***Urticina eques* (Gosse).** Mucho mayor que la anterior, con tentáculos más largos y menos verrugas (que la distinguen de la parecida *Bolocera tuediae*), y raras veces con desechos adherentes. Envergadura máxima de los tentáculos 300 mm. El color varía de blanco apagado a naranja, a menudo con grandes manchas rojas o anaranjadas; verrugas a menudo blancas. Ocasionalmente en BAV, principalmente sublitoral y mar adentro hasta el borde de la plataforma continental, sobre sustratos toscos y mixtos. GB salvo el Canal, N hasta la Noruega ártica.

1 *Anthopleura ballii*
2 *Anthopleura thallia*
3 *Anemonia viridis*
4 *Urticina felina*
5 *Bolocera tuediae*

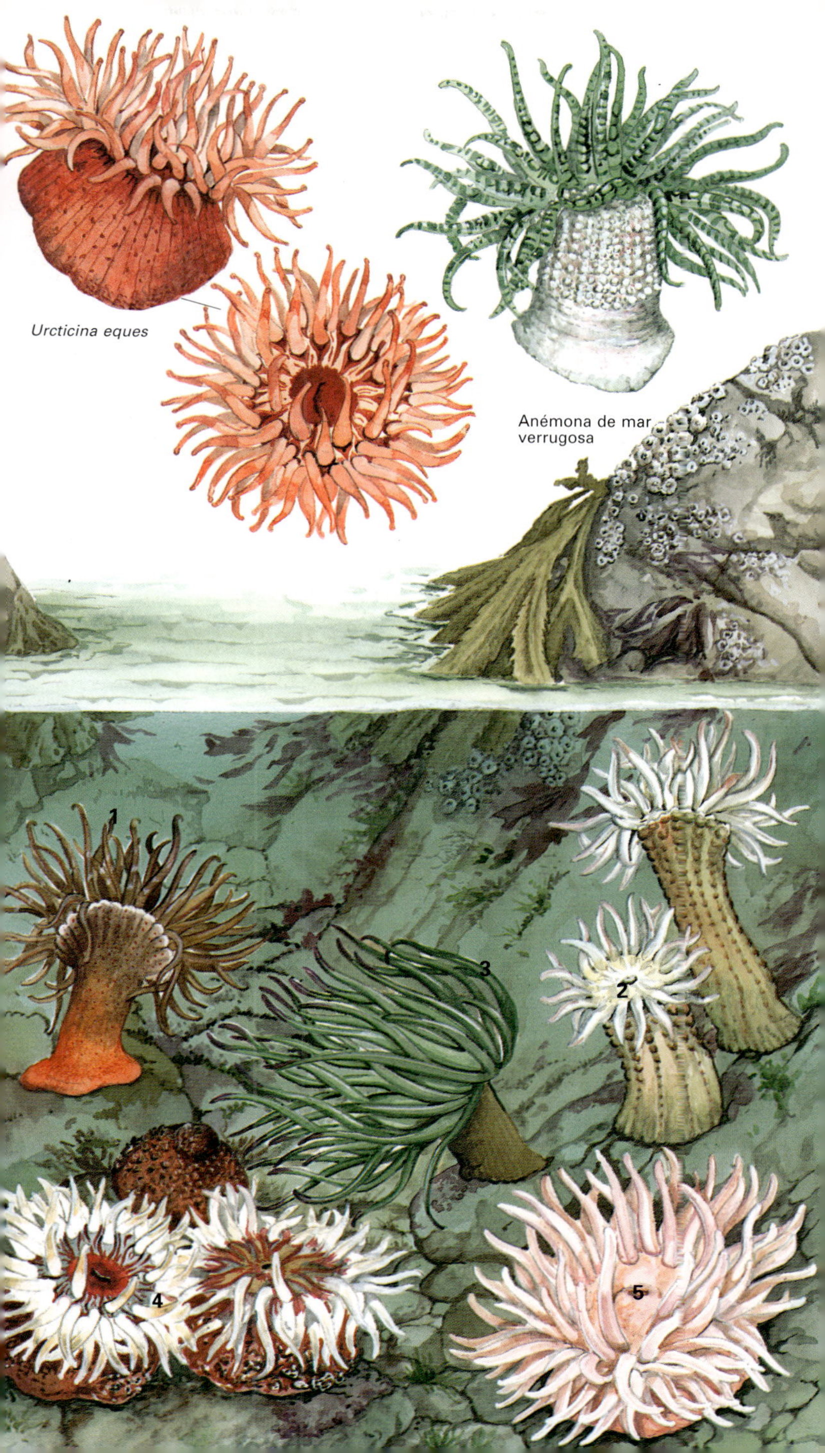

Urcticina eques
Anémona de mar
verrugosa
1
2
3
4
5

***Stomphia coccinea* (Müller) (Actinostolidae).** Esta gran anémona tiene una columna lisa de hasta unos 80 mm de diámetro; carece de verrugas y tubérculos. Base muy ancha. Los tentáculos son robustos, de longitud media y con una disposición inusual en la que el primer verticilo (el interno) tiene 6 tentáculos, el segundo 10-12; no se desprenden. Color muy variable, de blanco, pasando por pardo claro a rojo, con grandes manchas, pero los tentáculos a menudo con bandas. Sublitoral somero y mar adentro, sobre piedras y conchas, a menudo sobre *Modiolus* vivos. GB, exceptuando el S; N hasta la Noruega ártica.

***Aiptasia mutabilis* (Gravenhorst) (Aiptasiidae).** Alta, de hasta 120 mm, la esbelta columna se agita hacia fuera del amplio disco oral. Unos 100 largos tentáculos, con una envergadura máxima de 150 mm, que no se retraen fácilmente. Tiene numerosos cínclidos obvios, pero sólo expele los acontios pocas veces. La coloración general pardusca puede tener un tinte azulado, quizás debido a la presencia de zooxantelas. Sobre rocas y grandes estípites de algas, a menudo en grietas; costa inf. y sublitoral somero. SO de Inglaterra e islas del Canal; S hasta el Mediterráneo, donde suele ser mayor, con más tentáculos, más cortos y con bandas.

***Haliplanella lineata* (Verrill) (Diadumenidae).** Una anémona pequeña, raras veces más de 20 mm de altura e igual de ancha. La columna es completamente lisa, típicamente rayada, y con numerosos cínclidos que evaginan acontios con facilidad. El parapeto es grueso y obvio, con profundas fosas y un capítulo relativamente largo entre él y el disco oral. Hasta 100 tentáculos, irregularmente dispuestos; la replicación por fisión es frecuente, dando lugar a clones de individuos de tamaño y forma irregulares. Sobre sustratos duros, intermareal, tolerante de salinidades bajas y fluctuantes, a menudo en muelles y puertos. Casi cosmopolita; una especie del Pacífico occidental está ahora ampliamente distribuida por el NE del Atlántico y el Mediterráneo.

Anémona plumosa *Metridium senile* (L.) **(Metridiidae).** En su forma común (var. *dianthus*) esta gran anémona se reconoce de inmediato por su disco oral lobulado y por su vaporosa masa de tentáculos. La var. *pallidum*, que es menor, se halla en la zona intermareal y en aguas salobres, y tiene el disco redondo con unos 200 tentáculos. En ambas la columna es lisa, sin verrugas, sin rayas, y con numerosos cínclidos; parapeto bien desarrollado. La var. *dianthus* puede llegar a los 500 mm de altura, y ser casi tan ancha, y vive en densas poblaciones clónicas en el sublitoral somero y mar adentro. Var. *pallidum* llega a los 25 mm de diámetro. GB, N hasta Noruega septentrional, S hasta Vizcaya.

Familia Sagartiidae

Anémonas pequeñas. La columna es blanda, sin verrugas pero con ventosas pálidas y aplanadas y cínclidos que emiten acontios con facilidad. Sin parapeto, y la columna no se divide en regiones. Unas diez especies europeas.

***Cereus pedunculatus* (Pennant).** Alta, atrompetada, con disco oral amplio y con dibujos; hasta 120 mm de diámetro; 500-1.000 tentáculos cortos y de vivos dibujos. Cínclidos hacia el ápice de la columna; numerosas ventosas pálidas, a menudo con desechos adheridos. Costa media hasta sublitoral somero sobre orillas rocosas, generalmente anclada en lo profundo de las grietas en las charcas; también en costas arenosas, ligada a una piedra, profundamente enterrada con el disco expandido en la superficie. GB e Irlanda, S hasta el Mediterráneo.

***Sagartia ornata* (Holdsworth).** Una especie pequeña, con un diámetro basal máximo de 15 mm, aguzado hacia el disco oral. Tentáculos largos, en cuatro o cinco verticilos. Unos pocos cínclidos grandes y conspicuos, pero ventosas indistintas. Produce jóvenes por gemación interna. Costa inf. y sublitoral somero sobre orillas rocosas; en charcas y grietas, en grandes estípites de algas, o ligada a piedras y conchas; también sujeta a porretos en costas arenosas. Tolera las aguas salobres. GB; común en el Atlántico NE, desde Islandia y Noruega hasta el Mediterráneo.

***Sagartia troglodytes* (Price en Johnston).** Mayor que *S. ornata*, hasta 100 mm de altura, pero también más ancha en la base, de hasta 50 mm. Hasta 200 tentáculos en verticilos hexaméricos regulares. Columna de colorido apagado con ventosas inconspicuas, a menudo con desechos pegados, y cínclidos en el ápice superior. Color y dibujo del disco muy variables, pero a menudo con marcas en forma de B en la base de los tentáculos. Costa media a sublitoral somero, en agujeros, grietas, charcas y estípite de algas en costas rocosas; o ligada a piedras y enterrada en sustratos arenosos, con el disco expandiéndose en la superficie. GB; llega desde el O de Noruega hasta el Mediterráneo.

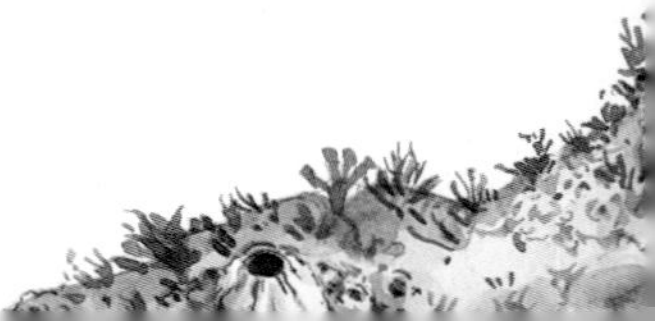

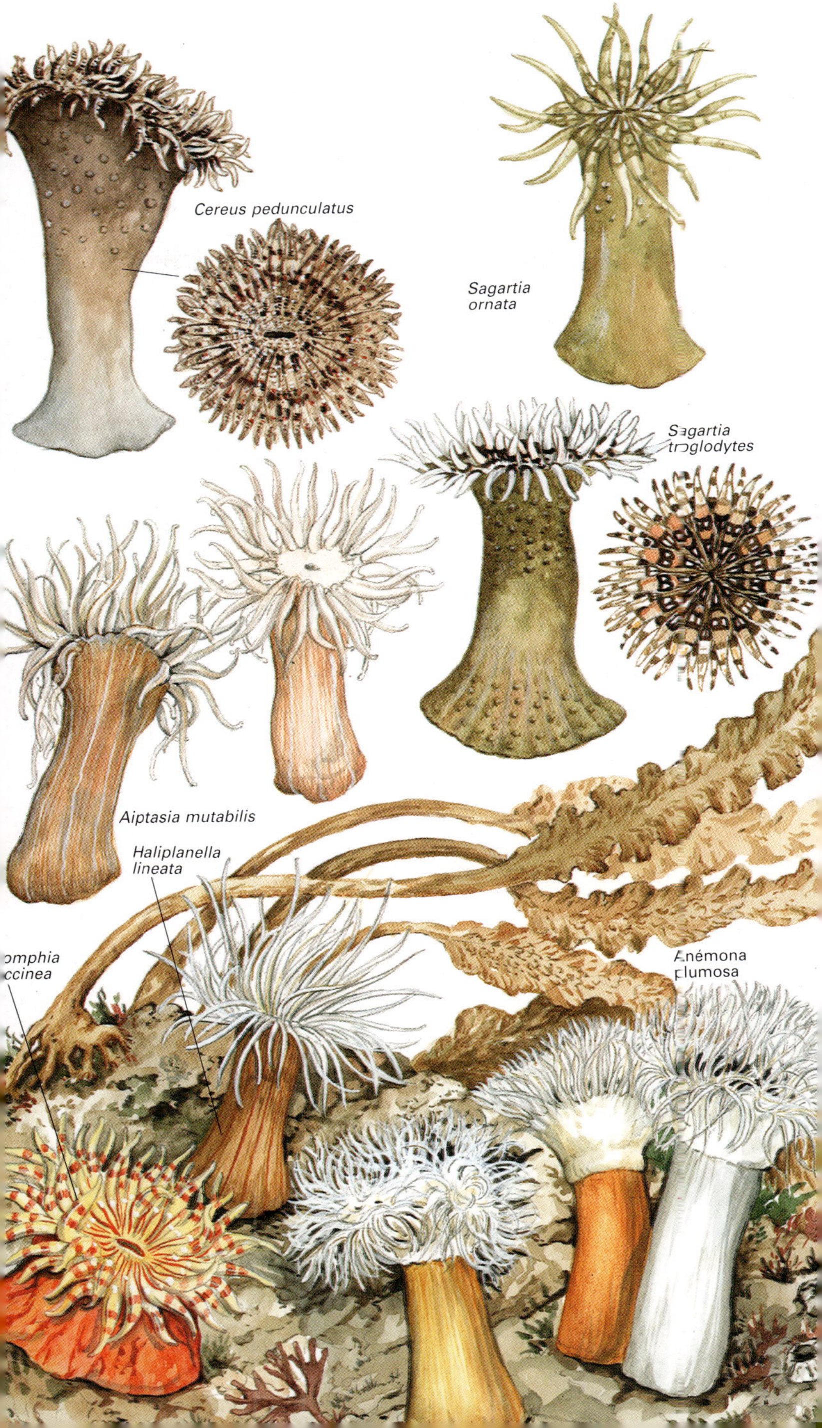
Cereus pedunculatus
Sagartia
ornata
Sagartia
troglodytes
Aiptasia mutabilis
Haliplanella
lineata
omphia
ccinea
Anémona
plumosa

***Sagartia elegans* (Dalyell).** Esta anémona común y bella se da en cinco variedades de color distintivas; var. *nivea*, con el disco y los tentáculos blancos; var. *venusta*, disco anaranjado, tentáculos blancos; var. *rosea*, con tentáculos rosados o magenta; var. *aurantiaca*, con tentáculos anaranjados; var. *miniata*, con disco y tentáculos con dibujos. Todas son altas y esbeltas, más anchas en el disco oral; con unos 200 tentáculos; hasta 30 mm de diámetro; máxima envergadura de los tentáculos 60 mm. Ventosas prominentes y cínclidos indistintos en la parte sup. de la columna. Esta especie se replica por laceración del pie, dando lugar a clones de animales de distintos tamaños. Común en charcas, bajo cornisas, generalmente con la base ligada a una grieta, en costas rocosas de abrigadas a expuestas; también sublitoral somero. GB; N hasta Noruega, S hasta el Medit.

***Sagartiogeton laceratus* (Dalyell).** Esta especie pequeña y esbelta, de hasta 30 mm de altura y 15 mm de diámetro en la base, también se replica por constantes laceraciones del pie y por lo tanto produce pequeños y densos grupos clónicos. Los tentáculos son por lo tanto de disposición muy irregular. Sin ventosas, pero pueden verse grupos de cínclidos en la parte sup. de la columna. Tintes anaranjados característicos, al igual que las marcas oscuras cerca de las bases de los tentáculos. Sobre sustratos duros, sublitoral somero y mar adentro. GB; N hasta Noruega, S hasta Vizcaya.

***Sagartiogeton undatus* (Müller).** Mayor que la especie anterior, hasta 120 mm de altura, 20 mm de diámetro, más ancha a través del disco oral. Hasta 200 tentáculos en series hexaméricas. Sin ventosas, pero cínclidos oscuros conspicuos en el ápice de la columna. Dibujo similar a *S. laceratus* pero sin color naranja; las largas rayas oscuras de los tentáculos son diagnósticas. Costa inf. y sublitoral; en agujeros y grietas en costas rocosas, o unida a una piedra y enterrada en sustratos arenosos. GB; N hasta Noruega, S hasta el Mediterráneo.

Familia Hormathiidae
Grandes anémonas a menudo pegadas a sustratos biogénicos, incluyendo grandes conchas de bivalvos o conchas de gasterópodos habitadas por cangrejos ermitaños. Columna típicamente dura y correosa, con tubérculos prominentes; con acontios. Ocho especies comunes en los mares europeos.

***Adamsia carciniopados* (Otto).** Esta especie es inconfundible debido a su asociación habitual con el cangrejo ermitaño *Pagurus prideauxi*. El amplio disco basal forma dos lóbulos que envuelven la concha del cangrejo, y se encuentran dorsalmente. El disco oral, con aproximadamente 500 pequeños tentáculos, se sitúa por debajo del cangrejo. El disco de la anémona segrega una placa quitinosa, extendiendo el labio de la concha de forma que el cangrejo no necesita cambiarla tan a menudo. El dibujo de la anémona es característico. En BEAV y sublitoral, sobre sustratos mixtos, lodosos o arenosos. Extendido por todo el Atlántico NE, S hasta el Mediterráneo.

Anémona del ermitaño *Calliactis parasitica* (Couch). La gran anémona también vive en asociación con un cangrejo ermitaño, *Pagurus bernhardus*, que habita en conchas de *Buccinum*, pero ocasionalmente vive sola asociada a rocas o conchas vacías. Hasta 100 mm de altura, 50 mm de ancho, firme y rígida, con unos 700 tentáculos esbeltos. Cínclidos situados en la parte inf. de la columna, proyectando los acontios con presteza. Sublitoral somero, sobre suelos mixtos. Costas del S y O de Gran Bretaña e Irlanda, S hasta el Mediterráneo.

***Peachia cylindrica* (Reid) (Haloclavidae).** Una especie excavadora que a veces no se reconoce fácilmente como una anémona cuando está totalmente contraída. Extendida, suele tener 60 mm de longitud y 20 mm de diámetro, pero puede alcanzar los 300 mm cuando está totalmente extendida. Tiene sólo 12 tentáculos, en dos verticilos, que se extienden hasta una envergadura máxima de 150 mm cuando el animal está enterrado. En arena y grava mezcladas, BEAV y sublitoral somero. Costas del O de Europa, S hasta el Mediterráneo.

***Halcampa chrysanthellum* (Peach) (Halcampidae).** Longitud máxima unos 50 mm, pero muy esbelta, de hasta 5 mm de diámetro; parece un gusano cuando está enterrada. La columna tiene tres regiones, la bulbosa **fisa** en el extremo basal, es distintiva. Doce tentáculos cortos. En grava y arena cenagosa, especialmente entre lechos de *Zostera*. BEAV y sublitoral somero. Todas las costas británicas; S hasta Bretaña.

***Edwardsia claparedii* (Panceri) (Edwardsiidae).** Esta anémona esbelta y excavadora tiene una **fisa** pequeña y basal, y una región media de superficie áspera, el **escapo**, con ocho hileras longitudinales de tubérculos. Longitud máxima 70 mm, hasta 5 mm de diámetro. Con 16 tentáculos largos y esbeltos, en dos verticilos de ocho. En lodo y arena fangosa en costas abrigadas, a menudo en lechos de *Zostera*; costa inf. y sublitoral somero. Costas S y O de Gran Bretaña, S hasta el Mediterráneo.

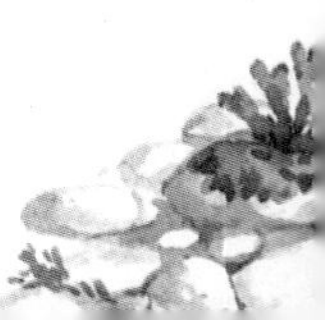

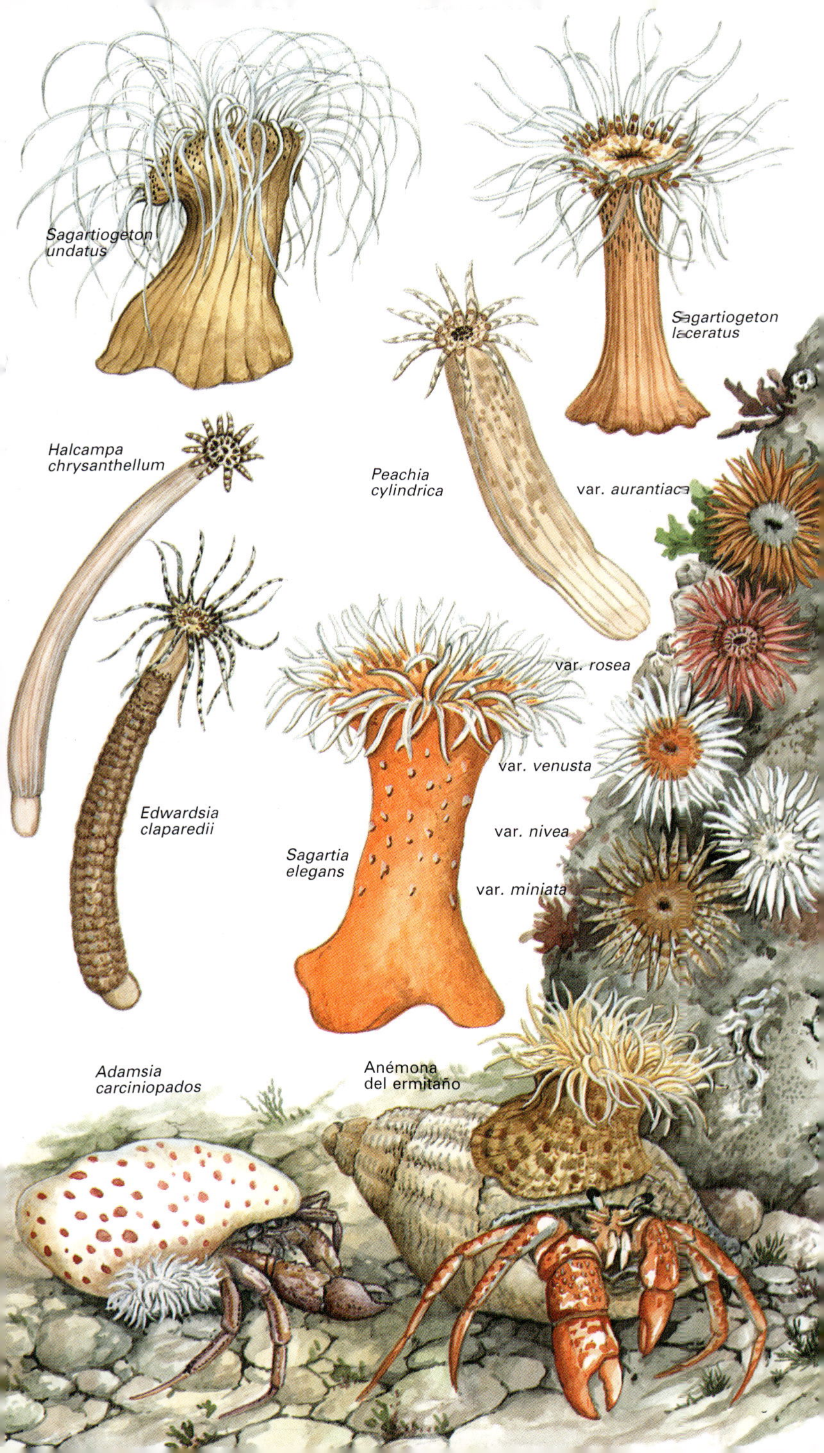

Sagartiogeton undatus
Sagartiogeton laceratus
Halcampa chrysanthellum
Peachia cylindrica
var. aurantiaca
var. rosea
var. venusta
var. nivea
var. miniata
Edwardsia claparedii
Sagartia elegans
Adamsia carciniopados
Anémona del ermitaño

Phylum Ctenophora

Estos animales transparentes y delicados son esencialmente de hábitos pelágicos, aunque se conocen unas pocas especies de los fondos marinos. Suelen congregarse en aguas costeras, especialmente en verano, y a veces quedan atrapados en las charcas dejadas por la marea, o varados en las playas arenosas. Sus gelatinosos cuerpos tienen simetría radial, con una simetría bilateral secundaria. La característica más importante de los ctenóforos son sus ocho series de peines natatorios, cada uno de los cuales consiste en una hilera transversal de cilios, fusionados formando una pequeña placa. Al nadar, estos animales parecen rielar, y de noche son fosforescentes. Todos los ctenóforos son depredadores, y la mayoría utiliza un conspicuo par de tentáculos largos y extensibles, armados con células pegajosas que capturan el plancton superficial.

***Pleurobrachia pileus* (Müller).** Ovoide sólido, hasta 20 mm de long., con tentáculos para pescar plumosos de hasta 140 mm. La especie que queda varada con más frecuencia en las costas europeas, presente durante todo el año, pero especialmente abundante en verano. Por todo el Atl. N incluyendo el Báltico y el Medit.

***Bolinopsis infundibulum* (Müller).** Este ctenóforo grande e irregularmente ovalado, que puede alcanzar 150 mm de long., tiene un cuerpo bastante blando y se rompe fácilmente al tocarlo o al quedar varado. Tiene cuatro hileras cortas y cuatro hileras largas de peines, y tentáculos para pescar ramificados. Distribución como *Pleurobrachia*.

***Eucharis multicornis* Eschscholz.** Un ctenóforo distintivo y extremadamente delicado, con cuerpo aplanado, de unos 100 mm de long. Tiene un par de delgadas placas laterales en el extremo inf. del cuerpo. Atl. N, oceánico; no es común en la costa.

Cinturón de Venus *Cestus veneris* Lesuer. El cuerpo aplanado y acintado de esta especie es el resultado de la gran extensión lateral de cada lado de la boca. Los ejemplares grandes pueden medir más de 1,5 m de long. Nada mediante movimientos sinusoides y serpenteantes. Tropical a templado cálido, oceánico; ocasionalmente en aguas costeras del Medit. y el SO de Europa.

Dedal *Beroe cucumis* Fabricius. Cuerpo cupuliforme y saculiforme de hasta 150 mm de long., con canales internos irradiantes claramente visibles. Carece de tentáculos para pescar; la amplia boca del extremo aplanado traga grandes presas. Común en el Atl. NE, al S hasta el Medit.

Phylum Entoprocta

Estos diminutos animales solitarios o coloniales suelen encontrarse sólo examinando las colonias de hidrozoos, grandes briozoos, estípites de algas y tepes. Muchos son epizoicos sobre crustáceos y poliquetos más grandes. Las especies coloniales se hallan ligadas por un estolón reptante; los zooides erectos son portadores de un **cáliz** de tentáculos sobre un **pedúnculo** de longitud variable. Las formas solitarias están menos claramente divididas en cáliz y pedúnculo, y se unen mediante un pie muscular, o una glándula del pie adhesiva. Podrían confundirse con hidrozoos, pero carecen de la teca colonial común y sus tentáculos son gruesos, ciliados y se contraen bastante lentamente.

***Barentsia gracilis* (M. Sars).** Zooide de hasta 5 mm, cada cáliz sobre un delgado pedúnculo, con una gruesa base peduncular, y uno o dos nodos en toda su longitud. Cáliz de unos 0,4 mm de alto, con 12-18 tentáculos. Costa inf. y sublitoral somero, en una amplia gama de sustratos animales y vegetales. Extendido por todo el Atl. NE, común en todas las costas británicas, S hasta el Medit.

***Pedicellina cernua* (Pallas).** Zooides de hasta 2 mm de altura, cada cáliz sobre un pedúnculo grueso y quebradizo, que se eleva desde un estolón mucho más estrecho. Cáliz de 0,6 mm de altura, comprimido lateralmente y asimétrico, con 24 tentáculos. Distribución como *B. gracilis*, con la que coincide a menudo.

***Loxosoma* y *Loxosomella*.** Estos dos géneros comprenden a la mayoría de entoproctos solitarios. *Loxosoma* tiene un pedúnculo con un disco muscular terminal, y es capaz de moverse por su sustrato. En *Loxosomella* el joven se pega con cemento de la glándula del pie que desaparece cuando el animal madura, y los adultos quedan inamoviblemente ligados. *Loxosomella* agrupa un gran número de especies, cada una limitada a una estrecha gama de invertebrados huéspedes. Se hallan extendidos en aguas costeras someras, frecuentemente sobre grandes poliquetos (*Aphrodita, Gattyana*), sipunculoideos (*Phascolion*) o varios briozoos.

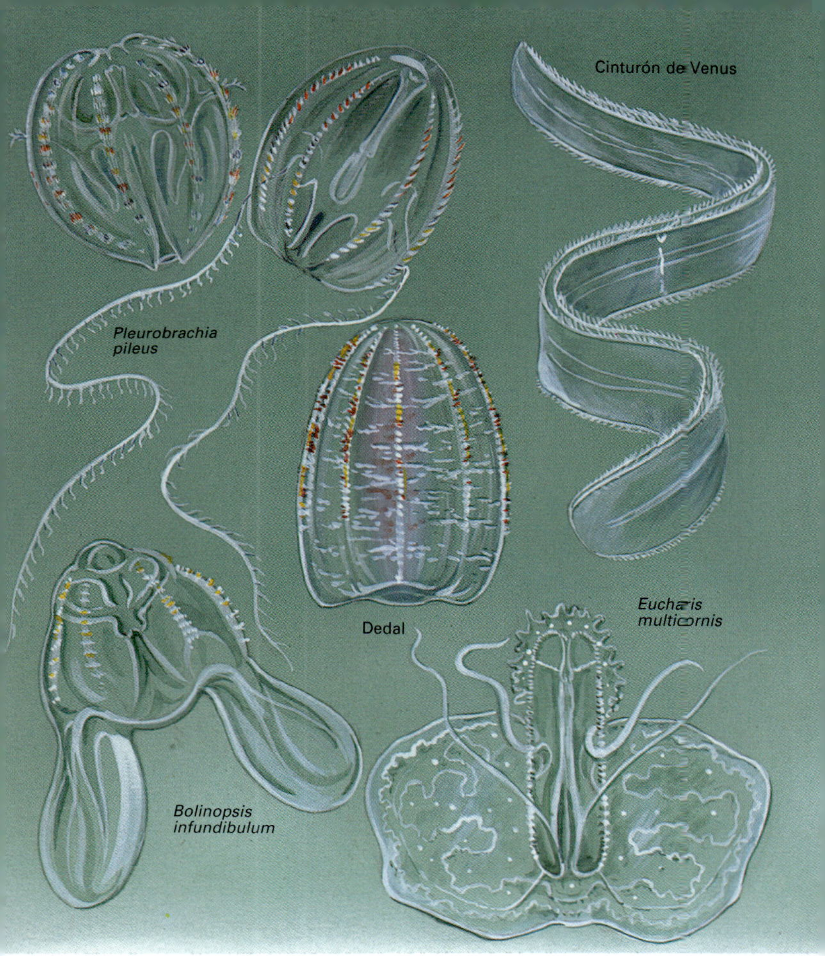
Cinturón de Venus
Pleurobrachia pileus
Dedal
Eucharis multicornis
Bolinopsis infundibulum

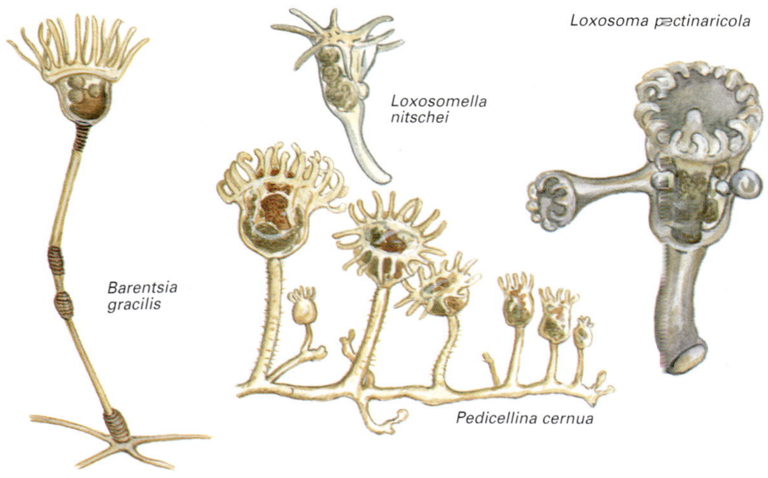
Loxosoma pectinaricola
Loxosomella nitschei
Barentsia gracilis
Pedicellina cernua

GUSANOS PLANOS, Phylum Platyhelminthes

Incluye las tenias y los gusanos trematodos. Los Turbellaria, de pequeño tamaño y cuerpo blando, viven independientemente en aguas dulces o hábitats marinos. Su intestino tiene una sola abertura, en la cara inferior, bien por detrás de la cabeza, que funciona tanto de boca (a menudo con una faringe evaginable como probóscide) como de ano. Todos son carnívoros de pequeños animales o carroña. Se desplazan lentamente, por medio de cilios que recubren su cara inferior; utilizan los músculos para modificar la forma del cuerpo y cambiar de dirección abruptamente. Aparte del intestino, a menudo muy ramificado, no existe ninguna cavidad corporal, por lo que los turbelarios suelen ser frágiles y deben ser manejados cuidadosamente. Son hermafroditas de fecundación cruzada, que se suelen desarrollar sin pasar por ninguna fase larvaria especial.

Convoluta convoluta **(Abildgaard).** Estrecho, de hasta 6 mm de longitud, sin tentáculos. Boca presente pero sin intestino visible. Normalmente verdosa (por las microalgas simbióticas). Orilla inf. hasta 15 m de profundidad, entre algas. M. del N. y Atl. hasta el Medit.; Báltico.
Procerodes littoralis **(Oersted)** (*P. ulvae*). Piriforme aplanado, de hasta 5 mm de long. La estrecha cabeza tiene pequeños tentáculos irregulares con una mancha ocular junto a la base de cada uno. Bajo piedras de la orilla inf. y media, generalmente alrededor de cursos de agua dulce. M. del N. y Atl.; Báltico.
Thysanozoon brocchi **Grube.** Ancho y relativamente grueso, romo por detrás, hasta 50 mm de long. Tentáculos prominentes; cara sup. cubierta con grandes papilas. Rosado a pardo rojizo. Entre algas y mejillones en la orilla del agua y en el sublitoral somero. Medit.
Prostheceraeus vittatus **(Montagu).** Ancho con márgenes muy ondulados, acuminado por detrás, hasta 50 mm de long. Cabeza con tentáculos prominentes y grupos de manchas oculares oscuras. Bajo piedras o fango. M. del N., Canal y Atl. S.
Oligocladus sanguinolentus **(Quatrefages).** Plano, redondeado en cada extremo, hasta 20 mm de long. Cabeza con pequeños tentáculos y numerosas manchas oculares; intestino muy ramificado visible. Bajo piedras y entre algas desde la orilla inf. hacia abajo; a menudo en estípites de laminarias. M. del N. y Atl.

NEMERTINOS, Phylum Nemertea

Animales de cuerpo corto, lisos y viscosos, generalmente cilíndricos y alargados o aplanados pero que son capaces de contraerse mucho y también se fragmentan con facilidad. Puede que la cabeza no se diferencie claramente del cuerpo, aunque ésta suele tener manchas oculares y fosetas sensoriales laterales (**hendiduras cefálicas**). Los nemertinos son vigorosos cazadores de animales que a menudo son tan grandes como ellos mismos, pero también comen carroña. La larga probóscide se utiliza para capturar las presas; en algunas existe un estilete venenoso en la punta. Se evagina desde un poro separado de la boca y delante de ella y no forma parte del tubo digestivo, que discurre más o menos recto a través del cuerpo hasta un ano en el extremo post. Los nemertinos viven en los fondos; muchos de ellos también son buenos nadadores. Los sexos están separados y pueden ser de colores distintos. *Malacobdella grossa* (Müller) vive dentro de la cavidad paleal de la concha de bivalvos y se parece algo a una duela hepática.

Tubulanus annulatus **(Montagu).** Hasta 750 mm de long. (generalmente unos 120 mm), con una cabeza ancha y redondeada. Sin ojos visibles; una hendidura cefálica a lo largo de cada lateral. Bajo piedras o en arena y fango, intermareal y mar adentro. M. del N. y Atl. hasta el Medit. La mayor de varias especies parecidas.
Lineus ruber **(Müller).** Hasta 80 mm de long. Cabeza espatulada, con 3-6 ojos en una hilera en cada lateral; hendiduras cefálicas someras. Pardo rojizo, más pálido por debajo. Intermareal común en arenas fangosas, entre algas o en charcas de las rocas. Ampliamente distribuido desde el M. del N. hasta el Medit. Especies estrechamente emparentadas pueden ser de negras a pardo aceituna.
Lineus bilineatus **(Renier).** Hasta 700 mm de long. (generalmente unos 300 mm). Sin ojos, hendiduras cefálicas profundas. Entre grava, conchas y trozos de algas coralinas, orilla inf. y aguas someras. M. del N. y Atl. hasta el Medit.
Lineus longissimus **(Gunnerus).** Comúnmente hasta 10 **metros** de long. (se han registrado de 30 m). Cabeza de ápice cuadrado, con 10-20 ojos oscuros indistintos a cada lado y profundas hendiduras cefálicas. Pardo oscuro a negro, con brillo iridiscente. En grietas y bajo piedras. M. del N. y Atl.; Báltico.
Amphiporus lactifloreus **(Johnston).** Unos 800 mm de long. Cabeza aplanada, con muchos ojos en dos grupos a cada lado; hendiduras cefálicas que se extienden hacia arriba en la parte trasera para formar una V detrás. En arena o grava desde la costa sup. a aguas profundas; a menudo sobre laminarias en aguas someras. M. del N. y Atl. hasta el Medit.; Báltico.
Oerstedia dorsalis **(Abildgaard).** Menos de 25 mm de long. La cabeza se fusiona con un cuerpo cilíndrico; 4 ojos en un cuadrado. Entre algas en charcas de las rocas o en la orilla inf., a menudo en los estípites del laminarias. M. del N. y Atl. hasta el Medit.; Báltico O.
Tetrastemma melanocephalum **(Johnston).** Hasta 60 mm de long. Cabeza redondeada y plana, con 4 ojos en un cuadrado casi lleno por una mancha negra que puede disimular el par anterior. En grietas, bajo piedras o entre algas, especialmente estípites de laminarias; también en llanuras fangosas de los estuarios y marjales salinos. M. del N. y Atl. hasta Medit.; Báltico O.

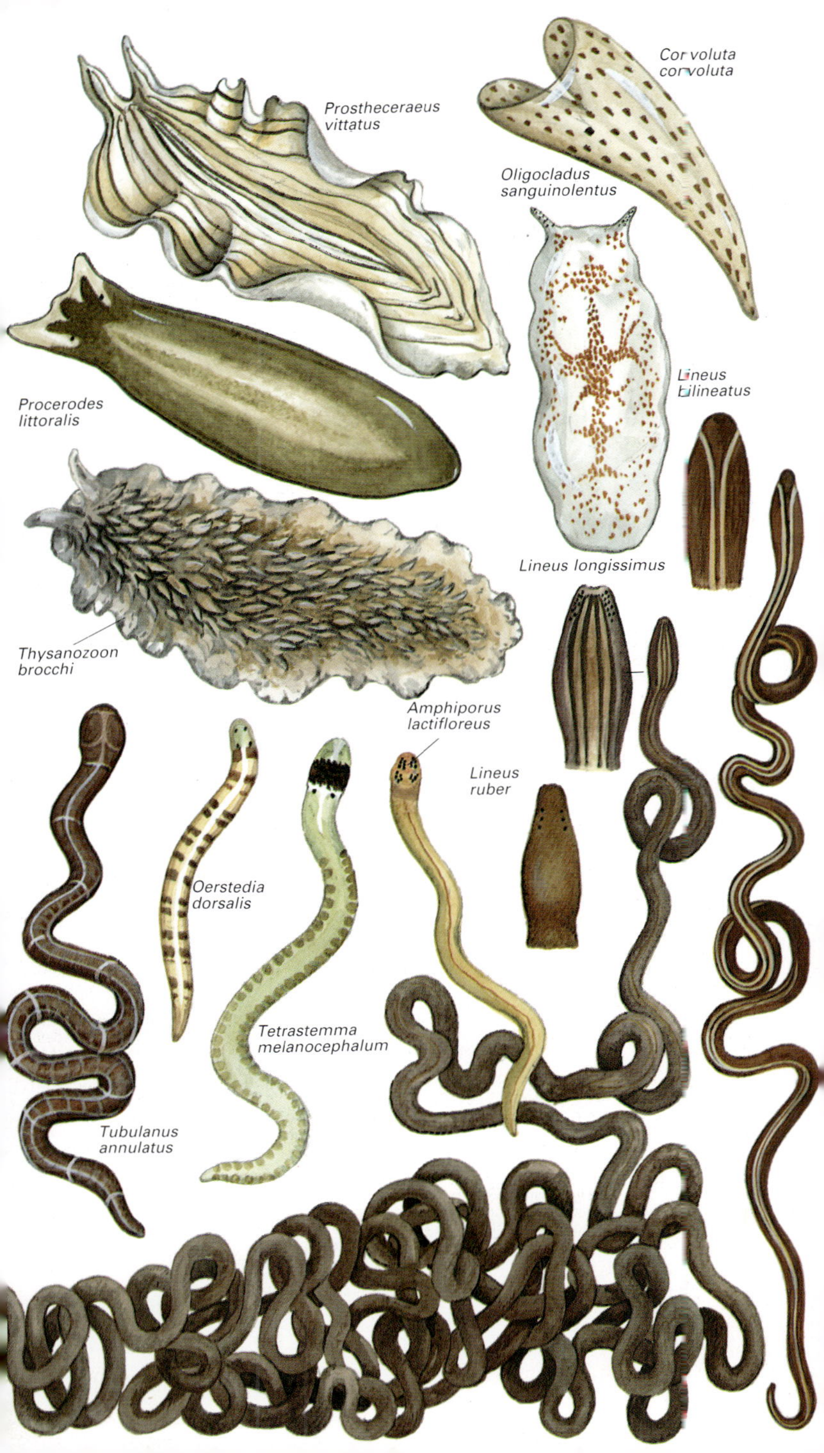
Prostheceraeus vittatus
Convoluta convoluta
Oligocladus sanguinolentus
Procerodes littoralis
Lineus bilineatus
Lineus longissimus
Thysanozoon brocchi
Amphiporus lactifloreus
Lineus ruber
Oerstedia dorsalis
Tetrastemma melanocephalum
Tubulanus annulatus

GUSANOS SEGMENTADOS, Phylum Annelida

El cuerpo anillado parece una ristra de neumáticos de coche (segmentos) a través de la que pasa un tubo flexible (el intestino); cada segmento puede contener diversos órganos distintos. La contracción de los músculos de la pared corporal en varias secuencias de segmentos permite una serie de movimientos que pueden usarse para excavar, reptar o nadar.

CLASE OLIGOCHAETA

Algunas especies acuáticas son muy pequeñas y difíciles de identificar, pero varias de ellas se ven con facilidad bajo algas en putrefacción en la línea de varado o en el rico fango de los estuarios. Tienen una simple cabeza cónica, sin apéndices pero a veces con manchas oculares, y un largo cuerpo cilíndrico de numerosos segmentos. Éstos poseen a cada lado un haz sup. e inf. de cerdas (**quetas**). Los oligoquetos son hermafroditas, con órganos sexuales masculinos y femeninos pares que se abren por separado en la parte inf.; la fecundación suele ser cruzada y pueden almacenar el esperma de su pareja durante algún tiempo en un par de sacos (**espermatecas**). La posición de los poros masculinos, femeninos y de las espermatecas ayuda a diferenciar las familias; los segundos suelen ser inconspicuos.

Familia Enchytraeidae

Quetas cortas, con una sola (ocasionalmente dos) punta. El haz sup. se sitúa más abajo de la mitad del lateral de cada segmento. Los poros de las espermatecas se abren en el segmento 5, los poros masculinos en el 12, y los femeninos en el 13.

***Enchytraeus albidus* Henlé.** Hasta 35 mm de long., alrededor de 55 segmentos. En algas en putrefacción. GB occidental, Canal, Atl. *Fridericia ratzeli* (Eisen) es parecida; alrededor de la mayor parte de Europa NO.

Familia Tubificidae

Las cerdas pueden tener dos puntas (**bífidas**) o ser **pectinadas**. Los poros de las espermatecas se abren en el segmento 10, los poros masculinos (a menudo con una vaina interna del pene tubular y quitinosa) en el 11, los poros femeninos en el 12. Pueden resistir la polución orgánica y suelen hallarse en los ricos fangos intermareales; tienden a enrollarse en espiral cuando se irritan.

***Tubifex costatus* (Claparède).** Hasta 16 mm de long., con unos 40 segmentos. Quetas del haz sup. pectinadas en el primer tercio del cuerpo, bífidas en los dos tercios posteriores y en todos los haces inf. A veces tan densas que el fango toma un color rojo; cuando están cubiertos de agua, ponen la cabeza hacia abajo, moviendo la cola. Toda Europa.
***Tubificoides benedeni* (Udekem)** (*Peloscolex benedeni*). Hasta 55 mm de long., esbelto, hasta 100 segmentos. Piel áspera y verrucosa. Cerdas débilmente bífidas o con una sola punta. Por toda Europa, a menudo con *Clitellio arenarius* (Müller) que es parecido pero tiene la piel lisa.

Familia Naididae

A menudo sin cerdas en la posición sup.; cuando las tiene, son largas y piliformes. Cerdas inf. cortas y bífidas. La mayoría se reproducen asexualmente por gemación, produciendo una cadena corta de individuos; cuando posee poros genitales, éstos se hallan bien hacia delante (los de las espermatecas se abren en el segmento 5, los del ♂ en el 6, y los de la ♀ en el 7). Se suelen hallar desplazándose por la superficie del fango o las piedras y pueden nadar con vigor.

***Chaetogaster diaphanus* Gruithuisen.** Hasta 25 mm de long., con unos 15 segmentos, con el 3 alargado. Sin cerdas sup.; con las inf. robustas y bífidas, incluyendo un haz flabeliforme a cada lado de la boca. Extremo frontal muy contráctil, para movimientos "de bucle". En toda Europa.

SANGUIJUELAS, CLASE HIRUDINEA

Relativamente pocos segmentos que parecen muchos porque cada uno se divide externamente en varios anillos, faltando por completo las quetas. Una ventosa a cada extremo: la ant., más pequeña, rodea la boca; el ano se abre delante de la ventosa trasera; se desplaza con movimientos de bucle por la superficie, utilizando las ventosas, o nadando con graciosas ondulaciones hacia arriba y hacia abajo. Todas las sanguijuelas marinas de aguas templadas pertenecen a la familia Piscicolidae y sorben la sangre de los peces, teniendo algunas un huésped específico. Cuando descansan, la mayor parte del cuerpo es ancha y aplanada, con una región frontal larga y estrecha por detrás de la insignificante cabeza. Sin apéndices, pero en general existen varias manchas oculares.

***Calliobdella lophii* Beneden y Hesse.** De 50 mm de long., con una región frontal esbelta. Ventosa trasera grande. Sin ojos; 11 suaves hinchazones esféricas a cada lado de la parte post. del cuerpo. Bajo las aletas pectorales del rape (*Lophius piscatorius*). Noruega hasta el Medit.
***Oceanobdella blennii* (Knight-Jones).** De 12 mm de long, ancha y aplanada cuando descansa. Región frontal relativamente ancha. Ventosa post. circular. 6 ojos. Tras las aletas pectorales de la babosa crestada (*Lipophrys pholis*); los jóvenes sin pigmentar pueden hallarse en la cámara branquial. N y O de GB, Atl.
***Pontobdella muricata* (L.).** De 100-200 mm de long., sin región frontal obvia. Anillos con pequeños tubérculos. Ventosa frontal mucho mayor que la trasera. Sin ojos. En la cara sup. de las rayas, también en la solla (*Pleuronectes platessa*). Ártico a Medit.

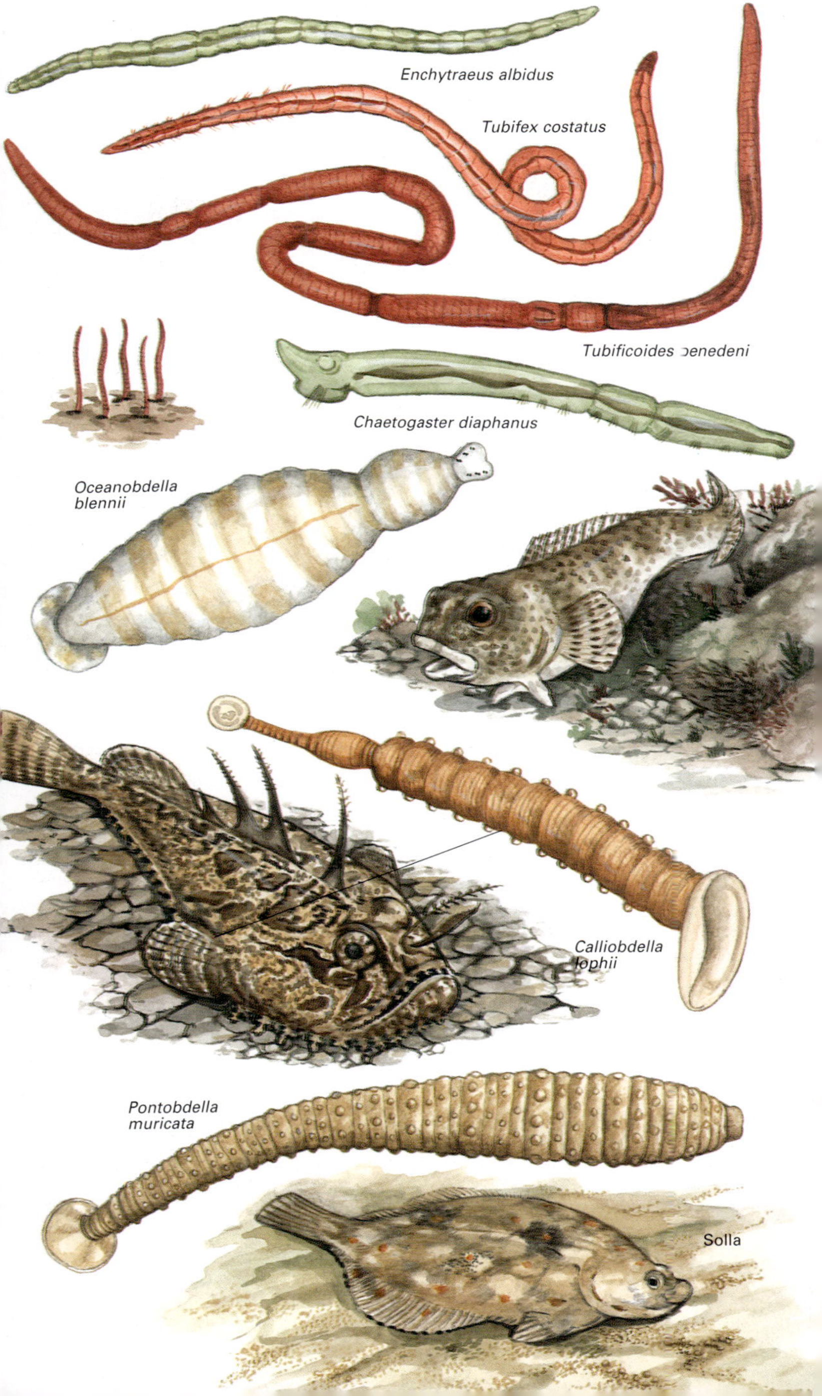
Enchytraeus albidus
Tubifex costatus
Tubificoides enedeni
Chaetogaster diaphanus
Oceanobdella blennii
Calliobdella lophii
Pontobdella muricata
Solla

POLIQUETOS, CLASE POLYCHAETA

Ésta es la subdivisión mayor y más variada de los anélidos. Casi todos viven en el mar. Característicamente, cada segmento de cuerpo tiene a cada lado una extensión (**parápodo**), que consiste en varios lóbulos carnosos que rodean a uno o más haces de cerdas quitinosas (**quetas**). Un parápodo completo tiene dos partes, una (**notópodo**) por encima de la otra (**neurópodo**), aunque puede faltar cualquiera de las dos. Típicamente, ambas partes son parecidas, conteniendo cada una de ellas un haz de numerosas cerdas largas con forma de agujas, lanzas o remos. Funcionan sobre todo como grandes raquetas, pero varias de sus partes (particularmente los **cirros**, típicamente uno por encima del extremo sup. y otro por debajo del haz inf., a menudo en forma de un pequeño cuerno cónico) también pueden estar modificadas en forma de branquias, tentáculos o escamas protectoras. Los parápodos son prominentes en los gusanos que reptan o nadan libremente, lo que les confiere un aspecto algo parecido a un ciempiés. La identificación exacta de las especies estrechamente emparentadas puede precisar su disección, preparación e inspección al microscopio de gran aumento; en este texto se omiten los detalles. La cabeza es prominente, con ojos o manchas oculares, repliegues ciliados y otros apéndices sensoriales que pueden agruparse bajo el término **palpos** (un par, generalmente flanqueando la boca); **antenas** (una o varias, en los laterales o ápice de la cabeza); y **tentáculos** (a menudo varios pares en la región del "cuello", inmediatamente por detrás de la cabeza). La primera parte del intestino, que es musculosa (**faringe**) a menudo puede evaginarse como una probóscide, saliendo del revés por la boca, y puede estar armada de dientes córneos para agarrar las presas o raspar las algas. Dado que la región cefálica y del "cuello" están formadas por varios segmentos, diversamente integrados y muy modificados, no es posible que un observador casual cuente el verdadero número de segmentos de un ejemplar. Algunos pueden carecer de sedas (**aquetos**); el resto se denominan **quetígeros**. Dado que aquí éstas se usan para señalar las diferencias, más que como un carácter preciso, los números consignados se refieren sólo al total de segmentos que se distinguen obviamente unos de otros.

Los gusanos que se mueven por sedimentos blandos se parecen más a las lombrices de tierra, con una cabeza simplificada redondeada o cónica y parápodos más pequeños. Las cerdas pueden ser menos, cortas, robustas y quizás ganchudas. Muchos tienen aún una faringe evaginable que puede utilizarse como un ancla para remolcarse por la arena, o en las arenas fangosas para digerir cualquier nutriente que pudieran contener. Los que permanecen en su lugar durante la mayor parte del tiempo pueden recubrirse de mucus (que a menudo incluye pequeñas piedras, fragmentos de conchas y detritos), excavar una madriguera permanente en los sedimentos o incluso la roca, o hacerse un fuerte tubo de granos de arena cementados o de calcita segregada. Estos gusanos típicamente tienen el cuerpo dividido en dos partes, una región frontal corta y amplia seguida de una porción trasera o "cola" larga y más estrecha. Los parápodos son pequeños pero elaborados: la parte sup. puede parecer la de un gusano móvil activo, mientras que la inf. generalmente toma la forma de un **torus** (un par de caballones hinchados a los lados del segmento que encierran una serie de pequeñas placas con un borde externo dentado, llamadas **uncinos**). Esta disposición se parece bastante a una cremallera cerrada. El gusano utiliza las sedas para desplazarse arriba y abajo del tubo y se bloquea presionando los uncinos contra la pared del tubo.

Todo gusano fijo se enfrenta al problema de obtener el alimento, mantener un suministro de agua para respirar y librarse de sus desechos. Algunos extienden una red de tentáculos móviles, recogiendo los detritos que se han depositado en el fondo; otros conducen una corriente a través de su tubo, filtrando las posibles partículas de alimento del agua. Las branquias están pegadas cerca del extremo cefálico, así como penachos de filamentos o cortas estructuras breñosas. Los más especializados (los sabélidos) llevan en la cabeza una corona de rígidos tentáculos plumulosos, que parece un volante, a través de los cuales los cilios batientes llevan una corriente de agua que se utiliza tanto para la respiración como para la alimentación. Tales corrientes también se utilizan para llevarse los desechos, aunque con el ano en el extremo post., se precisan dispositivos especiales para conducirlos hasta la boca del tubo ciego.

Los sexos de la mayoría están separados y en las especies más translúcidas pueden ser de colores diferentes cuando maduran, según si contienen huevos o bien espermatozoides.

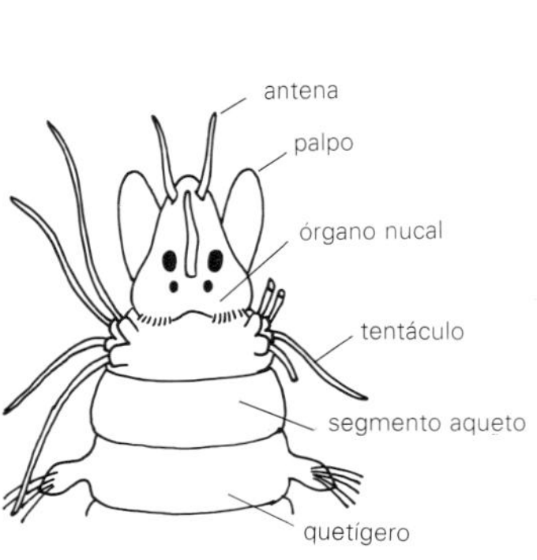

parte anterior de un gusano activo

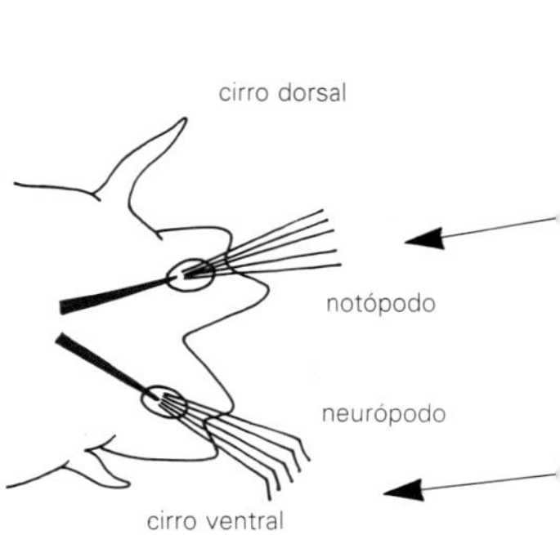

parápodo de un gusano activo

Éstos suelen liberarse por separado en el agua, donde tiene lugar la fecundación. En algunas familias, todo o una parte del adulto reproductor puede desarrollar modificaciones para mejorar su capacidad natatoria y luego, durante un corto período definido por la luna y las mareas, agruparse en la superficie con otros individuos para una liberación en masa más eficaz de los productos sexuales. Algunos gusanos tubícolas, no obstante, son hermafroditas de fecundación cruzada, y pueden incubar sus huevos, liberando larvas. Diversas fases larvarias (y a veces también postlarvarias) nadan en el plancton durante períodos que van desde sólo unos pocos minutos a varias semanas.

Para identificar un gusano con exactitud, casi siempre es necesario poseer el extremo cefálico. Dado que el ano está rodeado por una disposición característica de papilas o lóbulos, también será preciso el extremo post. Siempre que sea posible, debería intentarse clasificar el ejemplar mientras aún está vivo con todo su colorido y sus movimientos característicos. También es importante la posición que ocupa en la orilla, y las aparentes asociaciones con otro animal o vegetal y la naturaleza de su madriguera o tubo, si los tiene. Luego el animal puede liberarse en su medio ambiente sin haber sufrido ningún daño. De vuelta al laboratorio, es posible relajarlo con un agente narcotizante para estudiarlo más de cerca (ponerlo en agua de mar con cloruro de magnesio al 7,5 % o añadir un 70 % de etanol gota a gota hasta que deja de responder al tacto). Durante este proceso, puede que evagine la probóscide. El gusano debería recobrarse si es devuelto bastante deprisa al agua de mar limpia. Si es estrictamente necesario retener al ejemplar, debería fijarse en agua de mar con formol al 10 % durante al menos 24 horas, una vez relajado, y luego lavado en agua dulce y almacenado en un 70 % de etanol. Invariablemente, con este método de almacenamiento los colores se pierden o cambian.

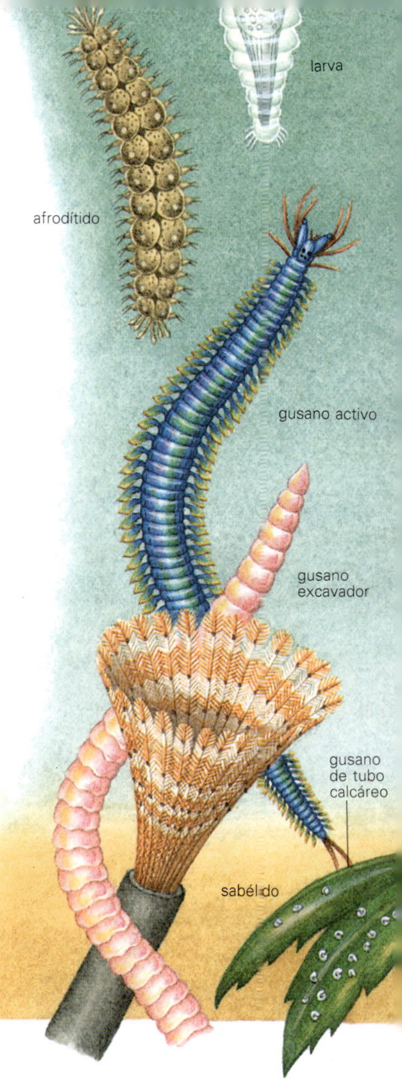

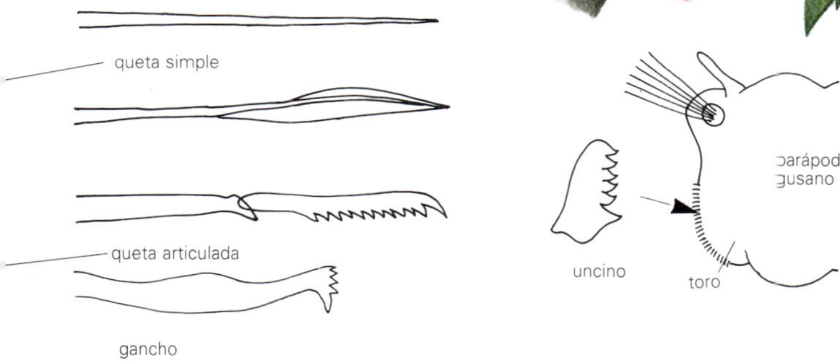

Familia Nereidae

Gusanos activos con un cuerpo largo y esbelto con cien o más segmentos parecidos; en los bien desarrollados parápodos existen las mitades sup. e inf. completas (**birrámeos**). En la cabeza, un par de gruesos palpos prominentes que solapan la boca; hay cuatro ojos en un cuadrado algo burdo, dos pequeñas antenas y cuatro pares de tentáculos, por lo general aproximadamente tan largos como la anchura del cuerpo (el post. a menudo más largo). Cuando el gusano está agitado, puede proyectar desde su boca una gran probóscide con un par de dientes fuertes, oscuros y parecidos a mandíbulas en su extremo abierto; por su superficie se hallan esparcidos unos dientes oscuros mucho más pequeños, cuya disposición ayuda a identificar a algunas especies. Los nereidos excavan en el fango, se arrastran por el fondo y ocasionalmente nadan, tomando una gran variedad de alimentos. Muchas especies se desarrollan dando una fase reproductiva (**epitoca**) con los parápodos agrandados en la mitad post., para ayudar en la natación en superficie, a veces en grandes números.

Nereis diversicolor **Müller** (*Hediste diversicolor*). Cuerpo aplanado, bastante fláccido. 60-120 mm de long. Color variable —verdoso, amarillento o anaranjado— con un prominente vaso sanguíneo rojo bajando por el centro del dorso. Excava en la arena fangosa, típicamente en estuarios abrigados. Todo el NO de Europa (incluyendo el O del Báltico) hasta el Medit. Muy utilizado como señuelo por los pescadores de caña.

Nereis fucata **(Savigny)** (*Neanthes fucata*). Cuerpo aplanado, marcadamente aguzado hacia delante y detrás. 100-200 mm de long. Palpos bastante pequeños, tentáculos cortos. Pardusco o amarillo rosado, con el vaso sanguíneo rojo por el centro del dorso enmarcado en blanco. Principalmente se encuentra compartiendo grandes conchas ocupadas por un cangrejo ermitaño, ocasionalmente de vida libre. Mayoría de las costas del NO de Europa hasta el Medit.

Nereis pelagica **L.** Cuerpo cilíndrico y firme, 60-120 mm de long. Palpos muy grandes. Color bronce con un brillo metálico verdoso. Se desplaza bastante deprisa entre las algas, en estípites de laminarias y en masas de mejillones en aguas someras. Del Ártico al Medit.

Nereis virens (Sars) (*Neanthes virens*). Cuerpo ancho, fláccido, arrugado transversalmente en el dorso; hasta 250 mm (a veces 400 mm) de long. con hasta 175 segmentos. Tentáculos bastante largos; repliegue dorsal de los parápodos grande y folioso. Verde oscuro con una iridiscencia azulada, repliegues dorsales bordeados de amarillo. Excava en el fango de la orilla inf. y el sublitoral somero, nada bien. S y O de GB, Atl. Muy valorado como cebo por los pescadores de caña; los ejemplares grandes pueden asestar un doloroso mordisco.

Gusana *Perinereis cultrifera* (Grube). El cuerpo se aguza acusadamente hacia atrás, el dorso bien arqueado, 100-250 mm de long. Dos cortas hileras de dientes a través del ápice de la probóscide que parecen cejas. Verde bronceado, con un vaso sanguíneo rojo prominente que baja por el centro del dorso y parápodos pardo rojizos. Construye galerías en los sedimentos bajo las piedras o entre porretos, nada torpemente. Alrededor del NO de Europa hasta el Medit. Usado como cebo por los pescadores de caña.

Platynereis dumerilii **Audouin y Milne-Edwards.** Cuerpo que se hace muy estrecho hacia atrás, 20-60 mm de long. Tentáculos muy largos (el par post. puede tener un cuarto de la long. del cuerpo). Mandíbulas y dientes de la probóscide pálidos. Color variable —verdoso, amarillento, rosado o rojizo. Ocupa un tubo mucoso en grietas de las rocas o estípites de laminarias en aguas someras y en el sublitoral somero. Cosmopolita.

Familia Nephtyidae

Gusanos activos con unos 100 o más segmentos, de sección bastante cuadrada; el cuerpo parece más aplanado por los fuertes parápodos birrámeos que se extienden a cada lado. Nadan con un característico movimiento lateral rápido que empieza desde atrás. Cabeza pequeña, con cuatro cortas antenas y sin ojos obvios, pero con una larga probóscide que puede proyectarse y utilizarse para excavar rápidamente en el sedimento (no construyen una madriguera definitiva). En todos los segmentos menos los primeros hay una branquia roja y semilunar entre los lóbulos sup. e inf. de cada parápodo. Un solo filamento largo sale del extremo post. Parece que tienen una dieta variada, pero seguramente son sobre todo carnívoros. Los gusanos grandes se utilizan como señuelos por los pescadores de caña. Típicamente son de color blanco perla o grises, variadamente velados de rosa o amarillo y con quetas doradas.

Nephtys caeca **Fabricius.** La especie mayor, 150-250 mm de long. La probóscide tiene numerosas papilas de un tamaño parecido. Los cirros ventrales y dorsales del primer segmento del cuerpo son tan largos como las antenas. En arena limpia o fangosa de las aguas intermareales y someras, a veces entre las piedras. Desde el NO de Europa hasta el Ártico.

Nephtys hombergi **Savigny.** 100-200 mm de long. Probóscide con papilas prominentes, incluyendo una dorsal media muy grande cerca de su abertura. El cirro dorsal del primer segmento del cuerpo se reduce a una pequeña hinchazón, a pesar de que la ventral es aprox. tan larga como las antenas. En arena limpia o fangosa de aguas intermareales y someras, a veces entre algas o rocas. Desde el NO de Europa hasta el Medit. y el S de África.

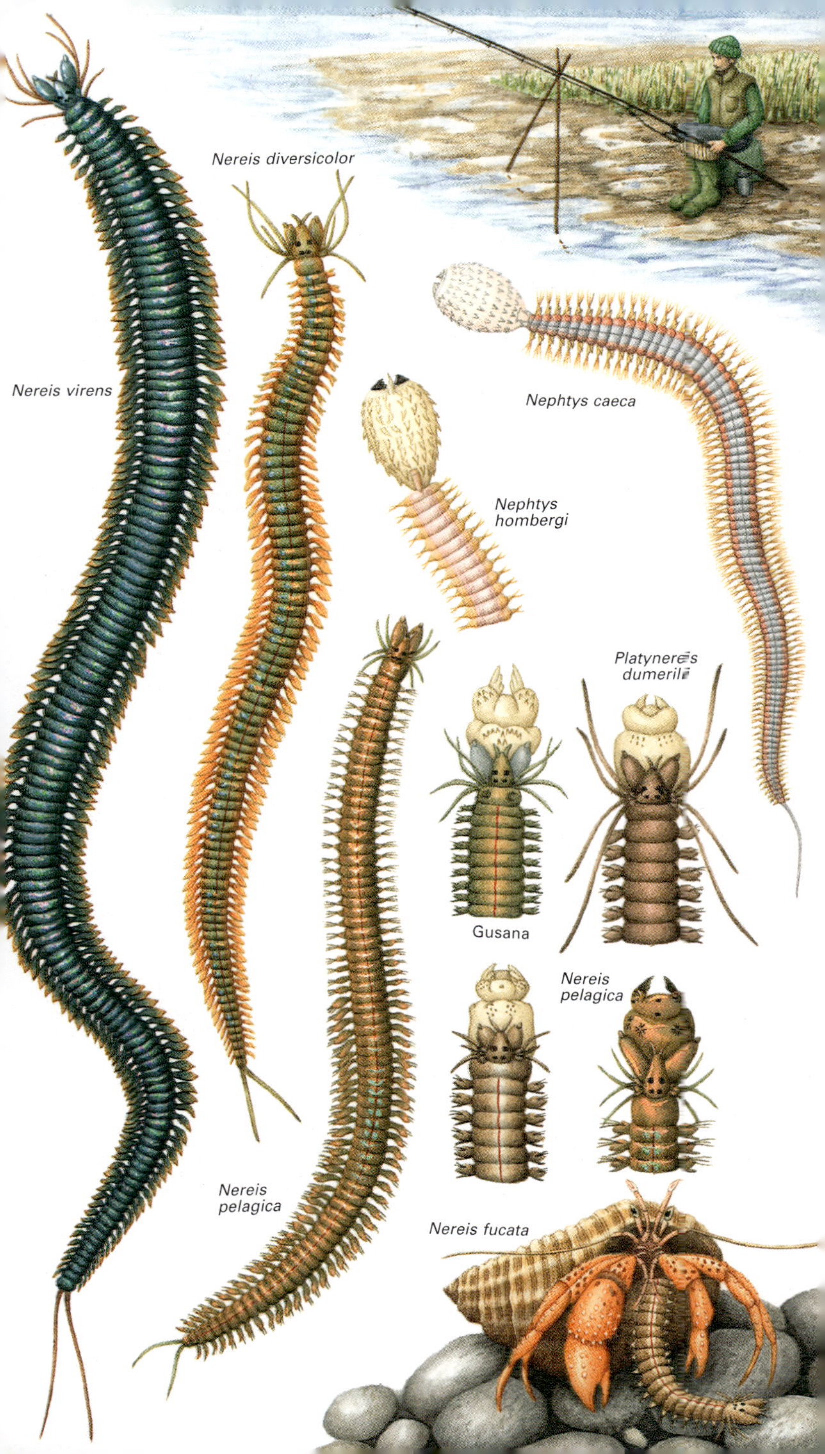

Nereis diversicolor
Nereis virens
Nephtys caeca
Nephtys hombergi
Platynereis dumerili
Gusana
Nereis pelagica
Nereis pelagica
Nereis fucata

Familia Phyllodocidae

Gusanos largos, delgados, muy activos, a menudo con varios cientos de segmentos parecidos; sólo la mitad de cada parápodo está bien desarrollada, con un gran repliegue dorsal folioso. La cabeza tiene dos pares de cortas antenas delante, dos ojos, y en algunas especies una quinta antena entre éstos. En la parte trasera de los ojos hay dos o cuatro pares de tentáculos de diversas longitudes. Cuando se les molesta, pueden proyectar desde la boca una gran probóscide sin dientes, pero con diversas papilas grandes rodeando la abertura; tienen la superficie acaballonada o verrucosa. Los Phyllodocidae son sobre todo carnívoros; segregan mucus libremente cuando se les maneja. Los huevos, verdes o rojizos, son puestos en masas redondeadas ancladas por un pedúnculo a las algas o la arena.

***Anaitides maculata* (L.)** (*Phyllodoce maculata*). De 30-100 mm de long. Cuatro pares de largos tentáculos; mitad delantera de la probóscide acaballonada y arrugada, la mitad trasera con hileras de papilas. Repliegues dorsales (remos) bastante cuadrados. Cuerpo blancuzco o amarillento, con bandas transversales pardo oscuras; repliegues parduscos. Bajo piedras y lechos de mejillones sobre arena fangosa. Ártico y NO de Europa (incluyendo O del Báltico).

***Eteone foliosa* Quatrefages.** De 120-300 mm de long. 2 pares de tentáculos cortos y flabeliformes; probóscide con escasas hileras de grandes papilas. Remos redondeados. Blanco amarillento con una mancha violeta en la base de cada remo. En grietas en las rocas o arena limpia. SO de GB y Atl.

***Eteone picta* (Quatrefages)** (*Mysta picta*). Cuerpo aplanado, que se aguza marcadamente en cada extremo, 30-60 mm de long. Dos pares de tentáculos cortos y finos; probóscide con dos hileras de papilas grandes y fláccidas bajando por cada lateral. Remos anchos y con punta roma. Color y dibujo variables; rosa o verde amarillento con bandas de manchas purpúreas o rojizas atravesando el dorso hacia abajo; cada remo tiene una mancha pardusca. Entre piedras y algas en aguas someras y mar adentro. Alrededor de la mayoría de GB; Canal y Atl. hasta el Medit.

***Eulalia viridis* (L.).** 50-150 mm de long. Una quinta antena en los dos ojos, cuatro pares de tentáculos bastante largos pero robustos; probóscide cubierta de pequeñas papilas apretadamente empaquetadas. Remos largos, estrechos y puntiagudos. Verde medio a oscuro brillante, a veces con marcas negras en el dorso. A menudo obvia, moviéndose por las rocas intermareales, también en estípites de laminarias. Por todo el NO de Europa hasta el Medit. ***E. bilineata* Johnston** es parecida pero bastante más pequeña con remos ovalados; color más pálido (♂ maduros amarillentos), con dos líneas irregulares más oscuras bajando por el dorso. M. del N. hasta el Medit.; en GB sobre todo costas del SO.

***Eumida sanguinea* (Oersted)** (*Eulalia sanguinea*). Cuerpo robusto con el dorso arqueado, 30-60 mm de long. Una quinta antena en el centro de la cabeza delante de los ojos, cuatro pares de tentáculos largos y finos; probóscide lisa cuando está del todo extendida, si no irregularmente arrugada. Remos anchos pero puntiagudos. Color y dibujo variables, puede ser blanco grisáceo con manchas marrones, verde amarillento o pardo rojizo con bandas blancas a través del dorso. Bajo piedras o en estípites de laminarias en aguas someras, entre conchas viejas mar adentro. Por todo el NO de Europa hasta el Medit.

***Eumida punctifera* (Grube)** (*Pirakia punctifera*) (no ilustrada). Cuerpo bastante robusto, 60-150 mm de long. Quinta antena saliendo de una gran mancha oscura entre los ojos, cuatro pares de tentáculos bastante largos pero robustos; probóscide cubierta de muchas pequeñas papilas. Remos anchos pero puntiagudos. Verdoso o amarillento; con 1-2 bandas de manchas más oscuras a través del dorso de cada segmento; cada remo con mancha grande parda en su centro. Bajo piedras y en grava fangosa en bajamar y mar adentro. M. del N. hasta el Medit; en GB principalmente en las costas del SO.

***Nereiphylla paretti* Blainville** (*Phyllodoce paretti*). Cuerpo marcadamente aguzado en cada extremo, 150-300 mm de long. Cuatro pares de tentáculos bastante largos y robustos, los dos últimos aplanados; parte frontal de la probóscide con caballones a su través, la parte trasera cubierta de pequeñas papilas. Remos anchos pero puntiagudos en la parte media del cuerpo, más largas y estrechas delante. Dorso de un azul vivo iridiscente o gris pizarra, cara inf. amarilla o rosada, remos verdes con borde amarillo. Entre piedras y bajamar y mar adentro. M. del N. hasta el Medit.

***Phyllodoce lamelligera* Johnston.** 60-600 mm de long. Cuatro pares de finos tentáculos, los post. bastante largos; probóscide con seis caballones longitudinales prominentes y numerosos pliegues transversales. Remos grandes y puntiagudos. Verde oscuro con iridiscencia azul, remos verdosos o pardo amarillentos. Entre piedras y estípites de laminarias en la bajamar, también mar adentro. SO de GB, Canal y Atl. hasta el Medit. ***P. laminosa* Savigny** es parecida pero puede ser incluso más larga (hasta 750 mm), con remos anchos pero acuminados más cortos; verde muy oscuro con bandas transversales de un verde más pálido o pardas. Bajo piedras o en grietas de las rocas en la bajamar. Alrededor de la mayor parte de GB y M. del N. hasta el Medit.

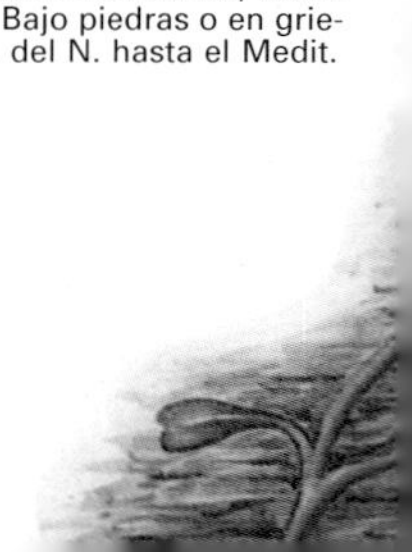

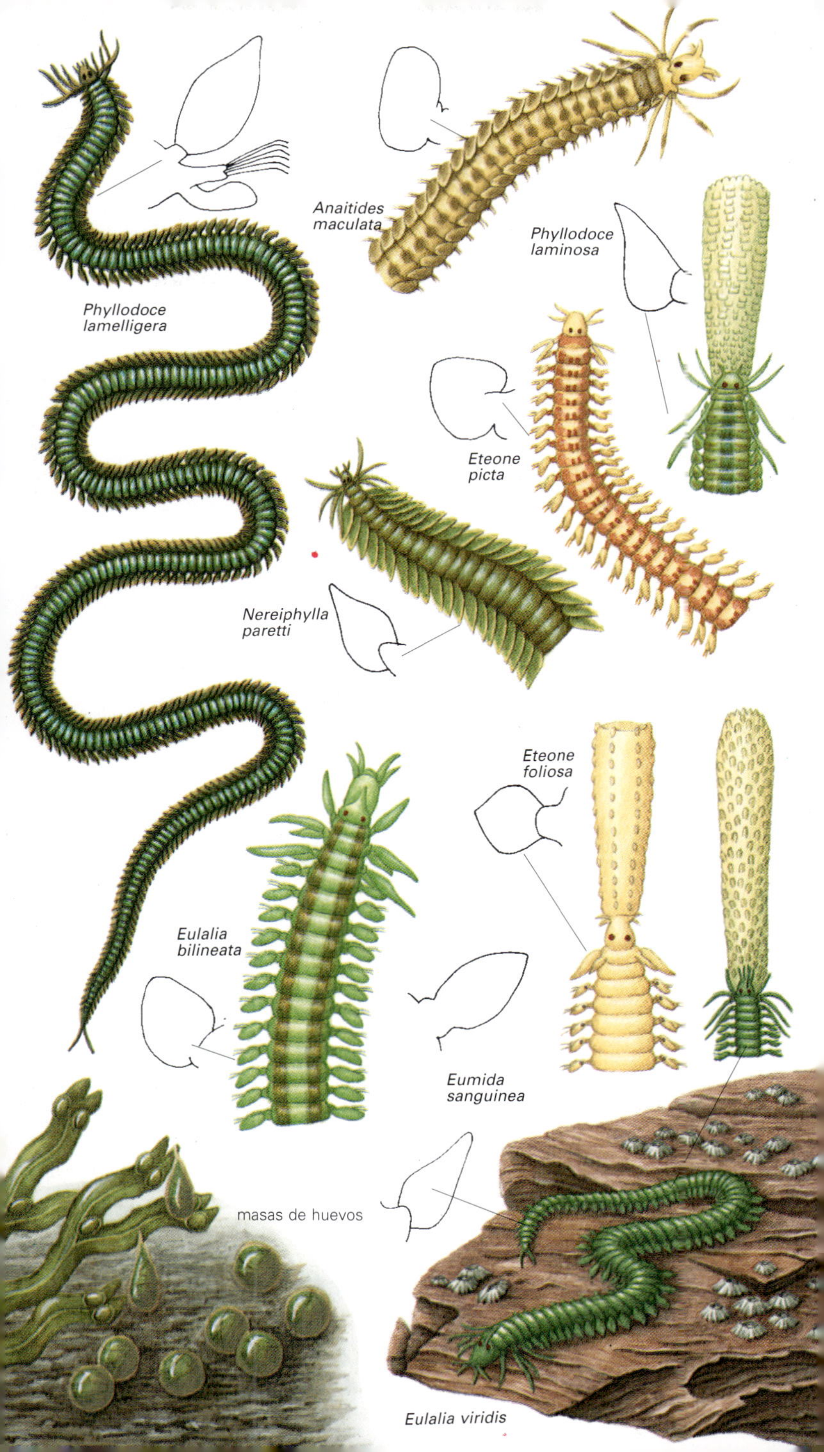
Phyllodoce lamelligera
Anaitides maculata
Phyllodoce laminosa
Eteone picta
Nereiphylla paretti
Eteone foliosa
Eulalia bilineata
Eumida sanguinea
masas de huevos
Eulalia viridis

Familia Syllidae

Gusanos a veces muy pequeños, activos, de cuerpos esbeltos, generalmente con 50-100 segmentos, bordeados con cirros dorsales largos y digitiformes. Los palpos que recubren la boca son aplanados, a menudo unidos en la línea media y frecuentemente invisibles desde arriba. La cabeza tiene también cuatro ojos, tres antenas y normalmente dos pares de tentáculos. Estos apéndices pueden ser largos y, junto con los cirros dorsales, estar **articulados** (divididos en numerosos segmentos cortos como una sarta de perlas). La faringe tiene un solo diente puntiagudo y/o un anillo de pequeños dientes en su extremo abierto; puede proyectarse como una larga probóscide pero generalmente está contraída o enrollada en forma de S dentro de los primeros pocos segmentos, delante de una "molleja" en forma de tonel. Ambos pueden verse a menudo a través de la pared del cuerpo. Los parápodos son simples, con sólo la mitad de los componentes básicos (**unirrámeos**) y pocas cerdas. La mayoría de Syllidae se pueden hallar en la bajamar y en el sublitoral somero, entre los animales sedentarios sobre los que se alimentan o protegiéndose en los estípites de laminarias o en las grietas. Se reproducen de diversos modos, a veces desarrollando un estadio que nada en la superficie (**epitoca**) con las cerdas agrandadas como remos o dando lugar por gemación a una serie de pequeños individuos (**estolones**) que forman grupos para reproducirse cuando son liberados.

***Amblyosyllis formosa* (Claparède).** Cuerpo en 15 segmentos obvios, cada uno más ancho por detrás para formar una silueta en zigzag, junto con una cabeza más pequeña; 10-15 mm de long. Todos los apéndices largos, los cirros dorsales lo son particularmente. Dos repliegues sensoriales ciliados se extienden hacia atrás desde la cabeza, pareciendo largas orejas. Blanco crema, con dos o más rayas pardas o violetas atravesando cada segmento. A menudo sobre algas verdes. Alrededor de la mayor parte de GB; Atl. y Medit.

***Autolytus prolifer* (Müller).** 5-15 mm de long., apéndices bastante cortos exceptuando las largas antenas medias y los primeros cirros dorsales. Puede llevar detrás hasta cuatro estolones. Incoloro, blanco o anaranjado amarillento con manchas más pequeñas. M. del N., Atl. y Medit. Existen diversas especies parecidas.

***Eusyllis blomstrandi* Malmgren.** Cuerpo hinchado y frágil, 6-10 mm de long. Antenas y tentáculos inf. bastante cortos, tentáculos sup. y cirros dorsales bastante largos. Palpos cortos, anchos y bien separados; un repliegue semicircular se extiende por encima del dorso de la cabeza a partir del segmento portador de los tentáculos. Anaranjado o amarillento, puntas de los cirros pardas. A menudo en tubos mucosos. Atl. y Medit.; Ártico.

***Exogone naidina* (Oersted)** (*E. gemmifera*). En forma de larva, con 24-33 segmentos obvios, 2-4 mm de long. Antenas cortas y robustas; tentáculos (sólo un par) y cirros reducidos a nódulos pequeños y redondeados. Palpos largos (extendiéndose más allá de las antenas), anchos, casi unidos por entero. Incoloro o amarillento; puede haber huevos o embriones anaranjados en la parte inf. de la hembra. SO de GB, Atl. (hasta los trópicos) y Medit. Existen diversas especies. *Sphaerosyllis bulbosa* Southern es algo similar, 5-6 mm de long., con apéndices reducidos pero más hinchados (no en el Medit.).

***Myrianida pinnigera* (Montagu).** 15-30 mm de long. Antena media, tentáculos sup. y cirros dorsales largos y aplanados como una hoja estrecha. Puede arrastrar una cadena de hasta 30 estolones detras de sí (duplicando su long.). Blanco con grandes manchas amarillas, naranjas o rojas. SO de GB, Atl. y Medit.

***Odontosyllis gibba* Claparède.** Robusto pero frágil, 5-25 mm de long. Antenas y tentáculos cortos; cirros dorsales fusiformes. Un repliegue casi circular se extiende por encima del dorso de la cabeza desde el segmento portador de tentáculos. *O. ctenostoma* Claparède es parecido. Blanco con marcas violetas. O de GB; Atl. y Medit.

***Proceraea picta* Ehlers** (*Autolytus pictus*). 10-25 mm de long. Antenas y tentáculos muy largos, todos los cirros menos el primer par dorsal bastante cortos. Púrpura pardusco con líneas pálidas a lo largo y a través del dorso, cara inf. rosada. A menudo entre esponjas. GB, Atl. (hasta los trópicos) y Medit.

***Syllis gracilis* Grube.** 25-50 mm de long. Antenas y tentáculos cortos, cirros dorsales alternadamente cortos y de long. media, todos articulados. Palpos largos y bien separados. Pardo amarillento pálido, a veces con líneas de puntos pardos a través de los segmentos. Cosmopolita.

***Typosyllis prolifera* (Krohn).** 10-25 mm de long. Antenas y tentáculos bastante largos; cirros dorsales alternativamente largos y ligeramente más cortos, todos articulados. Palpos largos, separados pero cercanos. Colorido muy variable, desde gris, pasando por amarillo pardusco, hasta rojizo; los huevos o espermatozoides pueden verse como unas masas violáceas o pardas en el interior. S y O de GB, Canal y Atl. hasta el Medit. Existen especies muy parecidas.

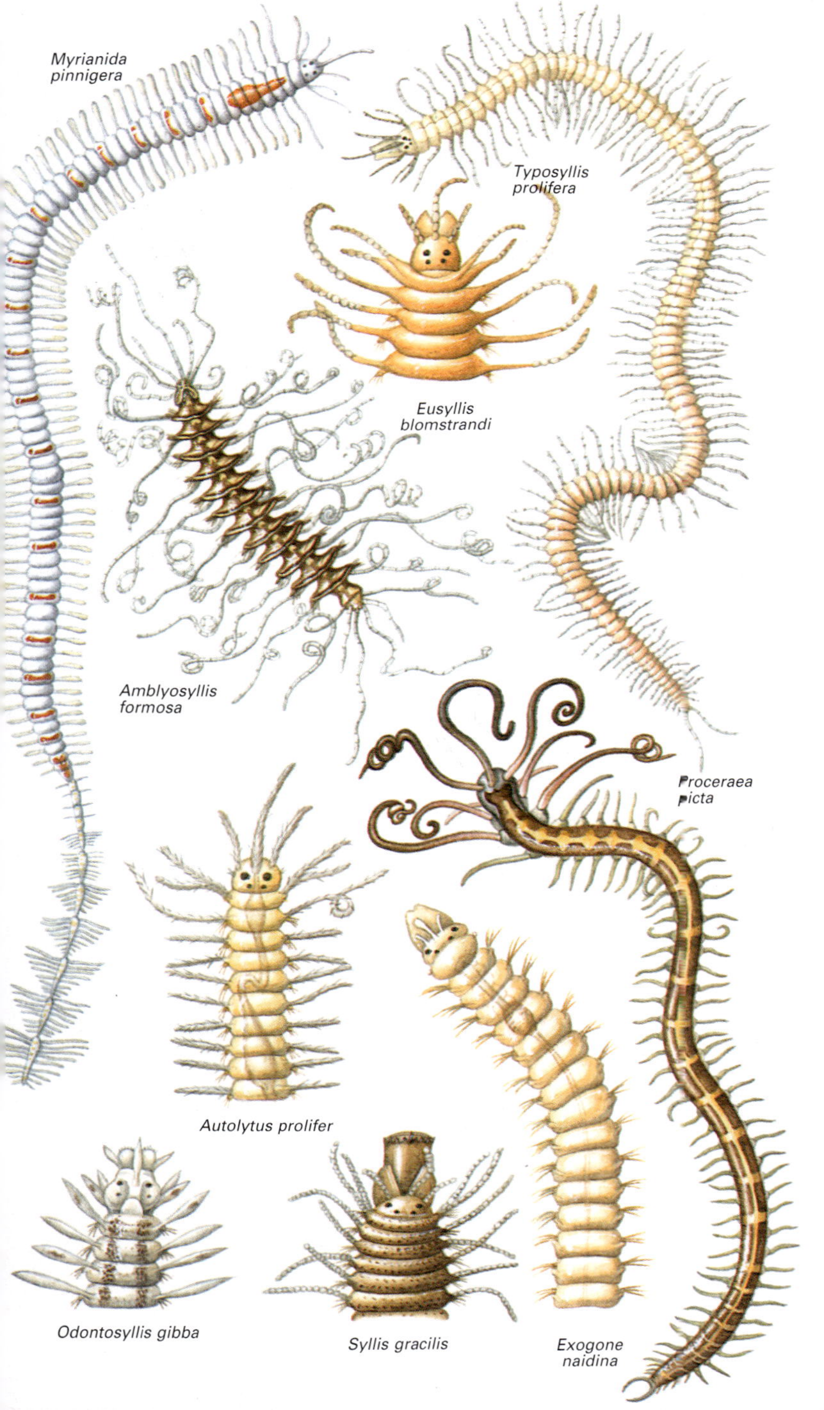
Myrianida pinnigera
Typosyllis prolifera
Eusyllis blomstrandi
Amblyosyllis formosa
Proceraea picta
Autolytus prolifer
Odontosyllis gibba
Syllis gracilis
Exogone naidina

Familia Amphinomidae

Gusanos aplanados, a menudo cortos, con pequeña cabeza enterrada entre los primeros parápodos, dirigidos hacia delante. Una cresta carnosa y fresca (**carúncula**) se extiende hacia atrás desde la cabeza por encima de varios segmentos en la mayoría de las especies; la cabeza también situada bien hacia atrás en la cara ventral. Ambas partes del parápodo presentes (**birrámeos**) y bien separadas, los componentes de la mitad sup. a menudo extendiéndose a través del dorso. Absorben los fluidos corporales de varios animales sésiles y a menudo poseen brillantes coloridos para confundirse con ellos.

***Euphrosyne foliosa* Audouin y Milne Edwards.** Cuerpo ovalado alargado con el dorso arqueado, de hasta 30 mm de long. y 10 mm de ancho. Carúncula un caballón flanqueado por canalones ciliados, extendiéndose hacia atrás en cinco segmentos. Una banda de cerdas, branquias breñosas y cirros digitiformes se extiende a través del dorso a partir de cada parápodo, dejando desnuda una estrecha franja en la línea media. Anaranjado, rojo ladrillo o bermellón. Bajo piedras, entre conchas y en estípites de algas en la bajamar y mar adentro. Cosmopolita.

***Hermodice carunculata* (Pallas).** Cuerpo más agusanado, de 60-300 mm de long., de sección bastante cuadrada. Carúncula como una doble serie de repliegues carnosos que se extienden hacia atrás cuatro segmentos. El haz superior de cerdas de cada parápodo flanqueado por branquias breñosas, se adentra sólo un poco en el dorso. Verde aceituna o pardo intenso con una banda blanca marcando la constricción entre los segmentos; carúncula y branquias rojas con manchas blancas, y las cerdas destellando en blanco. Bajo piedras, entre hierbas marinas y sobre corales en la bajamar y mar adentro; a veces sobre maderas flotando a la deriva. Atl. S (hasta los trópicos) y Medit.; registrado una vez mar adentro en el M. del N. Cuando se le estorba, eleva las cerdas que pueden aravesar la piel, rompiéndose y dejando un tóxico muy irritante.

***Spinther miniaceus* (Sars).** Cuerpo ovalado, a menudo casi circular, 10-50 mm de long. Cabeza diminuta, bien hacia atrás del borde ant.; sin carúncula. La parte sup. de cada parápodo forma un caballón estrecho, sostenido por sedas, que discurre a través del arqueado dorso casi hasta la línea media. Estos caballones están doblados hacia delante en la parte ant. y hacia atrás en la post., casi como los radios de una rueda. La parte inf. es aplanada, pareciendo el pie de una lapa. La mayoría viven sobre esponjas y se confunden con ellas en cuanto al color —amarillo, rojo, pardo o púrpura. Extendido del Ártico al Medit. *NB*: los **mizostomarios** son gusanos pequeños (de hasta 10 mm de diámetro) en forma de disco, a veces situados en una clase separada, que podrían confundirse superficialmente con los esfintéridos. Carecen de segmentación visible pero tienen cinco pares de parápodos reducidos con cerdas ganchudas y ventosas. Sin cabeza visible. El cuerpo puede estar flanqueado por cirros digitiformes o tener un borde liso. Se pegan a (y a veces se enquistan en) crinoideos, ofiuras o estrellas de mar.

Familia Aphroditidae

Una gran familia caracterizada por las escamas (**élitros**) que cubren la mayor parte de su dorso. Éstas son cirros dorsales modificados, que generalmente alternan con los normales digitiformes, solapándose a lo largo de cada lateral y a menudo también en la línea central. Pueden perderse cuando se manipula el gusano, aunque su posición puede verse por su pedúnculo parecido a un tocón (**elitróforo**); faltan de cualquier parte del dorso que normalmente no está cubierta. Los miembros de la subfamilia **Aphroditinae** tienen el cuerpo ovalado con unos 30-40 segmentos, que pueden ser bastante rechonchos; se entierran o reptan lentamente en los suelos blandos, alimentándose principalmente de carroña, detritos o animales microscópicos. Las escamas pueden estar cubiertas totalmente o en parte por quetas largas y parecidas a pelos.

Ratón de mar *Aphrodita aculeata* (L.). Grande (100-200 mm de long., 20-35 mm de ancho). Cabeza y escamas completamente escondidas por una densa masa afieltrada de finas quetas; dos palpos como cuernos sobresalen por delante, haces de rígidas cerdas y cirros digitiformes emergen de la superficie a lo largo de cada lateral y el cuerpo está flanqueado por quetas sedosas e iridiscentes. La cara inf. es como la suela acaballonada de un zapato. Superficie gris oscura, flancos iridiscentes desde azul pasando por el verde hasta el bronce amarillento, suela amarillo pardusca. Hace surcos en la arena en aguas someras, ocasionalmente varado. NO de Europa (incluyendo el Báltico) hasta el Medit.

***Pontogenia chrysocoma* (Baird).** 30-40 mm de long., con una fina piel que puede no estar cubierta por completo por escamas (15 pares, con una superficie ligeramente verrucosa). Una corta antena y dos largos palpos sobresalen de la cabeza parcialmente visible. Haces de cerdas rígidas y aplanadas forman un arco por encima del dorso desde cada lateral; cuerpo flanqueado con cortos cirros y finas quetas. Pardo gris oscuro por encima, pardo pálido por debajo. Entre hierbas marinas en aguas someras. Medit.

***Laetmatonice filicornis* Kinberg** (no ilustrado). Tiene una superficie suelta que puede revelar las lisas escamas de debajo. Más pequeña (20-35 mm) con una larga antena, palpos y también tentáculos sobresaliendo por delante; cerdas y largos cirros orlan el cuerpo. Escamas violeta azulado por debajo de la piel gris. En fondos fangosos mar adentro. M. del N., Canal, Atl.

***Hermione hystrix* (Savigny).** De 40-60 mm de long. Sin piel; 15 pares de escamas completamente visibles, cubriendo la cabeza desde la que sobresalen una larga antena y palpos. Cerdas y largos cirros orlan el cuerpo. Escamas pardo cálido con brillo metálico purpúreo, cerdas bronce, parte inf. gris amarillenta. Sobre grava o entre conchas desde aguas someras hasta una profundidad considerable. M. del N., Canal, Atl. y Medit.

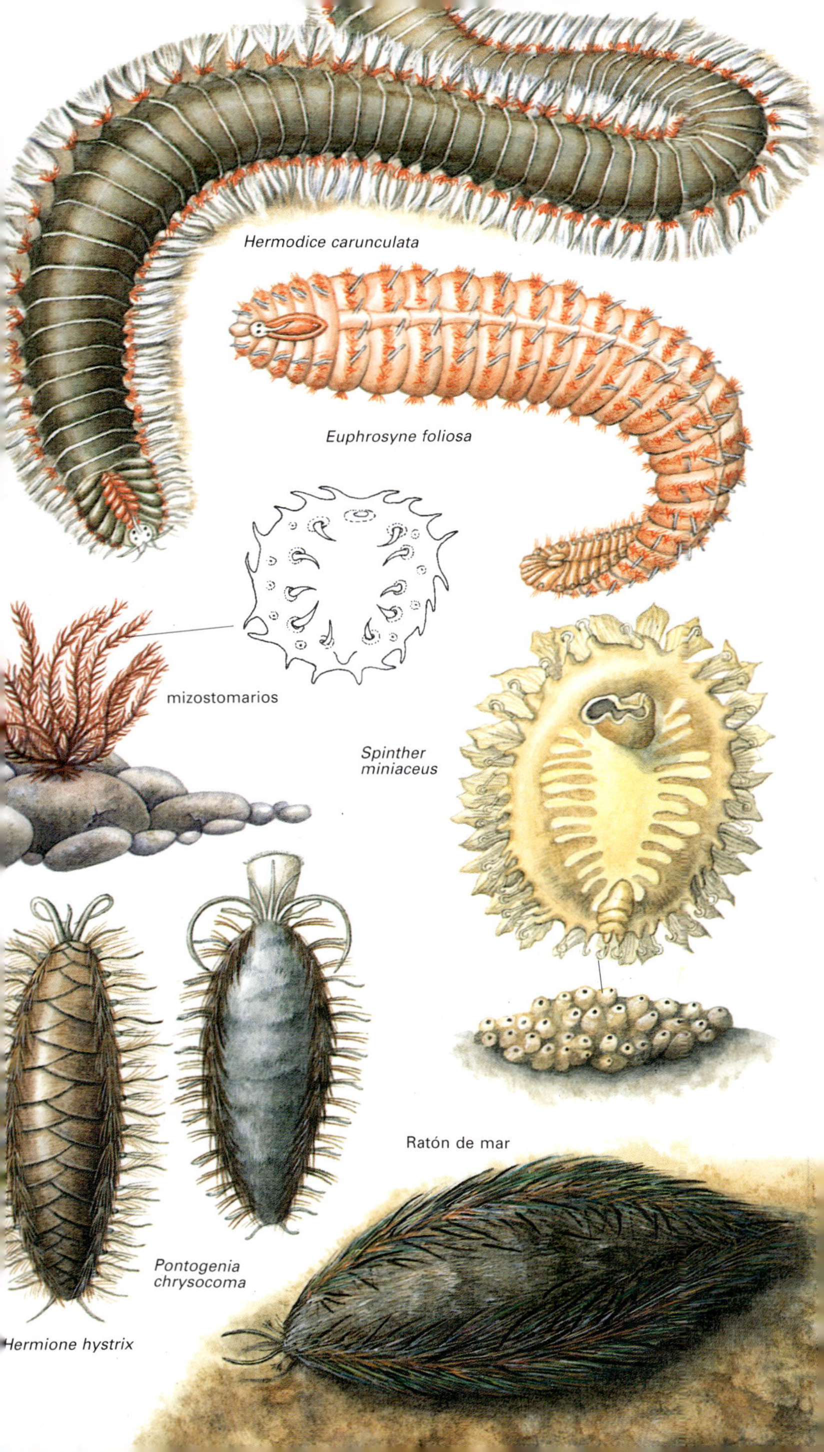
Hermodice carunculata
Euphrosyne foliosa
mizostomarios
Spinther
miniaceus
Ratón de mar
Pontogenia
chrysocoma
Hermione hystrix

Los restantes dos subgrupos de la familia Aphroditidae se parecen por no tener una franja tan abundante de cerdas u otras quetas; sus escamas están totalmente expuestas. Los **Polynoinae** son los más numerosos y comunes de entre los afrodítidos. Suelen ser cortos, aplanados y ovalados; 12 o 15 (a veces más) pares de escamas pegadas una a cada segundo o tercer segmento, los demás llevando un largo cirro dorsal que se extiende bien hacia atrás por detrás de ellos. Los polinoides, más largos y cilíndricos, pueden carecer de escamas en su extremo trasero. Son carnívoros, pero a menudo viven en el tubo o madriguera de otro animal.

Lepidonotus clava **(Montagu)**. 12 pares de escamas redondas, que se solapan sólo en los ejemplares jóvenes (como en la ilustración) y dejan el centro del dorso sin cubrir; se extienden hacia el extremo trasero, exponiendo sólo los dos últimos segmentos. Cuerpo de lados más o menos rectos, 25-30 mm de long. Unas pocas primeras escamas verrucosas, el resto lisas, todas sin orlar. Pardo oscuro, con dibujo marmóreo rojizo y amarillento; cada escama con una gran mancha blanca central. Intermareal bajo piedras. NO de Europa al Mediterráneo.

Lepidonotus squamatus **(L.)**. 12 pares de escamas ovaladas, solapándose a lo largo y a través del dorso; tienen la superficie áspera y verrucosa y están fuertemente orladas. Cuerpo de laterales más o menos rectos, de hasta 50 mm de long. Amarillento, manchado de pardo; cada escama puede tener una gran mancha central oscura. Intermareal bajo piedras; en el sublitoral somero entre conchas y tubos de gusanos. M. del N., Canal y Atlántico. Las escamas no caen con facilidad; cuando es estorbado, se enrolla en parte como una cochinilla.

Harmothoë lunulata **(Delle Chiaje)**. 15 pares de escamas ovaladas, solapándose y cubriendo el dorso excepto los dos últimos segmentos. Cuerpo ancho, aplanado, de laterales más o menos rectos, 10-35 mm de long. Escamas lisas y sin orlar. Pardo rojizo pálido, escamas con círculos más oscuros, semicírculos o galones y una mancha central negra. Bioluminiscente. En la bajamar bajo piedras o en grietas, generalmente con diversos gusanos distintos y cohombros de mar. O de GB, Atlántico y Mediterráneo.

Harmothoë imbricata **(L.)**. Parecido pero mayor (hasta 50 mm de long.). Escamas que parecen lisas pero tienen pequeñas proyecciones cónicas; orlado con cortos pelos, también ásperas excrecencias mazudas en los ejemplares viejos. Moteado de gris oscuro, purpúreo o pardo con un destello metálico, escamas con el centro oscuro; a veces una ancha banda de color castaño a lo largo de la línea media y blanca en cada lateral. En la bajamar en estípites de laminarias; en un tubo de gusano terebélido o quetoptérido a considerable profundidad. Del Ártico al Mediterráneo.

Harmothoë impar **Johnston**. También parecido pero más pequeño (hasta 25 mm de long.). Escamas fuertemente orladas y cubiertas con varias excrecencias espinosas o verrucosas. La escama ilustrada proviene de un ejemplar viejo; los más jóvenes carecen de las excrecencias mazudas. Pardo verdoso con un complejo dibujo de rayas y manchas pardo anaranjadas; escamas a menudo con una mancha central amarilla. Bioluminiscente. En la bajamar en estípites de laminarias; entre piedras y conchas a cierta profundidad. NO de Europa hasta el Mediterráneo. Existen otras muchas especies menos comunes o extendidas de *Harmothoë*.

Lagisca extenuata **(Grube)**. 15 pares de escamas ovaladas, que no se encuentran sobre el centro del dorso y no cubren los últimos 8-15 segmentos. Cuerpo 30-40 mm de long., estrechándose acusadamente en la parte trasera, de forma que los segmentos dejados al descubierto forman una pequeña "cola". Escamas verrucosas, con una larga franja. Color y dibujos variables; generalmente pardo gris marmóreo, a veces con marcas rojizas; escamas con una mancha central pálida. Intermareal y mar adentro, bajo piedras. Mayoría de costas desde el Ártico al Mediterráneo.

Polynoë scolopendrina **Savigny**. 15 pares de escamas redondas, que no se encuentran en el centro y que sólo cubren la mitad delantera del cuerpo estrecho y largo (30-120 mm). Segmentos no recubiertos por escamas tienen una hilera de tres hinchazones redondeadas a su través. Color variable: dorso a menudo pardo rojizo, mostrando a su través escamas gris metálico translúcidas, que pueden tener una mancha central oscura rodeada por una zona más pálida o una mancha más pálida; la hinchazón en la mitad post. del cuerpo más oscura. Bajo piedras y en grietas, generalmente con otros gusanos (especialmente *Eupolymnia*). NO de Europa hasta el Mediterráneo.

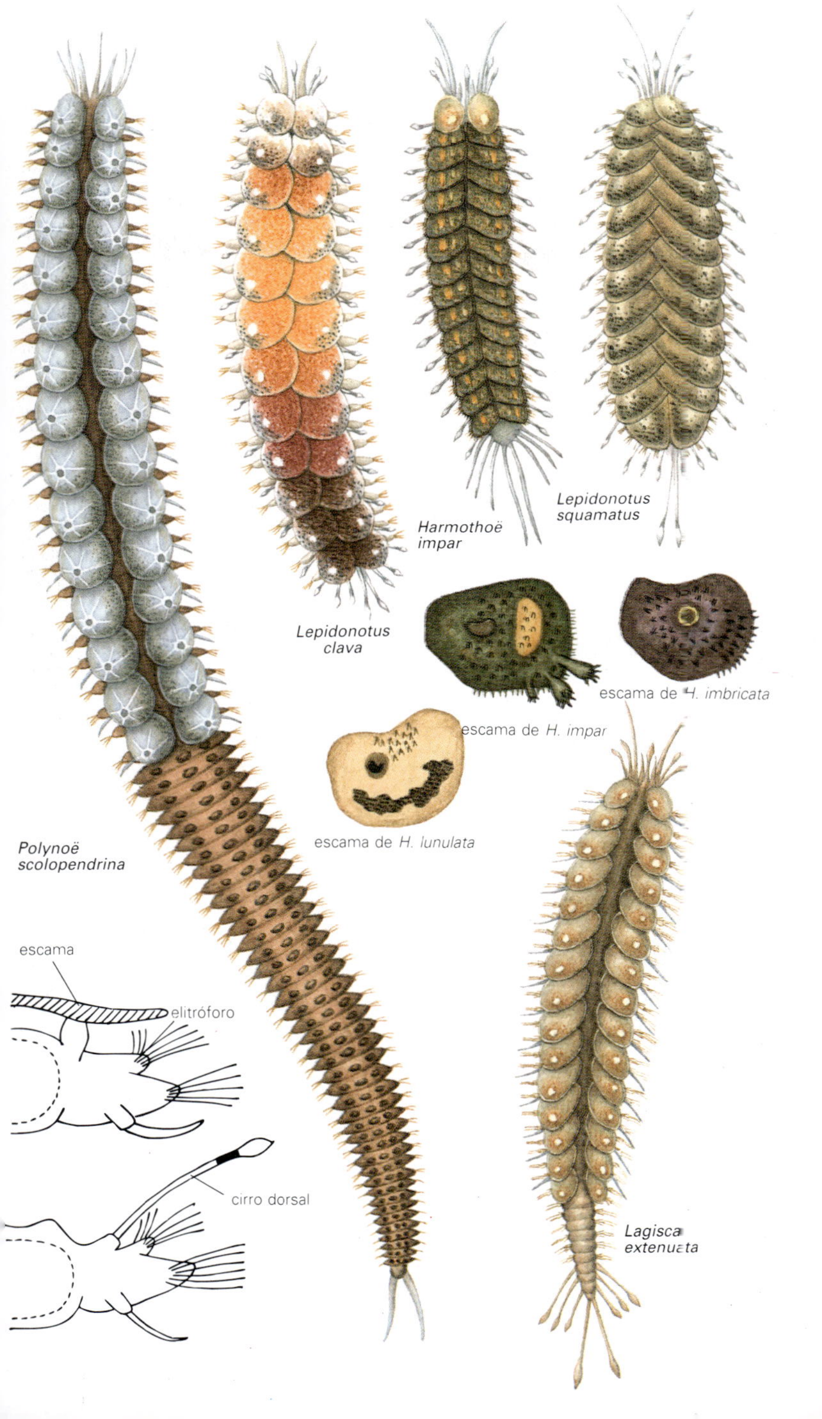

Polynoë scolopendrina
Lepidonotus clava
Harmothoë impar
Lepidonotus squamatus
escama de H. impar
escama de H. imbricata
escama de H. lunulata
Lagisca extenuata
escama
elitróforo
cirro dorsal

***Gattyana cirrhosa* (Pallas).** 15 pares de escamas, las primeras redondas y las siguientes ovaladas, solapándose y cubriendo por completo el dorso. Cuerpo de laterales más o menos rectos, 25-50 mm de long. Escamas con pequeñas verrugas esparcidas, algunas dividiéndose en varias puntas, y una orla pilosa. Color lechoso o blanco verdoso, escamas a veces con una mancha negra central. En el tubo de gusanos terebélidos o quetoptéridos, desde la zona intermareal hasta profundidades considerables. Alrededor de la mayor parte de GB; N de Noruega, M. del N., Canal, Atl. N.

***Adyte assimilis* (McIntosh)** (*Scalisetosus assimilis*). 15 pares de escamas redondeadas u ovaladas, que no se encuentran a través del dorso y no cubren los pocos últimos segmentos. Cuerpo estrecho y frágil, 18-20 mm de long. Escamas translúcidas, con finas excrecencias alrededor del borde libre. Casi incoloro, con una banda parduzca o verdosa bajando por la línea media. Sobre el erizo de mar *Echinus* en aguas someras, casi imposible de desprender sin que el gusano se rompa. N y O de GB, Atlántico.

***Acholoë squamosa* (Delle Chiaje)** (*A. astericola*). Cuerpo frágil de 40-50 mm de long., con hasta 45 pares de escamas lisas cubriendo toda su long. Incoloro: ♀ rojo anaranjadas y ♂ blancos cuando maduros (de los huevos o esperma en su interior); las escamas pueden tener un borde negro. Siempre en el surco ambulacral de las estrellas de mar *Astropecten* o *Luidia*. Canal, Atlántico y Mediterráneo.

Los **Sigalioninae** tienen un cuerpo alargado, a menudo con varios cientos de segmentos; delante sus escamas se hallan en segmentos alternos, pero luego se encuentran en cada segmento hasta el extremo final. Cada parápodo lleva una hilera de 3 pequeños órganos ciliados como un champiñón o una hoja a lo largo de su borde sup. (que sólo puede verse si se quita la escama). Carnívoros activos.

***Sthenelais boa* (Johnston).** Cuerpo esbelto, bastante aplanado, de hasta 200 mm de long. Las escamas cubren completamente el dorso, solapándose en la línea media así como a lo largo de cada lateral, dándole al gusano aspecto de serpiente. Tienen una orla de finos pelos a lo largo del borde libre y no son fáciles de quitar. Gris pálido a pardo amarillento, a veces cruzado por bandas pardo rojizas. En la bajamar bajo piedras y en la grava o la arena fangosa entre algas marinas. N y O de GB, Canal, Atlántico y Mediterráneo. *Sigalion mathildae* Adouin y Milne Edwards es parecido pero de sección más redonda; tiende a enrollarse en espiral cuando se le molesta. Escamas con franja plumulosa. Islas Británicas; M. del N. hasta el Mediterráneo.

***Pholoë minuta* (Fabricius).** Cuerpo un óvalo alargado con el dorso arqueado; menos de 70 segmentos, 10-20 mm de long. Sólo las escamas de más atrás se encuentran en la línea media, dejando una parte del dorso al descubierto. Tienen una orla de excrecencias digitiformes. Dorso rosado pálido, escamas salpicadas de manchas pardo rojizas. En la bajamar entre piedras y conchas. Extendido alrededor del NO de Europa. Los hallazgos británicos probablemente son confusiones con *Pholoë inornata* Johnston.

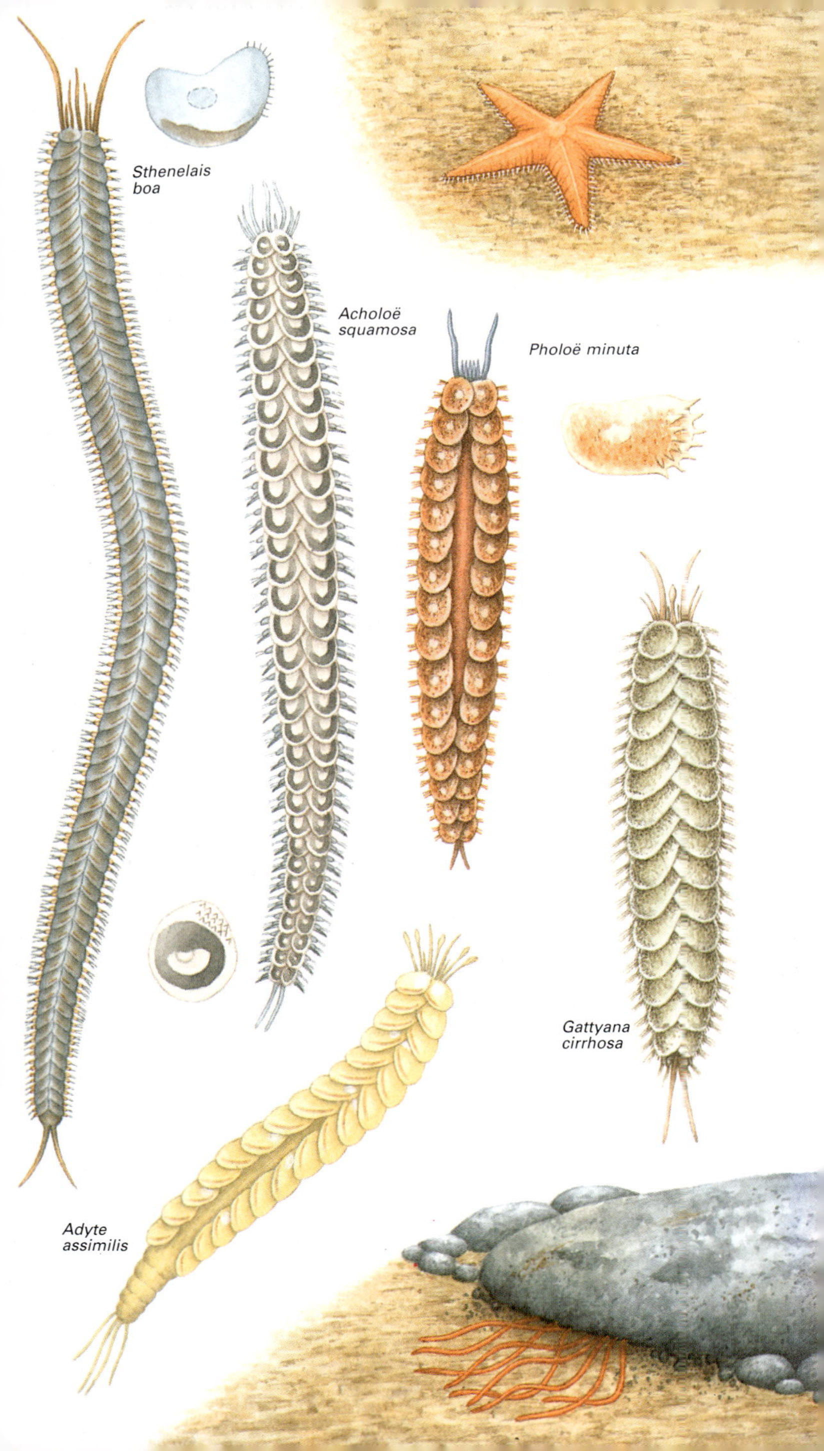
Sthenelais boa
Acholoë squamosa
Pholoë minuta
Gattyana cirrhosa
Adyte assimilis

Familia Glyceridae

Estos gusanos largos y delgados tienen muchos segmentos, que parecen incluso más numerosos debido a que cada uno está subdividido en dos o tres anillos. La cabeza tiene forma de extensión cónica por encima de la boca, que termina en cuatro antenas muy pequeñas y disminuidas por una gran probóscide piriforme; en las diversas especies de *Glycera*, ésta tiene cuatro dientes dispuestos en cruz en su abertura, que a veces pueden producir un doloroso mordisco. Los parápodos son completos (**birrámeos**) pero pequeños y simples; generalmente incluyen una branquia digitiforme o globular, pero ésta puede estar retraída. Los glicéridos son carnívoros, utilizando la probóscide para arrastrarse a través de la arena limpia o fangosa de aguas bajas y más profundas. Cuando se les captura, agitan la probóscide o se enrollan.

***Glycera tridactyla* Schmarda** (*G. convoluta*). 60-100 mm de long., con unos 150 segmentos verdaderos; extensión cefálica dividida en 14-18 anillos. Branquias digitiformes, no retraíbles. Rosa iridiscente. GB, Atl., Medit. Se enrolla al más ligero toque. *G. rouxi* Audouin y Milne Edwards es parecido pero mayor; su cabeza tiene 10-12 anillos y las branquias digitiformes se retraen.

***Glycera alba* (Müller)** (no ilustrada). 30-75 mm de long., con unos 120 segmentos verdaderos; extensión cefálica dividida en 8-10 anillos. Branquias digitiformes, no retraíbles. Blanco lechoso. GB, M. del N., Canal, Atl. N.

***Glycera gigantea* Quatrefages.** 200-350 mm de long., con unos 350 segmentos verdaderos; extensión cefálica dividida en 12-14 segmentos. Branquias globulares y retráctiles. Grisáceo, con velo rosado. GB, Atl. N.

Familia Opheliidae

Gusanos pequeños y bastante robustos con unos 30 segmentos, que a menudo parecen más debido a que están subdivididos. Cabeza un simple cono liso sin ningún apéndice obvio; los parápodos están representados principalmente por pequeños haces de cerdas, pero puede haber branquias prominentes a lo largo de cada lateral en gran parte del cuerpo. Se hallan en playas arenosas en la bajamar.

***Ophelia bicornis* Savigny.** 30-45 mm de long., los últimos dos tercios más estrechos con su parte inf. ahuecada formando un canalón. Su parte trasera tiene 15 branquias aplanadas a lo largo de cada lateral, luego cuatro fascículos de largas cerdas. Rosa iridiscente, branquias rojo vivo; las ♀ maduras pueden ser verdosas, los ♂ blancuzcos si están llenos de huevos o esperma. Canal y Atl. Se enrolla cuando se le estorba.

***Polyophthalmus pictus* (Dujardin)** (no ilustrado). Cuerpo más esbelto, 10-25 mm de long., con un canalón a lo largo de toda su cara inf. Sin branquias. Color y dibujo variables, cruzado de pálido con conspicuas manchas, rayas o bandas parduscas. Cosmopolita.

***Travisia forbesi* Johnston.** Parecido a una larva, con la superficie arrugada, 20-30 mm de long., haciéndose de sección cuadrada hacia atrás pero sin cara inf. hueca. Unas 15 branquias digitiformes a lo largo de cada lateral. Blanco rosado, puede tener incrustaciones de arena. Extendido alrededor del NO de Europa. Desprende un fuerte olor a ajo tras la recolección.

Familia Hesionidae

Algo parecidos a los Syllidae, aunque mayores; muy activos, con largos cirros dorsales bajando por cada lateral, que les dan un aspecto de ciempiés. Relativamente pocos segmentos (unos 50). La cabeza tiene unos apéndices bastante insignificantes, pero está orlada por 6-8 pares de largos tentáculos, que surgen de inmediato detrás de ella. Probóscide grande, sin dientes en las especies aquí incluidas. Aparte de los prominentes cirros, en los parápodos suelen predominar los elementos de la mitad inferior; éstos parecen por lo tanto **unirrámeos.** La mayoría vive entre piedras y conchas o en estípites de laminarias en la bajamar y el sublitoral somero.

***Kefersteinia cirrata* (Keferstein).** Cuerpo estrecho, frágil, 20-75 mm de long. Ocho pares de tentáculos multiarticulados. Probóscide cilíndrica, la larga abertura de su ápice, orlada de muchas pequeñas proyecciones pequeñas. Cirros dorsales multiarticulados. Incoloro de frente, luego amarillo verdoso pálido; más oscuro o amarillo pardusco en ♂ maduros, púrpura o rojizo en ♀. NO de Europa hasta el Medit.

***Nereimyra punctata* (Müller)** (*Castalia punctata*). Cuerpo robusto por delante, haciéndose esbelto por detrás, 10-25 mm de largo. Seis pares de tentáculos multiarticulados. Probóscide piriforme, abertura ventral rodeada por unos pocos procesos puntiagudos y con un par de "labios" córneos. Cirros dorsales multiarticulados. Dorso amarillo pálido cruzado de múltiples rayas pardas; cara inf. rosada, extendiéndose por el dorso hacia atrás. GB, M. del N., Atl.

***Ophiodromus flexuosus* (Delle Chiaje).** Cuerpo robusto pero frágil, 35-70 mm de long., seis pares de tentáculos no articulados. Probóscide piriforme, con una pequeña abertura de su extremo de bordes lisos. Cirros dorsales relativamente cortos y sólo débilmente constreñidos en artejos; parápodos birrámeos. Pardo oscuro, cruzado de bandas turquesa iridiscente; cirros con bandas pardas y blancas. En la madriguera de otros gusanos, ambulacros de la estrella de mar *Astropecten* o en arena fangosa en aguas someras. NO de Europa hasta Medit.

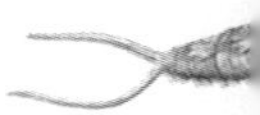

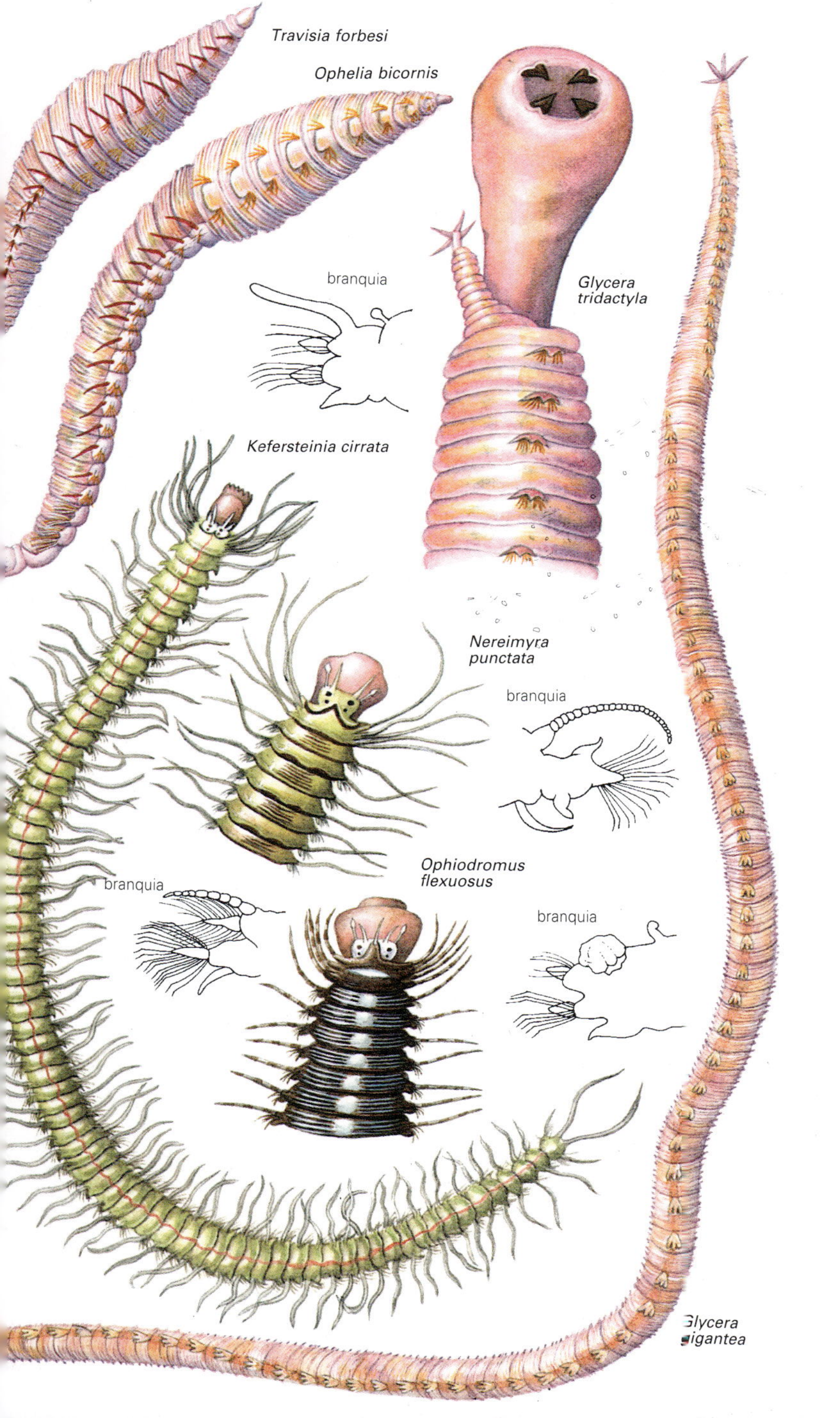

Travisia forbesi
Ophelia bicornis
branquia
Glycera tridactyla
Kefersteinia cirrata
Nereimyra punctata
branquia
Ophiodromus flexuosus
branquia
branquia
Glycera gigantea

Familia Eunicidae

Gusanos activos, principalmente grandes con más de 100 segmentos, en los cuales los dos primeros carecen de parápodos y generalmente también de tentáculos. Todos ellos tienen mandíbulas complicadas, de colores oscuros y retraídas en los primeros segmentos, aunque no sean visibles en el animal vivo. Se ven en ***Ophriotrocha puerilis* Claparède y Mecznikov**, un eunícido pequeño parecido a una larva más común en los acuarios marinos que a la orilla del mar. Algunas especies ocupan tubos endebles y unas pocas son parásitas. Esta familia se describe en dos grupos que difieren en otras características obvias.

● Cabeza más o menos cónica, sin apéndices (raramente una sola antena). Los parápodos parecen **unirrámeos**; cirros dorsales muy pequeños o ausentes, sin branquias. En la bajamar y más abajo, en arena fangosa.

***Arabella iricolor* (Montagu).** Cuerpo estrechándose en cada extremo, hasta 600 mm de long. Cabeza roma, con una hilera de cuatro ojos atravesando su borde post. Parápodos con sólo cerdas simples. Gris rosado, iridiscente; a veces manchas oscuras en hileras a lo largo de los segmentos del extremo frontal. GB, Canal, Atl., Medit.

***Drilonereis filum* (Claparède).** Esbelto, 80-160 mm de long. Cabeza roma, aplanada, generalmente sin ojos. Cada parápodo con cerdas simples y una espina grande y roma. Amarillento, rosado o verde apagado, iridiscente. GB, Canal, Atl., Medit. A menudo vive con el gusano cirratúlido *Cirriformia*.

***Lumbrineris latreilli* Adouin y Milne Edwards.** 50-300 mm de long., aproximadamente la misma amplitud en todo el cuerpo. Cabeza puntiaguda, sin ojos. Parápodos con cerdas simples y unos pocos en forma de remo. Rosa, anaranjado o pardo, iridiscente. A veces entre las algas marinas. SO de Europa hasta el Medit.

● Cabeza redondeada, con 2-5 antenas y a veces también 2-5 tentáculos. Los parápodos parecen birrámeos, a pesar de estar comprimidos, con cirros digitiformes por encima y por debajo; a menudo con prominentes branquias rojo vivo.

***Dorveillea rubrovittata* (Grube)** (*Staurocephalus rubrovittatus*). Cuerpo de sólo 40-50 segmentos, 15-30 mm de long., aplanado por debajo y estrechándose en cada extremo. Cabeza con dos palpos cortos y lisos curvados hacia fuera y dos cortas antenas, divididas en varias secciones. Cirros dorsales relativamente largos, con una punta separada; sin branquias. Cruzado de amarillo con bandas verdes cuando joven, haciéndose naranja rojizo. En la bajamar y por debajo, entre piedras, conchas y pequeñas algas. GB, Atl. y Medit.

Gusano de sangre *Eunice harassi* Audouin y Milne Edwards. Esbelto, 150-250 mm de long. Cabeza con cinco antenas bastante largas, en 6-10 secciones. Dos tentáculos cortos, divididos en varias secciones, en el segundo segmento. Relativamente largo, con cirros dorsales. Branquias plumulosas a lo largo de casi todo el cuerpo, más pequeños delante que detrás. Pardo rojizo; manchas blancas cuadradas en una línea que baja por el dorso. En la bajamar y por debajo, entre piedras y algas o en grietas de las rocas. GB, Canal, Atl. y Medit.

***Marphysa belli* (Audouin y Milne Edwards).** Esbelto, 100-200 mm del long. Cabeza con cinco antenas moderadamente largas, indistintamente divididas. Cirros dorsales digitiformes bastante cortos. Branquias pectinadas en el primer tercio del cuerpo, desde poco detrás de la cabeza en 20-25 segmentos. Rosado o gris purpúreo, iridiscente. Sobre arenas fangosas de la orilla inf., a veces entre algas. GB, Canal, Atl., Medit. A menudo vive con el gusano capitélido *Notomastus*.

***Marphysa sanguinea* (Montagu).** Ancho, aplanado pero frágil, de hasta 600 mm de long. Cabeza con cinco antenas bastante cortas y casi lisas. Cirros dorsales cortos, cónicos. Branquias como tentáculos desde poco detrás de la cabeza hasta el extremo del cuerpo, primero aisladas pero la mayoría en penachos de 4-7. Gris rosado, iridiscente. Más o menos cosmopolita. Utilizada como cebo de pesca, puede infligir una dolorosa mordedura.

Familia Capitellidae

Muy parecidos a lombrices de tierra con su cuerpo largo y esbelto, cabeza cónica simple, parápodos bastante insignificantes y un color general rojo parduzco; la mayoría excavan en la arena fangosa. Generalmente 100 o más segmentos, una corta región anterior puede ser más gruesa que el resto del gusano, en el que la mayoría de los segmentos a menudo tiene repliegues de los parápodos o hinchazones bastante más prominentes.

***Capitella capitata* (Fabricius).** Este género, el más comúnmente registrado, suele incluir a varias especies muy parecidas estrechamente emparentadas. Cuerpo frágil, capaz de una gran contracción o expansión, con 20-100 mm de long. en descanso. Región frontal de nueve segmentos; en el dorso de los dos últimos, un poro genital sobre una hinchazón alargada en las ♀, rodeada de espinas que forman una cruz en los ♂. Sin repliegues en las branquias. Rojo púrpura. Más o menos cosmopolita. A menudo indica una abundante polución orgánica.

***Notomastus latericeus* Sars.** Muy frágil, cuerpo 150-300 mm de long. Región frontal de 12 segmentos con cara inf. arrugada. Poros genitales pares, muy parecidos en ambos sexos, en el dorso de los segmentos 7-12 en la primera parte de la sección post. Pequeños repliegues en los segmentos más traseros funcionan como branquias. Parte frontal púrpura o rojo oscura, la post. rojo más vivo o amarillenta. Mayoría de las costas desde el Ártico al Medit. Vive en una madriguera retorcida de la que es difícil de extraer de una pieza.

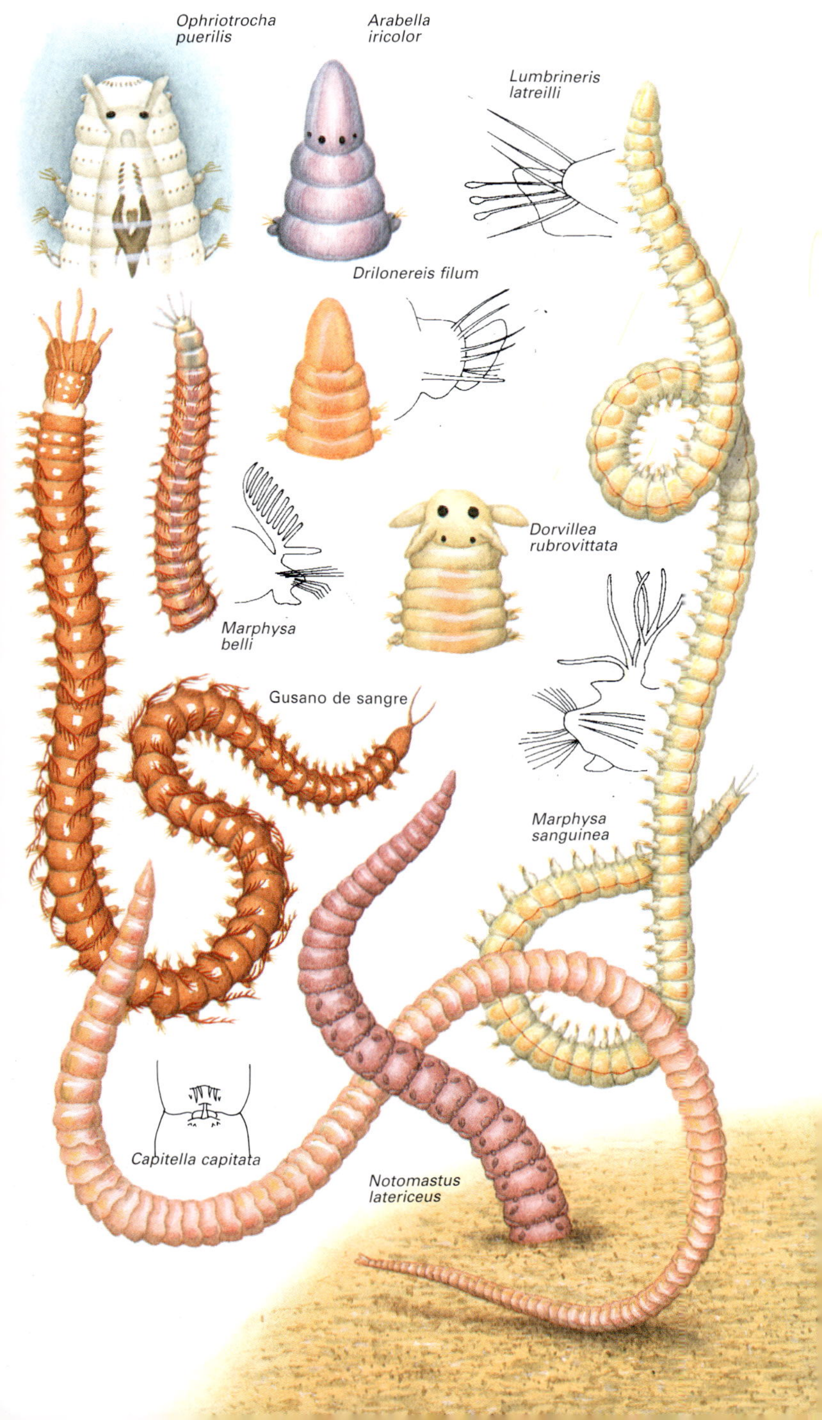
Ophriotrocha puerilis
Arabella iricolor
Lumbrineris latreilli
Drilonereis filum
Dorvillea rubrovittata
Marphysa belli
Gusano de sangre
Marphysa sanguinea
Capitella capitata
Notomastus latericeus

Familia Spionidae

Gusanos excavadores o que habitan en tubos, cuyo cuerpo, con más de 100 segmentos, no está dividido en regiones distintas. Se caracterizan por un par de palpos largos y móviles en la cabeza que se enrollan en espiral cuando el animal es molestado y que se rompen fácilmente. La cabeza a menudo es triangular, con dos "cuernos" frontales y uno trasero. Los parápodos son **birrámeos**, con pequeños lóbulos foliáceos por encima y por debajo; normalmente existen branquias digitiformes a lo largo de al menos parte del cuerpo y éstas, a veces junto con los lóbulos dorsales, se arquean por encima del dorso como aletas cilíndricas de una máquina refrigerada por aire. Ano rodeado por un embudo o varios procesos digitiformes.

***Polydora ciliata* (Johnston).** Bastante robusto, 20-30 mm de long. Cabeza alargada y estrecha, con dos lóbulos redondeados por delante y una cresta detrás. Cinco segmentos obviamente distintos de los demás, que carecen de lóbulos parapoideos, pero con unas pocas espinas fuertes. Branquias desde el séptimo segmento casi hasta el extremo caudal. Embudo anal liso o ligeramente lobulado. Pardo amarillento. Excava un tubo en forma de U (de forma que los agujeros están por pares) en las rocas calizas, una concha vieja o algas calcáreas incrustantes; todo lo que puede verse son los palpos, muy largos y estrechos, ondeando vigorosamente en el agua. Mayoría de las costas desde el Ártico al Medit. Varias especies muy parecidas.

***Scolelepis squamata* (Müller)** (*Nerine cirratulus*). Esbelto, 50-80 mm de long. Cabeza alargada y estrecha, cónica por delante y con un cuerno puntiagudo detrás. Branquias desde el segundo segmento casi hasta el extremo caudal. Embudo anal pequeño, festoneado. Verde azulado con prominentes vasos sanguíneos rojos en palpos y branquias, puede cubrirse a sí mismo con una vaina de mucus arenoso. En playas arenosas expuestas. GB, Atl., Medit. Cuando se le estorba, nada en espirales.

***Malacoceros fuliginosus* (Claparède)** (*Scolelepis fuliginosa*). Esbelto, 50-60 mm de long. Cabeza con cuernos frontales y cresta detrás. Branquias en toda la long. del cuerpo. Embudo anal ancho y corto, con 6-8 lóbulos parecidos a pétalos a lo largo de su cara inf. Rosa salmón, puede cubrirse con una vaina de mucus arenoso. Construye galerías en arena fangosa bajo piedras en bajamar. GB, Canal, Atl., Medit. Muy activo cuando es estorbado, nadando en círculos laxos.

***Spiophanes bombyx* (Claparède).** Esbelto, aplanado, 50-60 mm de long. Cabeza con grandes cuernos frontales y cuerno puntiagudo detrás. Palpos robustos, relativamente cortos, a menudo curvándose hacia atrás. Caballones ciliados a lo largo y a través del dorso; sin branquias. Sin embudo anal. Rosa vivo, haciéndose rojo o pardo verdoso hacia atrás. Ocupa un rígido tubo arenoso que sobresale algo de la arena limpia en la bajamar. GB, Canal, Atl., Medit.

Familia Cirratulidae

Gusanos sedentarios que se alimentan de detritos, utilizando bien numerosos tentáculos finos y asurcados, o bien un par de grandes palpos que surgen detrás de la cabeza, que es cónica y carece de apéndices. Los parápodos consisten sólo en dos haces de cerdas simples en cada lateral; muchos segmentos tienen también un par de largas branquias digitiformes o filamentosas que no están asurcadas. En los que tienen gran cantidad de finas branquias y tentáculos, eso es todo lo que se puede ver sobre el sedimento; muchos pueden soltarse cuando el gusano es extraído de su madriguera.

***Cirratulus cirratus* (Müller).** Cuerpo esbelto, con unos 100 segmentos, 30-120 mm de long. Cabeza roma, con una hilera de 4-8 grandes ojos a lo largo de cada lateral de su borde trasero. El primer segmento parece dividido en tres anillos, del último de los cuales surgen dos grupos (que pueden unirse a través del dorso) de 2-8 tentáculos filiformes. Incluso las branquias más finas y largas del primer segmento llegan casi hasta el extremo caudal. Anaranjado, pardo o rojo; "filamentos" rojos o amarillos. En el fango o arena fangosa bajo rocas o llenando grietas. Todo el NO de Europa. *C. filiformis* Keferstein es parecido pero muy esbelto, con una cabeza puntiaguda sin ojos. Pardo verdoso. GB, M. del N., Canal.

***Cirriformia tentaculata* (Montagu)** (*Audouinia tentaculata*). Cuerpo con 300 o más segmentos muy cortos, 150-200 mm de long. Cabeza puntiaguda, sin ojos (puede haber varias manchas pigmentarias difusas). Muchos tentáculos filiformes surgiendo de los segmentos 6 y 7 (raras veces 4 y 5); incluso las branquias más finas y largas del primer segmento hasta casi el extremo caudal. Anaranjado, pardo rojizo o bronce verdoso; "filamentos rojos". En fango rico bajo piedras o entre algas. Mayoría de costas del NO de Europa. Cuando se le estorba, las branquias se enrollan rápidamente en una espiral apretada.

***Chaetozone setosa* Malmgren.** Cuerpo cilíndrico de unos 80 segmentos, 20-25 mm de long. Cabeza puntiaguda, sin ojos. Dos palpos largos, arrugados y frágiles en el primer segmento; branquias largas y digitiformes desde el primer segmento a lo largo de la mitad anterior del cuerpo. Hacia la parte posterior, espinas bajando por los laterales de cada segmento, aumentando de número y casi rodeándolos. Gris, pardusco o negro azulado. En suelos fangosos en aguas someras. Mayoría de costas desde el Ártico hasta el Medit.

***Dodecaceria concharum* Oersted.** Cuerpo de alrededor de 60 segmentos, 20-60 mm de long., más ancho y aplanado hacia atrás. Cabeza pequeña, roma, sin ojos. Dos palpos robustos, arrugados y largos y un par de largas branquias digitiformes en el primer segmento; branquias bastante más cortas en los siguientes 3-5 segmentos. Pardusco o negro verdoso. En bajamar, en una galería excavada en rocas blandas, una concha vieja o algas incrustantes calcáreas. La cabeza sobresale, rodeada por palpos y branquias como una delicada margarita de colores oscuros. Mayoría de costas desde el Ártico al Medit. Se regenera fácilmente a partir de los fragmentos del cuerpo.

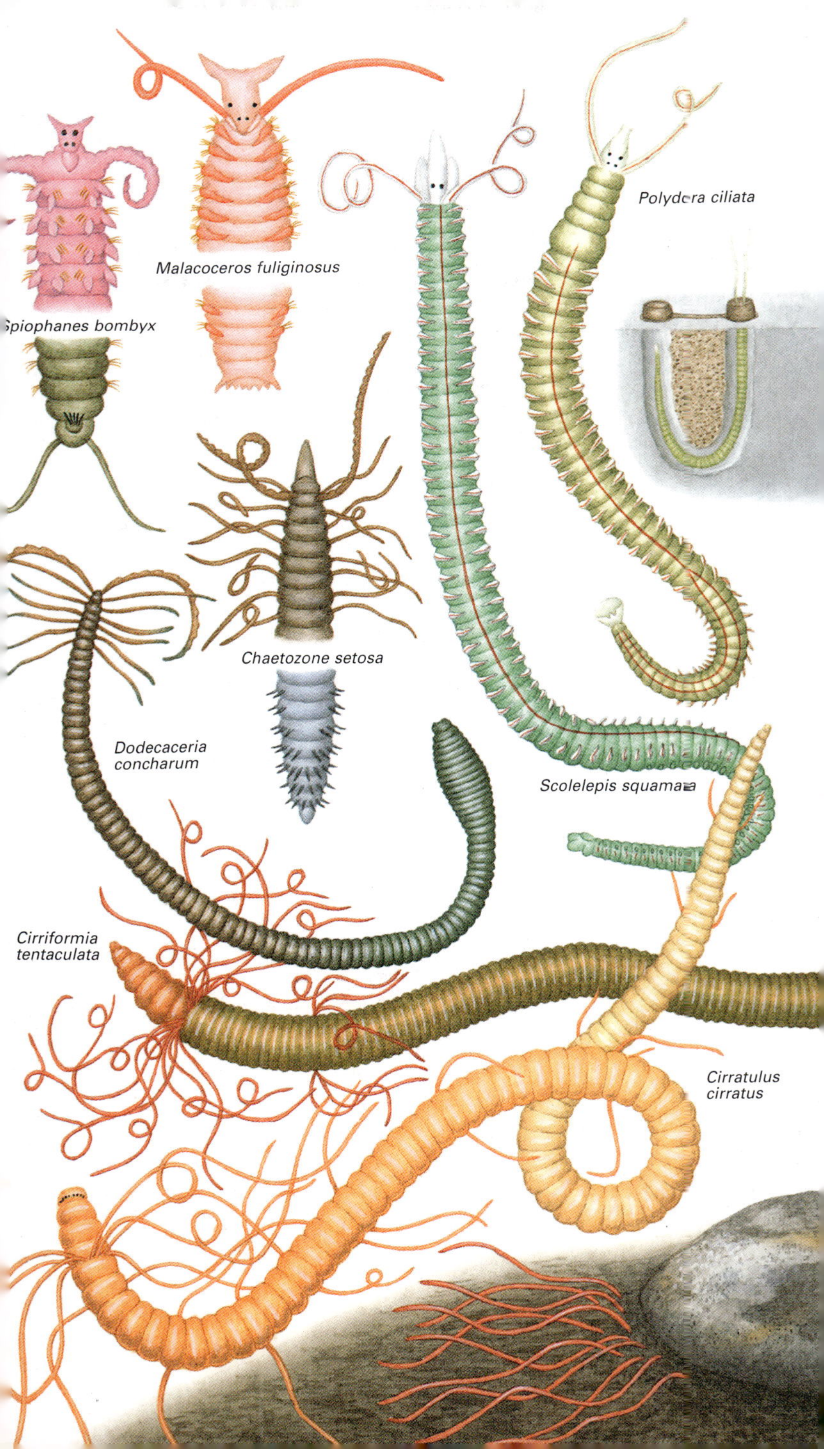
Malacoceros fuliginosus
Polydora ciliata
Spiophanes bombyx
Chaetozone setosa
Dodecaceria concharum
Scolelepis squamata
Cirriformia tentaculata
Cirratulus cirratus

GUSANOS ARENÍCOLAS, Familia Arenicolidae

Gusanos sedentarios con un cuerpo cilíndrico bastante firme. Cabeza pequeña, sin ojos ni apéndices, aunque por debajo de ella puede aparecer una larga probóscide de superficie áspera. Aparte de los primeros tres o cuatro, cada segmento está dividido en cinco estrechos anillos, y sólo uno de ellos lleva los parápodos. Éstos tienen un haz de rígidas cerdas por encima y una alargada hinchazón que encierra una hilera de espinas curvadas (**crochets**) por debajo; existe una branquia breñosa con cada haz sup. en numerosos segmentos en la region media o trasera. Adultos con una long. de 120 a 250 mm y su color varía del amarillento o rojo pardusco al negro verdoso. Los gusanos arenícolas ocupan una madriguera bastante profunda en las arenas fangosas, por las que atraviesan su cuerpo muchas veces, digiriendo detritos y microorganismos. El gusano suele descubrirse por una somera depresión cónica que existe sobre su cabeza y cerca de ella un "regurgitado" de excrementos secretados, aproximadamente espiral.

***Arenicola marina* (L.).** Cuerpo con una robusta región frontal de 19 segmentos verdaderos con branquias en los últimos 13, luego una "cola" más estrecha sin branquias ni cerdas. En niveles inf. en playas abrigadas y llanuras de estuarios de arenas limpias o fangosas. A menudo rosa oscuro o rojo. El regurgitado es grande y del color de la arena limpia. Extendido del Ártico al Medit., muy utilizado como cebo (p. ej. para el bacalao) y un importante alimento para las zancudas de pico largo. *A. defodiens* Cadman y Nelson-Smith es parecido pero excava madrigueras más profundas en arenas húmedas de playas más expuestas. A menudo negro. Raras veces existe el agujero en la arena correspondiente a la cabeza; los excrementos son más finos y a menudo más oscuros que la superficie de la arena. Es más difícil de extraer, pero más valorado por los pescadores de caña, especialmente para la lubina. M. del N., Canal y SO de GB.

***Arenicolides branchialis* Audouin y Milne Edwards** (*Arenicola grubei*). Cuerpo estrecho en cada extremo, sin región caudal. Todos los segmentos con cerdas. Tras los primeros 11-12 segmentos, 10-30 pares de branquias que se extienden hacia el extremo caudal. En arenas fangosas llenando cavidades entre las rocas y piedras en la orilla inf.; excrementos mucho más finos que en *Arenicola marina*. NO de Europa hasta Medit. *Arenicolides ecaudata* Johnston es parecido pero tiene 30-40 pares de branquias tras los primeros 15-16 segmentos. En fango rico entre piedras o en grietas de las rocas en aguas bajas. NO de Europa, Atl.

Familia Scalibregmidae

Algo parecidos a los gusanos arenícolas, con segmentos subdivididos y una pequeña cabeza que carece de apéndices. Parápodos con dos haces de cerdas; branquias ramificadas en el haz sup. en varios segmentos. Excavan bastante hondo en la arena fangosa. Los miembros del sublitoral, no incluidos aquí, carecen de branquias y pueden ser más esbeltos o cortos.

***Scalibregma inflatum* Rathke.** Cuerpo de 50-100 mm de long., hinchado por delante y luego más esbelto; superficie arrugada. Branquias en los segmentos 2-5. Tras la región hinchada, parápodos con cirros digitiformes. Rojo púrpura con grandes manchas amarilas. Ártico a Atl.

Familia Orbiniidae

Gusanos largos de varios cientos de segmentos, con una cabeza cónica y puntiaguda que carece de apéndices. Tienen una parte frontal ancha y aplanada con parápodos birrámeos a lo largo de cada lateral y una parte trasera más larga en la que éstos se hallan en el dorso. En la mayoría, las branquias digitiformes se dan con el haz sup. en la mayor parte del cuerpo; las cerdas erectas, los apéndices de los parápodos y las branquias le confieren a la parte trasera la apariencia de una alargada cabeza en forma de cepillo de dientes. Por delante, la mitad inf. de cada parápodo es una hinchazón alargada que encierra espinas curvadas o grandes cerdas simples. En la región en que se unen las dos partes del cuerpo, algunos segmentos llevan varias papilas pequeñas por detrás o por debajo del parápodo. Se desplazan lentamente a través de la arena fangosa sin construir ninguna madriguera permanente, comiendo detritos pero también tragando cierta cantidad de sedimentos. A veces se denominan Ariciidae.

***Orbinia latreilli* (Audouin y Milne Edwards).** De 300-400 mm de longitud; región frontal de 30-40 segmentos. Branquias desde el segmento 5 (raras veces el 6). Numerosas papilas en la parte inf. de muchos segmentos en la región media, extendiéndose por completo a través de la parte inf. de ellos. Parte delantera rosada, la trasera amarillenta. GB, Canal, Atl. y Medit.

***Scoloplos armiger* (Müller).** De 50-100 mm de long.; región frontal de 12-20 segmentos. Branquias desde los segmentos 9-17. No más de cuatro papilas en la parte inf. de sólo unos pocos segmentos de la región media. Naranja rosado vivo, con vasos sanguíneos principales prominentes y rojos; ♀ maduras más oscuras, ♂ maduros más pálidos. A menudo en lechos de algas marinas. Ártico y NO de Europa. Los huevos se ponen en masas de gelatina rosadas o pardo verdosas como pequeños granos de uva, anclados en la arena por un pedúnculo hueco.

Familia Sphaerodoridae

Gusanos bastante pequeños y finos, cuya segmentación no está indicada por las constricciones usuales, sino sólo por la posición de los cirros dorsales esféricos y una hilera de papilas más pequeñas que cruzan el dorso entre ellas (en algunos miembros muy cortos y robustos no incluidos aquí, estas hileras incluyen más esferas). La boca se halla en la cabeza, que es insignificante y puede ser retraída, aunque se ven dos o cuatro ojos a través de la piel en el extremo ant. La parte anterior del intestino también puede verse. Parápodos unirrámeos, con sólo unas pocas cerdas simples.

***Sphaerodorum flavum* Oersted** (incluye *Ephesia gracilis*). De 10-60 mm de longitud, con unos 120 segmentos. Amarillo pálido, intestino pardo o rosado; esferas blancuzcas. Entre piedras, grava de conchas o fragmentos coralinos en bajamar y por debajo. GB, Atl., Medit.

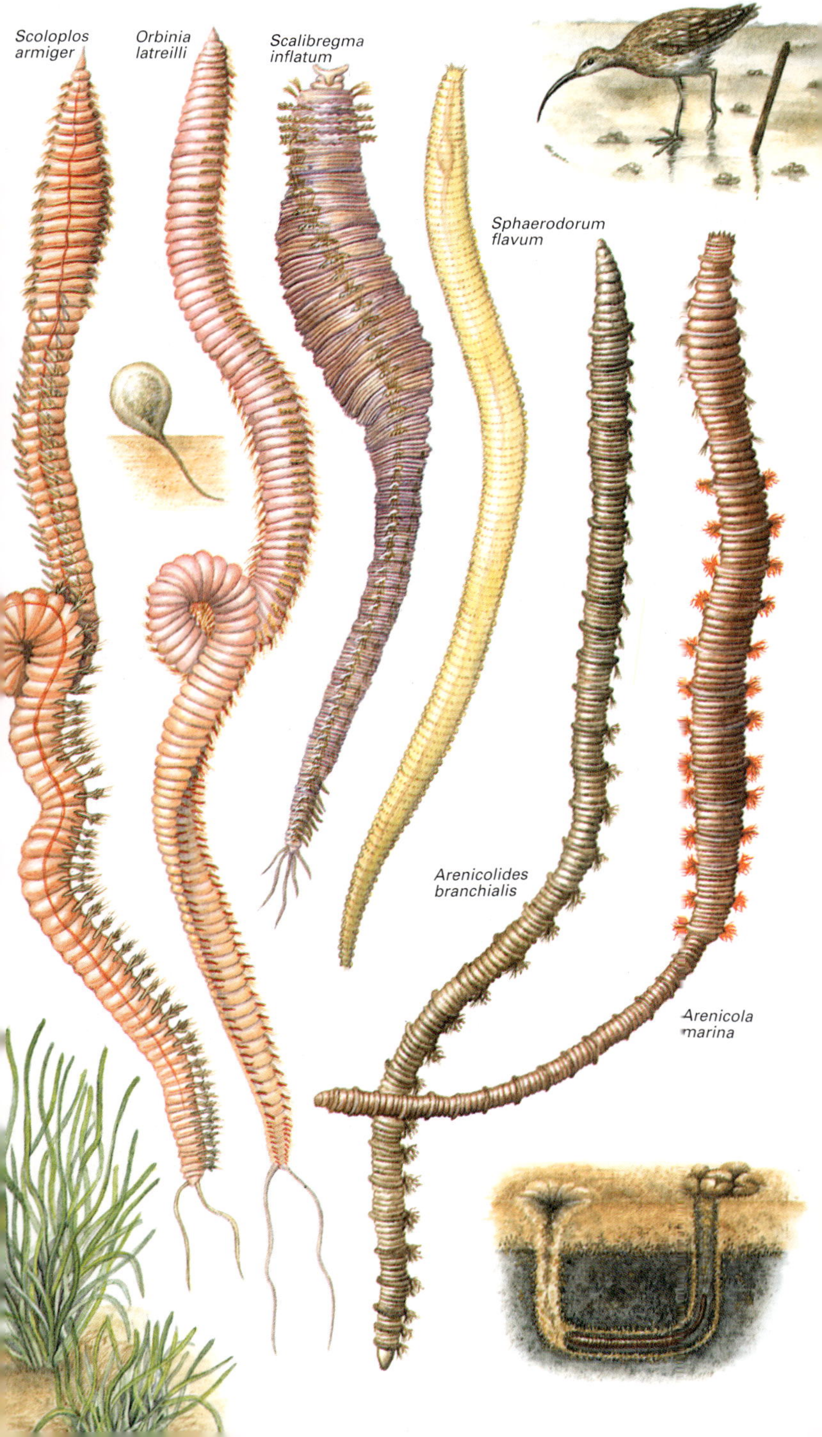
Scoloplos armiger
Orbinia latreilli
Scalibregma inflatum
Sphaerodorum flavum
Arenicolides branchialis
Arenicola marina

Familia Maldanidae

Reciben en algunos idiomas el nombre de gusanos bambú debido a su cuerpo cilíndrico y esbelto, generalmente de sección cuadrada en la cabeza, la cola o ambas, con segmentos alargados hinchados en un extremo. Los segmentos son escasos (generalmente unos 20-30) y pueden contraerse o expandirse mucho. Los parápodos se reducen a un penacho de simples cerdas por encima y una hilera de pequeños ganchos por debajo. Se dan en una región hinchada en el borde frontal de los primeros segmentos, cerca del centro de los segmentos 5-8 y en el borde posterior después de éstos. Los últimos pocos segmentos (preanales) carecen de ellos. El gusano construye una madriguera en el fango o la arena lodosa, haciendo de los laterales un compacto tubo; se sitúa en él con la cabeza hacia abajo, cerrando la abertura con su embudo o placa anal. Un ejemplar debe tener ambos extremos para poder ser identificado con seguridad. Los incuidos aquí alcanzan una longitud de 100-150 mm.

***Euclymene lumbricoides* (Quatrefages).** Cabeza con una placa oblicua rodeada de un borde con una muesca. Tres segmentos preanales sólo algo más pequeños que los de delante. El ano se abre formando un largo embudo orlado por 30-40 cirros, por lo general alternativamente largos y cortos. Color rosa o cervato con bandas rojas y blancas. En bancos de arena en bajamar, a menudo entre algas; tubo grueso pero frágil. Principalmente costas O de GB; M. del N. hasta Medit.

***Maldane sarsi* Malmgren.** Cabeza con una amplia cresta arqueada rodeando una pequeña placa oblicua. Dos segmentos preanales cortos e indistintos. Extremo posterior vuelto hacia arriba, acabado en una placa en forma de suela de bota; ano que se abre en una hinchazón arrugada en su "puntera". Pardo con manchas más oscuras, más pálido por detrás. En aguas bajas en el sublitoral somero, generalmente en fango blando; tubo voluminoso, como un salchichón. GB, M. del N. a costas atlánticas.

***Nicomache lumbricalis* (Fabricius).** Cabeza ancha y redondeada, con una cresta arqueada. Dos segmentos preanales cortos. El ano se abre en un corto embudo orlado por 15-25 cirros cortos. Pardo rojizo. En bajamar y en el sublitoral somero, en arena lodosa; tubo a menudo pegado a rocas enterradas. Alrededor de la mayor parte de GB, M. del N., Canal; Ártico.

***Rhodine loveni* Malmgren.** Cabeza estrecha, redondeada como un gancho. Borde frontal en los primeros segmentos y, más conspicuamente, borde trasero de los últimos extendido como un delicado collar alrededor de parte del segmento contiguo. Segmentos preanales pequeños y comprimidos. Extremo trasero sin embudo ni placa, ano rodeado por unas pocas papilas pequeñas. Pardo amarillento o grisáceo con manchas rojas. En fango blando en aguas de someras a bastante profundas; tubo fino y córneo. Principalmente costas NO de GB; Ártico a Medit.

Familia Magelonidae

Gusanos excavadores con cuerpo largo y esbelto subdividido en dos regiones. Cabeza aplanada, como el pico de un pato, sin ojos ni apéndices; boca ventral, con una gran probóscide blanda. Dos palpos largos y gruesos con papilas en cada lateral, justo detrás de la cabeza. Parápodos con pequeño lóbulo en forma de lengua por encima y por debajo. Sólo se conoce una especie en las aguas europeas.

***Magelona mirabilis* (Johnston)** (*M. papillicornis*). Cuerpo 50-170 mm de long., de sección bastante cuadrada, con unos 150 segmentos. Los 8 primeros tienen haces de cerdas simples detrás de lóbulos pequeños; el noveno es corto, con el lóbulo parapodial sup. y las cerdas agrandados para formar un par de abanicos que casi se encuentran en el dorso. Los restantes tienen sólo unos pocos ganchos por encima del lóbulo sup. y por debajo el inf. Parte ant. y palpos rosados, el resto verde gris con laterales blancos. En arena en bajamar y en el sublitoral, sin tubo. NO de Europa hasta Medit. A menudo los palpos han sido mordidos por peces bentónicos y por lo tanto pueden faltar, estar dañados o han vuelto a crecer sólo en parte.

Familia Flabelligeridae

Gusanos de cuerpo robusto y corto (20-60 mm de long.), de unos 50 segmentos, cubiertos con muchos pequeños procesos digitiformes o mazudos que segregan una vaina de mucus. La cabeza tiene dos palpos cortos, gruesos y arrugados y varias branquias simples; puede retraerse por el extremo ant. del cuerpo. Cerdas alargadas en los primeros segmentos, que apuntan hacia delante, formando una jaula alrededor de las branquias. Los restantes parápodos sólo tienen unas pocas cerdas por encima y robustos ganchos por debajo. Los flabeligéridos viven bajo las piedras o en someras madrigueras en las arenas lodosas en aguas someras o más abajo, arrastrándose lentamente para alimentarse de detritos de la superficie de los sedimentos. A menudo se denominan Chlorhaemidae (por su sangre verde, y por lo tanto branquias verdes).

***Pherusa plumosa* (Müller)** (*Stylarioides plumosa*). El último tercio del cuerpo forma una esbelta "cola" que puede estar vuelta hacia arriba. Ocho branquias digitiformes en una hilera, protegidas por cerdas de los primeros tres segmentos. Vaina estrechamente apretada contra el cuerpo y con incrustaciones de arena. Naranja intenso o pardo herrumbre cuando jóvenes, haciéndose más oscuros, verdosos o grises. Cerdas de la jaula débilmente iridiscentes. Mayoría de las costas desde el Ártico al Medit.

***Flabelligera affinis* Sars.** Sin "cola". Dos grupos de 20-30 cortas branquias filamentosas protegidas por cerdas de sólo el primer segmento. Vaina gruesa, cuyo mucus es claro o ligeramente teñido por el fango. Verdosos, con el intestino rojo; palpos amarillos. Los jóvenes a menudo entre espinas de erizos de mar. Mayoría de costas del Ártico al Canal.

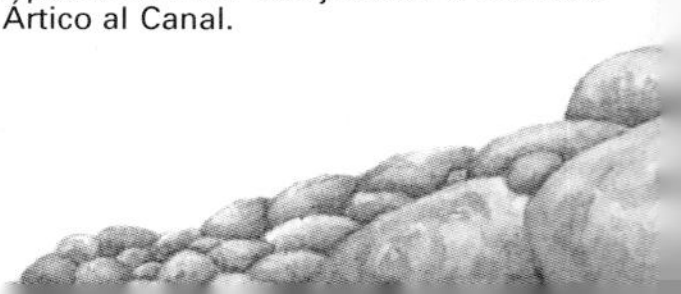

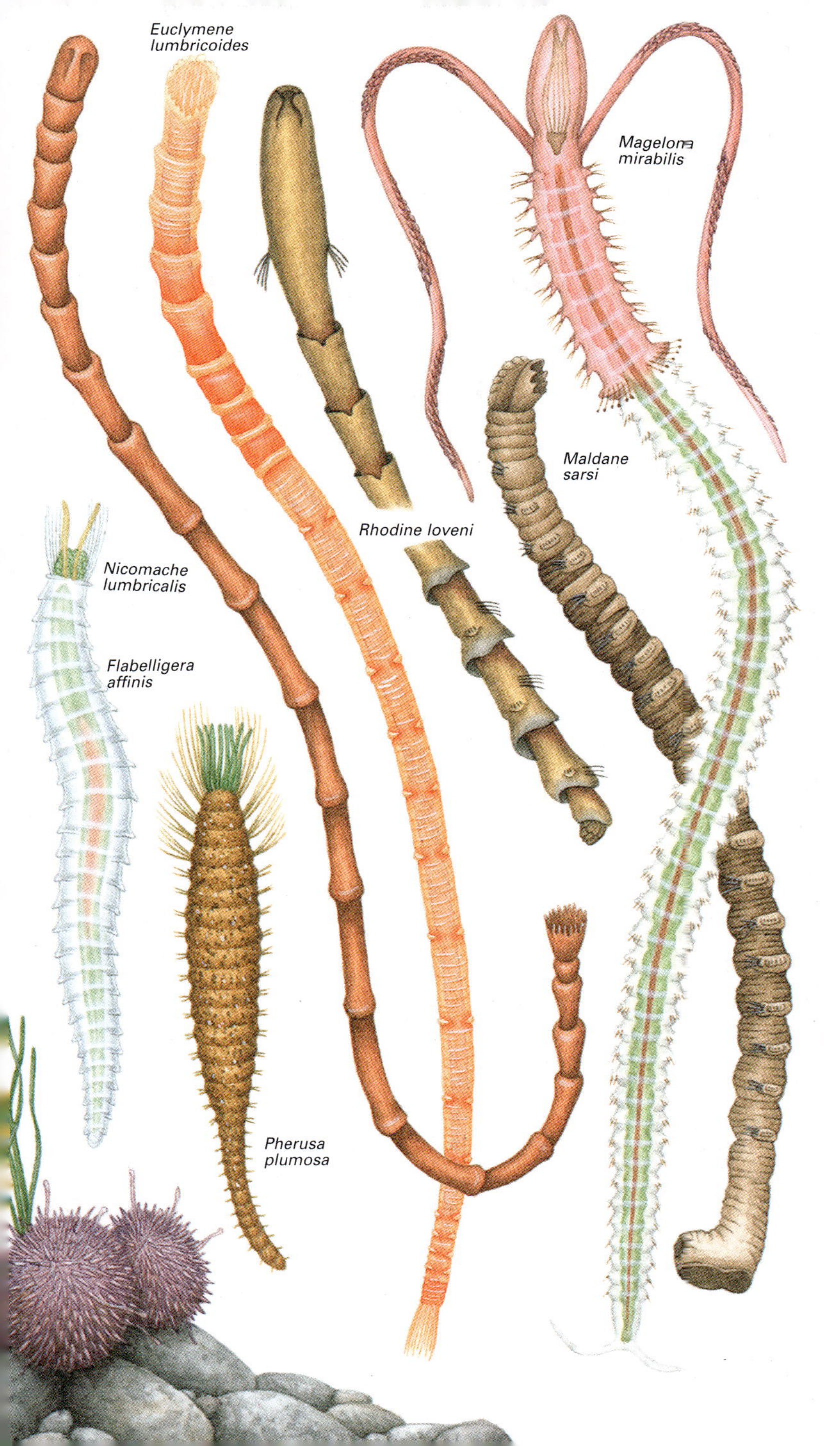
Euclymene lumbricoides
Magelona mirabilis
Maldane sarsi
Rhodine loveni
Nicomache lumbricalis
Flabelligera affinis
Pherusa plumosa

Familia Ampharetidae

El cuerpo está dividido en una región frontal ancha y bastante aplanada de unos 15 segmentos y una región trasera aguzada que puede tener más. La cabeza con numerosos tentáculos alimentarios que pueden retraerse por completo; en el tercer segmento, varios pares de branquias verdosas parecidas a tentáculos (dos grupos de cuatro en las especies incuidas aquí). Parápodos de la región ant. principalmente **birrámeos**, con cerdas por encima y uncinos por debajo. En la parte trasera, sólo la parte inf. con uncinos; puede ser alargada en forma de un repliegue rectangular. Construyen frágiles tubos de arena o lodo, pegados a objetos sólidos o situados sobre el fondo, a veces alfombrándolo, desde la orilla inf. a considerables profundidades.

***Ampharete acutifrons* (Grube)** (incluye *A. grubei*). Hasta 45 mm de long. (puede ser más largo en aguas septentrionales). Tentáculos ligeramente plumosos; branquias unidas en la base pero por lo demás separadas. Delante de las branquias a cada lado, un abanico de 10-15 "**cerdas del collar**" doradas. Repliegues parapodiales alargados en los 12 segmentos post., cada uno con un cirro digitiforme. Ano rodeado por varios cirros. ♂ blanco verdosos, ♀ rosado amarillentas; el intestino se ve pardo rojizo. Mayoría de las costas desde el Ártico al Medit.

***Amphicteis gunneri* (Sars)**. Parecido a *Ampharete* pero tentáculos lisos o anillados; 8-10 "**cerdas del collar**" muy grandes a cada lado. Repliegues parapodiales pequeños, sin cirros, en los 15 segmentos post. Ano entre dos largos cirros. Ártico a Medit.

***Melinna palmata* Grube.** 15-20 mm de long. Branquias unidas por una red hasta los dos tercios de su longitud. Sin "**cerdas del collar**". Segmentos 2-5 con amplio canal a lo largo del dorso, cubiertos por una membrana con un borde post. festoneado; detrás de las branquias, dos grandes ganchos oscuros sobresalen a través de esta membrana. Cincuenta segmentos post. con pequeños repliegues parapodiales sin cirros; sin cirros anales. Rosado pardusco con grandes manchas rojas. GB, Canal, Atl., Medit.

Familia Terebellidae

Gusanos voluminosos pero blandos y frágiles cuyo cuerpo se divide en una región ant. hinchada, frecuentemente de 17 segmentos, y una región post. aguzada con muchos más. La cabeza tiene numerosos tentáculos alimentarios, largos y móviles que pueden acortarse pero no retraerse. Branquias rojo vivo de varios tipos en 1-3 segmentos detrás de la cabeza, ausentes en unas pocas especies. Parápodos en la región frontal principalmente **birrámeos**, con cerdas por encima y uncinos por debajo. En la región post., sólo la parte inf. con uncinos; puede alargarse en forma de un repliegue rectangular. Los terebélidos viven generalmente sobre arenas lodosas en charcas de la orilla o en lagunas, en una sinuosa galería por debajo de una piedra o en un tubo irregular de partículas minerales, laxamente unidas por mucus, pegado a una roca enterrada o a una concha grande.

***Amphitritides gracilis* (Grube)** (*Amphitrite gracilis*). Hasta 120 mm de long.; región ant. de 17-19 segmentos no mucho más robustos que los de detrás. Dos pares de branquias breñosas. Parápodos post. no alargados. Amarillo apagado a rojo claro. GB, Canal, Atl., Medit. La región post. se enrolla en una apretada espiral cuando se le extrae de su galería.

***Neoamphitrite figulus* (Dalyell)** (*Amphitrite johnstoni*). Hasta 250 mm de long.; región ant. de 24-25 segmentos. Tres pares de branquias breñosas. Parápodos post. no alargados. Pardo o amarillo apagado. Mayor parte del NO de Europa hasta el Medit.

***Eupolymnia nebulosa* (Montagu)** (*Polymnia nebulosa*). Hasta 150 mm de long.; región ant. de 17 segmentos. Tres pares de branquias breñosas. Parápodos post. en forma de repliegues rectangulares. Anaranjado, rojizo o pardo, cubierto de manchas blancas. Mayor parte del NO de Europa hasta el Medit. *E. nesidensis* (Delle Chiaje) es parecido pero menor, con un cuerpo firme; no manchado de blanco. Distribución parecida.

***Lanice conchilega* (Pallas).** Hasta 300 mm de long.; región ant. de 17 segmentos. Tres pares de branquias breñosas. Parápodos traseros en forma de repliegues rectangulares. Amarillento, rosado o pardo. Atípicamente, forma un tubo rígido con una orla mellada en la abertura, que sobresale de la superficie de las playas arenosas bastante expuestas durante la bajamar. Mayor parte del NO de Europa hasta el Medit.

***Nicolea venustula* (Montagu).** Hasta 60 mm de long.; región ant. de 17 segmentos. Dos pares de branquias breñosas, las primeras con pedúnculos mucho más largos. Parápodos traseros en forma de repliegues rectangulares. Rojo pardusco, el dorso con manchas blancas. Tubo fino y transparente, entre conchas viejas y algas en la bajamar. Mayor parte del NO de Europa hasta el Medit.

***Terebellides stroemi* Sars.** Hasta 60 mm de long.; región ant. de 18 segmentos. Una sola branquia con cuatro placas plateadas en un pedúnculo corto. Parápodos post. en forma de repliegues rectangulares. Rosas o anaranjados. A menudo entre algas. NO de Europa hasta el Medit.

***Thelepus cincinnatus* (Fabricius).** Hasta 200 mm de long. Región ant. no claramente definida, 30-40 segmentos con un parápodo sup. con haces de cerdas. Branquias filiformes simples en dos grupos a cada lado de los segmentos 2 y 3. Parápodos post. en forma de repliegues rectangulares. Rosado, anaranjado o pardo. Del Ártico al Medit.

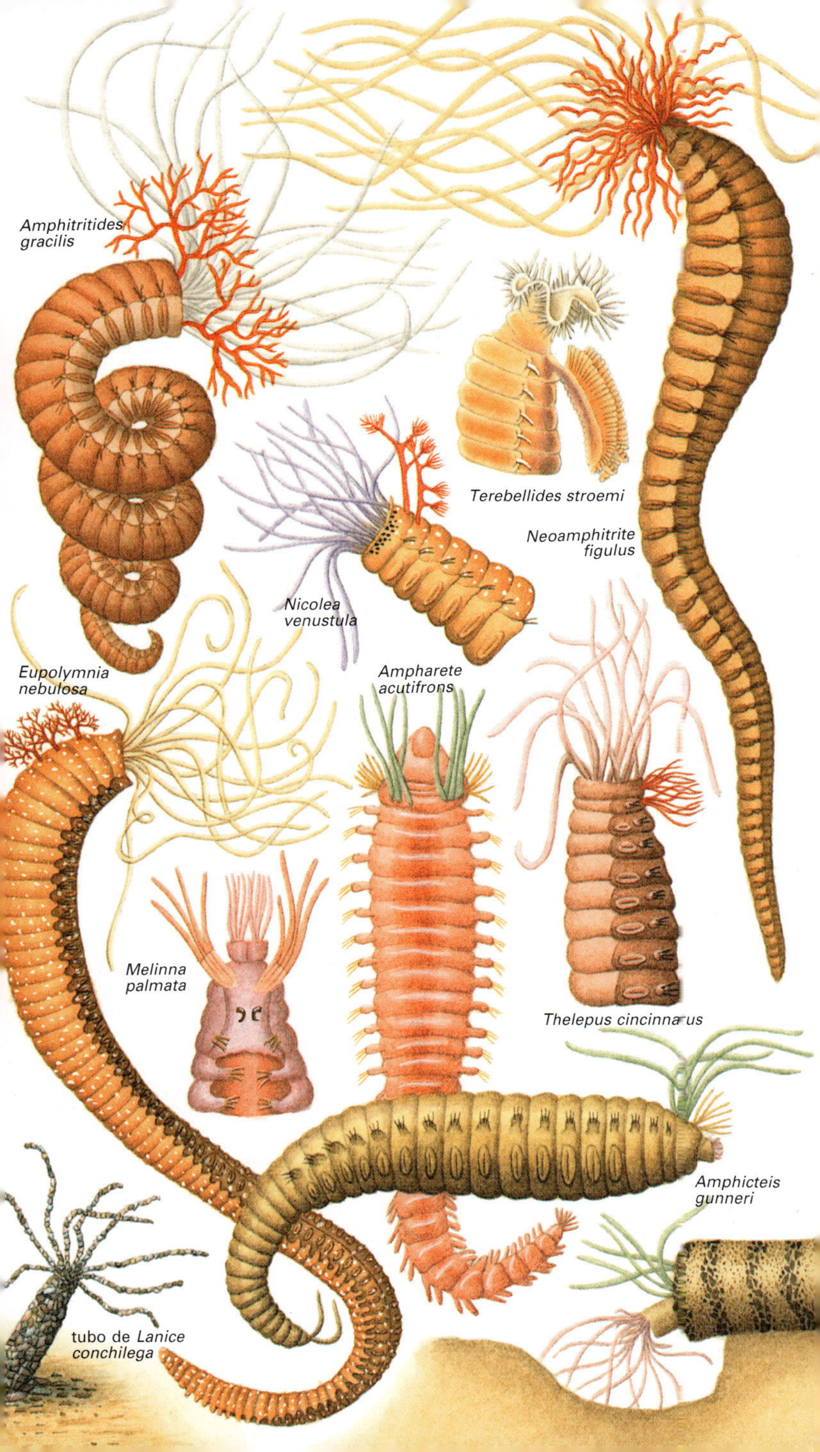

Amphitritides gracilis
Terebellides stroemi
Neoamphitrite figulus
Nicolea venustula
Eupolymnia nebulosa
Ampharete acutifrons
Melinna palmata
Thelepus cincinnatus
Amphicteis gunneri
tubo de Lanice conchilega

Familia Chaetopteridae

Gusanos tubícolas blandos, frágiles, muy viscosos. La cabeza es inconspicua dentro de un amplio collar que rodea la boca; tiene dos robustos palpos. El cuerpo se divide en tres regiones distintivas, de las cuales la media está mucho más modificada para la alimentación. Una corriente de agua es impulsada al interior del tubo y filtrada a través de una bolsa de mucus para atrapar las partículas pequeñas. Gran poder de regeneración.

***Chaetopterus variopedatus* (Renier).** Grande (hasta 250 mm de long. y 25 mm de ancho); palpos relativamente pequeños. Región media de cinco segmentos alargados en los cuales la parte sup. del parápodo está modificada en forma de un par de "alas" para soportar la bolsa mucosa, un cáliz que la enrolla hacia arriba y tres "abanicos" para bombear el agua; la parte inf. forma ventosas en la cara inf. Amarillento o blanco verdoso, ♀ maduras rosadas. Partes del gusano tienen una luminiscencia azulada. Tubo rígido, membranoso blancuzco, embebido en arena en la bajamar; cada uno de los extremos es más estrecho y sobresale un poco. Cosmopolita.

***Phyllochaetopterus anglicus* Potts** (*P. socialis*). Esbelto, 20-40 mm de long.; palpos largos, con un tentáculo muy corto cerca de la base de cada uno. Región media de 7-24 segmentos, cortos y parecidos entre sí, en los cuales la parte sup. de los parápodos tiene repliegues bilobulados. La corriente alimentaria es producida por superficies ciliadas de esta región. Amarillento por delante, verdoso por detrás. Tubo rígido, translúcido, amarillento y a menudo anillado, con un extremo pegado a la roca en la bajamar; a menudo ramificado y a veces embutido en densos "tepes". GB, Canal, Atl., Medit.

Familia Oweniidae

Gusanos tubícolas con un cuerpo esbelto de unos 30 segmentos; los primeros tres están indicados sólo por un pequeño haz de finas sedas. En el resto, los parápodos son **birrámeos**, con quetas encima y una hilera de numerosos pequeños ganchos debajo. En la región media, los segmentos están alargados pero se comprimen hacia atrás para dar la apariencia de una "cola" corta y plurianillada. El tubo flexible de granos de arena y trozos de concha cementados es más largo que el gusano, de forma que puede retraerse del extremo que sobresale de la superficie, que entonces se enrolla hacia abajo; a menudo los tubos son tan numerosos que evitan que el sedimento se derrumbe en un agujero excavado en él, aunque muchos de ellos estén vacíos.

***Owenia fusiformis* Delle Chiaje.** Hasta 100 mm de long. Cabeza con una corona membranosa dividida en seis lóbulos encañonados. Verdoso o amarillento, corona teñida de rojo. En playas bastante abrigadas de arena o arena lodosa en aguas bajas o por debajo. Cosmopolita.

Familia Pectinariidae

Gusanos tubícolas de cuerpo robusto con pocos segmentos y dividido en tres regiones. La cabeza está rodeada de un disco aplanado que tiene dos abanicos de rígidas espinas doradas en su cara inf. y boca rodeada de numerosos tentáculos alimentarios móviles y mazudos. Existe un par de tentáculos bastante más rígidos a cada lado de la región del "cuello" y, detrás de ellos, dos pares de branquias plumulosas de color rojo vivo. La región ant. se completa con tres segmentos con sólo un haz sup. de cerdas. La región media tiene parápodos birrámeos con cerdas encima y una hilera de uncinos debajo, en un lóbulo que puede extenderse en forma de un repliegue cuadrado. Luego hay una "cola" corta, aplanada y ovalada. El tubo es cónico, aguzado y abierto por cada extremo; es frágil y liso, formado por granos de arena fijados entre sí. Se sitúa verticalmente en playas arenosas. El gusano ocupa el extremo más ancho, excavando con las espinas mientras los tentáculos alimentarios recogen los detritos comestibles. Esta familia a veces se denomina Amphictenidae. Las especies incluidas aquí son de color blanco rosado, de hasta 50 mm de long. (el tubo bastante más largo); se hallan del Ártico al Medit.

***Pectinaria koreni* (Malmgren)** (*Lagis koreni*). Región media con 12 segmentos birrámeos. La "cola" tiene pequeños procesos mazudos a cada lado de sus tres primeros segmentos, apuntando hacia dentro a través del dorso. El tubo está ligeramente curvado. En la bajamar extrema.

***Pectinaria auricoma* (Müller)** (*Amphictene auricoma*). Región media con 13 segmentos birrámeos. Sin procesos mazudos en la "cola". Tubo muy curvado. En la bajamar y por debajo. ***P. belgica* (Pallas)** es muy parecido pero tiene el tubo recto y es sobre todo litoral.

Familia Sabellariidae

Cabeza con una corona de espinas en tres anillos concéntricos, numerosos tentáculos alimentarios alrededor de la boca y dos cortos palpos en la región del "cuello". La mayor parte del cuello tiene conspicuas branquias digitiformes apuntando hacia arriba a lo largo de cada lateral del dorso y los parápodos traseros se extienden como un repliegue cuadrado. En una corta región frontal sólo existen cerdas, luego 30 segmentos con cerdas por encima y uncinos por debajo. Una larga "cola" tubular, indistintamente segmentada y sin branquias ni parápodos, se vuelve hacia delante contra la cara inf. El tubo está formado por granos de arena fuertemente segmentados, pegados a algún objeto sólido en toda su longitud.

***Sabellaria alveolata* (L.).** De 30-40 mm de long., con una corona circular; espinas del anillo externo con un borde romo cortado en unos cinco dientes como un corto peine. Generalmente en grandes colonias, con los tubos formando una fuerte masa encorvada en las rocas de la orilla baja enterradas en la arena. GB, M. del N., Atl., Medit.

***Sabellaria spinulosa* Leuckart.** De 20-30 mm de long., corona en herradura; espinas del anillo externo terminadas en punta aserrada. Tubos generalmente separados, pegados a grandes conchas o piedras en bajamar o por debajo. Ártico, M. del N., Canal, Atl.

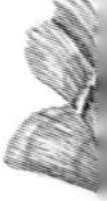

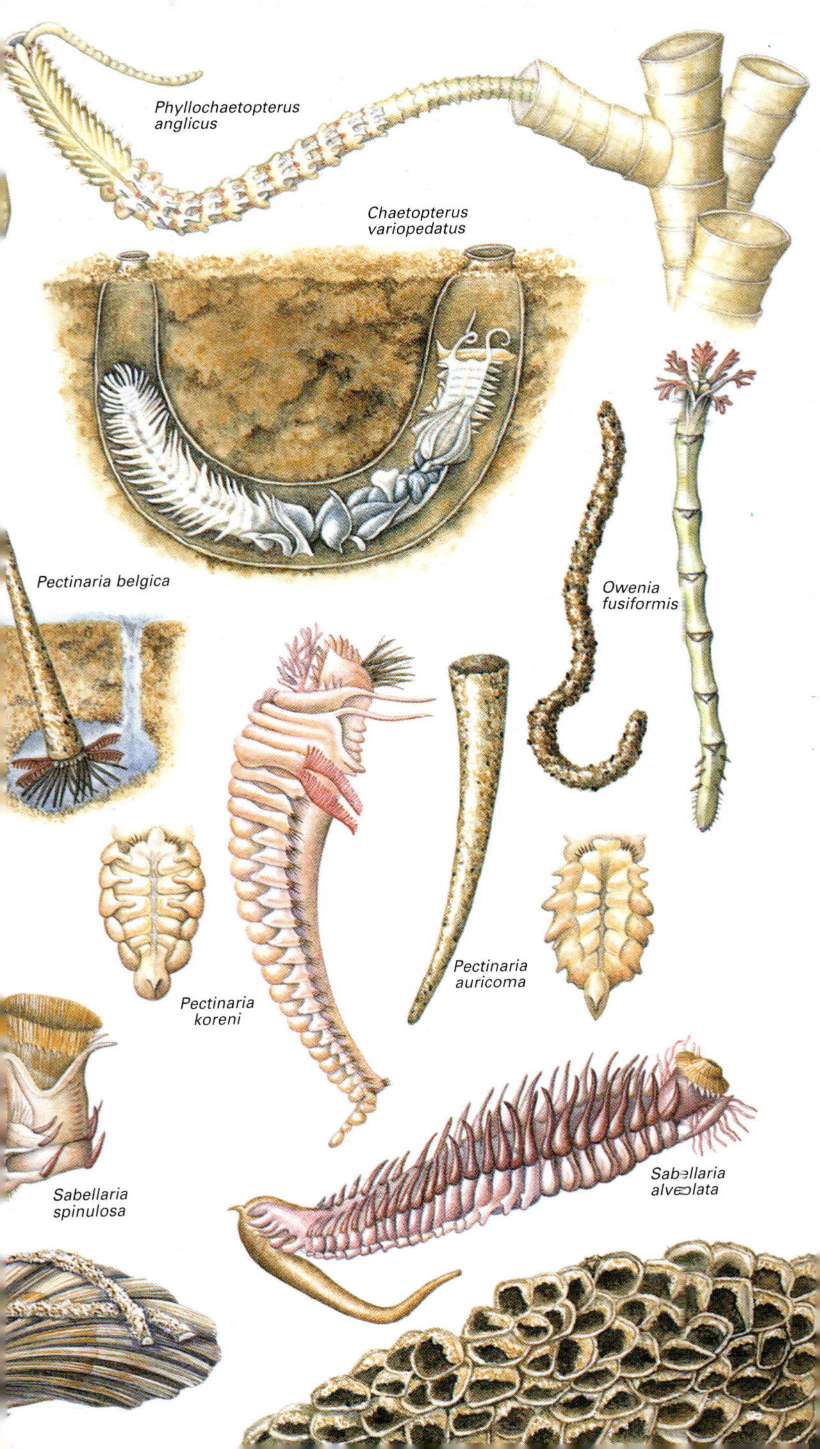
Phyllochaetopterus anglicus
Chaetopterus variopedatus
Pectinaria belgica
Owenia fusiformis
Pectinaria auricoma
Pectinaria koreni
Sabellaria spinulosa
Sabellaria alveolata

Familia Sabellidae

Se caracterizan por numerosos tentáculos plumulosos, largos y rígidos que forman un embudo único o doble entrelazado más allá de la boca del tubo. Los cilios de éstos crean una corriente de agua desde la cual las partículas en suspensión son filtradas y clasificadas para usarse como alimento o para la construcción del tubo. Esta corona de tentáculos también funciona como una gran branquia. A menudo, muchos de los tentáculos tienen manchas oculares espaciadas a lo largo de ella; la corona se retrae muy deprisa si se detecta un movimiento o sombra. El cuerpo se divide en una región ant. de unos ocho segmentos con cerdas por encima y uncinos en un **torus** por debajo, y una parte post. con muchos más segmentos (a menudo más de 100) en los cuales la posición de cerdas y uncinos está invertida. Un surco ciliado discurre por el centro de la cara inf. desde el ano, cruzando el dorso de la región ant.; transporta las heces desde el extremo ciego del tubo, que son liberadas por un prominente par de palpos, junto con partículas rechazadas por la corona, hacia la corriente de salida. Los sabélidos segregan un tubo de mucus que generalmente está reforzado con finas partículas de sedimento; el resultado es un tubo flexible liso y rígido.

Unos pocos miembros de esta familia son mucho menores, con sólo 3-5 segmentos traseros y un cuerpo transparente; se desplazan hacia atrás, arrastrando sus tentáculos por detrás de sí, por lo que a menudo existe un par de ojos en la parte post. al igual que en la ant. Segregan un tubo transparente de mucus mientras se desplazan.

***Manayunkia aestuarina* (Bourne).** Hasta 6 mm de long., con ocho tentáculos simples. Incoloros o parduscos, tentáculos amarillos, palpos verdes. En la superficie del fango en estuarios. Raro en el SO de GB; M. del N., Canal.

***Fabricia stellaris* (Blainville)** (*F. sabella*). Hasta 3 mm de long., con seis delicados tentáculos plumulosos. Amarillento o rosado. En el fango entre algas, conchas y piedras en las aguas bajas y por debajo. Desde el Ártico al Medit.

***Oriopsis armandi* (Claparède).** Hasta 6 mm de long., con 6-10 tentáculos plumulosos. Blanco grisáceo. En grietas lodosas, algas o tepes de algas. GB, Canal, Atl., Medit.

***Amphiglena mediterranea* (Leydig).** Hasta 15 mm de long., con sólo unos 30 segmentos traseros y unos 12 tentáculos. Blanco amarillento, tentáculos verdosos. Fabrica un tubo de mucus temporal en grietas o estípites de algas. GB, Canal, Atl., Medit.

***Branchiomma bombyx* (Dalyell)** (*Dasychone bombyx*). Hasta 50 mm de long., con unos 70 segmentos traseros. Relativamente pocos (unos 50) tentáculos con muchas manchas oculares pares y repliegues lobulados. Pardo amarillento, corona con bandas pardas y violetas. Tubo fangoso bajo conchas y piedras o en grietas de las rocas. GB, M. del N., Canal, Atl., Medit.

***Pseudopotamilla reniformis* (Müller).** Esbelto, de hasta 120 mm de longitud. Pocos (20-30) tentáculos, algunos con hasta ocho manchas oculares. Rojo anaranjado, corona blanco rosada con bandas pardas y púrpuras. Tubo flexible, córneo, de un pardo amarillento transparente excepto donde la arena se le adhiere; saliendo de las rocas, conchas viejas o algas calcáreas en las que el gusano ha perforado. El extremo abierto se aplana y se enrolla hacia arriba cuando el gusano se retrae. Del Ártico al Medit.

Gusano empenachado *Sabella pavonina* Savigny (*S. penicillus*). Esbelto, de hasta 300 mm de long. Numerosos (unos 100) tentáculos en dos grupos, uno mayor que el otro, que se unen en una corona parecida a una margarita. Violeta anaranjado o apagado, corona con bandas de varios colores. Liso, tubo de fango correoso elevándose libremente 100 mm de la arena lodosa en aguas bajas y por debajo, a veces entre algas. Alrededor de GB; M. del N., Canal, Atl., Medit.

Plumero de mar, palmereta *Sabella spallanzanii* (Gmelin) (*Spirographis spallanzanii*). Hasta los 200 mm de long. Muy numerosos (unos 300) tentáculos en dos grupos, uno mucho mayor que el otro y extendidos en una espiral abierta de varias vueltas. Pardo amarillento, corona con bandas de varios colores. Tubo de lodo en pie entre rocas o en la arena y las piedras, a menudo cubierto con pequeñas algas, generalmente sublitoral. Canal, Atl. y Medit.

***Bispira volutacornis* (Montagu).** Robusto, de hasta 100 mm de long. Numerosos (unos 200) tentáculos en dos verticilos interconectados. Pardo verdoso o purpúreo, corona muy pálida o blanca. Tubo de fango que apenas sobresale de las grietas de las rocas. En charcas o bajo salientes sombreados en bajamar, también sublitoral. GB, Canal, Atl., Medit.

***Megalomma vesiculosum* (Montagu)** (*Branchiomma vesiculosum*). Hasta 120 mm de long. Relativamente pocos (unos 50) tentáculos, cada uno con una gran mancha ocular en el extremo libre; un ojo incluso mayor en el centro de los otros dos. Cuerpo y corona amarillentos, rojizos o pardo purpúreos; cuerpo manchado de blanco, corona con bandas blancas. Tubo largo y duro, principalmente incrustado toscamente de grandes fragmentos de conchas y pequeñas piedras, pero sobresaliendo no más de 20-30 mm de la arena basta o la grava lodosa de bajamar y más abajo, a veces entre algas. GB, Canal, Atl., Medit.

Gusano de funda *Myxicola infundibulum* (Renier). Hasta 200 m de long., pero se contrae mucho cuando se le estorba; robusto pero aguzándose hacia atrás. Segmentos divididos en dos anillos. Relativamente pocos (unos 60) tentáculos, unidos por una membrana la mayor parte de su longitud, en dos lóbulos que se combinan para formar un solo embudo que es liso por fuera pero aterciopelado por dentro. Amarillo oscuro o anaranjado, con algunos anillos pálidos y otros más oscuros; corona pardo purpúrea. Tubo muy grueso, gelatinoso, transparente pero con capas externas teñidas de pardo grisáceo, sobresaliendo sólo muy poco del lodo firme de la bajamar y más abajo. Desde el Ártico al Medit.

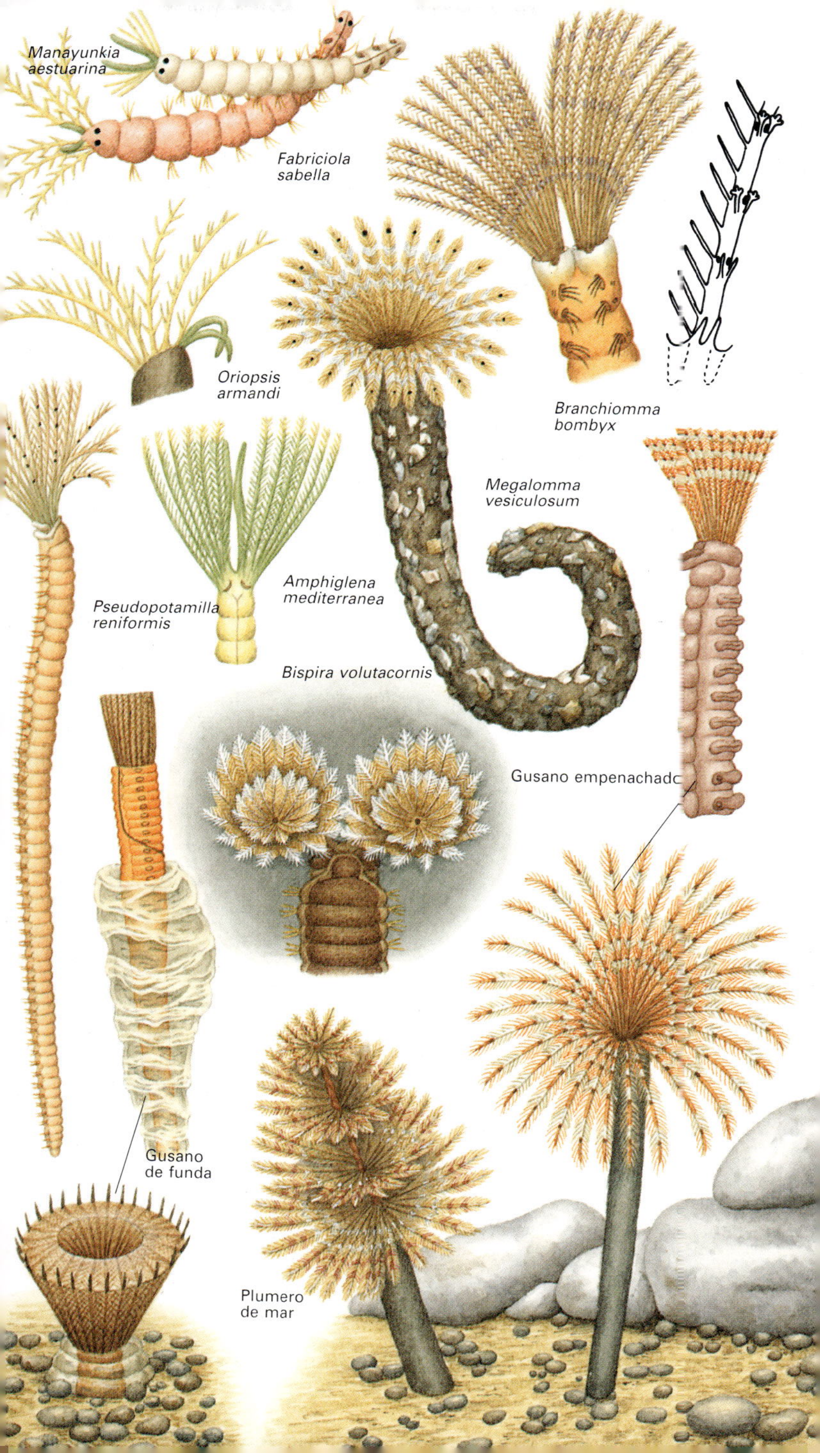

Manayunkia aestuarina
Fabriciola sabella
Branchiomma bombyx
Oriopsis armandi
Megalomma vesiculosum
Amphiglena mediterranea
Pseudopotamilla reniformis
Bispira volutacornis
Gusano empenachado
Gusano de funda
Plumero de mar

Familia Serpulidae

Parecido a los Sabellidae por tener una corta región ant. y una post. mucho más larga, típicamente con unos 100 segmentos. La región ant. está envuelta con una membrana parecida a una capa. Los serpúlidos tienen también una corona parecida de tentáculos plumosos (generalmente unos 30-40 en dos grupos más o menos unidos), pero el tubo es de un material duro, blanco y calcáreo segregado por el gusano. En la mayoría, un tentáculo está modificado formando un **opérculo** (un tapón para cerrar el tubo cuando la corona se retrae). La mayoría de los miembros de esta familia pueden identificarse, por lo menos provisionalmente, por detalles del tubo y el opérculo. El tubo está pegado a un objeto sólido, generalmente en la mayor parte de su longitud, en la bajamar y por debajo. Debido a que los tubos a menudo aparecen en grandes cantidades y pueden persistir mucho tiempo después de la muerte del gusano, pueden causar serios problemas al aumentar el rozamiento del agua en el casco de un buque, reduciendo la eficacia de las hélices, bloqueando el agua en las cañerías y evitando que las compuertas cierren bien.

***Filograna implexa* Berkeley**. Unos 4 mm de long., con sólo unos 30 segmentos. Pocos (ocho) tentáculos, uno a cada lado con un pequeño opérculo quitinoso en forma de copa en la punta. Rosado, con una corona incolora, blanca o rosada; opérculo amarillo pálido. Tubos delicados, casi translúcidos, blancos, generalmente formando una masa ramificada y entretejida con un sistema de cavidades que permiten que el agua circule. Cosmopolita. *Salmacina dysteri* (Huxley), a menudo se considera por separado, parece idéntica excepto porque carece de los cálices operculares.

***Ficopomatus enigmaticus* (Fauvel)** (*Mercierella enigmatica*). Hasta 25 mm de long. Pocos (12-20) tentáculos. Opérculo una hinchazón membranosa que emerge desde un robusto pedúnculo triangular, con espinas oscuras y quitinosas alrededor de su extremo aplanado y oblicuo. ♂ maduros verdosos, ♀ anaranjado rojizas; corona verde pardo con bandas marrones, opérculo pardo amarillento. Tubos cilíndricos, 1-2 mm de diámetro, con una boca ligeramente acampanada y rebordes que representan bocas previas, también con anillos más finos; la parte más reciente blanca, el resto pardo amarillenta. Forman una masa sinuosamente entretejida, a menudo de varios tubos de grosor, sobre diversos objetos sólidos en canales salobres, lagunas o muelles. GB; M. del N., Canal, Atl., Medit.

***Vermiliopsis infundibulum* (Philippi)**. Hasa 30 mm de long. Opérculo un saco membranoso cubierto por un cono quitinoso formado por numerosas capas. Anaranjado rojizo, corona rojo vivo con bandas amarillo pálido. Tubo grueso, blanco apagado, de diámetro que aumenta rápidamente hasta unos 3,5 mm, con numerosos rebordes como una sucesión de trompetas unas dentro de otras y con caballones longitudinales irregulares. Costas atlánticas ibéricas, Medit.

Gusano tubícola serpentino *Serpula vermicularis* L. 50-70 mm de longitud, esbelto, con unos 200 segmentos. Numerosos (unos 70) tentáculos. Opérculo calcáreo, en forma de embudo sólido, con un extremo ligeramente cóncavo con 20-40 (a veces más) surcos radiales que dividen su borde en dientes redondeados. El color varía de amarillo pálido a rojo ladrillo; corona con bandas de rojo, rosa y blanco. Tubo anclado por su base pero a menudo libre en gran parte de su longitud, cilíndrico, unos 5 mm de diámetro, con anillos ocasionales y caballones longitudinales irregulares cortados en dientes rojos; rosado a rojo claro, raras veces blanco. Varios tubos pueden enrollarse unos en otros, formando a veces grandes masas. Cosmopolita.

***Hydroides norvegica* (Gunnerus)**. Hasta 30 mm de long. Opérculo un embudo calcáreo dentado como el de *Serpula* pero con una corona de 10-20 espinas puntiagudas, aserradas y quitinosas elevándose desde el centro en su extremo. Rojo; corona tentacular con bandas rojas y blancas. Tubo cilíndrico, de unos 3 mm de diámetro, a menudo enrollado en una espiral laxa; superficie sup. puede parecer bastante aplanada. Partes más viejas del tubo parduscas, nuevo crecimiento blanco brillante. Muy común en cascos de buques, boyas y estructuras de los muelles en grandes masas. Cosmopolita. *H. uncinata* (Philippi) es parecido, pero el borde del opérculo está profundamente cortado en dientes quitinosos y su corona está formada por espinas esbeltas y de bordes lisos. Costas atlánticas y mediterráneas de Europa continental.

***Pomatoceros lamarcki* (Quatrefages)**. Hasta 25 mm de long. Opérculo un tapón calcáreo sólido en forma de copa entre dos alas carnosas que se extienden desde el extremo aplanado de su pedúnculo; puede llevar una espina montada excéntricamente en su extremo plano. Color del cuerpo y la corona brillante pero variable. Tubo liso, sinuoso, blanco, 3-5 mm de amplitud, con un prominente caballón a lo largo de su dorso, lo que le confiere una sección triangular y acabado en una aguda espina sobre su abertura; un caballón menos obvio a lo largo de cada lateral. Extendido y común en las costas del NO de Europa y del Medit. Previamente denominado *P. triqueter* (L.), que es principalmente sublitoral; difiere principalmente por tener un tapón opercular en forma de salchicha o cónico y un solo caballón a lo largo del tubo.

***Pomatostegus polytrema* (Philippi)**. Hasta 15 mm de long. Pocos (12-20) tentáculos. Opérculo un saco carnoso, sobre un pedúnculo alado como en *Pomatoceros*, cubierto por una gruesa placa calcárea con una o dos púas excéntricas y romas. Cuerpo y corona rojo o amarillo. Tubo blanco o rosado, de unos 2 mm de ancho, con un prominente caballón dentado a lo largo de su dorso y generalmente uno menos obvio a lo largo de cada lateral; entre estos caballones, y a cada lado, tiene surcos o simas regulares transversales que le confieren una apariencia de encaje. Sobre algas calcáreas incrustantes o tallos de algas, así como piedras o conchas, a menudo enrollado en una espiral aplanada en gran parte de su longitud (podría confundirse con un spirórbido grande —véase la pág. siguiente). Costa atlántica ibérica, Medit.

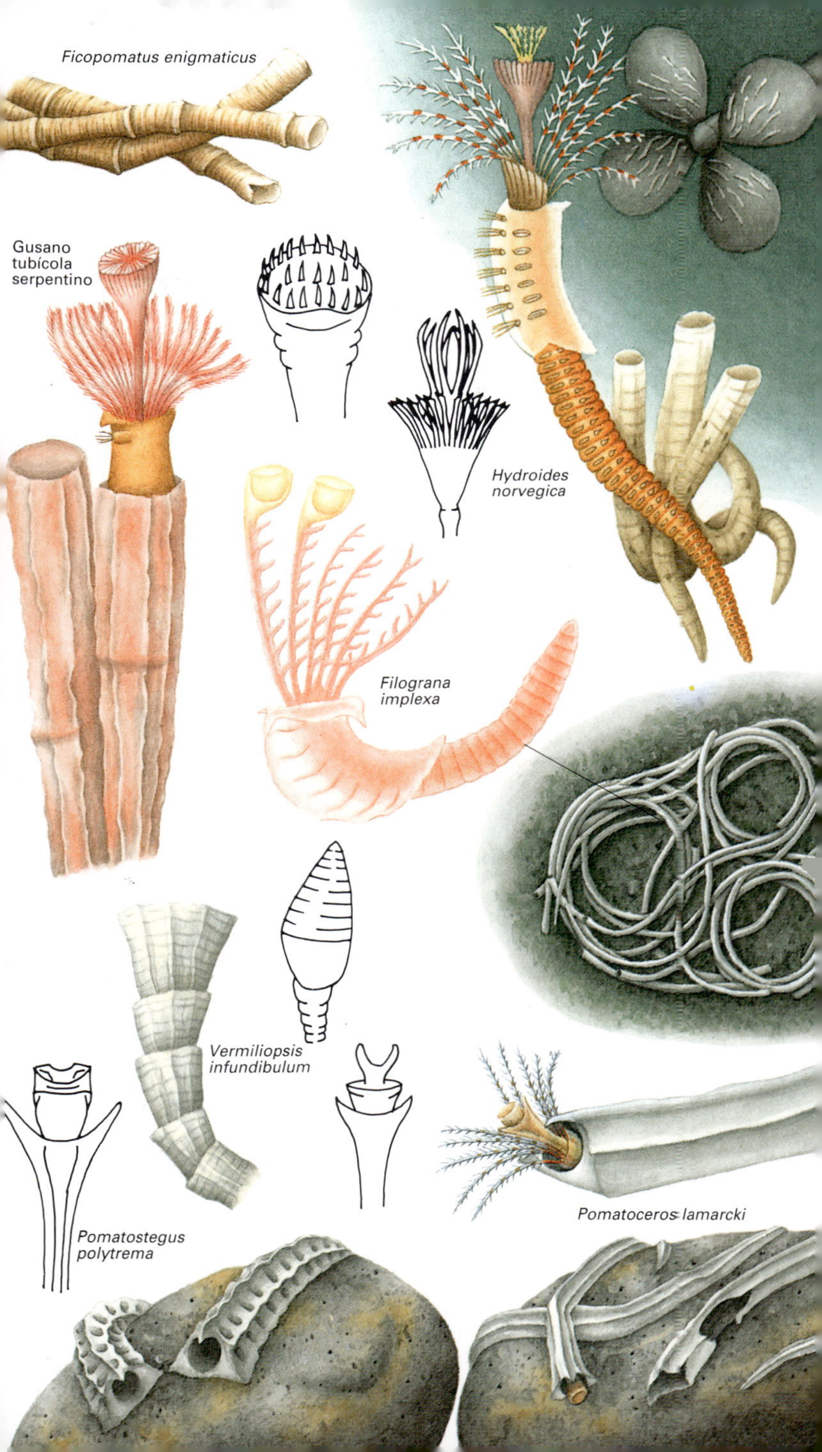

Ficopomatus enigmaticus
Gusano tubícola serpentino
Hydroides norvegica
Filograna implexa
Vermiliopsis infundibulum
Pomatostegus polytrema
Pomatoceros lamarcki

Familia Spirorbidae

Los miembros de esta familia (a veces considerados como una familia de los Serpulidae) tienen las características básicas de los serpúlidos pero son muy pequeños. Incluso tienen menos segmentos en la región ant. (tres en las especies incluidas aquí) y la región post. es corta, y gran parte de ella carece de cerdas o uncinos. Los pocos (6-10) tentáculos son pequeños, transparentes y no fáciles de ver en el campo. No obstante, el opérculo es relativamente grande y termina en una placa calcárea oblicua, a menudo extendida como una quilla o púa un poco como un corto pedúnculo. El tubo forma una espiral apretada, generalmente plana contra el sustrato; se dan ambas direcciones de enrollado, aunque éste es constante para cada especie. Dado que el gusano tiene el dorso hacia la superficie a la que está pegado, y el enrollado se describe desde su propio punto de vista (no el del observador), un tubo que crezca en la dirección de las agujas del reloj se denomina **levógiro**, mientras que uno que se desarrolle en dirección contraria se llamará **dextrógiro**. ¡Ello suele dar lugar a confusión!

Los spirórbidos, como grupo, ocupan una mayor variedad de superficies que otros serpúlidos, pero muchas especies se hallan restringidas a un sustrato que les es característico. Los huevos se incuban dentro del tubo, en un saco alargado que puede estar pegado al extremo ant. del gusano, o en una cámara de incubación cilíndrica situada por debajo de la placa opercular: los jóvenes son liberados en forma de larvas. Hasta hace poco, todas las especies se incluían en el género *Spirorbis*.

***Janua pagenstecheri* (Quatrefages).** Tubo dextrógiro, pequeño (diámetro de enrollado hasta 2 mm); blanco sucio, generalmente con tres caballones a lo largo. Opérculo con cámara de incubación. (En los gusanos inmaduros, una espina se extiende desde la placa opercular al saco no desarrollado y estará presente hasta que sea liberada la primera "camada". Otra placa se desarrolla por debajo de la cámara para reemplazar a la que se pierde cuando la cámara se rompe al abrirse; estas placas subsecuentes carecen de espina. En poco tiempo, el opérculo puede parecer un "autobús de dos pisos"). En lechos rocosos, piedras y conchas en la mitad inf. de la orilla y en el sublitoral; ocasionalmente sobre el alga roja *Corallina*, donde podría confundirse con *S. corallinae* (abajo) excepto por la dirección opuesta del enrollado, especialmente debido a que, en esta localización, el tubo a menudo carece de caballones. NO de Europa hasta el Medit.

***Circeis armoricana* de St. Joseph.** Tubo dextrógiro, pequeño (diámetro de enrollado hasta los 2 mm); liso, blanco opaco. Placa opercular en forma de platillo, unida muy excéntricamente al pedúnculo, con un asta ancha pero corta y bilobulada bajo él. Sobre decápodos. GB, M. del N., Canal, Atl. Existen varias subespecies o especies estrechamente emparentadas. *C. spirillum* (L.) es muy parecido pero tiene un tubo translúcido parecido a la porcelana que muestra débilmente el color naranja del gusano de su interior; se da en el sublitoral sobre laminarias, hidrozoos y briozoos. N de Noruega hasta Azores.

***Spirorbis spirorbis* (L.).** Tubo levógiro, de tamaño medio (diámetro de enrollado 3-4 mm); blanco, liso, con un prominente reborde extendiéndose por encima del sustrato. Placa opercular en forma de platillo, bastante excéntrica respecto al pedúnculo, con sólo una ligera quilla por debajo de ella. Sobre grandes algas pardas, particularmente *Fucus serratus* pero también laminarias y la parte basal de *Himanthalia*. GB; N de Noruega hasta el Canal. Antes registrada como *S. borealis* Daudin, junto con las siguientes tres especies.

***Spirorbis tridentatus* Levinsen** (sólo se ha ilustrado el opérculo). Tubo levógiro, de tamaño medio (diámetro de enrollado hasta 3,5 mm); blanco sucio o pardusco, con 3 caballones redondeados a lo largo, a menudo extendiéndose en forma de dientes romos por encima de su abertura. Placa opercular con una quilla profunda y ancha. Sobre rocas, piedras y conchas en entrantes y charcas. GB, Noruega al Canal.

***Spirorbis corallinae* de Silva y Knight-Jones.** Tubo levógiro, muy pequeño (diámetro de enrollado 1-2 mm); blanco, liso. Placa opercular con una gruesa quilla expandiéndose hacia un asta bilobulada. Sobre el alga roja *Corallina officinalis* (donde puede confundirse con las puntas blancas de los frondes que crecen). GB, Canal. *Janua pagenstecheri* se encuentra ocasionalmente sobre *Corallina*, generalmente con un tubo similarmente liso, pero puede distinguirse por su dirección de enrollado, que es contraria.

***Spirorbis rupestris* Gee y Knight-Jones.** Tubo levógiro, grande (diámetro de enrollado hasta los 4,5 mm), frecuentemente con numerosos anillos de crecimiento. Sobre rocas cubiertas de algas rojas calcáreas incrustantes, a menudo creciendo hacia arriba en una espiral abierta para permanecer libre de la incrustación; la parte blanca recientemente añadida al tubo contrasta con el color rojo púrpura oscuro del alga. Placa opercular (no ilustrada) con una pequeña quilla. Gran Bretaña, Canal.

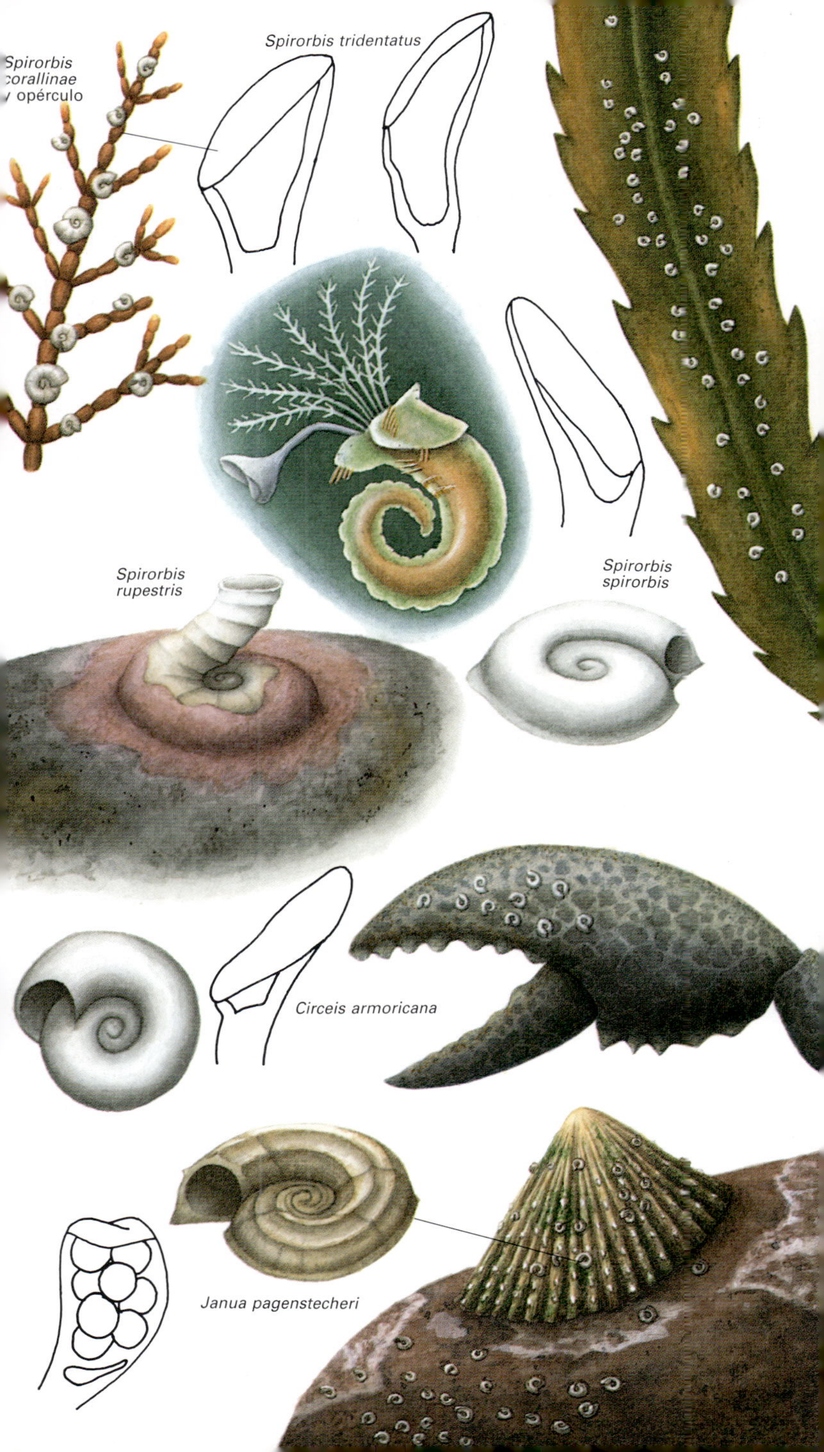

Spirorbis
corallinae
y opérculo
Spirorbis tridentatus
Spirorbis
rupestris
Spirorbis
spirorbis
Circeis armoricana
Janua pagenstecheri

Phylum Priapula

Un cuerpo robusto y cilíndrico con anulaciones externas que no indican la verdadera segmentación. La boca se halla al extremo de la probóscide, grande y activa, rodeada de anillos de dientes; el ano se abre en el extremo post., que puede ser portador de una o dos borlas de numerosos procesos cortos y parecidos a tentáculos que se cree que tienen función respiratoria. Los priapúlidos viven en sedimentos blandos, utilizando la probóscide tanto para excavar como para capturar los pequeños animales que les sirven de alimento.

***Priapulus caudatus* Lamarck.** Hasta 75 mm de long., a veces más. Probóscide hasta un tercio del total de la long. del cuerpo, con 25 caballones espinosos; la parte principal del cuerpo con numerosos (hasta unos 100) anillos. Una sola borla, casi tan grande como la probóscide, a veces escondida en parte por la hinchazón de los últimos anillos. Pardo rosado. En el fango, arena lodosa o grava lodosa desde la costa media hacia abajo. Ártico, M. del N., GB, Canal.

Phylum Echiura

Animales rechonchos. En el extremo ant., una gran probóscide móvil con bordes curvados hacia dentro encerrando la boca en su base. En la cara inf., cerca de detrás de la boca, generalmente un par de ganchos quitinosos y uno o más poros excretores. El ano se abre en el extremo post. Se alimentan de detritos recogidos en el mucus segregado por la probóscide.

***Echiurus echiurus* (Pallas).** Cuerpo de hasta unos 100 mm, probóscide de unos 35 mm de long. con la punta roma y ancha. Cuerpo rodeado por 100 o más hileras de pequeñas excrecencias verrucosas, entre las que se distribuyen unos 22 anillos de otras mayores. Dos ganchos y cuatro poros excretores poco distintivos delante; dos anillos, cada uno de 5-9 cerdas quitinosas, alrededor del extremo post. Cuerpo amarillo grisáceo, probóscide anaranjada con rayas pardas. Ocupa una madriguera en forma de U en arenas lodosas desde la costa media hacia abajo. Extendido alrededor del NO de Europa.

***Thalassema thalassema* (Pallas)** (*T. neptuni*). Cuerpo de hasta 70 mm de long.; probóscide muy extensible, de 10-200 mm de long., con extremo puntiagudo. Excrecencias verrucosas esparcidas más o menos en anillos alrededor del cuerpo, más numerosos hacia atrás. Dos ganchos y cuatro poros excretores indistintos. Colores con combinaciones de azul, gris, amarillo y rosa. En grietas de las rocas o entre piedras en la costa inf. y en aguas someras. GB hasta el Medit.

***Bonellia viridis* Rolando.** Cuerpo de hasta 150 mm de long.; la probóscide puede extenderse hasta 1 m, su punta dividida en dos ramas laterales cortas. Cuerpo con excrecencias verrucosas ampliamente esparcidas; dos pequeños ganchos flanqueando un solo poro excretor conspicuo. Verde. En grietas de las rocas en bajamar y por debajo. Raro alrededor de Noruega, GB y Atl.; común en el Medit. Todos son ♀; ♂ enanos (de hasta 2 mm de long.) parásitos, primero sobre la probóscide y luego internos.

Phylum Sipuncula

Cuerpo cilíndrico e insegmentado, aguzándose hacia atrás y con una región frontal más estrecha (el **introverso**) que puede ser retraída. La boca, en su extremo, está rodeada por un disco encañonado que puede estar dividido en cortos tentáculos. El ano se abre en el dorso, cerca del extremo frontal con (generalmente) dos poros excretores a cada lado. Los sipuncúlidos se alimentan principalmente de detritos depositados en las capas sup. de la arena fangosa.

***Golfingia vulgaris* (de Blainville).** Hasta 200 mm de long. Disco oral con 20 tentáculos en un solo círculo cuando es joven, aumentando hasta 150 en tres círculos. Numerosos ganchos pequeños dispuestos irregularmente alrededor del introverso. Cuerpo liso, puede contraerse en una serie de anillos. Anaranjado, parte post. negra. Construye profundas madrigueras en arenas o grava lodosas desde bajamar hasta considerable profundidad. GB, N de Noruega hasta el Medit. Otras especies de este género se hallan sólo raras veces en la orilla; pueden carecer de ganchos y tener menos tentáculos. *Phascolosoma granulatum* Leuckart es una especie parecida pero tiene los tentáculos dispuestos en herradura alrededor de la boca, ganchos en los anillos alrededor del introverso y excrecencias verrucosas de color oscuro cubriendo su cuerpo.

Tita *Sipunculus nudus* L. Hasta 350 mm de long. Disco oral muy plegado pero no dividido en tentáculos. Introverso sin ganchos pero cubierto de verrugas puntiagudas. Superficie corporal decorada con una red de surcos longitudinales y circulares. Grisáceo. En arena desde la bajamar a profundidades considerables. GB y M. del N., Canal, Atl., Medit.

***Phascolion strombi* (Montagu).** Hasta 50 mm de long. Disco oral con 8-16 tentáculos cuando joven, aumentando a 40-50 en varios círculos. Numerosos ganchos pequeños dispuestos irregularmente alrededor del introverso. Cuerpo cubierto de verrugas que son mayores, puntiagudas y de color oscuro en una banda alrededor de la parte media. Un solo poro excretor (el derecho). Grisáceo. Generalmente en viejas conchas alargadas, con el extremo abierto sellado por un cemento lodoso excepto por un pequeño agujero a través del cual puede sobresalir el introverso; ocasionalmente libre en arenas lodosas. GB; Atl., Medit. *Aspidosiphon muelleri* Diesing también ocupa conchas viejas, pero tiene un escudo quitinoso en cada extremo del cuerpo: cuando se retrae el introverso, el escudo de su base tapona la boca de la concha.

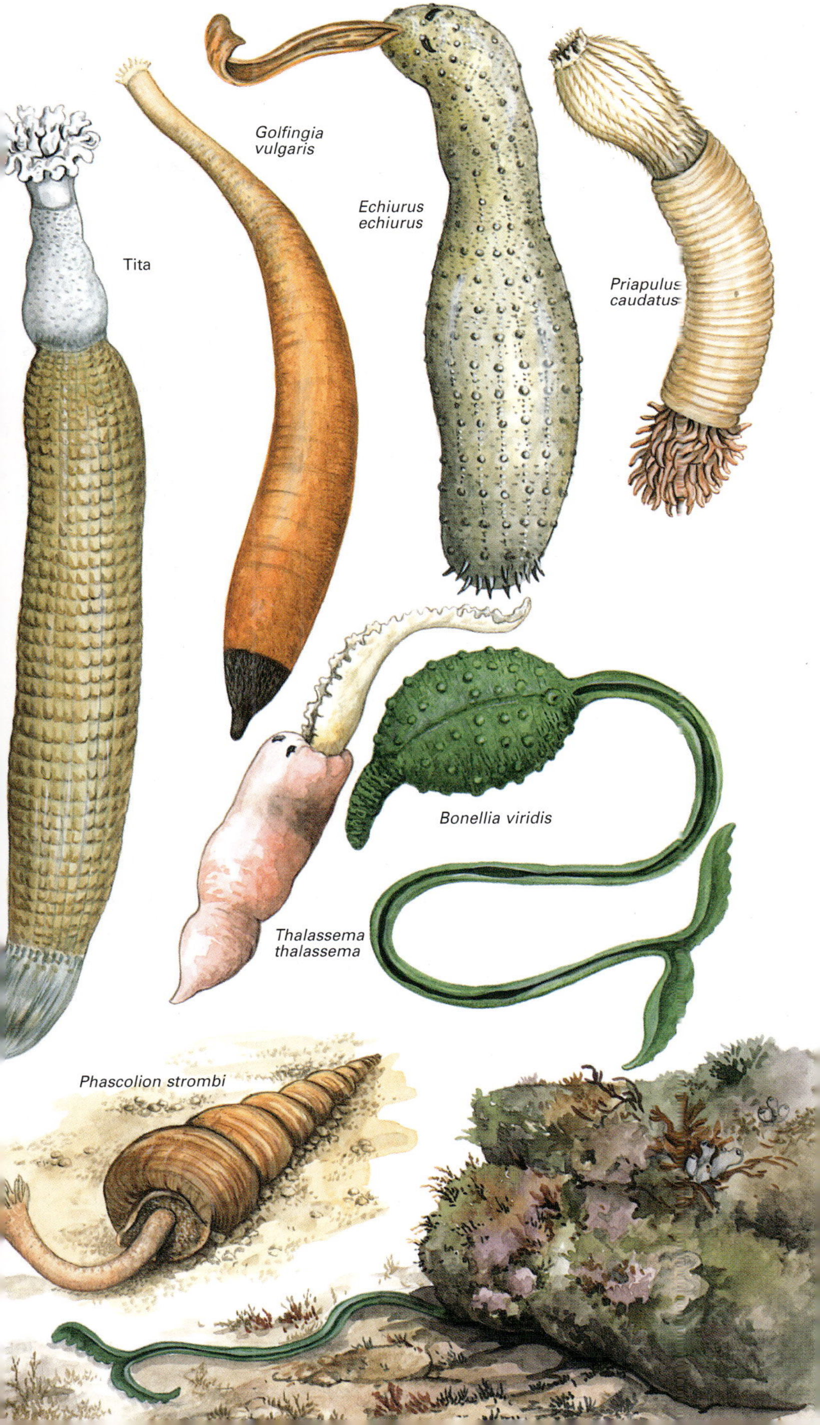
Golfingia vulgaris
Echiurus echiurus
Tita
Priapulus caudatus
Bonellia viridis
Thalassema thalassema
Phascolion strombi

Phylum Crustacea

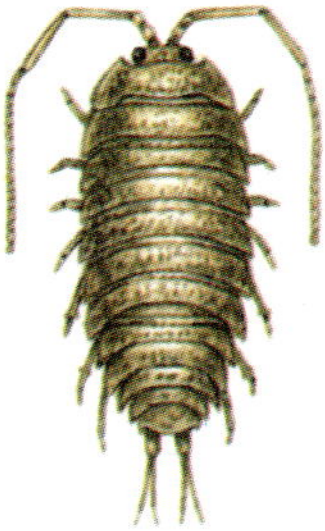

cochinilla marina

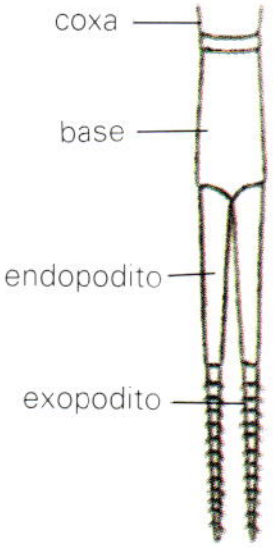

extremidad de crustáceo

Este gran phylum de los artrópodos incluye a más de 30.000 especies de todo el mundo, casi todas marinas. Los crustáceos pueden hallarse en todos los hábitats marinos, desde los niveles superiores de la costa hasta las regiones más profundas de los océanos. Unos pocos han invadido las aguas dulces y una minoría, sobre todo los isópodos, subsisten en hábitats terrestres. Sin embargo, son abrumadoramente animales marinos y se han adaptado a la mayor gama de condiciones ambientales, abundando en los fangos y arenas, así como en suelos toscos y rocosos. Muchos grupos incluyen formas parásitas altamente especializadas. La mayor parte del holoplancton consiste en crustáceos, y la mayor parte del meroplancton está formado por las fases larvarias de crustáceos bentónicos.

El cuerpo de los crustáceos se divide típicamente en tres regiones segmentadas; la cabeza, el tórax y el abdomen, junto con una cola adicional, el **telson**. Los segmentos que comprende cada región están fusionados en mayor o menor proporción, y por ello varía su número de un grupo a otro. Cada segmento, primitivamente, lleva un par de apéndices birrámeos (es decir, formados por dos ramas), que consisten en un coxopodito o **coxa**, un basipodito o **base**, una rama externa o **exopodito** y una rama interna o **endopodito**. En la mayoría de los crustáceos, una u otra rama está reducida, o se ha especializado formando una branquia, pero en algunos, tales como los mísidos, las patas nadadoras consisten aún en dos ramas de igual tamaño. Los apéndices cefálicos están modificados en forma de antenas, piezas bucales y apéndices alimentarios accesorios; los del tórax, los **pereiópodos**, a menudo están modificados para la marcha o la natación, y a veces en estructuras alimentarias queladas o en dispositivos para la lucha. Los segmentos o **artejos** de las extremidades de los crustáceos son importantes para la clasificación y la identificación. En todos los grupos la coxa y la base van seguidos sucesivamente por el **isquiopodito** (isquion), el **meropodito** (mero), el **carpopodito** (carpo) y el **propodito**, y un **dactilopodito** (dactilo) terminal. La modificación de las extremidades abdominales, los **pleópodos**, varía ampliamente en todo el phylum, pero en su mayor parte se utilizan para la reproducción y la incubación. La pared externa del cuerpo de todos los crustáceos es quitinosa, y está reforzada por una gruesa calcificación, para formar un exosqueleto rígido y a veces pesado. El crecimiento requiere la muda periódica o **ecdisis**, que comprende la reabsorción del calcio, la separación y desprendimiento de la capa quitinosa externa, y la redisposición del calcio sobre una nueva plantilla quitinosa de mayor tamaño. Con excepción de los cirrípedos, en los que la

Calanus finmarchicus

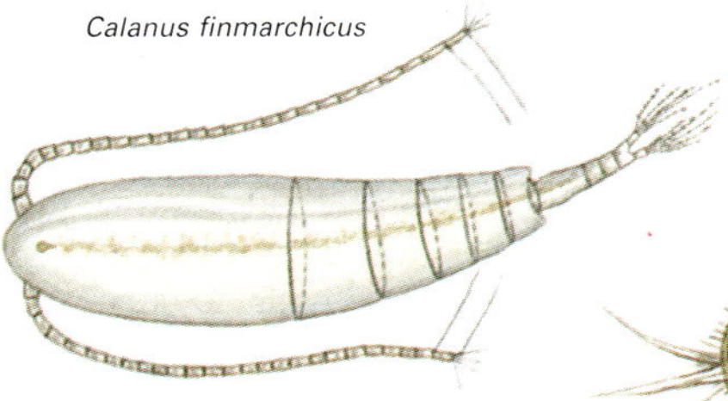

Ostrácodo: *Cythere*

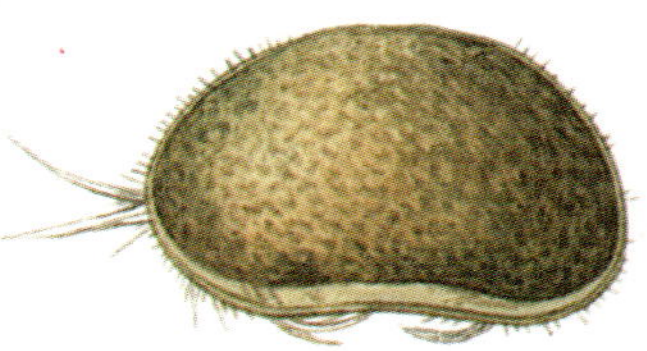

regla general es el hermafroditismo, los sexos están separados, y la reproducción implica la cópula, coincidiendo con la muda (ecdisis) de la hembra. Se suelen incubar los huevos, que dan lugar a larvas planctónicas de vida libre.

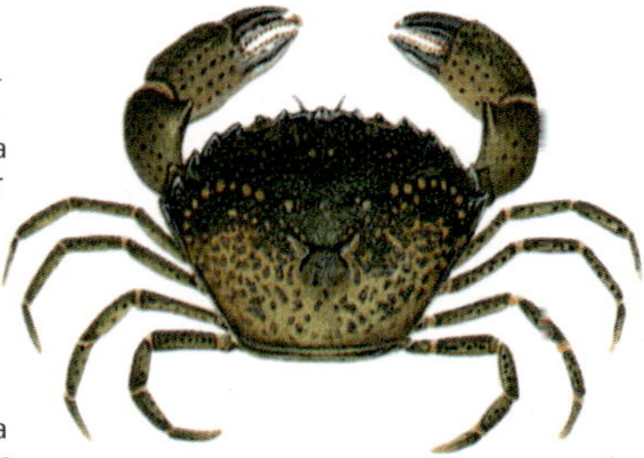

cangrejo de mar común

El desarrollo larvario de los crustáceos tiene lugar mediante una sucesión de fases larvarias de complejidad creciente, con una muda entre ellas. El tipo larvario básico es el **nauplius**; en muchos crustáceos ésta es la primera fase larvaria de natación libre, y en otros el embrión pasa a través de la fase de nauplius durante la incubación, y la larva que sale del huevo corresponde a una fase más avanzada, la **zoea**.

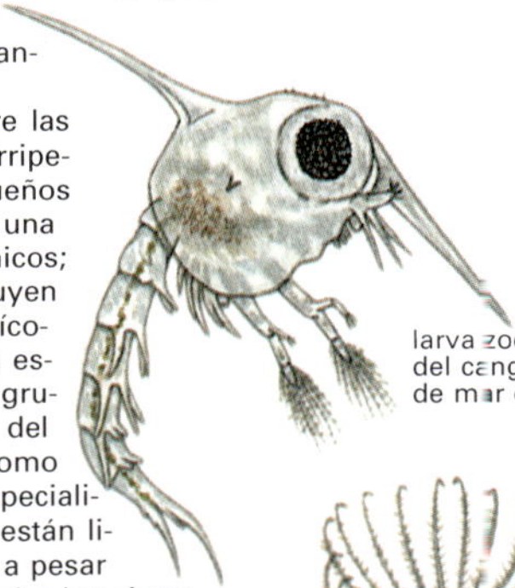

larva zoea del cangrejo de mar común

En los crustáceos existen ocho clases, entre las que predominan los Ostracoda, Copepoda, Cirripedia y Malacostraca. Los ostrácodos son pequeños animales cuyo cuerpo está incluido dentro de una concha bivalva. Son principalmente bentónicos; existen en todos los hábitats marinos, e incluyen un número significativo de especies dulceacuícolas. Los copépodos también incluyen a varias especies de agua dulce, pero la gran mayoría del grupo es marino, y comprende la mayor parte del zooplancton permanente (holo-plancton), así como a numerosas especies parásitas altamente especializadas. Los cirrípedos son animales sésiles, y están limitados por completo a los hábitats marinos, a pesar de que se extienden desde la zona supralitoral a las simas abisales. Los malacostráceos se distribuyen en seis subclases, dos de las cuales están restringidas a las aguas dulces. Los Phyllocarida, con el único orden de los Leptostraca, y los Haplocarida, con el orden de los Stomatopoda, son grupos pequeños y bastante especializados. Los peracáridos incluyen a los órdenes Mysidacea, Cumacea, Tanaidacea, Isopoda y Amphipoda. Se trata principalmente de animales pequeños, que obtienen el alimento por filtración o mediante la recolección de los detritos. La mayoría de los peracáridos carecen del caparazón torácico, y los huevos se incuban en una cámara situada entre las patas torácicas de la hembra, eclosionando para dar jóvenes evolucionados. Los Eucarida comprenden a los Euphausiacea y a los Decapoda, con los crustáceos de mayor tamaño, los májidos. Los eucáridos se caracterizan especialmente por su caparazón duro e insegmentado, que cubre la cabeza y el tórax. Los huevos suelen desarrollarse mientras se hallan unidos a los apéndices abdominales, o pleópodos, de la hembra, y eclosionan dando lugar a larvas planctónicas.

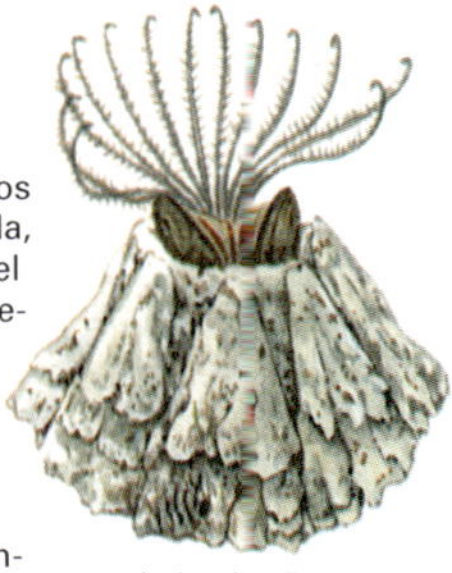

cirrípedo: *Balanus*

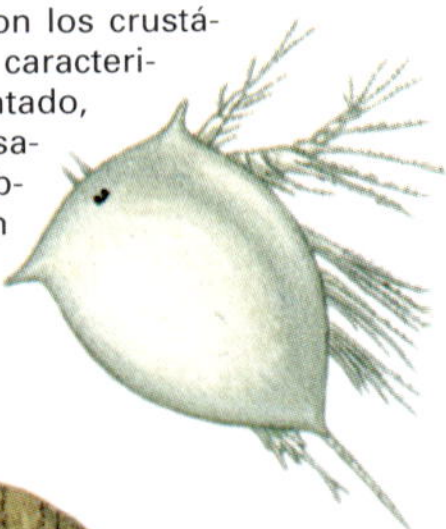

larva nauplius de *Semibalanus balanoides*

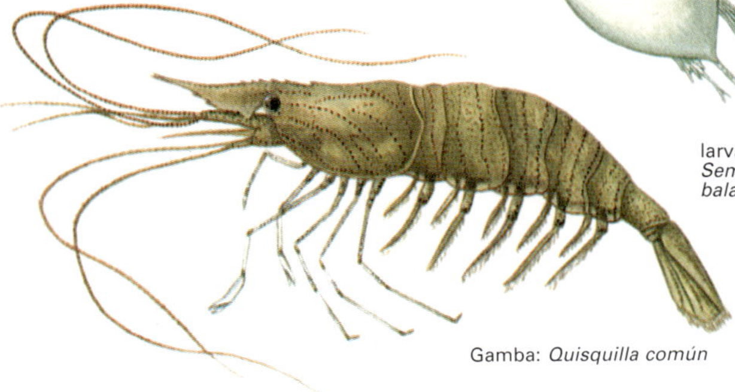

Gamba: *Quisquilla común*

CLASE CIRRIPEDIA

Este grupo de crustáceos incluye a los Thoracica, los cirrípedos, y diversos otros órdenes cuyas afinidades con los conocidos percebes, o incluso con los crustáceos, no son fáciles de detectar. El cirrípedo adulto tiene el cuerpo muy modificado, el **prosoma**, con seis pares de apéndices torácicos birrámeos, los **cirros**, y tres pares de apéndices cefálicos, las **mandíbulas** y las **maxilas**. Los cirros son setosos y forman una red curvada y flabeliforme utilizada en la alimentación por filtración activa. El cuerpo se halla incluido en diversas placas calcáreas: una dorsal, la **carina**, y una ventral, el **rostro**, con placas pares entremedio. Los percebes de roca se ligan directamente al sustrato, y las placas forman un cono bajo cerrado por placas operculares pares, los **terga** y **scuta**. En las anatifas el cuerpo y sus placas forman un **capitulum**, pegado al sustrato mediante un tallo carnoso o **pedúnculo**. La mayoría de los cirrípedos son hermafroditas; la fecundación es interna y los huevos eclosionan dando lugar a larvas nauplius, con tres pares de apéndices birrámeos. Dichas larvas se alimentan y crecen entre el plancton, mudando finalmente para dar lugar a una fase cíprida que no se alimenta, que posee una concha bivalva, seis pares de patas nadadoras y un prominente par de antenas que utiliza para explorar el sustrato en busca de un lugar donde establecerse.

ORDEN THORACICA

Cirrípedos que viven permanentemente pegados a un sustrato por la parte anterior de la cabeza. Tórax con seis segmentos, cada uno con un par de apéndices birrámeos.

Familia Scalpellidae

Pedúnculo corto y grueso, correoso, a menudo con placas solapadas y pequeñas. Capítulo con mucho más que cinco placas. Hermafroditas; o gonocóricos, con grandes ♀ y ♂ enanos. La mayoría de las especies vive pegada a sustratos fijos en vez de flotantes; sobre rocas y conchas, o sobre hidrozoos y briozoos. Esta familia incluye unas 280 especies de todo el mundo, diez de las cuales se dan en las aguas europeas; la mayoría viven bien mar adentro y sólo dos se dan comúnmente cerca de la orilla.

***Scalpellum scalpellum* (L.).** Long. general hasta 50 mm, el capitulum constituye más de la mitad. Pedúnculo grueso y rígido, con numerosas placas pequeñas solapadas. Capitulum con seis pares de placas laterales y una placa carinal alargada con un caballón medio distintivo. Sublitoral, hasta al menos 500 m de profundidad; sobre rocas, conchas, hidrozoos y briozoos erectos. Desde Noruega hasta Islandia, al S a lo largo de las islas Británicas, hasta el Medit., Azores y O de África.

***Pollicipes pollicipes* Gmelin.** Hasta 30 mm de long. Pedúnculo ancho, correoso, sin placas, constituyendo justo algo más de la mitad de la long. total. Capitulum corto y ancho, con cinco grandes placas hacia su ápice, rodeado basalmente por anillos de placas triangulares sucesivamente más pequeñas, estando las menores a lo largo del borde del pedúnculo. Orilla inf. y sublitoral, sobre rocas y conchas, o sobre grandes caparazones de anatifas muertas. Costas atlánticas del O de Europa desde el golfo de San Malo hasta Gibraltar.

ANATIFAS, Familia Lepadidae

Capitulum con sólo cinco placas; a veces reducido, o incluso ausente. Pedúnculo largo, flexible y contráctil; bastante fino y nunca con placas. La mayoría de anatifas llevan una existencia pelágica, ligadas en densas colonias a objetos flotantes o ballenas, o por flotadores producidos por las mismas anatifas. Unas 20 especies en todo el mundo; 10 en las costas europeas, pero sólo tres son frecuentes.

***Conchoderma auritum* (L.).** Esta anatifa bastante típica, de hasta 50 mm de long., tiene un pedúnculo esbelto y un capitulum redondeado por un par de procesos tubulares y laterales, y unas pocas placas diminutas. Su hábitat típico es pegarse a los cirrípedos del género *Coronula*, que se hallan sobre las grandes ballenas, pero también puede encontrarse en cascos de buques, boyas y troncos flotantes. Cosmopolita; registros esporádicos en la región atlántica NE.

Anatifa *Lepas anatifera* L. La especie más familiar, con un pedúnculo esbelto de 40-900 mm de long. El capitulum oblongo alcanza los 50 mm, con placas blancas y lisas sobre una piel marrón oscura. Se une a restos flotantes: en los troncos grandes las colonias pueden estar formadas por miles de individuos. Cosmopolita, exceptuando los mares polares. Comúnmente varados a lo largo de las costas atlánticas del O de Europa, menos frecuentes en el S del M. del N.

***Lepas anserifera* L.** Se distingue por su capitulum acuminado, de hasta 40 mm de long., y sus placas relativamente mayores, que tienen quillas acusadas y caballones que irradian y también son concéntricos. Hábitat y distribución como en *L. anatifera*, pero sólo raramente varado en las costas del N de Europa.

***Dosima fascicularis* (Ellis y Solander).** Capitulum de hasta 30 mm de long., con placas convexas, delgadas y grandes; la placa carinal aquillada y en ángulo recto. Pedúnculo mucho más corto que el capitulum. Juveniles pegados a ramitas, plumas y otros diminutos objetos flotantes, a menudo en grupos de dos a cinco. Al crecer, los animales segregan un flotador blanco, que parece de poliestireno. Cosmopolita. Comúnmente varado en las costas atlánticas del S y O de Europa, llegando al M. del N. a finales del verano.

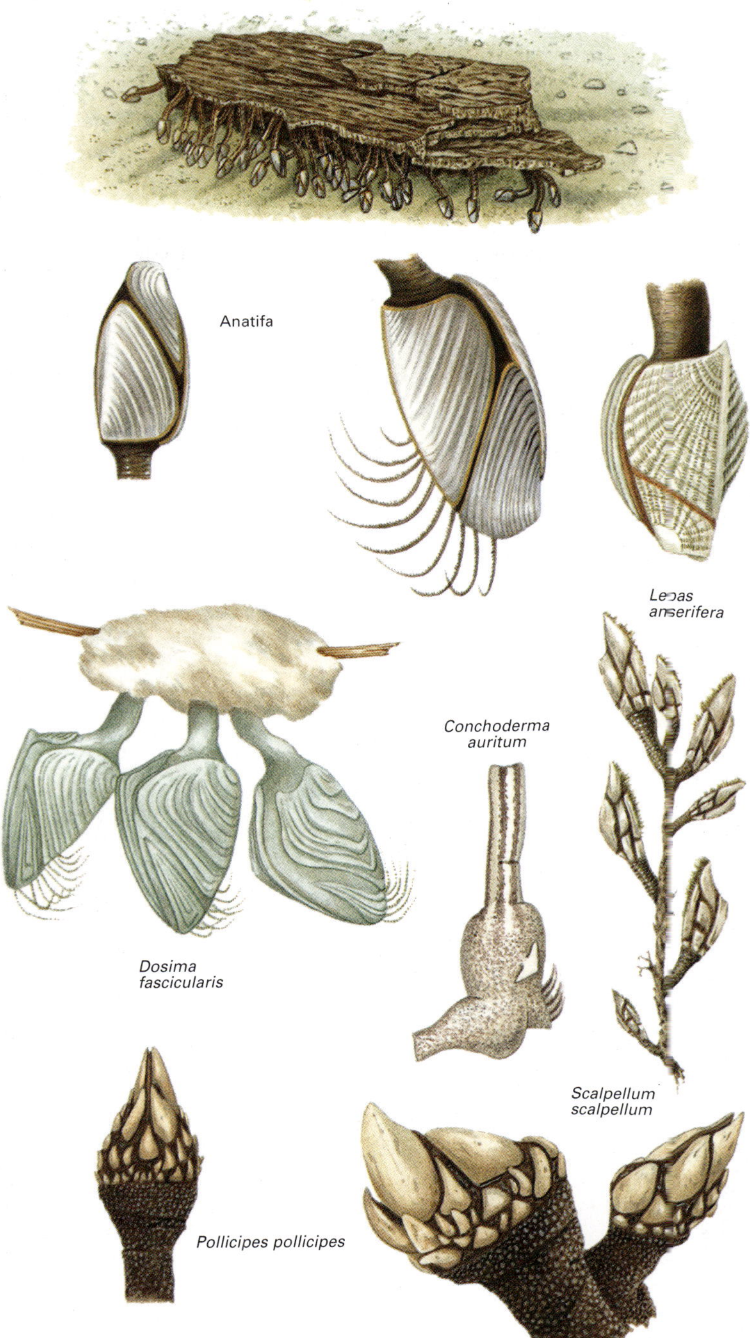
Anatifa
Lepas anserifera
Conchoderma auritum
Dosima fascicularis
Scalpellum scalpellum
Pollicipes pollicipes

Familia Verrucidae

Anatifas asimétricas con sólo cuatro placas de las paredes: la carina y el rostrum, un tergum y un scutum; los otros tergum y scutum forman una sola placa fusionada que cierra la abertura.

***Verruca stroemia* (O. F. Müller).** Un cirrípedo aplanado, irregular con un diámetro máximo de 5 mm. Las placas tienen caballones marcados que irradian, que se engranan a lo largo de sus bordes. La abertura abierta está bordeada por **repliegues tergoescutales** rosados y rojos. Orilla inf., y sublitoral hasta 500 m. Sobre rocas, conchas, estípites de algas. Cría en invierno, liberando las nauplius en primavera y verano; los juveniles se establecen de abril a septiembre. GB, Noruega ártica e Islandia hasta el Medit.

Familia Chthamalidae

Cirrípedos simétricos y cónicos con cuatro, seis y ocho placas. Placa rostral estrecha, solapada a cada lado por una placa lateral. Abertura cerrada por placas tergales y escutales pares; la abertura abierta está forrada por **repliegues tergoescutales** de distintivo colorido.

***Chthamalus montagui* Southward.** Un cirrípedo ampliamente cónico, de hasta 10 mm de diámetro, con seis placas de la concha toscamente acaballonadas. Abertura en forma de cometa, tergos menos de la mitad de la long. de los escudos. Repliegues tergoescutales azules con marcas pardas y negras. Partes superiores de orillas rocosas moderadamente expuestas; desplazado por *Semibalanus balanoides*, pero más abajo en ausencia del anterior. Cría en julio y agosto. Islas Británicas, mar de Irlanda; S hasta el Adriático, donde no es común.

Bellota de mar de rompiente *Chthamalus stellatus* (Poli). Mayor que *C. montagui*, hasta 15 mm de diámetro, pero de forma parecida. Abertura ovalada, placas tergales más de la mitad de la long. de los escudos. Repliegues tergoescutales azul vivo con marcas anaranjadas y negras. Por encima y por debajo del NMM, en orillas rocosas. Cría en julio y agosto. Islas Británicas, raro en el mar de Irlanda y al S del M. del N. Por todo el Medit. hasta el mar Negro.

***Euraphia depressa* (Poli).** Concha un cono muy bajo, hasta 15 mm de diámetro, con seis placas lisas. Abertura en forma de diamante, uniones entre tergos y escudos oblicuas en su eje longitudinal. Los repliegues tergoescutales son de un pardo intenso uniforme. Orilla sup. sólo. Medit. y mar Negro.

Familia Balanidae

Cirrípedos simétricos con cuatro o seis placas. Placas rostrales anchas, solapándose los laterales a cada lado; placas carino-laterales estrechas, a veces ausentes. Los **repliegues tergoescutales**, que forran la abertura abierta, tienen un colorido característico en cada especie.

***Acasta spongites* Darwin.** Vive en asociación con una esponja, la más frecuente *Dysidea fragilis*, embebida profundamente en ella, de forma que sólo pueden verse las puntas de las placas y los cirros alimentarios. Tiene una base cónica y calcificada, y placas de la pared triangulares y alargadas, con puntas como espinas. Repliegues tergoescutales blancos. Diámetro basal 8 mm. Sublitoral. Islas Británicas, Medit., S hasta O de África.

***Semibalanus balanoides* (L.).** Hasta 10 mm de diámetro basal, con seis placas en la pared; forma variada según el hábitat, desde baja y cónica a alta y columnar en las poblaciones apretadas. Abertura en forma de diamante, tergos menos de la mitad de long. de los escudos, unión entre los tergos y los escudos con un pronunciado peldaño. Repliegues tergoescutales blancos con una mancha parda. Base no calcificada, que no deja una huella blanca en el sustrato. Común a abundante alrededor del NMM, sobre costas rocosas moderadamente abrigadas, más arriba en la orilla en las costas más expuestas. El área de distribución se solapa con la de *Chthamalus*, desplazándolo hacia arriba en las costas expuestas. Cría a finales de otoño; huevos incubados hasta febrero. GB, Noruega ártica e Islandia, S hasta la costa atlántica de España.

***Balanus balanus* (L.).** Un cirrípedo grande, de hasta 30 mm de diámetro basal, con una forma cónica irregular. Las seis placas de la pared están muy acaballonadas. Scutum grandes, con caballones marcados y concéntricos, cada estrecho tergo formando una punta prominente hacia fuera. Repliegues tergoescutales rayados de amarillo, pardo y blanco. Orilla inf., hasta más de 100 m de profundidad. GB, N hasta la Noruega ártica, Islandia.

***Balanus crenatus* Bruguière.** Grande, intermareal, de hasta 15-20 mm de diámetro basal, ampliamente cónico hasta columnar. Seis placas de la pared, blancas y lisas, sólo ligeramente acaballonadas en los ejemplares grandes. Base calcificada, la placa basal blanca y acaballonada conspicua en el sustrato cuando el cirrípedo se despega. Repliegues tergoescutales con reborde amarillo, flanqueados de pardo y amarillo. Orilla inf. y sublitoral somero. Cría en invierno, liberando nauplius desde febrero en adelante. Islas Británicas, S hasta la costa atlántica de Francia, N hasta la Noruega ártica e Islandia.

Gran bellota de mar *Balanus perforatus* Bruguière. Este cirrípedo de colorido oscuro se reconoce por su forma aguzada parecida a un volcán, con una abertura ovalada y pequeña. Diámetro de la base hasta 30 mm, mayor en los hábitats del sublitoral; opérculo profundamente inmerso en la abertura, tergos con picos cortos y puntiagudos. Repliegues tergoescutales pardos a purpúreos, con manchas azules y blancas. Base del cirrípedo calcificada. Desde el NMM hasta el sublitoral somero. Cría en verano, estableciéndose las larvas en agosto y septiembre. Desde GB, al S y el O hasta el Medit. y el O de África.

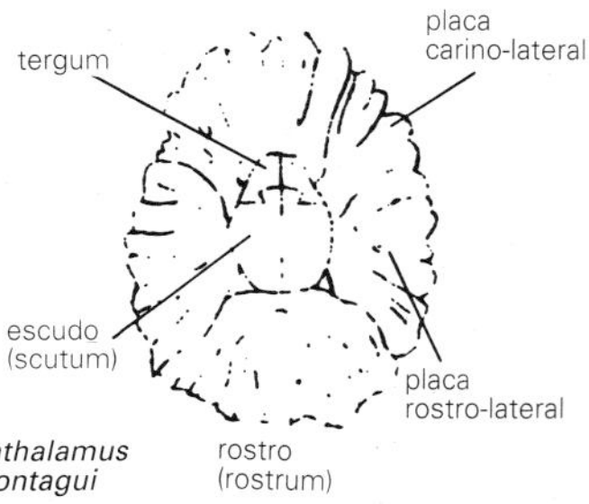

Chthalamus montagui

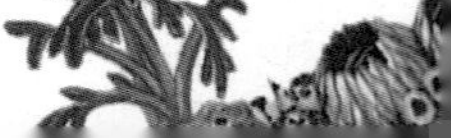

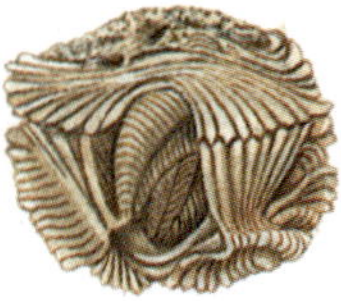

Verruca stroemia

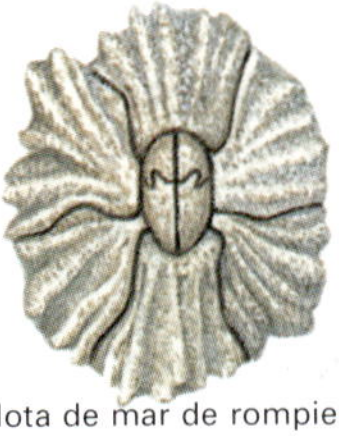

Bellota de mar de rompiente

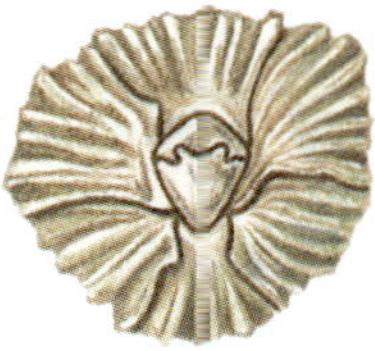

Chthamalus montagui

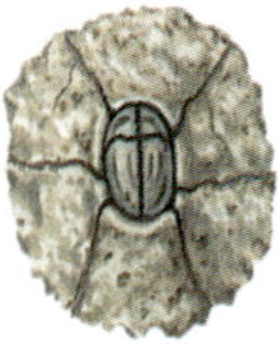

Euraphia depressa

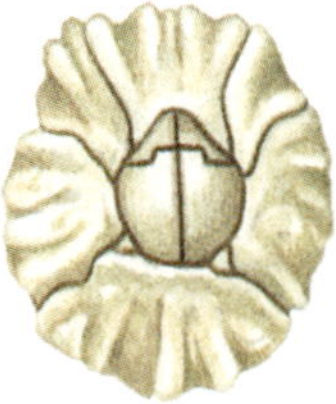

Semibalanus balanoides

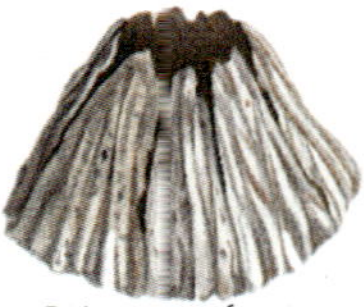

Balanus perforatus

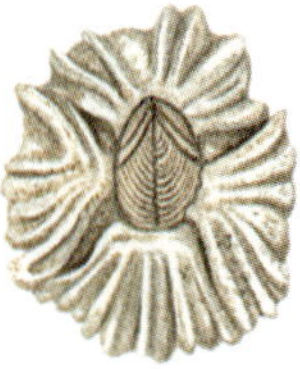

Balanus balanus

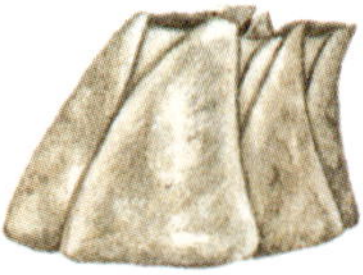

Balanus crenatus

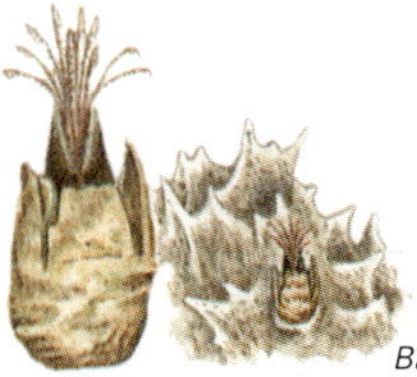

Acasta spongites

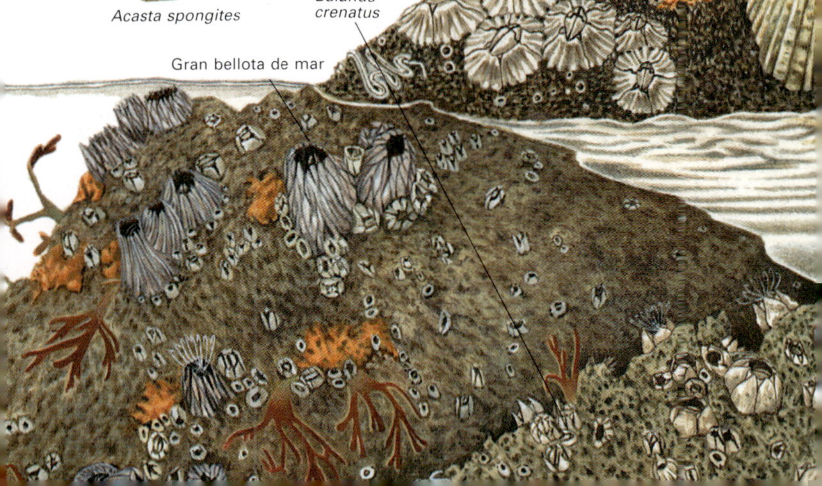

***Balanus eburneus* Gould.** Un cirrípedo grande, hasta 30 mm de diámetro basal; liso, de laterales escarpados con una gran abertura. Escudos con acaballonamiento fino que irradia y es concéntrico, tergos sin puntas agudas. Repliegues tergoescutales de color blanco denso, con moteado pardo. Base del cirrípedo calcificada. Orilla inf. y sublitoral somero. Una especie subtropical que ensucia las estructuras marinas, que ahora se ha extendido por todo el Medit. y el mar Negro, y a lo largo de las costas atlánticas del SO de Europa. A menudo en muelles con aguas salobres.

***Balanus hameri* (Ascanius).** Un cirrípedo grande y vistoso, alto y casi siempre columnar; diámetro basal hasta 70 mm. Placas de la pared laxamente unidas, desarrolladas como agudas puntas alrededor de una gran abertura. Placas de tergos y escudos fuertemente acaballonadas; los tergos con puntas alargadas y agudas. Repliegues tergoescutales blancos. Base del cirrípedo calcificada. Sublitoral somero, hasta 200 m, sobre sustratos duros, especialmente en zonas normalmente bañadas. Típicamente en aglomeraciones, con grupos de jóvenes unidos a los individuos grandes y viejos. GB, N hasta la Noruega ártica, Islandia.

***Balanus spongicola* Brown.** Cirrípedo de tamaño medio y brillante colorido, con un perfil cónico y liso; hasta 15 mm de diámetro basal. Placas de la pared que forman puntas alrededor de la pequeña abertura ovalada. Escudos con caballones concéntricos, tergos con agudos picos. Repliegues tergoescutales con bandas naranja, pardo y crema. Sublitoral, especialmente sobre la volandeira, *Aequipecten opercularis* y frecuentemente enterrado en esponjas incrustantes. GB, S hasta el Medit. y S de África. Existen pruebas de que *B. spongicola* está disminuyendo en su zona de distribución. Frente a las costas del SO de Inglaterra su hábitat habitual sobre *Aequipecten* ha sido ocupado por un nuevo inmigrante, *Solidobalanus fallax* (Broch). Es un cirrípedo muy calcificado con una base sólida, de hasta 12 mm de diámetro, y repliegues tergoescutales amarillo azufre con bandas pardas. Su zona de distribución normal es de Marruecos a Angola y parece que se está extendiendo alrededor del SO de GB.

Bellota de mar *Balanus improvisus* Darwin. Bajo, ampliamente cónico, hasta 15 mm de diámetro basal. Abertura estrechamente ovalada o en forma de diamante; escudos con finas estriaciones, tergos con picos cortos y puntiagudos. Repliegues tergoescutales manchados de blanco y púrpura pálido. Base del cirrípedo calcificada. NMM y sublitoral somero, sobre una amplia gama de sustratos duros y algas, especialmente en aguas salobres. Es desplazado por *Elminius modestus*, que es más competitivo, y está disminuyendo donde éste prolifera. GB, N hasta el O de Noruega y el Báltico, donde es el único cirrípedo; S hasta las costas atlánticas de España y Portugal, Medit. y mar Negro.

***Elminius modestus* Darwin.** Cirrípedo pequeño, de hasta 10 mm de diámetro basal, distinto de todos los demás balánidos europeos por tener sólo cuatro placas en las paredes. Forma generalmente un cono ancho y bajo, de paredes lisas y más o menos circular en los jóvenes, más irregular y con un acaballonamiento basto en los adultos. Orificio grande, en forma de diamante. Repliegues tergoescutales blancos, con manchas pardo anaranjadas. Intermareal y sublitoral somero, en estuarios y en costas abiertas, en una amplia gama de sustratos; tolera las aguas turbias pero no mucha exposición a las olas. Cría continuamente durante todo el año, con un máximo entre mayo y octubre. Nativo de Nueva Zelanda; introducido en GB alrededor de 1940, ahora en expansión en la mayoría de las costas europeas.

***Chelonibia testudinaria* (L.).** Concha lisa, con seis placas, cada una de ellas toscamente dentada a lo largo de sus márgenes. Diámetro basal hasta 30 mm. Abertura hexagonal, cerrada por membranas portadoras de tergos y escudos pares pequeños en el centro. Repliegues tergoescutales incoloros. Vive pegado a las tortugas marinas; distribuido en los mares templados y tropicales, registrado en el Mediterráneo. Otras dos especies, *C. patula* (Ranzoni) y *C. caretta* (Spengler), se conocen en el Medit. El primero puede aparecer sobre cangrejos, además de tortugas.

***Megatrema anglicum* (Leach).** Este cirrípedo pequeño y distintivo sólo se encuentra en el coral *Caryophyllia smithii*, aislado o en grupos de tres o cuatro, pegado al borde de la base calcificada del coral. Es estrechamente cónico, surgiendo de una placa basal en forma de bocina; las placas de la pared están sólidamente fusionadas y longitudinalmente acaballonadas, la abertura es pequeña y estrechamente ovalada. Diámetro basal hasta 6 mm. Sublitoral, hasta 50 m de profundidad. Islas Británicas, S hasta el Mediterráneo y O de África.

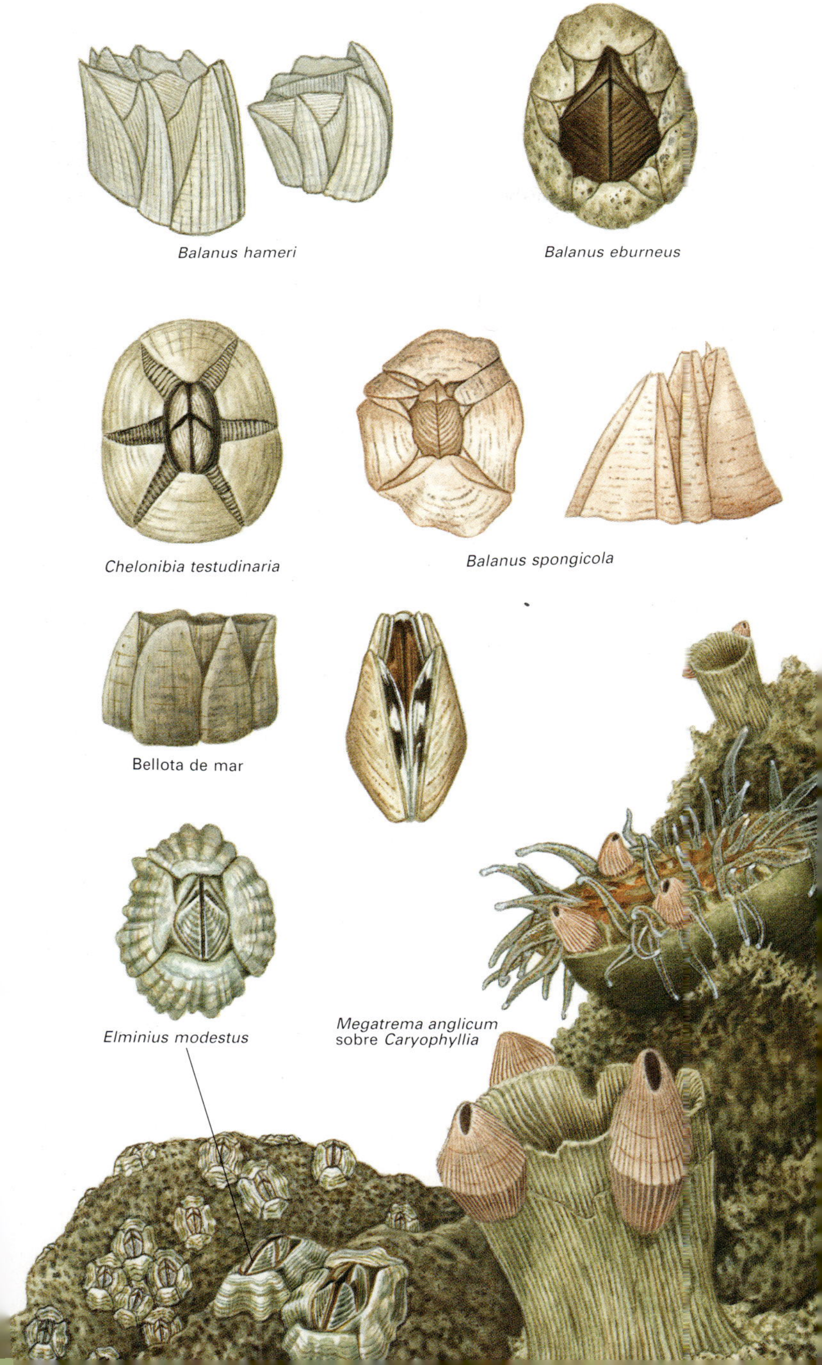

Balanus hameri
Balanus eburneus
Chelonibia testudinaria
Balanus spongicola
Bellota de mar
Elminius modestus
Megatrema anglicum sobre *Caryophyllia*

ORDEN RHIZOCEPHALA

Estos cirrípedos muy modificados son parásitos obligados, a menudo específicos de otros crustáceos, especialmente cangrejos. El cuerpo es una estructura difusa y ramificada que se extiende por el cuerpo del hospedador. Su única parte visible es un saco que contiene los órganos reproductivos, que sobresale de la parte inf. del cuerpo del hospedador. Los rizocéfalos producen larvas nauplius ♂ y ♀, pero sólo estas últimas se ligan al hospedador y se desarrollan hasta adultas; los ♂ sirven simplemente para fecundar a las ♀. Unas 20 especies en el Atlántico NE, incluyendo el Medit.

Sacculina carcini **Thompson (Sacculinidae).** Ésta es la especie más familiar, común sobre *Carcinus maenas* y *Liocarcinus holsatus*, así como otros cangrejos portúnidos y pirimélidos. El saco ext. es ampliamente ovoide, con un corto pedúnculo, hasta 26 mm de ancho. Con la edad, el color se oscurece de amarillo pálido a pardo. Atl. NE, S hasta el Medit.

Peltogaster paguri **Rathke (Peltogastridae).** Saco un cilindro alargado, pegado al huésped mediante un corto pedúnculo aprox. la mitad de su long. Hasta 15 mm de long., a veces más. Sus hospedadores son los cangrejos ermitaños *Anapagurus chiroacanthus* y *Pagurus cuanensis*. Costas europeas NO y en el Medit.

CLASE COPEPODA

Este gran grupo incluye quizás 8.000 especies de todo el mundo, en 8 órdenes. La mayoría son pequeños, comúnmente de 0,5-2 mm de long., con cuerpos esbeltos y fusiformes, antenas prominentes, pequeños apéndices en el tórax pero ninguno en el abdomen. Los copépodos de los órdenes Calanoida y Cyclopoida son abundantes en el plancton, mientras que el orden Harpacticoida es común sobre o en el interior de sustratos blandos, o entre zonas cenagosas en casi todos los hábitats marinos. Los demás órdenes incluyen especies comensales o parásitas, a menudo con extrañas formas corporales, que pueden darse sobre o en el interior de invertebrados intermareales comunes.

Tisbe furcata **(Baird) (Harpacticoida).** Especie a menudo muy común en las charcas dejadas por la marea o entre algas en orillas rocosas. 1 mm de long. La cabeza aprox. triangular lleva dos cortas antenas y le siguen tres amplios segmentos torácicos y un abdomen estrecho de seis segmentos que lleva dos pares de largas ramas de la furca en su ápice. Atl. NE y Medit., pero pueden hallarse muchas especies parecidas.

Porcellidium viride **(Philippi) (Harpacticoida).** Especie común reconocida por su parecido con un isópodo. El cuerpo ovalado y aplanado, de hasta 1 mm de long., se flexiona cuando se le estorba, pero no se enrolla por completo. En áreas cenagosas entre piedras, conchas y algas en orillas rocosas. Común por todo el Atl. NE y en el Medit.

Ascidicola rosea **Thorell (Cyclopoida).** Esbelto, cilíndrico, con antenas muy cortas pero con miembros reconocibles y articulados; hasta 4 mm de long. Vive en el saco branquial de ascidias grandes, sobre todo *Corella parallelogramma*, *Ascidia virginea* y *Ascidiella aspersa*. GB, S de Noruega y Skagerrak hasta el Medit.

Notopterophorus papilio **Hesse (Cyclopoida).** En el saco branquial de la ascidia *Ascidia mentula*. La ♀ se reconoce por la extensión dorsal del tórax parecida a un ala. El ♂, no descrito, sólo se identifica en asociación con la ♀. ♀ hasta 2,5 mm, ♂ hasta 1,2 mm de long. GB, N hasta el O de Noruega y Skagerrak, S hasta el Medit.

Mytilicola intestinalis **Steuer (Poecilostomatoida).** Vive en la cavidad paleal del mejillón *Mytilus edulis*, y en otros bivalvos de la zona intermareal y el sublitoral somero. ♀ hasta 8 mm, ♂ hasta 4 mm de long. Islas Británicas, S del M. del N., S hasta el Medit.

Modiolicola insignis **Aurivillius (Poecilostomatoida).** En *Mytilus edulis*, pero especialmente asociado con el mitílido *Modiolus modiolus*. ♀ hasta 1,6 mm, ♂ hasta 1 mm de long. GB, N hasta Skagerrak y O de Noruega, S hasta el Medit. y mar Negro.

Caligus elongatus **Nordmann (Siphonostomatoida).** Este sorprendente copépodo vive en las branquias, alrededor de la boca o por debajo de la lengua de los peces gadoideos, incluyendo al bacalao y el abadejo, y también en peces planos y elasmobranquios. Long. hasta 12 mm. Numerosas especies en el Atl. N, siempre asociado con peces.

Lernaeocera branchialis **(L.) (Siphonostomatoida).** La fase juvenil sin modificar de este copépodo vive como ectoparásito sobre peces planos. Se metamorfosea en un adulto muy modificado, de hasta 60 mm de long., que se liga inamoviblemente a su hospedador final, un bacalao o gadoideo emparentado. Penetra en la cavidad corporal de su huésped, entrando eventualmente en su aorta ventral, y por fin le desencadena la muerte. Ampliamente distribuido por todo el Atlántico.

Clavella adunca **(Strøm) (Siphonostomatoida).** Esta especie sólo puede identificarse como un copépodo por sus alargados sacos de huevos. El resto del cuerpo del adulto está muy modificado, pareciendo una maza con mango, hasta 7 mm de long. Se liga a las branquias del bacalao y especies emparentadas. El género *Clavella* incluye a numerosos peces parásitos de la región atlántica N; *C. adunca* es prácticamente cosmopolita.

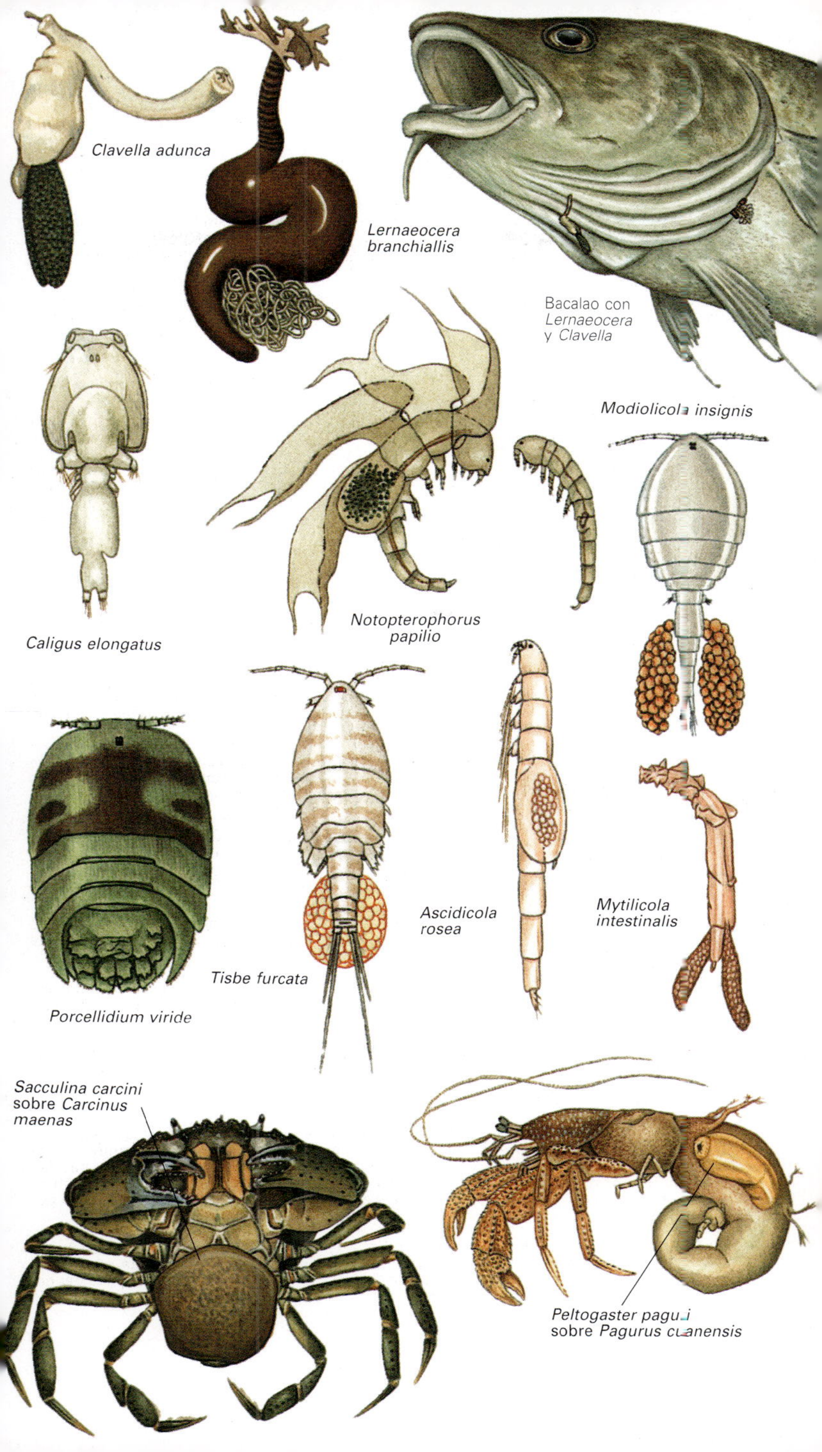
Clavella adunca
Lernaeocera branchiallis
Bacalao con *Lernaeocera* y *Clavella*
Modiolicola insignis
Caligus elongatus
Notopterophorus papilio
Ascidicola rosea
Mytilicola intestinalis
Tisbe furcata
Porcellidium viride
Sacculina carcini sobre *Carcinus maenas*
Peltogaster paguri sobre *Pagurus cuanensis*

CLASE OSTRACODA

Crustáceos diminutos con un caparazón bivalvo que encierra el cuerpo, de manera que parecen pequeñas almejas con patas. A menudo son abundantes entre las algas o invertebrados sésiles, bajo las rocas o en la superficie de sustratos blandos. Más de 150 especies europeas.
***Cythere lutea* Müller.** Arriñonado, de hasta 0,74 mm de long. Concha de superficie lisa excepto por unos pocos poros. Mar y estuarios, a menudo en charcas de rocas. NO de Europa, común.
***Heterocytherois albomaculata* (Baird).** Hasta 1 mm de long., estrechamente ovalado. Concha finamente picada, con unos pocos poros más conspicuos y grandes. Entre algas intermareales en orillas rocosas. NO de Europa, común.
***Loxoconcha rhomboidea* (Fischer).** Concha romboidal, de hasta 0,7 mm, con una superficie áspera y picada. En aguas dulces, salobres y marinas, abundante. NO de Europa, común.
***Paradoxostoma variabile* (Baird).** Estrechamente ovalada, abruptamente aguzada por delante, hasta 0,8 mm de long. Concha intensamente pigmentada, negra, roja o azul, de superficie lisa. Mar y estuarios, a menudo muy abundante entre algas intermareales. NO de Europa, común.

CLASE MALACOSTRACA

La clase más extensa, con más de 19.000 especies en todo el mundo. Primitivamente, el cuerpo consiste en una cabeza de cinco segmentos, un tórax o **pereion**, de ocho segmentos, y un abdomen o **pleon** de seis o siete segmentos. Cada segmento es portador de un par de apéndices birrámeos, pero éstos se han modificado de diversas maneras, y en algunos casos se han reducido o se han perdido por entero.
***Nebalia bipes* (Fabricius) (Orden Leptostraca).** Este crustáceo primitivo tiene un cuerpo esbelto, de hasta 12 mm de long., con un caparazón bivalvo que encierra la cabeza, el tórax y parte del abdomen. Tiene ojos grandes, pedunculados y rojos, con una placa rostral articulada entre ellos. Las segundas antenas del macho tienen largos flagelos filamentosos. Intermareal y sublitoral somero, entre algas, a menudo abundante en zonas cenagosas bajo las rocas o en charcas. GB, Noruega y al S hasta el Medit.

GALERAS, ORDEN STOMATOPODA

Ampliamente distribuida en mares tropicales y templados cálidos; unas pocas especies comunes en el Mediterráneo. Cuerpo alargado, aplanado, ensanchándose por detrás hasta un abanico caudal robusto y espinoso. El pequeño **caparazón** cubre la cabeza y parte del tórax, una **placa rostral** articulada cubre los pedúnculos oculares. Las largas primeras antenas tienen tres cortas ramas en sus extremos. Los primeros cinco pares de apéndices torácicos están modificados para agarrar; el segundo par es especialmente grande, con espinas en el extremo utilizadas para capturar y sostener la presa. Las galeras miden entre 40 y 350 mm.
***Meiosquilla desmaresti* (Risso).** Hasta 120 mm de long. Tórax más o menos piriforme. Últimos segmentos de la extremidad prensil principal con cuatro largas espinas y una espina terminal. Intermareal y sublitoral somero; en arena, especialmente entre *Posidonia.* Sólo Medit.
Galera *Squilla mantis* Fabricius. Mayor que la especie precedente, de hasta 250 mm; con apéndices prensiles más robustos, cada uno con cinco largas espinas más la apical. Dos grandes manchas negras en el abanico caudal. Sublitoral, en aguas someras, excavando en sedimentos blandos. Sólo Medit.

ORDEN CUMACEA

Pequeños crustáceos parecidos a gambas con la forma general de un renacuajo. La cabeza está fusionada con los primeros segmentos torácicos y encerrada en un caparazón, que esconde la base de los miembros. La esbelta parte post. consiste en cinco segmentos torácicos, seis largos segmentos abdominales y un **telson**. Los cumáceos tienen cinco pares de **pereiópodos**; las ♀ carecen de apéndices abdominales, los ♂ pueden tener hasta cinco pares. Las ♀ se distinguen además por la segunda antena diminuta, que en el ♂ es muy larga. Unas 100 especies europeas.
***Iphinoe trispinosa* (Goodsir).** Especie grande, de hasta 10 mm de long. Abdomen con seis segmentos, pero sin telson, último segmento con dos cortas espinas en su borde post. Caparazón largo y liso, rostro romo; ♀ con un grupo de cortos dientes en la superficie dorsal del caparazón. Cinco pereiópodos, el primero de ellos con una pequeña rama (**exopodito**). ♂ con cinco pares de pleópodos. Intermareal y sublitoral somero. GB, O de Noruega hasta el Medit. y Canarias.
***Iphinoe tenella* Sars.** Menor que *I. trispinosa,* hasta 8 mm, con dientes prominentes a lo largo de toda la cresta dorsal del caparazón, en ambos sexos. Último segmento abdominal con seis espinas terminales. Intermareal y sublitoral somero, sobre arenas fangosas. Islas Anglo-normandas, S hasta el Medit. y O de África.
***Bodotria arenosa* Goodsir.** Hasta 7 mm de long. Sin telson. Tres segmentos torácicos pequeños y uno grande entre el abdomen y el caparazón, que tiene un conspicuo caballón en cada lado, y un caballón dorsal longitudinal. En arena gruesa, intermareal y sublitoral. GB, O de Noruega hasta Bretaña.
***Bodotria scorpioides* (Montagu).** Parecido a las especies anteriores pero primer segmento torácico visible estrecho, rama interna del urópodo con sólo un segmento. En arena fina, intermareal y sublitoral somero. GB, O de Noruega al S hasta las costas atlánticas francesas.
***Vaunthompsonia cristata* Bate.** Un cumáceo pequeño y robusto, de hasta 5 mm de long., sin telson. Primeros cuatro pares de pereiópodos grandes y bien desarrollados; 1-4 en el ♂, 1-3 en la ♀, con conspicuos exopoditos. El macho tiene cinco pares de grandes pleópodos. Orilla inf. y sublitoral, en arenas gruesas y gravas. GB, Mediterráneo y O de África.
***Cumopsis fagei* Bacescu.** Hasta 6 mm; caparazón y tórax lisos. Primer pereiópodo largo, con un exopodito distintivo; el resto más cortos, 2 y 3 con un exopodito diminuto y en forma de botón. La ♀ con urópodos muy largos. Intermareal y sublitorial, sobre arena gruesa. Islas Anglo-normandas, NO de África y Medit.

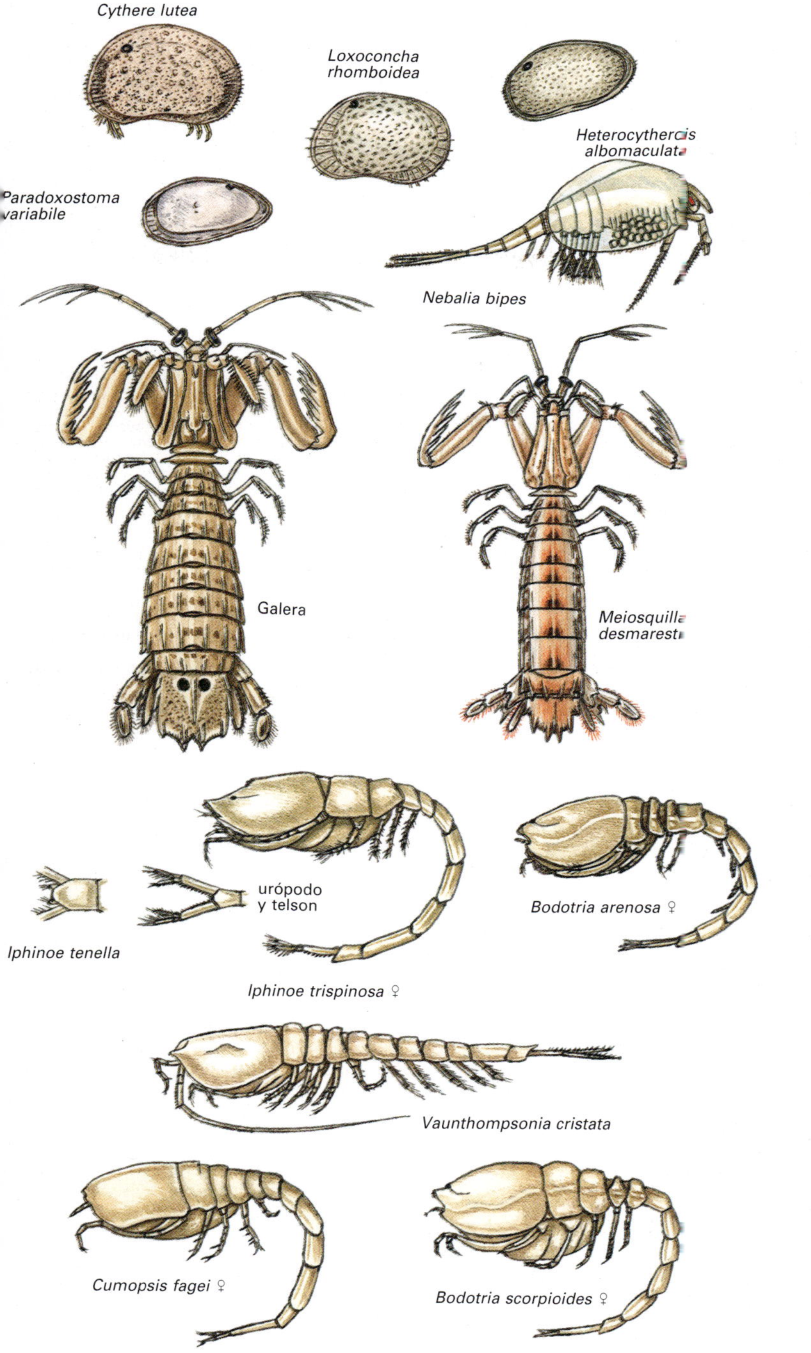

Cythere lutea
Loxoconcha rhomboidea
Heterocythereis albomaculata
Paradoxostoma variabile
Nebalia bipes
Galera
Meiosquilla desmaresti
urópodo y telson
Bodotria arenosa ♀
Iphinoe tenella
Iphinoe trispinosa ♀
Vaunthompsonia cristata
Cumopsis fagei ♀
Bodotria scorpioides ♀

***Pseudocuma longicornis* (Bate).** Especie diminuta, 4 mm de long., con un caparazón corto y redondeado, un rostro puntiagudo delante y tres surcos oblicuos a cada lado. Cinco segmentos torácicos claramente visibles; telson redondeado en el extremo del abdomen. ♂ con dos pares muy pequeños de pleópodos. Orilla inf. y sublitoral somero, estuarios y costas. GB, al N hasta O de Noruega, al S hasta el Medit.
***Diastylis rugosa* Sars.** Hasta 9 mm de long. Caparazón con conspicuos caballones verticales; cinco segmentos torácicos visibles, el primero muy estrecho. Telson largo y puntiagudo en el extremo post., casi tan largo como el primer segmento (**pedúnculo**) de los urópodos. Orilla inf. y sublitoral somero, en arenas fangosas. GB, Noruega, S hasta el Medit.

ORDEN TANAIDACEA

Estos pequeños crustáceos parecen isópodos, pero se distinguen por sus segundas extremidades torácicas, grandes y parecidas a uñas, llamadas **quelípedos**. Cabeza y primeros dos segmentos torácicos cubiertos por un caparazón; resto del cuerpo consistente en segmentos torácicos de tamaño parecido, cada uno con un par de apéndices, y un abdomen o **pleon** con cinco pequeños segmentos, cada uno generalmente con un par de **pleópodos**. Los tanaidáceos son excavadores o constructores de tubos en hábitats fangosos. La fauna europea incluye al menos 40 especies.

***Apseudes talpa* (Montagu).** Cuerpo muy aplanado, hasta 8 mm de long., caparazón triangular cuando se ve desde arriba. Primeras antenas con dos ramas (**flagelos**). Primeros pereiópodos (inmediatamente detrás de los quelípedos) más anchos y aplanados que el resto, con numerosas espinas en el segmento distal. Costa media hasta sublitoral somero; en orillas rocosas en grietas limosas, bajo piedras, en tepes de algas y estípites de *Laminaria*. Islas Británicas, S hasta el N de África.
***Apseudes latreillii* (Milne Edwards).** Muy parecido al anterior, pero con caparazón más corto y de lados paralelos, con una corta espina frontal. Hasta 7 mm de long. Hábitat como el de *A. talpa*. Esporádico en algunas costas británicas, S hasta el Medit.
***Tanais dulongii* (Audouin).** Cuerpo cilíndrico, hasta 5 mm de long. Caparazón más ancho en el extremo post., primeros segmentos siguientes más estrechos que el resto de los del pereion. Tres pares de pleópodos; urópodos esbeltos, de una sola rama. Intermareal y sublitoral somero, en orillas rocosas; en grietas y entre cirrípedos, en tepes y estípites de algas. GB, Noruega hasta el Medit.

ORDEN MYSIDACEA

Animales esbeltos y parecidos a gambas, con apéndices plumulosos, cuerpos translúcidos, ojos prominentes y oscuros y un abanico caudal ancho, con un conspicuo **estatocisto** en la base de la rama interior de cada **urópodo**. **Caparazón** grande, a menudo con un pronunciado **rostro** delante. Antenas bien desarrolladas; la segunda antena lleva un exopodito aplanado, llamado **escama antenal**. Los mísidos se distinguen por el tamaño, la forma y las espinas de la escama antenal y el telson. La mayoría son sublitorales, pero muchas especies costeras se desplazan al interior de noche hacia las orillas arenosas. Unas 40 especies europeas.

***Leptomysis lingvura* (G. O. Sars).** Hasta 17 mm de long.; caparazón estrecho, de lados paralelos, con rostro corto y puntiagudo. Escama antenal estrecha, con sutura transversa por debajo del tercio distal, orlado por largas sedas. Telson largo y estrecho, redondeado en el ápice, con un límite de espinas cortas y robustas. Sublitoral somero. GB, S de Noruega hasta el Medit.
***Leptomysis mediterranea* G. O. Sars.** Menor que el anterior, hasta 15 mm; se distingue por el caparazón, cubierto de diminutas escamas cerdosas, y un rostro más largo y puntiagudo. Menos común en la orilla que *L. linguvra*. GB, Noruega al S hasta el Medit.
***Neomysis integer* (Leach).** Especialmente común en los estuarios, lagunas, masas aisladas de aguas prácticamente dulces, y también en las charcas hipersalinas de la orilla alta, pero raro en hábitats totalmente marinos. Long. 17 mm. Caparazón con rostro triangular y muy puntiagudo. Escama antenal muy larga, estrecha y puntiaguda, orlada de sedas. Telson estrechamente triangular, con punta recta. GB, desde la costa atlántica de España hasta la Noruega ártica.
***Paramysis arenosa* (G. O. Sars).** Mísido pequeño, de hasta 10 mm de long. Rostro corto, romo. Telson alargado, triangular, con una profunda hendidura en su ápice. Escama antenal corta y ancha; una corta espina en el borde externo, una gruesa orla de sedas en el interno, y alrededor del ápice tan lejos como la espina. Sublitoral somero. GB, hasta el Medit.
***Paramysis helleri* (G. O. Sars).** Muy similar a *P. arenosa*, pero algo más largo, hasta 11 mm. Telson más ancho, con una hendidura apical más ancha que en *P. arenosa*. Rama interna del urópodo con una hilera de unas 10 espinas de tamaño similar en el borde interno, que no se extiende hacia el ápice. Medit. a mar Negro.
***Praunus flexuosus* (Müller).** Hasta 24 mm de long., con caparazón alargado y de lados casi paralelos; rostro redondeado, entre dos cortas espinas laterales. Escama antenal diagnóstica; larga, esbelta y conspicua, con una robusta espina en el borde ext., cerca del ápice, y largas sedas en el int. Telson suavemente aguzado hacia el ápice, con una muesca amplia y profunda en el ápice. Transparente, con cromatóforos en el lado ventral del tórax y en el telson y los urópodos. Charcas intermareales, incluyendo aguas salobres, y costas someras. GB, N hasta Noruega.
***Siriella armata* (Milne Edwards).** Hasta 22 mm de long., con un rostro muy largo y puntiagudo proyectándose bien por delante de los ojos. Telson largo, estrecho y aguzado, redondeado en el ápice, con espinas homogéneamente espaciadas, y cerdas más pequeñas alrededor de su borde. Aguas costeras someras; GB, S hasta el Medit.
***Siriella clausii* G. O. Sars.** Menor que el anterior, hasta 11 mm, con rostro más corto y pedúnculo ocular. GB, S hasta el Medit.

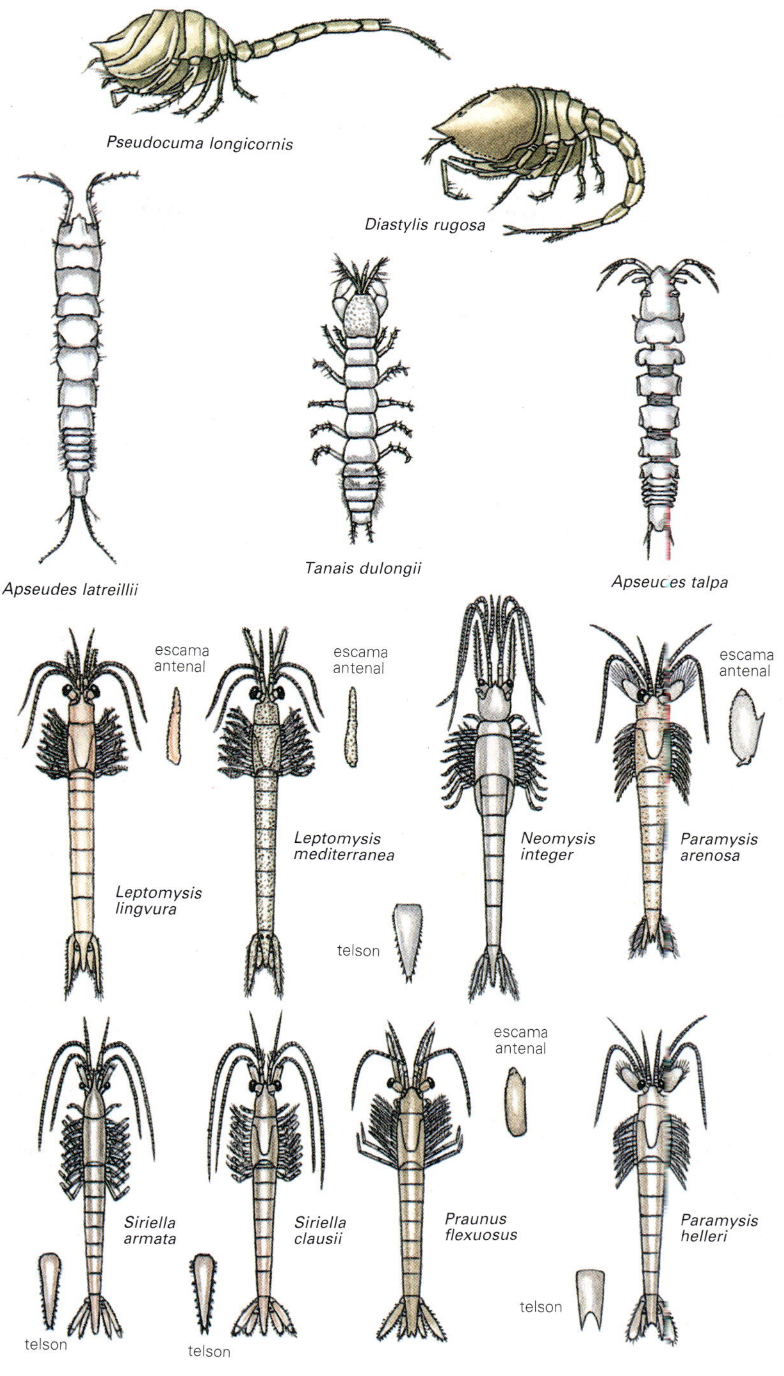

Pseudocuma longicornis
Diastylis rugosa
Apseudes latreillii
Tanais dulongii
Apseudes talpa
escama antenal
Leptomysis lingvura
escama antenal
Leptomysis mediterranea
telson
Neomysis integer
escama antenal
Paramysis arenosa
Siriella armata
telson
Siriella clausii
telson
escama antenal
Praunus flexuosus
Paramysis helleri
telson

ORDEN ISOPODA

El isópodo típico es aplanado, carece de caparazón y posee tres regiones corporales distintas: una cabeza, con ojos prominentes y dos pares de antenas, un **pereion** (tórax) de siete segmentos y un **pleon** (abdomen) de seis segmentos. Cada segmento del pereion tiene un par de patas simples unirrámeas, y todas ellas son básicamente idénticas. El pleon puede estar comprimido o ser alargado, o ahusado; sus cinco pares de **pleópodos** y el **telson** terminal pueden estar diversamente modificados. Los sexos están separados, y a menudo son morfológicamente distintos; la ♀ incuba los huevos, que eclosionan liberando juveniles que crecen hasta el tamaño de adultos pasando por una serie de mudas. Unas 10.000 especies en todo el mundo, terrestres, de aguas dulces y marinas. Existen en hábitats marinos, e incluyen un gran número de parásitos muy especializados. Casi doscientas especies europeas.

Familia Gnathiidae

Regiones del cuerpo distintivas, ♂, ♀ y juveniles (**praniza**) muy distintos. Primer par de apéndices torácicos (**pilópodos**) aplanados y utilizados para agarrar, por lo que sólo hay cinco pares de patas marchadoras. El ♂ tiene mandíbulas grandes y conspicuas. En ♀ y pranizas avanzados los segmentos 3-5 del pereion están fusionados para formar un solo segmento grande. Los Gnathiidae viven en grietas, conchas de cirrípedos, estípites de *Laminaria* o en madrigueras de lodos compactados. Cuatro especies europeas.

Gnathia maxillaris **(Montagu).** Hasta 5 mm de long., blanco. Cabeza del ♂ más ancha que larga, con esquinas cuadradas y una muesca frontal con un botón medio corto y redondeado. Común en grietas de las rocas, en estípites de *Laminaria* y entre cirrípedos, desde la PM hasta el sublitoral somero. GB.

Gnathia oxyuraea **(Lilljeborg).** Hasta 5 mm de long. Se distingue del anterior por un pronunciado caballón por encima de cada ojo, y por la cabeza, que tiene una gran proyección triangular media con una muesca somera a cada lado. Hábitat parecido a *G. maxillaris* pero principalmente sublitoral. GB, N hasta la Noruega ártica, S hasta el Medit.

Gnathia dentata **Sars.** La cabeza del ♂ tiene esquinas puntiagudas, y tres dientes de igual tamaño entre los ojos. Diente distintivo en el borde ext. de cada mandíbula. Long. generalmente menor de 4 mm. Hábitat como el de otras especies de *Gnathia*; BEAV y sublitoral somero. GB.

Familia Anthuridae

Cuerpo largo y cilíndrico, segmentos torácicos mucho más largos que anchos, segmentos del pleon cortos. Primer par de apéndices en forma de tenazas. Urópodos prominentes. Dos especies europeas.

Anthura gracilis **(Montagu).** Sexos distintos; ♀ hasta 11 mm de long., con antenas de tamaño parecido; ♂ hasta 4 mm, con segundas antenas mucho más largas que las primeras. Cabeza cilíndrica, con ojos prominentes. Telson rectangular. En grietas de las rocas y estípites de algas, BEAV y sublitoral somero. GB, al S hasta el Medit.

Limnoria lignorum **(Rathke) (Limnoridae).** Alargado, 3-5 mm de long. Quinto segmento del abdomen con un caballón longitudinal. Telson ancho y redondeado; el urópodo de dos ramas se proyecta en cada lateral, siendo la rama ext. más corta que la int. y con un corto gancho en su ápice. Sublitoral somero, excavando en la madera mojada y ablandada. GB, N hasta Noruega. Otras dos especies de *Limnoria* en Inglaterra y hacia el S hasta el Medit.

Familia Cirolanidae

Cuerpo alargado, cilíndrico, o corto, ovalado. Patas 2-7 con placas coxales agrandadas, que se proyectan a cada lado del cuerpo. Pleon con cinco segmentos distintivos, el sexto fusionado con el telson. Urópodos de posición lateral, formando un corto abanico con el telson. Unas 14 especies europeas.

Cirolana cranchii **Leach.** Cuerpo ovalado alargado, de hasta 15 mm de long. Antena 2 más larga y ancha que la 1, su pedúnculo con cinco segmentos robustos. Sobre arenas, BEAV y sublitoral somero. GB, S hasta el Medit.

Eurydice pulchra **Leach.** Cuerpo ovalado, robusto, de hasta 8 mm de long. en los ♂, 6,5 mm en las ♀; cromatóforos negros en las caras sup. e inf. del cuerpo, y a lo largo de los laterales, diagnóstico. Telson redondeado, orlado de largas sedas, flanqueado a cada lado de dos espinas cortas. Sexta placa coxal con una punta más larga y puntiaguda que la séptima. Intermareal, en orillas arenosas de finas a medianas. *E. pulchra* ocupa una zona de la orilla media que se desplaza hacia la sup. con las mareas vivas y hacia abajo en las muertas. Los animales nadan, principalmente de noche, durante los períodos particulares del ciclo de las mareas; la alimentación y la cópula tienen lugar durante los períodos de natación. GB, N hasta Noruega, S hasta las costas atlánticas de Marruecos, ausente del Medit.

Eurydice affinis **Hansen.** Similar a *E. pulchra* pero menor, de color más claro, con cromatóforos negros sólo en la superficie dorsal. Placas coxales 6 y 7 foliformes, parecidas. Hábitat como *E. pulchra*. Mediterráneo, GB, en las del S del Canal se da entre poblaciones de *E. pulchra*.

Eurydice spinigera **Hansen.** Hasta 9 mm de long. Se distingue de otras especies por las puntas esbeltas y puntiagudas de las placas coxales 6 y 7. BEAV y sublitoral somero, en arenas de medianas a finas. GB, desde el S del M. del N. al Medit.

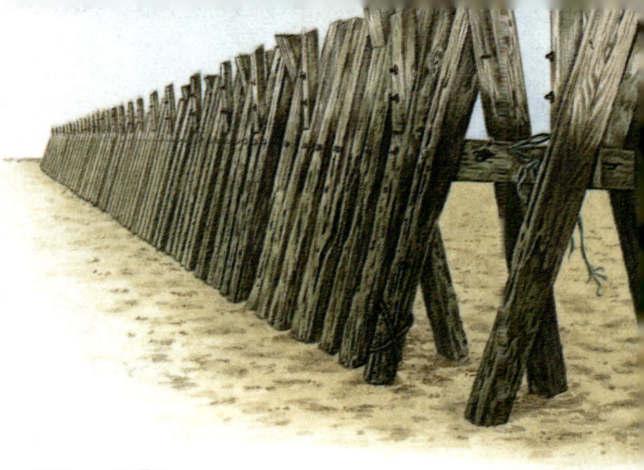

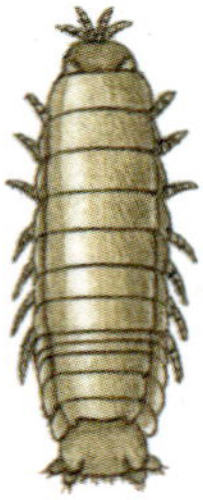

Limnoria lignorum

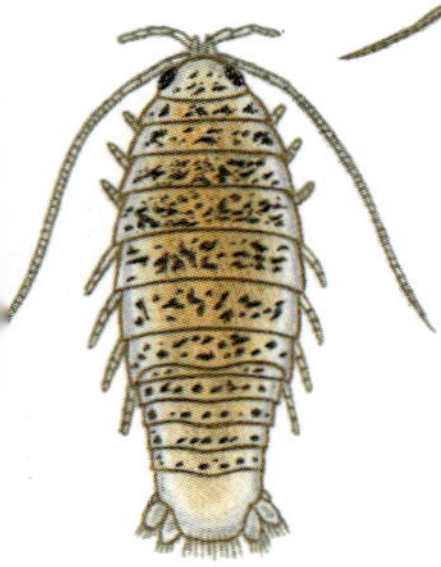

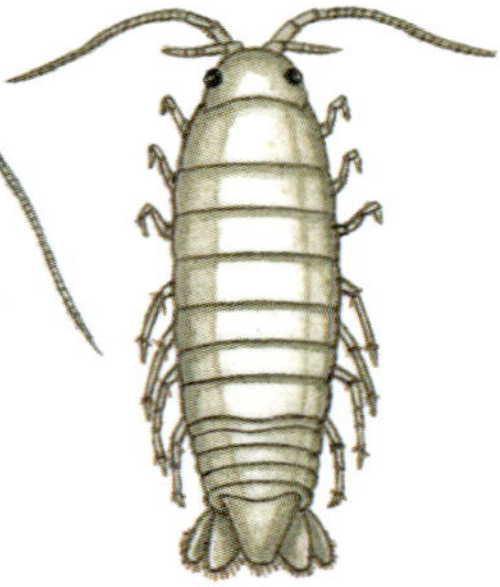

Eurydice pulchra *Cirolana cranchii*

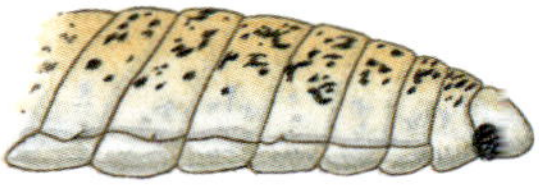

Eurydice affinis

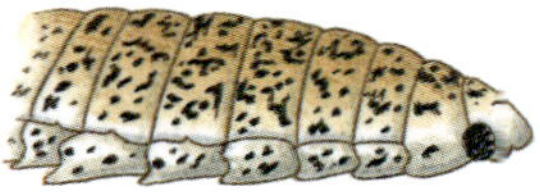

Eurydice spinigera

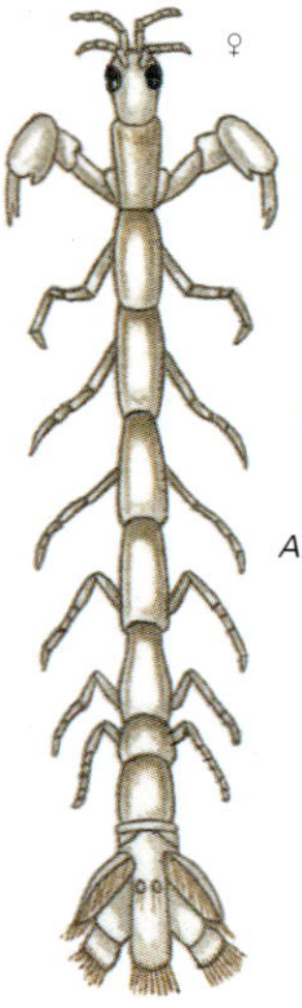

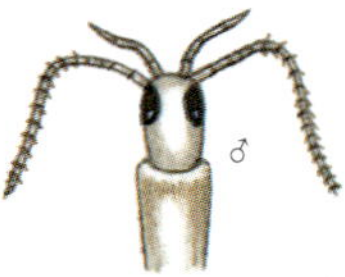

Anthura gracilis

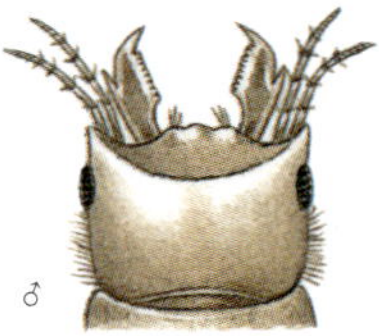

Gnathia dentata

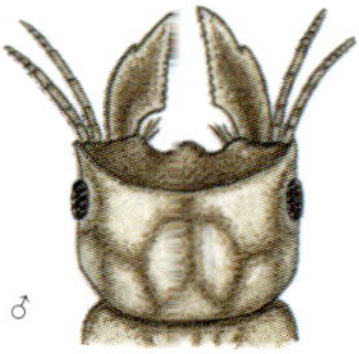

Gnathia oxyuraea

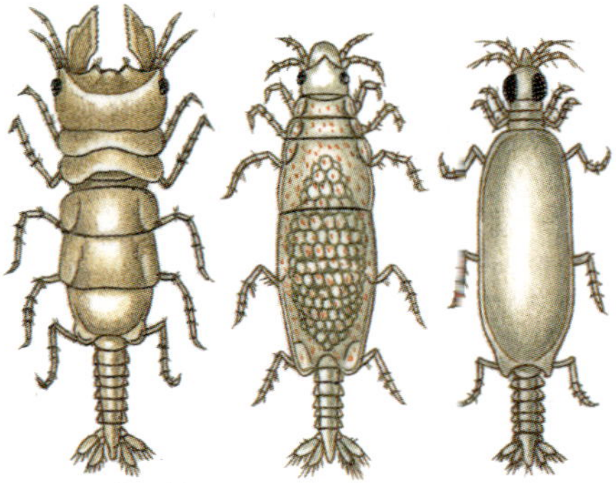

♂ *Gnathia maxillaris* ♀ juvenil

Familia Sphaeromatidae

Isópodos con cuerpos ovalados y robustos que se enrollan formando una bola, como las cochinillas. Todos los segmentos del pereion distintivos, el sexto a menudo lleva prominentes proyecciones dorsales; los cinco primeros segmentos del pleon fusionados en mayor o menor grado. Urópodos laterales al telson; el endópodo de cada uno está fusionado y es rígido, pero el exópodo sigue siendo móvil. ♂ y ♀ a menudo distintos, y ♂ generalmente mayores que las ♀. Once especies europeas.

***Campecopea hirsuta* (Montagu).** Especie pequeña, hasta 4 mm de long. máx. Telson grande, ampliamente redondeado, con un borde trasero liso y sin tubérculos ni espinas. Urópodos conspicuos, con sólo una rama. El ♂ con una púa grande que se proyecta hacia atrás en la superficie sup. del sexto segmento del pereion. Intermareal en orillas rocosas expuestas, entre el NMM y la PMAM, entre *Lichina*, en grietas o en conchas de cirrípedos. GB, S hasta el O de África.

***Cymodoce truncata* Leach.** Ampliamente ovalado, hasta 11 mm de long. Telson ancho, con borde post. con muescas que aparece distintivamente tridentado, y una serie de nódulos y proyecciones en su superficie sup. en el ♂. Urópodos laterales, birrámeos. Intermareal en orillas rocosas, particularmente en grietas de las rocas. No común. GB, también Shetland, S hasta el Medit.

***Dynamene bidentata* (Adams).** Cuerpo robusto, ovalado, hasta 7 mm de long. Pleotelson redondeado, con un conspicuo nódulo semicircular medio en su borde post. El ♂ tiene dos púas pronunciadas en su largo sexto segmento del pereion, superficie sup. del pleotelson con nódulos gruesos y redondeados. ♀ menor que el ♂; segmento 6 del pereion de longitud similar a los precedentes y sin púas, el pleotelson liso y convexo. Intermareal en orillas rocosas, desde la BAV al NMM. En grietas, entre cirrípedos o en estípites de algas; juveniles más ampliamente distribuidos entre las algas, de las que se alimentan. GB, a menudo común, S hasta el Medit.

***Dynamene magnitorata* Holdich.** Se distingue de *D. bidentata* por los nódulos del pleotelson, que están separados en el ♂; la ♀ también tiene una proyección corta en el lado dorsal del pleotelson. Hasta 6 mm de long. Orilla inf. y sublitoral somero, juveniles en algas rojas arbustivas, adultos en grietas o entre cirrípedos y otros animales sésiles; a menudo en esponjas. Medit., costas atlánticas del NO de África y Europa.

***Sphaeroma serratum* (Fabricius).** Cuerpo ampliamente ovalado, hasta 11 mm de long. Se distingue por el pleotelson, que tiene un borde post. liso y curvado, y por la rama ext. bastamente dentada de los urópodos. Los primeros tres pares de pereiópodos están densamente cubiertos de gruesas setas. Intermareal en orillas rocosas, en grietas o bajo piedras. GB, S hasta el Medit. y las Azores.

***Lekanesphaera rugicauda* (Leach).** Parecido al anterior, pero con un telson aguzado cubierto dorsalmente de pequeños tubérculos, y careciendo de la rama externa del urópodo bastamente dentada. Hasta 10 mm de long. Intermareal, en estuarios o marjales salinos. GB y en el NO de Europa.

Familia Janiridae

Isópodos aplanados, ovalados y alargados. El cuerpo consiste en una cabeza con ojos pequeños situados dorsalmente, seis segmentos del pereion, un segmento del pleon no fusionado y un pleotelson parecido a un escudo con urópodos terminales que se proyectan. Segundas antenas mucho más largas que las primeras, con un flagelo multisegmentado. Once especies en los mares del NO de Europa.

***Jaera albifrons* Leach.** Cuerpo estrechamente ovalado, ensanchándose hacia atrás. Dos cortos urópodos que se proyectan de una muesca en el borde post. del pleotelson. Pereiópodos 6 y 7 del ♂ con lóbulos prominentes en el borde post. del carpo. ♂ 2,5 mm de long., ♀ 5 mm. En costas abrigadas mixtas de arena y cantos rodados, sólo intermareal, a menudo en estuarios. GB, costas atlánticas de Francia, N hasta la Noruega ártica. Existen al menos cuatro especies similares.

***Jaera nordmanni* (Rathke).** Cuerpo ampliamente ovalado, más ancho a través de la región media, con una densa orla de sedas. Cabeza angulosa, con ojos muy pequeños situados bien hacia la línea media. ♂ hasta 4,5 mm, ♀ hasta 3,5 mm. Intermareal sup., bajo piedras en orillas bastas, arenosas o de grava, generalmente asociado con aguas dulces. GB, N hasta Escocia, S hasta el Medit.

***Janira maculosa* Leach.** Cuerpo estrechamente ovalado, de lados casi paralelos, hasta 10 mm de long. Urópodos mucho más largos que el pleotelson, cada uno con dos ramas bien desarrolladas. Las segundas antenas mucho más largas que el cuerpo. Orilla inf. y sublitoral somero, en orillas rocosas; en estípites de algas o entre esponjas, tunicados y otros animales incrustantes. GB, N hasta Noruega, S hasta las costas atlánticas de Francia.

***Munna kroyeri* Goodsir (Munnidae).** Isópodo de largas patas parecido a una araña de mar, pero se distingue por su cabeza prominente, con ojos sobre proyecciones laterales, largas antenas y telson conspicuo en forma de escudo. ♀ de hasta 3 mm de long., ♂ hasta 1,7 mm. Orilla inf. y sublitoral somero en costas rocosas; entre hidroideos y briozoos, o en estípites de laminarias. Inconspicuo, quizás más común de lo que se sospecha. GB. Otras seis especies de *Munna* en las costas europeas.

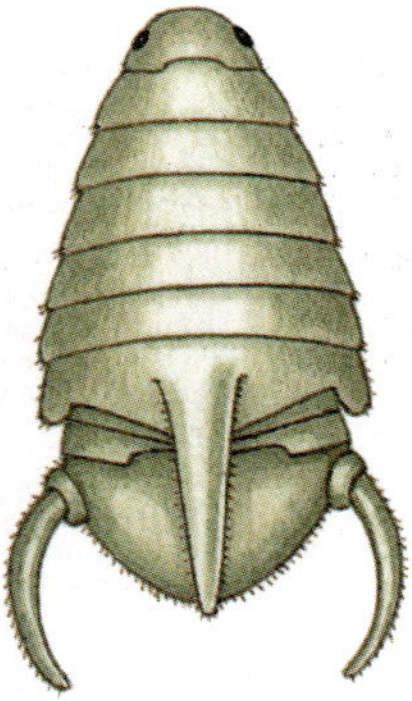

Campecopea hirsuta ♂

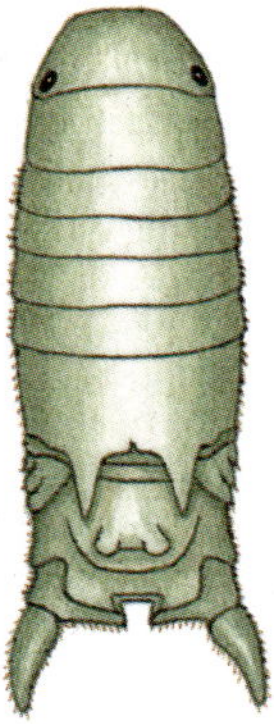

Dynamene bidentata ♂

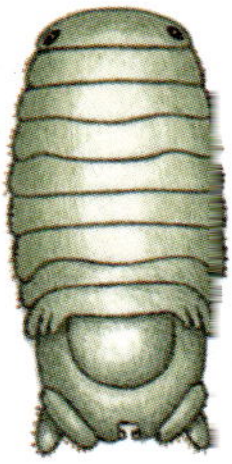

Dynamene bidentata ♀

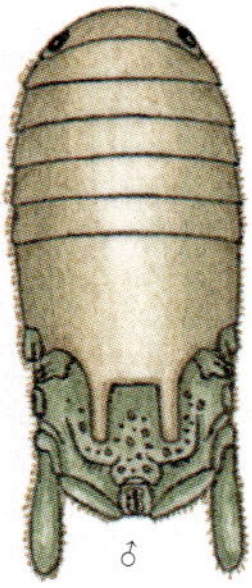

♂

Dynamene magnitorata

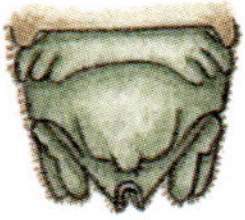

telson ♀

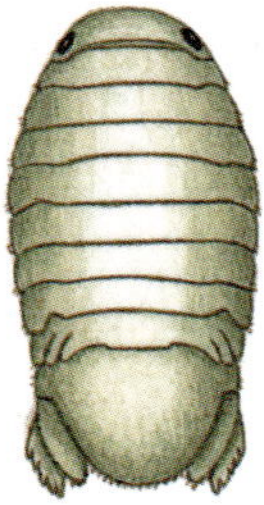

♂

Sphaeroma serratum

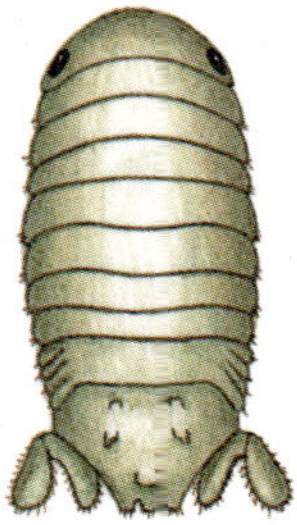

♂

Cymodoce truncata

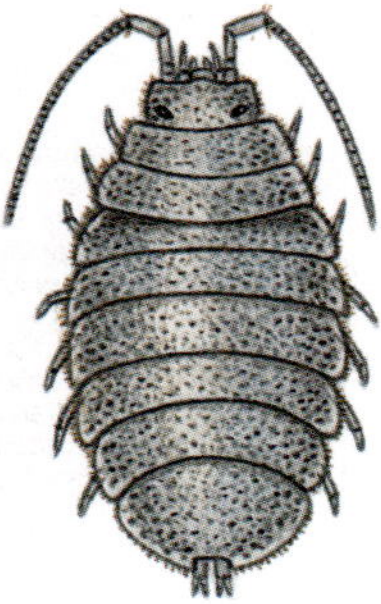

Jaera nordmanni

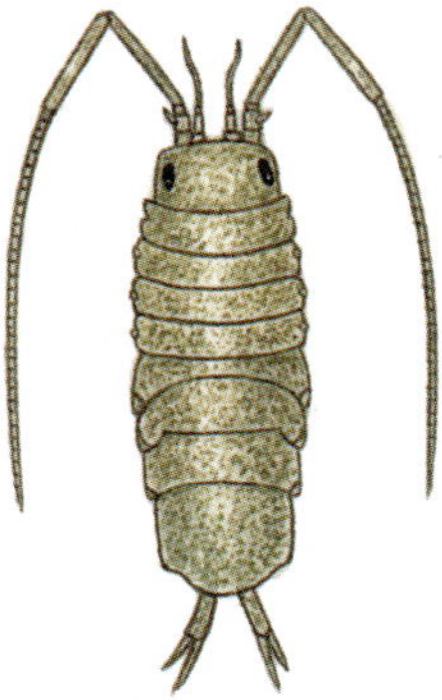

Janira maculosa

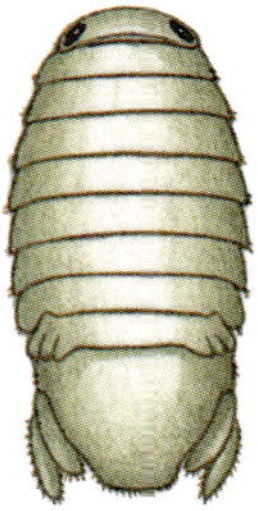

Lekanesphaera rugicauda

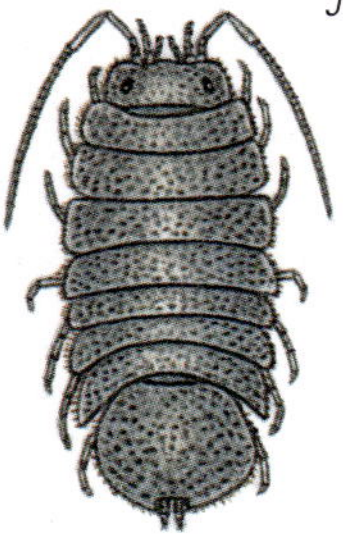

Jaera albifrons

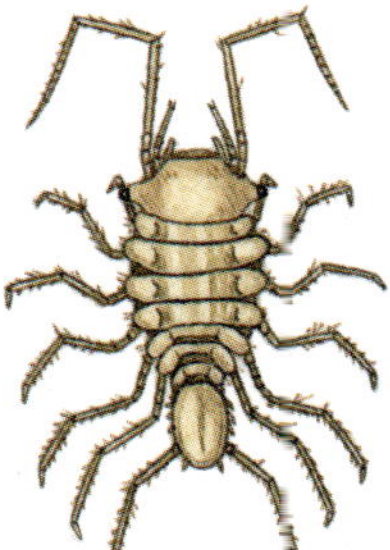

Munna kroyeri

Familia Idoteidae

Animales alargados y aplanados, el cuerpo a menudo casi de lados paralelos. Segmentos del pereion y pereiópodos todos más o menos parecidos; pleon fusionado en mayor o menor grado con el telson conspicuo, con no más de tres segmentos visibles, además del pleotelson. Urópodos en la cara inf. del pleotelson, formando repliegues operculares que esconden a los pleópodos. Forma del telson importante para la identificación. Once especies europeas.

***Idotea baltica* (Pallas).** ♂ hasta 30 mm de long., ♀ menor; color variable de verde a pardo pero a menudo con marcas blancas características. Dos segmentos del pleon completos, una sutura incompleta delante del pleotelson, que tiene un ligero caballón longitudinal y tiene tres puntas a lo largo de su borde post., lo que es diagnóstico. Sublitoral, a menudo abundante en algas arrojadas a las playas. Común en todas las costas atlánticas del NE, desde el N de Noruega, en el Báltico, hasta el Medit. y el mar Negro.

***Idotea chelipes* (Pallas).** Hasta 15 mm de long., cuerpo estrecho, telson suavemente aguzado hasta una corta punta. La antena tiene un flagelo esbelto, más largo que todo el pedúnculo. En estuarios, o en charcas salobres de la orilla alta, a menudo entre algas verdes. Distribución discontinua desde Noruega al Medit.

***Idotea emarginata* (Fabricius).** ♂ hasta 30 mm, ♀ hasta 18 mm. Pleotelson convexo lateralmente, profundamente cóncavo a lo largo de su margen post. Cabeza fusionada en parte al pereion, con sólo una sutura indistinta detrás de él. Sublitoral somero, entre algas, a menudo abundante en algas arrojadas a la playa. GB, costas atlánticas de Europa, desde España a Noruega.

***Idotea granulosa* Rathke.** La especie intermareal más común de este género; menor que la mayoría, hasta 20 mm en los ♂, 13 mm en las ♀. Cuerpo más ancho en el extremo cefálico, el telson se aguza abruptamente hacia un diente largo y puntiagudo de su borde post. En todas las costas rocosas excepto las más expuestas, adultos a menudo abundantes sobre *Fucus* y *Ascophyllum*, juveniles sobre algas verdes más pequeñas. GB, desde Bretaña al N de Noruega.

***Idotea linearis* (L.).** Especie muy grande, ♂ hasta 40 mm de long. Segmentos del pereion estrechos, ampliamente redondeados, segundas antenas robustas, los artejos del pedúnculo juntos más largos que el flagelo. Telson diagnóstico: abruptamente cóncavo cerca del pereion y en su borde post. Sublitoral somero, pero frecuente en la bajamar en orillas arenosas abrigadas; a menudo arrojado a la playa con algas a la deriva. GB hasta el Medit., NO de África e islas Canarias.

***Idotea neglecta* Sars.** De cuerpo bastante ancho y robusto; ♂ hasta 30 mm de long., ♀ hasta 16 mm, típicamente de colorido uniforme, pero a veces con marcas blancas. El telson se aguza gradualmente hacia el borde post., que lleva un diente romo prominente. Orilla inf. y sublitoral somero, entre algas o sobre éstas a la deriva. GB, Noruega a costas atlánticas de Francia.

***Idotea pelagica* Leach.** Especie pequeña, de hasta 10 mm de long. Telson más o menos semielíptico, con sólo un diente diminuto e indistinto en su borde post. El flagelo de la antena 2 mucho menor que el pedúnculo, y en el ♂ densamente orlado. Intermareal en costas rocosas expuestas, entre cirrípedos y algas breñosas. GB, Noruega hasta costas atlánticas de Francia.

***Synisoma acuminatum* Leach.** Estrecho, alargado, hasta 25 m de long., se distingue por su pleotelson largo y muy puntiagudo. Cuerpo de lados más o menos paralelos; todos los segmentos del pleon fusionados con el telson, justo los siete segmentos del pereion visibles desde el dorso. Intermareal en orillas rocosas, especialmente en charcas y a menudo sobre el alga *Halidrys siliquosa*. GB, S hasta el Medit.

***Synisoma lancifer* (Dollfuss).** Parecido al anterior pero con segmentos del pereion ampliamente redondeados, con conspicuas placas coxales, y el telson con laterales profundamente cóncavos. Hasta 22 mm de long. GB, S hasta el Medit.

***Astacilla longicornis* (Sowerby) (Arcturidae).** Especie muy distintiva con un cuerpo cilíndrico y alargado. ♀ 30 mm de long., ♂ 10 mm. El segmento 4 del pereion constituye casi la mitad de la long. del cuerpo, dividiendo los pereiópodos en dos series. Las segundas antenas consisten en gran parte en dos segmentos pedunculares muy largos, con un diminuto flagelo terminal. Orilla inf. y sublitoral somero, en costas rocosas. GB, de Noruega al S hasta Portugal.

COCHINILLAS MARINAS, Familia Ligiidae

Estos isópodos supralitorales grandes y aplanados son los miembros más familiares de su orden. El cuerpo es ovalado y aplanado, y los seis segmentos del pereion son distintivos vistos desde el dorso. La cabeza es grande, con los ojos situados lateralmente. Urópodos terminales, con robustos pedúnculos y ramas largas de igual tamaño.

Cochinilla marina *Ligia oceanica* (L.). Hasta 30 mm de long. Abundante en todas las orillas rocosas por encima de PM. Surge sobre todo al ocaso y es conspicuo sobre las superficies rocosas mojadas. *L. oceanica* vive hasta tres años, criando una vez el tercer año. GB y NO de Europa, S hasta el Medit.

Cochinilla marina *Ligia italica* Fabricius (sin ilustrar). Menor que la anterior, hasta 12 mm como máximo, con ojos grandes y prominentes y un telson distintivamente anguloso. Urópodos ampliamente separados, con pedúnculos muy largos. Hábitat parecido a *L. oceanica*. Medit. sólo. Dos especies mediterráneas, *Tylos sardous* (Arcangeli) y *T. europaeus* (Arcangeli) viven a lo largo de la línea de varado de las orillas de arenas gruesas. Se distinguen de las especies de *Ligia* por su cuerpo ovalado, su telson diminuto y sus cortas antenas.

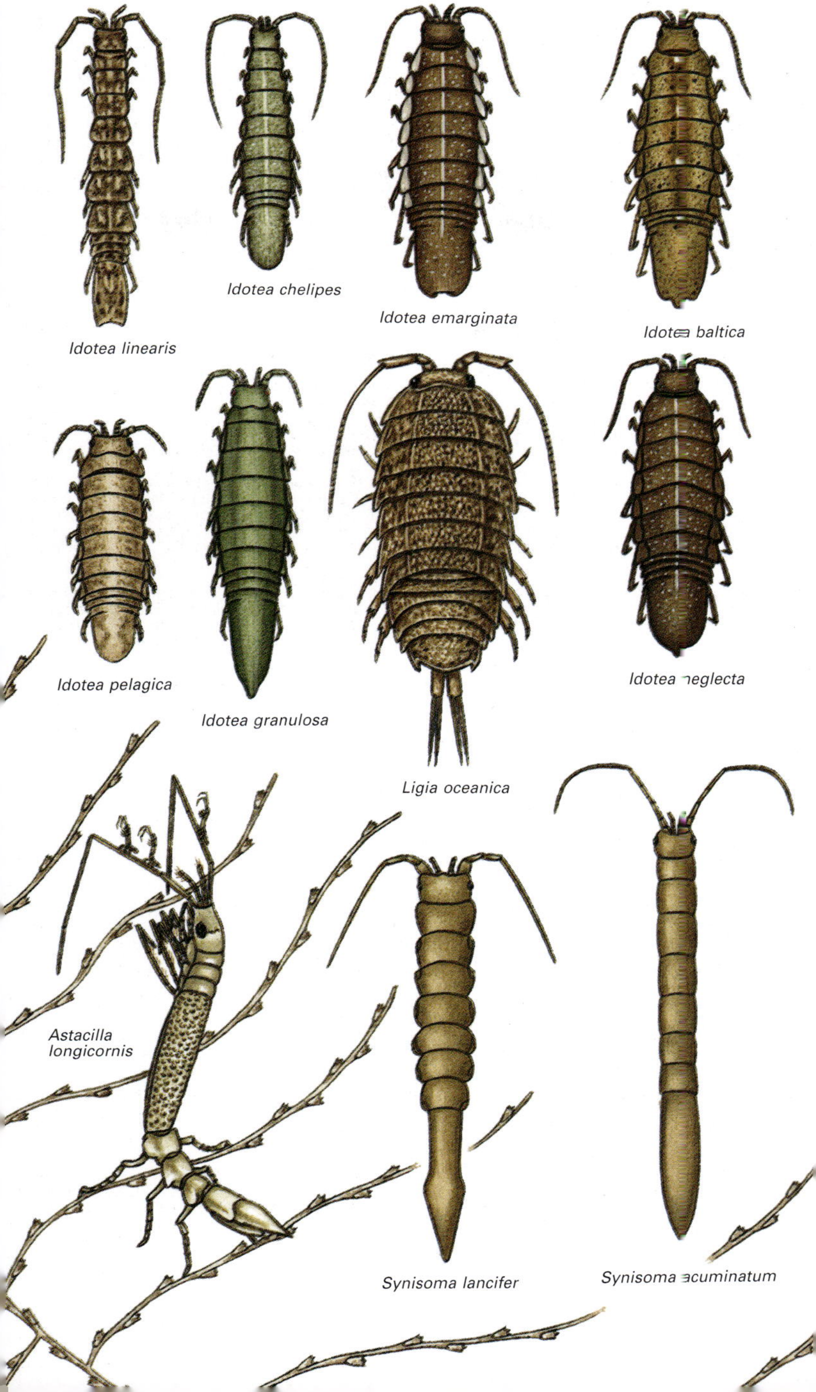
Idotea linearis
Idotea chelipes
Idotea emarginata
Idotea baltica
Idotea pelagica
Idotea granulosa
Ligia oceanica
Idotea neglecta
Astacilla longicornis
Synisoma lancifer
Synisoma acuminatum

ORDEN AMPHIPODA

Estos pequeños anfípodos se reconocen por su cuerpo aplanado lateralmente, por su falta de caparazón y por sus numerosas patas, con distintas modificaciones. El cuerpo consiste en una **cabeza**, generalmente con ojos distintivos, con dos pares de **antenas** y cuatro pares de apéndices bucales; un **pereion** de siete segmentos, con siete pares de apéndices (**pereiópodos**); un **pleon** de seis segmentos, con seis pares de **pleópodos** orlados, un **urosoma** de tres segmentos, con tres pares de **urópodos**, y un **telson** terminal. El tamaño y la estructura de las antenas son importantes en la clasificación. La antena 1 tiene un **pedúnculo** de tres segmentos (**artejos**), un flagelo de tamaño variable, y a veces un **flagelo accesorio** de menor tamaño. La antena 2 tiene un pedúnculo de cinco artejos, y un flagelo de tamaño variable según la especie, y a menudo según el sexo. Los dos primeros pares de pereiópodos están modificados a **gnatópodos** prensiles, que pueden ser idénticos o distintos. Los pereiópodos restantes pueden ser todos parecidos o cada uno con modificaciones distintas. Los pleópodos generalmente son parecidos, pero los urópodos suelen diferir.

Familia Lysianassidae

Animales regordetes con grandes ojos, y grandes placas coxales escondiendo los primeros cuatro pares de pereiópodos. Antena 1 muy corta con un primer artejo muy grueso, un corto flagelo y un pequeño flagelo accesorio. Gnatópodos pequeños, inconspicuos, con diminutos dactilos. Urópodo 3 con ramas foliosas. Unos 45 géneros en Europa.

***Lysianassa ceratina* (Walker).** Hasta 10 mm, con ojos grandes y arriñonados. Placas coxales 1-4 más o menos rectangulares. Antena 1 corta y robusta, con un flagelo de nueve artejos, justo algo más corta que el pedúnculo. Antena 2 escasamente mayor en la ♀, pero en el ♂ con un flagelo tan largo como el cuerpo del animal. Telson corto y ancho, con un borde trasero recto. Intermareal y sublitoral somero, entre algas en costas rocosas. GB, Medit., O de África.

***Orchomene nana* (Krøyer).** Pequeño, de hasta 5 mm de long. Antena 1 con un grueso pedúnculo y un flagelo accesorio conspicuo. Gnatópodo 1 con un dactilo dentado y prominente. Telson profundamente hendido. Orilla inf. y sublitoral, en arena gruesa y grava, en estípites de algas o sobre carroña. GB.

***Ampelisca brevicornis* (da Costa) (Ampeliscidae).** Hasta 12 mm de long., con una cabeza cilíndrica portadora de dos pares de pequeños ojos. Antena 1 mucho más corta que la 2, sin flagelo accesorio; ambas finas, con flagelos largos y estrechos. Placas coxales 1-4 largas y rectangulares; gnatópodos largos y finos, no obviamente distintos de otros pereiópodos. Urosoma con sólo dos segmentos, el primero con una quilla dorsal. Telson largo, espinoso, profundamente hendido. Orilla inf. y sublitoral, en arenas fangosas o con grava. GB, O de Noruega hasta el O del Medit. e islas Canarias.

***Pereionotus testudo* (Montagu) (Phliantidae).** Este distintivo anfípodo, de sólo 4 mm de long., se reconoce por su cuerpo aplanado, su prominente quilla dorsal y sus tubérculos laterales. La cabeza es aplanada, con antenas muy cortas, y los gnatópodos difieren poco de otros pereiópodos. Intermareal y sublitoral, entre algas coralinas en costas rocosas. Medit., islas Anglo-normandas y O del Canal.

***Colomastix pusilla* Grube (Colomastigidae).** Cuerpo alargado casi cilíndrico, de hasta 5 mm de long., con antenas cortas y macizas, cada una consistente casi por entero en tres gruesos segmentos del pedúnculo. Gnatópodo 1 diminuto, menor que los demás pereiópodos, pero el 2 tiene una uña robusta, muy agrandada en el ♂. Orilla inf. y sublitoral, en orillas rocosas; sobre o dentro de esponjas tales como *Halichondria* y *Suberites*. N hasta Shetland, S hasta el Medit.

Familia Leucothoidae

Los anfípodos de esta familia a menudo se hallan en el saco branquial de ascidias grandes y solitarias. Los gnatópodos son **carpoquelados**, es decir, el tercer segmento, el **carpo**, contribuye a la estructura de la uña, cuya parte principal es un **propodio** alargado e hinchado. Las antenas 1 y 2 son parecidas con largos pedúnculos y flagelos cortos; existe un diminuto flagelo accesorio. Urópodo 2 más corto que ambos urópodos 1 y 3, telson corto y triangular.

***Leucothoe spinicarpa* (Abildgaard).** Se distingue por el gnatópodo 1, que tiene un largo dactilo, más de un tercio de la longitud del propodio, y por el borde post. recto de la placa epimeral 3. Hasta 12 mm de long., con grandes ojos rojos. Intermareal y sublitoral somero, en costas rocosas; asociado con grandes ascidias, pero también en esponjas. GB, Noruega al Medit.

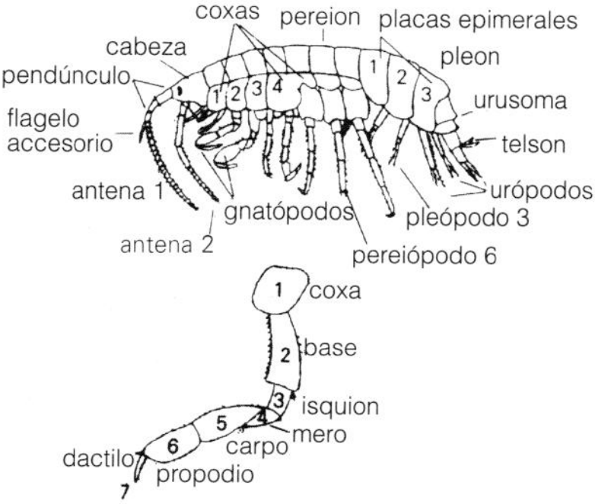

***Leucothoe incisa* Robertson.** Gnatópodo 1 con un diminuto dactilo, y el borde post. de la placa epimeral 3 muy curvado, con un diente largo y agudo en su esquina inferior. Telson largo, estrecho y puntiagudo. Hasta 7 mm de long.; ojos rojo intenso. Orilla inf. y sublitoral, entre algas o bajo piedras. GB, S hasta el Medit.

***Stenothoe monoculoides* (Montagu) (Stenothoidae).** Un animal diminuto y gordo, de hasta 3 mm de long. Placa coxal 1 pequeña y oculta, coxas 2-4 muy aumentadas. Antenas cortas y de tamaño parecido, sin flagelo accesorio. Telson largo y ovalado, sin hendidura, urópodo 3 con una sola rama bisegmentada. Orilla inf. y sublitoral, en algas breñosas o entre hidroideos y briozoos. GB, Noruega hasta el Medit. y el mar Negro, islas Canarias y Azores.

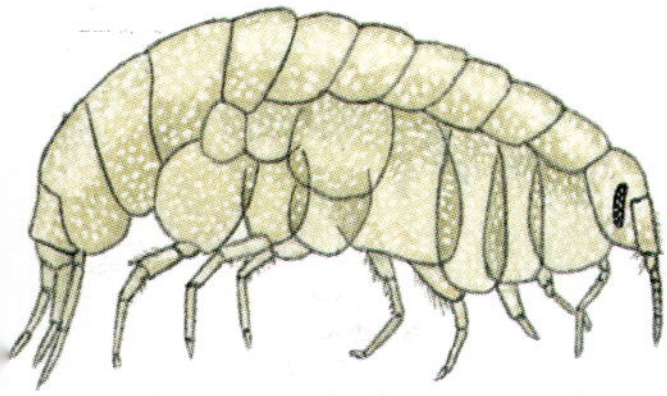

Lysianassa ceratina

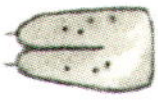

telson

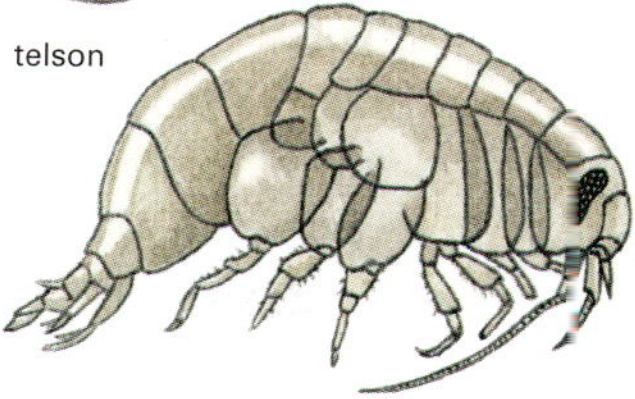

Orchomene nana

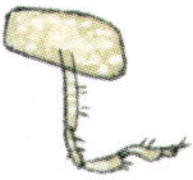

gnatópodo 2

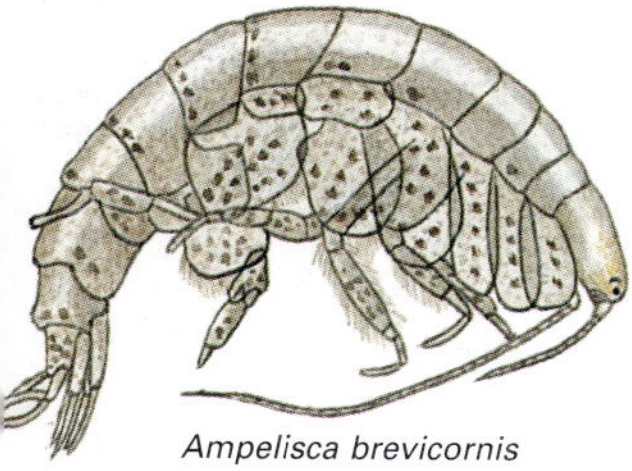

Ampelisca brevicornis

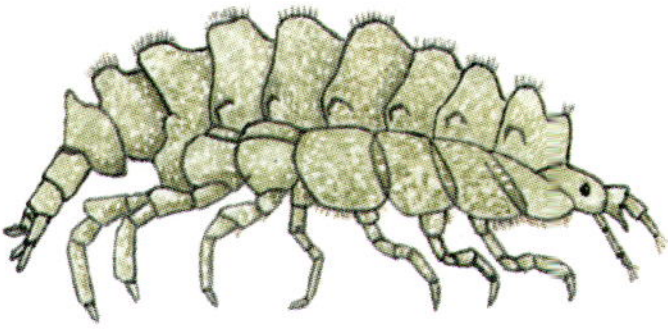

Pereionotus testudo

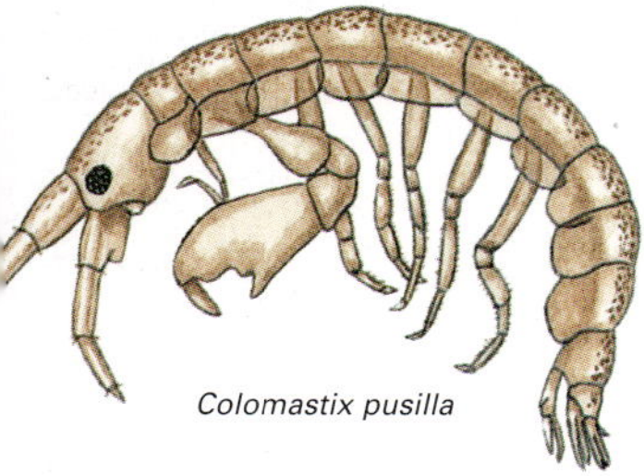

Colomastix pusilla

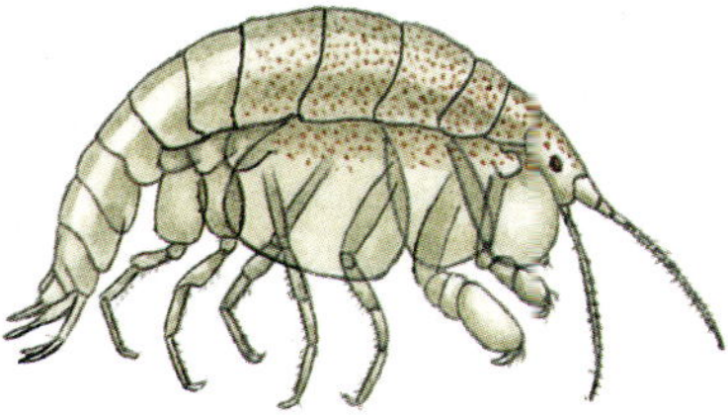

Stenothoe monoculoides

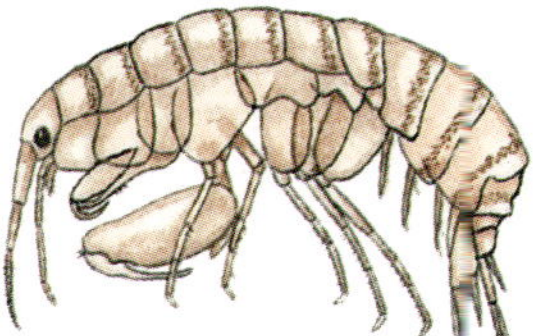

Leucothoe spinicarpa

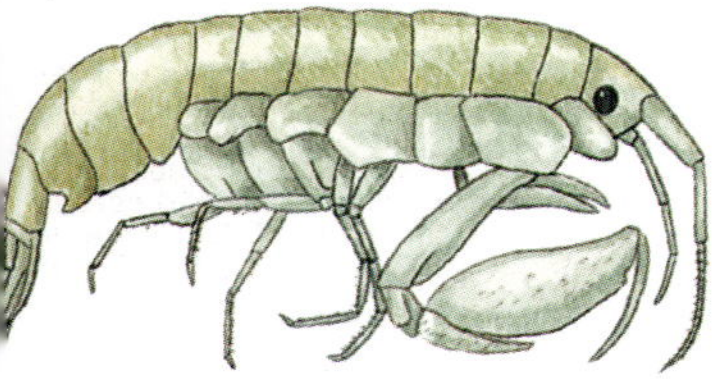

Leucothoe incisa

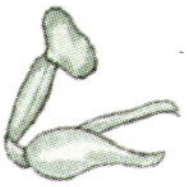

gnatópodo 1

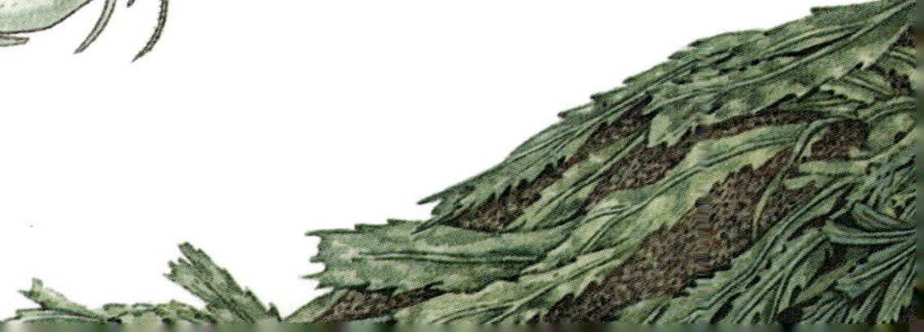

SALTONES DE PLAYA, Familia Talitridae

Estos anfípodos grandes y activos viven por encima de la PM, entre o debajo de desechos varados y pueden ser muy abundantes en orillas abrigadas. Tienen el cuerpo grande, con cabezas cortas y truncadas, sin rostro; antena 1 muy pequeña, más corta que el pedúnculo de la antena 2. Telson corto y grueso, sin hendidura; urópodo 3 muy corto, con una sola rama rechoncha. Cinco géneros reconocidos de momento.

Saltón de playa *Orchestia gammarellus* (Pallas). Hasta 18 mm de long.; pardo rojizo a verdoso, con rayas rojas, ojos redondos y negros. Gnatópodo 1 pequeño y esbelto, con un dactilo diminuto, en ambos sexos; ♂ con un gran gnatópodo 2, con un propodio ampliamente ovalado, en la ♀ el gnatópodo 2 es muy parecido al 1. Telson corto y ovalado, con una pequeña muesca en su borde post. En arena gruesa y playas guijarrosas, también en estuarios o hábitats semiterrestres. GB, O de Noruega e Islandia, S hasta el Medit., mar Negro y O de África.

***Orchestia mediterranea* Da Costa**. Muy parecido al anterior. Gnatópodo 2 del ♂ ovalado alargado; telson sin muesca en el borde; pleópodos con ramas tan largas como los pedúnculos. En orillas rocosas o guijarrosas, raras veces en estuarios. GB, S hasta el Medit. y mar Negro.

Pulga de mar *Talitrus saltator* (Montagu). El mayor de los saltones de playa del supralitoral, de hasta 25 mm de long. Gnatópodos 1 y 2 muy parecidos en ambos sexos, pequeños, con propodio ovalado y un diminuto dactilo. El flagelo de la antena 2 parece ligeramente aserrado, antena 1 muy pequeña. Margen post. de la placa epimeral 3 recto, con numerosas espinas pequeñas. Urópodo 3 con una sola rama estrecha con una espina apical fina y larga. En playas arenosas, a menudo abundante. GB, S de Noruega hasta el O del Medit.

***Talorchestia deshayesii* (Audouin)**. Parecido a *Talitrus saltator*; el ♂ se reconoce por su gnatópodo 2 grande y subquelado, con un diente largo y agudo en el propodio que se opone al dactilo. En ambos sexos el urópodo 3 tiene una rama muy corta, con pequeñas espinas en su ápice, y el telson tiene un borde post. indistintamente lobulado. Sobre arenas gruesas o guijarros, menos común que *Talitrus*. GB, S del M. del N., hasta el N de Yorkshire y Dinamarca, S hasta el Medit. y el mar Negro.

Familia Hyalidae

Anfípodos robustos con antenas cortas y robustas; antena 1 más corta que la 2, con el flagelo alcanzando más allá del pedúnculo de la antena 2; sin flagelo accesorio. Ambos gnatópodos subquelados, en el ♂ el 2 es mucho más largo que el 1. Urópodo 3 corto y de una sola rama; telson corto, hendido. Familia de cuatro géneros.

***Hyale nilssoni* (Rathke)**. Hasta 7 m de long.; color variable, verde a pardo. Gnatópodo 2 del ♂ con propodio casi rectangular; en la ♀ ovalado alargado, y muy parecido al del gnatópodo 1. Intermareal y sublitoral somero en orillas rocosas, entre algas desde la PMAV hacia abajo, a menudo común. GB; Islandia y N de Noruega, S hasta la costa atlántica de Francia.

***Hyale pontica* (Rathke)**. Parecido al anterior, pero los pereiópodos 3-7 llevan cada uno una conspicua espina roma en el margen int. del propodio, cerca del dactilo. Hasta 8 mm de long. Orilla inf. al sublitoral, entre algas en charcas de las rocas. GB, Noruega hasta el Medit. y mar Negro.

Familia Gammaridae

Estos grandes anfípodos son abundantes en la zona intermareal sup., en estuarios y aguas salobres, e incluso en aguas dulce. La mayoría de especies intermareales se hallan en zonas de deslavado de aguas dulces. Los gammáridos se reconocen por su cabeza angulosa, con grandes ojos arriñonados, largas antenas y un flagelo accesorio bien desarrollado, y por el urosoma, que tiene grupos de espinas y sedas en su cara dorsal. El urópodo 3 es grande, con dos ramas bien desarrolladas; telson dividido. ♂ y ♀ generalmente distintos; identificación dificultosa, y las ♀ y los jóvenes pueden no identificarse con facilidad.

***Chaetogammarus marinus* Leach**. Hasta 25 mm de long. Urópodo 3 cubierto de sedas, rama interna menor que un tercio de la long. de la externa. Urosoma con espinas dorsales en hileras transversas. Gnatópodos 1 y 2 distintos y de tamaño parecido en ambos sexos; la antena 2 tiene una orla de largas sedas. Intermareal, en orillas de arenas gruesas; bajo piedras o entre algas varadas. GB, Noruega e Islandia, S hasta Portugal. Se conocen otras seis especies europeas de *Chaetogammarus*.

***Gammarus chevreuxi* Sexton**. Hasta 13 mm de long. Urópodo 3 con una gran rama int., con dos tercios de la longitud de la rama ext., que tiene dos segmentos. En los ♂ adultos las antenas 2, ambos pares de gnatópodos, el pereiópodo 3 y el urópodo 3 están cubiertos de largas sedas rizadas. Placas epimerales 2 y 3 con esquinas post. con puntas muy agudas, pero sólo unas pocas sedas en sus bordes post. Intermareal y sublitoral somero, en estuarios y aguas salobres. GB, S hasta Argelia y costa atlántica de Marruecos.

***Gammarus duebeni* Liljeborg**. Hasta 16 mm de long., parecido a *G. chevreuxi*, pero sin sedas rizadas en el ♂ adulto. Base del pereiópodo con una esquina post. aguda, sin fundirse con el siguiente artejo; placas epimerales 2 y 3 con largas espinas en los bordes post. En lagunas salobres y canales de drenaje, y en aguas dulces; en la orilla o en estuarios en zonas sujetas a deslavado de aguas dulces. Ampliamente distribuido en las islas Británicas y márgenes S del M. del N.

Pulga de agua *Gammarus locusta* (L.). Hasta 33 mm de long. Urópodo 3 con dos ramas de igual tamaño, con robustas espinas, urosoma muy convexo, con densos grupos de espinas y sedas. Intermareal a sublitoral somero, en orillas rocosas, con grava o mixtas. GB, Noruega hasta Portugal.

***Melita obtusata* (Montagu) (Melitidae)**. Hasta 9 mm de long. Placas coxales pequeñas que se tocan pero que se solapan poco. Antena 1 gruesa, mucho más larga que la 2, con un conspicuo flagelo accesorio. Urópodo 3 con una rama ext. espinosa y agrandada, y una rama int. diminuta e inconspicua. Gnatópodo 2 grande, rectangular, con un dactilo ancho y aplanado. Diente dorsal en el segmento 2 del pleosoma; placa epimeral 3 cóncava por detrás, con una esquina puntiaguda y ganchuda. Telson profundamente dividido. Orilla inf. y sublitoral, en costas rocosas. GB, O de Noruega hasta el Medit. y Senegal.

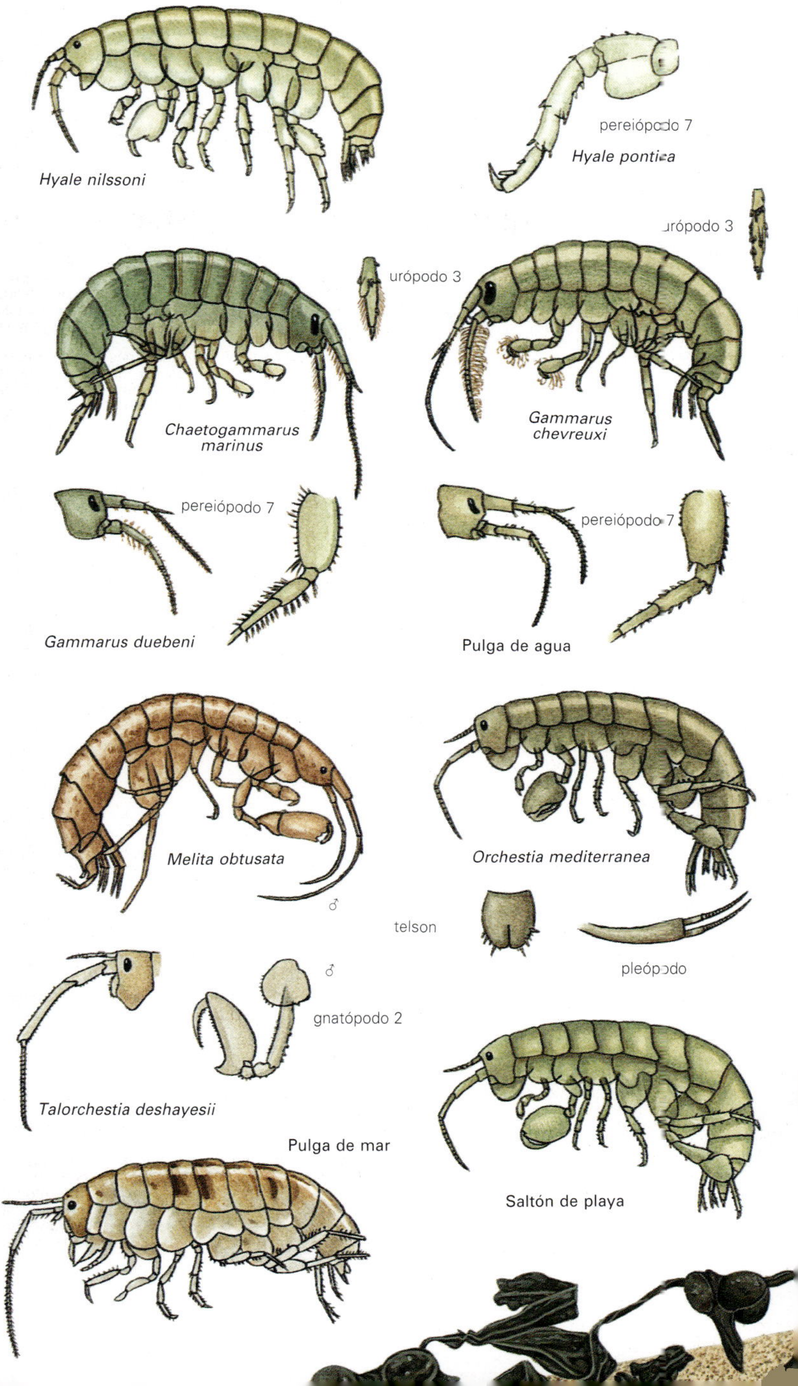
Hyale nilssoni
pereiópodo 7
Hyale pontica
urópodo 3
urópodo 3
Chaetogammarus marinus
Gammarus chevreuxi
pereiópodo 7
pereiópodo 7
Gammarus duebeni
Pulga de agua
Melita obtusata
♂
Orchestia mediterranea
telson
pleópodo
♂
gnatópodo 2
Talorchestia deshayesii
Pulga de mar
Saltón de playa

Familia Haustoriidae

Anfípodos rechonchos, con anchos pereiópodos adaptados a la excavación. Ambas antenas cortas; con un conspicuo flagelo accesorio. Gnatópodos subquelados, pero pequeños e indistintos. Urópodo 3 con ramas cortas y de igual tamaño, telson hendido. Once géneros en Europa.

***Haustorius arenarius* (Slabber).** Este excavador grande y activo se reconoce por los pereiópodos 4-7, anchos y aplanados y densamente cubiertos de sedas. Cada uno tiene sólo seis segmentos, faltando del dactilo. Cabeza diminuta, con ojos inconspicuos y cortas antenas orladas de sedas. Hasta 13 mm de long. En arenas de gruesas a medianas, intermareal. GB, Noruega al S hasta las costas atlánticas de Francia.

***Urothoe brevicornis* Bate.** Menos robusto que el precedente, con cabeza obvia y ojos distintivos. Pereiópodos 5-7 de siete segmentos, cada uno con un esbelto dactilo. Hasta 8 mm de long. Junta carpiana del pereiópodo 5 tan ancha como larga; flagelo accesorio más de la mitad de la long. del flagelo de la antena 1. Del NMM hasta el sublitoral, en arenas de finas a medianas. GB e Irlanda, S del M. del N., costas atlánticas de Francia.

***Urothoe poseidonis* Reibisch.** Menor que el anterior, hasta 6 mm de long., pero muy parecido. Carpo del pereiópodo 5 el doble de ancho que largo. GB, S del M. del N., Dinamarca.

***Bathyporeia* (Pontoporeidae).** Las especies de este género intermareal tan común se reconocen por la distintiva antena 1, cuya junta basal es gruesa y cilíndrica; los artejos restantes del pedúnculo, y el flagelo, se proyectan a partir del borde inf. Ojos grandes; antena 2 más larga que la 1, en el ♂ el flagelo más largo que el cuerpo. Pereiópodos 5-7 ensanchados para cavar; urópodo 3 con una diminuta rama interna; telson completamente dividido. Seis especies comunes en las orillas arenosas del O de Europa.

***Bathyporeia guilliamsoniana* (Bate).** El borde dorsal del segmento 1 del urosoma tiene un par de cerdas dirigidas hacia delante y un par de espinas dirigidas hacia atrás, situadas juntas. Placa epimeral 3 con corto diente en su esquina post., y tres o cuatro grupos de espinas en una hilera por encima del borde ventral. Hasta 8 mm de long. En arena de fina a mediana, orilla inf. y sublitoral somero. GB, O de Noruega hasta Medit.

***Bathyporeia elegans* Watkins.** Menor que la especie precedente, hasta unos 5 mm. Espinas y cerdas pares en los segmentos del urosoma 1, pero placa epimeral 3 suavemente redondeada, sin esquina dentada, y con tres grupos de espinas por encima del borde ventral. En arena fina o lodosa, orilla inf. y sublitoral. GB, O de Noruega hasta el NO de África, Madeira, islas Canarias.

***Bathyporeia pelagica* (Bate).** Segmento 1 del urosoma con espinas pares y cerdas en su cara dorsal; placa epimeral 3 con un diminuto diente post. y tres o cuatro grupos de espinas por encima del límite ventral. Se distingue de *B. guilliamsoniana* por el primer segmento grande de la antena 1, que tiene un ápice recto y angulado. Hasta 6 mm de long. En arena de fina a mediana, orilla sup. hasta sublitoral somero; a menudo abundante por encima del NMM. Islas Británicas, no registrado en las costas europeas.

***Bathyporeia sarsi* Watkin.** Borde dorsal del segmento 1 del urosoma con un par de cerdas dirigidas hacia delante pero sin espinas. Placa epimeral 3 redondeada por detrás, con cuatro a seis grupos bastante grandes de espinas por encima del límite ventral. Primer segmento de la antena 1 ancho y bastante hinchado. Hasta 6 mm de long. Intermareal, en arenas de finas a medianas, desde PMAM a BEAV. S de Noruega y S del M. del N., GB.

***Bathyporeia pilosa* Lindstrom.** Hasta 6 mm de long. Urosoma sólo con cerdas dirigidas hacia delante, pero placa epimeral 3 con sólo dos o tres pequeños grupos de espinas por encima del borde ventral, y primer segmento de la antena 1 aguzado hacia la punta. Intermareal, de PMAM a BEAV, en arenas de medias a finas. GB y alrededor de las costas del S del M. del N.

Familia Oedicerotidae

Los anfípodos de esta familia se reconocen por su rostro en forma de capuchón entre las antenas, y grandes ojos que a menudo se encuentran en el dorso. La antena 2 generalmente es más larga que la 1; pereiópodo 7 mucho más largo que el resto. Unos 14 géneros en los mares europeos.

***Pontocrates arenarius* (Bate).** Long. 7 mm. Propodio del gnatópodo 1 corto y ovalado; gnatópodo 2 muy esbelto, dactilo formando una quela con la punta del propodio, que es reforzado por debajo por un carpo de ápice rojo. En arenas de finas a medias, orilla inf. y sublitoral. GB, S de Noruega hasta Medit.

***Synchelidium haplocheles* (Grube).** Parecido a *Pontocrates*, pero propodio del gnatópodo 1 con dientes ásperos a lo largo de su palma, y propodio del gnatópodo 2 fusionado con el carpo que lo refuerza por debajo, sin sutura intermedia. Hasta 5 mm de long. BEAV y sublitoral, en arenas finas. Islas Británicas; S de Noruega hasta Medit.

Familia Calliopiidae

Cabeza con un rostro pequeño y gandes ojos. Antenas más o menos iguales. Urópodos con largas ramas; el 3 se proyecta más allá de las puntas del 1 y el 2, rama interna más larga que la externa. Telson alargado, con todo lo más una pequeña muesca apical. Diez géneros en los mares europeos.

***Calliopius laeviusculus* (Krøyer).** Hasta 8 mm de long. Antenas del mismo tamaño, gruesas; segmento 3 del pedúnculo de la antena 1 con un robusto lóbulo proyectándose por debajo de los primeros segmentos del flagelo. Gnatópodos 1 y 2 de tamaño parecido, con propodio ovalado, y un lóbulo basal en el carpo. Urosoma jorobado dorsalmente, pero no dentado. Orilla inf. y sublitoral rocosas, entre algas. Islas Británicas, Noruega ártica hasta costas NO de Francia.

***Apherusa jurinei* (Milne Edwards).** Hasta 6 mm de long. Antena 1 más corta que la 2. Ojos rojos. Cuerpo liso dorsalmente, sin jorobas ni dientes. Pereiópodos espinosos y gnatópodos esbeltos; carpos y podocarpos de long. parecida. Placa epimeral 3 ampliamente ganchuda por detrás. Orilla inf. y sublitoral, entre algas y estípites de laminarias. Islas Británicas, Noruega, S hasta Portugal.

***Atylus swammerdami* (Milne Edwards) (Atylidae).** Hasta 8 mm de long. Cabeza grande, con un rostro corto y antenas esbeltas y de tamaño parecido. Gnatópodos pequeños, esbeltos, con diminutos dactilos. Segmentos 2 y 3 del urosoma fusionados, con dos grandes dientes por detrás. Urópodos con largas ramas; telson largo y profundamente dividido. Intermareal y sublitoral somero, entre algas y debajo de piedras. GB, Noruega ártica al S hasta el Medit.

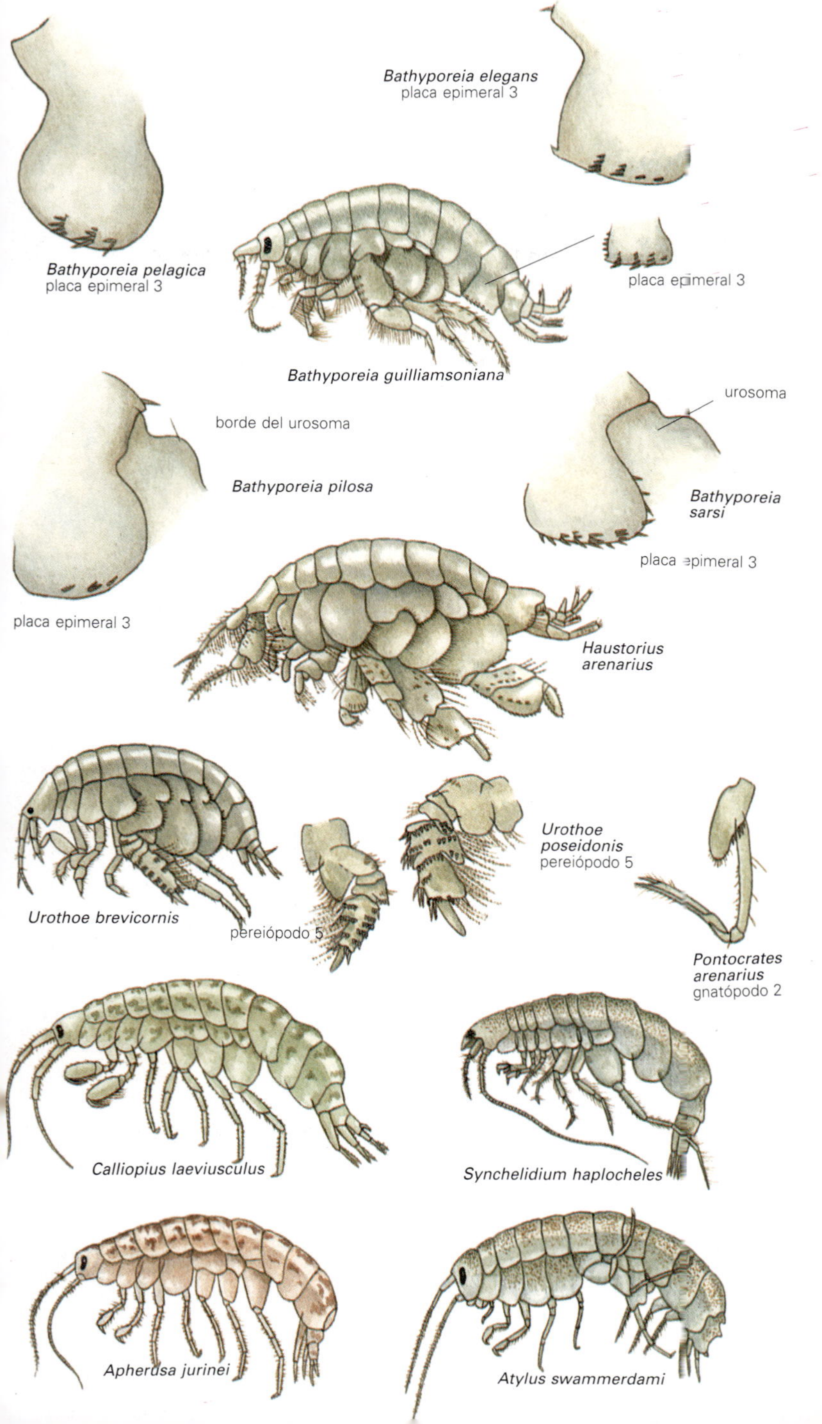

Bathyporeia pelagica
placa epimeral 3
Bathyporeia elegans
placa epimeral 3
placa epimeral 3
Bathyporeia guilliamsoniana
borde del urosoma
Bathyporeia pilosa
placa epimeral 3
urosoma
Bathyporeia sarsi
placa epimeral 3
Haustorius arenarius
Urothoe brevicornis
pereiópodo 5
Urothoe poseidonis
pereiópodo 5
Pontocrates arenarius
gnatópodo 2
Calliopius laeviusculus
Synchelidium haplocheles
Apherusa jurinei
Atylus swammerdami

Tritaeta gibbosa **(Bate) (Dexaminidae).** 6 mm de long., reconocible por sus placas coxales rectangulares, dientes dorsales prominentes en el segmento 1 del urosoma y telson largo y hendido. Antenas del mismo tamaño en la ♀, 2 más larga que 1 en el ♂. Gnatópodos pequeños, subquelados. Urópodos birrámeos, el 3 el doble de largo que el 2. Intermareal y sublitoral, entre algas, esponjas y urocordados. GB, Noruega hasta el Medit.

Familia Ampithoidae

La cabeza carece de rostro; antena 1 tan larga como, o más que, la antena 2; ambas robustas, la 2 especialmente gruesa, pedúnculo generalmente más largo que el flagelo. Flagelo accesorio pequeño o ausente. Gnatópodos subquelados, 2 mayor que 1. Urópodo 3 corto y grueso, ramas más cortas que el pedúnculo, interno sedoso y externo con 1-3 espinas ganchudas en la punta. Telson corto y grueso.

Ampithoe rubricata **(Montagu).** Grande, de colorido variable, hasta 20 mm de long. Telson redondeado en la punta, con varios dientes dorsales cortos. En orillas rocosas, entre algas y bajo piedras. GB, N de Noruega hasta Bretaña.

Sunamphitoe pelagica **(Milne Edwards).** Parecida a la anterior pero menor, hasta 10 mm. Gnatópodo 2 mayor que el 1 en el ♂, en ambos junta carpiana menor que el propodio. Telson corto, con borde recto. Intermareal y sublitoral, entre algas en orillas rocosas. De Noruega a Portugal.

Familia Corophiidae

Anfípodos con cuerpos aplanados dorsiventralmente, largos y esbeltos. Antenas cortas y muy gruesas, con pedúnculo largo y flagelo muy corto. Gnatópodos pequeños, esbeltos y orlados de largas sedas. Urosoma aplanado, segmentos a menudo fusionados; urópodo 3 unirrámeo; telson corto, grueso, redondeado. La mayoría de especies construyen tubos de limo.

Corophium arenarium **Crawford.** Hasta 6 mm de long. Flagelo de la antena 1 la mitad de largo que la antena, segmento basal del pedúnculo cóncavo; antena 2 el doble de gruesa que la 1, y aproximadamente 1,5 veces de larga, consistiendo principalmente en el pedúnculo. Rostro redondeado. Urópodo 1 con gruesas espinas a lo largo del borde ext. del pedúnculo, y finas sedas cerca de su base. Intermareal, de NMM a BEAV, en arenas fangosas, especialmente en estuarios. S del M. del N., S de Inglaterra, SO de Irlanda, hasta O del Medit.

Corophium volutator **(Pallas).** Mayor que el anterior, hasta 10 mm. Segmento basal de la antena 1 convexo; rostro corto, puntiagudo, pedúnculo del urópodo 1 con cortas espinas, pero sin sedas, en su borde ext. Intermareal, en fango fino; a menudo abundante en las llanuras fangosas de los estuarios. GB, O de Noruega hasta Medit. y mar Negro.

Familia Ischyroceridae

Anfípodos alargados y bastante aplanados. Cabeza lobulada a cada lado entre las antenas, sin rostro. Antenas de tamaño parecido, o la 2 más larga y robusta que la 1. Gnatópodos subquelados, el 2 generalmente mayor que el 1, especialmente en el ♂. Pedúnculo del urópodo 3 mucho mayor que las cortas ramas triangulares. Telson corto y grueso, sin hendidura.

Jassa falcata **(Montagu).** Hasta 12 mm de long. Antena 1 más corta y más esbelta que la 2, con flagelo accesorio de dos artejos. Primera placa coxal tan ancha como la segunda. ♂ con gnatópodo 2 aumentado, propodio con una robusta púa oponiéndose al dactilo. Urópodo 3 birrámeo, rama ext. con una espina ganchuda en su ápice. Intermareal, entre algas. Cosmopolita.

Ericthonius punctatus **(Bate).** Hasta 10 mm de long., esbelto, placas coxales tocándose apenas. Antena 1 ligeramente más corta que la 2, sin flagelo accesorio. Gnatópodo 2 mayor que el 1, en el ♂ el carpo constituye la mayor parte del gnatópodo y tiene una aguda púa oponiéndose al dactilo. Urópodo 3 con dos ramas cortas y ganchudas. Sublitoral, entre algas e hidroideos. GB, N de Noruega hasta Portugal.

Parajassa pelagica **(Leach).** Hasta 9 mm. Antenas cortas y gruesas, con flagelos de unos pocos segmentos diminutos; haces de sedas muy largas en verticilos sobre la antena 2. Sin flagelo accesorio. Gnatópodo 2 con un propodio ampliamente ovalado. Orilla inf. y sublitoral rocoso, construye tubos entre las algas, hidroideos e hidrozoos. N de Noruega hasta Portugal.

Hyperia galba **(Montagu) (Hyperiidae).** Anfípodos rechonchos y redondeados con grandes cabezas redondas, enormes ojos verdosos y apéndices esbeltos. La ♀ tiene antenas diminutas; en el ♂ son largas y filamentosas. Todos los hipéridos son pelágicos, y viven sobre o en el interior de grandes medusas. *H. galba* es frecuente en las bolsas gástricas de *Rhizostoma octopus* por todo el Atl. NE.

Suborden Caprellidea

Cuerpo muy esbelto, cilíndrico, con menos apéndices que otros anfípodos. Cabeza bulbosa, antena 1 generalmente más larga que la 2. Los largos segmentos del pereion constituyen la mayor parte del cuerpo, pleon comprimido y diminuto. Gnatópodo 1 muy pequeño, gnatópodo 2 grande; pereiópodos 5-7 generalmente largos, pero el 3 y el 4 pueden ser pequeños o estar ausentes. Los caprélidos se mueven despacio mientras se agarran a las algas, hidroideos, briozoos y otros sustratos erectos utilizando sus pereiópodos 5-7, situados hacia atrás.

Phtisica marina **Slabber.** Hasta 20 mm de long., de cuerpo esbelto. Pereiópodo 5 muy fino, con cinco segmentos; los demás normales, con seis segmentos. Branquias ovaladas en los segmentos 2-4 del pereion. Orilla inf. y sublitoral. GB, NE del Atl. y Medit.

Pseudoprotella phasma **(Montagu).** Hasta 25 mm de long. Cabeza y primeros dos segmentos del pereion con espinas largas y dirigidas hacia delante. Pereiópodos 3 y 4 diminutos, cada uno con sólo dos segmentos. Sublitoral somero. GB, Atl. NE y Medit.

Caprella acanthifera **Leach.** Especie pequeña, de hasta 13 mm de long., con cabeza lisa y bulbosa. Cada segmento del cuerpo lleva tubérculos dorsales pares. Pereiópodos 5-7 bien desarrollados, pero el 3 y el 4 ausentes. Intermareal y sublitoral somero, a menudo en charcas de las rocas; entre hidroideos, briozoos y tepes de algas. Común en todo el Atl. NE y el Medit.

Caprella linearis **(L.).** Hasta 22 mm de long., superficie dorsal generalmente lisa, aunque puede haber pares de tubérculos muy pequeños en algunos segmentos. Superficie inf. de la antena 2 con un par de hileras de largas sedas. Orilla inf. y sublitoral somero. GB.

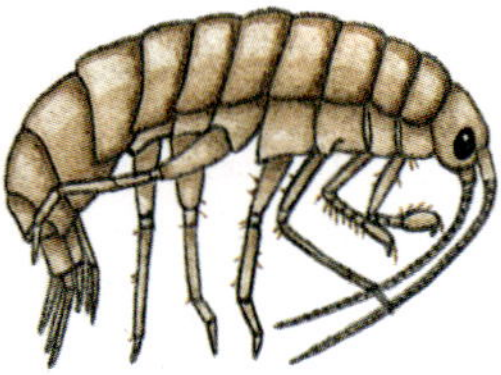

Tritaeta gibbosa

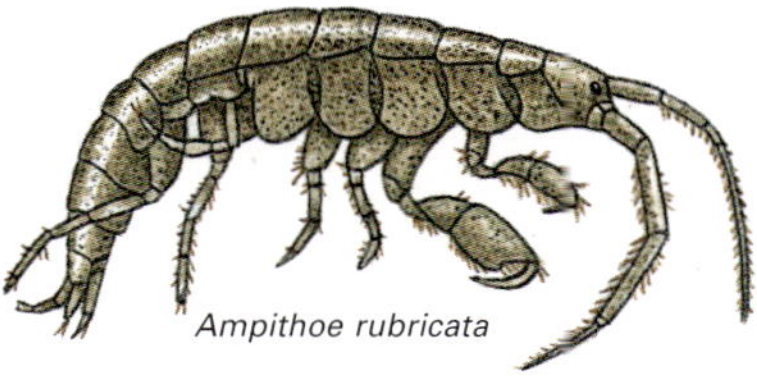

Ampithoe rubricata

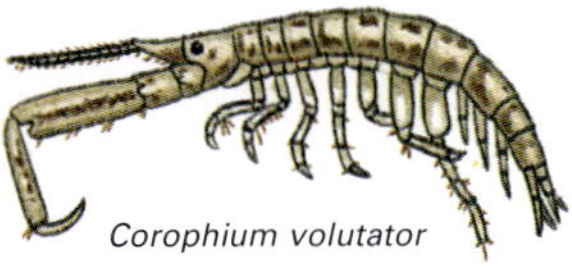

Corophium volutator

visión sup.
del urosoma

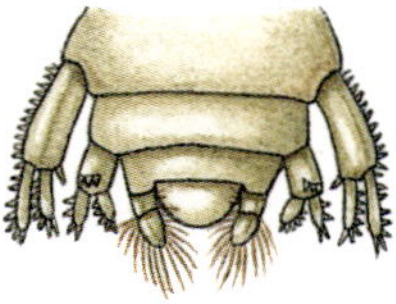

Corophium arenarium

gnatópodo 2 ♂

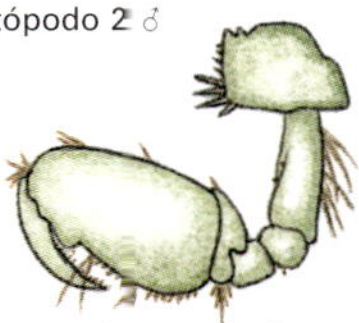

Sunamphitoe pelagica

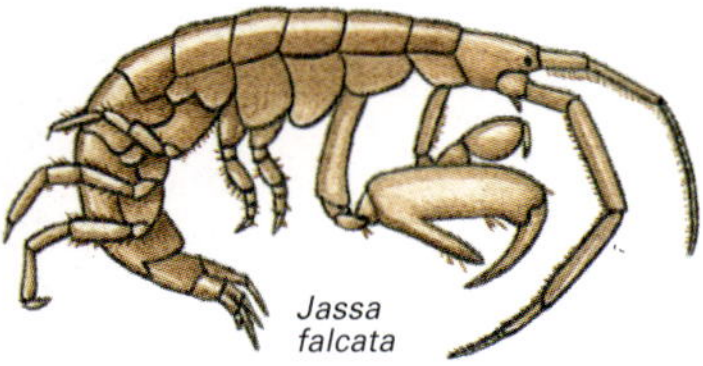

Jassa falcata

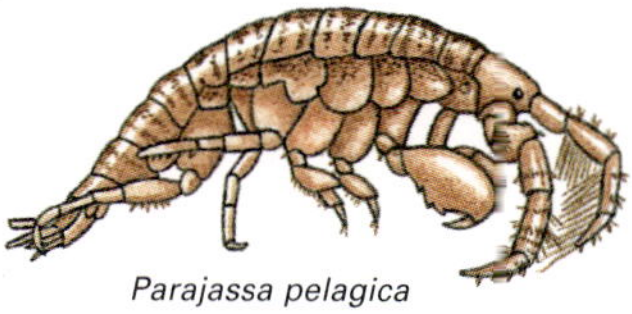

Parajassa pelagica

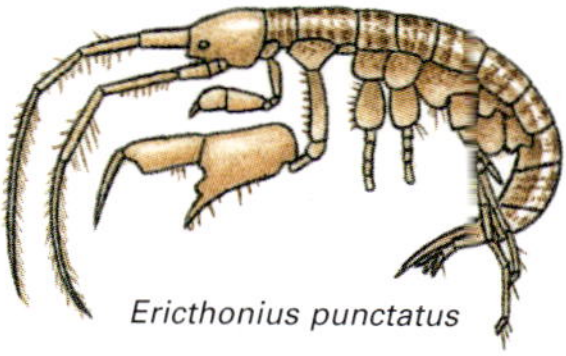

Ericthonius punctatus

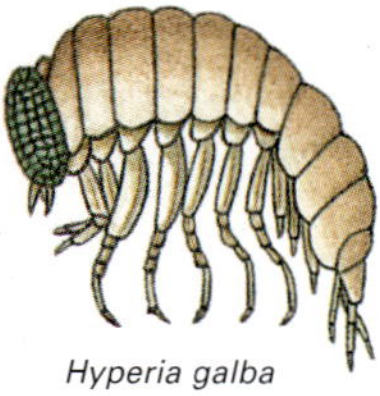

Hyperia galba

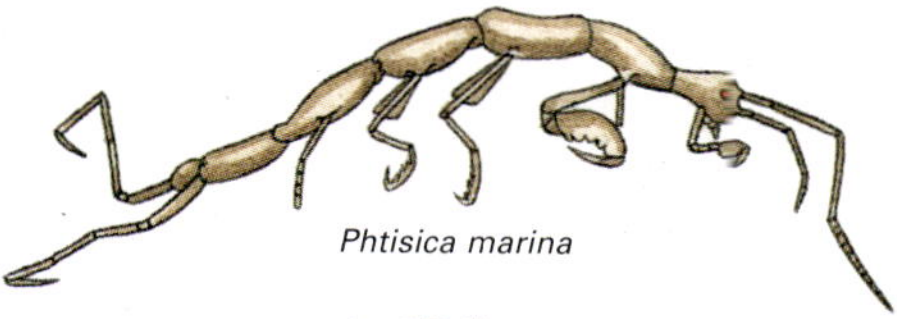

Phtisica marina

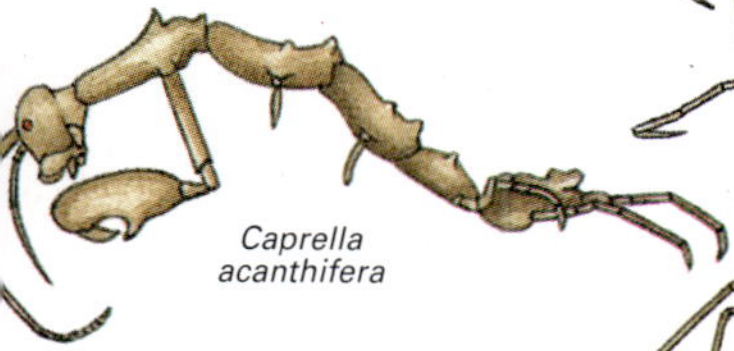

Caprella acanthifera

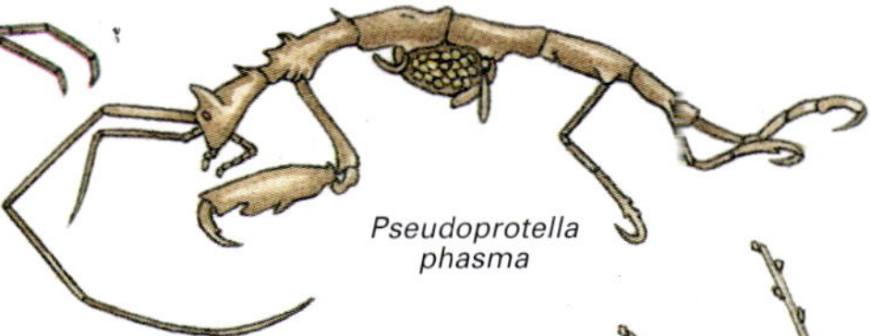

Pseudoprotella phasma

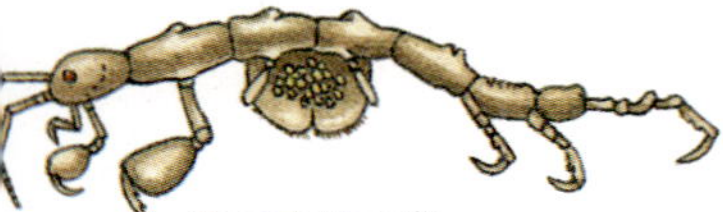

Caprella linearis

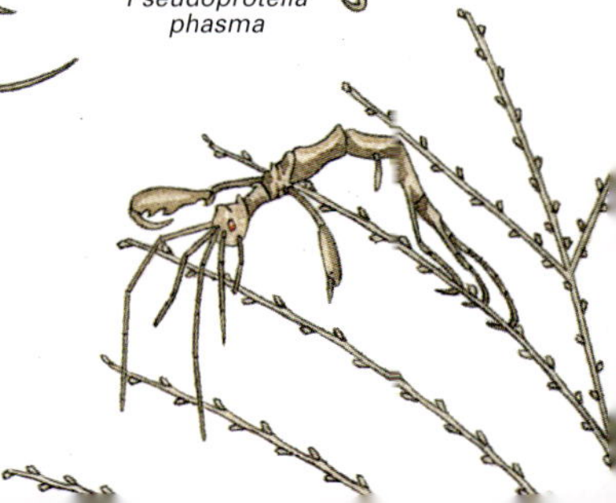

ORDEN DECAPODA

Es el grupo mayor y más diverso de los malacostráceos, e incluye a los cangrejos comestibles, las langostas y las gambas. En todos los decápodos la cabeza y el tórax están fusionados dorsalmente y cubiertos por un **caparazón** que se dobla alrededor de los laterales del animal formando una **cámara branquial** en la que se hallan las branquias. Existen cinco pares de **pereiópodos**, el primero generalmente con quelas, y por lo tanto denominados **quelípedos**. Típicamente el abdomen o **pleon** lleva 5 pares de **pleópodos** birrámeos. Hay 2 subórdenes: Dendrobranchiata y Pleocyemata. El primero no se halla representado en las aguas costeras europeas. Los decápodos europeos incluyen especies de los seis infraórdenes de los que consta el suborden Pleocyemata.

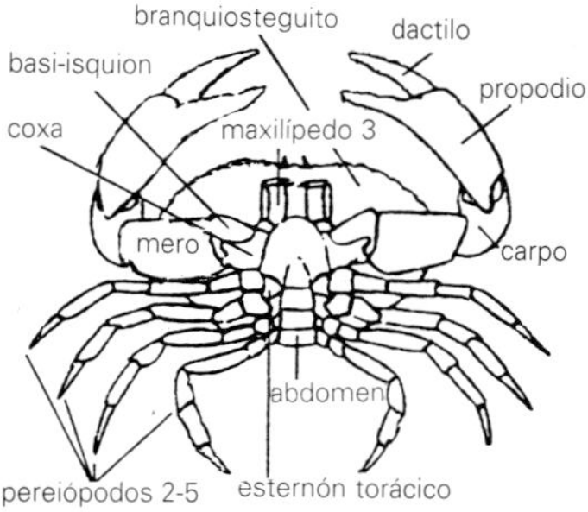

INFRAORDEN CARIDEA (NATANTIA)

Decápodos con un cuerpo alargado dividido en un **cefalotórax** y un abdomen, generalmente con un telson que forma un abanico caudal con los urópodos. Tienen un **rostro** prominente que se proyecta entre los ojos pedunculados y dos pares de antenas, el primero de ellos con un flagelo birrámeo o trirrámeo. Los primeros dos o tres pares de pereiópodos son quelados.

Familia Palaemonidae

Estas quisquillas tienen rostros grandes y aplanados, generalmente con agudos dientes o espinas en su cara dorsal y en su ápice. El caparazón tienen una pronunciada **espina antenal**, y en algunas especies también espinas **hepáticas** y/o **branquiostegales**. Los pereiópodos 1 y 2 son quelados, los pereiópodos 2 tienen seis segmentos básicos más el dactilo. Telson estrecho y aguzado. Unas diez especies europeas comunes.

***Palaemon adspersus* Rathke.** Rostro con cinco o seis dientes en su borde dorsal, y dos a cuatro en el ventral; el primer diente dorsal es posterior a la cuenca ocular, el segundo está directamente por encima. Hasta 70 mm de long. Sublitoral somero, en hábitats marinos y estuarios. Las ♀ llevan huevos en verano. GB, S de Noruega y Báltico hasta el Medit. y mar Negro.

Quisquilla *Palaemon elegans* Rathke. Algo menor que el anterior, hasta 63 mm; rostro más o menos recto con hasta nueve dientes dorsales, dos o tres de ellos situados posteriormente a la cuenca ocular. Pereiópodo 2 robusto, dactilo de un tercio de la longitud del propodio. Intermareal, en orillas rocosas; raramente sublitoral. GB, SO de Noruega y Báltico, S hasta Azores, Medit. y mar Negro.

***Palaemon longirostris* Milne Edwards.** Una quisquilla grande, hasta 77 mm de long. Rostro recto, con siete y ocho dientes dorsales, dos posteriores a la cuenca ocular; el espacio entre el primero (posterior) y segundo de ellos es mayor que entre los demás. Tres a cinco dientes ventrales. Pereiópodo 2 con el mero, el carpo y el propodio de long. parecida. En estuarios y aguas salobres. GB, costa S del M. del N., hasta el Medit. y el mar Negro.

Quisquilla común *Palaemon serratus* (Pennant). La mayor especie de quisquilla de roca, de hasta 110 mm de long. Rostro largo, fuertemente curvado hacia arriba, con seis a siete dientes dorsales y cuatro a cinco ventrales; la punta curvada hacia arriba sin dientes, pero muy puntiaguda. Intermareal a sublitoral, en orillas rocosas. GB, Dinamarca, S hasta el Medit., mar Negro y NO de África.

***Palaemonetes varians* (Leach).** Esta pequeña quisquilla tiene un rostro recto y corto con cuatro a seis dientes dorsales, uno posterior a la cuenca ocular, y dos dientes ventrales. Hasta 50 mm de long. En aguas salobres, marjales salinos, lagunas y charcas. GB, O del Báltico, costas S del M. del N., S hasta el Medit. y mar Negro.

***Leander xiphias* (Risso).** Rostro ligeramente cóncavo dorsalmente; seis a ocho dientes dorsales, dos post. a la cuenca ocular, y cuatro o cinco dientes ventrales. Punta del rostro curvada hacia arriba y sin dientes. Hasta 60 mm de long. Sublitoral somero, sólo Medit.

***Typton spongicola* da Costa.** Esta pequeña quisquilla tiene un rostro muy corto y puntiagudo que carece de dientes; flagelo de la antena 1 birrámeo. Longitud 25 mm. Segundos pereiópodos diagnósticos; derecho e izquierdo distintos, ambos muy aumentados y robustamente quelados. Sublitoral somero, siempre asociado con esponjas. GB, S hasta el Medit.

Familia Alpheidae

Estos crustáceos parecen pequeñas langostas. Primeros pereiópodos macizamente engrosados, quelados y típicamente distintos, mayores a un lado que al otro. Pereiópodo 2 quelado pero muy esbelto, junta carpiana subdividida, de forma que el pereiópodo tiene diez segmentos, más el dactilo. El caparazón tiene un rostro muy corto y puntiagudo, sin dientes, y cubre en parte los ojos. Seis especies europeas comunes.

***Athanas nitescens* (Leach).** Color muy variable, azul o verde, a rojo o pardo, pero una raya dorsal blanca casi siempre presente. Hasta 20 mm de long. Primeros pereiópodos de tamaño más o menos parecido; rostro que se proyecta justo más allá del segmento 1 de la antena 1; caparazón que sólo recubre los ojos en parte. Orilla inf. y sublitoral, bajo piedras, algas, en orillas rocosas abrigadas. GB, O de Noruega y Suecia, S hasta el Medit. y mar Negro.

***Alpheus macrocheles* (Hailstone).** Mayor que *A. nitescens*, hasta 35 mm, y de colorido distintivo. Rostro diminuto, el caparazón esconde los ojos por completo. Pereiópodo 1 macizo; dcho. mayor que el izq., con una quela complejamente articulada. Sublitoral en orillas rocosas. GB, todo el Medit., S hasta islas de Cabo Verde y O de África.

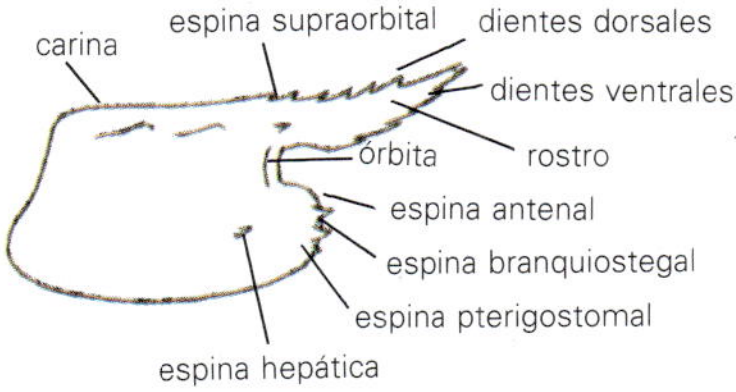

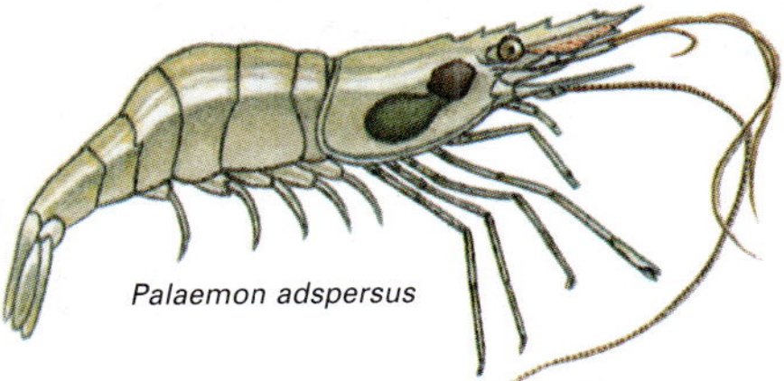
Palaemon adspersus

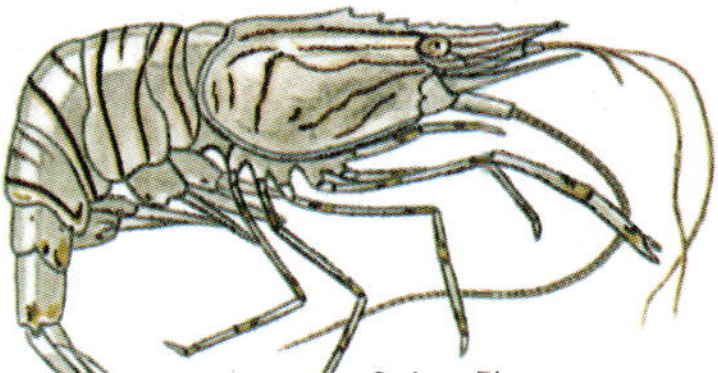
Quisquilla

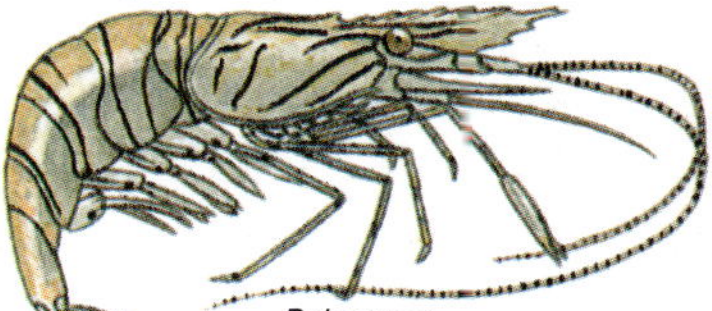
Palaemon longirostris

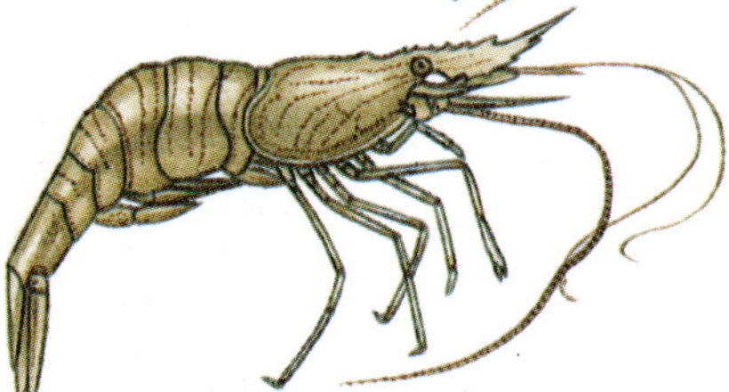
Quisquilla común

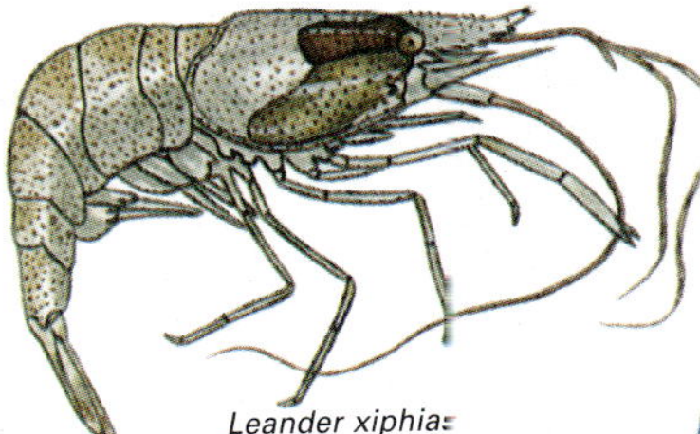
Leander xiphias

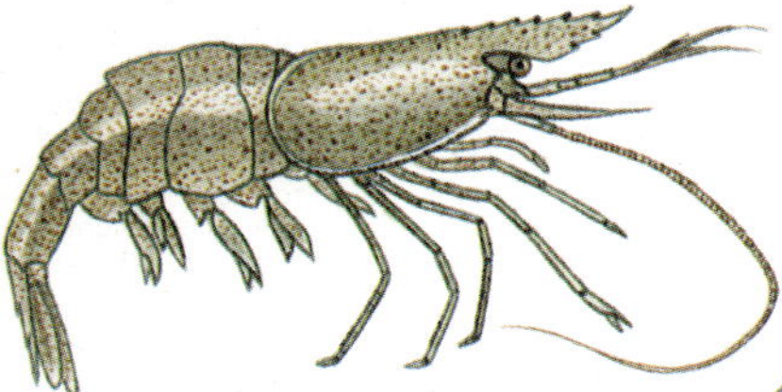
Palaemonetes varians

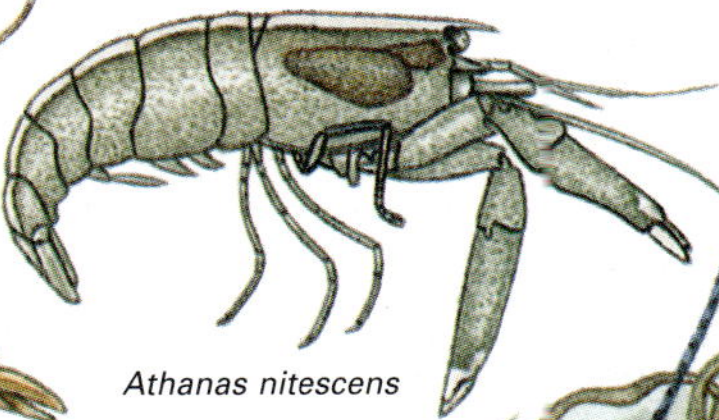
Athanas nitescens

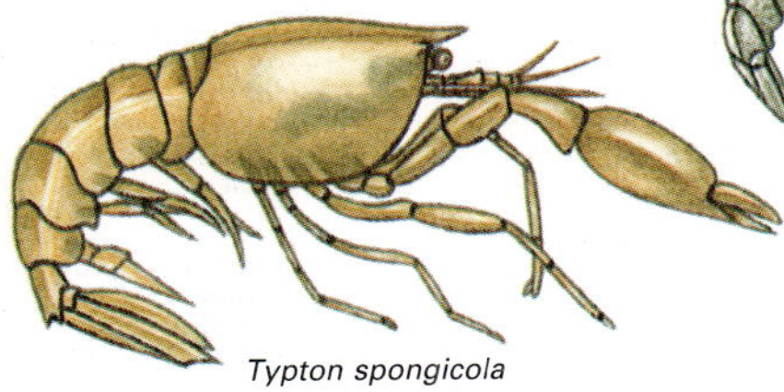
Typton spongicola

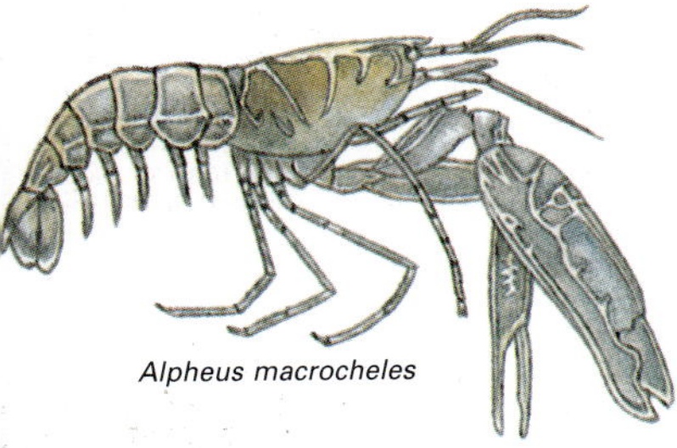
Alpheus macrocheles

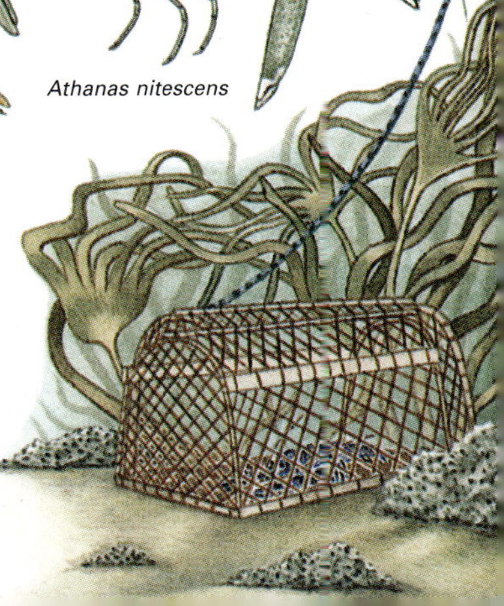

Familia Hippolytidae

Estas quisquillas se caracterizan por su caparazón bastante corto y ancho, con rostro bien desarrollado y dentado, y un distintivo abdomen flexionado. Pereiópodos 1 y 2 quelados, pero muy esbeltos; el carpo del pereiópodo 2 está subdividido en dos a siete (pero nunca cinco) pequeños segmentos. Unas 18 especies europeas comunes.

***Caridion steveni* Lebour.** En este género el carpo del pereiópodo 2 está dividido en dos segmentos. Pereiópodo 1 mayor y más robusto que el 2. Esta especie tiene el rostro alto y curvado hacia abajo, con cinco a siete dientes dorsales y uno ventral. Hasta 27 mm de long. Orilla inf. y sublitoral somero, entre algas y en orillas rocosas. GB, registrado en el O de Irlanda, pero se desconoce su distribución más allá.

***Caridion gordoni* (Bate).** Parecido a *C. steveni* pero se distingue por su rostro esbelto y curvado hacia arriba, con cinco a diez dientes dorsales y uno ventral. Sublitoral, en orillas rocosas. GB excepto el Canal, Islandia y N de Noruega al S hasta Vizcaya.

***Eualus gaimardii* (Milne Edwards).** En este género la junta carpiana del pereiópodo 2 está subdividida en siete segmentos pequeños, y el caparazón no tiene espina supraorbitaria. Esta especie tiene un rostro muy largo (más del doble de la long. del pedúnculo de la antena 1), con cinco a siete dientes dorsales y tres a cinco ventrales. Hasta 100 mm de long. Orilla inf. y sublitoral. GB, circumpolar, al S hasta el O de Noruega y Escocia.

***Eualus pusiolus* (Kryer).** Menor que *E. gaimardii*, hasta 28 mm de longitud; colorido vivo pero variable, verde a rosado, rojo o pardo. Rostro aproximadamente la mitad de largo que el pedúnculo de la antena 1, con una sola punta aguzada y dos a cinco dientes dorsales. Orilla inf. y sublitoral. GB, Islandia y N de Noruega, S hasta Vizcaya.

***Eualus occultus* (Lebour).** Pequeño, de colorido variable, hasta 22 mm de long. Rostro aproximadamente la mitad de largo que el pedúnculo de la antena 1, con una punta bi o tridentada, y cuatro dientes dorsales. Orilla inf. y sublitoral somero. GB, O de Noruega, S hasta el Medit.

Quisquilla de pradera *Hippolyte inermis* Leach. Este género se caracteriza por una junta carpiana de tres segmentos en el pereiópodo 2. Esta especie llega a los 42 mm de long. y puede ser verde, roja o parda. Rostro diagnóstico; más largo que el caparazón, más del doble de largo que el pedúnculo de la antena 1, y sin dientes dorsales. Orilla inf. y sublitoral somero, entre algas y hierbas marinas en orillas arenosas adyacentes a las rocas. GB, S hasta el Medit. y mar Negro.

***Hippolyte longirostris* (Czerniavsky).** Menor que *H. inermis*, hasta 20 mm de long., pero de colorido igual de variable. Rostro tan largo como el caparazón y hasta dos tercios la long. del pedúnculo de la antena 1; dos a cuatro dientes dorsales. Hábitat parecido a *H. inermis*. GB, S hasta el Medit., mar Negro y NO de África.

***Hippolyte varians* Leach.** Hasta 32 mm de long.; rojo, pardo o verde, a menudo con moteado pardo rojizo. Rostro alto, con un solo diente dorsal justo delante de la cuenca ocular. Intermareal y sublitoral somero, entre algas y hierbas marinas, en extensiones arenosas adyacentes a las rocas. GB, O de Noruega y Feroe, S hasta el Medit.

***Thoralus cranchii* (Leach).** En este género el carpo del pereiópodo 2 tiene seis segmentos. Rostro corto, equivalente a la mitad de la long. del pedúnculo de la antena 1, con una punta bi o tridentada y tres a seis dientes dorsales. Orilla inf., O de Noruega, S hasta el Medit., islas de Cabo Verde y O de África.

Familia Processidae

Estos crustáceos tienen el rostro muy corto, sin dientes. El primer miembro torácico aparente es en realidad el tercer maxilípedo; es más robusto que los cinco pereiópodos y tiene una rama sedosa, el **endopodito**, cerca de su base. Uno de los primeros pares de pereiópodos es quelado, el otro tiene un dactilo simple. Ambos pereiópodos del segundo par son quelados, pero en algunas especies uno es mucho más largo que el otro. Seis especies costeras europeas.

***Processa canaliculata* Leach.** Hasta 74 mm de long. Rostro corto, aguzado, curvado hacia abajo y con una punta bidentada, el diente inf. ligeramente mayor que el sup. El **estilocerito** —una proyección angulosa del segmento basal de la antena 1— tiene una esquina inf. muy angulosa. El pereiópodo 2 dcho. tiene un carpo de unos 40 segmentos, y es mucho más largo que el izq. Sublitoral somero y mar adentro. GB, S hasta el Medit.

***Processa modica* Williamson.** Menor que el anterior, hasta 33 mm de long. Rostro más alto, más distintivamente bífido en la punta, y estilocerito con un pronunciado diente. Los dos segundos pereiópodos de igual long., ambos con un carpo de unos 11 segmentos. Sublitoral somero. GB, Países Bajos, M. del N.

***Pandalus montagui* Leach (Pandalidae).** Este gran crustáceo puede alcanzar los 160 mm de long. Rostro más largo que el caparazón, fuertemente curvado hacia arriba, con una punta aguda; unos 12 dientes dorsales agudos y cinco a siete grandes dientes ventrales. Todas las patas largas y esbeltas; pereiópodo 1 con un dactilo simple y diminuto; pereiópodo 2 diminutamente quelado, el dcho. con un carpo con unos 20 segmentos, el carpo izq. con 50 a 60 segmentos. Sublitoral y mar adentro. Pescado comercialmente en algunos países. GB, Feroe, Noruega, Islandia, O de Groenlandia.

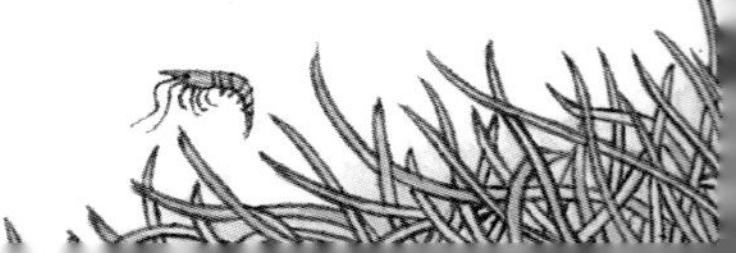

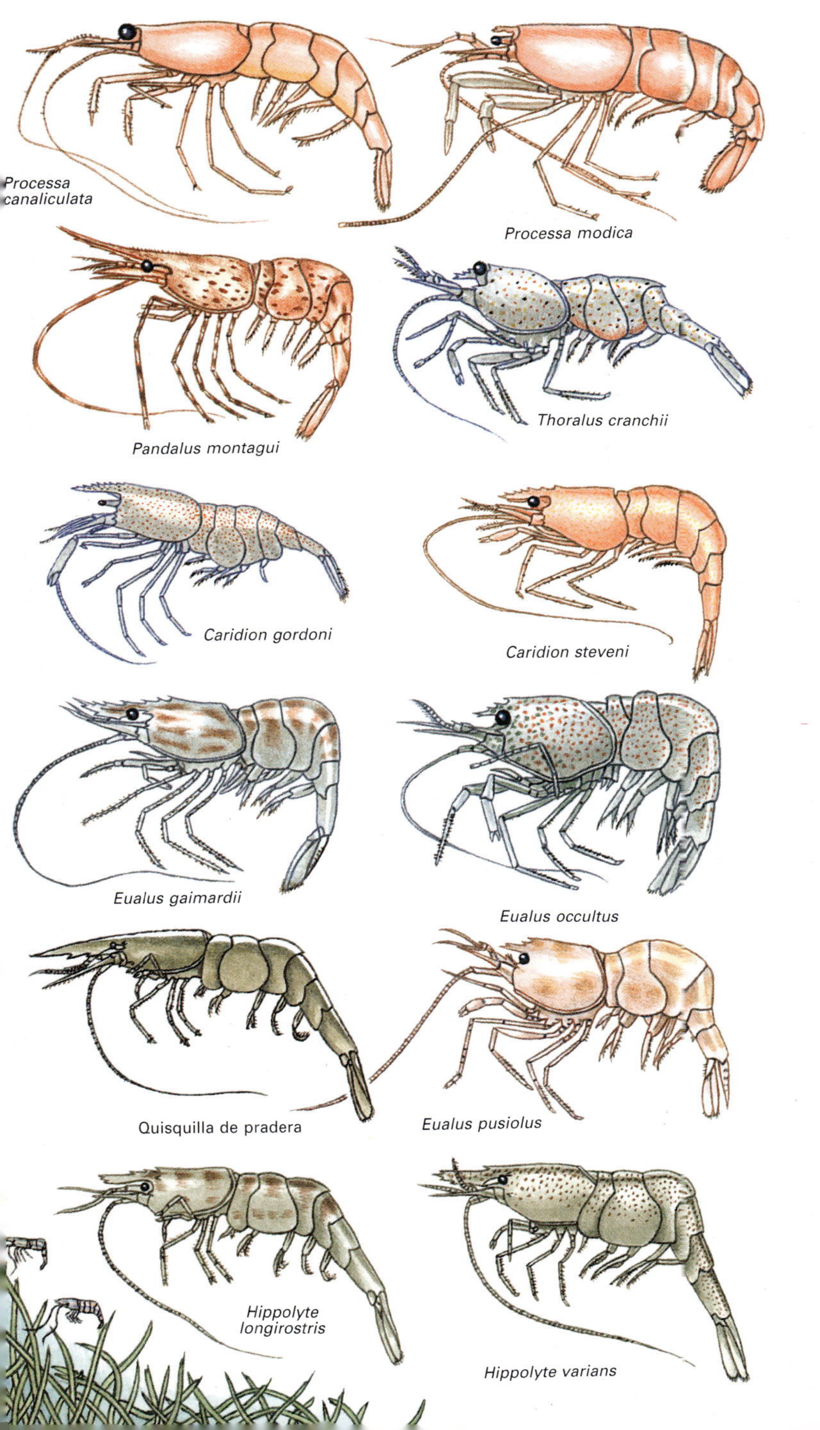

Processa canaliculata
Processa modica
Pandalus montagui
Thoralus cranchii
Caridion gordoni
Caridion steveni
Eualus gaimardii
Eualus occultus
Quisquilla de pradera
Eualus pusiolus
Hippolyte longirostris
Hippolyte varians

Familia Crangonidae

Crustáceos caracterizados por un rostro corto, a menudo muy puntiagudo y un caparazón esculpido o espinoso. Los primeros pereiópodos tienen un amplio propodio, siendo el extremo del dactilo subquelado. Los segundos pereiópodos son muy esbeltos, a veces cortos y pueden faltar del todo. Al menos diez especies comunes en las costas europeas.

Quisquilla gris, quisquilla de arena *Crangon crangon* (L.). Pereiópodo 2 más esbelto que el 1, pero casi tan largo, alcanzando casi el extremo del propodio del pereiópodo 1; dactilo menos de la mitad de la long. del propodio. Rostro aguzado, redondeado en la punta; una sola espina dirigida hacia delante en la línea media anterior del caparazón. Hasta 90 mm de long. Intermareal y sublitoral somero, sobre arenas finas y fangosas y grava. Importante especie comercial en el N de Europa. Común en toda la región atlántica NE, S hasta el Medit.

***Crangon allmanni* Kinahan.** Menor que *C. crangon*, hasta 75 mm de long. El último segmento del cuerpo (segmento 6 del pleon) tiene un profundo surco longitudinal medio, flanqueado a cada lado por un conspicuo caballón. Hábitat como *C. crangon*, con el que puede coincidir, pero sólo raras veces en la orilla inf.; generalmente sublitoral. GB, mar Blanco al S hasta Vizcaya.

***Philocheras bispinosus* Hailstone.** Los crustáceos de este género tienen un caparazón más espinoso que *Crangon*; pereiópodo 2 más corto que el 1, con un dactilo alargado. En esta especie el rostro tiene la punta roma y hay dos espinas en el dorso del caparazón. Hasta 26 mm de long. Sublitoral, en fondos arenosos. Islas Británicas, Feroe y S de Noruega, S hasta Azores y el Medit.

***Philocheras fasciatus* (Risso).** Rostro agudamente truncado y de bordes cuadrados; una sola espina dorsal larga, con un par de lóbulos a cada lado. Hasta 19 mm de long. Orilla inf. y sublitoral somero. GB, Islandia y O de Noruega, S hasta el Medit. y las Azores.

***Philocheras trispinosus* Hailstone.** Hasta 27 mm de long. Rostro redondeado en su punta; caparazón con una sola espina dorsal media, con una espina lateral a cada lado. Orilla inf. y sublitoral somero. GB, S hasta el Medit., NO de África y Azores.

***Pontophilus spinosus* (Leach).** Hasta 52 mm de long. Caparazón con tres espinas en la hilera dorsal media, y a cada lado una línea de tres espinas y una hilera inf. de dos. Rostro corto y puntiagudo, con una espina corta a cada lado. Sublitoral. GB, O de Noruega, S hasta el Medit.

INFRAORDEN THALASSINIDEA

Pequeños decápodos con caparazón liso y mayormente sin espinas. Abdomen alargado, bastante aplanado, cada segmento con grandes porciones laterales (**pleuras**). Primeros pereiópodos quelados, generalmente asimétricos. Pereiópodos 2 y 3 no quelados. La mayoría de las especies excavan en sustratos blandos.

Familia Callianassidae

El cuerpo es alargado; el pequeño caparazón tiene sólo un corto rostro, y a cada lado un surco longitudinal, la línea **talasiniana**, que se extiende hacia su borde frontal. Los pereiópodos 1 están agrandados y quelados, pero generalmente son desiguales, siendo uno mayor que el otro. Los pleópodos 3-5 tienen un segmento terminal aplanado como un plato orlado de largos pelos. Dos especies europeas comunes.

Topo de mar *Callianassa subterranea* (Montagu). Hasta 40 mm de long. Carpo y propodio del primer gran pereiópodo tan anchos como largos, pareciendo casi cuadrados, maxilípedo 3 esbelto y parecido a una pata. Telson y urópodos de longitud parecida. Orilla inf. y sublitoral somero, excavando en arena fangosa. GB, S hasta el Medit.

***Callianassa tyrrhena* (Petagna).** Mayor que *C. subterranea*, hasta 67 mm. Pereiópodo 1 agrandado con carpo y propodio alargados, con el dactilo cruzando por encima del pulgar del propodio. Maxilípedo 3 con segmentos intermedios anchos y aplanados, formando un opérculo por encima de la boca. Telson más corto que los urópodos. Hábitat parecido al precedente pero sólo raramente en BEAV, principalmente sublitoral somero. GB, O de Noruega hasta Medit.

Familia Upogebiidae

Esta familia se distingue de los calianásidos por su rostro mayor, sus primeros pereiópodos de igual tamaño y sus pleópodos esbeltos. La línea talasiniana, en el lateral del caparazón, no alcanza su borde frontal, pero sí lo hace el **surco cervical** inf. Tres especies en las costas europeas.

Grillo de mar *Upogebia deltaura* (Leach). Una especie grande, de hasta 150 mm de long. El borde del caparazón adyacente al pedúnculo ocular es liso, sin espina ocular, y el dactilo del pereiópodo 1 es aproximadamente tan largo como el pulgar del propodio. En arena fangosa, orilla inf. y sublitoral somero. GB, Noruega hasta el Medit. y el mar Negro.

Grillo real marino *Upogebia pusilla* (Petagna). Un crustáceo pequeño y esbelto, de hasta 45 mm de long. Existe una pronunciada **espina ocular** en el borde del caparazón por debajo del pedúnculo ocular. El pereiópodo 1 tiene un ancho propodio, el dactilo más largo que el pulgar. Orilla inf. y sublitoral somero, en arena fangosa fina. GB, desde Noruega hasta el Medit. y el mar Negro.

***Upogebia stellata* (Montagu).** Hasta 50 mm de long., de cuerpo más robusto que *U. pusilla* pero con un pereiópodo 1 más esbelto. Rostro bien desarrollado, proyectándose por encima de los ojos. Orilla inf. y sublitoral somero, en arena fangosa. GB, S de Noruega, al S hasta el Medit.

vista dorsal del caparazón

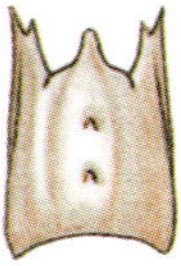

Philocheras bispinosus

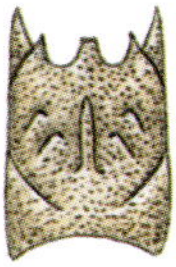

Philocheras fasciatus

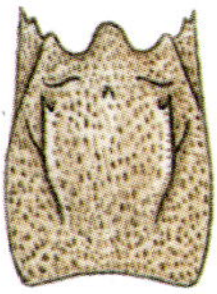

Philocheras trispinosus

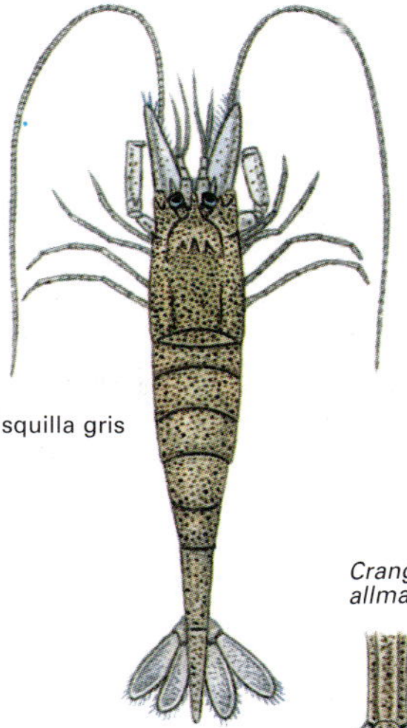

Quisquilla gris

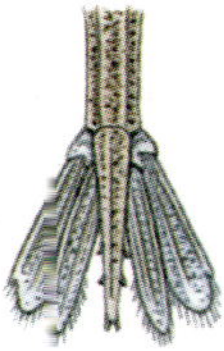

Crangon allmanni

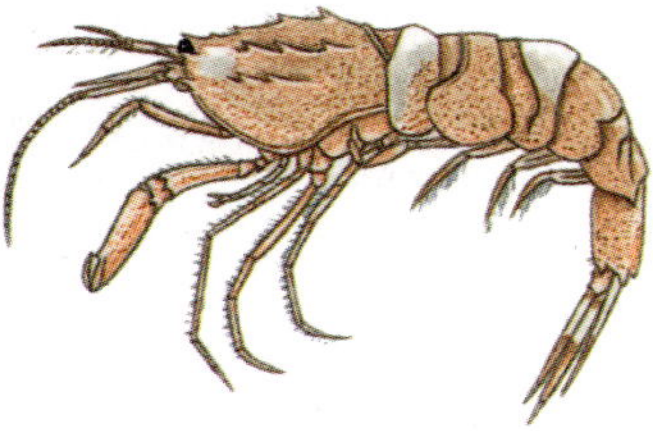

Pontophilus spinosus

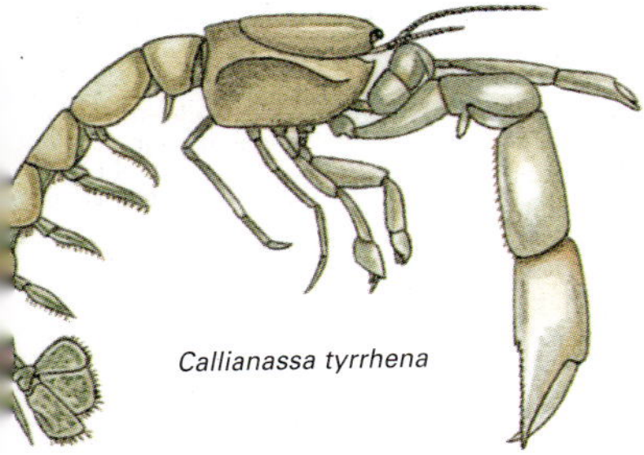

Callianassa tyrrhena

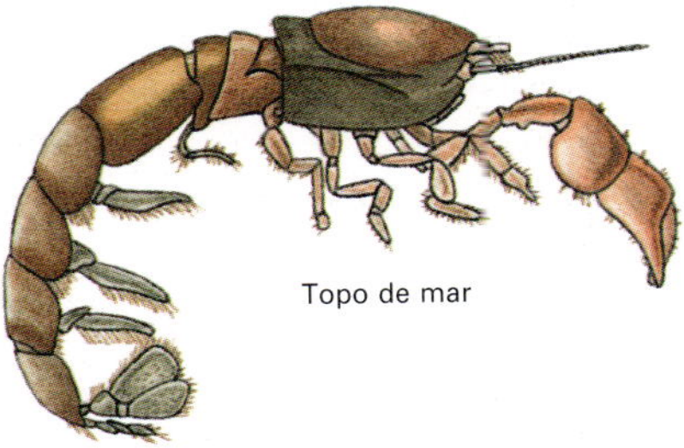

Topo de mar

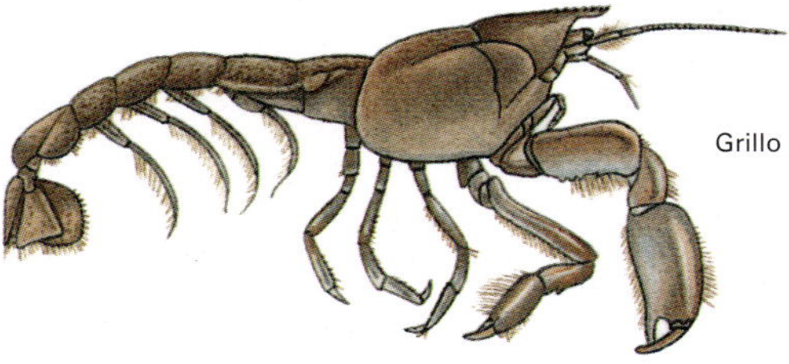

Grillo real marino

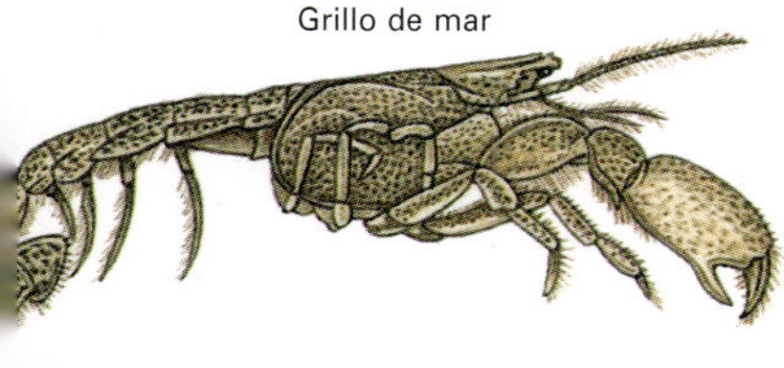

Grillo de mar

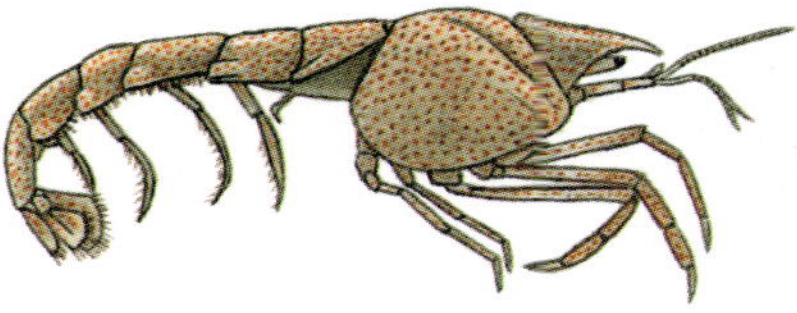

Upogebia stellata

INFRAORDEN ASTACIDEA

Decápodos con caparazón alargado, marcado con un surco transversal (**postcervical**), y surcos oblicuos (**branquiocardiacos**), que se unen dorsalmente. Los primeros tres pares de pereiópodos son quelados, el primer par generalmente muy agrandado.

Familia Nephropidae

Los nefrópidos tienen cuerpos estrechos y alargados con exoesqueletos muy gruesos. Los primeros pereiópodos son largos y grandes, con quelas pesadas con función de tenazas. Las patas marchadoras están bien desarrolladas pero los pleópodos generalmente son pequeños y raramente visibles desde arriba. Los urópodos y el telson son lobulados para formar un amplio abanico caudal. Estos decápodos marchadores también pueden nadar deprisa hacia atrás, flexionando rápidamente su poderoso abdomen. La mayoría de especies se alimentan de detritos o carroña.

Bogavante, hibricante, cabrajo *Homarus gammarus* (L.). Este bello animal, solitario y agresivo tiene un gran valor culinario. Por lo tanto, aunque vive 15-20 años, excediendo los 5 kg de peso y 1 m de long, raras veces alcanza estas dimensiones debido a la gran presión de la pesca en toda su área de distribución geográfica. Los bogavantes viven en agujeros en la roca, o excavan los materiales blandos de debajo de las grandes piedras para formar profundos túneles, desde la orilla inf. hasta aprox. 60 m de profundidad. Crían una vez al año, desde la edad de cinco; los ♂ se reconocen por sus primeros dos pares de pleópodos, que están modificados para formar un solo par de órganos copulatorios. Los huevos son incubados por la ♀, pegados en grupos a sus pleópodos, y de ellos salen larvas planctónicas después de nueve meses de incubación. Los bogavantes jóvenes son difíciles de encontrar, y se cree que excavan en sedimentos blandos, quizás durante los primeros años de su vida, y se ven por primera vez cuando miden 200 mm. Antiguamente comunes en todas las costas del O de Europa, desde las islas Lofoten hasta la península Ibérica, también en el NO de África, y por todo el Medit. y el mar Negro.

Cigala, maganto *Nephrops norvegicus* (L.). Este nefrópido pequeño y elegante tiene un rostro largo y espinoso, y las esbeltas quelas tienen caballones longitudinales y espinosos característicos. Long. máxima 240 mm. La cigala vive en densos grupos en los suelos marinos llanos con limo, en los que construye extensos túneles ramificados. El gobio de Fries es un vecino común de *Nephrops*. Sublitoral desde unos 20 m, hasta el borde de la plataforma continental. Distribuido desde el N de Noruega hasta Islandia y el Medit.; común y antiguamente abundante pero ahora sufre la sobrepesca en gran parte de su zona de distribución geográfica.

INFRAORDEN PALINURA

Decápodos con un caparazón amplio, subcilíndrico o aplanado; generalmente sin un rostro pero con numerosas espinas. Todos los pereiópodos sin quelas, o primeros cuatro pares quelados. En muchas especies el pedúnculo de la antena 2 está agrandado y modificado.

Familia Palinuridae

Las langostas se reconocen por sus cuerpos robustos, fuertemente acorazados, con numerosas espinas agudas en el caparazón, sobre gran parte de su abdomen, y en los apéndices de mayor tamaño. Todos los pereiópodos carecen de quelas; la antena tiene un pedúnculo espinoso y muy grueso, y un flagelo largo y robusto. Viven en la zona submareal en orillas rocosas y a menudo expuestas, y a diferencia del bogavante, no viven en madrigueras. Dos especies europeas comunes.

Langosta común *Palinurus elephas* (Fabricius). Esta gran langosta tiene un gran valor culinario. En las regiones poco explotadas puede alcanzar los 500 mm de long. y un peso de varios kilos, pero hoy en día pocas alcanzan este tamaño. La cría tiene lugar en septiembre y octubre; los huevos son incubados por la ♀ y eclosionan en primavera dando lugar a larvas planctónicas. Sublitoral, de 20-70 m. Islas Británicas, S hasta Azores y por todo el Medit.

***Palinurus mauretanicus* Gruvel.** Esta especie se distingue de la anterior por sus primeros pereiópodos muy esbeltos, y por dos hileras longitudinales conspicuas de espinas sobre el caparazón. El pedúnculo antenal es especialmente robusto. Hasta 750 mm de long. máxima. En orillas rocosas, en hábitats parecidos a *P. elephas* pero, en los mares frente a Europa, en aguas más profundas. Del SO de Irlanda, por todo el Medit., al S hasta el O de África.

Familia Scyllaridae

Decápodos cortos y anchos con caparazones aplanados y bastante rectangulares. Los cinco pares de pereiópodos son parecidos, y no tiene quelas. Primeras antenas cortas y esbeltas, y segundas antenas modificadas como placas anchas y aplanadas y sin flagelo. Abanico caudal muy ancho, que les permite escapar nadando muy deprisa.

Santiaguiño, bujía *Scyllarus arctus* (L.). Hasta 120 mm de long., con caparazón espinoso casi tan amplio como largo. Las segundas antenas en forma de placa tienen bordes lobulados y redondeados; el abdomen tiene lados más o menos rectos y el telson y los urópodos son ampliamente redondeados. En arenas gruesas y gravas, en aguas costeras someras. Común por todo el Medit., S hasta Azores, raro en las islas Británicas.

Cigarra de mar *Scyllarides latus* (Latreille). Mayor que *Scyllarus*, hasta 350 mm, con un caparazón más largo. Las placas antenales son muy puntiagudas, los segmentos abdominales aguzados lateralmente vistos desde el dorso, y el abanico caudal tiene los bordes distintivamente rectos. Hábitat y distribución parecidos a *S. arctus*, pero no llega hasta el N de Vizcaya.

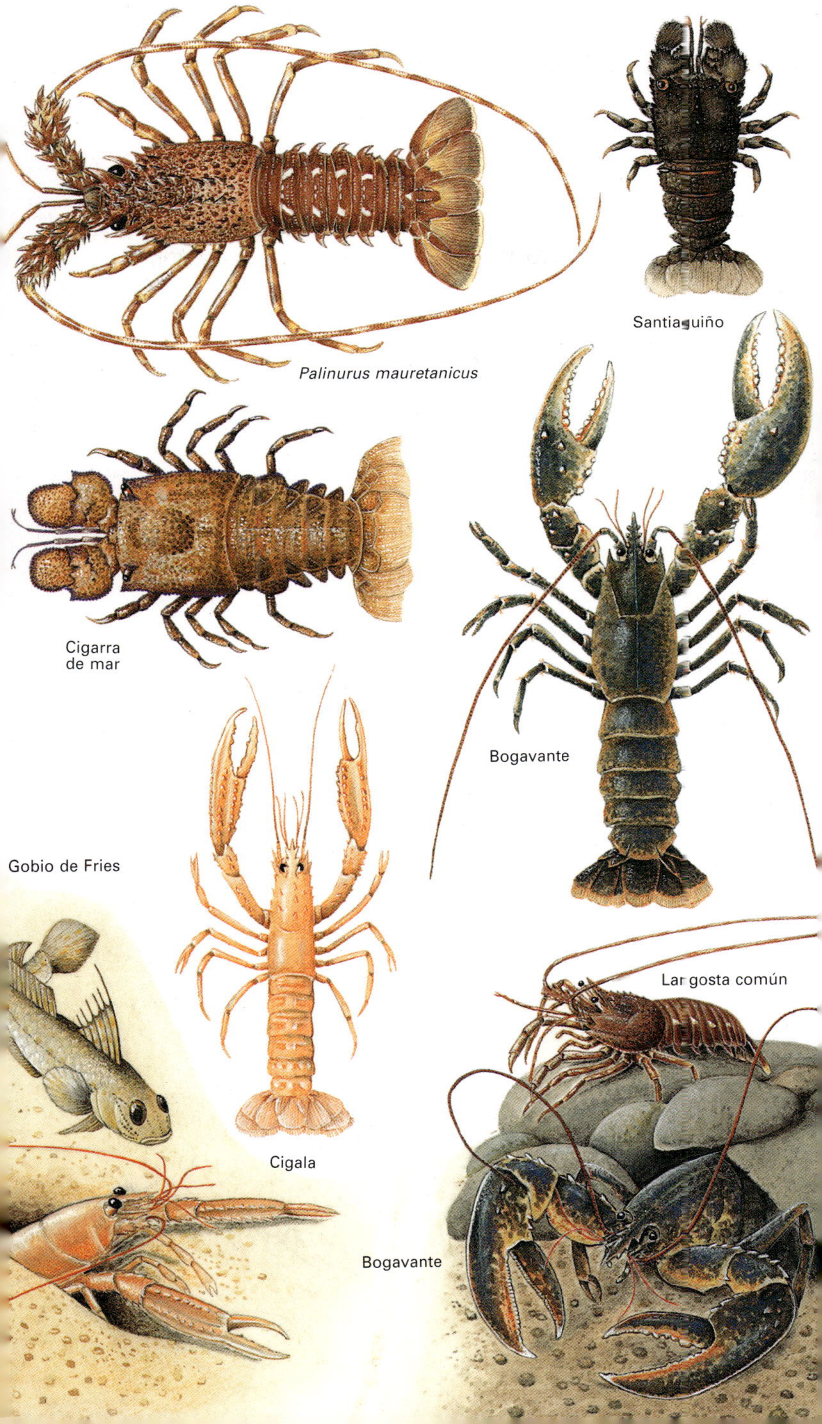
Santiaguiño
Palinurus mauretanicus
Cigarra de mar
Bogavante
Gobio de Fries
Langosta común
Cigala
Bogavante

INFRAORDEN ANOMURA

La forma del cuerpo varía ampliamente. El caparazón puede ser alargado, aplanado o reducido, pero no se fusiona con el exoesqueleto ventral delante de la boca. El abdomen es largo, flexionado por debajo del caparazón, o blando y retorcido, y puede tener un abanico caudal. Primeros pereiópodos grandes y quelados, el quinto pequeño e incluido dentro del caparazón. Segundas antenas típicamente largas.

CANGREJOS ERMITAÑOS, Familia Paguridae

El hábito de vivir dentro de conchas de estos pequeños anomuros se refleja en sus cuerpos. El caparazón y los pereiópodos 2-3 son parecidos a los de otros decápodos, pero el abdomen es largo, blando y asimétrico, retorcido para seguir las espirales de su concha. Falta la mayoría de los pleópodos, excepto en las ♀, en las que los izq. existen y se utilizan para llevar los huevos en desarrollo; el último pereiópodo izq. se encuentra en ambos sexos, modificado en forma de gancho para fijar el animal a su concha. Más de 20 especies europeas.

Piara, pada *Clibanarius erythropus* (Latreille). Quelípedos cortos y gruesos, más o menos de igual tamaño, con quelas de puntas romas y cubiertos de gruesos tubérculos. Caparazón más largo que ancho, hasta 15 mm como máximo y de lados casi paralelos. Intermareal y sublitoral somero, en charcas de las rocas, sobre arena gruesa o grava. Medit. y mar Negro, S hasta Azores, N de las islas Anglo-normandas.

Cangrejo guerrero, brujita de arena *Diogenes pugilator* (Roux). Quelípedo izq. agrandado, quela gruesa y rectangular, con dactilo curvado y robusto. Quelípedo dcho. esbelto, que se ensancha hacia la punta, y con espesas sedas. Caparazón ovalado, de hasta 11 mm de long. Orilla inf. y sublitoral somero, orillas arenosas abrigadas. GB, Holanda, Medit. y mar Negro, S hasta Angola.

***Anapagurus chiroacanthus* (Lilljeborg).** Caparazón estrecho por detrás, de hasta 6 mm de long., con esquinas delanteras muy puntiagudas y rostro suavemente redondeado. Primeras antenas con pedúnculos 1,5 veces la long. de los pedúnculos oculares. Caparazon, quelípedos y pereiópodos densamente cubiertos de pelo. Sublitoral somero. Medit.; visto esporádicamente desde España al O de Noruega.

***Anapagurus hyndmanni* Thompson.** Mayor que el anterior, hasta una long. del caparazón de 10 mm. Pedúnculo de la antena 1 casi tres veces la long. del pedúnculo ocular. Mucho menos peludo que *A. chiroacanthus*, con el gran quelípedo dcho. casi liso. Orilla inf. y sublitoral somero, en grava y arena fangosa. GB, S hasta Portugal.

***Anapagurus laevis* (Bell).** Parecido a *A. hyndmanni*, pero pedúnculo ocular bastante grueso que alcanza aprox. la mitad del segmento 3 del pedúnculo de la antena 1. Caparazón de hasta 7 mm de long.; quelípedo dcho. macizo que puede alcanzar cuatro veces esta long. Grava y arena fangosa; sublitoral. GB, Noruega al Medit. y O de África.

***Catapaguroides timidus* (Roux).** Esta pequeña especie tiene un caparazón subtriangular, de unos 5 mm de long., con rostro corto y puntiagudo. Pedúnculos oculares gruesos y largos, que alcanzan más allá del extremo del pedúnculo de la antena 1. Quelípedos de long. parecida, pero el dcho. mucho más grueso y robusto que el izq. Intermareal y sublitoral somero, sobre sustratos blandos, especialmente entre algas. GB, desde el golfo de San Malo al S hasta las Canarias, común en todo el Medit.

Ermitaño ocelado *Paguristes oculatus* (Fabricius). Quela izq. mayor que la dcha.; ambos propodios y carpo finamente dentados en sus bordes internos, el mero con una conspicua mancha púrpura. Pedúnculos oculares estrechados en el medio, casi tan largos como el pedúnculo de la antena 1, más largos que el pedúnculo de la antena 2. Caparazón de hasta 20 mm de long. Orilla inf. y sublitoral somero. Medit.; N hasta Finisterre, S hasta Madeira.

***Pagurus anachoretus* (Risso).** Pequeño; caparazón de lados paralelos de 10 mm de long., casi recto por delante, con tres pequeños dientes. Quelípedo dcho. ligeramente mayor que el izq., ambos con agudos dientes en el borde int. del carpo; izq. con dactilo muy alargado. Orilla inf. y sublitoral. Medit., O hasta Portugal.

***Pagurus bernhardus* (L.).** Éste es el mayor y más común de los cangrejos ermitaños del NO de Europa; la long. del caparazón alcanza los 35 mm en los animales maduros. Caparazón con rostro muy agudo; el grueso pedúnculo ocular es más corto que el pedúnculo de la antena 1. Ambas quelas cubiertas de tubérculos gruesos y puntiagudos; la maciza quela dcha. tiene dos hileras de grandes tubérculos, y está desprovista de sedas. Ocupa cualquier concha adecuada; los ejemplares pequeños por encima de NMM en conchas de *Littorina*, los mayores viven en la zona submareal, sobre todo en conchas de *Buccinum*. Intermareal, y sublitoral hasta aprox. los 80 m, en todos los sustratos excepto el fango blando. GB, S hasta la costa atlántica de Portugal, N hasta Noruega.

***Pagurus cuanensis* Thompson.** Menor que el anterior, caparazón de hasta 16 mm de long., con gurpos pequeños y densos de sedas. Quelípedo dcho. mayor que el izq., y cubierto de fuertes tubérculos parecidos a dientes, ambos espesamente forrados de pelos. Orilla inf. y sublitoral; GB, Noruega al S hasta el Medit. y el S de África.

Ermitaño de hondura *Pagurus prideauxi* Leach. Parecido a *P. bernhardus* pero menor, caparazón hasta 14 mm de long., y más pálido; sin rostro puntiagudo entre los ojos. Gran quela dcha. casi lampiña y con tubérculos homogéneamente espaciados, pero carece de las líneas paralelas de tubérculos. En gravas y arenas fangosas, orilla inf. y sublitoral somero; los adultos a menudo viven en asociación con la anémona *Adamsia carciniopados*. GB, Noruega hasta el Medit. e islas de Cabo Verde.

***Pagurus pubescens* Kryer.** Cangrejo ermitaño grande con una quela derecha muy grande, que es tan larga como el caparazón, unos 20 mm; todo el quelípedo es tres veces la long. del caparazón y tiene penachos de sedas que salen de cortos tubérculos. Rostro corto y puntiagudo. En arena, fango o suelos mixtos; sublitoral. GB, desde el mar de Irlanda a Noruega e Islandia.

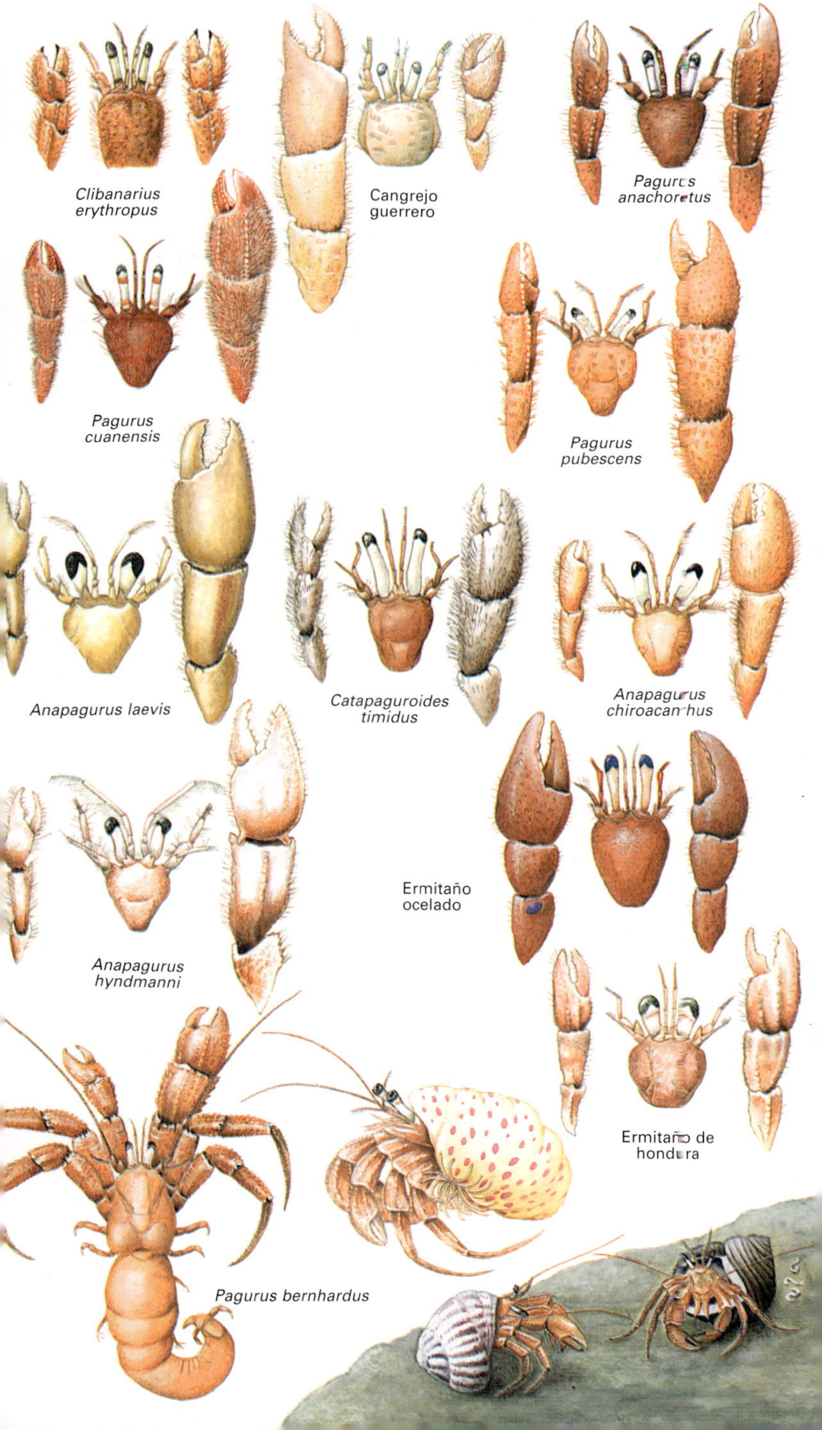
Clibanarius erythropus
Cangrejo guerrero
Pagurus anachoretus
Pagurus cuanensis
Pagurus pubescens
Anapagurus laevis
Catapaguroides timidus
Anapagurus chiroacanthus
Ermitaño ocelado
Anapagurus hyndmanni
Ermitaño de hondura
Pagurus bernhardus

Familia Galatheidae

Anomuros con cuerpos alargados y aplastados dorsiventralmente; el caparazón está ligeramente calcificado, más largo que ancho, y tiene una sutura transversal conspicua. El abdomen está apretadamente flexionado por debajo del tórax. Los ojos son grandes y prominentes, a cada lado de un rostro conspicuo y espinoso. Los quelípedos son típicamente mucho más largos que el caparazón, con quelas esbeltas y alargadas; algunas especies pellizcan furiosamente.

***Munida rugosa* (Fabricius).** Éste es el mayor de los galateidos de aguas someras, con el caparazón de hasta 30 mm de long. El rostro es una espina larga y fina, con una sola espina supraorbitaria a cada lado. Los quelípedos son más del doble de la long. del caparazón. En suelos ásperos, BEAV hasta unos 150 mm de profundidad. GB, N hasta Noruega, S hasta el Mediterráneo y Madeira. Pescado comercialmente en parte de su zona de distribución.

***Galathea dispersa* Bate.** Especie de tamaño mediano, con el caparazón de hasta unos 25 mm; el color varía de amarillento a rojo y puede tener manchas blancas, pero nunca está marcado de azul. Quelípedos en gran parte sin espinas; rostro con punta de una sola espina, densamente revestido de sedas, y agudos dientes en sus laterales. Cada segmento abdominal con tres surcos transversales. Huevos portados por las ♀ en primavera. Sublitoral somero, y mar adentro hasta el borde de la plataforma continental. GB, N hasta Noruega e Islandia, S hasta el Mediterráneo, Madeira y Canarias.

***Galathea intermedia* Lilljeborg.** Este pequeño galateido tiene un rostro estrecho y finamente dentado, y quelípedos proporcionalmente pequeños; el caparazón puede tener hasta 9 mm de long., y la long. total del cuerpo ser de sólo 18 mm. La articulación basal de la antena 1 es diagnóstica, lleva dos grandes espinas en vez de tres como las demás especies (se necesita una lupa). Sublitoral somero, hasta unos 25 mm. GB, N hasta Noruega, S hasta el Mediterráneo y el O de África.

***Galathea nexa* Embleton.** Caparazón de hasta 20 mm de long., de lados casi paralelos, con dientes laterales agudos y dirigidos hacia delante. Rostro relativamente corto y ancho, muy puntiagudo y con largas espinas a cada lado. Los quelípedos, bastante grandes, son bastante peludos, con largas espinas en el carpo y el mero, pero no en los propodios. Cada segmento abdominal con un solo surco transversal. Generalmente mar adentro, a 25 m o más. Raro en las costas británicas, S hasta el Medit. y las Canarias.

Sastre negro *Galathea squamifera* Leach. Esta especie es el galateido más común de las costas del N de Europa. Longitud del caparazón hasta 35 mm, característicamente pardusco con tinte verde, y espinas de puntas rojas. Rostro corto y ancho, con una larga espina apical y espinas laterales más cortas. El rostro es corto y ancho, con una larga espina apical y espinas laterales más cortas. Que las cubiertas de tubérculos, pero sin espinas, mientras que las articulaciones carpiana y meral de los quelípedos llevan espinas agudas y largas. Bajo las rocas en costas de abrigadas a moderadamente expuestas, alimentándose de detritos en suspensión. Las ♀ llevan los huevos a finales de invierno y en primavera. Orilla inf. y sublitoral somero, en costas rocosas; GB, N hasta Noruega, S hasta el Mediterráneo y Azores.

Sastre *Galathea strigosa* (L.). Esta especie grande puede alcanzar los 90 mm de longitud corporal total, siendo el caparazón de 50 mm, y se reconoce de inmediato por sus marcas azules. La mano (propodio) de cada quelípedo está cubierta de agudas espinas. En suelos ásperos, de grava a rocosos; costa inf., sublitoral y mar adentro hasta el borde de la plataforma continental. GB, al N hasta la Noruega ártica, S hasta el Mediterráneo y las Canarias.

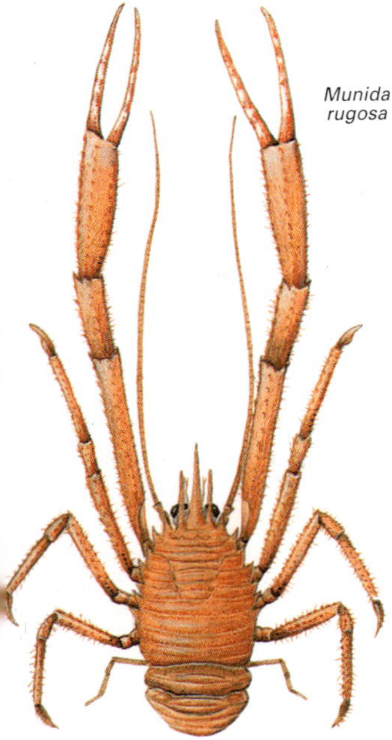

Munida rugosa

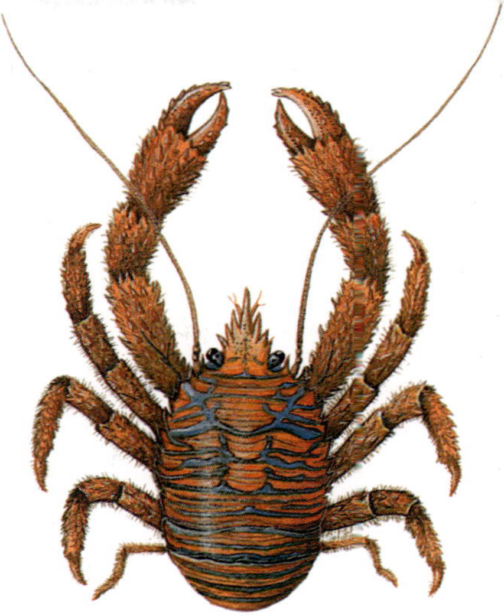

Sastre

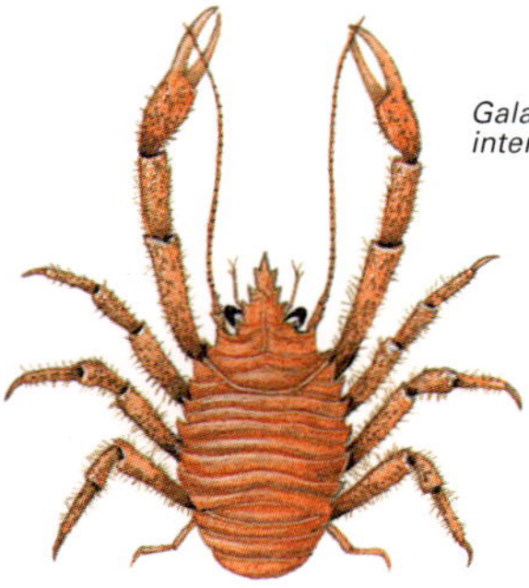

Galathea intermedia

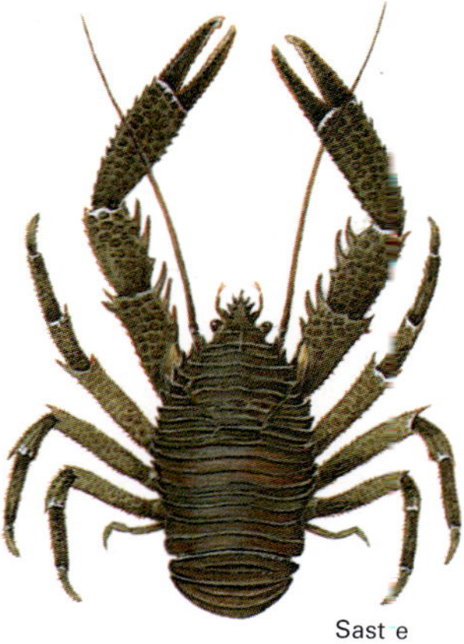

Sastre negro

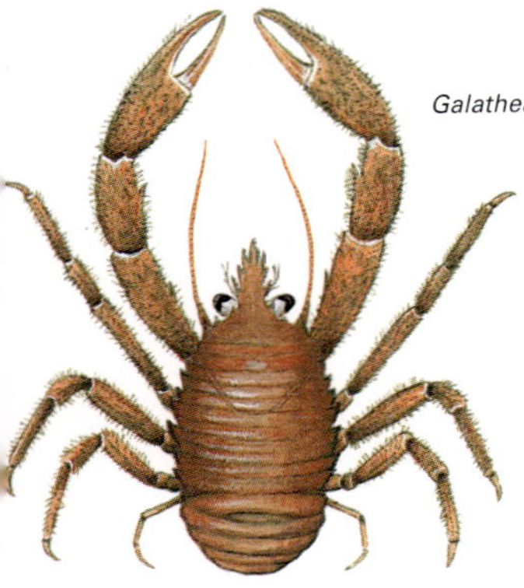

Galathea nexa

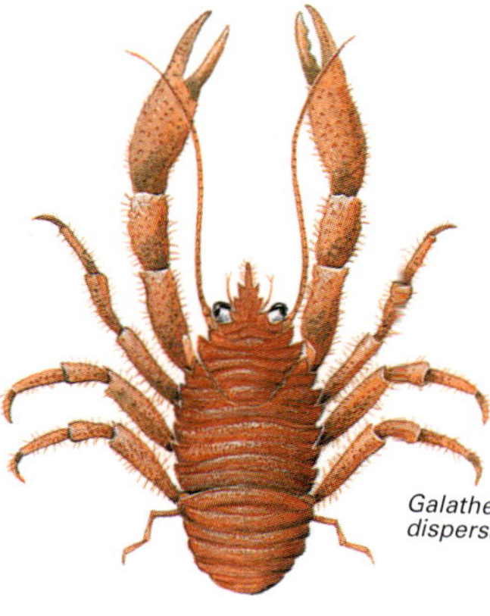

Galathea dispersa

CANGREJOS DE PORCELANA, Familia Porcellanidae

Pequeños anomuros con un caparazón casi circular; el abdomen es fino, aplanado y está flexionado hacia abajo. Primeros pereiópodos agrandados, quelados; el quinto pequeño y fino, e introducido dentro de la cámara branquial. Antenas muy largas y esbeltas. Dos especies europeas que se alimentan de partículas en suspensión.

Cangrejo de porcelana liso *Pisidia longicornis* (L.). Caparazón de hasta 10 mm de long., casi circular excepto por los tres lóbulos romos entre los ojos. El color varía de castaño intenso a verde aceituna; todo el animal es liso y lampiño. En suelos rocosos y de grava áspera, a menudo en colonias de briozoos erectos, y entre grandes grupos de hidroideos; orilla inf. y sublitoral. Las ♀ llevan los huevos en primavera y verano en su segundo año. GB, N hasta Noruega, S hasta el Medit., Canarias y O de África.

Cangrejo de porcelana peludo *Porcellana platycheles* (Pennant). Esta especie se reconoce de inmediato por sus grandes quelípedos aplanados y densamente peludos. El caparazón redondeado alcanza 15 mm de long., y está orlado de largos pelos, al igual que el abdomen y todos los pereiópodos. Intermareal en costas rocosas, vive bajo grandes piedras. Las ♀ llevan los huevos en primavera y verano de su segundo año. GB, cuenca del M. del N. hasta el N de Noruega; S hasta el Medit. y las Canarias.

INFRAORDEN BRACHYURA

En estos decápodos, los llamados cangrejos verdaderos, el caparazón es aplanado, con un borde agudo y el exoesqueleto ventral fusionado por debajo de la boca. El abdomen es pequeño, permanentemente doblado por debajo del caparazón, y no existe abanico caudal. Las antenas suelen ser pequeñas. Sólo los primeros pereiópodos son quelados, 2-5 están modificados para andar o nadar.

Cangrejo peloso *Dromia personata* (L.) **(Dromiidae).** El cuerpo de este gran cangrejo a menudo está cubierto de una esponja incrustante, pero se reconoce por sus distintivas quelas rosadas, y por sus pereiópodos cuartos y quintos muy pequeños. El caparazón es ovalado, de 50 mm de long., 65 mm de ancho, con tres pequeños dientes entre los ojos, y cinco dientes fuertes a cada lado. Sublitoral somero, sobre fondos ásperos rocosos. Poco común en las costas británicas y el M. del N.; S hasta el Medit., Azores y O de África.

Familia Leucosiidae

Pequeños cangrejos con un caparazón nudoso, con forma más o menos de diamante, truncado por delante y por detrás. Los pedúnculos oculares son muy cortos, de forma que los ojos están profundamente incrustados en la parte frontal del caparazón. Diez especies en los mares europeos, pero varias confinadas a aguas profundas mar adentro.

***Ebalia tuberosa* (Pennant).** El caparazón de esta especie mide hasta 17 mm de long., y es algo más ancho, más o menos romboidal; superficie cubierta con grandes tubérculos, y en forma de una ancha cruz. El abdomen es diagnóstico, con los segmentos 3-6 fusionados en ambos sexos. Sobre fondos toscos de grava y piedras más grandes; BEAV y sublitoral hasta más de 100 m. GB, N hasta el O de Noruega, S hasta Azores y NO de África, y por todo el Medit.

***Ebalia tumefacta* (Montagu).** Menor que *E. tuberosa*, caparazón de hasta 12 mm de long., con sólo tubérculos finos; las regiones laterales (**branquiales**) del caparazón están conspicuamente hinchadas. Los quelípedos tienen dactilos largos y esbeltos. Segmentos abdominales 3-5 fusionados en el ♂, 4-6 en la ♀. En fondos toscos con fango; sublitoral somero, hasta unos 15 m. GB, N hasta el S de Noruega, S hasta el NO de África, pero ausente del Medit.

***Ebalia granulosa* Milne Edwards.** El caparazón de esta especie tiene las hinchazones branquiales menores que *E. tumefacta*, con un borde frontal más ancho; long. máxima 11 mm. Quelípedos proporcionalmente mayores que en otras especies, con propodios muy robustos y agudos, caballones longitudinales en el mero y el carpo; pereiópodos 2-5 con robustas espinas. Segmentos abdominales como en *E. tumefacta*. En suelos toscos; sublitoral y mar adentro hasta más allá del borde de la plataforma continental. Islas Británicas, S hasta el Medit.

***Ebalia cranchii* Leach.** Parecido a *E. tumefacta*, pero el caparazón aproximadamente igual de ancho que de largo, hasta de 11 mm, con hinchazones branquiales menos prominentes; el borde proximal es cóncavo en el ♂, profundamente hendido en la ♀. Los quelípedos son más o menos robustos y ásperamente tuberculados. En gravas y arenas fangosas; sublitoral somero y mar adentro hasta los 100 m. GB, N hasta Noruega, S hasta el Medit. y O de África.

***Ethusa mascarone* (Herbst) (Dorippidae).** Caparazón piriforme, piloso, de hasta 30 mm de long.; el borde frontal tiene esquinas puntiagudas, con seis agudos dientes entre ellas, siendo el par intermedio el mayor. Quelípedos cortos, con quelas estrechas, curvadas y finamente dentadas; pereiópodos 2 y 3 largos, con dactilos muy largos y esbeltos; pereiópodos 4 y 5 la mitad de largos que el 2 y el 3, con dactilos cortos y ganchudos. Todos los pereiópodos densamente pilosos. Sobre arena y fango; sublitoral somero, hasta 50 m. Mediterráneo.

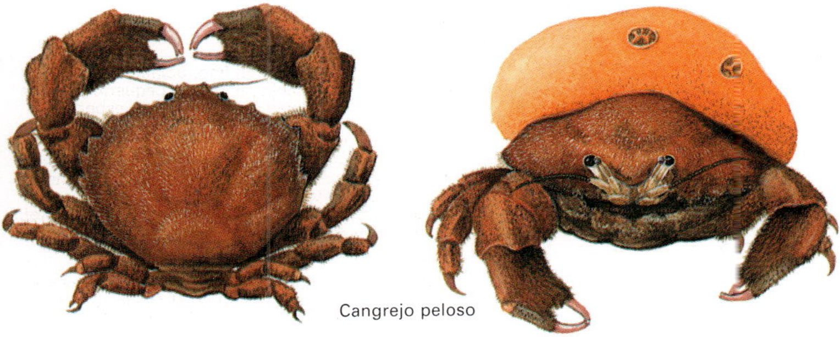

Cangrejo peloso

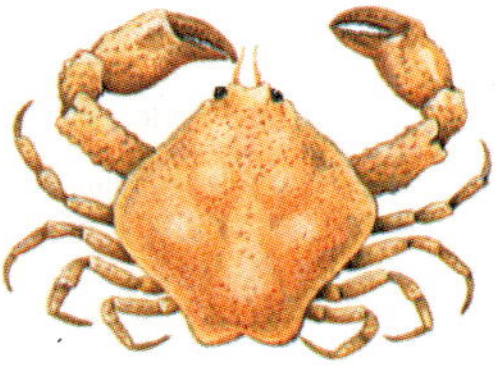

Ebalia cranchii

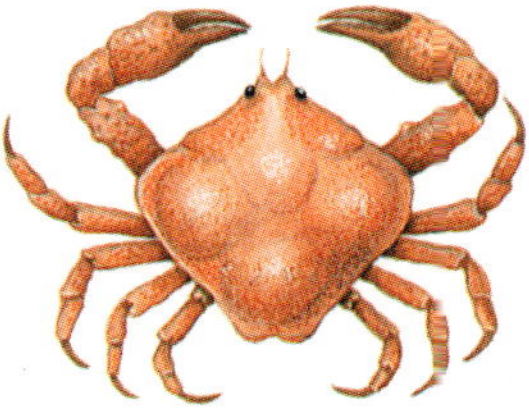

Ebalia tumefacia

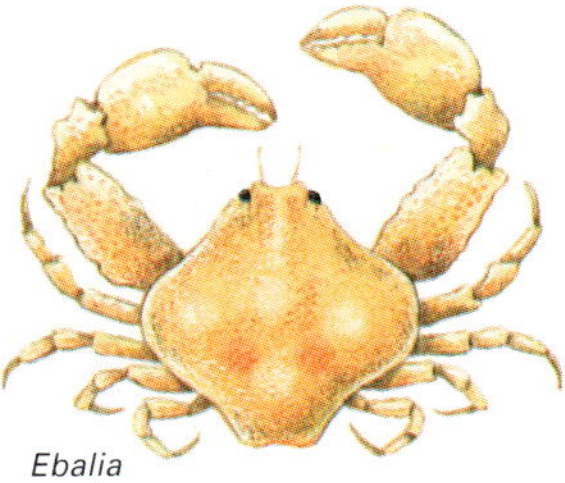

Ebalia granulosa

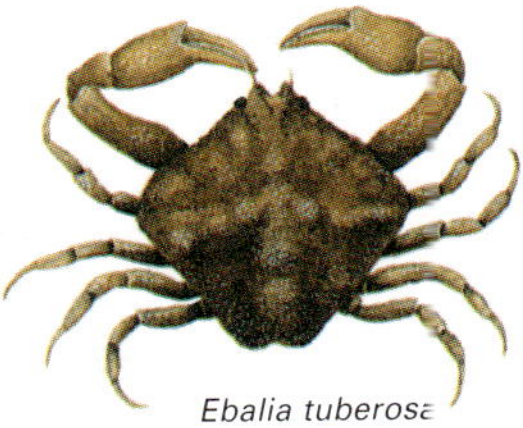

Ebalia tuberosa

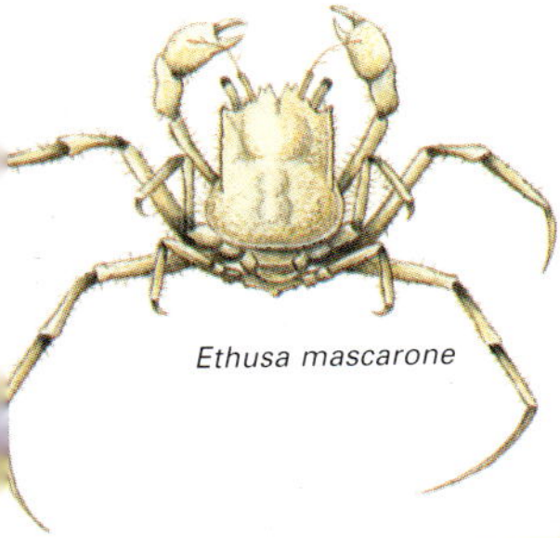

Ethusa mascarone

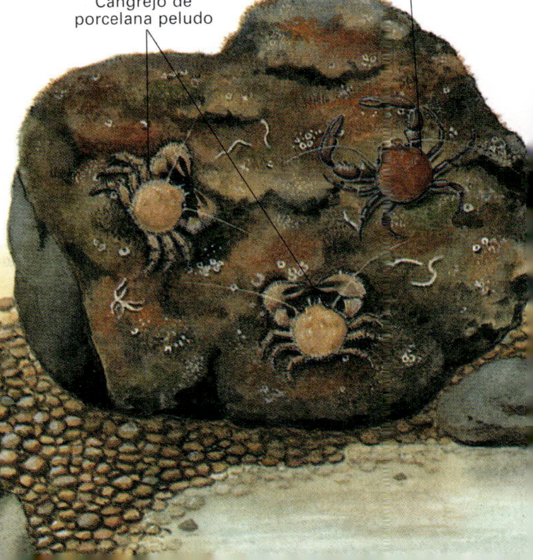

Familia Majidae

Estos cangrejos se caracterizan especialmente por sus pereiópodos esbeltos largos o muy largos; el primer par es quelado pero esbelto, y típicamente menor y más corto que el resto. Caparazón ovalado o piriforme, frecuentemente espinoso, y generalmente con agudas extensiones rostrales entre los ojos de largos pedúnculos. Muchos de los májidos de menor tamaño son de movimientos lentos, viven entre algas o grupos de hidroideos y a menudo se camuflan pegándose trozos de algas o de hidroideos en el caparazón o los pereiópodos. Unas 20 especies comunes en Europa.

Centollo, cabra *Maja squinado* (Herbst). Este cangrejo comestible tan común es uno de los májidos europeos de mayor tamaño. Caparazón de hasta 200 mm de long., y quelípedos de hasta 450 mm, con las lisas quelas formando la mitad del total. Rostro consistente en dos cuernos gruesos y dirigidos hacia delante. Característicamente, el ojo es completamente retráctil en su órbita, y la articulación basal de la antena es ancha y espinosa. En arenas gruesas y fondos mixtos; en charcas mareales profundas en BEAV, y en sublitoral somero hasta 50 m, formando grupos de cría, en grandes congregaciones de 20 o más animales a finales de verano. Pescado comercialmente en gran parte de su zona de distribución. GB, S del M. del N., S hasta el Medit. e islas de Cabo Verde.

Cámbara *Maja verrucosa* Milne Edwards. Caparazón hasta 60 mm de long.; espinas laterales especialmente largas, pero en una sola serie, sin las espinas secundarias inf. que existen en *M. squinado*. Cuernos rostrales curvados hacia arriba y con ásperas cerdas. Hábitat como *M. squinado*. Sólo Medit.

***Hyas araneus* (L.).** Caparazón piriforme, ampliamente redondeado por detrás, con unos pocos tubérculos grandes; hasta 105 mm de long. El rostro consiste en dos cuernos aguzados y cercanos, cada uno con dos hileras de cerdas ganchudas dorsalmente; la **espina postorbital** es ancha y el borde del caparazón es aplanado por detrás de ella, formando una distintiva placa. Los quelípedos son aproximadamente dos tercios de la long. de las primeras patas marchadoras. Sobre arenas gruesas, grava y suelos rocosos; orilla inf. hasta sublitoral somero, hasta unos 50 m. GB, pero menos común en el SO, N hasta Noruega, Spitzberg, Islandia.

***Hyas coarctatus* Leach.** Se distingue de la especie anterior por sus placas postorbitales más anchas y angulosas y por dos grandes tubérculos situados en la línea media, por detrás de ellas. Caparazón más bulboso por detrás y con las quelas proporcionadamente mayores; los quelípedos son casi tan largos como las primeras patas marchadoras. Sobre arenas toscas y mixtas, en fondos rocosos; orilla inf., sublitoral y mar adentro. GB, N hasta las regiones árticas de Noruega, Spitzberg, Islandia.

Araña de mar *Inachus dorsettensis* (Pennant). Caparazón piriforme, de hasta 30 mm de long., con un rostro corto provisto de dos cuernos. Ojos sobre pedúnculos retráctiles, por detrás de los cuales, a cada lado, existe una aguda espina orbital. Hay una hilera transversal de cuatro robustos tubérculos que atraviesa la parte delantera del caparazón, y seis más grandes homogéneamente espaciadas por su ancha parte post. Quelípedos muy cortos, pereiópodo 2 aproximadamente tres veces más largo, y los siguientes pereiópodos sucesivamente más cortos. En sustratos mixtos de finos a toscos; sublitoral somero, mar adentro hasta aproximadamente los 100 m. GB, N hasta Noruega, S hasta el Medit. y S de África.

***Inachus thoracicus* Roux.** Menor que el anterior, hsta 18 mm de long. del caparazón; rostro parecido, y con tres espinas orbitales posteriores al pedúnculo ocular. Se distingue por la distribución de los tubérculos del caparazón; dos uno al lado del otro por detrás de las espinas orbitales, dos mayores en la línea media, y dos a cada lado de la post. Entre algas y restos coralígenos, en suelos de grava, arena o mixtos; sublitoral somero, hasta unos 80 m. Medit.

***Inachus phalangium* (Fabricius).** Parecido a *I. dorsettensis*, pero cuernos rostrales curvados hacia adentro y aguzados para formar una estructura recta. El caparazón, de hasta 20 mm de long., tiene tres tubérculos que forman un triángulo en la parte frontal, otro grande en la post., y dos a cada lado. En sustratos mixtos y ásperos; sublitoral somero, hasta unos 50 m. GB, N hasta Noruega, S hasta el Medit. y O de África.

Inachus thoracicus

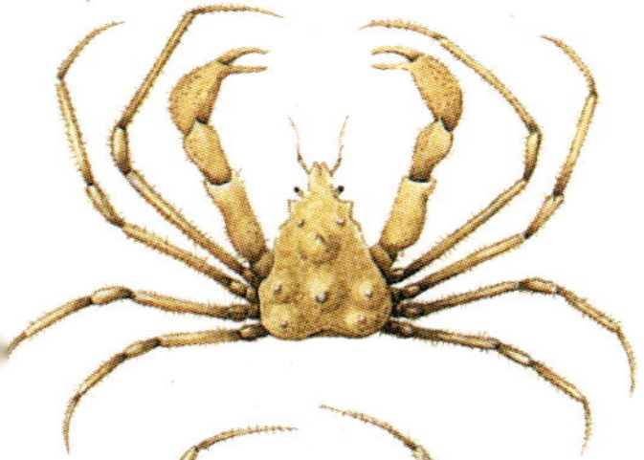

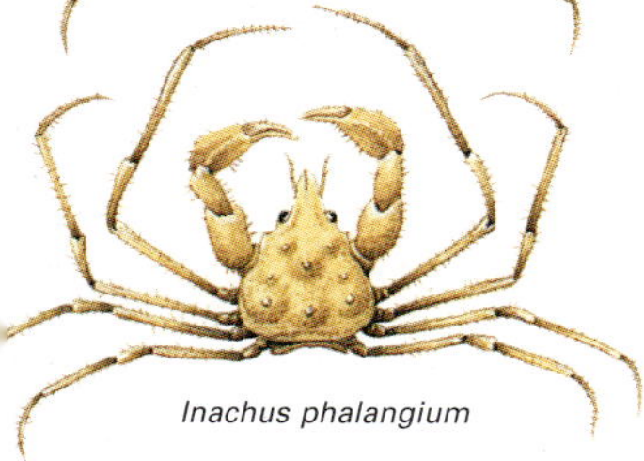

Inachus phalangium

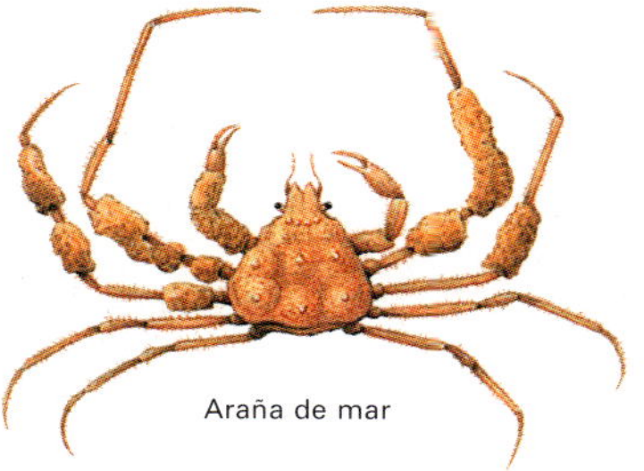

Araña de mar

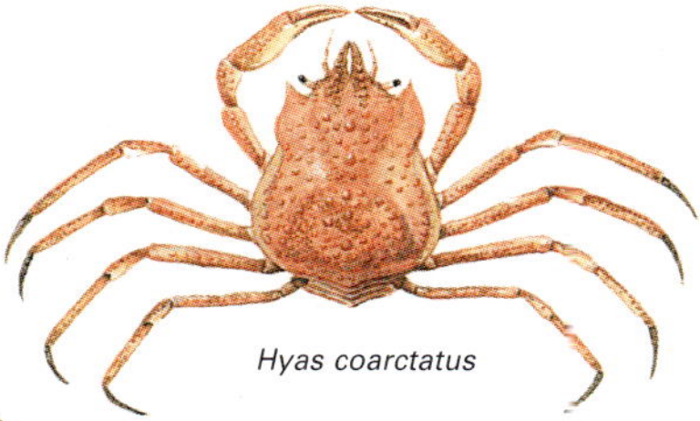

Hyas coarctatus

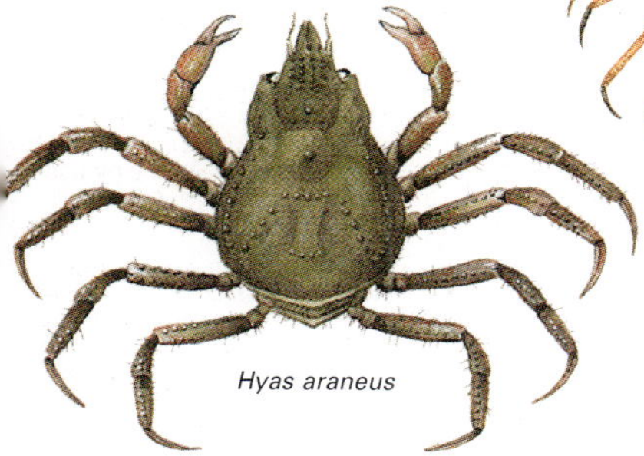

Hyas araneus

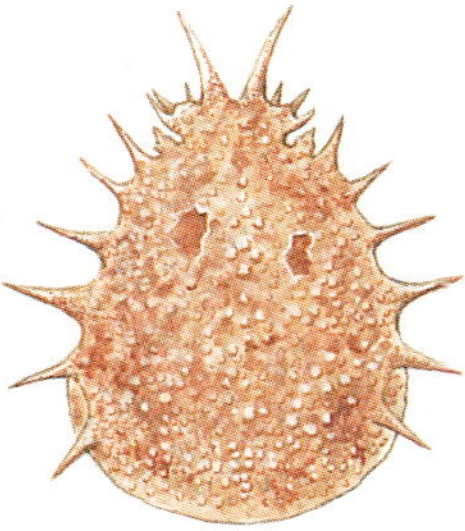

caparazón
de cámbara

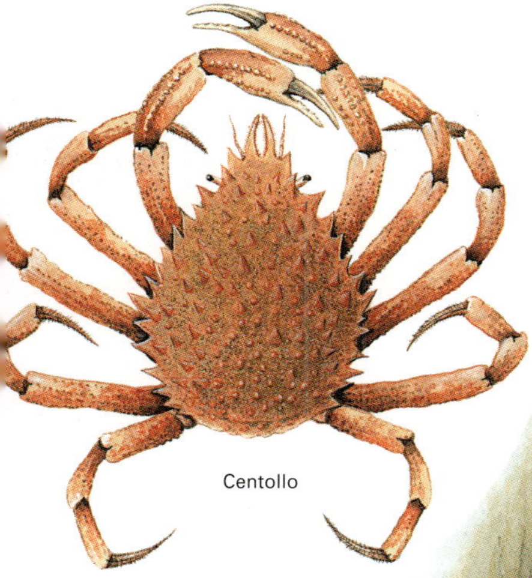

Centollo

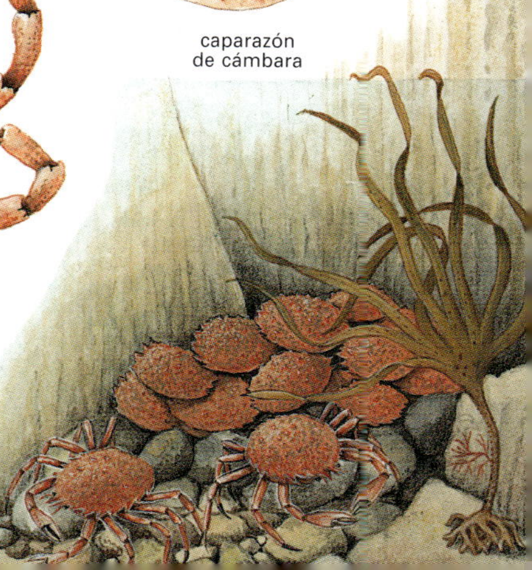

Araña de mar *Macropodia rostrata* (L.). En este género los largos pedúnculos oculares no se retraen, y no hay espina orbital inmediatamente por detrás de ellos. Caparazón de hasta 22 mm de long., con un triángulo de tres grandes tubérculos cerdosos por delante, uno menor detrás, y dos pequeños a cada lado. El rostro consiste en dos cuernos aguzados a cada lado, ligeramente curvados hacia arriba. Pereiópodos 2-5 muy largos. En suelos rocosos y mixtos; BEAV y sublitoral somero, hasta 90 m. GB, N hasta Noruega, S hasta el Medit., y O de África.

Macropodia tenuirostris **(Leach)**. Caparazón hasta 19 mm de long., con un triángulo de grandes tubérculos por delante y detrás uno a cada lado. Rostro muy largo, esbelto y recto, que alcanza más allá de los tres segmentos del pedúnculo de la antena. El dactilo de los pereiópodos 4 y 5 ásperamente dentado. En sustratos mixtos y ásperos; en BEAV, y mar adentro hasta más allá de los 100 m de profundidad. GB, N hasta las Feroe, S hasta Portugal.

Macropodia linaresi **Forest y Zariquiey**. Un diminuto cangrejo araña, de caparazón generalmente menos de 10 mm de long., con dos agudas espinas a cada lado por delante, y un gran tubérculo medio, y otro trasero. Rostro muy corto y muy curvado hacia arriba. El dactilo de los pereiópodos 4 y 5 tiene una distintiva forma de media luna y está ásperamente dentado en su borde interno. Sublitoral somero. GB, S hasta el Medit.

Macropodia deflexa **Forest**. Caparazón de hasta 30 mm de long., más estrecho que en otras especies de *Macropodia*, con tubérculos menores pero más numerosos. Dactilo del pereiópodo 5 sólo suavemente curvado. El rostro está distintivamente curvado hacia abajo. Entre algas e hidroideos, a menudo en suelos de arenas mixtas, sublitoral somero y mar adentro. GB, S hasta el Medit.

Achaeus cranchii **Leach**. Caparazón hasta 11 mm de long., con característica hinchazón a cada lado, con grupos de cerdas o pequeñas espinas, pero no tubérculos. El rostro tiene dos cuernos muy cortos y curvados hacia arriba; los pedúnculos oculares son especialmente largos, cada uno con un pequeño tubérculo, y no hay espinas orbitales. Quelípedos espinosos, y patas marchadoras cubiertas de largas cerdas; el dactilo de los tres últimos pares de patas está muy curvado y es espinoso. Sublitoral somero, hasta 70 m. GB, S hasta el Medit. y O de África.

Eurynome aspera **(Pennant)**. Este cangrejo araña de cortas patas tiene el caparazón ovalado, de hasta 17 mm de long., con dos cuernos rostrales macizos y divergentes. Los pedúnculos oculares son cortos; detrás de cada uno existe una espina corta y aguda, y justo por delante el caparazón forma una proyección corta y aplanada (el **alero supraorbital**). Los bordes del caparazón llevan grandes espinas triangulares, y la superficie dorsal está ásperamente tuberculada. Sobre arenas ásperas y gravas de conchas; sublitoral somero y mar adentro. GB, al N hasta el O de Noruega, al S hasta el Medit.

Cámbara nariguda *Pisa armata* (Latreille). Caparazón de hasta 40 mm de long., con una superficie lisa y aterciopelada y unos pocos tubérculos grandes. Los robustos cuernos rostrales están juntos en la base y divergen ligeramente en las puntas; posteriormente a cada uno, y por delante del pequeño ojo, existe un macizo proceso triangular. Una robusta espina dirigida hacia atrás en la parte post. del caparazón, a cada lado, y una en el margen post. Pereiópodos robustos y espinosos. Sublitoral somero. S del M. del N., GB, S hasta el Medit. y O de África.

Pisa tetraodon **(Pennant)**. Cuernos rostrales largos y esbeltos, que divergen en las puntas, y espina larga y esbelta de detrás de cada uno de ellos desarrollada a partir del alero supraorbital. El caparazón tiene otras cinco espinas más, largas y dirigidas hacia delante, en cada lado, y numerosos tubérculos dorsales pequeños. Long. máxima del caparazón 40 mm. Sublitoral somero. GB, S a O del Medit.

Pisa nodipes **Leach**. Muy parecido a *P. armata* pero menor, de aproximadamente 30 mm de long. del caparazón. Los cuernos rostrales son más cortos y en parte están fusionados en sus bases, y los procesos supraorbitales son cortos y ampliamente triangulares. El proceso medio post. es redondeado y parecido a un nódulo, más que espinoso. En sustratos mixtos; sublitoral somero, hasta unos 50 m. Sólo Mediterráneo.

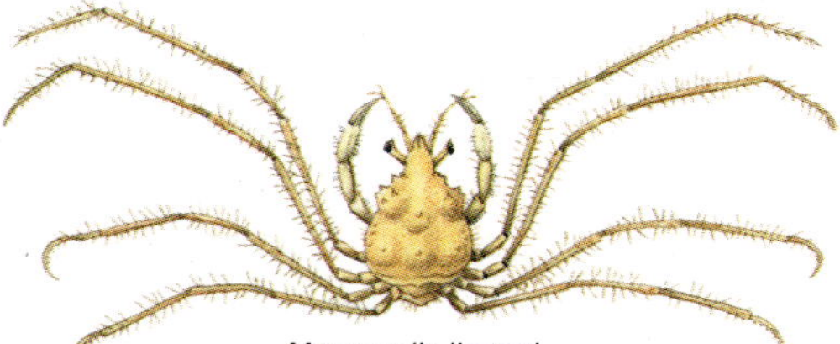

Macropodia linaresi

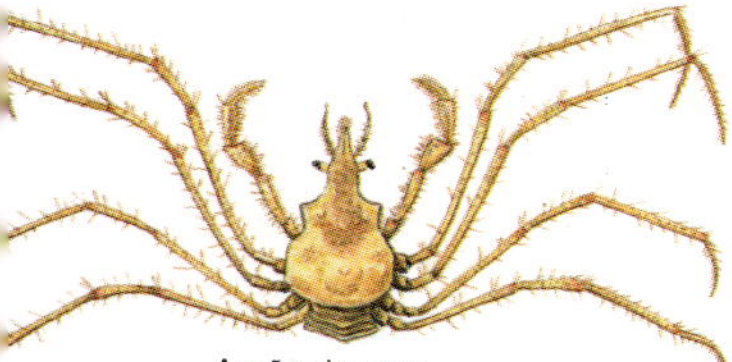

Araña de mar

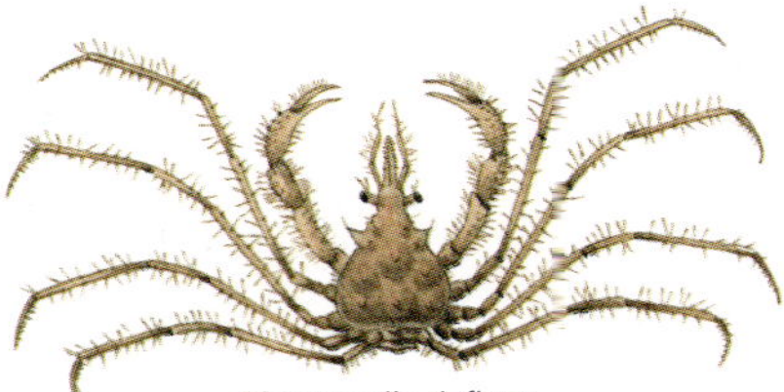

Macropodia deflexa

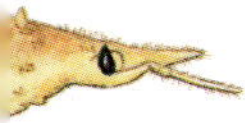

cabeza de araña de mar

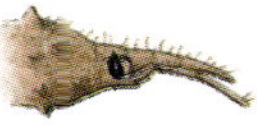

cabeza de M. deflexa

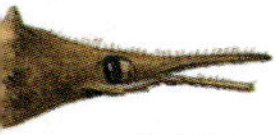

cabeza de *M. tenuirostris*

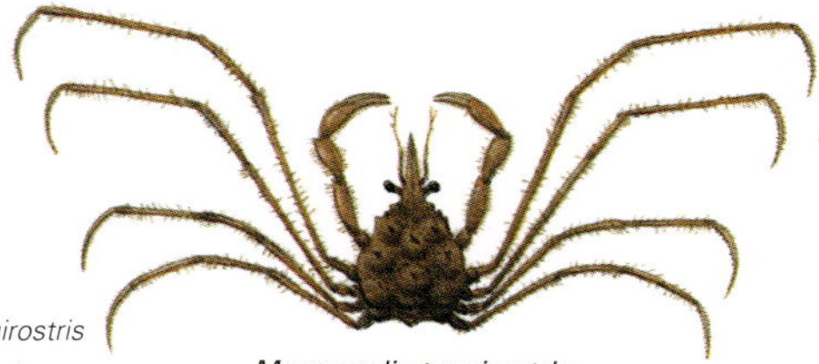

Macropodia tenuirostris

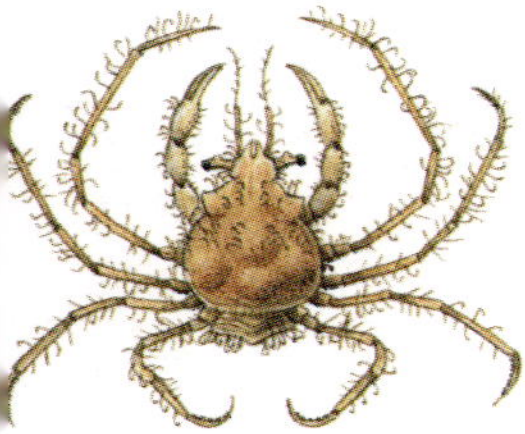

Achaeus cranchii

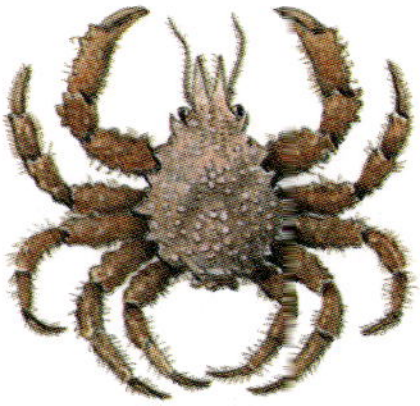

Eurynome aspera

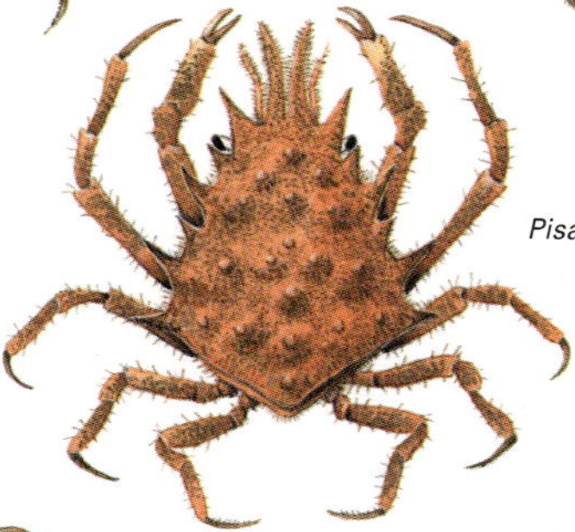

Pisa tetraodon

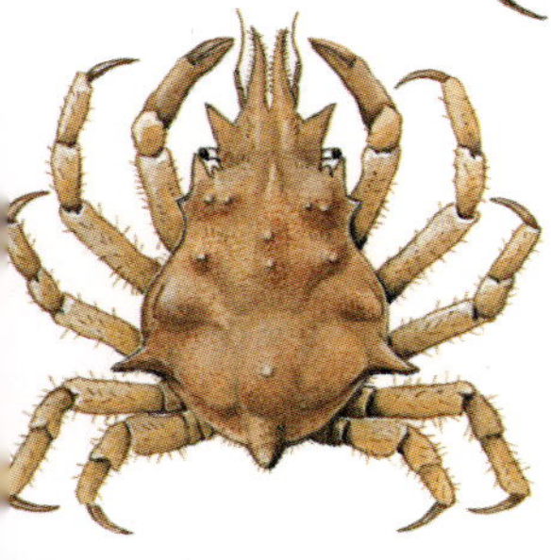

Cámbara nariguda

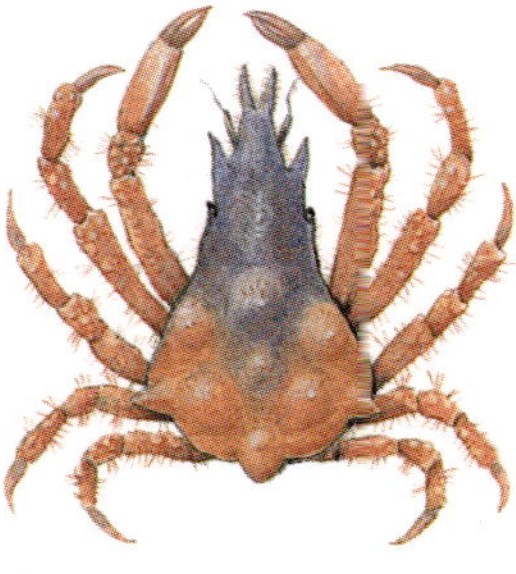

Pisa nodipes

Familia Parthenopidae

Pequeños cangrejos con caparazón bastamente subtriangular, generalmente cubierto de ásperos tubérculos. Rostro corto, amplio y romo. Quelípedos mucho más largos que las larguiruchas patas marchadoras, y macizos, con un parápodo agrandado, y mero largo y robusto; suelen estar cubiertos de bastos tubérculos y ser espinosos. Tres especies, todas ellas confinadas principalmente al Mediterráneo.

***Parthenope massena* (Roux).** Caparazón de hasta 18 mm de long., muy hinchado a cada lado, con el rostro ampliamente triangular y romo; grandes tubérculos lisos característicos. Los quelípedos aproximadamente el doble de largos que el caparazón, uno generalmente más robusto que el otro; ambos tienen unos pocos nódulos grandes y lisos en el borde delantero. Sublitoral y mar adentro, sobre fondos arenosos ásperos. Todo el Medit., S hasta el O de África, N hasta el golfo de San Malo.

Cangrejo jibón *Parthenope angulifrons* (Latreille). Esta especie es mayor y más espinosa que la anterior. El caparazón es más ancho que largo, con un rostro muy puntiagudo, y lleva líneas longitudinales de agudos tubérculos. Quelípedos más espinosos que *P. massena*; long. máxima del caparazón 20 mm. Mediterráneo.

***Corystes cassivelaunus* (Pennant) (Corystidae).** Se trata de un cangrejo que excava en la arena, que se reconoce por su alargado caparazón ovalado, de hasta 40 mm de long., con un corto rostro y antenas muy largas y robustas, densamente cubiertas de cerdas, que se utilizan para mantener un tubo respiratorio hasta la superficie. El ♂ con quelípedos muy largos, dos veces la long. del caparazón, pero los de la ♀ son mucho menores. Orilla inf. y sublitoral somero, hasta aprox. los 100 m, sobre suelos finos y arenosos; se alimenta de invertebrados. Costas británicas y por todo el M. del N. hasta el O de Noruega y Suecia; S hasta Portugal y Mediterráneo.

Familia Atelecyclidae

Estos cangrejos tienen caparazones lisos y redondeados, típicamente con numerosos dientes agudos alrededor de sus bordes, y con una densa orla de largas sedas. Los quelípedos son bastante cortos y robustos.

***Atelecyclus rotundatus* (Olivi).** Caparazón hasta 40 mm de long., y aproximadamente igual de ancho; casi circular, ásperamente dentado alrededor de sus bordes con tres largos dientes delante, siendo el intermedio el más largo. Quelípedos aproximadamente iguales, con líneas de pequeños tubérculos en los parápodos y los carpos; el ♂ con dos tubérculos especialmente grandes en la superficie sup. de los propodios. Sobre arena y grava, sublitoral somero y mar adentro. GB, Noruega al S hasta Sudáfrica.

***Atelecyclus undecimdentatus* (Herbst).** Mayor que el anterior, caparazón de hasta 50 mm de long., y mucho más ancho que largo. De nueve a once dientes agudos y anchos a cada lado, y tres cortos lóbulos delante. Quelípedos iguales, bastante esbeltos, sin hileras de tubérculos. En suelos de arenas ásperas. BEAV y sublitoral somero, Medit., S hasta el O de África, N a O del Canal.

***Thia scutellata* (Fabricius) (Thiidae).** Este cangrejo pequeño y aplanado tiene un caparazón acorazonado de hasta 20 mm de long., tiene distintivas hendiduras alrededor de su borde, y una densa orla de pelos. Quelípedos iguales, ligeramente aplanados, con dactilos largos y esbeltos. Excava en la arena fina y fangosa; orilla inf. y sublitoral somero, hasta unos 40 m. Esporádico en GB y costas al S del M. del N.; S hasta el Medit. y O de África.

***Pirimela denticulata* (Montagu) (Pirimelidae).** Se reconoce de inmediato por sus quelas muy pequeñas. Caparazón de hasta 15 mm de long., ligeramente más ancho, con cinco dientes grandes y agudos a cada lado por detrás de los ojos; tres lóbulos romos entre los ojos, siendo el intermedio el más largo. En arenas ásperas a finas, orilla inf. y sublitoral. Islas Británicas, N hasta Noruega, S hasta el Medit. y O de África.

Buey *Cancer pagurus* L. **(Cancridae).** Es el decápodo de mayor importancia comercial de toda Europa occidental, y se halla muy explotado en toda su zona de distribución geográfica. Su pesado caparazón ovalado, con su borde de empanadilla y sus quelas macizas y de puntas negras lo distinguen de otras especies. Las ♀ se desplazan a la orilla para sufrir la muda y aparearse a finales de primavera, y mar adentro de nuevo a finales del verano; almacenan el esperma y fecundan los huevos a finales del invierno, llevándolos en los pleópodos durante aproximadamente 6 semanas, cuando eclosionan en forma de larvas planctónicas. Los cangrejos jóvenes a menudo son abundantes en costas rocosas moderadamente abrigadas. Los adultos maduros alcanzan una amplitud del caparazón de más de 250 mm y un peso de varios kilos, y pueden llegar a vivir más de 20 años. Parece que los ♂ grandes y viejos migran grandes distancias. En suelos mixtos y ásperos, y mar adentro en arena fangosa; orilla inf., sublitoral somero y mar adentro hasta unos 100 m. Abundante en todo el Atl. NE, desde el N de Noruega hasta el Medit. y el O de África.

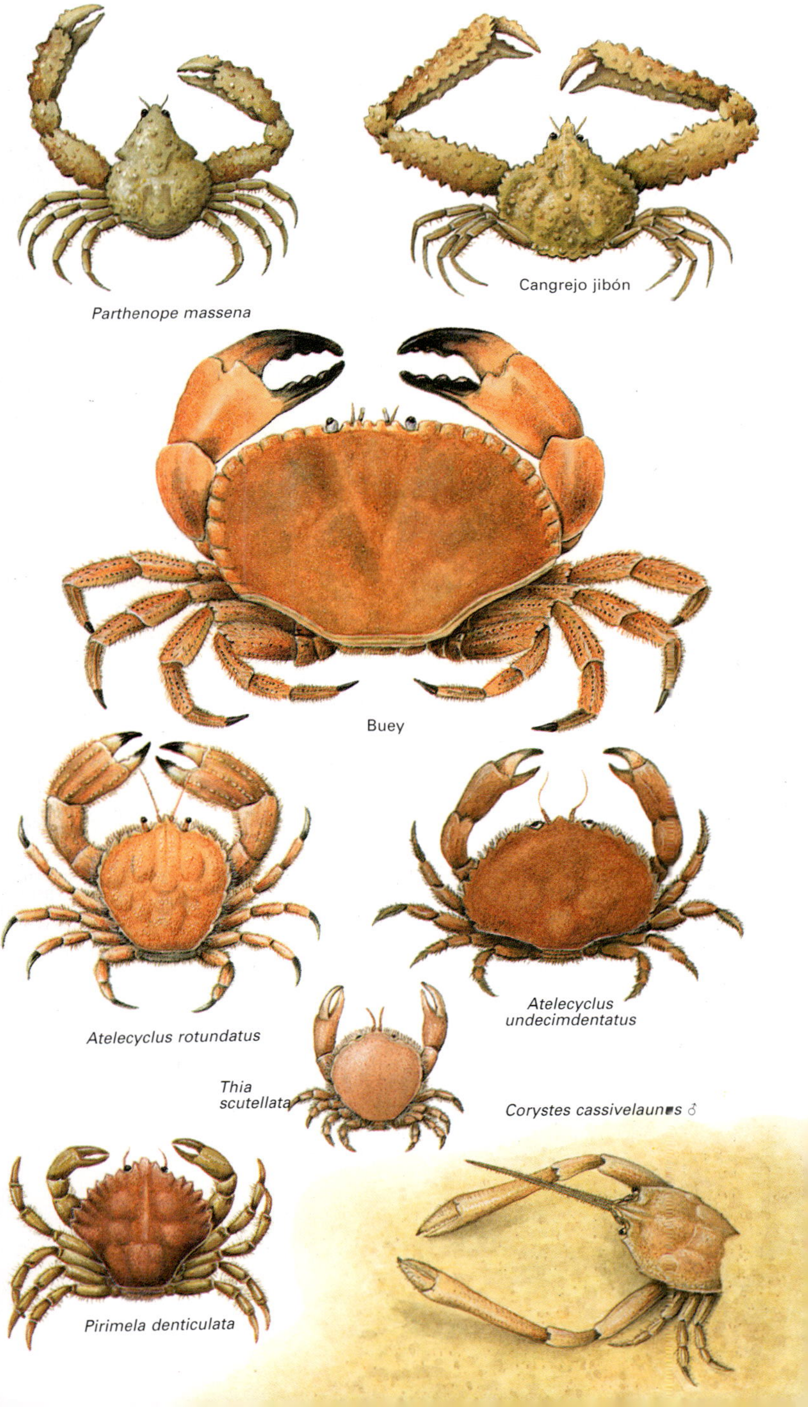

Parthenope massena

Cangrejo jibón

Buey

Atelecyclus rotundatus

Atelecyclus undecimdentatus

Thia scutellata

Corystes cassivelaunus ♂

Pirimela denticulata

Familia Portunidae

Esta familia incluye al cangrejo de mar común y a los cangrejos nadadores, que se reconocen por sus dactilos en forma de remo en el quinto pereiópodo. El caparazón es más ancho que largo, con dientes anterolaterales conspicuos, y tres o cinco dientes anteriores entre los ojos. Dieciséis especies comunes en los mares europeos.

***Callinectes sapidus* Rathbun.** Este inmigrante norteamericano se identifica por su distintivo caparazón de hasta 220 mm de ancho, extendido hacia fuera a cada lado en forma de un par de púas agudas y largas con nueve agudos dientes a lo largo del borde anterior de cada una. Quelípedos largos y esbeltos, con tres agudas espinas en el mero; pereiópodo 5 en forma de remo. Sublitoral somero, en fondos mixtos, nativo del NE de EEUU, naturalizado en el Medit. oriental, poblaciones aisladas en cualquier otro lugar de las costas europeas O y NO.

***Necora puber* (L.).** Caparazón bastante aplanado, de hasta 65 mm de long., e igual de ancho; más o menos rectangular con cinco agudos dientes anterolaterales a cada lado, y aproximadamente diez pequeños dientes entre los ojos. La superficie dorsal tiene una textura finamente aterciopelada. Quelípedos esbeltos, con hileras de pequeños tubérculos en los propodios. Nada deprisa y tiene una merecida reputación de ferocidad. Orilla inf. y sublitoral somero, en costas rocosas; abundante en costas moderadamente abrigadas. Pescado comercialmente en algunas regiones. GB, O de Noruega hasta el Medit. y mar Negro; S hasta el O de África.

***Liocarcinus arcuatus* (Leach).** Caparazón redondeado, de hasta 30 mm de long., con cinco agudos dientes por detrás de los ojos a cada lado; borde del caparazón convexo entre los ojos, piloso y sin dientes. Quelípedos lisos y bastante cortos, cinco pereiópodos con dactilos en forma de remos. En suelos arenosos mixtos, sublitoral somero y mar adentro. Medit., GB.

***Liocarcinus corrugatus* (Pennant).** Caparazón distintivo, con gruesos caballones transversales con orlas de pequeñas cerdas. Cinco dientes anterolaterales a cada lado, y tres lóbulos romos entre los ojos. Sobre arenas ásperas y gravas; BEAV y mar adentro. Islas Británicas, S hasta el Medit. y O de África.

***Liocarcinus pusillus* (Leach).** Un pequeño cangrejo nadador, con long. del caparazón 20 mm. Color variable de amarillo a rojizo o pardo, pero se distingue por el borde frontal lobulado que se proyecta hacia fuera, entre los ojos. Caparazón liso y prácticamente lampiño. En arenas ásperas y gravas; orilla inf. y sublitoral. N de Noruega hasta el Medit., Canarias y O de África.

Nécora *Liocarcinus depurator* (L.). Se reconoce de inmediato por su remo (dactilo) teñido de violeta del quinto pereiópodo. Caparazón rectangular, de hasta 45 mm de long., y ligeramente más ancho, con cinco dientes anterolaterales a cada lado y tres lóbulos redondeados entre los ojos; tiene hileras cortas y transversales de pelos, más conspicuos hacia atrás. Orilla inf. y sublitoral, sobre arenas finas y fangosas. GB, Noruega hasta el Medit. y el O de África.

***Liocarcinus holsatus* (Fabricius).** Caparazón de hasta 40 mm de long., más largo que ancho; más o menos liso, sin caballones ni cerdas. Tres dientes romos entre los ojos, el del centro algo mayor que los demás. Quelípedos esbeltos, con agudos dientes en el borde externo del carpo. Sublitoral somero y mar adentro, en suelos mixtos y duros. GB, Noruega hasta las costas atlánticas de España, también Canarias, ausente del Medit.

***Liocarcinus marmoreus* (Leach).** Dibujo distintivo pero variable. Caparazón hasta 35 mm de long., con tres dientes pequeños y de tamaño parecido entre los ojos. Sin dientes en el borde ext. del carpo del quelípedo. En arenas y gravas; orilla inf. y sublitoral. GB, S del M. del N., Dinamarca, hasta las orillas atlánticas de España.

Cangrejo de mar común *Carcinus maenas* (L.). Éste es el cangrejo más común del N de Europa. Abunda en cualquier tipo de costa, y su tolerancia a la baja salinidad le permite llegar muy al interior en los estuarios, y en la parte sup. llega a los marjales salinos. Long. máxima del caparazón 60 mm, y bastante ancho; raras veces es de un verde uniforme, más a menudo con dibujo, y muy variable; los jóvenes en particular presentan una enorme variedad de colores moteados. Cinco dientes anterolaterales a cada lado del caparazón, y tres lóbulos de igual tamaño entre los ojos. Todos los dactilos largos, finos y aguzados, el del pereiópodo 5 aplanado. Intermareal, incluyendo las charcas de la orilla sup., los marjales salinos y los estuarios; también sublitoral somero. La cría sigue a la muda estival de la ♀. Pone hasta 185.000 huevos, pegados a los pleópodos de la ♀, donde pueden permanecer durante varios meses antes de eclosionar dando lugar a larvas planctónicas. El cirrípedo parásito *Sacculina carcini* se encuentra comúnmente en *C. maenas*, con el aspecto de un saco anaranjado en el abdomen. En el N de Europa la población se desplaza mar adentro durante el invierno. GB, Noruega hasta el Medit. y O de África. Introducido en el NE de EEUU, y otras partes del mundo.

***Portumnus latipes* (Pennant).** Un cangrejo nadador pequeño, aplanado y de elegantes dibujos, con un caparazón acorazonado y alargado de hasta 20 mm de long. Tres lóbulos romos entre los ojos, siendo el central mayor. Los cortos quelípedos se mantienen cerca por debajo del caparazón. El pereiópodo 5 tiene un dactilo foliforme alargado y aplanado. En arenas, excavando en los primeros centímetros superiores; orilla inf. y sublitoral. GB, S del M. del N. hasta el Medit. y el mar Negro, y O de África.

***Xaiva biguttata* (Risso).** Parecido al anterior, pero con un caparazón ligeramente más ancho, con dientes menos prominentes y sólo un lóbulo entre los ojos. Caparazón de hasta 25 mm de long. En arenas ásperas y gravas; intermareal y sublitoral somero. Por todo el Medit., S hasta islas de Cabo Verde, N hasta el NO de GB.

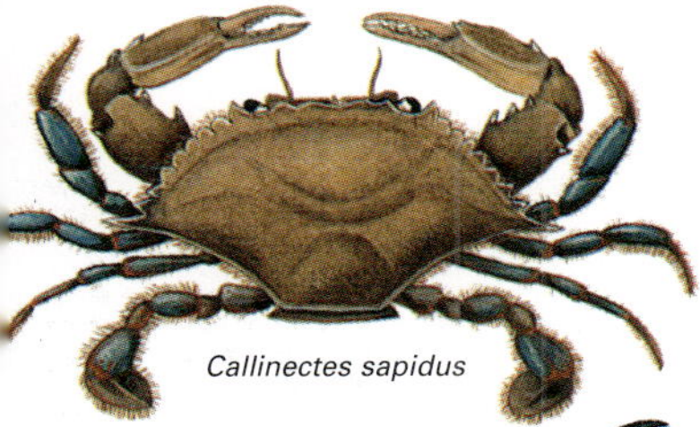

Callinectes sapidus

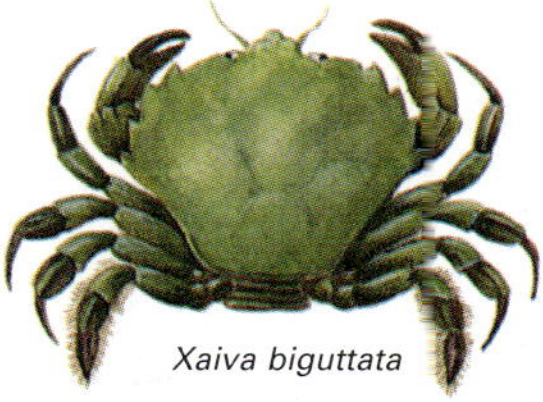

Xaiva biguttata

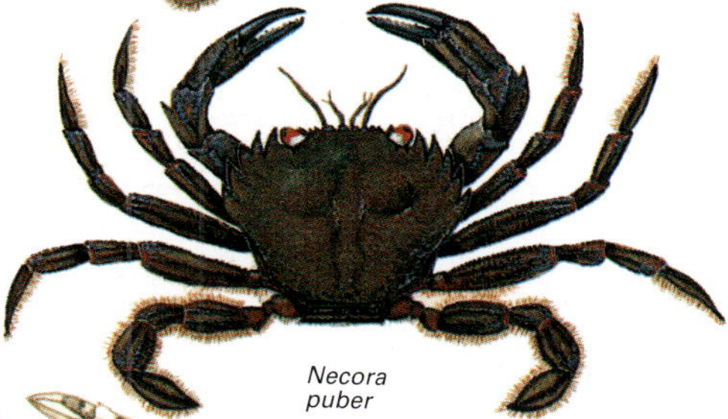

Necora puber

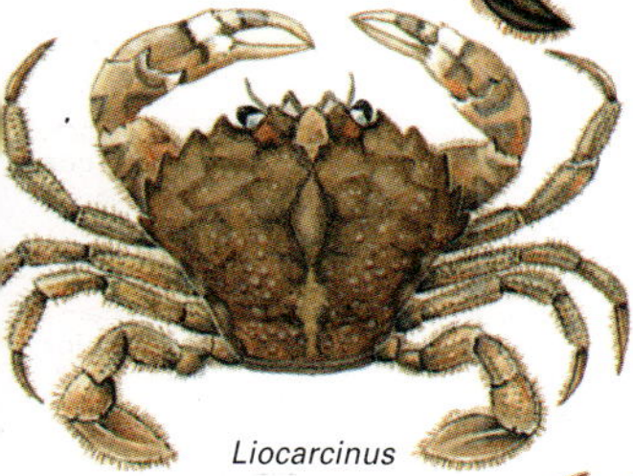

Liocarcinus marmoreus

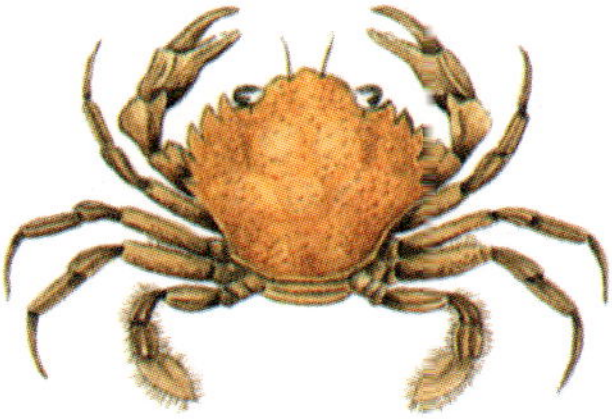

Liocarcinus pusillus

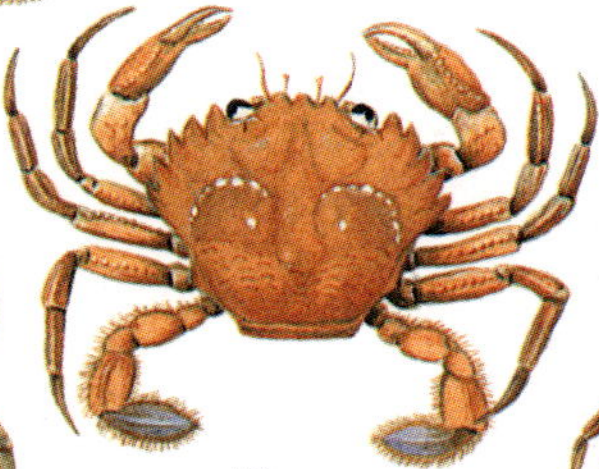

Nécora

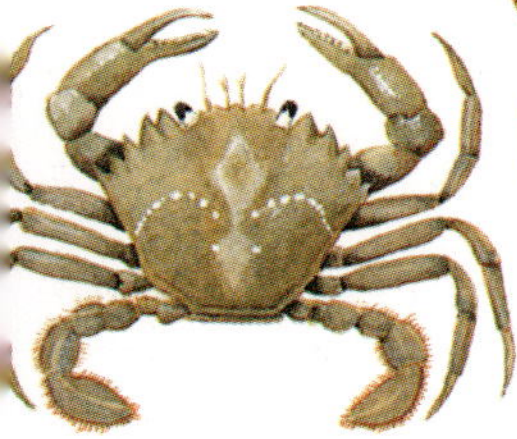

Liocarcinus holsatus

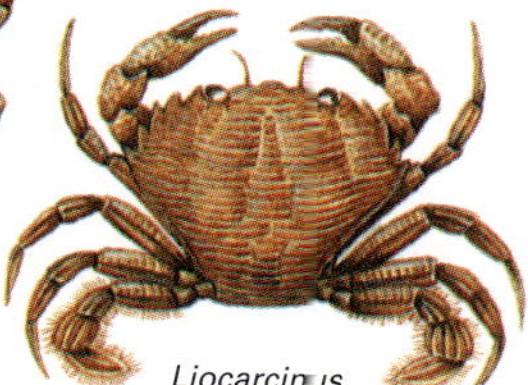

Liocarcinus corrugatus

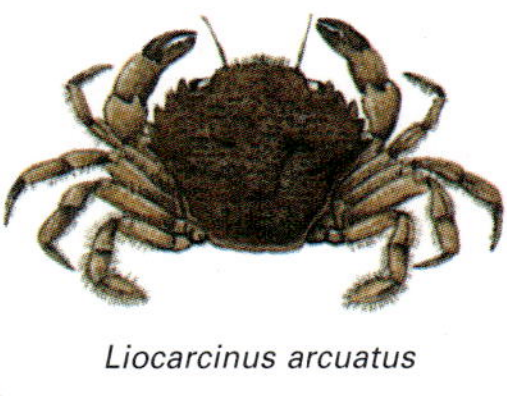

Liocarcinus arcuatus

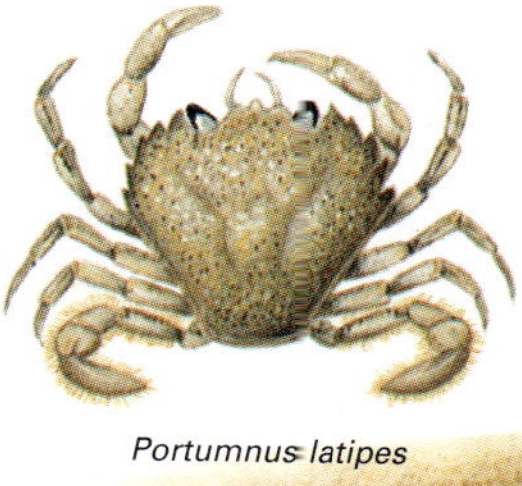

Portumnus latipes

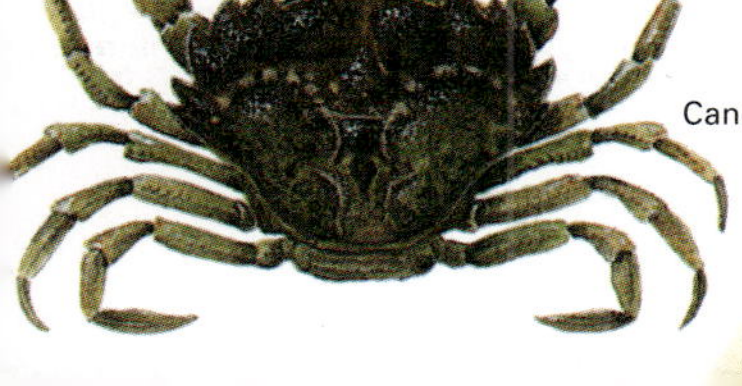

Cangrejo de mar común

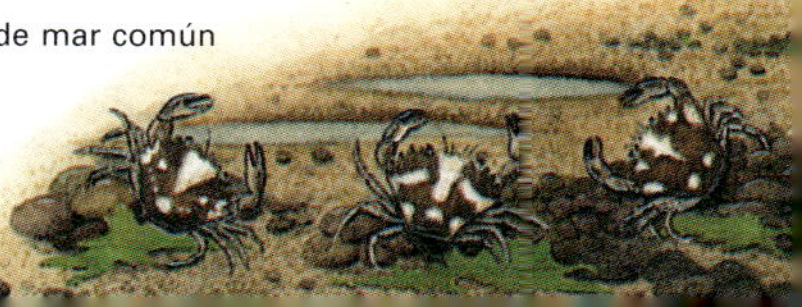

Familia Xanthidae

Estos cangrejos de pesados cuerpos tienen caparazones ampliamente ovalados, con dientes anterolaterales generalmente poco desarrollados. La región frontal, entre los ojos, es recta, convexa o inconspicuamente lobulada. Las quelas típicamente son grandes y robustas. Unas ocho especies europeas.

Cangrejo aterciopelado *Pilumnus hirtellus* (L.). Caparazón de hasta 15 mm de long., y bastante más ancho; casi rectangular, con cinco dientes anterolaterales agudos y de tamaño desigual, a cada lado. El borde ant., entre los ojos, es recto con una muesca media y finas denticulaciones. Los quelípedos son especialmente robustos, con uno mucho mayor que el otro; el parápodo de la quela menor siempre es espinoso; el de la mayor enteramente liso, o con sólo unos pocos tubérculos. El caparazón de todas las patas marchadoras es densamente peludo. En costas rocosas, orilla inf. y sublitoral hasta aprox. 70 m. GB, O de Noruega hasta el Medit. y mar Negro, e islas de Cabo Verde.

***Xantho incisus* Leach.** Caparazón de hasta 20 mm de long., pero mucho más ancho, con superficie lisa y nudoso y cinco distintivos dientes anterolaterales a cada lado; el borde anterior, entre los ojos, casi recto, con una pequeña muesca mediana. Los quelípedos son grandes y pesados, con las puntas negras, y sin espinas o tubérculos en el carpo. Orilla inf., y sublitoral somero hasta aprox. 40 m. Islas Británicas, Medit., Azores, Canarias e islas de Cabo Verde.

***Xantho pilipes* Milne Edwards.** Muy parecido a *X. incisus* pero con quelas de puntas pardas, y orlas de largos pelos en las patas marchadoras; caparazón de unos 20 mm de long., con dientes anterolaterales pronunciados. Hábitat parecido al de *X. incisus* pero se extiende mar adentro hasta unos 100 m. GB, S del M. del N., N hasta Suecia, S hasta el Medit., y O de África.

Cangrejo de pinzas negras *Xantho poressa* (Olivi). Especie tan grande como *X. incisus*, con quelas de puntas negras, y menos pelo en las patas marchadoras que *X. pilipes*. El borde del caparazón es especialmente amplio entre los ojos, recto, con sólo una muesca indistinta. El color varía del pardo al aceituna; manchas rojas y moteado de verde más oscuro características. Sublitoral somero, en arenas guijarrosas gruesas y gravas. Medit., O hasta Portugal.

Cangrejo moruno *Eriphia spinifrons* (Herbst). Este gran cangrejo se reconoce por su caparazón rectangular, que tiene numerosas espinas pequeñas en dos hileras entre los ojos, y por las macizas quelas de puntas pardas, con líneas de agudos tubérculos. Caparazón de hasta 100 mm de long.; pereiópodos robustos, orlados de ásperos pelos. Sublitoral somero, en suelos ásperos. Mediterráneo.

***Goneplax rhomboides* (L.) (Goneplacidae).** Caparazón rectangular, más ancho que largo, con una aguda espina en cada esquina anterior y un corto lóbulo de bordes rectos entre los pedúnculos oculares largos y gruesos; long. máxima 20 mm. Quelípedos largos y esbeltos, en el ♂ hasta cinco veces la long. del caparazón; quelas estrechas, ásperamente dentadas. Construye complejas madrigueras ramificadas en los fangos arenosos; sublitoral somero, de los 5 a aprox. 100 m. GB, al S hasta el Medit. y el O de África.

Familia Pinnotheridae

Estos pequeños cangrejos de cuerpo blando suelen vivir en las cámaras branquiales de grandes bivalvos o grandes ascidias solitarias. Sus ciclos vitales son complejos, incluyendo hospedadores primarios y secundarios, y los cangrejos sufren varias mudas pasando de individuos de cáscaras blandas a fases de cáscaras duras, al cambiar de huésped. El caparazón generalmente es redondeado y liso, sin dientes anterolaterales, y entre los ojos la frente es recta o lisamente convexa. Dos especies de las costas europeas.

Cangrejo de los nácares *Pinnotheres pinnotheres* (L.). Caparazón de hasta 7 mm de long., en el ♂, liso y duro; más largo en la ♀, pero blando. Quelípedos robustos, de igual tamaño; patas marchadoras robustas, pilosas, con un dactilo largo y ligeramente curvado, casi tan largo como el propodio. Se encuentra en una variedad de bivalvos, incluyendo *Pinna*, *Modiolus* y *Ostrea*, y también en las ascidias *Ascidia mentula* y *Ascidiella aspersa*. GB, S hasta el Medit. y el O de África.

Cangrejo de los mejillones *Pinnotheres pisum* (L.). ♂ 6 mm de long., ♀ de 13 mm; parecido a la especie anterior, pero con patas marchadoras con dactilos muy curvados, de no más de la mitad de la long. del propodio. En el ♂ la región frontal del caparazón se proyecta hacia delante entre los ojos. Común en *Modiolus modiolus*, también en *Mytilus edulis*, y en *Tapes decussatus*. El hospedador primario suele ser *Spisula solida*. GB, N hasta Noruega, S hasta el Medit. y O de África.

Cangrejo corredor, mulata *Pachygrapsus marmoratus* (Fabricius) **(Grapsidae).** Este bello cangrejo tiene un caparazón casi cuadrado, de hasta 36 mm de long., con finas estriaciones transversales; existen tres pequeños dientes anterotransversales a cada lado, y el borde frontal, entre los ojos, es prácticamente recto. Los quelípedos son comparativamente pequeños pero robustos, aprox. del mismo tamaño. Las patas marchadoras tienen meros anchos y gruesos, aquillados a lo largo de su borde sup., con una aguda espina en su ápice distal, y un dactilo espinoso. Común en las costas rocosas mediterráneas.

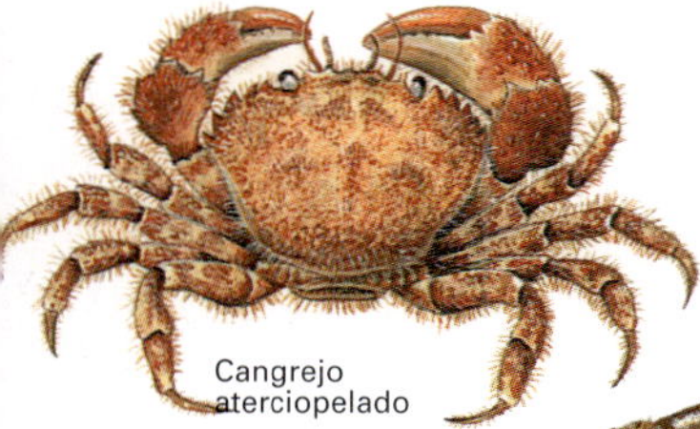

Cangrejo aterciopelado

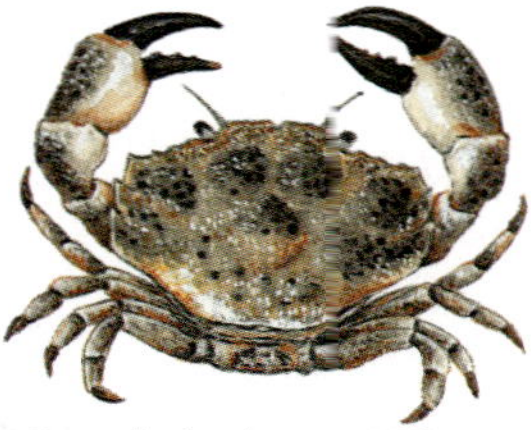

Cangrejo de pinzas negras

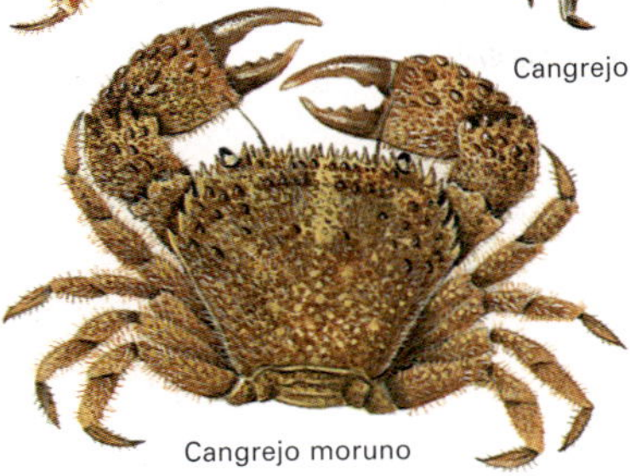

Cangrejo moruno

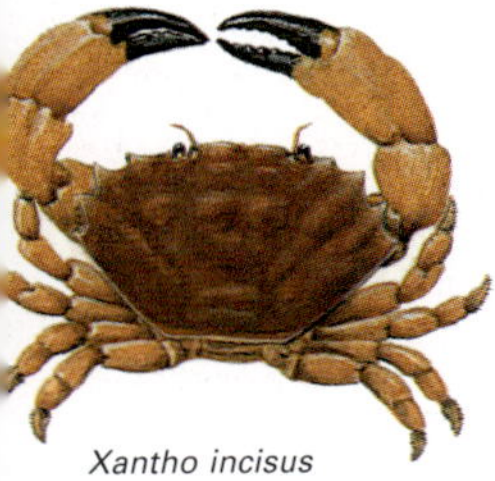

Xantho incisus

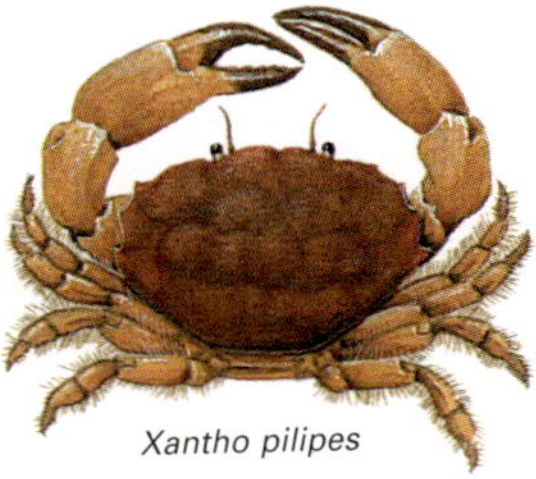

Xantho pilipes

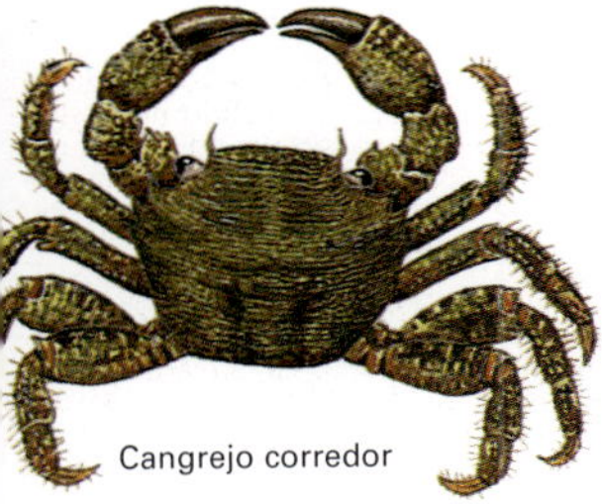

Cangrejo corredor

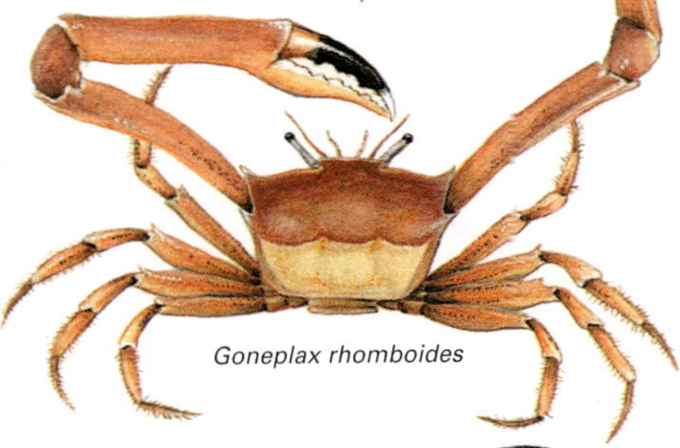

Goneplax rhomboides

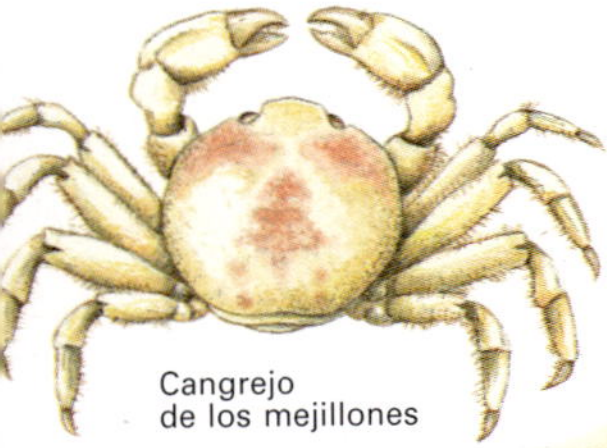

Cangrejo de los mejillones

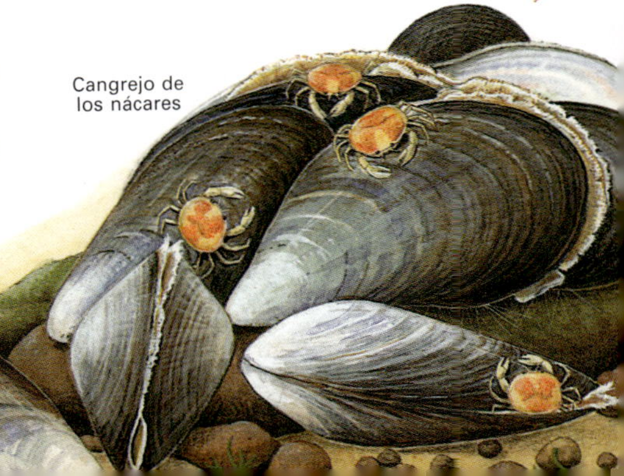

Cangrejo de los nácares

ARAÑAS DE MAR, Phylum Pycnogonida

Estos curiososo pequeños animales no son fáciles de encontrar en las orillas de los mares, pero los grupos de briozoos e hidroideos, o las algas rojas arbustivas portadoras de briozoos incrustantes colocadas en platos con agua marina a menudo pondrán al descubierto números sorprendentemente grandes de ellos. Los picnogónidos tienen cuerpos aplanados y segmentados, con ocho pares de largas patas. El primer segmento del cuerpo está fusionado con el **cefalon**, que lleva una **probóscide** cilíndrica o bulbosa, y en algunas especies un par de esbeltos **palpos**, y un par de **quelíceros** más robustos. Muchas especies tienen un fino par de **ovígeros**, utilizados para sostener los huevos, en la cara ventral. Los picnogónidos se desplazan despacio, se alimentan succionando y son depredadores principalmente de briozoos, hidroideos o anémonas marinas.

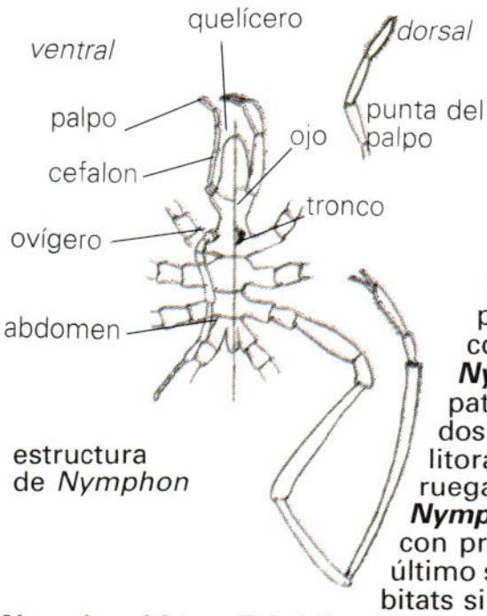

estructura de *Nymphon*

Familia Nymphonidae

Grandes arañas de mar, rosadas o verdes, con patas muy largas. Cefalon con grandes quelíceros, quelados en la punta y más largos que la probóscide. Palpos con sólo cinco segmentos.

***Nymphon gracile* Leach.** Cuerpo liso, de hasta 8 mm de long., patas de hasta 15 mm. Probóscide larga y estrecha; últimos dos segmentos de los palpos de igual long. Intermareal y sublitoral en costas rocosas, Todas las costas, desde el O de Noruega al NO de África, y Medit.

***Nymphon brevirostre* Hodge.** Ligeramente menor que el ant., con probóscide corta y gruesa. Se distingue por el palpo, cuyo último segmento es mucho más largo que los segmentos ant. Hábitats similares a *N. gracile*. GB, Noruega ártica hasta Bretaña.

***Nymphon hirtum* Fabricius.** Mucho menor que las otras dos especies, el cuerpo sólo 1 mm de long. Tiene las largas patas y los palpos de cinco segmentos típicos del género, pero el cuerpo y las patas están cubiertos de pelo. Sublitoral somero. N hasta la Noruega ártica, Groenlandia.

Familia Ammotheidae

Quelíceros, cortos de una long. aprox. de la mitad de la probóscide, con quelas cortas y rechonchas en las puntas. Palpos con ocho o nueve segmentos. Segmentación corporal indistinta.

***Achelia longipes* Hodge.** Cuerpo liso, aplanado, de hasta 2 mm de long.; sólo una sutura visible entre los segmentos. Patas de hasta 8 mm de long. Palpos con nueve segmentos; quelíceros pequeños, de la mitad de la long. de la probóscide, bulbosa y aguzada. Intermareal y sublitoral. Costas británicas e irlandesas; Medit.

***Achelia hispida* Hodge.** Parecido a la especie anterior, pero con dos distintivas suturas en el cuerpo. Patas con numerosas gruesas cerdas, quelíceros más de la mitad de la long. de la probóscide. Hábitat parecido a *A. longipes*. Raro; GB pero probablemente hasta el Medit.

***Achelia echinata* Hodge.** Cuerpo de 2 mm de long., con dos suturas visibles en la cara dorsal. Palpos con sólo ocho segmentos. Probóscide aguzada hacia la punta, todos los segmentos de las patas con espinas, bien desarrollados en el macho. Orilla inf. y sublitoral. GB, Atl. NE y Medit.

***Phoxichilidium femoratum* (Rathke) (Phoxichilidiidae).** Cuerpo liso, hasta 3 mm de long., patas de unos 8 mm de long. Probóscide cilíndrica, de extremo romo; quelíceros gruesos, mucho más largos que la probóscide, con quelas bien desarrolladas. Sin palpos. Orilla inf. y sublitoral. GB; Bretaña hasta la Noruega ártica.

***Endeis spinosa* (Montagu) (Endeidae).** Este picnogónido tiene una probóscide larga y cilíndrica, y carece de palpos y de quelíceros. El ♂ tiene ovígeros de siete segmentos. Sublitoral somero. GB, pero no común. Resto de la distribución incierto.

***Pycnogonum littorale* (Strom) (Pycnogonidae).** Se reconoce por su cuerpo robusto, de hasta los 5 mm de long., con probóscide abruptamente aguzada, y patas cortas y curvadas con uñas muy arqueadas. Se encuentra debajo de las rocas, o pegado a las anémonas marinas de las que se alimenta. Orilla inf. y sublitoral somero. GB, Noruega ártica hasta el O del Medit.

INSECTA

La línea de varado es un hábitat distinto de la zona intermareal. Mientras que unas pocas especies marinas, como los anfípodos talítridos, viven permanentemente allí, es esencialmente el reino de animales terrestres, incluyendo los insectos, los quelicerados, los miriápodos y los diplópodos. Muchos de ellos son igual de comunes en hábitats no marinos, pero algunos se han adaptado especialmente a vivir en esa zona.

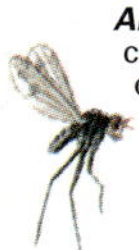

***Anurida maritima* (Guerin) (Collembola: Neanuridae).** Este pequeño animal tiene un cuerpo cilíndrico recubierto de cortos pelos. Raras veces mide más de 3 mm de long., pero se hace obvio por su hábito de agruparse en balsas de 20 o más en la superficie de las charcas más pequeñas de las rocas de la orilla media y sup. Se recogen a las grietas cuando fluye la marea. GB, a menudo abundante.

***Petrobius maritimus* (Leach) (Thysanura).** Estos distintivos animales se reconocen por su cuerpo alargado y aguzado, de hasta 15 mm, con grandes ojos prominentes, antenas largas y cerdosas, y colas de tres ramas. Puede vérseles corriendo sobre las superficies rocosas mojadas en los niveles sup. de la orilla. Común en toda la región del Atl. NE.

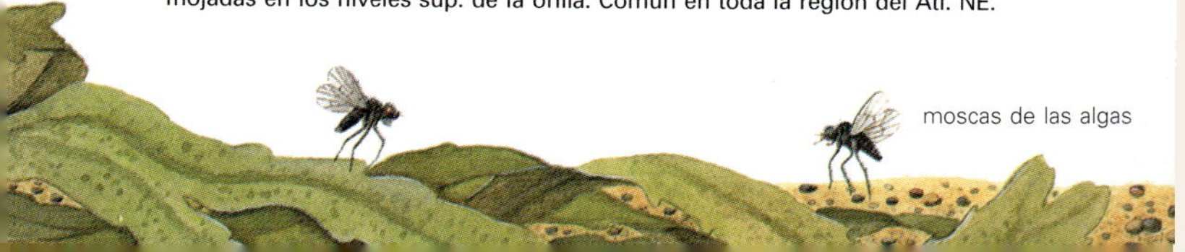
moscas de las algas

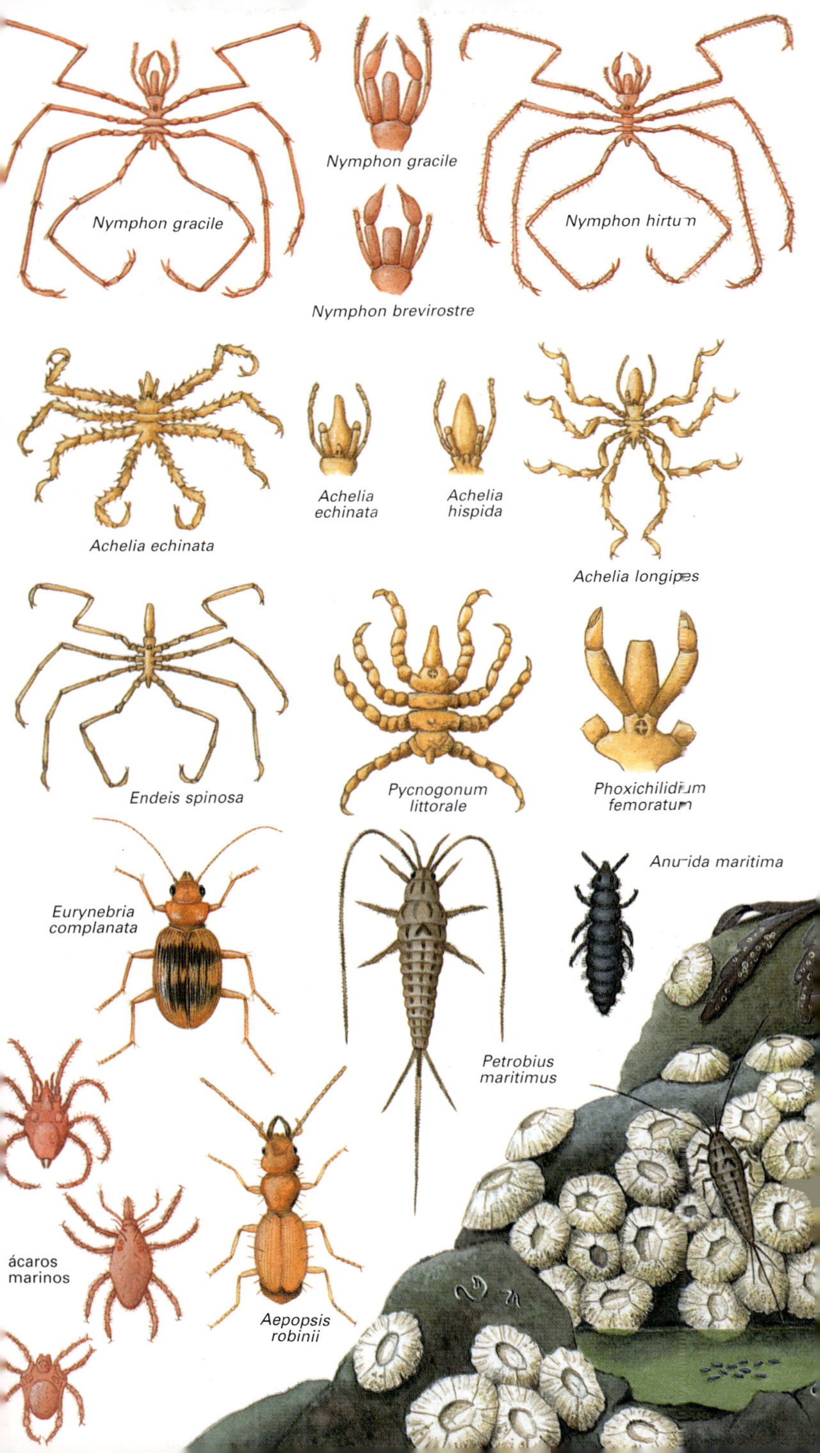
Nymphon gracile
Nymphon gracile
Nymphon hirtum
Nymphon brevirostre
Achelia echinata
Achelia echinata
Achelia hispida
Achelia longipes
Endeis spinosa
Pycnogonum littorale
Phoxichilidium femoratum
Anurida maritima
Eurynebria complanata
Petrobius maritimus
ácaros marinos
Aepopsis robinii

MOLUSCOS, Phylum Mollusca

Es el grupo de invertebrados marinos más extenso, más diverso y quizás más conocido, con unas 75.000 especies vivientes en ocho clases. Los moluscos son animales insegmentados con simetría bilateral. El cuerpo consiste en una **cabeza**, un **pie** musculoso y una **masa visceral** blanda que encierra los órganos principales. La masa visceral está recubierta por el **manto** o **palio**, una importante característica de los moluscos, y un amplio repliegue del manto alrededor de la periferia de la masa visceral se denomina **repliegue del manto**. Las branquias, los órganos sensoriales (**osfradios**) y la **glándula hipobranquial**, secretora de mucus, se hallan en la cavidad del manto o paleal, a la cual se abren el ano, los riñones y los órganos reproductores. La sangre y los líquidos celomáticos circulan a través de los espacios hemocélicos del cuerpo, que funcionan como un esqueleto hidrostático. La estructura básica del animal ha quedado modificada en todo el phylum cuando los moluscos se expandieron a todos los hábitats marinos. El molusco viviente más primitivo es *Neopilina*, un animal de aguas profundas y el único representante vivo de la clase Monoplacophora. Tiene una concha parecida a la de una lapa, situada sobre un amplio pie ventral. La cabeza es anterior y el ano posterior, y el cuerpo está rodeado por un estrecho surco paleal que contiene una serie par de cortas branquias. Encontramos la misma forma en la clase Polyplacophora, los quitones, pero en ellos la concha dorsal consiste en una serie de placas transversales articuladas. Los colmillos de mar (clase Scaphopoda) tienen una concha cilíndrica y aguzada, abierta por ambos extremos; la cabeza, muy modificada, tiene numerosos apéndices sensoriales y tentáculos alimentarios, adaptados para la vida en sustratos blandos. En la clase mayor, la de los Gastropoda, la forma corporal varía mucho. Una característica significativa de los gasterópodos es la **torsión**, un proceso que tiene lugar durante el desarrollo larvario y que tiene como resultado que la cavidad paleal, que era posterior, gira 180°, tomando una posición anterior y permitiendo que la vulnerable cabeza se retraiga en el interior de la cavidad, que es cerrada entonces por el pie. Los gasterópodos prosobranquios tienen conchas; la concha a veces es cónica o tiene forma de oreja o de huevo, pero en general está enrollada. La cabeza está bien desarrollada, con ojos y tentáculos sensoriales, y el pie muscular es utilizado para reptar, cavar, alimentarse o incluso nadar. Para alimentarse los prosobranquios utilizan una **cinta radular** dentada, que es evaginada por la boca, con modificaciones de varios tipos. Los gasterópodos opistobranquios suelen carecer de concha, confiando en secreciones defensivas y coloridos de advertencia o camuflaje para su protección. Este grupo incuye a las babosas de mar, de brillantes colores.

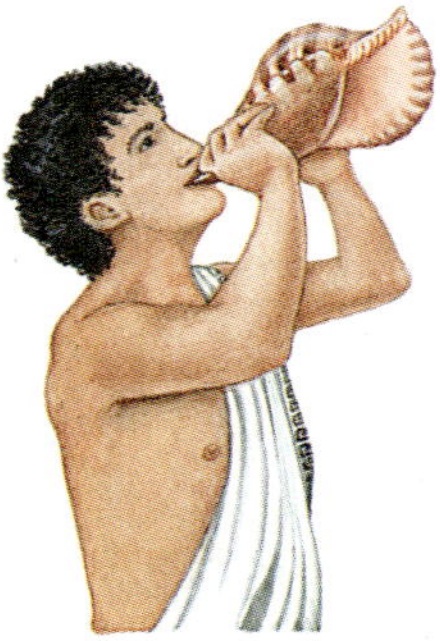

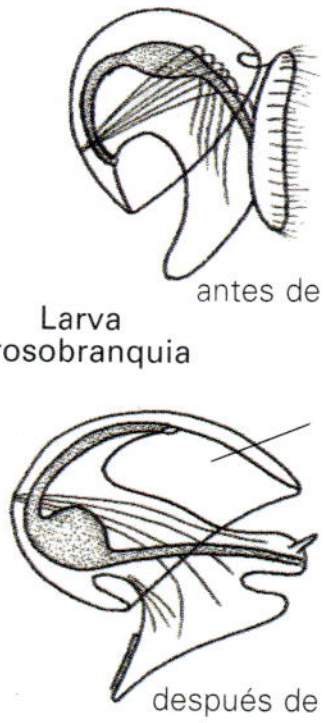

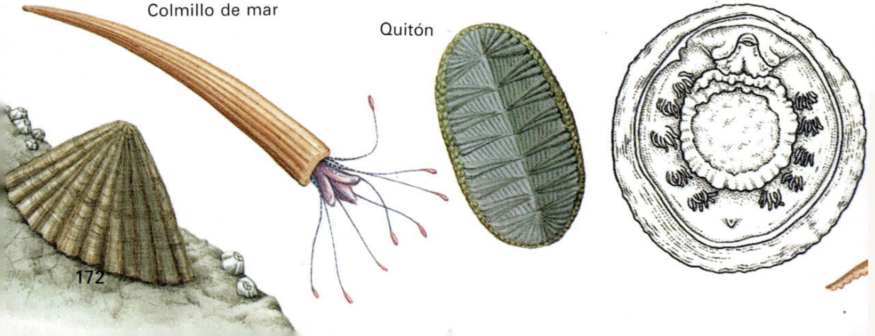

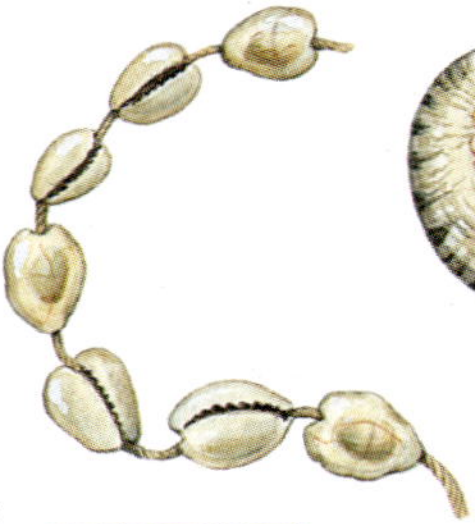

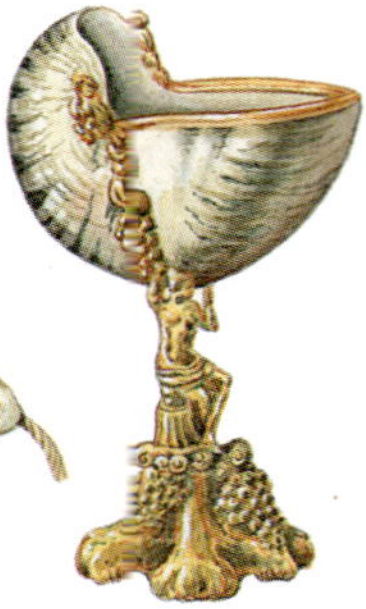

Los Pulmonata son gasterópodos que respiran aire y en los que la branquia ha sufrido una regresión y la cavidad paleal funciona como un pulmón. La mayoría se encuentran en ambientes terrestres o dulceacuícolas, pero unas pocas especies han vuelto a los hábitats marinos. La clase Pelecypoda, o bivalvos, son moluscos bastante conservadores. En todos ellos la cabeza ha desaparecido y el cuerpo se halla incluido en unos repliegues del manto muy grandes, que segregan una concha bivalva articulada dorsalmente. Las branquias se han desarrollado mucho, y su sistema de limpieza ciliar, que emplea mucus para atrapar las finas partículas, se utiliza en este caso para la alimentación por filtración. La forma de la concha varía mucho en todos los Pelecypoda, reflejando la amplia gama de hábitats en los que se encuentran. La clase Cephalopoda, sobre todo los calamares y los pulpos, son los moluscos más modificados y que tienen más éxito. La mayoría son depredadores de natación libre y movimientos rápidos, ojos bien desarrollados y sistemas neurosensorial y quimiosensorial complejos. El pie se ha modificado para formar largos brazos musculares equipados con ventosas muy sensibles, empleadas en la alimentación y la conducta reproductiva.

Los moluscos siempre han sido muy valorados por la humanidad. Los montículos de conchas del neolítico atestiguan su temprana importancia como alimento, y las pesadas conchas de algunas almejas y ostras constituyeron herramientas primitivas. Muchas especies producen perlas, y las duras y resistentes conchas de otras también se emplearon en joyería o como unidades de moneda. Desde antiguo los moluscos han sido una fuente de tintes y medicinas. Especialmente las conchas de molusco siempre han sido utilizadas con fines decorativos, y se han adoptado ampliamente como motivos religiosos y decorativos en muchas culturas distintas. La recolección de conchas con fines sistemáticos se desarrolló en Europa en los siglos XVII y XVIII, y hoy tiene interés mundial, llegando algunas conchas a precios sorprendentes. Hoy en día, varios cientos de especies se recolectan con fines comerciales como alimento, muchas otras se usan en platos tradicionales locales, y un número cada vez mayor se cultivan como alimento o como fuente de perlas o conchas.

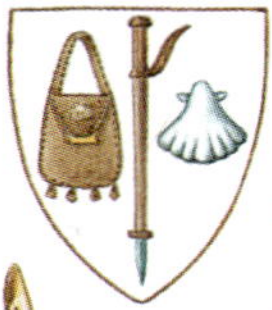

Escudo de Santiago de Compostela

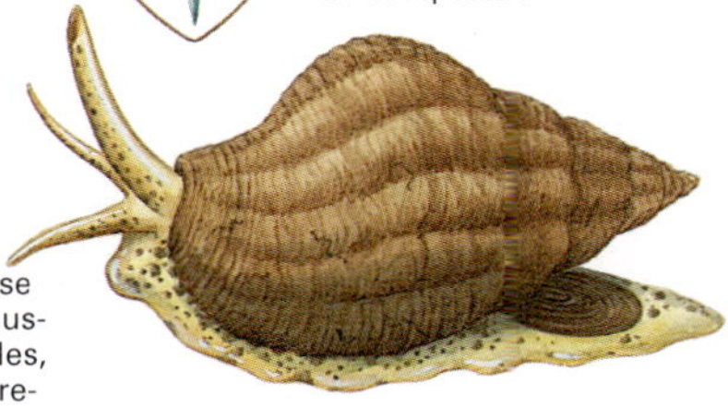

Buccínido reptando

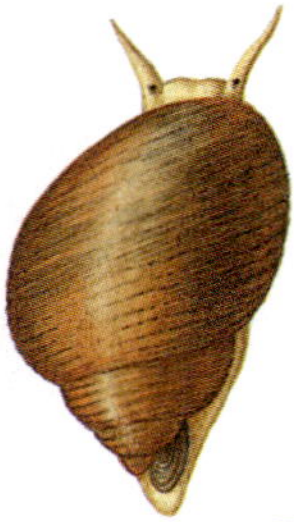

Bígaro reptando

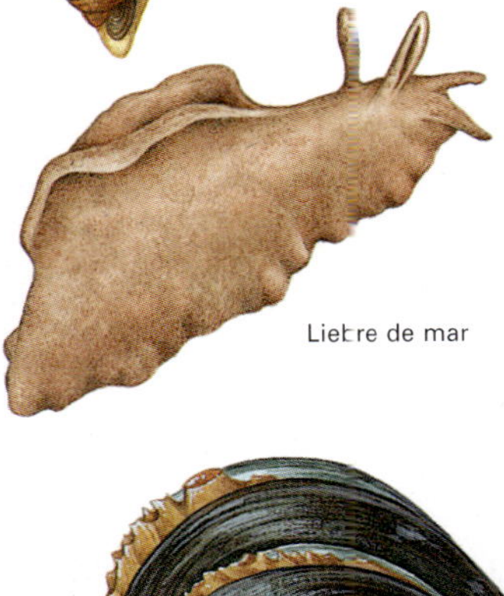

Liebre de mar

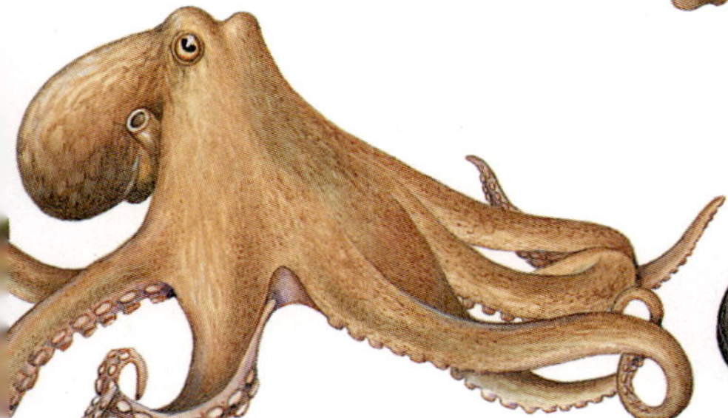

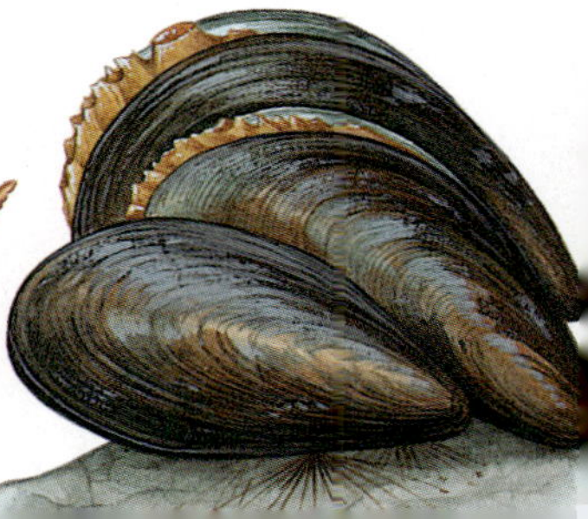

CLASE POLYPLACOPHORA

Los quitones, estos moluscos ovalados alargados, tienen una concha dorsal de ocho placas arqueadas y transversales que se engranan a lo largo de sus bordes. Cada placa tiene un **articulamentum** y a menudo también **placas de inserción** laterales y hendidas, que se anclan en la concha en el grueso repliegue del manto o **cinturón** que bordea al animal. A menudo, el repliegue del manto es granuloso o está orlado de espinas; por debajo de él, a cada lado del animal, existe un estrecho surco paleal que contiene series pares de pequeñas branquias. Los quitones viven pegados a sustratos duros mediante su ancho pie musculoso, y aparecen con la mayor frecuencia en aguas costeras someras. Son ramoneadores, alimentándose de algas incrustantes o filamentosas, y quizás de animales sésiles tales como los briozoos. Unas 40 especies registradas en los mares europeos.

Familia Leptochitonidae

Pequeños quitones con un cinturón estrecho, generalmente con espinas marginales y cubierto de espinas o gránulos. Valvas de la concha granulares, cada una con un articulamentum pobremente desarrollado; las placas de inserción son pequeñas o están ausentes. Branquias en la mitad post. del surco paleal. Una especie de *Lepidopleurus* y quince especies de *Leptochiton* en Europa.

Lepidopleurus cajetanus **(Poli).** Estrechamente ovalado, hasta 23 mm de long. Blanco apagado a pardo oscuro, pero se distingue por 7-10 bastas costillas longitudinales a cada lado, que se extienden hacia las placas cefálica y caudal. Intermareal y sublitoral somero. Costas atlánticas hasta España y Portugal, S hasta Canarias; N y O del Medit.

Leptochiton asellus **(Gmelin).** Ampliamente ovalado, hasta 18 mm de long. Valvas de la concha con quilla media, picudas posteriormente, finamente granuladas. Cinturón estrecho, cubierto de escamas rectangulares, estriadas y solapadas, orladas de finas espinas. Orilla inf. y sublitoral somero. GB, N hasta Groenlandia, Islandia, Spitzberg, S hasta la costa atlántica de España.

Leptochiton cancellatus **(Sowerby).** Menor que el precedente, hasta 9 mm, y más estrechamente ovalado. Valvas de la concha arqueadas pero no aquilladas y sin picos post. Grabado de granulaciones regulares y bastas, produciendo una superficie ajedrezada. Cinturón estrecho, cubierto de finas escamas rectangulares, típicamente con puntas rizadas, orladas de finas espinas. Orilla inf. y sublitoral somero. GB, E hasta Países Bajos, S hasta las costas atlánticas de la península Ibérica, también costas catalanas y Adriático.

Leptochiton scabridus **(Jeffreys).** Un pequeño quitón, de hasta 8 mm de long.; los especímenes vivos se reconocen por su coloración rojiza en la superficie ventral del pie. Las valvas de la concha no están aquilladas, irregularmente granuladas, ásperamente acaballonadas cerca de los márgenes. Estrecho cinturón cubierto de gránulos rectangulares, estriados y solapados, orlado de finas espinas. Orilla inf. y sublitoral somero. Raro; registrado en las islas Anglo-normandas, O del Canal, esporádicamente en el Medit.

Hanleya hanleyi **(Bean en Thorpe) (Hanleyidae).** Estrechamente ovalada, de hasta 22 mm de long., con placas muy arqueadas y aquilladas. Cada placa con un articulamentum bien desarrollado, la cefálica con placas de inserción. Cinturón estrecho, cubierto de pequeñas placas aplanadas y finas espinas, orlado de espinas parecidas. Sublitoral, sobre conchas y piedras, en fondos arenosos. No común. GB, N hasta Noruega, S hasta el Medit.

Familia Ischnochitonidae

Quitones de pequeños a medianos, con amplios cinturones abiertos de gránulos o pequeñas espinas. Placas de la concha lisas o finamente granuladas, a menudo con caballones diagonales. Articulamentum bien desarrollado; inserción lateral de las placas con una a tres muescas, valvas cefálica y caudal con hasta 12 hendiduras marginales. La fauna europea incluye 16 especies en siete géneros.

Quitón gris *Lepidochitona cinerea* (L.). Ampliamente ovalada, de hasta 25 mm de long.; estrecho cinturón cubierto de pequeños gránulos redondeados y orlado de gruesas espinas fusiformes. Valvas de la concha con quillas bajas, picudas por detrás, esculpidas con finas granulaciones. Valva cefálica con ocho o nueve muescas anteriores; valvas intermedias con una o dos muesca laterales. Intermareal y sublitoral somero. GB, N hasta el O de Noruega, S hasta Gibraltar y O del Medit.

Lepidochitona corrugata **(Reeve).** Menor que la anterior, hasta 16 mm; ampliamente ovalada, la concha generalmente erosionada o incrustada, característicamente con dos costillas marginales romas a cada lado. Intermareal. Medit., llegando al O hasta la costa S de Portugal.

Ischnochiton rissoi **(Payraudeau).** Hasta 25 mm de long., con placas muy arqueadas, moderadamente aquilladas, y picos post. diversamente desarrollados. Escultura de fuertes caballones longitudinales y caballones radiados más finos, a menudo pronunciados y pareciendo ajedrezados. Intermareal y sublitoral somero, a menudo sobre piedras lisas situadas sobre la arena. Sólo Medit., localmente muy común.

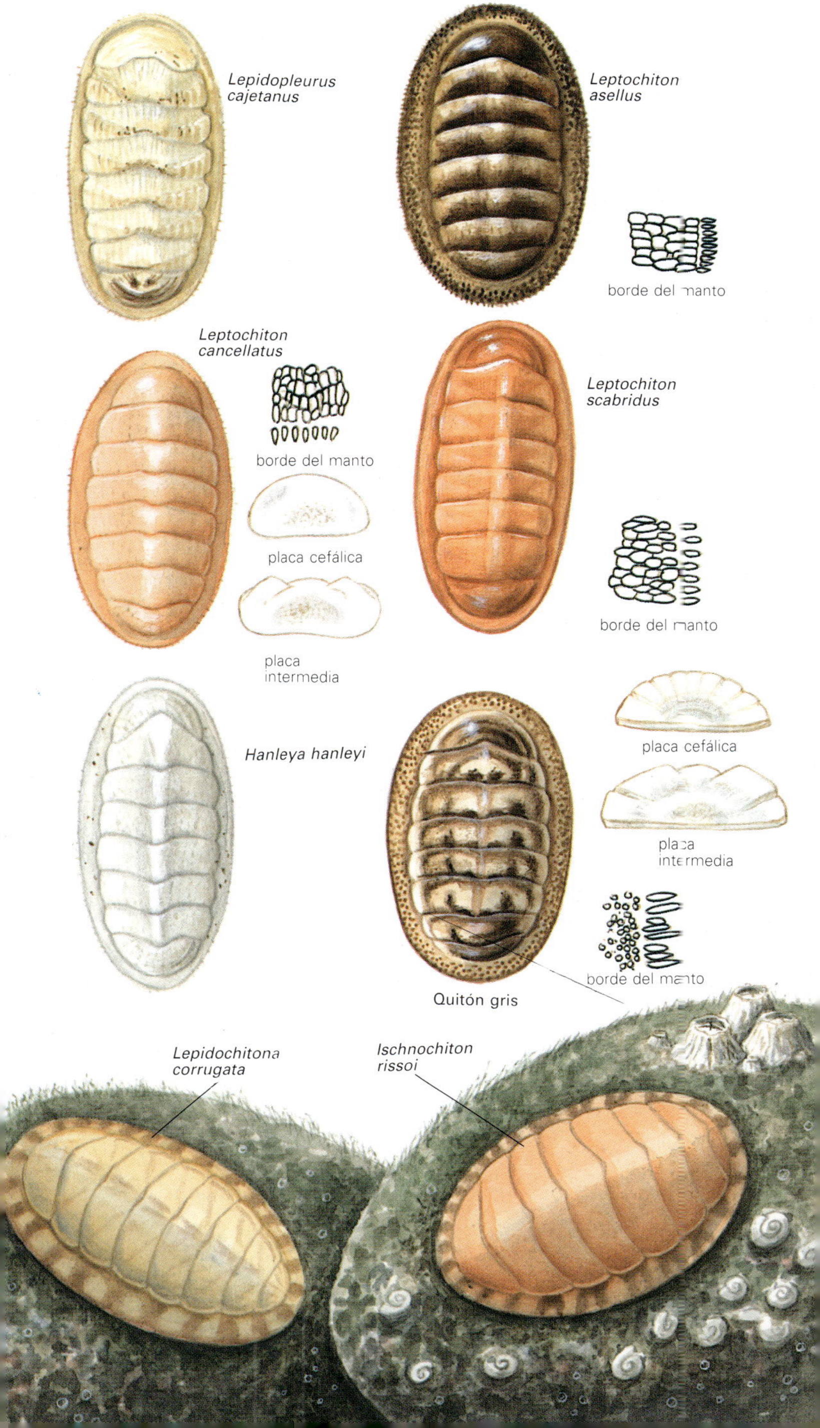
Lepidopleurus cajetanus
Leptochiton asellus
borde del manto
Leptochiton cancellatus
borde del manto
placa cefálica
placa intermedia
Leptochiton scabridus
borde del manto
Hanleya hanleyi
placa cefálica
placa intermedia
borde del manto
Quitón gris
Lepidochitona corrugata
Ischnochiton rissoi

***Ischnochiton albus* (L.).** Ovalada alargada, de hasta 17 mm; típicamente de un solo color. Cinturón estrecho, densamente cubierto de gránulos rectangulares y solapados, orlado de largas espinas. Valvas de la concha ligeramente aquilladas, con pequeños picos post., esculpidas con finas granulaciones y líneas de crecimiento. Valva cefálica con hasta 15 muescas en el margen anterior, placas intermedias con una sola muesca a cada lado. Sublitoral, hasta 100 m o mayor profundidad. Circumboreal; en el Atl. E al S hasta el N de GB y Bretaña. Poco común.

***Tonicella marmorea* (Fabricius).** Un quitón grande, ampliamente ovalado y pardo rojizo, con un dibujo marmóreo variable. Hasta 40 mm de long. Valvas de la concha lisas y brillantes, con quillas poco conspicuas pero picos post. pronunciados, esculpidas con bandas de crecimiento conspicuas. Cinturón ancho y fino, con pocos gránulos dispersos y orlado de diminutas espinas aplanadas. Las branquias ocupan la mayor parte del surco paleal. Orilla inf. y sublitoral somero. Circumboreal; en el Atl. E al S hasta el N de GB, N del M. del N., Dinamarca.

Quitón rojo *Tonicella rubra* (L.). Menor que el anterior, de hasta 20 mm de long., con grabado más distintivo. Cinturón a menudo con dibujo marmóreo pardo y blanco, densamente cubierto con gránulos redondos, orlado de espinas aplanadas y diminutas. Branquias sólo en la mitad post. del surco paleal. Orilla inf. y sublitoral somero. GB, N hasta Noruega e Islandia.

***Callochiton septemvalvis* (Montagu).** Ampliamente ovalada, hasta 30 mm de long. Valvas de la concha con conspicuas quillas y picos post. bien marcados; esculpido con claras líneas de crecimiento y una fina granulación, que se hace áspera hacia los márgenes de las valvas. Cinturón ancho, densamente cubierto de puntiagudas espinas muy apretadas, orlado de espinas parecidas. Valva cefálica con unas 15 muescas marginales anteriores; valvas intermedias con tres profundas muescas a cada lado. Orilla inf. y sublitoral hasta aproximadamente 120 m. Común en todas las costas atlánticas europeas y por todo el Medit.

Familia Acanthochitonidae

Quitones de pequeños a grandes, que se reconocen por su amplio cinturón espinoso, que lleva además grandes penachos de largas cerdas. Valvas de la concha muy aquilladas, ásperamente granuladas, solapadas por el cinturón. Articulamentum bien desarrollado; unas cinco hendiduras en el margen anterior de la valva cefálica; placas de inserción lateral con una sola muesca a cada lado. Dos especies reconocidas en los mares europeos; una tercera *A. discrepans* (Brown), es de validez dudosa.

***Acanthochitona crinitus* (Pennant).** Hasta 30 mm de long., con valvas ásperamente aquilladas, esculpidas con grandes tubérculos heterogéneamente distribuidos, de tamaño variable. Cinturón con 18 penachos homogéneamente espaciados de ásperas cerdas, orlado con largas y puntiagudas espinas. Orilla inf. y sublitoral somero. GB, N hasta Noruega, S hasta el Medit. y O de África.

***Acanthochitona fascicularis* (L.).** Mayor que *A. crinitus*, hasta 60 mm, pero muy parecido. Valvas de la concha con granulado más fino y mucho más regular. Orilla inf. y sublitoral somero. GB, S hasta el Medit., Madeira, Canarias y Azores.

COLMILLOS DE MAR, CLASE SCAPHOPODA

El cuerpo alargado de los escafópodos está encerrado en una concha cilíndrica, abierta por ambos extremos. La cavidad paleal se extiende por toda la longitud de la concha, proporcionando una abertura inhalante y otra exhalante, a través de la cual pasan las corrientes respiratorias. La cabeza y el pie asociados sobresalen del ancho extremo anterior de la concha. La boca está rodeada de cortos tentáculos ciliados, llamados **captacula**, utilizados para seleccionar el alimento. Los escafópodos se alimentan de detritos microscópicos, y viven enterrados cabeza abajo en sustratos blandos.

Familia Dentaliidae

Concha alargada, curvada, regularmente aguzada; lisa o con fino esculpido. Extremo posterior ocluido por un septo calcificado, con una abertura tubular central. Pie cónico. Nueve especies descritas en Europa, todas menos una del género *Dentalium*.

Diente de elefante *Dentalium entalis* L. Hasta 40 mm de long., con amplitud máxima 5 mm en el extremo anterior, más amplio; blanco reluciente, translúcido, sin grabados. La abertura post. tiene un orificio ovalado. Mar adentro, en arenas finas; las conchas de animales muertos a menudo abundantes en las gravas finas. Extendido en el Atl. NE, GB, alcanzando el límite S de Portugal.

Diente de elefante *Dentalium vulgare* (da Costa). Hasta 60 mm de long., 6 mm de ancho por delante; blanco apagado y opaco, con unos pocos anillos de crecimiento oblicuos, y apretadas estriaciones longitudinales en el extremo post. El conducto tiene un orificio circular. Hábitat como el de *D. entalis*. S del M. del N., islas Británicas, al S hasta el O del Medit.

***Fustiaria rubescens* (Deshayes).** Un pequeño escafópodo, de hasta 35 mm de long., muy esbelto, liso y translúcido. Típicamente teñido de rosa. Hábitat como el de otras especies. Sólo Mediterráneo.

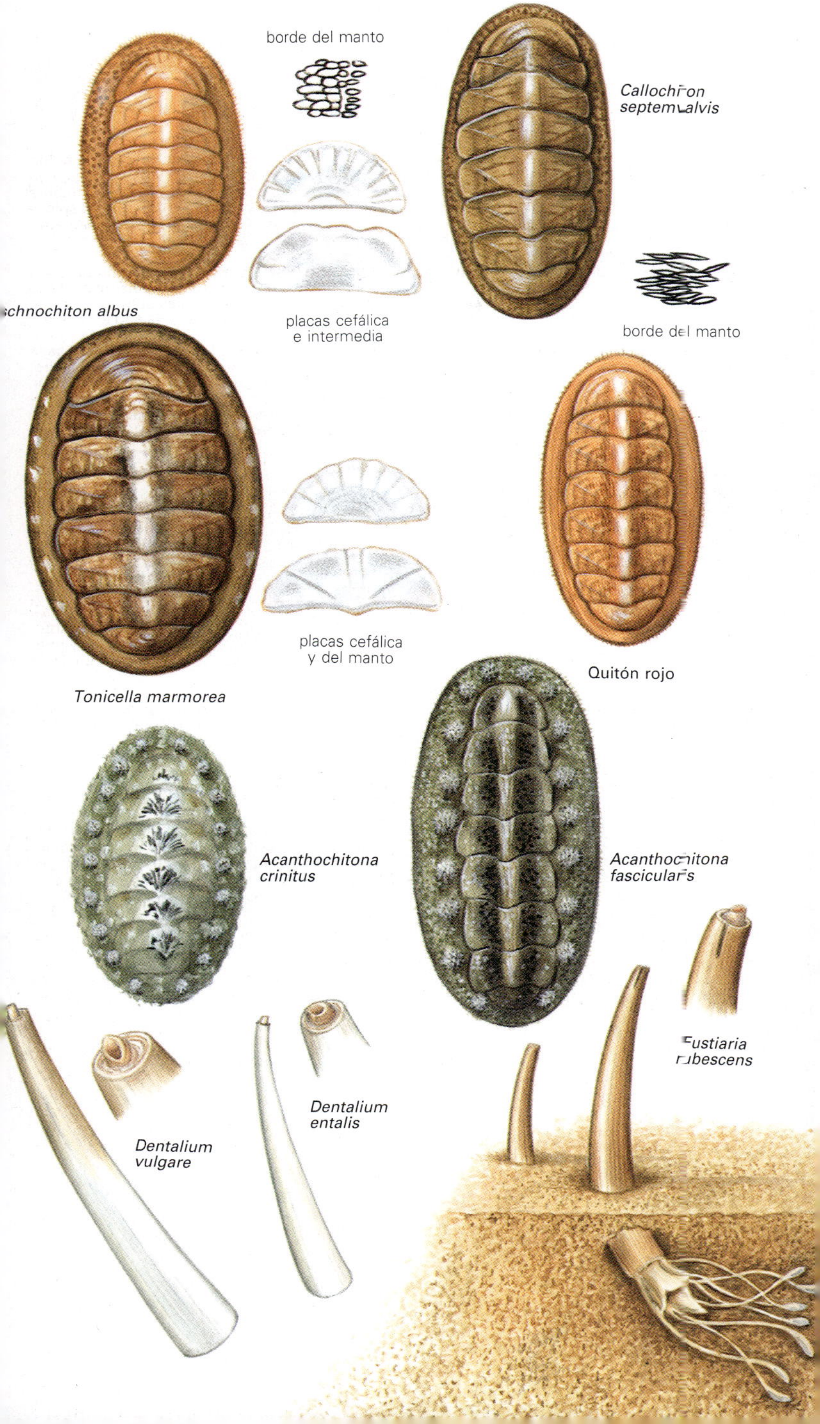
borde del manto
Callochiton
septemvalvis
chnochiton albus
placas cefálica
e intermedia
borde del manto
placas cefálica
y del manto
Quitón rojo
Tonicella marmorea
Acanthochitona
crinitus
Acanthochitona
fascicularis
Fustiaria
rubescens
Dentalium
entalis
Dentalium
vulgare

CLASE GASTROPODA

Es el mayor grupo de moluscos vivientes, con más de 60.000 especies en todo el mundo. La cabeza suele ser conspicua, con apéndices sensoriales bien desarrollados y existe un gran pie muscular. Tres subclases: los prosobranquios conservan el intestino y el sistema nervioso en forma de bucle y la cavidad del manto anterior, que se ve en las larvas que han sufrido la torsión, y casi siempre poseen una concha; los opistobranquios o babosas marinas suelen carecer de concha, y el cuerpo de la larva pierde su bucle durante el desarrollo; los pulmonados son babosas y caracoles terrestres que respiran aire, pero algunos de ellos han vuelto a invadir los hábitats marinos.

SUBCLASE PROSOBRANCHIA

La concha de los prosobranquios es primitivamente cóncava, pero a través de la evolución ha tendido a enrollarse. Las vueltas o **espiras** pueden ser pocas o muchas, y la concha corta y baja, o larga y ahusada. La **última espira**, la de mayor tamaño, es la que alberga el cuerpo. La abertura o **boca** puede ser simplemente redondeada o tener unos labios bien desarrollados. Los límites entre las espiras se denominan **comisuras**. Las conchas pueden tener líneas de crecimiento, paralelas al borde de la boca, a menudo engrosadas formando **costillas** que cruzan cada espira. En el lugar donde se desarrollan costillas y caballones la concha puede ser **decusada** o ajedrezada. Los prosobranquios se alimentan evaginando de la boca una **rádula** dentada. En los arqueogasterópodos los dientes radulares son largos y parecidos a cepillos, y se utilizan para barrer el alimento de las superficies rocosas. En animales de alimentación más especializada, los dientes radulares son menos numerosos. Los Mesogastropoda incluyen a herbívoros y carnívoros, y los neogasterópodos son enteramente carnívoros, y comprenden a depredadores cazadores muy especializados.

ORDEN ARCHAEOGASTROPODA

Prosobranquios primitivos. Branquias pares o únicas; o ausentes, con la respiración llevada a cabo por branquias paleales secundarias. En muchas especies la fecundación y el desarrollo larvario se dan en el mar, otras depositan los huevos en simples masas gelatinosas. Concha cónica o enrollada, con o sin opérculo.

OREJAS DE MAR, Familia Haliotidae

Concha aplanada, ovalada, somera, con una espiral baja; forrada de nácar iridiscente. Superficie ext. con una quilla y una línea curvada de agujeros rodando; los agujeros anteriores, de mayor tamaño, están abiertos y por ellos sobresalen extensiones del manto. De movimientos lentos, aguas someras, se pegan a las superficies rocosas con su ancho y fuerte pie. Dos especies europeas.

Oreja de mar, peneira, criba *Haliotis tuberculata* L. Hasta 10 cm de long., de pardo verdoso a rojo, a menudo moteado; con caballones longitudinales y toscas líneas de crecimiento transversales. Costas rocosas, desde BM hasta el sublitoral somero. Se alimenta de pequeñas algas rojas. Medit., N hasta las islas Anglo-normandas, donde es muy apreciado como alimento, y está sujeto a un estricto control de recolección.
Oreja de mar, aurismaris, peneira, criba *Haliotis lamellosa* Lamarck. Menor que *H. tuberculata* (7 cm), aplanada y más estrechamente ovalada; concha con gruesos caballones tansversales, típicamente incrustada de algas calcáreas, foraminíferos o briozoos. En hábitats parecidos, pero confinada al Medit.

Familia Fissurellidae

Pequeñas lapas con conchas acostilladas cónicas, ápice a menudo curvado hacia atrás. Con un agujero apical o subapical, o una hendidura marginal alargada, para la corriente de agua de salida. Unas 22 especies en las costas europeas, en cuatro géneros.

***Emarginula fissura* (L.).** Blanco apagado, gris o amarillento, de hasta 10 mm de long., 8 mm de lado; forma de gorro frigio, ápice muy curvado; gruesas costillas intercaladas con caballones espiralados para formar una superficie ajedrezada. Hendidura exhalante en el margen ant. Sobre rocas y cantos rodados, orilla inf. y mar adentro hasta aguas profundas. Come esponjas. Común; todas las costas O europeas, de Noruega al Medit.
***Emarginula conica* Lamarck.** Menor que *E. fissura*, hasta 6 mm, a menudo teñida de rosa; ápice muy recurvado. Hábitat como *E. fissura*. Rara; sólo NO de Francia, islas Anglo-normandas, SO de Inglaterra. ***E. elongata* da Costa, *E. cancellata* Philippi** y ***E. huzardi* Payraudeau**, todas pequeñas especies de hasta 13 mm de long., restringidas al Medit.
***Emarginula crassa* Sowerby.** Grande, de hasta 30 mm de long., concha con numerosas costillas finas, pero sólo caballones poco conspicuos. En superficies duras, de BM a 200 m de profundidad. Noruega, S hasta Skagerrak, islas Británicas.
***Puncturella noachina* (L.).** Pequeño, de hasta 7 mm de long., 5 mm de alto; blanco, a menudo con marcas amarillas o pardas. Abruptamente cónico, con fuertes costillas y ápice curvado hacia atrás; hendidura exhalante aproximadamente a mitad de camino entre el ápice y el margen anterior. Sublitoral, generalmente sobre esponjas. Circumpolar, en el E del Atlántico al S hasta Escocia.
***Diodora graeca* (L.).** Ovalada vista desde arriba, un cono bajo con una abertura exhalante apical redondeada; hasta 40 mm de long.; con finas costillas irradiantes y gruesas líneas de crecimiento. En rocas, desde BM mar adentro hasta 250 m. Devora esponjas, especialmente *Halichondria* e *Hymeniacidon*. Feroe, GB, Medit. y Canarias; ausente de Noruega, M. del N. y Canal.
***Diodora gibberula* (Lamarck).** Menor que *D. graeca*, hasta 12 mm de long., con costillas muy finas y perfil más asimétrico; blanco apagado o amarillo con radios grisáceos. Hábitat parecido a *D. graeca*, pero confinado al Medit.

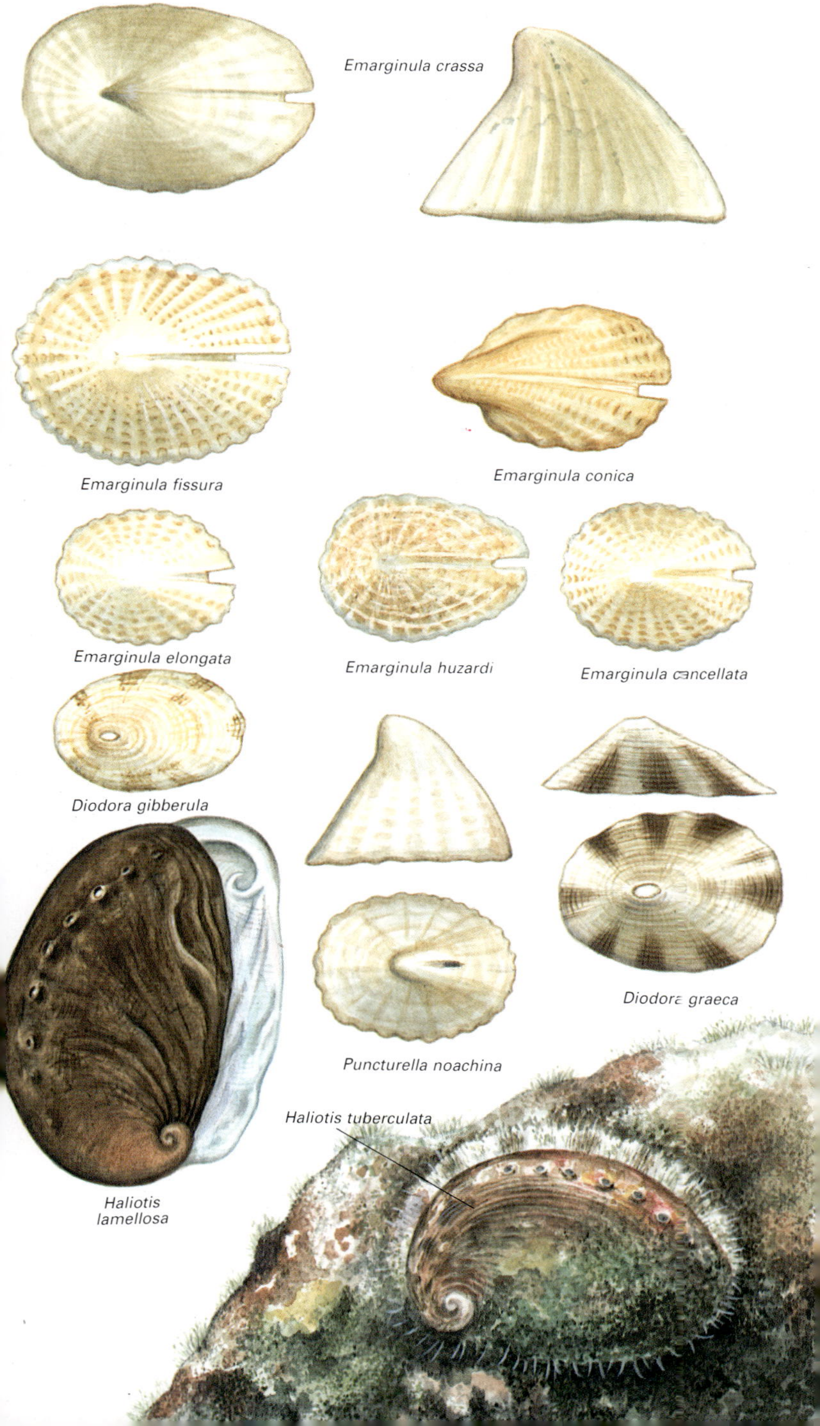

Emarginula crassa
Emarginula fissura
Emarginula conica
Emarginula elongata
Emarginula huzardi
Emarginula cancellata
Diodora gibberula
Diodora graeca
Puncturella noachina
Haliotis tuberculata
Haliotis lamellosa

Familia Acmaeidae

Pequeñas lapas con conchas cónicas y lisas; perfil bajo y asimétrico, el ápice hacia el extremo anterior. Una sola branquia grande en la cavidad nucal, por detrás de la cabeza del animal. Aguas someras, a menudo en las superficies sup. de las rocas, particularmente en hábitats ricos en algas rojas incrustantes.

***Tectura tessulata* (Müller)**. Hasta 30 mm de long., 10 mm de alto, pero generalmente menor en las poblaciones costeras; blanco apagado, gris, pardo o verde, con moteado pardo oscuro o claro; lisa, con caballones radiales muy finos. Sobre piedras y rocas pequeñas, en BM y en sublitoral somero. Devora algas rojas incrustantes no calcáreas. Sexos separados, criando en primavera, los rojos huevos son depositados en una fina capa pegada a mucus, y dan lugar a larvas planctónicas. Viven unos tres años. Circumpolar; en el Atl. al S hasta Noruega y costas N de GB. Ausente del S del M. del N., E de Inglaterra y continente europeo occidental.

***Tectura virginea* (Müller)**. Parecida a *T. tessulata* pero menor (10 mm de long., 4 mm de altura), con perfil más regular; blanco, amarillo o rosado, unicolor o con estrechos radios de color pardo rosado, que se dividen hacia el margen. En rocas en la BM, y mar adentro hasta los 100 m. Se alimenta de algas rojas incrustantes no calcáreas, y quizás también de esponjas. Ciclo vital parecido a *T. tessulata*. Islandia y Noruega, S hasta el Medit., islas de Cabo Verde y Azores. Común en todas las costas del O de Europa.

LAPAS, Familia Patellidae

Concha cónica, gruesa y pesada en las especies rupícolas. Borde del manto que sobrepasa el somero surco que se extiende alrededor de todo el animal y que alberga las branquias paleales. Las lapas se adaptan especialmente bien a la zona intermareal de las costas rocosas, donde a menudo son enormemente abundantes. Cada animal mantiene su propia base, a la que vuelve tras sus excursiones para alimentarse, siguiendo un rastro de mucus. Puede vivir hasta 16 años y erosionar depresiones ovaladas en la piedra caliza en su base. Las lapas son sobre todo ramoneadoras de brotes de algas. Diez especies en los mares europeos.

***Patella vulgata* L.** Hasta 60 mm de long., abruptamente cónica en los animales de la costa alta, más plana en los juveniles y en los ejemplares de la costa baja. Superficie externa con toscos caballones radiales y líneas de crecimiento bien marcadas, superficie int. lisa, gris verdosa. Suela del pie amarillenta, anaranjado apagada o parda, con un tinte grisáceo o verdoso; manto bordeado de tentáculos grises y translúcidos. *P. vulgata* es un hermafrodita proterándrico, cambiando de sexo aproximadamente a los cuatro años de edad; freza de octubre a diciembre, en respuesta a los choques de las olas. La fecundación es externa, la larva pelágica se establece al cabo de dos días, con una longitud de la concha de 0,2 mm. Vive hasta 15 años en poblaciones de crecimiento lento. Entre las marcas de las mareas en todas las costas rocosas. *P. vulgata* ramonea algas rojas y verdes, brotes de *Fucus* y microorganismos; tiene un profundo efecto sobre la capa de algas, limitando la expansión de *Ulva* en las superficies de roca y quitando la mayor parte de los *Fucus* establecidos en cada estación. Común y a menudo abundante en GB. Distribuida del N de Noruega hasta el Medit.

***Patella ulyssiponensis* Gmelin** (anteriormente *P. aspera* Röding). Parecida a *P. vulgata* pero nunca muy abruptamente cónica; caballones que generalmente irradian menos, a menudo con tubérculos donde se cruzan con las líneas de crecimiento, y proyectándose notablemente alrededor de los bordes de la concha. Superficie int. blanco porcelana, con un tinte amarillo o anaranjado hacia el ápice. Suela del pie de color albaricoque intenso o amarillo crema; manto bordeado de brillantes tentáculos blancos. Esta especie es un hermafrodita proterándrico. Freza en octubre, probablemente en respuesta al choque de las olas, y el desarrollo larvario es parecido al de *P. vulgata*. En costas rocosas más expuestas, desde BM a BE, común. GB hasta el Medit. Ausente del S del M. del N.

***Patella depressa* Pennant.** Menor que las dos especies precedentes (hasta 30 mm de long.) y mucho más aplanada, con radios de color más oscuro. Superficie interna de color blanco amarillento, con radios marginales marrones. Suela del pie aceituna oscuro a negro grisáceo; manto bordeado de tentáculos opacos de color blanco apagado. Esta lapa cría durante el verano. Las gónadas empiezan a madurar en primavera y la freza tiene lugar de julio a septiembre. En costas rocosas expuestas y batidas por las olas, desde NMM a BAM; GB, del N de África a lo largo de las costas atlánticas de Europa hasta el extremo O del Canal y el N de Gales.

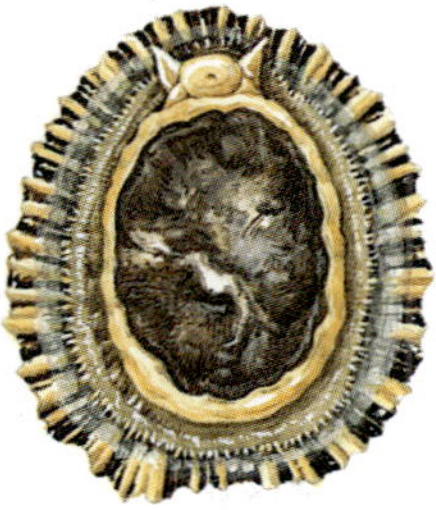

Patella depressa

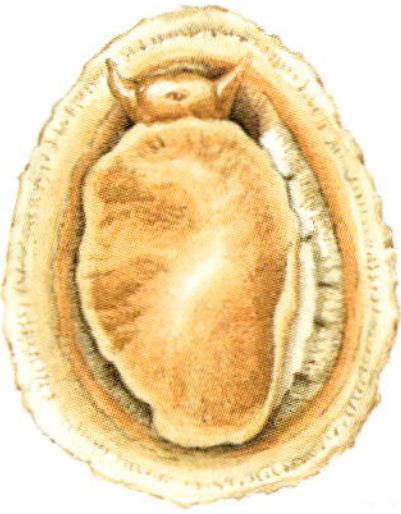

Patella ulyssiponensis

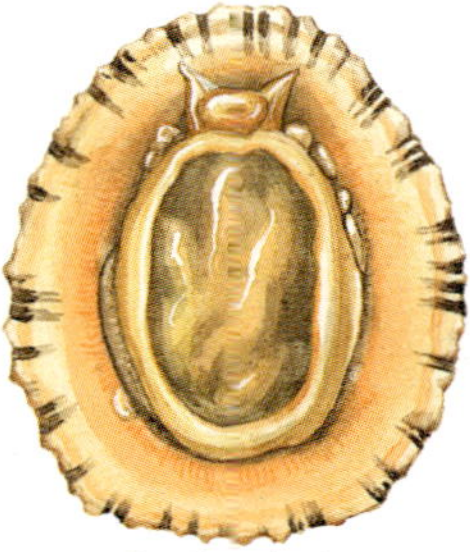

Patella vulgata

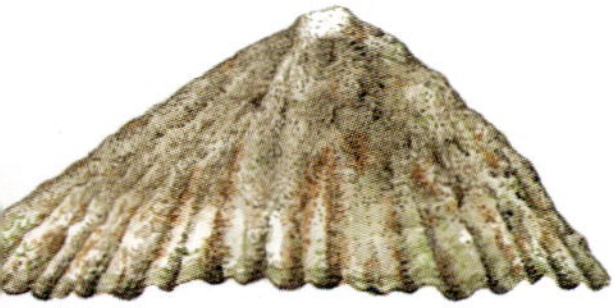

Patella depressa

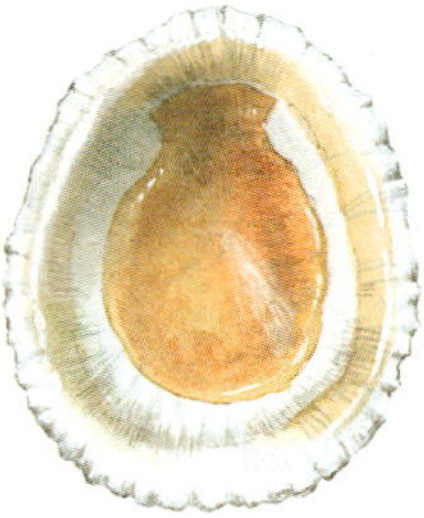

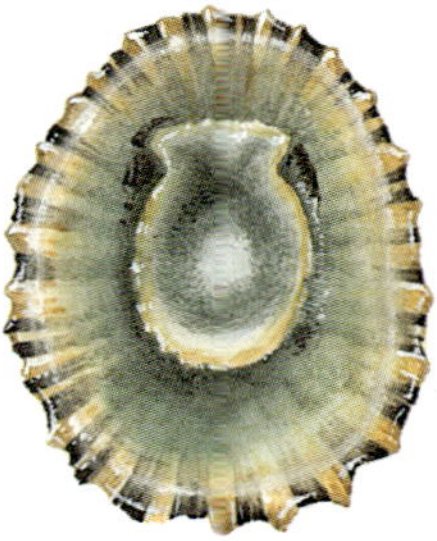

Tectura virginea

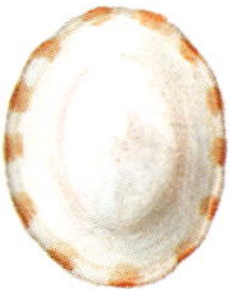

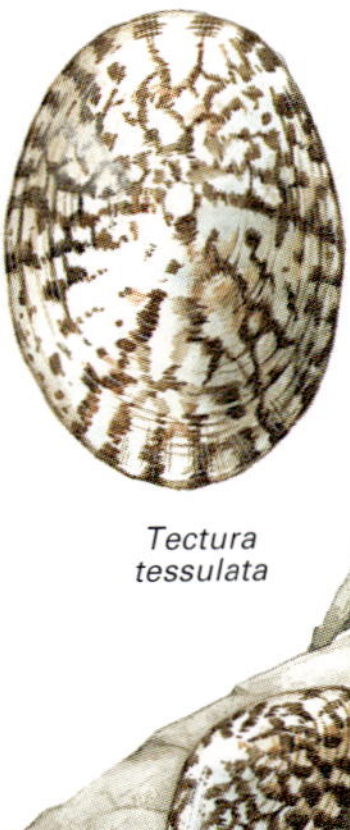

Tectura tessulata

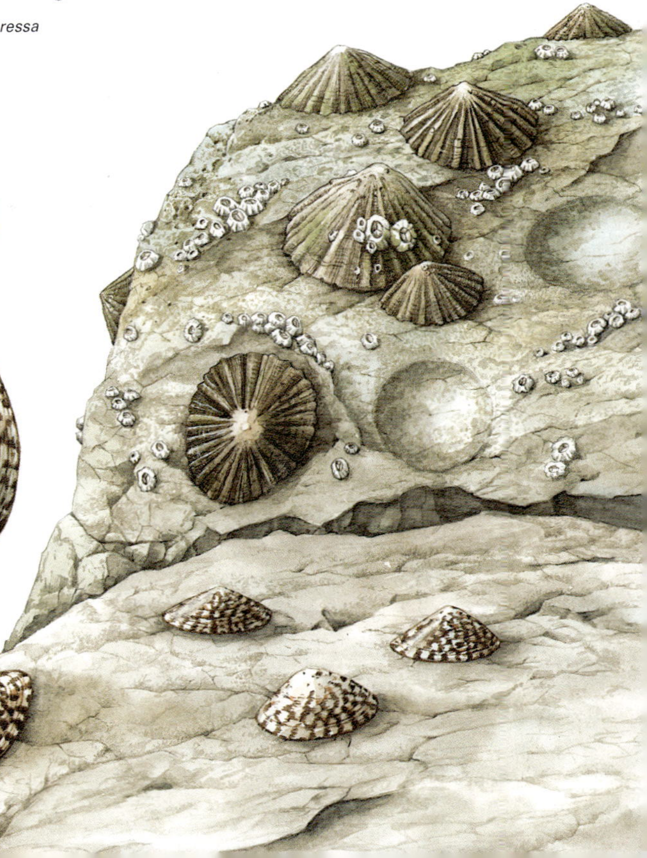

Lapa *Patella caerulea* L. Hasta 45 mm de long., un cono bajo con borde irregular y ondulado. Superficie ext. con toscas costillas radiales separadas por numerosos caballones más finos; parda gris a verde, roja o violeta, con moteado y radios blancos. Superficie int. con radios oscuros y claros, con ápice distintivamente azulado. Intermareal, en extensiones inf. de las costas rocosas. Sólo Mediterráneo.

Patella rustica **L.** Hasta 40 mm de long., abruptamente cónica, estrechamente ovalada cuando se ve desde arriba. Superficie ext. con finos caballones radiales, verde grisácea a parda, con manchas negras; superficie int. con radios cortos y oscuros alrededor del margen, ápice pálido. Sólo intermareal. Costas mediterráneas y atlánticas de España y Portugal.

Helcion pellucidum **(L.).** Esta vistosa lapa vive casi exclusivamente en los frondes y estipes de los ejemplares grandes de *Laminaria*, de los que se alimenta. Forma de birrete, de hasta 15 mm de largo, fino; ámbar translúcido, con brillantes manchas azul pavo real. Adultos grandes con conchas gredosas y apagadas, excavan agujeros en los estípites de las algas, que son debilitados y finalmente se sueltan con las tormentas. Orilla inf. hasta unos 30 m de profundidad, casi siempre sobre *Laminaria* (raras veces sobre *Fucus serratus*). Atlántico E, desde Islandia y Noruega hasta Portugal; ausente del Báltico, E de Dinamarca, Bélgica y Holanda.

Propilidium exiguum **(Thompson) (Propilidiidae).** Una lapa inconspicua, de sólo 4 mm de long., 2,5 mm de alto, con ápice abruptamente curvado, parecida a *Emarginula* pero sin la hendidura anterior. Un pequeño septo por debajo del ápice en el interior de la concha. Sublitoral somero, y mar adentro hasta aguas profundas. Noruega a Suecia, islas Británicas, hasta Azores y el Medit. Ausente del Báltico, M. del N., Canal. Otras dos especies de *Propilidium* en el Medit.

Familia Trochidae

Conchas globulares o piramidales con pocas espiras, a menudo brillantemente coloreadas y típicamente con bandas más oscuras. Abertura grande, sin labio reflejado, y mostrando un interior de nácar. Las conchas viejas o gastadas pueden presentar capas nacaradas en el ápice. Opérculo córneo y pardo. Tres o más pares de tentáculos epipodiales, a lo largo de los laterales del pie. Cavidad paleal con una sola branquia. Los tróquidos ramonean en las superficies rocosas, alimentándose de algas microscópicas y detritos. En la mayoría de las especies los sexos están separados; la fecundación es externa y los huevos dan lugar a larvas planctónicas con una corta vida de natación libre. Estrictamente costeros, muchas especies restringidas en gran parte a los hábitats intermareales, y a menudo muy comunes en las costas adecuadas. Ésta es una gran familia, con más de 70 especies registradas en las aguas europeas, incluyendo 27 del género *Gibbula*.

Margarites helicinus **(Fabricius).** Concha lisa, un cono bajo y redondeado de hasta 9 mm de alto; con cuatro o cinco espiras, separadas por distintivas suturas para formar un perfil escalonado. Abertura grande y redondeada. Pardo claro, anaranjado o rojizo, con tintes verdes o purpúreos. Orilla inf. y sublitoral, sobre *Fucus, Laminara* y algas más pequeñas. Circumboreal; en el E del Atl. al S hasta el O de Suecia, islas Británicas. Ausente del S del M. del N., Canal y O de Irlanda.

Monodonta lineata **(da Costa).** Gruesa y pesada, un cono bastante alto de seis o siete espiras, de hasta 30 mm de altura; perfil generalmente redondeado, no escalonado. Abertura angulosa, con un robusto diente en el labio interno. Pardo claro, con rayas o zigzags de pardo rojizo o verde. Intermareal sólo, en zonas medias o sup. de las costas rocosas abrigadas, a menudo en charcas. Se alimenta de algas microscópicas, y brotes de algas. Especie meridional: de Madeira y Marruecos al N hasta el Canal e islas Británicas. No en el Medit.

Peonza *Monodonta turbinata* (Born). Parecida a *M. lineata* por su abertura angulosa y dentada, pero la concha es más ancha, el cono más bajo, blanco amarillento, con bandas concéntricas y discontinuas. Hasta 25 mm de alto. Intermareal, costas bajas y rocosas. Sólo Mediterráneo.

Jujubinus striatus **(L.).** Es un cono estrecho de laterales aplanados de seis espiras, de hasta 10 mm de alto. Ocho a diez caballones concéntricos y lisos en cada espira, la abertura oblicuamente ovalada. Blanco grisáceo, crema o amarillo, con grandes manchas irregulares de pardo claro y oscuro. En BM, entre *Zostera, Ulva* y *Codium*, y mar adentro hasta aguas profundas. Medit., Azores y Madeira, N hasta GB.

Jujubinus exasperatus **(Pennant).** Menor que la especie anterior —hasta 8 mm de alto— y más abruptamente cónica; seis a ocho espiras, cada una con cinco caballones concéntricos gruesos y toscos. Abertura casi cuadrada, con un diente romo en el labio interno. Pardo claro, rojizo pálido o verde, con rayas y manchas grandes en blanco, pardo o púrpura. Hábitat como el de *J. striatus*. Canarias, Azores, Medit. y GB. Ausente de Escandinavia y en general del M. del N.

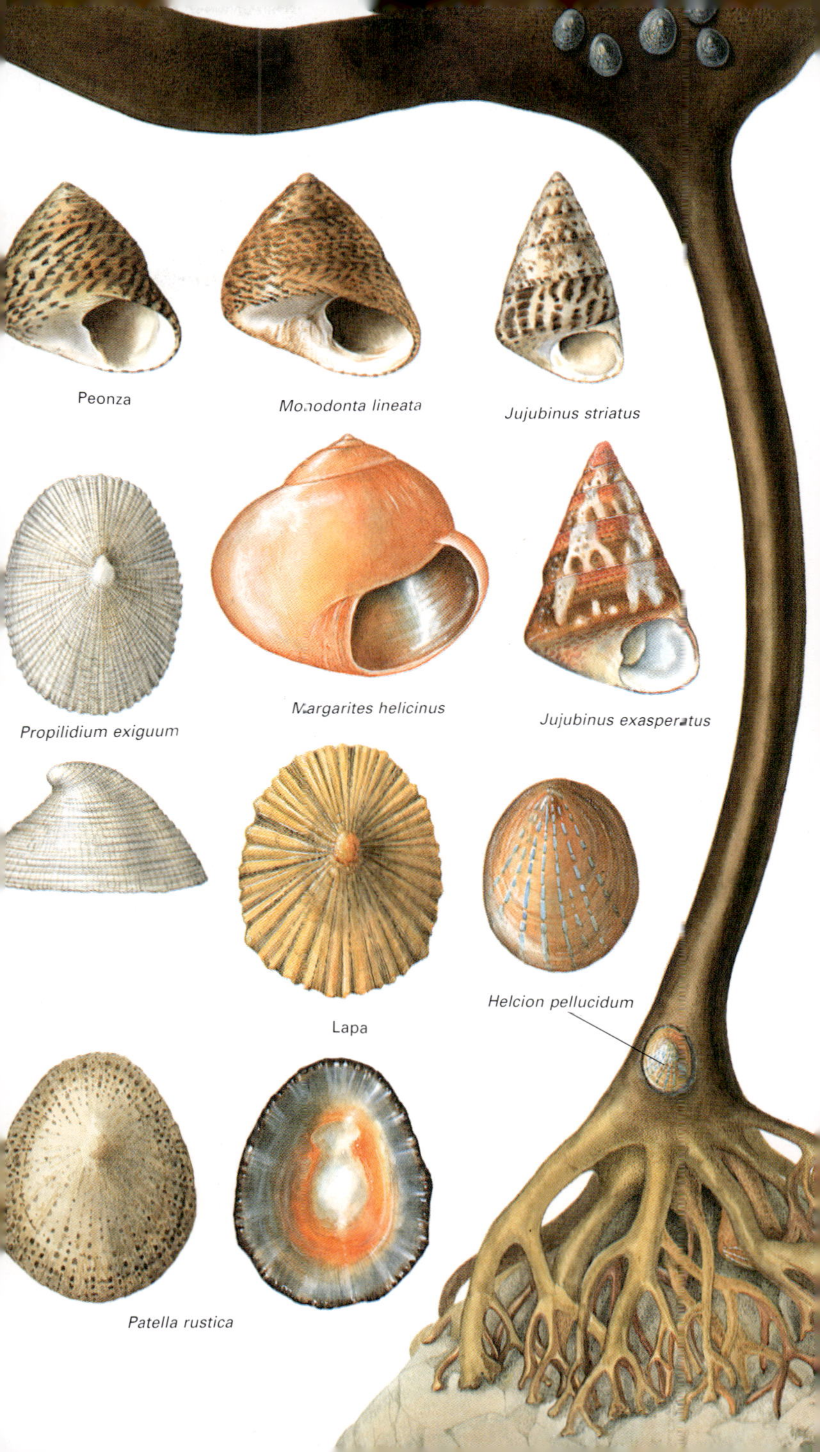
Peonza
Monodonta lineata
Jujubinus striatus
Propilidium exiguum
Margarites helicinus
Jujubinus exasperatus
Lapa
Helcion pellucidum
Patella rustica

Peoncilla, caracolillo de nácar *Gibbula cineraria* (L.). Cónica roma, hasta 15 mm de alto; cinco o seis espiras con perfil lisamente redondeado. Amarillento claro a gris ceniza, con bandas estrechamente curvadas de pardo rojizo. En costas rocosas abrigadas, bajo piedras y algas, desde el NMM hacia abajo, raras veces en grandes charcas de la costa sup. La cría tiene lugar en primavera y verano, la larva tiene una vida pelágica de unos nueve días. Sublitoral hasta aproximadamente los 100 m. Común. GB, N hasta Noruega e Islandia, S hasta Gibraltar. Por todo el M. del N. pero no en el Medit.

Peonza plana *Gibbula umbilicalis* (da Costa). Cónica roma, más plana que *G. cineraria,* con perfil más o menos redondeado, pero parecida en cuanto a tamaño. Verdoso apagado, o amarillo crema, con anchas rayas transversales en rojo o púrpura rojizo. En costas rocosas abrigadas, desde la costa sup. hasta el sublitoral; tolerante a la emersión y las aguas salobres, a menudo en charcas de la costa sup. Cría durante el verano; las larvas se establecen al cabo de muy pocos días. Esta especie vive unos 10 años. Costas atlánticas pero ausente del M. del N. y el Medit.

***Gibbula pennanti* (Philippi).** Parecida a *G. umbilicalis,* pero con un perfil ligeramente escalonado. Color variable; blancuzco, crema o verde, con bandas irregulares, púrpuras y en zigzag, que se interrumpen en la superficie basal para producir un dibujo ajedrezado; a veces rojo cobre, verde o negro, con o sin estrechas bandas en espiral blancas o rojas. En costas rocosas, desde la costa media hacia abajo, a menudo abundante en charcas rocosas. Quizás se alimenta más fácilmente en áreas fangosas que otras especies de *Gibbula.* Islas Anglo-normandas, Bretaña, al S hasta el Medit.

Peonza *Gibbula adansoni* (Payraudeau). Un alto cono romo, de hasta 15 mm, con distintivas suturas entre las espiras, pero perfil no escalonado. Color variable, de rojizo claro a pardo oscuro, generalmente con un rico dibujo; ombligo verde. Sublitoral somero, especialmente entre *Cystoseira* y *Zostera.* Sólo Mediterráneo, quizás mar Negro.

***Gibbula adriatica* (Philippi).** Parecida a *G. adansoni* pero mayor, de hasta 20 mm, con perfil más redondeado y suturas indistintas; dibujo difuso. Ombligo verde. Sublitoral somero. Sólo Medit., abundante en el Adriático, raro más el E.

***Gibbula ardens* (von Salis).** Una espira baja y muy puntiaguda, de hasta 20 mm de alto. Espiras redondeadas pero de perfil abruptamente escalonado, con fuertes caballones en espiral. Color y forma de la espiral muy variables. Orilla inf. hasta unos 20 m, a menudo en lechos de *Zostera.* Sólo Mediterráneo.

Peonza mágica, peonza maga *Gibbula magus* (L). Una concha grande, de hasta 30 mm de alto, con ocho espiras y un perfil abruptamente escalonado. Blanca, amarillo apagado o gris, con grandes manchas irregulares pardas, rojas o púrpuras. Orilla inf. y sublitoral hasta los 20 m; en costas rocosas y también en fondos mixtos fangosos y arenosos. Las poblaciones mediterráneas tienden a tener coloridos más vivos que las de las costas atlánticas, y parece que ocupan hábitats más fangosos en aguas más profundas. Poco común. Islas Británicas, desde el golfo de San Malo al S hasta el Medit. Ausente del M. del N.

***Gibbula varia* (L.).** Cónica roma, de hasta 20 mm de alto; espiras con perfiles lisamente redondeados, suturas distintivas y esculpido espiral liso y satinado. Ombligo grande, abertura angulosa. Color variable: blanco a amarillo, gris y negro, con grandes manchas pálidas. El fino esculpido es constante y distingue a esta especie de todas las demás de *Gibbula.* En costas rocosas bajas hasta unos 20 m. O del Mediterráneo.

Peonza mediterránea *Gibbula divaricata* (L.). Cónica roma, con perfil lisamente redondeado, de hasta 20 mm de alto. Color característico: crema a verdoso pálido con numerosas líneas y puntos en espiral de color púrpura o rojo. Sobre rocas, intermareal y sublitoral somero. Mediterráneo, O hasta el S de Portugal.

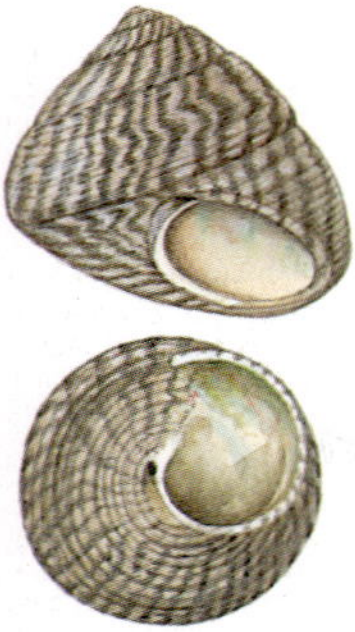

Peoncilla

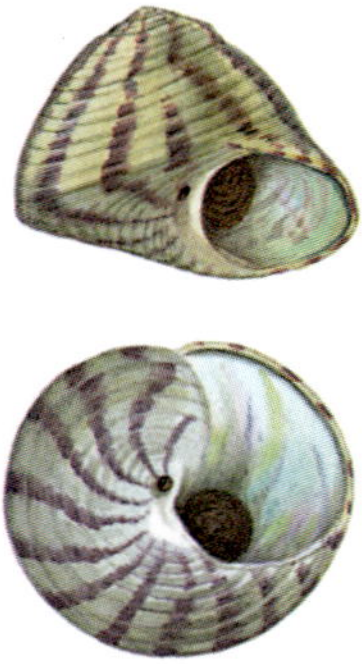

Peonza plana

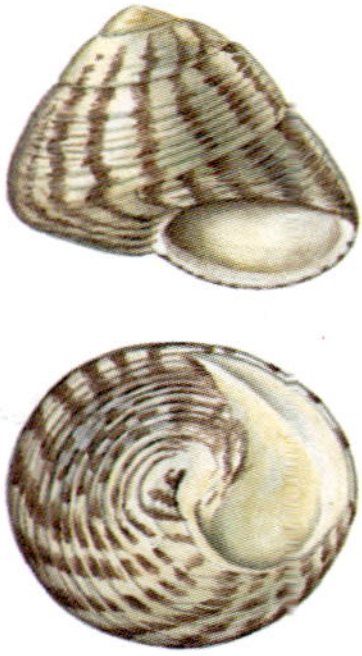

Gibbula pennanti

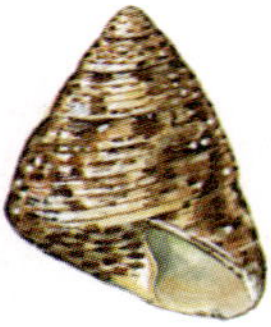

Peonza

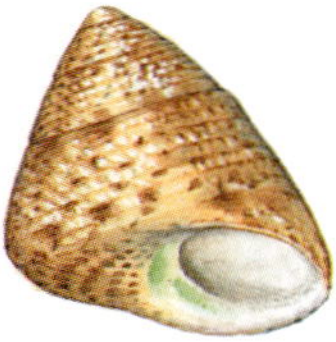

Gibbula adriatica

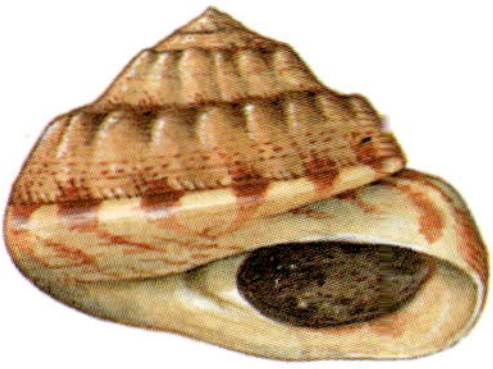

Peonza mágica

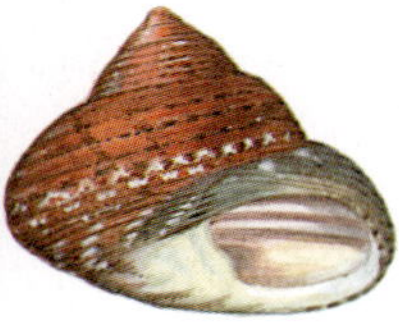

Gibbula ardens

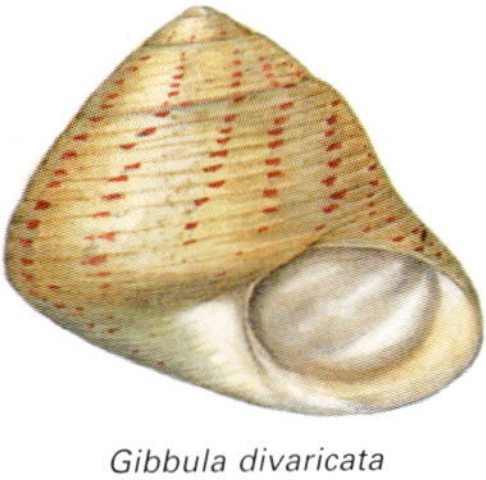

Gibbula divaricata

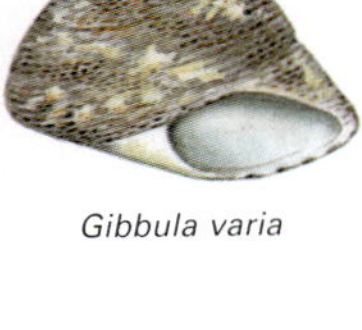

Gibbula varia

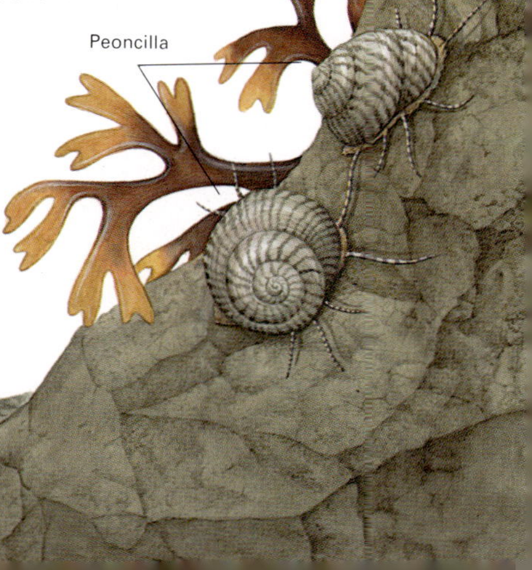

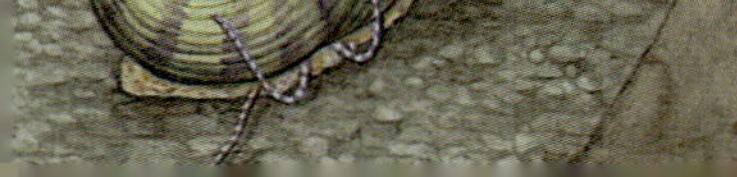

Peonza mágica

Trompa, peonza pintada *Calliostoma zizyphinum* (L.). Perfectamente cónica con una base aplanada, hasta 30 mm de alto, con aproximadamente diez espiras acostilladas. Abertura cuadrada. Color variable; se conocen poblaciones de color blanco puro. En costas rocosas moderadamente abrigadas, desde NMM hasta el sublitoral. Excepcionalmente para esta familia, los huevos se ponen en largas cintas gelatinosas y eclosionan dando lugar a juveniles reptantes. GB al N hasta Noruega, al S hasta las Azores, por todo el Mediterráneo.

***Calliostoma laugieri* (Payraudeau).** Menor que *C. zizyphinum* hasta unos 15 mm de alto, con espiral más abrupta y espiras lisas y relucientes; con una sola banda en espiral por encima de las suturas. Generalmente marmórea, a veces blanco liso, crema o violeta. Orilla inf. hasta unos 60 m, a menudo entre *Posidonia*. Sólo Mediterráneo.

***Clanculus cruciatus* (L.).** Espiral baja; espiras de perfil redondeado, suturas profundas, de hasta 10 mm de alto. Gruesas esculturas de bandas espiraladas de cuentas; ombligo profundo; abertura ovalada, con un diente parecido a un nódulo en el labio interno. Color variable; pardo, rojo o azulado, siempre con marcas blancas. Sobre rocas, intermareal a 60 m. Medit., al O hasta el S de Portugal.

Familia Phasianellidae

Pequeñas conchas, generalmente lisas y brillantes, con una corta espiral de pocas espiras. A menudo brillantemente coloreada. Abertura simple, sin labio y sin columela visible; característicamente cerradas por un opérculo blanco gruesamente calcificado. Sólo una branquia; pie con tres pares de tentáculos epipodiales. Generalmente asociada con algas pequeñas, de las que se alimenta. La reproducción implica la fecundación externa, larvas planctónicas. Seis especies europeas, del género *Tricolia*.

***Tricolia pullus* (L.).** Una concha ovalada y rechoncha de hasta 9 mm, con cinco o seis espiras. Color de fondo crema a blanco, color del dibujo variable. Grueso opérculo blanco siempre conspicuo. Común en pequeñas algas rojas (*Lomentaria, Laurencia, Mastocarpus*), a menudo abundante. Desde BAV hasta el sublitoral somero. Islas Británicas, O del Canal, Medit.

***Tricolia speciosa* (Muhlfeld).** Mayor y más esbelta que la anterior, hasta 15 mm, con abertura ovalada y alargada. Color muy variable: amarillo unicolor hasta castaño y blanco ricamente marmóreo. Sublitoral somero, frecuentemente entre algas marinas. Sólo Mediterráneo.

Familia Turbinidae

La mayoría de conchas de esta familia forman un amplio cono, con la última espira constituyendo la mayor parte. Típicamente acaballonada o acintada, a menudo con ornamentación engrosada. Ombligo profundo. Abertura con labio completo, sellada por un opérculo plano, calcificado y espiralado. Cuatro especies registradas en Europa, sólo una común.

Peonza rugosa *Astraea rugosa* (L.). Concha grande, de hasta 50 mm de alto, con abertura transversalmente ovalada. Toscos caballones en espiral con robustos nódulos o espinas, erosionado en los animales más grandes. Los ejemplares vivos típicamente cubiertos con algas. Opérculo diagnóstico: grueso, lenticular, anaranjado a amarillo; tradicionalmente utilizado en joyería. Sublitoral somero hasta los 50 m, en fondos rocosos. Mediterráneo y Portugal, S hasta las Azores y Canarias.

ORDEN MESOGASTROPODA

El orden de prosobranquios mayor y más diverso. A diferencia de los arqueogasterópodos tienen sólo un riñón, una gónada y una branquia. Las estrategias reproductiva y alimentaria y la forma de la concha varían más que en los otros dos órdenes. La mayoría de las especies copulan, produciendo huevos en discretas masas, bandas o cápsulas. Existen especies de tipo lapa, pero la mayoría de las familias se caracteriza por sus conchas espiraladas.

Familia Lacunidae

Finas conchas calcificadas, con abertura grande cerrada por un opérculo córneo. Columela con surco umbilical. La mayoría de las especies son pequeñas, globulares o fusiformes, con una espiral de cuatro o cinco vueltas. Cuando reptan enseñan su tentáculo metapodial par, que es diagnóstico. Las especies de *Lacuna* son herbívoras, típicamente asociadas con las algas intermareales. Cuatro especies en Europa, pertenecientes al género *Lacuna*.

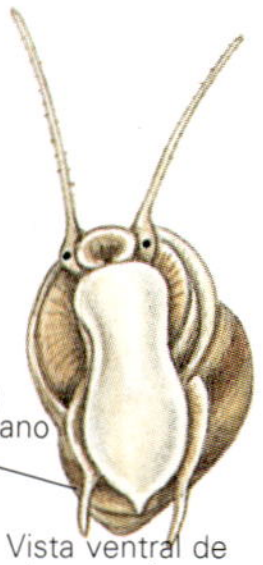

Vista ventral de *Lacuna vincta*

***Lacuna pallidula* (da Costa).** Concha globular, con una espiral diminuta; hasta 12 mm de lado, machos la mitad; ombligo profundo y amplio. Intermareal sobre algas, especialmente *Fucus serratus*. Vive aproximadamente un año. La cría tiene lugar en invierno y a principios de primavera; masas de huevos ovaladas y gelatinosas depositadas sobre el alga que les sirve de alimento, que dan lugar a juveniles reptantes. GB, circumboreal, en el E del Atl. llega al S hasta Bretaña.

***Lacuna parva* (da Costa).** Menor que la anterior, de hasta 4 mm, con abertura proporcionalmente menor. Dimórfica; ♀ con abertura angulosa. Ombligo pequeño. Intermareal sobre algas, incluyendo *Fucus serratus* y *F. vesiculosus*. GB, S hasta el O de España.

***Lacuna vincta* (Montagu).** Fusiforme, con una gran espiral de cinco vueltas; hasta 10 mm de alto. Bandas de color características. Sobre algas y *Zostera*, a menudo abundante sobre *F. serratus*. Vive aproximadamente un año. Cría de enero hasta principios del verano, poniendo huevos en masas de gelatina anilladas sobre las algas que les sirven de alimento. Larvas planctónicas de larga vida. GB, circumboreal, al S hasta Bretaña.

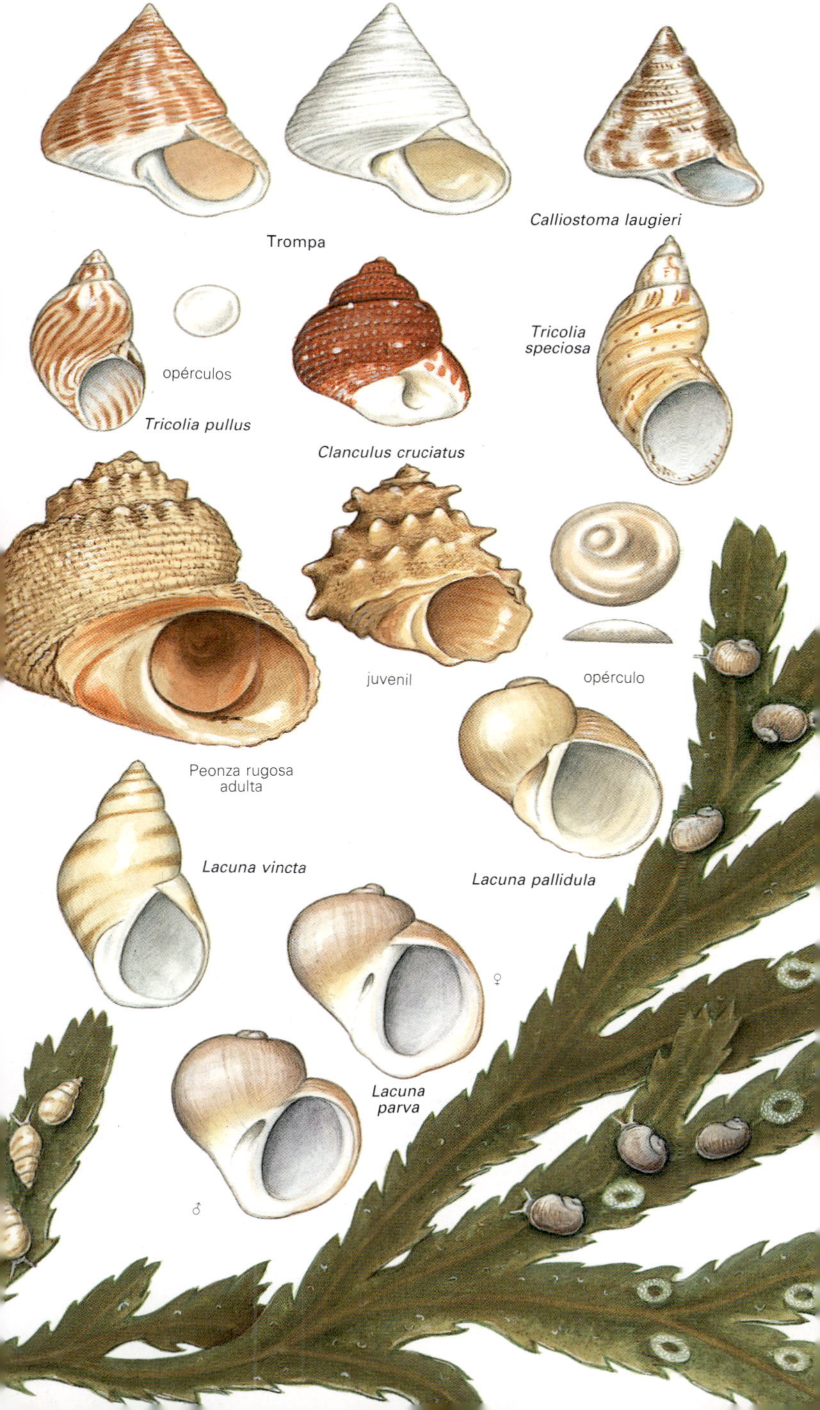
Trompa
Calliostoma laugieri
opérculos
Tricolia pullus
Clanculus cruciatus
Tricolia speciosa
juvenil
opérculo
Peonza rugosa adulta
Lacuna vincta
Lacuna pallidula
♀
Lacuna parva
♂

Familia Littorinidae

Son los mesogasterópodos más comunes, conspicuos y a menudo abundantes de la zona intermareal. La concha es espiralada, pero bastante globulosa, con la última espira de al menos tres cuartas partes de su altura. Abertura con un labio completo y redondeado, cerrada por un grueso opérculo córneo. Sin ombligo. Algunas especies ponen huevos en masas envueltas en gelatina, algunas tienen larvas planctotrópicas, otras liberan jóvenes desarrollados y reptanes. Todos los litorínidos son herbívoros ramoneadores. Unas doce especies en un solo género, *Littorina*, principalmente limitadas a las costas atlánticas del N y el O de Europa.

Bígaro común *Littorina littorea* (L.). Concha espiralada, de hasta 30 mm de lado; suturas someras, espiras con esculturas de finos surcos. Labio externo de la abertura tangencial a la última espira, columela típicamente blanca. De la costa sup. al sublitoral somero, sobre sustratos blandos pero predominantemente sobre rocas; abrumadoramente abundante en costas herbosas moderadamente abrigadas. Pone cápsulas de huevos gelatinosas directamente en el mar. Costas británcias; rara o ausente de las islas de Sicilia y Anglo-normandas. Del mar Blanco al S hasta el N de España, pero no en el Medit. Se consume como alimento en el N de Europa.

Bígaro chato *Littorina obtusata* (L.). Ovalada vista desde la abertura, con la última espira ligeramente mayor que la abertura; de ápice plano con una espira mínima. El color varía de acuerdo con el hábitat, las conchas más claras en hábitats más abrigados, las ajedrezadas oscuras en costas expuestas. Sobre grandes algas pardas, especialmente *Fucus vesiculosus* y *Ascophyllum nodosum*, de las que se alimenta, y pone masas de huevos envueltas en gelatina, ovaladas o arriñonadas; de ellas nacen jóvenes que reptan. Vive hasta tres años o más. Común donde hay algas pardas. GB, al N de Noruega hasta las costas del S de España.

***Littorina mariae* Sacchi y Rastelli.** Parecida a la especie anterior, pero en forma de gota vista desde la abertura, con ésta mayor que la última espira, y con una espiral incluso aún más plana. No obstante, la concha presenta intermedios entre las dos especies; la discriminación cuidadosa depende de la disección de los adultos sexualmente maduros y el hábitat es la mejor característica de campo. El color varía como en *L. obtusata*. Sobre algas pardas, especialmente *F. serratus*, sobre el que se alimenta y cría, depositando masas de huevos parecidas a las de *L. obtusata*. Vive aproximadamente un año. Distribución como *L. obtusata*.

Bígaro enano *Littorina neritoides* (L.). Especie diminuta, de menos de 10 mm de alto, con una espira alta y puntiaguda y una abertura ovalada. Las bandas de crecimiento generalmente son claras en la última espira. En costas rocosas en la PM y por encima, en conchas de cirrípedos, grupos de *Lichina* y grietas. Cría a finales del invierno, dando lugar a cápsulas de huevo pelágicas que liberan larvas planctónicas. O de Noruega, costas occidentales de GB, costas atlánticas de Europa, S hasta Marruecos, Canarias, Azores; por todo el Medit. y el mar Negro. Ausente del S del M. del N. y el Canal.

***Littorina saxatilis* (Olivi).** Una concha rechoncha con una espiral baja de tres o cuatro vueltas y una abertura grande y redondeada; hasta 18 mm de altura. Escultura de estrías en espiral, a menudo pronunciada. Color variable. Costa sup., entre *Pelvetia* y *Fucus spiralis*; también en llanuras fangosas y estuarios, tolerando salinidades tan bajas como del 8 por mil. Ovovivípara. GB, N de Noruega al S hasta las costas atlánticas de España, esporádicamente en el O del Medit.

***Littorina nigrolineata* Gray.** Globular, con una espiral baja de cinco o seis espiras y una abertura alargada ovalada; hasta 30 mm de alto. Labio externo de la abertura casi perpendicular a la pared del cuerpo; lado interno reflejado por encima de la región columelar. Blanco a rojo anaranjado intenso, espiras en espiral típicamente de color pardo intenso. En costas rocosas desde NMM hacia arriba, entre *Ascophyllum nodosum* y especies de *Fucus*, e incluso en la zona de cirrípedos. Huevos depositados en masas gelatinosas rosadas bajo las piedras, eclosionando como jóvenes reptantes. GB, excepto el SE; costas atlánticas de Francia.

***Littorina neglecta* Bean.** Un bígaro diminuto, globular y de concha fina, con una espiral baja y roma y una abertura grande y redondeada; hasta 5 mm de alto. Con finas estrías, y bandas de crecimiento más toscas. Color oscureciéndose con la edad, a menudo con marcas pardas en la última espira. En costas rocosas expuestas, desde el límite inf. del cinturón de cirrípedos hasta al zona de *Laminaria*; típicamente en conchas de cirrípedos, grietas, penachos de *Corallina*. Ovovivípara. GB. El resto de la zona de distribución no está claro.

***Littorina rudis* (Maton).** Una concha grande y rechoncha con una espiral de cuatro espiras; abertura redondeada, con su borde externo casi perpendicular en la última espira, con un pitorro por debajo. Estrías de la espiral toscas y obvias. Unicolor. Costa sup., en grietas húmedas entre *Pelvetia*. GB, O de Noruega al S hasta las costas atlánticas del S de Europa. Esta especie puede llegar a considerarse parte de *L. saxatilis*.

***Littorina tenebrosa* (Montagu).** Alargada, fina, casi transparente, con dibujo oscuro; espiral alta, con abertura pequeña y redondeada; hasta aproximadamente 15 mm; estrías finas, de superficie lisa. En costas abrigadas y herbosas, en condiciones salobres. Puede llegarse a demostrar que es una forma de aguas salobres de *L. saxatilis*. Distribución incierta; mayoría de GB y probablemente costas atlánticas de Europa.

***Littorina arcana* Hannaford Ellis** (no ilustrada). Concha idéntica a la de *L. rudis*. Se distingue de esta última y de *L. saxatilis* por la presencia de un oviducto y la falta de la bolsa incubadora en la ♀, y una próstata y un campo genital ciliado menores en el ♂. Arriba en las costas rocosas expuestas, entre cirrípedos y *Verrucaria*. GB, probablemente costas atlánticas de Europa.

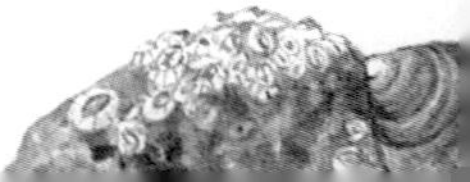

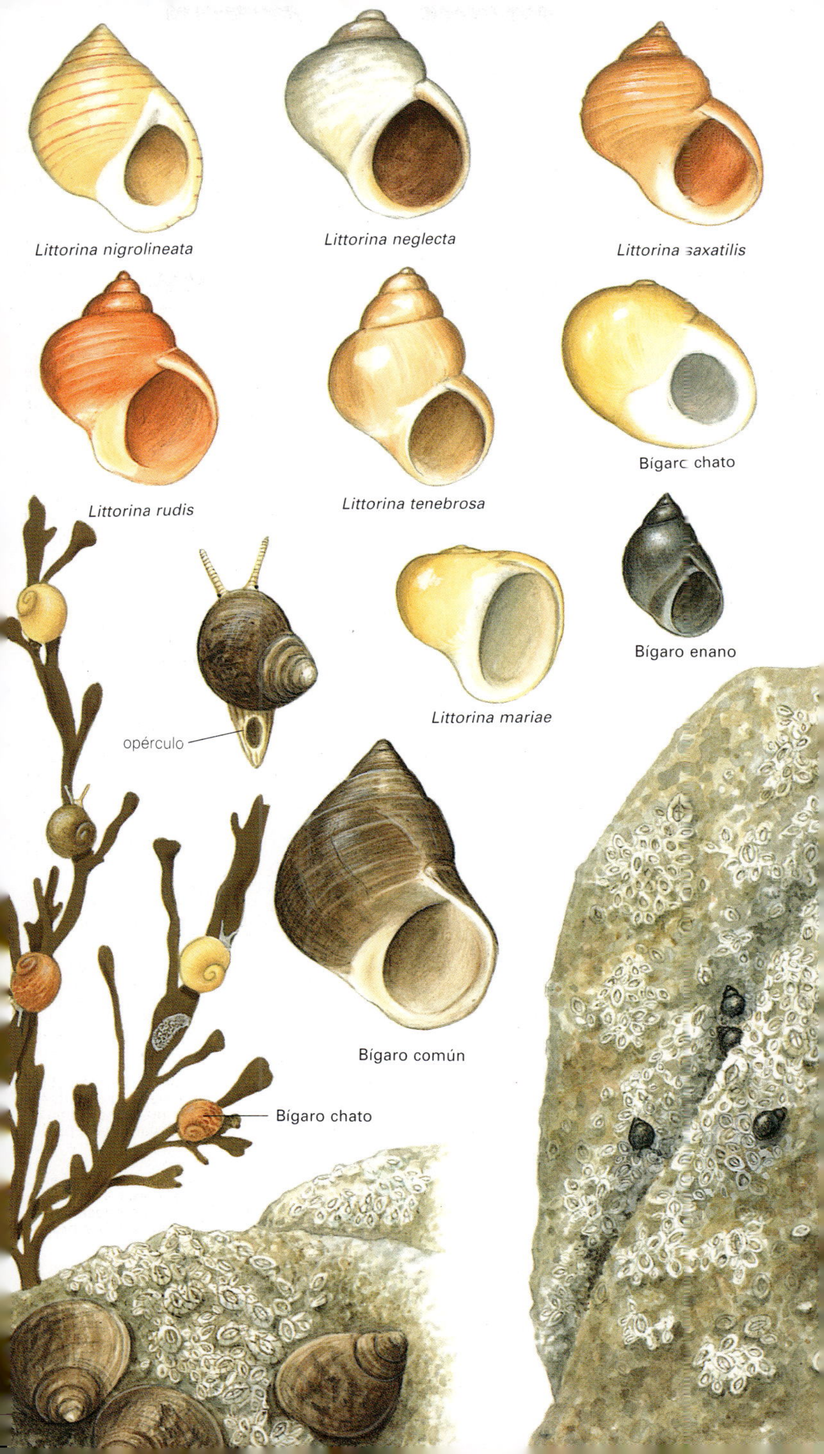
Littorina nigrolineata
Littorina neglecta
Littorina saxatilis
Littorina rudis
Littorina tenebrosa
Bígaro chato
Littorina mariae
Bígaro enano
opérculo
Bígaro común
Bígaro chato

Familia Hydrobiidae

Caracoles pequeños y fusiformes, que raras veces sobrepasan los 5 mm de long.; colorido apagado, amarillento, verde o pardo sucio. Abertura ovalada, con reborde complejo; cerrados por un opérculo espiralado. Cabeza con largo hocico entre los tentáculos. Sexos separados; fecundación interna, huevos puestos en pequeñas cápsulas gelatinosas, cubiertas de granos de arena y pegadas a las piedras o conchas. Viven en las arenas fangosas finas y en el limo, generalmente en condiciones salobres, alimentándose de bacterias, diatomeas o detritos. Siete especies europeas del género *Hydrobia*.

***Hydrobia ulvae* (Pennant).** Espiral esbelta y de bordes aplanados de seis o siete espiras, abertura piriforme. Tentáculos cefálicos con borde negro cerca de las puntas. En arenas fangosas, fangos de los estuarios y saladares, a millares por m^2. Toleran salinidades tan bajas como del 1,5 por mil, pero también se hallan en hábitats plenamente marinos. Flotan por debajo de balsas de mucus en la superficie del agua cuando sube la marea. Los huevos eclosionan dando lugar a larvas planctónicas. GB, N de Noruega, S hasta Senegal, y por todo el Medit.

***Hydrobia ventrosa* (Montagu).** Espiras más redondeadas que la especie anterior, con profundas suturas; ápice romo, abertura ovalada. Tentáculos cefálicos pálidos. Hasta 5 mm de alto. Los huevos dan lugar a jóvenes reptantes. En lagunas salobres y acequias, no en costas abiertas. GB, y costas NO de Europa.

***Hydrobia neglecta* Muus.** Menor que *H. ventrosa*, hasta 4 mm, y más esbelta, con espiras menos hinchadas. Tentáculos cefálicos, con mancha pigmentada cerca de las puntas. Hábitat parecido a *H. ventrosa* pero requiere una salinidad mínima del 10 por mil. Los huevos dan lugar a juveniles reptantes. GB, S del M. del N., islas Anglo-normandas.

Familia Rissoidae

Concha esbelta, espiralada, raras veces más larga de 6 mm. Abertura con un borde completo, cerrada por un opérculo espiralado y córneo. La cabeza tiene un largo hocico; uno o dos tentáculos paleales, y generalmente un solo tentáculo metapodiano. Huevos puestos en pequeñas cápsulas gelatinosas, o libres; en algunas especies las cápsulas de los huevos liberan jóvenes reptantes, pero la mayoría tienen larvas planctotrópicas. Esta familia incluye quizás a 150 especies de los mares europeos.

***Rissoa guerini* Récluz.** Ocho espiras, con un máximo de 6 mm de long., las últimas tres o cuatro con costillas toscas y elevadas; finas espinas estriadas también presentes. Abertura ovalada, con un labio fino y acampanado; diminuto surco umbilical presente. Orilla inf. y sublitoral somero, sobre algas, hierbas marinas y bajo piedras. Islas Británicas, al S hasta Canarias, también al O del Medit.

***Rissoa inconspicua* Alder.** Rechoncha, con seis espiras y 3 mm de long. como máximo, las dos o tres últimas con numerosos acostillamientos estrechos; finas estrías en espiral también evidentes. Color claro, a menudo con ápice de color púrpura intenso. Orilla inf., y mar adentro hasta los 100 m. Sobre algas, bajo piedras, entre gravas de conchas. GB, Noruega a las Azores y el Medit., O del Báltico, pero ausente del S del M. del N.

***Rissoa parva* (da Costa).** Esbelto, con siete u ocho espiras de un máximo de 5 mm de long.; lisa o con unas pocas costillas elevadas sobre al menos cuatro espiras. Color variable pero siempre con una marca oscura en forma de coma cerca de la abertura. Desde NMM hasta aproximadamente los 15 m de profundidad, abundantes en pequeñas algas rojas empenachadas. GB, N de Noruega, S hasta el Medit. No en el Báltico.

***Rissoa sarsi* Lovén.** Parecida a la anterior pero menor, seis espiras como máx., long. 3 mm, y con la última espira proporcionalmente mayor. Abertura ovalada, bastante angulosa. Con pocas costillas toscas en las últimas dos o tres espiras, o completamente liso. Orilla inf. y sublitoral somero, entre algas. GB, N de Noruega hasta el Medit., incluyendo el O del Báltico.

***Rissoa variabilis* (Muhlfeld).** Grande con esbelta espiral de ocho vueltas, de 8 mm de long. máxima. Abertura estrechamente ovalada. Esculpido de unas pocas costillas gruesas muy prominentes. Color claro, con bandas espirales más oscuras. Orilla inf. y sublitoral somero, sobre algas rojas y verdes. Sólo Mediterráneo.

***Rissoa violacea* Desmarest.** Rechoncha, de laterales planos, con seis o siete espiras, con 5 mm de long. máxima. Abertura ampliamente ovalada. Con o sin acostillamientos, con estrías en espiral; tanto las formas acostilladas como las lisas tienen una distintiva superficie ajedrezada. Orilla inf., y sublitoral somero hasta aproximadamente los 50 m; entre algas y sobre gravas. GB, N de Noruega hasta el Medit.

***Rissostomia membranacea* (J. Adams).** Concha muy esbelta, de laterales aplanados, fina, con ocho o nueve espiras y una long. máxima de 9 mm. Abertura estrechamente ovalada, con fino labio acampanado. Costillas curvadas de diverso desarrollo. Color claro, con unas pocas rayas longitudinales de color más oscuro. Sobre algas, y especialmente *Zostera*, tolerando salinidades tan bajas como del 6 por mil. GB, N de Noruega al S hasta Bretaña, incluyendo el O del Báltico.

***Alvania beani* (Thorpe).** Una concha ancha y pequeña, con siete espiras y una long. máxima de 3,5 mm. Con costillas apretadamente empaquetadas y caballones toscos y espiralados, lo que le confiere una superficie áspera y reticulada. Abertura grande, ovalada, con borde oscuro, con su labio ext. acaballonado internamente. Blanca, crema o anaranjada, a menudo con dos bandas oscuras en la última espira. BEAV y sublitoral, sobre algas y entre grava fangosa. GB, N de Noruega hasta las Azores, Canarias y el Medit. Ausente de las costas del S del M. del N.

***Alvania punctura* (Montagu).** Parecida a *A. beani*, pero más fina, con reticulado más fino; borde de la abertura fino, caballones en la última espira que no se extienden por encima del borde ext. Una pequeña grieta umbilical. Long. 3 mm. Sublitoral, en fondos arenosos. GB, ausente del Canal y del S del M. del N. N de Noruega hasta el Medit.

***Alvania semistriata* (Montagu).** Rechoncho, casi de laterales planos, con seis espiras y una long. máx. de 3 mm. Abertura alargada y ovalada, de gruesos labios. Con numerosas estrías en espiral, especialmente pronunciadas en la última espira. Generalmente pálida con dos hileras de rayas oscuras en la última espira. BEAV y sublitoral en áreas fangosas, bajo piedras, entre algas breñosas y en charcas; gregarias. GB, de Noruega al Medit. pero ausente del S del M. del N.

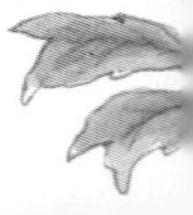

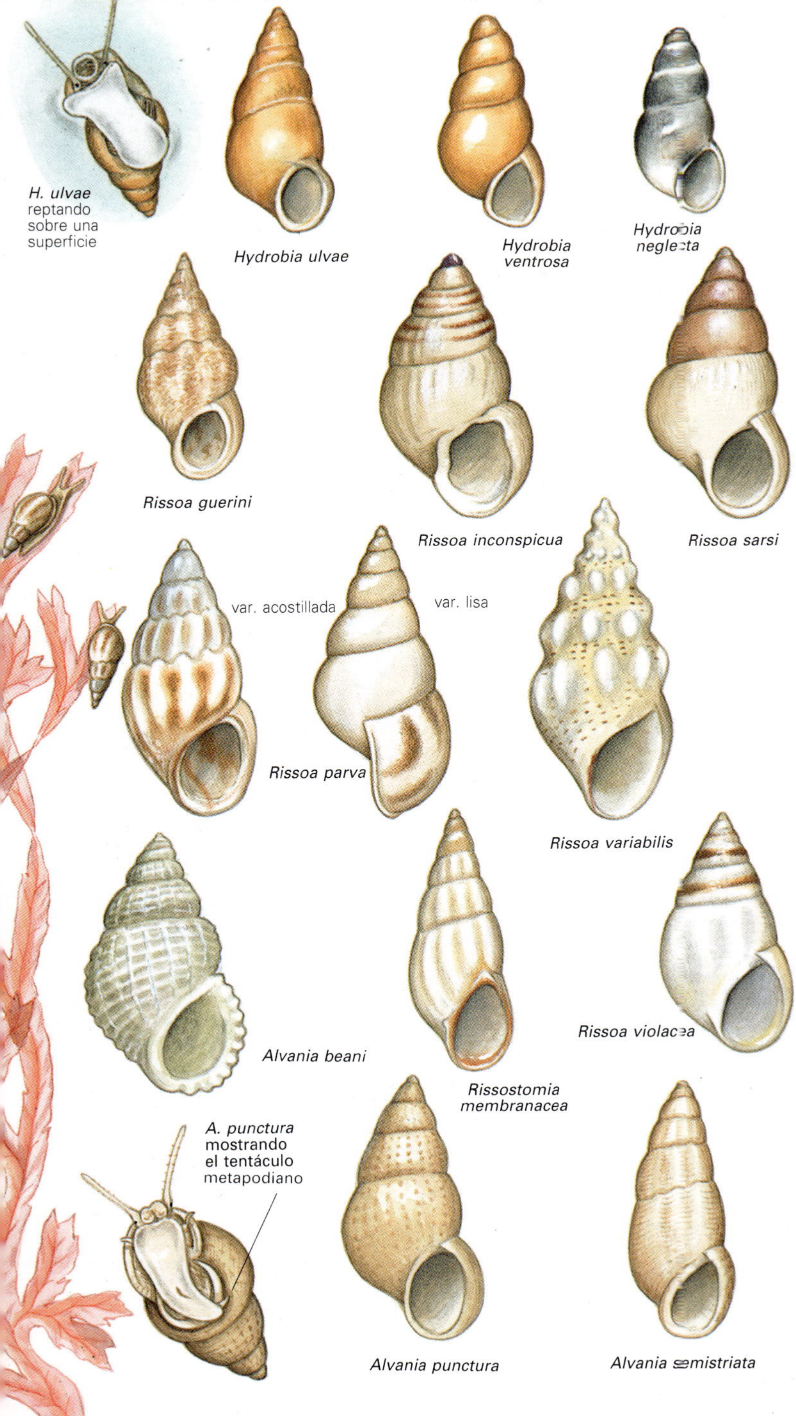
H. ulvae
reptando
sobre una
superficie
Hydrobia ulvae
Hydrobia
ventrosa
Hydrobia
neglecta
Rissoa guerini
Rissoa inconspicua
Rissoa sarsi
var. acostillada
var. lisa
Rissoa parva
Rissoa variabilis
Alvania beani
Rissostomia
membranacea
Rissoa violacea
A. punctura
mostrando
el tentáculo
metapodiano
Alvania punctura
Alvania semistriata

***Manzonia crassa* (Kanmacher).** Cilíndrica, hasta 3,5 mm de long., con seis espiras hinchadas separadas por profundas suturas; ápice romo. Tres últimas espiras con costillas gruesas y curvadas, que se desvanecen justo por encima de la abertura; toscas estrías espirales también presentes. Abertura ampliamente ovalada, con grueso reborde; un pequeño surco umbilical. Orilla inf. y sublitoral somero. En zonas someras entre las hierbas, y bajo piedras. GB, O de Noruega al S hasta el Medit., pero ausente del S del M. del N.

***Cingula trifasciata* (Montagu).** Cónica, con seis o siete espiras, suturas someras; hasta 4 mm. Última espira con estrías espirales y tres bandas parduscas. Abertura estrechamente ovalada, con un somero seno donde el labio ext. toca la última espira. Común en costas rocosas, desde NMM y sublitoral hasta los 20 m; en condiciones fangosas debajo de algas, bajo piedras o en grietas. GB, O de Noruega hasta Vizcaya, ausente de las costas del SE del M. del N.

***Onoba semicostata* (Montagu).** Concha pequeña, roma, cilíndrica, con seis espiras y una long. máxima de 4 mm. Estrías espirales en las partes inferiores de cada espira, costillas engrosadas en las partes sup.; abertura en forma de gota, con labio fino. Orilla inf., y sublitoral hasta los 100 m; en el fango entre algas coralinas y rojas arbustivas, o bajo piedras. Costas británicas, O de Noruega, S hasta el Medit.

***Obtusella intersecta* (Wood).** Concha diminuta, roma, globular, con cuatro o cinco espiras de una long. máx de 2 mm. Abertura ampliamente ovalada; labio ext. en ángulo recto a la espira del cuerpo; con claro surco umbilical. Reluciente, pero con estrías espirales muy finas y líneas de crecimiento igualmente finas y poco espaciadas. Orilla inf. y sublitoral entre algas o en arenas con grava, hasta 60 m de profundidad. GB, Noruega hasta el N de España, pero ausente del E del M. del N. y el Báltico.

***Barleeia unifasciata* (Montagu) (Barleeidae).** Pequeña, cónica pero indistintamente unicolor, o con bandas, roja, con opérculo rojo intenso. Cinco espiras de una long. máxima de 2-3 mm; lisa y reluciente; abertura ovalada alargada, con labio fino y completo; protoconcha (la concha larvaria vista, en el ápice de la espiral) diagnóstica de la familia, con superficie finamente picada. Intermareal, sobre algas, especialmente algas rojas arbustivas tales como *Chondrus*. Medit., islas Británicas.

***Truncatella subcylindrica* L. (Truncatellidae).** Cilíndrica, roma, de laterales aplanados, con cuatro o cinco espiras de 5 mm de long. máxima. Juveniles con espira esbelta, protoconcha y primeras tres espiras se pierden más tarde. Esculpido fino, costillas apretadamente empaquetadas y estrías espirales indistintas, abertura estrechamente ovalada, con labio completo, escondiendo el ombligo en las conchas maduras. Orilla sup. bajo piedras o sobre *Suaeda maritima* o *Halimione portulacoides*, en hábitats fangosos húmedos. Por todo el Medit. y el mar Negro, Inglaterra.

***Coriandria fulgida* (J. Adams) (Cingulopsidae).** Diminuta, rechoncha, provista de bandas, con tres o cuatro espiras de una long. máxima de 1,5 mm. Abertura ampliamente redondeada, con labio ext. grueso; labio int. reflejo sobre el ombligo. Reluciente, de concha fina y lisa. Intermareal y sublitoral somero, sobre algas filamentosas; a menudo abundante en charcas de las rocas. Medit., GB, ausente del Canal y del M. del N.

Familia Turritellidae

Conchas alargadas, de espiras esbeltas, viviendo enterrada en parte en arena limosa o fango. Abertura bastante cuadrada. Los turritélidos son filtradores, utilizando corrientes producidas por cilios en la cavidad paleal para recoger partículas finas. Son gregarias y muy sedentarias; los ♂ liberan esperma en el agua durante la reproducción, probablemente sincrónicamente en cada población; éste es filtrado por las ♀. Cada hembra produce varios cientos de cápsulas redondeadas que contienen hasta 1.000 huevos rosa amarillento, anclados a su concha o a fragmentos de concha. Seis especies europeas.

Torrecilla *Turritella communis* Risso. Esbelta, de laterales planos, puntiaguda; con unas 20 espiras de una long. máxima de 55 mm. Esculpido de toscas estrías espirales, tres a seis líneas de crecimiento especialmente prominentes y distintivas. Opérculo cóncavo, franjeado alrededor de su borde. Sublitoral, sobre sustratos blandos, las conchas muertas a menudo incrustadas en playas arenosas. GB, pero rara en el S del M. del N. y el Canal. N de Noruega al N de África, Medit.

***Turritella turbona* Monterosato.** Menor que la precedente, de hasta 40 mm, con sólo dos prominentes estrías espirales. Base bastante aplanada, la abertura bastante amplia y especialmente angulosa. Hábitat como *T. communis*. Sólo Medit., O hasta el S de Portugal.

***Cerithium rupestre* Risso (Cerithiidae).** Concha gruesa y ahusada, puntiaguda, de hasta 25-30 mm de long. Costillas y caballones en espiral cruzando las espiras, lo que produce hileras de nódulos o cortas espinas. Abertura transversalmente ovalada, el labio con un corto seno basal y un seno anal menor. Sobre rocas o arenas toscas, intermareal y sublitoral somero. Medit., S hasta las Canarias.

Pada *Cerithium vulgatum* **(Bruguière).** Mayor que la especie anterior, hasta 66 mm, con escultura más gruesa y pronunciada. La abertura, proporcionalmente mayor, tiene labios engrosados y ligeramente acampanados, con senos anal y basal bien enfatizados. Típicamente con dibujos toscos. Sublitoral somero, sobre sustratos blandos. Sólo Mediterráneo.

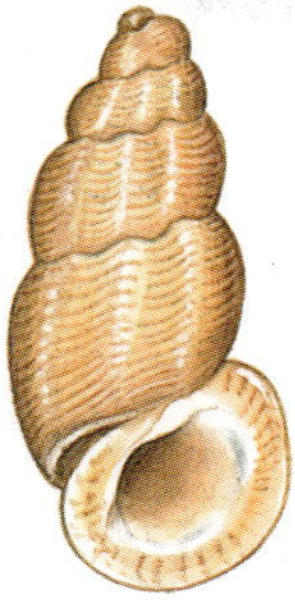

Manzonia crassa

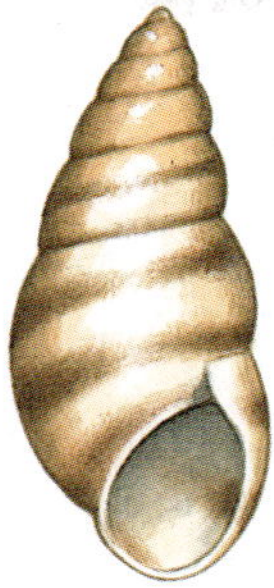

Cingula trifasciata

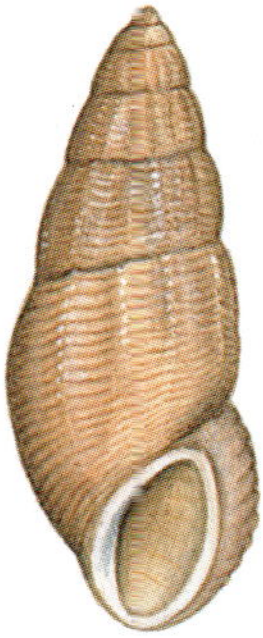

Onoba semicostata

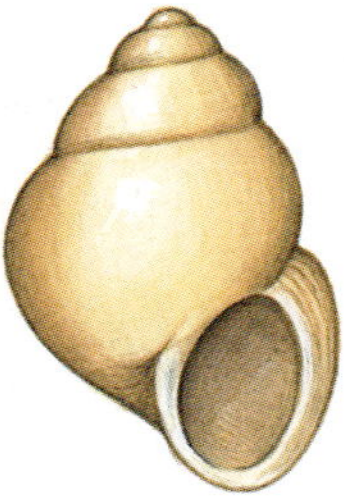

Obtusella intersecta

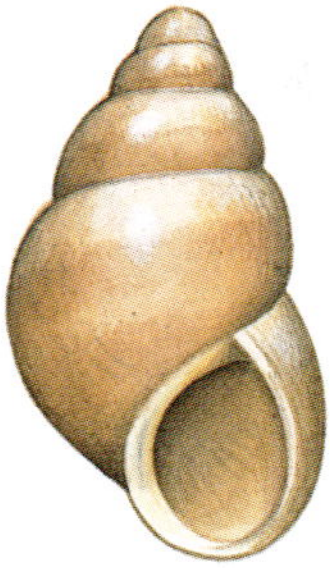

Barleeia unifasciata

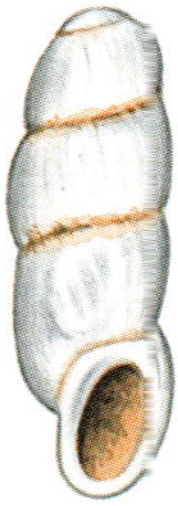

Truncatella subcylindrica

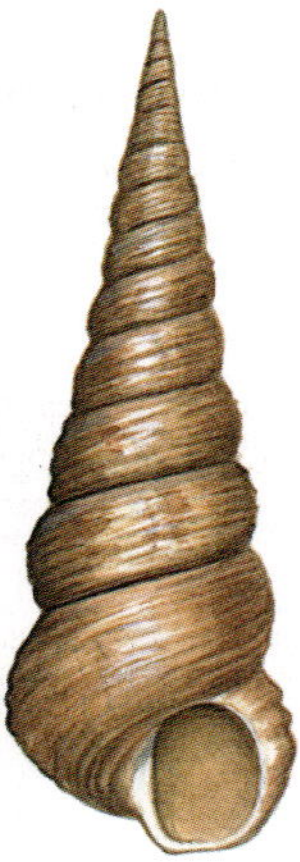

Torrecilla

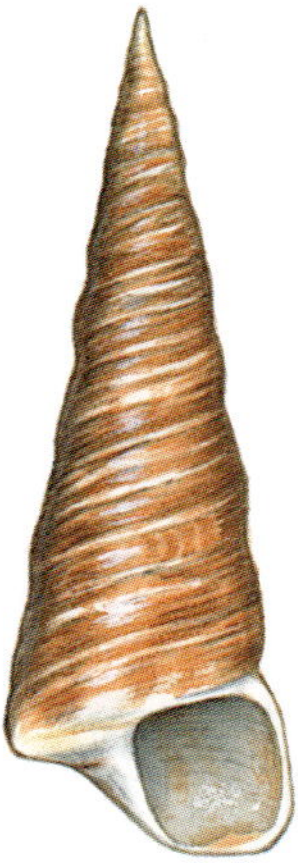

Turritella turbona

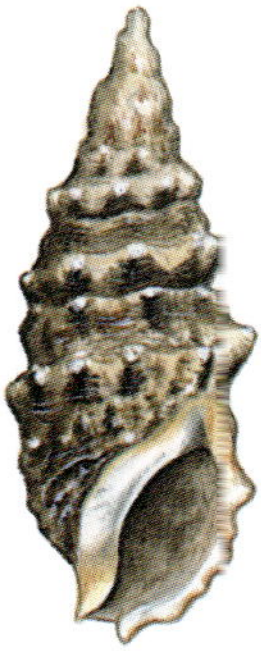

Pada

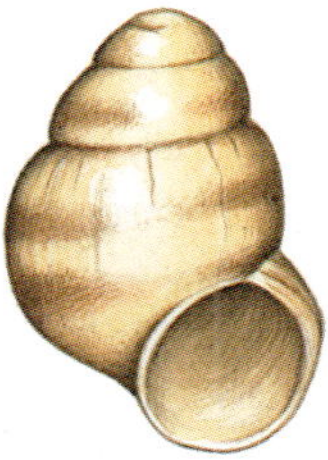

Coriandria fulgida

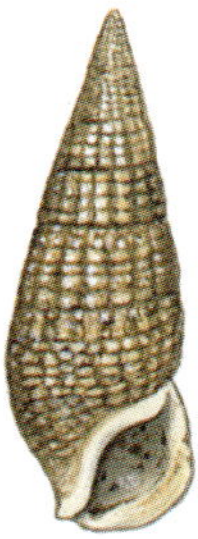

Cerithium rupestre

***Bittium reticulatum* (da Costa) (Bittiidae).** Una espiral alargada de 12-15 vueltas, de hasta 10 mm de long. Costillas y caballones formando hileras de tubérculos. Abertura acampanada, ovalada o angulosa; sin ombligo, con opérculo ovalado. En arena fangosa, a menudo con *Zostera* o *Posidonia*, o entre el fango sobre rocas abrigadas. BAV hasta el sublitoral. Mar Negro y Medit., S hasta las Canarias, N hasta las islas Británicas, Escandinavia.

Familia Triphoridae

Conchas pequeñas y ahusadas, enrolladas a la izquierda (**levógiras**), con numerosas espiras ornamentadas con hileras espirales de tubérculos. Abertura estrecha, angulosa, con labio ext. y canal sifonal acusados; cerrado por un opérculo en espiral. La mayoría son especialistas en cuanto a la alimentación, viviendo sobre o en el interior de esponjas, que forman su dieta. Trece especies europeas.

***Marshallora adversa* (Montagu).** Con unas quince espiras, ápice muy aguzado, de hasta 7 mm de long. Espiras inferiores cada una con dos o tres hileras espirales de tubérculos. Abertura angulosa, con labio ext. crenulado y canal sifonal dirigido hacia un lado. Con las esponjas *Halichondria* e *Hymeniacidon*, BM en costas rocosas y sublitoral. Dinamarca y O de Noruega, islas Británicas hasta el N de España. Ausente del S del M. del N. y el Canal.

***Monophorus perversus* (L.).** Una espiral alta, esbelta, de lados rectos de unas 20 vueltas; hasta 30 mm; con hileras en espiral muy apretadas de pequeños tubérculos. Labio ext. de la abertura acampanado, crenulado, con canal sifonal dirigido hacia un lado. Orilla inf. y sublitoral, sobre sustratos rocosos. Todo el Medit., hasta el NO de España y al S hasta las Canarias.

***Cerithiopsis tubercularis* (Montagu) (Cerithiopsidae).** Un cono esbelto, de hasta 14 espiras de lados planos, cada una con tres hileras en espiral de tubérculos; hasta 7 mm de long. Abertura ovalada, con labio externo fino, crenulado y ovalado y canal sifonal amplio y corto. Sobre esponjas, *Halichondria* e *Hymeniacidon*, con las algas *Lomentaria* y *Corallina*. BAV sobre costas rocosas y sublitoral; a menudo en charcas. Mar Negro y Medit.; Azores; islas Británicas y O de Noruega. No al S del mar del Norte.

Familia Vermetidae

Sedentarios, unidos inamoviblemente a las rocas o conchas; la concha no es de sección cilíndrica y forma una espiral irregular, o simplemente un tubo serpenteante. Los ejemplares pequeños parecen tubos de gusanos serpúlidos. El exterior áspero y gredoso a menudo está camuflado por otros organismos incrustantes. Unas nueve especies en el Medit., y el Atl. templado adyacente.

Caracol vermiforme *Serpulorbis arenarius* (L.). Grande, cilíndrica; hasta 200 mm de long., pero sólo los primeros 20 mm aproximadamente, están tan enrollados, el resto forma una espiral laxa o están irregularmente enrollados. Sublitoral, Medit., S hasta las Canarias, N hasta las costas atlánticas españolas.

***Vermetus triqueter* Bivona.** Menor que la especie precedente, de hasta 40 mm de long., a menudo en una espiral plana, con un acusado caballón longitudinal. Se confunde con facilidad con serpúlidos grandes pero se distingue por su interior nacarado y reluciente. Sublitoral, Medit. y S hasta las Canarias.

Escalaria *Epitonium clathrus* (L.) **(Epitoniidae).** Concha muy distintiva con 15 espiras laxamente enrolladas ligadas por costillas engrosadas que sobresalen. Hasta 40 mm de long. Abertura redonda, con labio fino y acampanado, cerrado por un opérculo fino y negro. Sin ombligo. Se alimenta de anémonas marinas. En arena fangosa, sublitoral, ocasionalmente en BEAV, mar Negro y Medit. hasta las islas Británicas y Noruega. Unas 20 especies de *Epitonium* en la zona considerada, pero todas ellas poco comunes.

Familia Janthinidae

Esencialmente tropicales o subtropicales, estos caracoles altamente especializados llevan una existencia pelágica, a la deriva en la superficie oceánica, y a menudo sus conchas están varadas en las costas europeas. Éstas son ligeras, de color violeta y globulosas, y flotan mediante un flotador de burbujas unidas por mucus. Todos los Janthinidae son depredadores de cnidarios planctónicos tales como *Velella* y *Porpita*, y la mayoría son cosmopolitas. Tres especies aparecen esporádicamente en las costas europeas.

***Janthina janthina* (L.).** La especie europea más común. Globosa, con una corta espiral de seis vueltas. Hasta 40 mm de alto. Abertura angulosa, con un fino labio y un ombligo pequeño. A menudo varada en compañía de su principal presa, *Velella*.

***Janthina pallida* Harvey en Thompson.** Menor que la especie precedente, de hasta 25 mm de lado, más globosa, con una abertura ampliamente redondeada, proporcionalmente mayor. Hábitat y distribución parecidas a la especie anterior, pero menos común en las costas atlánticas y más común en el Medit.

Familia Eulimidae

Conchas pequeñas y esbeltas con una espiral prominente que a menudo está curvada; lisa y de laterales planos con abertura ovalada y alargada. Los eulímidos son especialistas en cuanto a la alimentación, o ectoparásitos de equinodermos. Unas 100 especies registradas en Europa, pero ninguna parece ser común.

***Melanella alba* (da Costa).** Estrecha, cónica, con hasta 17 espiras muy lisas. Espiral recta o ligeramente curvada, de hasta 20 mm de long. Abertura ovalada o en forma de gota, con un labio completo. Sin ombligo. Asociada con el cohombro de mar *Neopentadactyla mixta*, sobre el que se alimenta. Sublitoral, sobre fango o arena fangosa. Medit., islas Británicas, N hasta Noruega.

***Vitreolina philippi* (Rayneval y Ponzi).** Espiral estrecha, distintivamente curvada de unas 10 vueltas. Hasta 8 mm de long. Abertura alargada, en forma de gota. Sin ombligo. Sobre fango o arena fangosa, BEAV y sublitoral. Asociada con equinodermos, incluyendo cohombros de mar, ofiuroideos y crinoideos. Medit. hasta Noruega, pero probablemente ausente del S del M. del N. y del Canal.

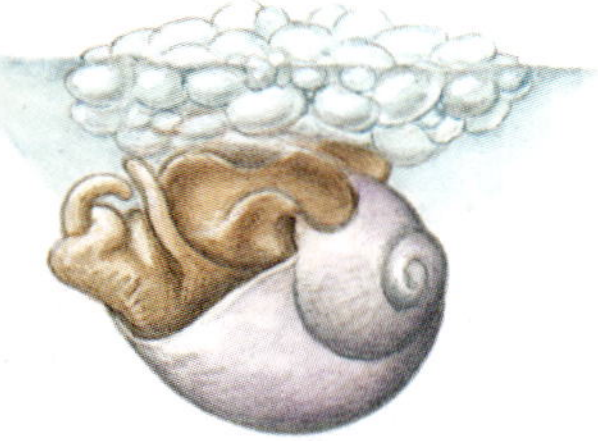

J. janthina
en flotador de burbujas

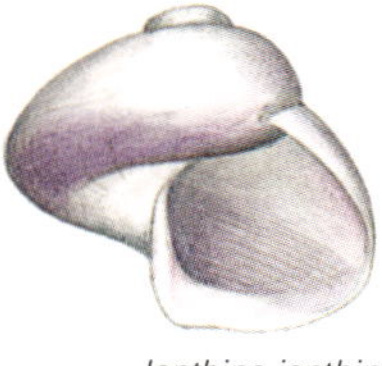

Janthina janthina

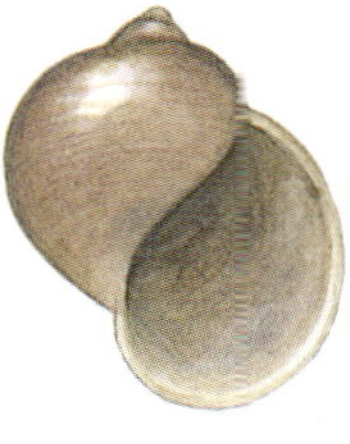

Janthina pallida

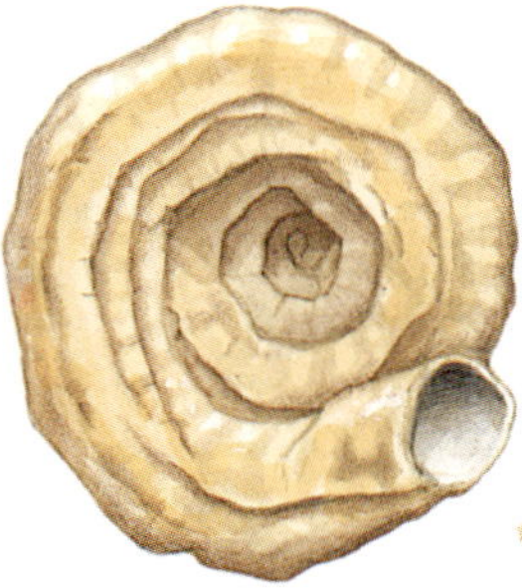

Vermetus triqueter

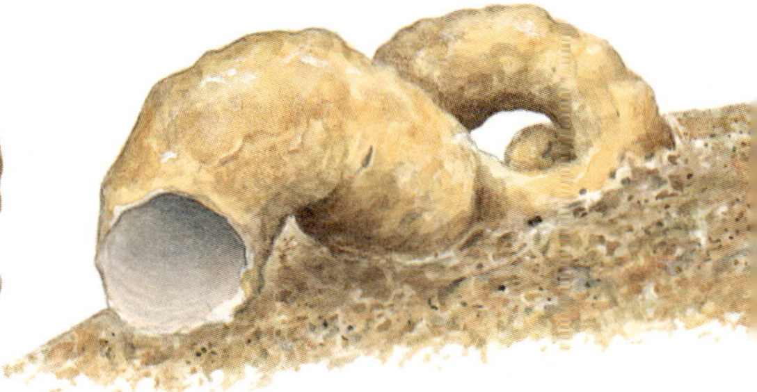

Caracol vermiforme

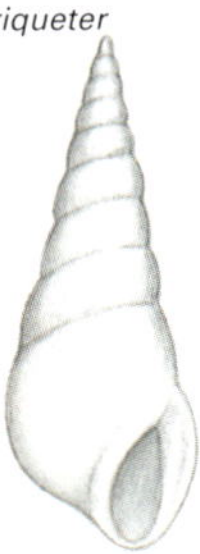

Melanella alba

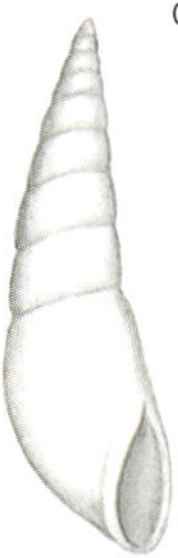

Vitreolina philippi

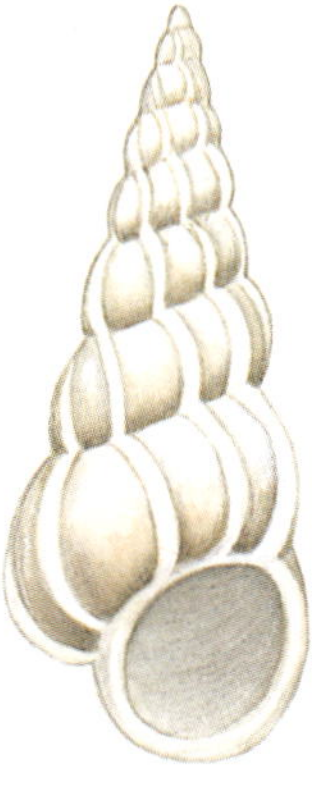

Escalaria

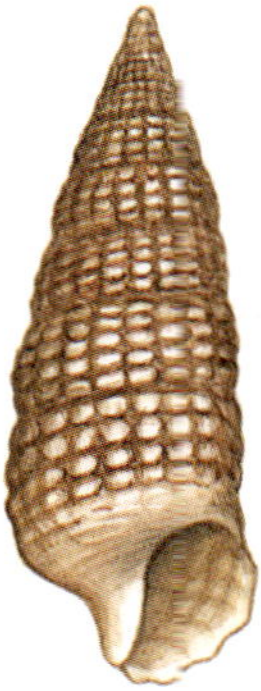

Cerithiopsis tubercularis

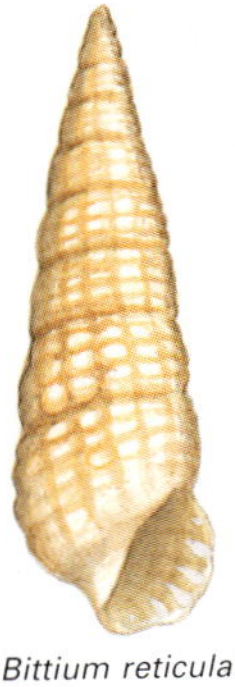

Bittium reticulatum

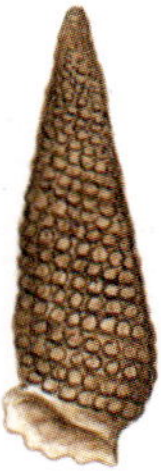

Monophorus perversus

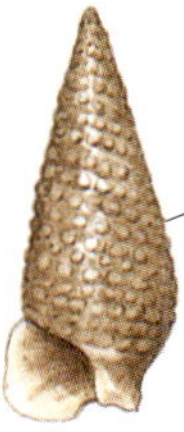

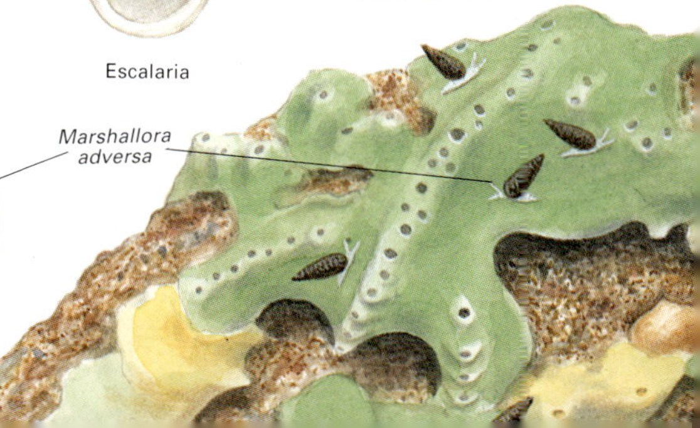

Marshallora adversa

Familia Aporrhaiidae

Principalmente sedentarios, viven sobre o en el fango o la arena fangosa y se alimentan de fragmentos finos de algas y otros detritos. La concha es esbelta, en espiral, y el labio externo de la abertura es un abanico de cinco puntas, de ahí el nombre de pies de pelícano. Abertura estrecha, alargada, cerrada por un opérculo esbelto y curvado. Dos especies europeas.

Pie de pelícano *Aporrhais pes-pelecani* (L.). Espiral de hasta 10 espiras, cada una con costillas gruesamente provistas de nódulos, y caballones más finos en espiral. Hasta 42 mm. Labio ext. de la abertura aumentando de tamaño con la edad del animal; el lóbulo 1 se extiende hasta la mitad de la long. de la espiral. Sublitoral, sobre fondos blandos. Medit. hasta Noruega, GB.

***Aporrhais serresianus* (Michaud).** Hasta ocho espiras, con costillas más finas que la especie anterior. Hasta 38 mm de long. Labio de la abertura con lóbulos estrechos y puntiagudos; el lóbulo 1 se extiende más allá de la punta de la espiral. Sublitoral sobre fondos finos y blandos. Medit. hasta el N de Noruega; islas Británicas, ausente del M. del N. y el Canal.

Caperuza, gorro frigio *Capulus ungaricus* (L.) **(Capulidae)**. Parece un cuerno corto y amplio, con la punta rizada, con finos caballones y líneas de crecimiento que le confieren un aspecto ajedrezado. Cuando está vivo está cubierto de una capa ext. parda y tosca, el perióstraco. Vive como una lapa, unida a piedras u otros moluscos, especialmente de las especies *Modiolus* y *Pecten*. Sublitoral, sobre fondos duros. Medit. y O de África hasta el N de Noruega, Groenlandia y E de EEUU. Ausente del S del M. del N.

Familia Calyptraeidae

Conchas cónicas bajas con una espiral apical indistinta o excéntrica de pocas vueltas. Última espira dividida inicialmente por un septo parecido a una repisa a la que se une el músculo columelar. Todos se alimentan por filtración, utilizando mucus para fijar finas partículas de alimento. Son hermafroditas proterándricos. Siete especies, registradas en los mares europeos.

***Calyptraea chinensis* (L.).** Concha fina, y cono casi simétrico de hasta 5 mm de alto, 15 mm de diámetro. Parte interna con borde curvado, que va desde el ápice al borde de la concha. BAV y sublitoral, sobre fondos abrigados y fangosos. Mar Negro y Medit., islas Británicas.

Seba *Crepidula fornicata* (L.). Concha gruesa, sólida, ovalada con una diminuta espiral de dos vueltas en un extremo. Hasta 25 mm de alto, 50 mm de long. División interna que se extiende desde debajo de la espira a lo largo de aproximadamente la mitad de la long. de la concha. BAV y sublitoral somero, sobre fondos duros fangosos; forma cadenas de 10 o más individuos, siendo el mayor una ♀, el menor un ♂, con los intersexos entremedio. Introducido con las ostras desde EEUU en 1887; se encuentra desde East Anglia, Suecia, S de Noruega y Dinamarca, hasta el mar de Irlanda y el Canal. También Sicilia y el Adriático.

***Crepidula gibbosa* Defrance.** Concha fina, de hasta 20 mm de long.; en forma de gota vista desde la abertura. División interna ocupando menos de la mitad de la long. de la concha. Superficie interna reluciente; exterior mate, de color variable. Orilla inf. y sublitoral, sobre superficies duras, especialmente otros prosobranquios grandes. Sólo Mediterráneo.

Familia Ovulidae

Concha ovalada o aovada, la espiral encerrada por la última espira. Abertura alargada ovalada, con labio acampanado, que se convierte en los canales anal y basal que se prolongan, cada uno extendiéndose más allá de la última espira. Sin opérculo. Siete especies europeas.

***Simnia patula* (Pennant).** Finamente calcificada, translúcida; unicolor blanca, amarilla o rosada; hasta 20 mm de long. Cuando repta, un pliegue del manto se extiende a cada lado de la abertura hacia arriba y por encima de la concha, anteriormente un corto repliegue forma un pequeño sifón. Sublitoral, sobre gorgonias, *Alcyonium* y el hidroideo *Tubularia indivisa*, de los que se alimenta. Islas Británicas, costa atlántica de España. Ausente del Medit.

***Neosimnia spelta* (L.).** Menor y más esbelta que la especie anterior, hasta 15 mm de long., pero con una concha mucho más gruesa; abertura estrecha, con un labio ext. más grueso. Aguas costeras someras, sobre gorgonias, de las que se alimenta. Medit., S hasta las Canarias.

Familia Triviidae

Pequeñas conchas aovadas, aplanadas en la superficie de la abertura. Convoluta, es decir, la espira juvenil encerrada y oculta por la última espira del adulto. Esculpido de caballones engrosados que pasan a través del largo eje de la concha. Lóbulos del manto que envuelven la concha de los animales que reptan. Cinco especies europeas.

Porcelanita *Trivia monacha* (da Costa). Gruesamente calcificada, reluciente, con caballones estrechamente espaciados, hasta 12 mm de long. Las tres manchas oscuras son diagnósticas. Cabeza, tentáculos, pie y manto variable y brillantemente coloreados, amarillos, rojos, anaranjados o marrones. Orilla inf. y sublitoral en costas rocosas, o sobre sus presas, la ascidia *Botryllus schlosseri, Botrylloides leachi* y *Diplosoma listerianum*. Medit., islas Británicas. Conchas muertas varadas en las costas de los Países Bajos, pero ausentes del M. del N. y Escandinavia.

Porcelanita atlántica *Trivia arctica* (Pulteney). Idéntica a la ant., pero menor, de hasta 10 mm, y sin las manchas. En BAV, y mar adentro. Medit., al N hacia el O de Noruega y O de Suecia, no en el Báltico.

***Trivia multilirata* (Sowerby).** Mayor que otras *Trivia*, hasta 15 mm, y más globosa, con mayor cantidad de caballones más finos. Sublitoral. E del Medit. sólo, especialmente en el Adriático.

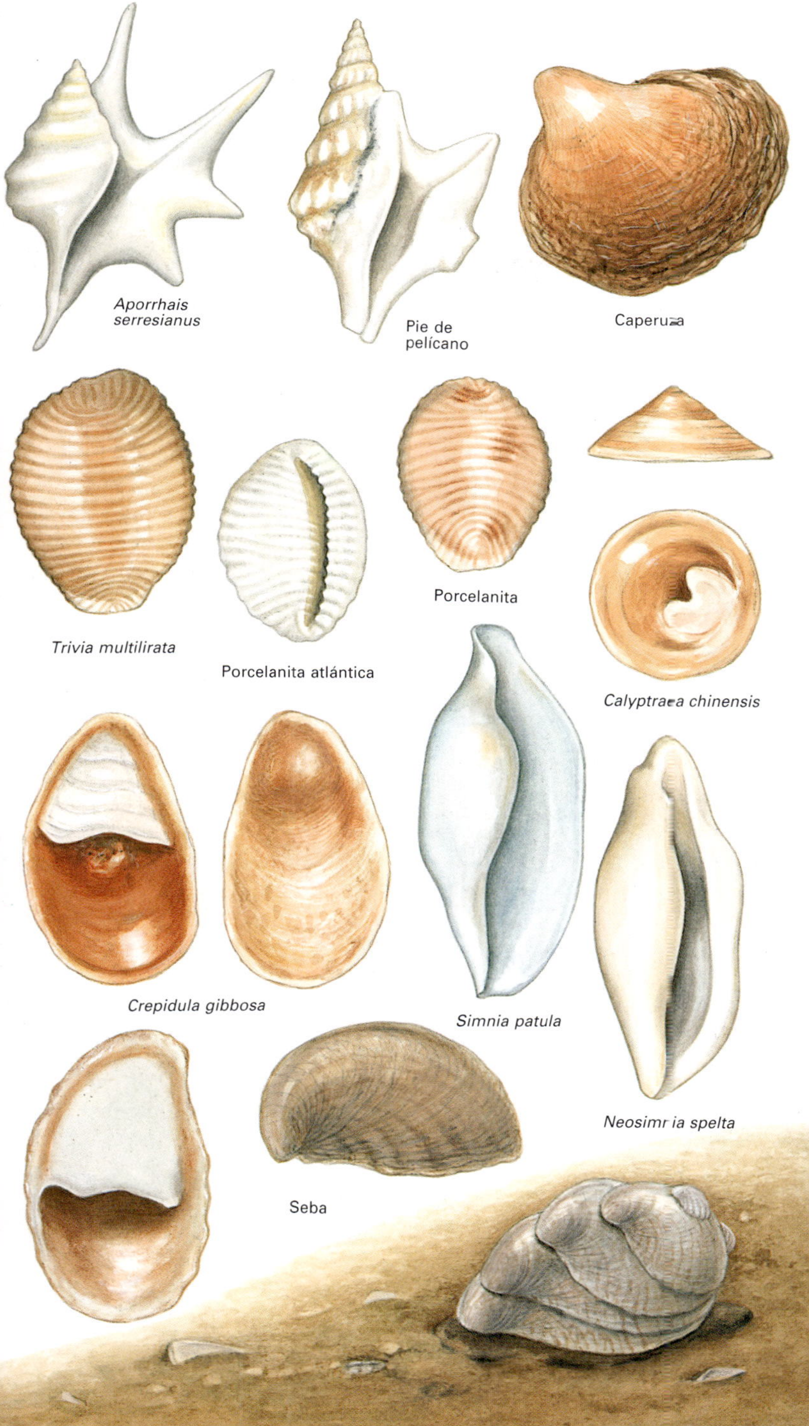
Aporrhais serresianus
Pie de pelícano
Caperuza
Trivia multilirata
Porcelanita atlántica
Porcelanita
Calyptraea chinensis
Crepidula gibbosa
Simnia patula
Neosimnia spelta
Seba

Familia Lamellariidae

En estos curiosos caracoles muy modificados la concha es fina, con una abertura muy grande, una última espira pequeña y una diminuta espiral de dos o tres vueltas. Puede haber un perióstraco grueso y piloso, y el manto forma repliegues laterales, que en algunos géneros (*Lamellaria*) se hallan completamente fusionados para encerrar la concha, pareciendo entonces el animal una babosa. La mayoría de especies son carnívoras, alimentándose de ascidias y cnidarios. Cuatro especies, en dos géneros, registrados en Europa.

Lamellaria perspicua **(L.)**. Aovado, cupuliforme y parecido a una babosa, de hasta 20 mm de long.; concha encerrada por un manto fusionado y verrucoso, de gris a pardo claro o anaranjado, a menudo moteado. Dos tentáculos se proyectan hacia delante, a cada lado de la extensión sifonal en forma de pitorro del manto. Concha de hasta 10 mm de long., en gran parte consistente en una abertura rectangular alargada. Sobre sustratos rocosos, de BAV mar adentro hasta el borde de la plataforma continental, generalmente sobre su presa —ascidias compuestas tales como *Botryllus* y *Leptoclinum*. GB, N de Noruega e Islandia, S hasta el Medit. y las Canarias.

Lamellaria latens **(Müller)**. Menor que la especie anterior, de hasta 10 mm con un manto más liso y menos verrucoso. Concha con una abertura ampliamente ovalada. Hábitat y presa como los de *L. perspicua*; esta especie es bastante rara y se sabe poco de su biología y ecología. Distribución poco clara: O de Noruega hasta el Medit., pero pocos registros fiables.

Velutina velutina **(Müller)**. Concha fina, transparente en parte, abertura flexible; en forma de birrete vista de perfil; última espira que comprende la mayor parte de la concha, con abertura ampliamente ovalada. Perióstraco pardo, piloso; repliegues del manto pequeños y todo el animal puede retraerse al interior de la concha, sin opérculos. Sólo sublitoral, sobre fondos duros, generalmente con ascidias compuestas e hidroideos grandes (p. ej. *Tubularia*), de los que se alimenta. Circumboreal; en el E del Atl. hacia el S al O de Noruega, Dinamarca, N del M. del N., islas Británicas, hasta el N de España.

Familia Naticidae

Grandes caracoles con conchas globulosas y relucientes, a menudo de vistosos colores o dibujos, y un pie ancho y grueso que se dobla a lo largo de los laterales de la concha cuando el animal repta. Con opérculo. Ombligo conspicuo. Sexos separados y fecundación interna. Huevos depositados en bandas gruesas, rígidas y parecidas a collares, unidos con mucus y granos de arena. Los natícidos son depredadores carnívoros, alimentándose de los bivalvos que habitan en la arena, cuyas conchas abren perforando distintivos agujeros redondos. Veinticinco especies europeas, en nueve géneros.

Polinices polianus **(Delle Chiaje)**. Concha de hasta 16 mm de lado, con una espiral baja de hasta siete vueltas. Abertura estrechamente ovalada, labio externo llegando hasta la última espira en ángulo agudo; columela recta. Cinco hileras en espiral de marcas pardas en la última espira, que son diagnósticas. Freza produciendo masas que forman círculos completos; común en las costas arenosas en primavera y principios del verano. Orilla inf., sobre playas de abrigadas a moderadamente expuestas, y sublitoral somero, principalmente sobre tellerinas. GB, del O de Noruega hasta el Medit.

Polinices catenus **(da Costa)**. Mayor que la anterior, de hasta 30 mm de alto, más globosa, con una espiral cónica y escalonada. Labio ext. de la abertura encontrándose con la última espira a al menos 90°; ombligo profundo y abierto. Dibujo de la última espira confinado a una sola banda cerca de la sutura. Produce masas de huevos en forma de anillo abierto. Hábitat y alimentación como la especie anterior. GB, común; S del M. del N. hasta el S del Medit.

Polinices fuscus **(Blainville)**. Hasta 25 mm de altura, con seis espiras, menos globulosa que la especie anterior. Abertura en forma de una D estrecha, labio int. especialmente engrosado; ombligo profundo, típicamente acaballonado. Sin dibujo en la concha. Sublitoral, sobre arena fangosa. Islas Británicas, al S hasta el Medit., registros esporádicos en el N del mar del Norte, ausente del S de dicho mar y de Escandinavia.

Polinices guillemini **(Payraudeau)**. Hasta 20 mm, generalmente de color oscuro con bandas no distintivas. La columela pardo oscura es diagnóstica. Sublitoral somero, sobre la arena. Medit.; al N hasta Bretaña, al S hasta las Canarias.

Yelmo erizado *Cassidaria echinophora* (L.) **(Cassidae)**. Concha grande y sólida, de hasta 110 mm de alto, con una espiral aguda y escalonada de seis vueltas. Abertura larga y estrecha, labio externo engrosado y girado hacia fuera, el interior muy amplio y doblado sobre la última espira; existe un pequeño seno anal y un pronunciado canal sifonal. Ornamentación de la concha variable, los caballones en espiral pueden llevar tubérculos muy grandes, o, como en la var. adriática, ser estrechos y sin tubérculos. Sólo Medit., común en el sublitoral en arenas fangosas. Se pesca comercialmente para la alimentación, en el Adriático y a lo largo de las costas españolas. Otras seis especies de esta familia en el Medit.

Caracola tonel *Tonna galea* (L.) **(Tonnidae)**. Concha grande, acaballonada y globulosa, de hasta 250 mm de altura, o mayor, con espiral diminuta y aguda y una amplia abertura acampanada. Labio ext. fino, columela toscamente engrosada. Color variable. Sublitoral, en fondos mixtos y duros, a partir de 20 m y más abajo. Cosmopolita en los mares cálidos; presente por todo el Medit., más común en la cuenca E. Otras dos especies en el Medit.

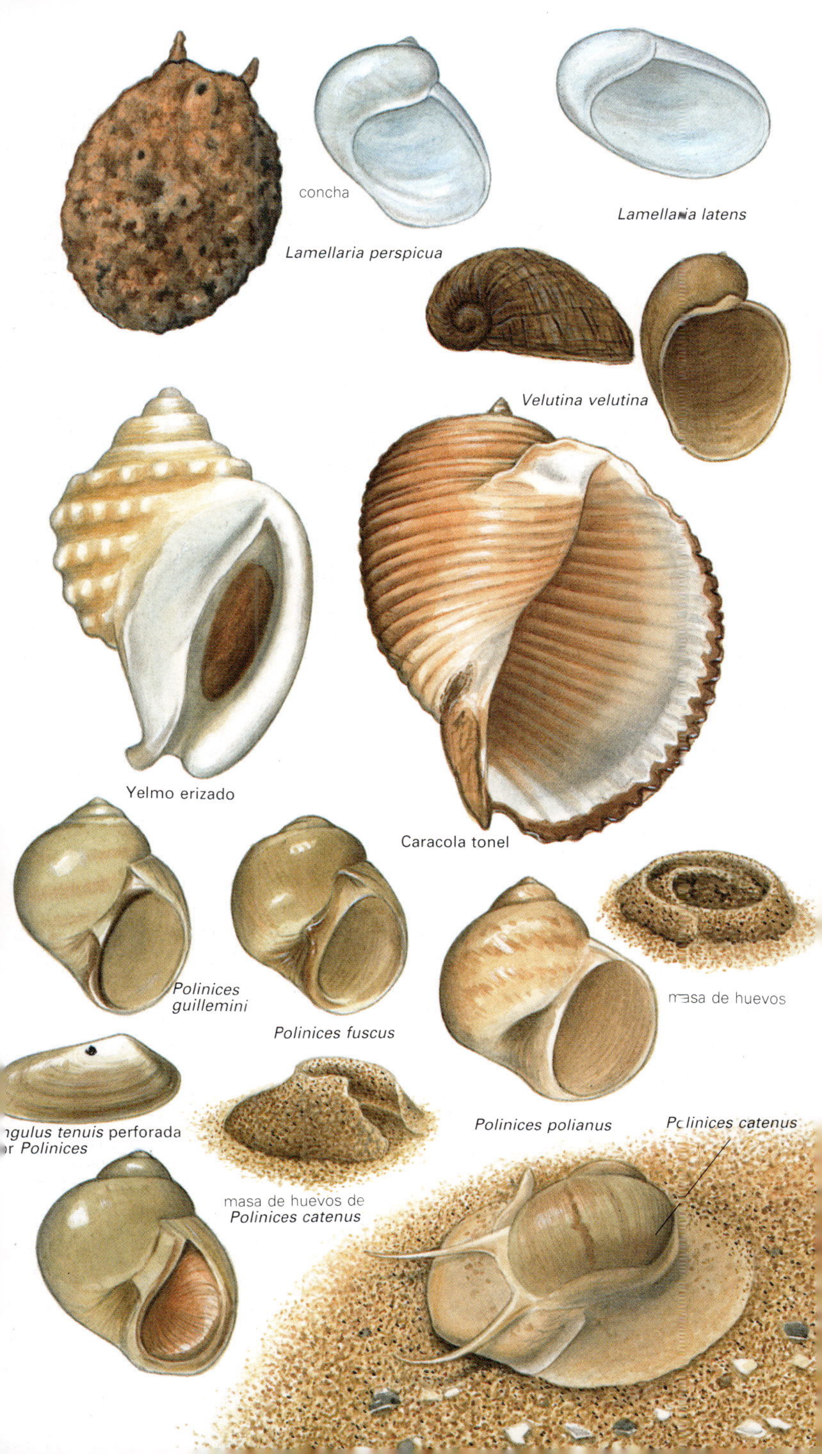
concha
Lamellaria perspicua
Lamellaria latens
Velutina velutina
Yelmo erizado
Caracola tonel
Polinices guillemini
Polinices fuscus
masa de huevos
Polinices polianus
Polinices catenus
ngulus tenuis perforada
r Polinices
masa de huevos de
Polinices catenus

ORDEN NEOGASTROPODA

Estos prosobranquios especialistas se caracterizan por su concha espiralada y relativamente larga, y por sus aberturas alargadas con canales sifonales muy pronunciados. Todos carnívoros, y muchos depredadores de movimientos rápidos. La rádula tiene pocos dientes, modificados en cada especie según la presa preferida. Sexos separados, la reproducción incluye una cópula, y los huevos son puestos en cápsulas que a menudo son grandes.

Familia Muricidae

Conchas alargadas, a menudo con espirales altas y estrechas; típicamente con costillas y caballones en espiral. Abertura estrechamente ovalada, labio ext. generalmente engrosado, canal sifonal a menudo tubular. Huevos puestos en cápsulas en forma de jarrón, unidos individualmente a los sustratos duros. Los murícidos se alimentan perforando las conchas de sus presas, los cirrípedos, gusanos tubícolas y otros moluscos, ablandando alternativamente la concha con secreciones ácidas de un órgano especial que tienen en el pie, y raspando la zona ablandada con su rádula. Más de 30 especies europeas.

Trophon truncatus **(Ström).** Estrechamente cónica, de hasta 15 mm, con siete espiras redondeadas y un perfil escalonado; esculpido con finos caballones elevados y ondulados. Abertura ovalada, aproximadamente la mitad de la long. total de la concha, con labio ext. fino; canal sifonal corto y ancho. Sobre sustratos duros; orilla inf., sublitoral hasta los 200 m. Circumboreal; en el NE del Atl. al S hasta las costas O británicas e irlandesas, y hasta el N del M. del N.

Nucella lapillus **(L.).** Concha probablemente cónica, gruesa y fuerte, de hasta 40 mm o más de altura. Espiral corta, la última espira es tres cuartas partes de la long. total; esculpida con amplias estriaciones en espiral y con líneas de crecimiento irregulares. Abertura ovalada, labio ext. curvado, crenulado en los juveniles, engrosado y crenulado en los adultos. Canal sifonal corto y recto, parcialmente cerrado sobre la columela engrosada. Color variable: blanco a pardo oscuro, monocromo o con gruesas bandas. Depredador de cirrípedos y mejillones; especie intermareal distribuida desde el PMAM hasta el BAV. Común a abundante en todas las costas rocosas excepto las zonas más abrigadas y herbosas. Cápsulas de los huevos puestas en grupos a principios de la primavera, que dan lugar a juveniles reptantes de 1 mm de long. GB, Atl. N boreal/subártico, S hasta Gibraltar, O hasta Islandia, Groenlandia, Connecticut.

Cornetilla, corniño *Ocenebra erinacea* (L.). De espiral alta y esbelta, con ocho vueltas angulosas y un perfil escalonado; hasta 50 mm. Esculpido de toscas costillas angulosas y amplias estriaciones en espiral, pronunciadas en la última espira. Abertura ampliamente ovalada, labio ext. crenulado en los juveniles, grueso y toscamente denticulado en las conchas mayores; canal sifonal corto, cerrándose para formar un tubo en los moluscos maduros. Orilla inf. y sublitoral. Medit.; S hasta Madeira y las Azores, N hasta el S y O de las islas Británicas, Irlanda, S del M. del N.

Urosalpinx cinerea **(Say).** Una concha más rechoncha y amplia que la precedente, con espiras redondeadas llevando pronunciadas costillas y caballones. Hasta 40 mm. Abertura ampliamente ovalada, labio ext. grueso y más crenulado, canal sifonal corto y amplio, no cerrado. Orilla inf. y sublitoral somero, alimentándose especialmente de ostras; es una plaga de los cultivos de ostras. Común en las costas del E de EEUU; introducida en el SE de Inglaterra con las ostras.

Cañadilla *Bolinus brandaris* (L.). Un murícido grande y espectacular, a menudo de 80-90 mm de long., con una espiral corta, escalonada y puntiaguda, una última espira redondeada y un canal sifonal esbelto y tan largo como el resto de la concha. Costillas y caballones que se cruzan formando pequeños nódulos, o largas espinas puntiagudas; esculpido muy variable. Abertura ampliamente ovalada, labios acampanados y nacarados. Pescado y cultivado por los antiguos como fuente del tinte púrpura del Tirreno; ahora se consume como alimento. Sublitoral, en fondos arenosos. Medit.; O hasta Portugal y Marruecos.

Hexaplex trunculus **(L.).** Ampliamente cónica, con espiral aguda y escalonada, perfil anguloso; toscas costillas y caballones más finos que pueden dar lugar a nódulos y espinas. Abertura angulosa, con labio int. amplio y doblado y un canal sifonal corto, amplio y parcialmente cerrado. Color variable, pero es usual un dibujo a bandas oscuras. Sublitoral somero, sobre el fango. Pescado comercialmente. Medit.; O hasta Portugal y Canarias.

Muricopsis cristatus **(Brocchi).** Una especie espiralada y esbelta, de hasta 30 mm de long., con espiras ligeramente angulosas y perfil escalonado. Costillas y caballones bien desarrollados, especialmente en la última espira, para formar hileras de tubérculos redondeados. Abertura estrechamente ovalada; labio ext. muy grueso, borde ext. sinuoso, borde int. acusadamente tuberculado. Canal sifonal corto, amplio, cerrado en parte. Orilla inf. y sublitoral somero, sobre sustratos duros. Medit.; costas atlánticas de Portugal y España, S hasta Madeira y las Canarias.

Ocinebrina aciculata **(Lamarck).** Cónica; hasta 15 mm de alto, con siete espiras de lados aplanados, ornamentadas con amplias costillas, cortadas por surcos y caballones en espiral. Abertura irregularmente ovalada; labio ext. agudamente acampanado por encima del canal sifonal, fuertemente dentado en el borde int. Canal sifonal corto y amplio, ampliamente abierto. Orilla inf. y sublitoral somero. Medit., S hasta Madeira, Canarias y Azores, GB.

Ocinebrina edwardsi **(Payraudeau).** Parecido al anterior pero con última espira y abertura proporcionalmente mayores. Espiras más angulosas, espiral más aguda. El color y el dibujo varían, al igual que el grado de engrosamiento del labio ext. de la abertura. Hábitat parecido a *O. aciculata*. Medit.; S hasta Madeira y las Canarias, N hasta Portugal.

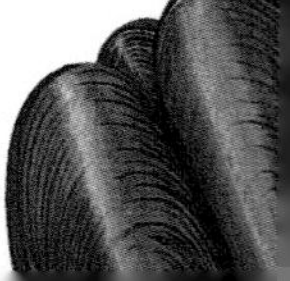

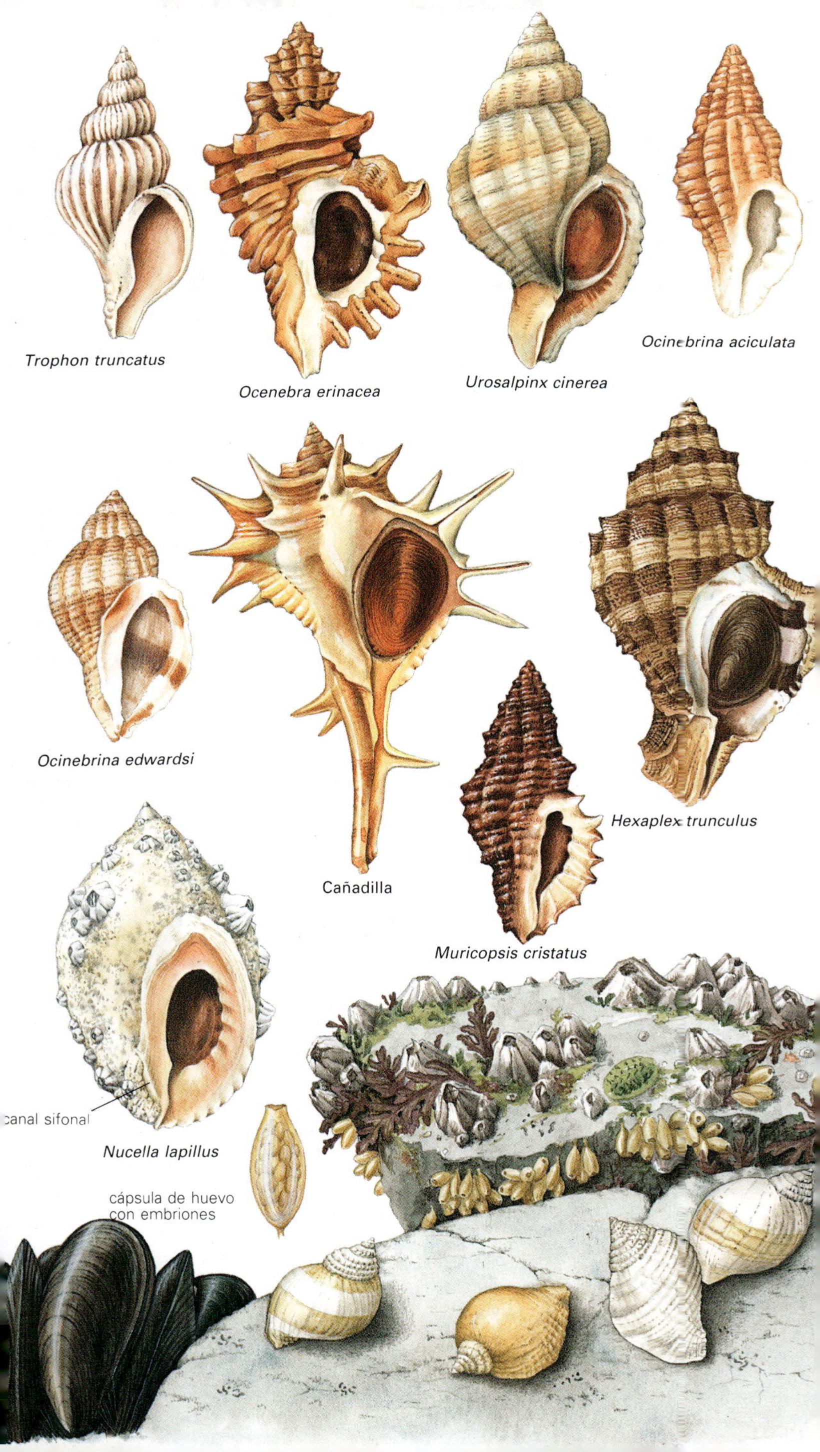
Trophon truncatus
Ocenebra erinacea
Urosalpinx cinerea
Ocinebrina aciculata
Ocinebrina edwardsi
Cañadilla
Hexaplex trunculus
Muricopsis cristatus
canal sifonal
Nucella lapillus
cápsula de huevo
con embriones

Familia Buccinidae

Estos animales, a menudo grandes, tienen conchas de espirales altas, la última espira comprende aproximadamente las tres cuartas partes de su longitud. Abertura ovalada; un canal sifonal bastante corto y abierto, nunca cerrado, y un canal sifonal largo y flexible que se extiende más allá de su borde. La concha tiene estriaciones toscas en espiral y a veces costillas diversamente desarrolladas. Los buccínidos son carnívoros, pero con mayor frecuencia se alimentan de presas muertas o moribundas, incluyendo vertebrados; no taladran, y carecen de un órgano del pie excavador. Sexos separados. Huevos en pequeñas cápsulas lenticulares, de alrededor de 10 mm de long., que se pegan formando masas esponjosas, de 50-100 mm de diámetro; la freza en congregaciones tiene como resultado enormes masas que contienen millones de huevos. Más de 50 especies registradas en los mares europeos, pero muchas se encuentran sólo en hábitats profundos mar adentro.

Buccinum undatum **(L.).** Un buccínido grande, de hasta 110 mm, con una espiral ligeramente escalonada de ocho espiras redondeadas; esculpida con costillas verrucosas, más pronunciadas cerca de las suturas, y fuertes caballones y surcos en espiral. Abertura ampliamente ovalada, labio ext. arqueado adyacente al corto canal sifonal. El cuerpo del animal es blanco amarillento, con manchas negras. Se alimenta de poliquetos tubícolas, tales como *Lanica*, sobre bivalvos, y también sobre carroña. Ocasionalmente en BAV pero principalmente sublitoral, hasta el borde de la plataforma continental; en arenas fangosas y gravas, también rocas. Común en GB y todo el Atl. N, en el E distribuido desde el N de Noruega a Vizcaya. En el S del M. del N. su consumo es muy popular.

Neptunea antiqua **(L.).** Puede ser aún mayor que *Buccinum*, alcanzando excepcionalmente los 200 mm, pero tiene la concha lisa, marcada con finos caballones y surcos en espiral, sin el tosco acostillado de la especie anterior. La abertura es más estrechamente ovalada, aguzada hacia el canal sifonal curvado y moderadamente largo. Distribuido desde Vizcaya al Ártico; común alrededor del N de Bretaña pero raro en el S y ante el O de Irlanda. No comestible. La especie levógira *Neptunea contraria* (L.) vive en aguas profundas, por debajo de los 100 m desde Vizcaya a Marruecos. Fue abundante en el pleistoceno y las conchas fósiles procedentes de los depósitos pleistocénicos aparecen comúnmente alrededor de las costas del S del M. del N., y en parte del Medit.

Colus gracilis **(da Costa).** Un buccínido esbelto con ocho a diez espiras casi de lados planos, que forman una espiral aguda. Hasta 70 mm de long. Esculpida con finos surcos y caballones en espiral, más prominentes en la última espira y líneas de crecimiento curvadas y más finas. Abertura estrechamente ovalada; labio ext. fino, labio int. apretadamente extendido por encima de la parte columelar de la última espira; canal sifonal amplio, ampliamente abierto, curvado en un lado. Sobre arena y arena fangosa; raras veces intermareal, más frecuentemente mar adentro. Desde las costas atlánticas de la península Ibérica al O de Noruega, también Gran Bretaña.

Colus jeffreysianus **(Fischer).** Parecida a la especie anterior, pero menor, de hasta 50 mm, y proporcionalmente más amplia, con esculpido más tosco. El canal sifonal es más ancho y menos distintivamente curvado, y la columela es bastante más gruesa. En arenas y arenas fangosas, mar adentro frente al borde de la plataforma continental. Presente frente a GB, desde el S de España a Noruega e Islandia.

Colus islandicus **(Mohr).** Mayor que las dos especies precedentes, hasta 150 mm, con un canal sifonal casi recto. Protoconcha típicamente bulbosa. Sublitoral, sobre sustratos mixtos. Escocia, N hasta la Noruega ártica.

Chauvetia brunnea **(Donovan).** Concha pequeña, cónica, de ápice romo con cuatro distintivas espiras redondeadas, separadas por profundas suturas y una protoconcha lisa y redondeada. Hasta 5 mm de long. Esculpido de protuberantes costillas gruesas cruzadas por amplios caballones en espiral. Abertura ovalada, canal sifonal ampliamente abierto. En costas rocosas, BAV y sublitoral somero. O del Medit., N de Bretaña y S de Inglaterra, pero más raro en otros puntos.

Pisania striata **(Gmelin).** Un buccínido de tamaño mediano, con una espiral aguda de lados planos, de hasta 30 mm de long. máxima. Esculpido sólo de finos caballones y surcos en espiral. Abertura ovalada alargada, ambos labios engrosados y toscamente crenulados; canal sifonal amplio, profundo. En costas rocosas, orilla inf. y submareal somero. Sólo Medit.

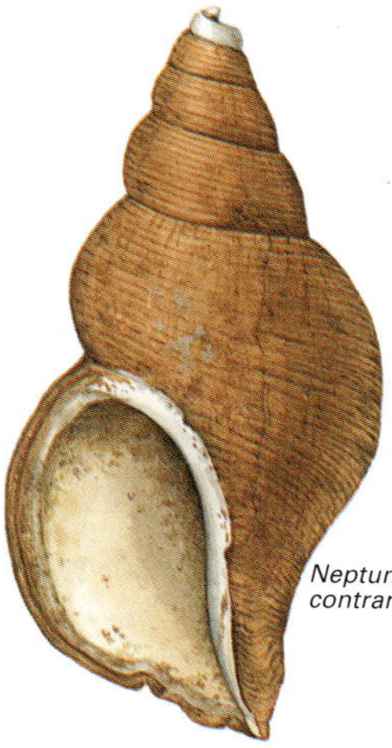

Neptunea contraria

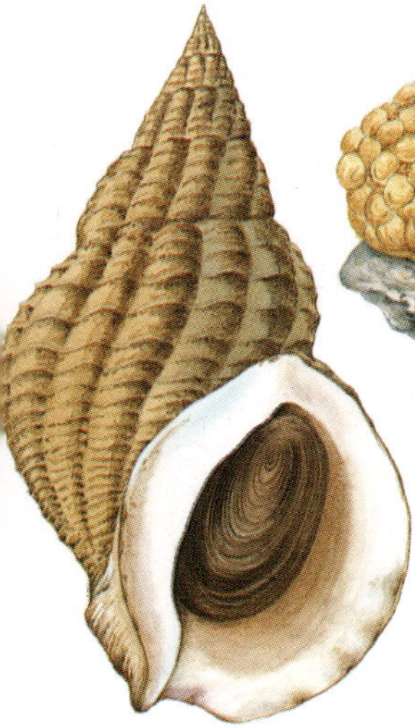

Buccinum undatum

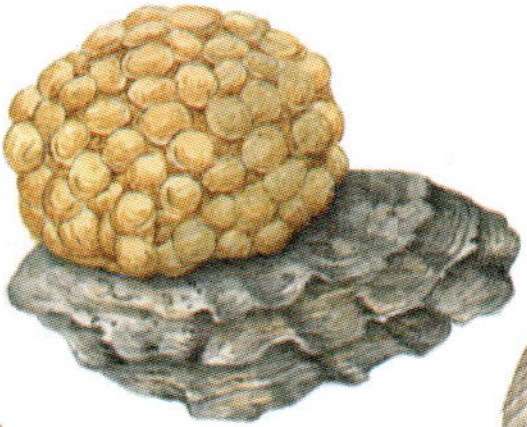

masa de huevos de
B. undatum

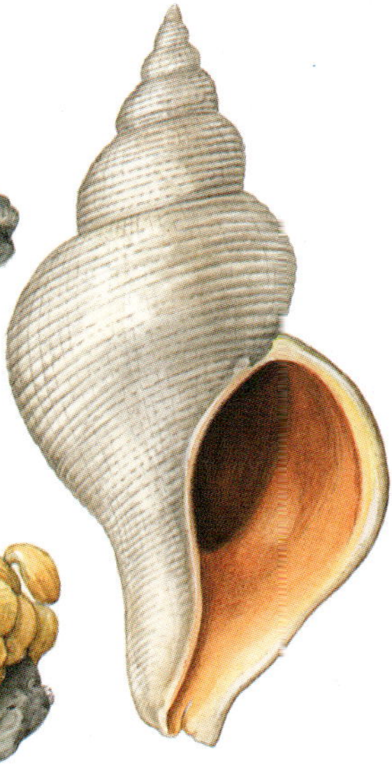

Neptunea antiqua

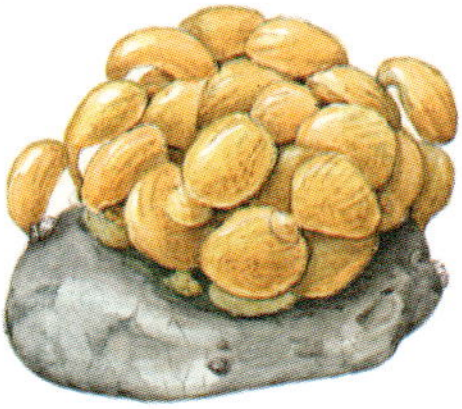

masa de huevos de
Neptunea antiqua

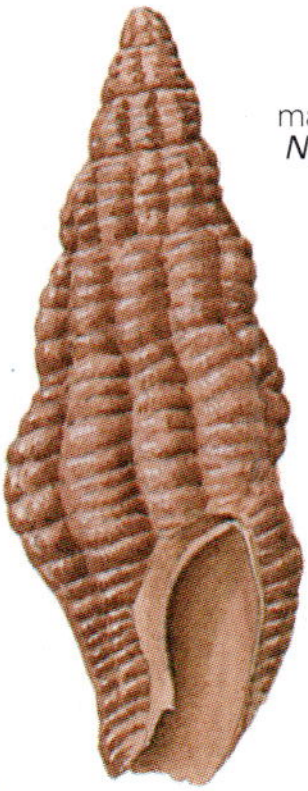

Chauvetia brunnea

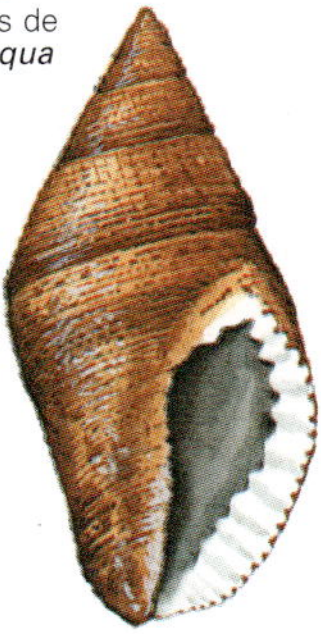

Pisania striata

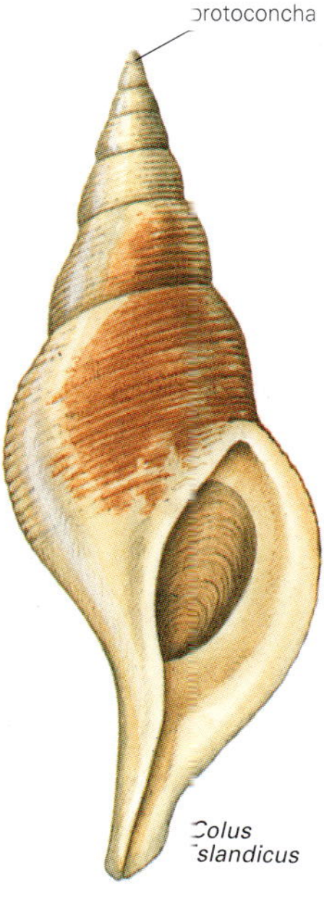

Colus islandicus

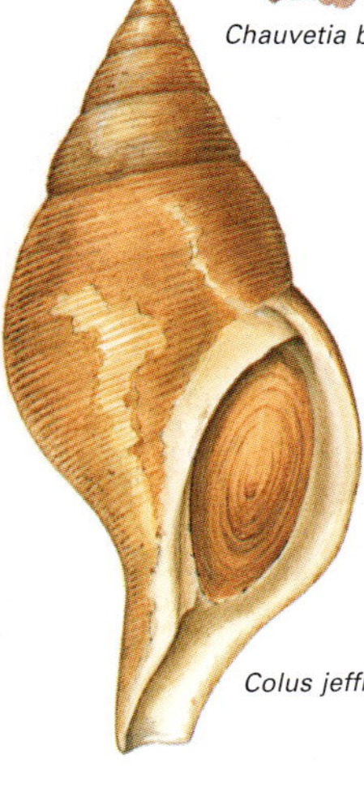

Colus jeffreysianus

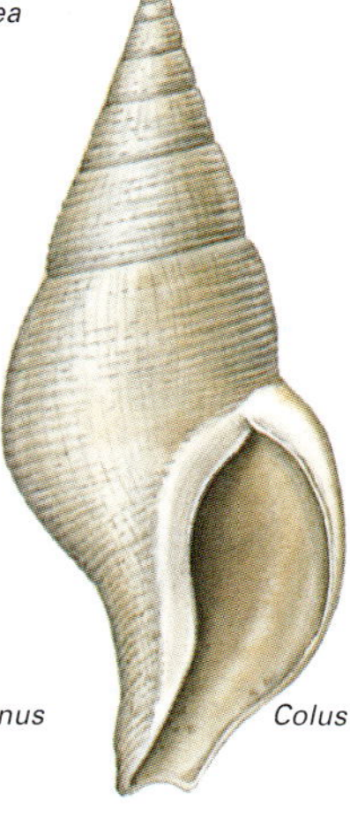

Colus gracilis

Familia Nassariidae

Estos caracoles de tamaño medio a pequeño son principalmente devoradores de carroña, y localizan su alimento quimiosensorialmente. Tienen una larga probóscide evaginable, y un sifón largo y flexible. El pie tiene dos tentáculos metapodianos, visibles en el extremo post. del animal vivo. La concha es típicamente corta, cónica, bastante gruesa, con una abertura dentada y engrosada y un canal sifonal ampliamente abierto. Los sexos están separados y la fecundación es interna, y los huevos son puestos en pequeñas cápsulas. Unas 30 especies en Europa.

Margarita reticulada *Hinia reticulata* (L.). Una concha bastante gruesa, con una espiral puntiaguda de lados planos de hasta 10 vueltas. Alcanza los 30 mm de long. Esculpido con costillas gruesas y apretadamente espaciadas cortadas por finos surcos en espiral para producir un dibujo regular y reticulado. Abertura ovalada; labio ext. finamente dentado, labio int. doblado ampliamente por encima de la última espira. Canal sifonal oblicuo, profundo. Orilla inf. y sublitoral somero, sobre zonas fangosas entre las rocas, o en arenas y gravas fangosas. La cría tiene lugar en primavera y verano. Cápsulas aplanadas y en forma de jarrón puestas en hileras ordenadas sobre hierbas, algas y piedras; de los huevos salen larvas planctónicas. GB. Distribuido desde el N de Noruega hasta Marruecos, Canarias y Madeira; todo el Mediterráneo y el mar Negro.

***Hinia pygmaea* (Lamarck).** Con menos costillas y surcos más ampliamente espaciados que la especie anterior, por lo tanto no obviamente reticulado. Abertura más ampliamente ovalada, con labio ext. toscamente dentado y sólo una estrecha banda del labio int. doblada. Hasta 14 mm de long. máxima. Sublitoral, raramente orilla inf., sobre la arena. Desde el O de Noruega a las islas Británicas, hasta el O del Medit. Ausente del mar de Irlanda y el M. del N.

***Hinia incrassata* (Ström).** Long. máx. 12 mm; se distingue especialmente por su abertura redondeada y engrosada, con labio ext. toscamente dentado. El canal sifonal es corto y profundo, con una marca pardo oscura en el interior. Unas ocho espiras redondeadas con una distintiva sutura entre ellas; esculpido de costillas sinuosas ampliamente espaciadas cortadas por toscos surcos en espiral. Orilla inf. y sublitoral, bajo piedras y sobre sustratos fangosos mixtos. Cápsulas de los huevos parecidas a las de *H. reticulata*, pero generalmente en grupos. GB, desde el N de Noruega e Islandia, al S hasta las Canarias y por todo el Medit.

***Hinia cuvieri* (Payraudaeu).** Cónica roma, con perfil ligeramente escalonado, de hasta 20 mm de long. Costillas pronunciadas cerca de las suturas pero desvaneciéndose en las partes basales de la última y penúltima espiras. Apertura ampliamente ovalada, labio ext. toscamente dentado. Sublitoral somero. Canarias hasta Madeira, N hasta el Medit.

***Hinia mutabilis* (L.).** Hasta 30 mm de long., con última espira hinchada y perfil escalonado. Color variable, de crema a castaño intenso; esculpido generalmente indistinto. Sublitoral somero, sobre suelos mixtos. Mar Negro, Medit., hasta el O de África. En el Adriático se pesca para el consumo humano.

***Cyclope neritea* (L.).** Es una concha baja y redondeada, con una espiral rudimentaria, de hasta 15 mm de long. Abertura estrecha, con un reborde engrosado. Sin ombligo. Sublitoral somero, sobre la arena. Medit., O hasta las costas atlánticas de Marruecos a Portugal.

Ballaruga *Columbella rustica* (L.) **(Columbellidae).** Conchas ahusadas con ricos dibujos; la espiral varía en altura (de la mitad a un tercio de la long. total) pero siempre de lados aplanados y muy puntiaguda; hasta 25 mm de long. Abertura larga y estrecha, el labio ext. forma un agudo ángulo con la última espira. Borde int. convexo y finamente dentado; ligeramente acampanado junto al corto canal sifonal. Orilla inf. y sublitoral somero, en zonas arenosas bajo las rocas y las piedras, a menudo entre *Zostera*. Azores, Canarias, Maderia, NO de África, Medit. y costas atlánticas hasta Portugal.

Familia Marginellidae

Conchas de espiral baja, con la última espira que comprende la mayor parte de su long. Abertura larga y estrecha, ensanchándose y acampanándose hacia el corto canal sifonal. Borte interior de la abertura con gruesos caballones en espiral en la columela. Sin opérculo. El manto se dobla por encima de la concha del animal que repta. Más de 20 especies europeas.

***Gibberula miliaris* (L.).** Aovado, liso y reluciente, con la abertura arqueada y acampanada adyacente al corto canal sifonal. Generalmente crema unicolor y blanca, a veces con bandas. Hasta 6 mm de long. Sublitoral sobre arenas toscas y gravas. Medit. y costa atlántica de la península Ibérica.

***Granulina clandestina* (Brocchi).** Menor y más amplia que la anterior; hasta 3 mm de long., la espiral casi no se detecta de perfil. Sublitoral, entre algas. Sólo Medit.

***Vexillum tricolor* (Gmelin) (Costellariidae).** Una concha esbelta, cónica roma, con perfil escalonado y anguloso; hasta 10 mm de long. Con pocas costillas amplias. Abertura larga y estrecha, truncada en el ápice; labio ext. fino, acampanado; columela con toscas costillas en espiral. Sublitoral, sobre la arena entre *Posidonia* y *Halimeda*. O del Medit.

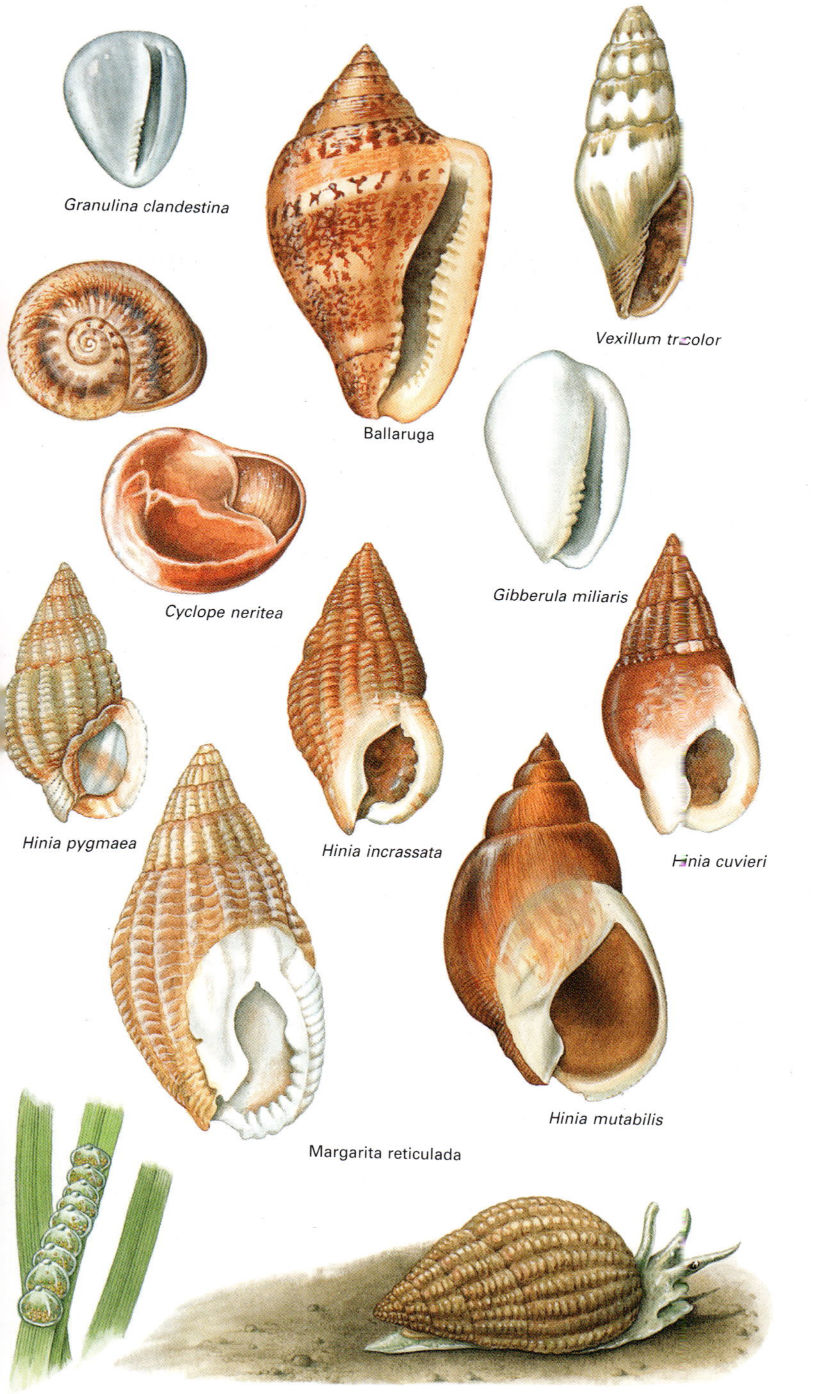
Granulina clandestina
Ballaruga
Vexillum tricolor
Gibberula miliaris
Cyclope neritea
Hinia pygmaea
Hinia incrassata
Hinia cuvieri
Hinia mutabilis
Margarita reticulada

Familia Turridae

Conchas esbeltas y ahusadas, con espirales alargadas y una ornamentación a menudo tosca. Abertura estrecha, con un canal sifonal abierto y pronunciado. Sin ombligo. Estos pequeños neogasterópodos, que raras veces exceden de los 25 mm de long. son principalmente de distribución sublitoral, y ninguno de ellos es común. Prácticamente no se sabe nada de su biología y ecología; son todos carnívoros, pero casi no se sabe nada de sus presas. Más de 150 especies europeas.

***Mangelia nebula* (Montagu).** Concha alta y estrecha con ocho o nueve espiras, de hasta 14 mm de long.; con costillas gruesas, redondeadas y ligeramente curvadas, cruzadas por finas estrías en espiral. Color variable: blanca, pardo amarillenta a anaranjada. Abertura ovalada alargada, con el labio ext. anguloso cuando se encuentra con la última espira. Cría en primavera y verano, depositando los huevos en cápsulas lenticulares; éstos dan lugar a larvas velígeras de natación libre. Sobre fondos arenosos, mar adentro hasta unos 50 m de profundidad. GB, distribuido desde el O de Noruega hasta el Medit., ausente del S del M. del N. y el E del Canal.

***Mangelia powisiana* (Dautzenberg).** Parecida a la especie anterior, pero se distingue de ella por las costillas más finas y el reborde engrosado de las suturas. Hasta 15 mm de long. Abertura especialmente estrecha, con el labio ext. no acusadamente anguloso. El color varía de pardo intenso a púrpura, típicamente con bandas en espiral más oscuras. No se sabe nada de su ecología o biología reproductiva. Sobre arenas, BAV hasta unos 100 m de profundidad. Desde Noruega al golfo de Vizcaya; GB.

***Mangelia attenuata* (Montagu).** Concha esbelta y reluciente de hasta 13 mm de long., con nueve espiras. Cada espira de hasta nueve acostillamientos gruesos y curvados, cruzados por finos caballones en espiral. Abertura larga y estrecha, fundiéndose en su ápice con un canal sifonal amplio y corto. Sobre arenas y fangos, sublitoral. N del mar del Norte hasta el Medit.; ausente del S del M. del N. No es común.

***Cytharella rugulosa* (Philippi).** Parecida a la especie anterior pero menos esbelta, con costillas toscas y sinuosas y pronunciadas bandas en espiral. Hasta 6 mm de long. Abertura estrecha, el labio ext. casi paralelo a la columela. Sobre arena, sublitoral somero. Todo el Medit.; islas Británicas, islas Anglo-normandas.

***Raphitoma linearis* (Montagu).** Concha cónica con siete a nueve espiras bastante hinchadas unidas por hondas suturas. Costillas gruesas, cruzadas por finos caballones en espiral, desarrollados como tubérculos en las costillas. Hasta 12 mm de long. Abertura ovalada, con labio ext. fino, acampanado y crenulado. No se sabe nada de su ciclo vital, si no es que incluye una larva velígera. Cría en primavera y verano, produciendo cápsulas de huevos hemisféricas y transparentes que contienen hasta 500 huevos. La larva es una velígera planctónica. En fondos arenosos mixtos, con grava o con conchas, BAV hasta más allá de los 100 m de profundidad. GB, N de Noruega hasta Dinamarca, S hasta el Medit.

***Raphitoma leufroyi* (Michaud).** Parecida a la especie anterior pero última espira proporcionalmente mayor; costillas menos pronunciadas, pero con caballones en espiral. Hasta 20 mm de long. Abertura ampliamente ovalada con labio ext. crenulado y acampanado. Biología y ecología desconocidas. Sobre arenas, gravas y conchas, BAV hasta aproximadamente 150 m de profundidad. GB, ausente del S del M. del N. y el E del Canal. Desde el N de Noruega y el O de Suecia, al S hasta el Medit.

***Raphitoma purpurea* (Montagu).** Concha esbelta ahusada, con toscas costillas y caballones que le confieren un esculpido distintivamente reticular. Hasta 20 mm de long. Abertura ovalada, el labio ext. suavemente acampanado y con un borde engrosado; un caballón dentado en la superficie interna del labio ext. en los animales maduros. Sobre arenas, conchas y gravas, BAV hasta los 100 m. GB, N de Noruega hasta el Medit., pero más común en el S de su zona de distribución.

Ballaruga cónica *Conus ventricosus* Gmelin **(Conidae).** La única especie europea común de un género tropical muy extendido. Los conos se reconocen por su forma característica: más anchos en el extremo abapical de su abertura en forma de hendidura, aguzándose gradualmente hacia el canal sifonal ampliamente abierto, con una espiral corta y aguda que forma menos de una cuarta parte de la long. total. Lisa y reluciente, color y dibujo muy variables. Hasta 70 mm de long. Sobre rocas, intermareal y sublitoral somero. Costa atlántica de Portugal y por todo el Mediterráneo.

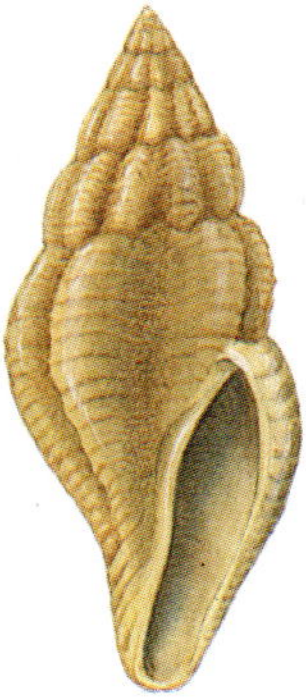

Cytharella rugulosa

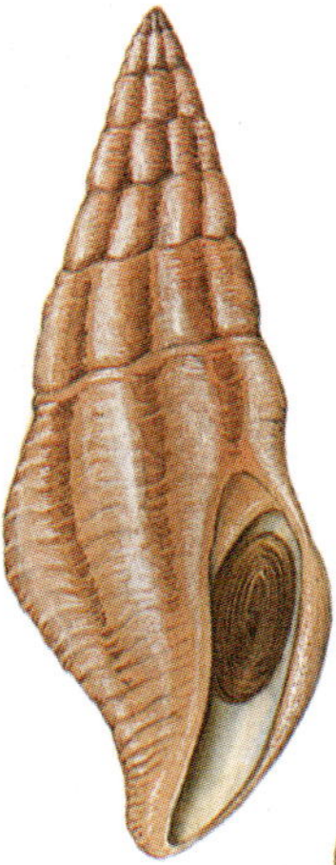

Mangelia nebula

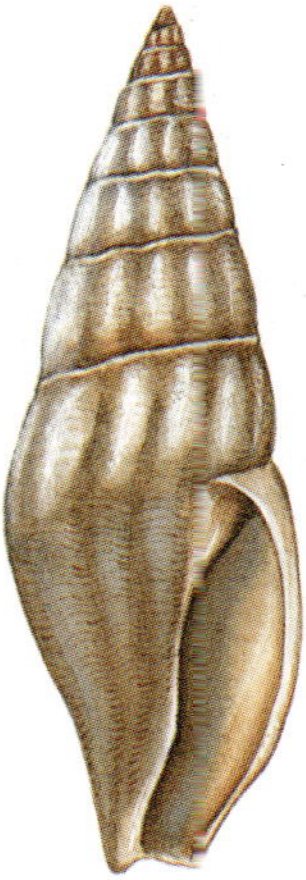

Mangelia powisiana

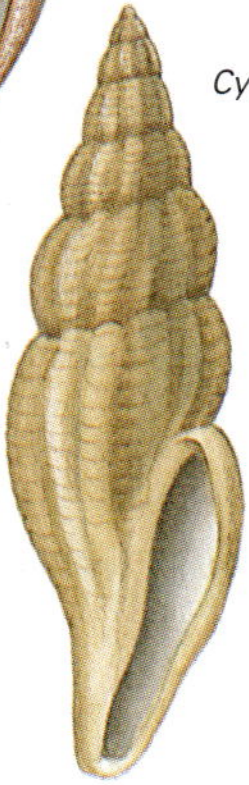

Mangelia attenuata

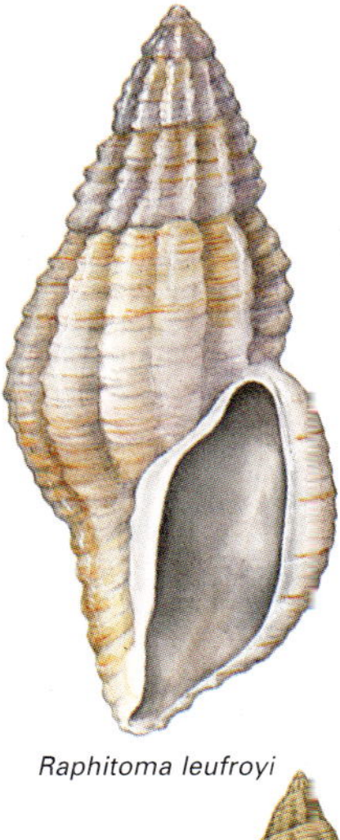

Raphitoma leufroyi

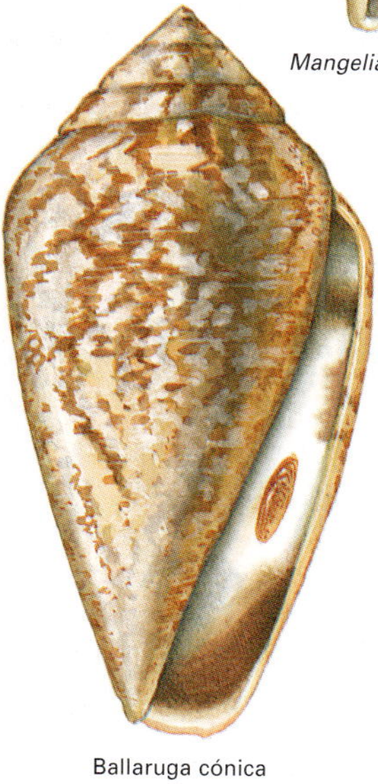

Ballaruga cónica

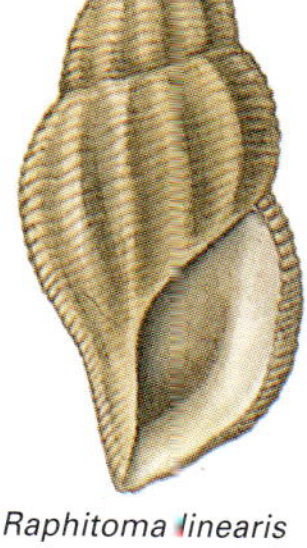

Raphitoma linearis

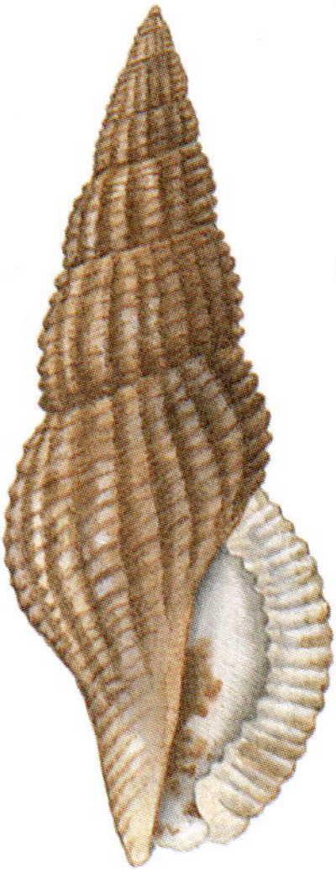

Raphitoma purpurea

Subclase Opisthobranchia

Este gran grupo de gasterópodos incluye a especies planctónicas, a las liebres y las babosas de mar, y a los piramidélidos, que son comensales o parásitos. Una minoría de ellos tiene una conspicua concha externa, algunos tienen una concha reducida encerrada dentro del cuerpo, pero la mayoría carecen totalmente de ella. Los opistobranquios son gasterópodos en los que la torsión larvaria está invertida; por lo tanto, el bucle nervioso no está girado, pero el hecho de que haya un solo riñón y una sola gónada sugiere que los opistobranquios evolucionaron a partir de prosobranquios avanzados. Todos ellos son hermafroditas; ponen los huevos en bandas o cápsulas, encerrados en una gelatina. La mayoría de las especies son epifáunicas, y generalmente carnívoras, aunque algunas son herbívoras especializadas. La falta de una concha ha hecho que evolucionaran sistemas de defensa química; parece que algunas especies son tóxicas para los depredadores potenciales.

ORDEN BULLOMORPHA

Concha presente o ausente. Cabeza aplanada y lobulada, formando un escudo cefálico; a menudo con procesos anterolaterales, pero faltándoles los prominentes tentáculos. Repliegues parapódicos laterales a menudo bien desarrollados. La mayoría de las babosas marinas bullomorfas excavan poco profundamente en sustratos blandos.

Acteon tornatilis **(L.) (Acteonidae).** Una primitiva babosa marina con concha gruesa y toscamente coloreada, de hasta 25 mm de long., en la que puede retraerse todo el animal. La abertura está cerrada por un opérculo. El animal se distingue de los gasterópodos prosobranquios por su escudo cefálico; carece de tentáculos y de los gruesos repliegues del manto, que se doblan a lo largo del lateral de la concha cuando repta. Sobre arenas, capturando poliquetos tubícolas, incluyendo a *Owenia fusiformis* y *Lanice conchilega*. Orilla inf. y sublitoral somero; GB, Islandia y Noruega hasta el Medit. Otras cuatro especies de acteónidos en Europa.

Familia Retusidae

Babosas marinas pequeñas blancas o de color, con una frágil concha externa en la que puede retraerse todo el animal. Sin opérculo. Escudo cefálico con procesos tentaculares posteriores. Al menos cinco especies europeas.

Retusa obtusa **(Montagu).** Hasta 15 mm de long.; concha de hasta 10 mm, con una corta espiral. Escudo cefálico corto y cuadrado, con tentáculos romos. En el fango y arenas fangosas, alimentándose de *Hydrobia ulvae*; orilla inf. y sublitoral. GB, N de Noruega e Islandia.

Retusa truncatula **(Bruguière).** Concha de hasta 5 mm; cilíndrica, sin espiral. Escudo cefálico alargado con tentáculos puntiagudos. Hábitat como *R. obtusa*. GB, Noruega hasta el Medit.

Familia Scaphandridae

Babosas marinas con robusta concha externa, consistente principalmente en una última espira agrandada. El cuerpo no puede retraerse por completo al interior de la concha. Sin opérculo. Cabeza amplia y aplanada, parápodos diversamente desarrollados. Cinco especies europeas.

Cylichna cylindracea **(Pennant).** Concha reluciente y cilíndrica, de hasta 13 mm de long. Escudo cefálico lobulado en la parte anterior, y prolongado en un corto proceso en cada esquina post. En arenas finas, alimentándose de protozoos. BEAV y sublitoral somero; GB, N de Noruega e Islandia, S hasta el Medit.

Barquita *Scaphander lignarius* (L.). Concha gruesa, ricamente coloreada, de hasta 45 mm de long.; abertura con un labio ext. acampanado. Cabeza amplia, lobulada por delante; cuando repta un pliegue del manto cubre en parte la concha a cada lado. Depredador de poliquetos y bivalvos. En arenas fangosas, sublitoral; GB, Islandia y N de Noruega, al S hasta Canarias y el Medit. Raro en el S del M. del N.

Familia Philinidae

Babosas marinas con una pequeña concha interna, que pueden dejar en el extremo trasero del animal. El blando cuerpo tiene cuatro lóbulos, con prominentes lóbulos parapodiales que no se unen en la mitad del animal. Sin tentáculos. Diez especies europeas pero la mayoría poco comunes.

Philine aperta **(L.).** Hasta 70 mm de long., 35 mm de ancho; concha la mitad de la long. del cuerpo. Parápodos redondeados, carnosos. En arena y arena fangosa; come poliquetos, bivalvos y el erizo de mar *Echinocyamus*. Orilla inf. y sublitoral. GB, Noruega al Medit.

Philine catena **(Montagu).** Una babosa pequeña y cilíndrica, de hasta 7 mm de long.; de lados casi paralelos, con lóbulos parapodiales estrechos y rectos. Intermareal en costas rocosas, y sublitoral. GB, pero poco común; N de Noruega hasta el Medit. y las Canarias.

Familia Runcinidae

Pequeñas babosas con cuerpos alargados, sin parápodos. Concha reducida y completamente encerrada, o que falta por completo. Pie visible por detrás, y un grupo de tres pequeñas branquias que sobresale a la dcha. del ápice del manto. Cabeza truncada por delante, sin tentáculos. Dos especies europeas.

Runcina coronata **(Quatrefages).** Una diminuta babosa de cuerpo liso, de hasta 6 mm de long., de color oscuro. Las branquias post. distinguen a este género de otras babosas similares, tales como *Limapontia*. Intermareal, en charcas de las rocas coralinas, alimentándose de *Codium*, otras algas y diatomeas. GB, N desde Orkney hasta el Medit.

Runcina ferruginea **Kress.** Algo mayor que la especie anterior, de hasta 8 mm de long., con un escudo cefálico aguzado. Hábitat parecido a *R. coronata*; GB y NO de España, pero probablemente más ampliamente distribuida.

Bulla striata **Bruguière (Bullidae).** Una gran babosa con una concha externa sólida y pigmentada, que es demasiado pequeña para acomodar a todo el animal. Prominente, ondulada o lobulada, los parápodos se ven en los animales que reptan. Entre algas en costas someras y arenosas. Medit., al S hasta las Canarias y Azores.

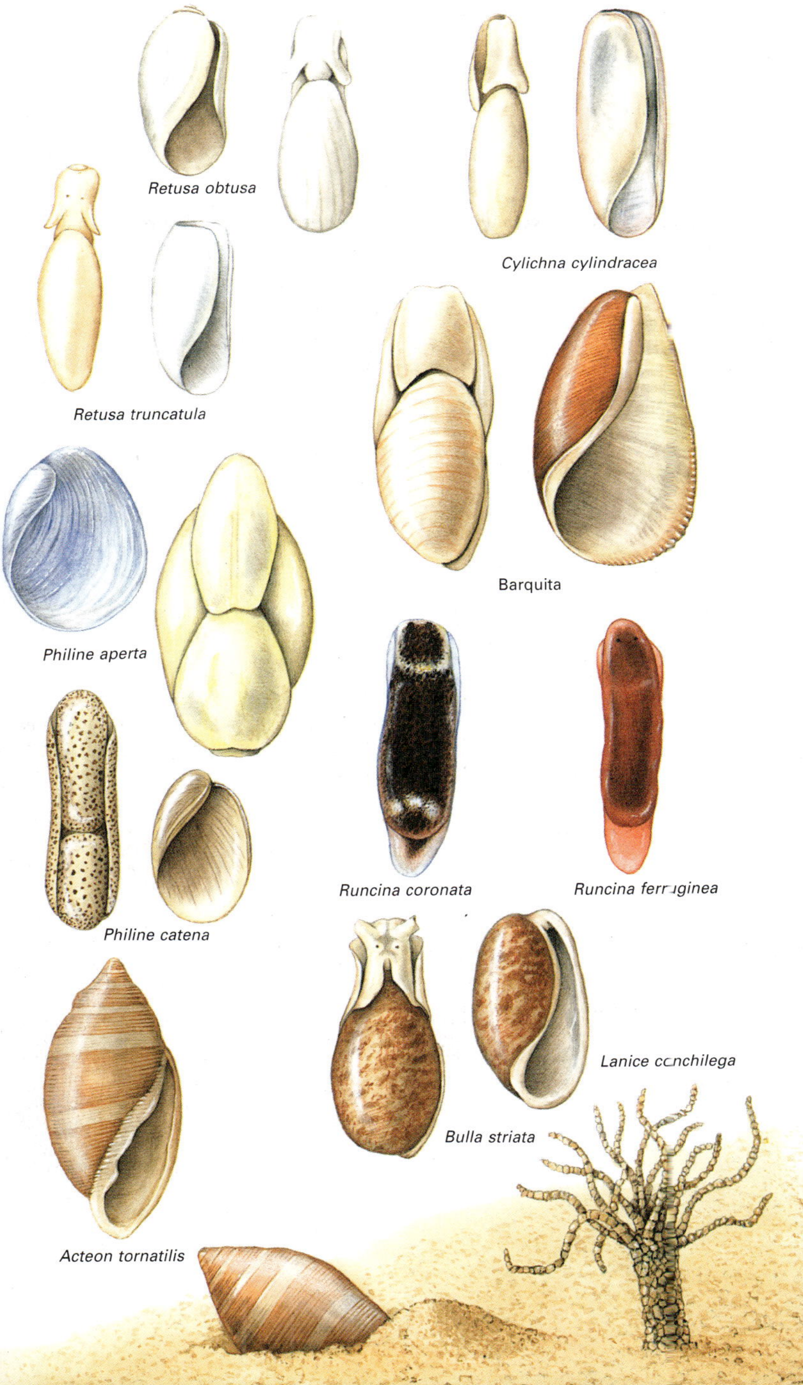
Retusa obtusa
Cylichna cylindracea
Retusa truncatula
Barquita
Philine aperta
Runcina coronata
Runcina ferruginea
Philine catena
Lanice conchilega
Bulla striata
Acteon tornatilis

Familia Haminoeidae

Babosas con concha grande, fina y globulosa. Escudo cefálico redondeado por delante, profundamente lobulado por detrás; el manto sobresale por detrás de la concha, los lóbulos parapodiales laterales la envuelven. Cinco especies registradas en Europa.

Haminoea hydatis **(L.)**. Hasta 30 mm de long., con concha de 15 mm. Concha escondida por el manto y los lóbulos parapodiales en los animales que reptan. Sobre arenas y gravas fangosas; BEAV y sublitoral somero. Islas Británicas, S hasta el Medit.; Madeira y Canarias.

Haminoea navicula **(da Costa)**. Mayor que la precedente, de hasta 70 mm, con concha de unos 30 mm. Escudo cefálico con cortos procesos tentaculares laterales anteriores. Sobre arenas fangosas, especialmente entre *Zostera*. BEAV y sublitoral somero. GB, S hasta el Medit.

ORDEN PYRAMIDELLOMORPHA

Opistobranquios provistos de concha, parecidos a prosobranquios, con una sola familia, muy diversa.

Familia Pyramidellidae

Estos diminutos gasterópodos provistos de concha a menudo se confunden con los prosobranquios, aunque recientes investigaciones anatómicas demuestran que están más estrechamente emparentados con los opistobranquios. La concha es esbelta y espiralada, comúnmente de 2-6 mm de long., pero de hasta 10 mm; en todas las especies está enrollada hacia la **derecha** (con las vueltas elevándose hacia la derecha, vista desde la abertura) pero con la protoconcha enrollada **levógiramente**. Un proceso lobulado, el **mentum**, puede verse entre la cabeza y el pie en los animals que reptan; los tentáculos tienen surcos a lo largo de su long., y los ojos están situados en la cabeza entre las bases de los tentáculos. Los Pyramidellidae son microdepredadores, ectoparásitos o quizás comensales, de otros invertebrados; se conocen muchísimas especies, pero pocas han sido estudiadas con detalle. Más de 100 especies costeras europeas descritas.

Partulida spiralis **(Montagu)**. Una amplia concha cónica y corta de cuatro vueltas y una protoconcha, de hasta 3 mm de long. Ornamento de costillas gruesas y apretadas, y caballones planos y en espiral en la parte abapical de la última espira. Abertura ovalada, con labio ext. acampanado y un distintivo diente en la columela. Asociada con poliquetos tubícolas, incluyendo *Pomatoceros* y *Sabellaria*, de los que presumiblemente se alimenta. BAV y sublitoral somero. GB, O del Medit., al N hasta Noruega y el O de Suecia.

Chrysallida obtusa **(Brown)**. Espiral alta de perfil plano, con unas seis vueltas y la protoconcha, de hasta 3 mm de altura; con costillas aplanadas, y uno o dos finos caballones en espiral. Abertura piriforme, con un robusto diente en la columela. Asociado con las ostras, sobre rocas, orilla inf. y sublitoral somero. GB, N de Noruega hasta el Medit.

Brachystomia rissoides **(Hanley)**. Concha rechoncha y cónica, de unos 3 mm de long., última espira que comprende las dos terceras partes de la long. total. Cinco vueltas y protoconcha; lisa, con unas pocas líneas de crecimiento finas en la última espira. Abertura ovalada alargada; diente columelar pobremente desarrollado. Asociado principalmente con *Mytilus edulis*, pero también con otros moluscos, alimentándose de sus líquidos corporales. Sublitoral. GB, N de Noruega hasta el Medit., ausente de gran parte el S del M. del N.

Odostomia conoidea **(Brocchi)**. Más corta y ancha que la especie anterior, de unos 4 mm; de lados paralelos, con unas seis vueltas y la protoconcha. Lisa, con unas pocas líneas en espiral muy finas. Abertura ovalada, a veces con caballones en espiral en la superficie interna del labio ext.; columela con un robusto diente adyacente a un pequeño ombligo. Asociada con la estrella de mar *Astropecten irregularis*, sublitoral. GB, O de Noruega y O de Suecia, S hasta el Medit.

Turbonilla lactea **(L.)**. Alta y esbelta, de hasta 9 mm de long., con aproximadamente diez espiras y la protoconcha; con costillas curvadas y aplanadas apretadamente situadas; parte abapical de la última espira lisa, con sólo unas pocas líneas de crecimiento finas. Abertura angulosa, cuadrada o romboidal. En arenas limosas, entre piedras o rocas, alimentándose de los fluidos corporales de los poliquetos, incluyendo *Audouinia* y *Amphitrite*; BAV y sublitoral somero. Islas Británicas, N hasta Noruega, S hasta el Medit., ausente del M. del N.

Eulimella laevis **(Brown)**. Muy pequeña, de hasta 3 mm de long., estrecha y de laterales aplanados, con ocho espiras y la protoconcha. Lisa, reluciente cuando está viva. Abertura romboidal, con labio ext. fino; sin diente columelar, sin ombligo. Mar adentro, sobre arenas fangosas; alimento desconocido. GB, O de Noruega y O de Suecia, S hasta el Medit. y el mar Negro.

ORDEN APLYSIOMORPHA

Grandes babosas marinas con o sin concha. Pie grande; cabeza bien desarrollada, a menudo con tentáculos prominentes; repliegues parapódicos grandes, utilizados en la natación. Secreciones defensivas, "tinta" purpúrea y secreciones blancas y opalinas, producidas por glándulas de la cavidad paleal. La mayoría de las especies son herbívoras.

Akera bullata **(Müller) (Akeridae)**. Una gran babosa marina, con cuerpo alargado y amplios lóbulos parapodiales, utilizados para la natación de escape. La ovalada concha, de 40 mm de long., es visible en el extremo post. y es demasiado pequeña para acomodar a todo el animal. Sobre fango y arena fina y fangosa, especialmente entre *Zostera*. Intermareal inf. sublitoral. GB, Noruega, Dinamarca y el Báltico, al S hasta el Medit.

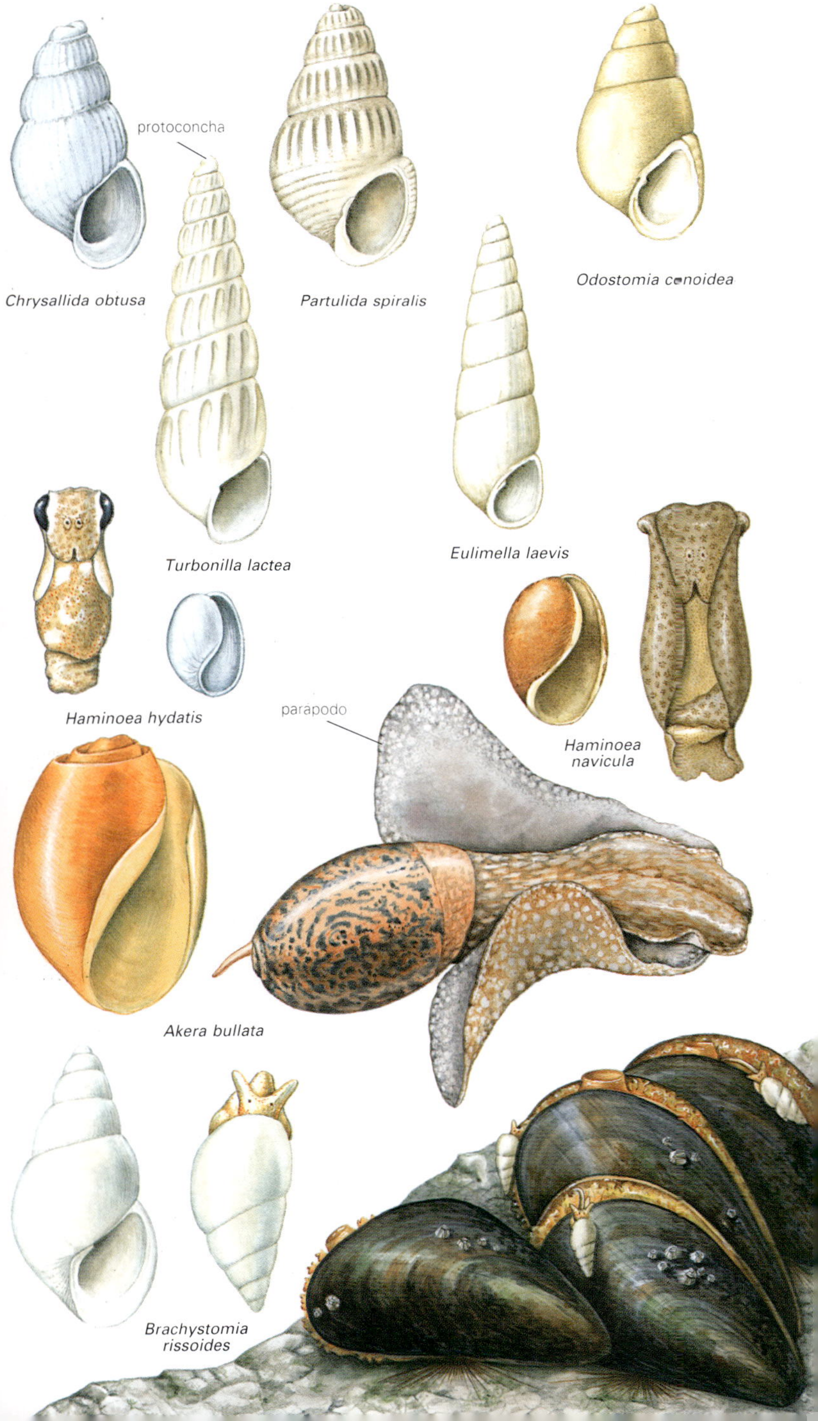
protoconcha
Chrysallida obtusa
Partulida spiralis
Odostomia conoidea
Turbonilla lactea
Eulimella laevis
Haminoea hydatis
parápodo
Haminoea navicula
Akera bullata
Brachystomia rissoides

LIEBRES DE MAR, Familia Aplysiidae

Babosas marinas grandes y herbívoras con cuerpos voluminosos y bastante carnosos, hinchados por detrás y aguzándose hacia la cabeza. En el extremo anterior existe un par de **tentáculos orales** tubulares y enrollados, y detrás de ellos un par de **rinóforos** más cortos. Los lóbulos parapódicos parecidos a alas se utilizan para nadar vigorosamente. Existe una pequeña concha interna. Las liebres de mar tienen conductas complejas, dejando nubes de tinta purpúrea y secreciones blancas lechosas y opalinas en condiciones particulares. A menudo forman grandes agregaciones durante la estación de cría. Cinco especies europeas.

Liebre de mar, vinagrera *Aplysia punctata* Cuvier. Generalmente 70 mm de long., pero hasta 200 mm. Color variable: rojo, pardo, púrpura, verde o negro, a menudo moteado o a grandes manchas, más oscuro en los ejemplares grandes. Lóbulos parapódicos con sólo una estrecha banda fusionada por detrás. Sublitoral somero, alimentándose de gran variedad de algas; el color del animal refleja su dieta. Los jóvenes se alimentan especialmente de pequeñas algas rojas y verdes. GB, Noruega a Groenlandia, Báltico, S hasta el Medit. y las Canarias.

Liebre de mar negra *Aplysia fasciata* Poiret. Similar a la especie anterior pero mayor, hasta los 400 mm como máximo, con un peso de casi 2 kg, y de color pardo muy oscuro o negro. Lóbulos parapodiales proporcionadamente más largos y anchos, no fusionados posteriormente y el largo pie es puntiagudo por detrás. Hábitat y alimentación como los de *A. punctata*. Medit., S hasta las costas de África occidental, N hasta el SO de Inglaterra e islas Anglo-normandas.

Liebre de mar, vinagrera *Aplysia depilans* Gmelin. Difiere de otras especies sobre todo en los parápodos, que son continuos por detrás; posiblemente como consecuencia de ello, no nada bien. Hasta 300 mm de long., típicamente de parda a verde, con manchas y espejuelos más pálidos. Hábitat y alimentación como los de otras liebres marinas. Medit., S hasta O de África, N a SO de Inglaterra e islas Anglo-normandas.

ORDEN SACOGLOSSA

Concha interna, externa o ausente. Cuerpo esbelto, a menudo aplanado, raras veces con procesos dorsales (**ceratos**). Cabeza generalmente con un solo par de tentáculos rinofóricos; sin tentáculos orales. La mayoría de las liebres de mar sacoglósidas son pequeñas y están limitadas a aguas someras, donde se alimentan de algas.

Familia Oxynoidae

Babosas marinas esbeltas y herbívoras con una fina concha externa en la superficie dorsal, de menos de la mitad de la longitud del animal. La cabeza lleva rinóforos esbeltos y enrollados en la parte frontal, y el cuerpo se aguza hacia atrás como una cola larga y estrecha. Lóbulos parapódicos bien desarrollados. Dos especies europeas.

Oxynoe olivacea **Rafinesque.** Cuerpo alargado, de hasta 35 mm de long., luego cola puntiaguda, lateralmente enrollada que forma unas dos terceras partes de la long. total. Un lóbulo parapódico corto y redondeado a cada lado de la concha; cortos tubérculos puntiagudos esparcidos por los parapodios. Se alimenta de *Caulerpa*. Mediterráneo.

Lobiger serradifalci **(Calcara).** El parápodo consiste en dos lóbulos ovalados a cada lado de la fina concha ovalada; la cola comprende aproximadamente la mitad de la long. del cuerpo. Hasta 40 mm de long. Se alimenta de *Caulerpa*. Mediterráneo sólo.

Familia Elysiidae

Babosas marinas esbeltas y de cuerpos lisos, con parápodos bien desarrollados casi tan largos como el cuerpo. Cabeza con rinóforos pares y enrollados. Sin concha. Tres especies europeas.

Elysia viridis **(Montagu).** Generalmente verde vivo, pero a veces pardo o rojo; siempre con manchas azul brillante, verdes o rojas. Hasta 45 mm de largo, aguzado por detrás; parápodos especialmente anchos, con bordes lobulados; rinóforos aguzados. BEAV y sublitoral sobre algas, particularmente *Codium tomentosum*, del que se alimenta. GB, Noruega hasta el Medit.

Elysia timida **Risso.** Menor que el ant., 12 mm; verde pálido y translúcido, con pequeñas manchas rojo intenso. Parápodos altos, bordes lobulados y foliáceos. Sublitoral somero, a menudo asociada con *Acetabularia* y *Padina pavonia*, de las que quizás se alimenta. Sólo Medit.

Thuridilla hopei **(Verany).** Esta babosa de brillante colorido puede ser de negra a violeta o azul real, pero el borde anaranjado intenso de los parápodos es constante. Los rinóforos son robustos, y están ensanchados hacia las puntas; la superficie ventral tiene un surco transversal hacia el extremo cefálico. Sólo Mediterráneo.

Familia Limapontiidae

Babosas pequeñas, aplanadas y de colorido apagado. Cuerpo liso; cabeza indistintamente lobulada, con pequeños tentáculos o crestas rinofóricas bajas, o plana. Tres especies europeas.

Limapontia depressa **(Alder y Hancock).** Pardo oscura o negra con manchas blancas alrededor de los ojos. Cabeza lobulada frontalmente, sin tentáculos ni caballones. Hasta 6 mm de long. Sobre *Vaucheria*, la planta de la que se alimenta, en marjales salinos. GB, común pero inconspicua; S de Noruega hasta las costas atlánticas de Francia.

Limapontia capitata **(Müller).** Parecida a la especie anterior, pero con pronunciadas crestas rinofóricas en la cabeza, y aguzada por detrás. Generalmente 4 mm de long., negro aterciopelado. En charcas de las rocas coralinas, desde NMM hasta el sublitoral somero, alimentándose de algas verdes filamentosas. GB; Islandia y N de Noruega, S hasta el Medit. y NO de África.

Limapontia senestra **(Quatrefages).** Color variable, verde apagado a negro, pero se distingue inmediatamente por los prominentes tentáculos cefálicos. Hasta 6 mm de long. Hábitat y alimentación parecidos a *L. capitata*. GB, Noruega, S hasta las costas atlánticas de Francia.

Placida dendritica **(Alder y Hancock) (Stiligeridae).** Hasta 11 mm de long., pero muy esbelta. Cabeza redondeada, con rinóforos enrollados y tubulares. Ocho hileras de ceratos aplanados a cada lado del cuerpo, teñido de verde o pardo por los lóbulos de las glándulas digestivas que encierra. Sobre algas verdes pequeñas, de las que se alimenta; BAV y sublitoral somero. GB, N hasta Noruega, S hasta el Medit.

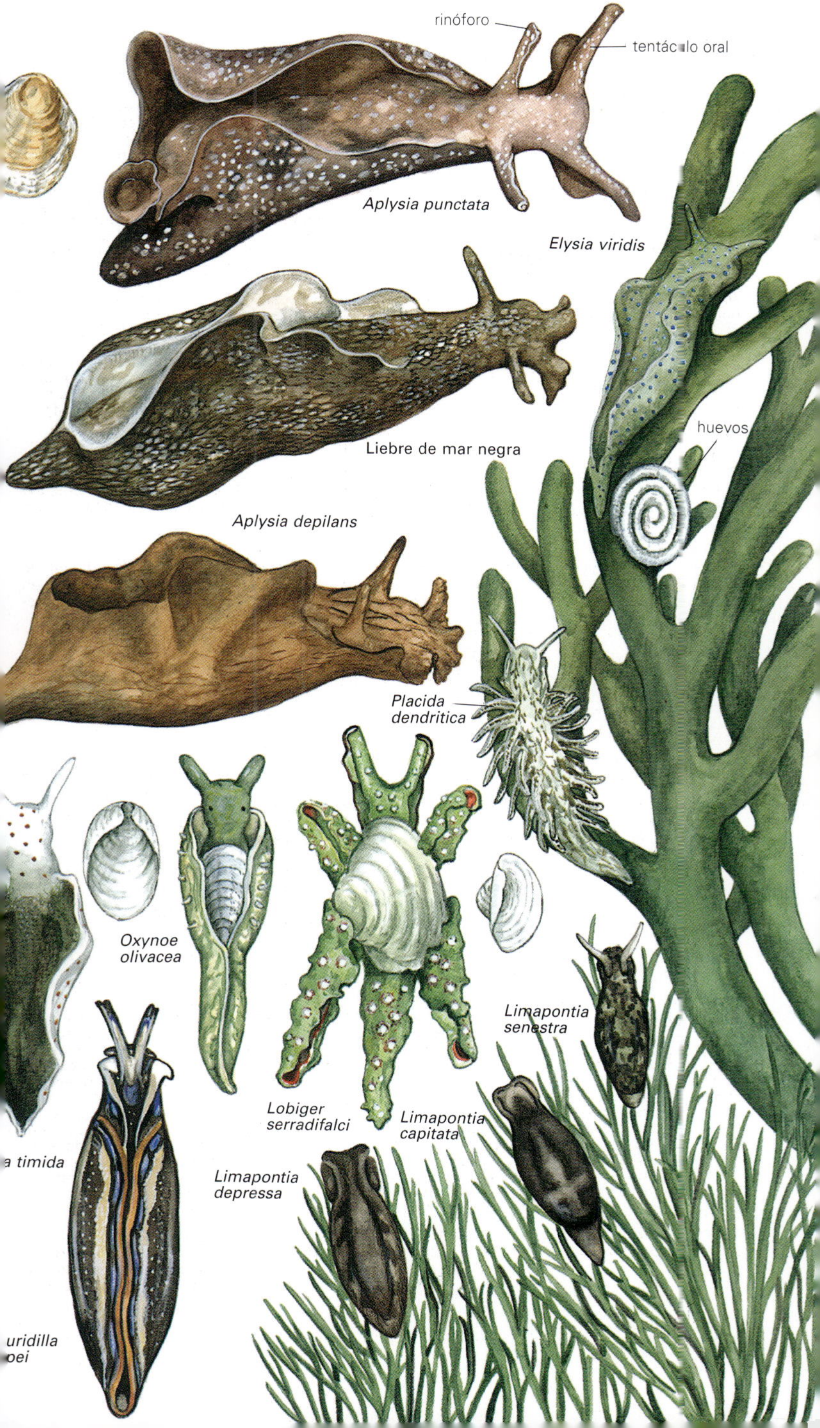
rinóforo
tentáculo oral
Aplysia punctata
Elysia viridis
Liebre de mar negra
huevos
Aplysia depilans
Placida
dendritica
Oxynoe
olivacea
Limapontia
senestra
Lobiger
serradifalci
Limapontia
capitata
a timida
Limapontia
depressa
uridilla
oei

ORDEN PLEUROBRANCHOMORPHA

Concha presente; interna, externa o ausente. Manto a veces aguzado por un esculpido calcáreo, y a menudo con glándulas defensivas secretoras de ácidos. Cabeza aplanada por delante, formando un velo ovalado, con tentáculos orales enrollados anterolaterales, y rinóforos dorsolaterales. La mayoría de las especies son carnívoras.

***Tylodina perversa* Gmelin (Tylodinidae).** Esta pequeña babosa se reconoce por su concha externa cónica, parecida a la de una lapa, cubierta con una tosca capa de perióstraco. El cuerpo, amarillo vívido, es diagnóstico. La cabeza lleva cortos tentáculos puntiagudos, que se proyectan más allá de la parte frontal del pie, y un par de largos rinóforos. Hasta 35 mm de long. Sublitoral somero sobre costas rocosas. Por todo el Medit., O hasta Madeira.

Caracol chino *Umbraculum mediterraneum* (Lamarck) **(Umbraculidae).** Una babosa muy distintiva y ovalada, con una conspicua concha ext. parecida a la de una lapa bordeada de una orla del manto amplia y verrucosa. Hasta 75 mm de long. Dos cortos rinóforos se proyectan hacia delante desde debajo de la concha. Sobre sustratos blandos, sublitoral somero, Medit., S hasta Canarias.

Familia Pleurobranchidae

Babosas carnosas con un reborde del manto bien desarrollado que puede o no puede sobrepasar al pie. Existe una delicada concha interna. Cabeza con un velo oral, tentáculos orales y rinóforos prominentes y enrollados. Una sola branquia posterolateral, en el lado derecho, por debajo del borde del manto. Muchas especies tienen glándulas defensivas secretoras de ácidos en la superficie dorsal. Siete especies europeas.

***Pleurobranchus membranaceus* (Montagu).** Grande, de hasta 12 cm de long., con el pie formando un borde fino, liso y amplio. El manto, convexo y cubierto de tubérculos cubre la parte central del animal; su borde posterior está lobulado para formar un sifón respiratorio exhalante; tentáculos orales pares y prominentes rinóforos pares obvios por delante. Nada con facilidad batiendo en ondas alternadas a lo largo de los bordes del manto. En costas rocosas, intermareal y sublitoral somero, depredadores de ascidias tales como *Ascidia mentula* y *Ascidiella aspersa*, así como el colonial *Botryllus schlosseri*. Se ha informado que se congrega en vastos números en los meses invernales; freza en primavera. Las bandas enrolladas que produce pueden contener más de un millón de huevos, que dan lugar a larvas planctónicas velígeras. GB, S hasta el Medit.

***Pleurobranchus testudinarius* (Cantraine).** Parecido a la especie precedente, pero se distingue por su manto más toscamente tuberculado, que tiene un dibujo rojizo y reticulado. Hasta 10 cm de long. Se alimenta de ascidias coloniales. Sublitoral somero, en costas rocosas. Mediterráneo y SO de Europa.

***Pleurobranchaea meckeli* Leue.** Una babosa muy grande y carnosa, de hasta 100 mm de long.; carece de concha. El reborde del manto es muy robusto, de forma que el pie es visible alrededor de los bordes del animal, y la branquia, grande y parecida a una pluma, se halla a la vista en el lado dcho. Los tentáculos orales y los rinóforos tienen una long. parecida; en la parte más anterior de la cabeza un velo ovalado y ondulado se extiende entre los tentáculos orales. Su coloración quizás le sirve de camuflaje en los depósitos arenosos mixtos y someros, donde se alimenta de poliquetos y bivalvos. Mediterráneo sólo.

***Berthella plumula* (Montagu).** Ovalado, convexo, de hasta 60 mm de long.; concha la mitad de la long. total, encerrada. Pie visible por detrás. Cabeza con un conspicuo velo oral y prominentes rinóforos enrollados. Orilla inf. y sublitoral somero, sobre rocas, alimentándose de ascidias compuestas, tales como *Botryllus*. Cría en primavera, uniendo bandas de huevos en espiral a las rocas. La larva es planctónica. GB, N hasta el O de Noruega, S hasta el Medit.

***Berthella aurantiaca* (Risso).** Menor que la especie anterior, de hasta 30 mm de long., con un borde del manto largo y ondulado que esconde el pie por completo. El velo oral es proporcionalmente menor que en *B. plumula*, y es típicamente sobrepasado por los rinóforos. El cuerpo anaranjado tiene unas motas pardas características. Hábitat probablemente parecido al de *B. plumula*. Presente en todo el Medit., pero no común.

***Berthella stellata* (Risso).** Hasta 20 mm de long., a menudo menor. Se distingue por su colorido pálido y cremoso y por su distintivo dibujo claro y oscuro. Probablemente se suelen confundir con *B. plumula* juveniles. Los dos cortos rinóforos parecen fusionarse por delante del borde del manto. Se ha informado que se alimenta de la ascidia compuesta *Botrylloides*. Esporádico por todo el Mediterráneo.

***Berthellina citrina* (Rüppell y Leuckhart).** Parecido a *B. plumula* pero menor, de hasta 30 mm, con diminuta concha de sólo 7 mm de long. Orilla inf. y sublitoral somero. GB y Atl. del SO de Europa, Medit.

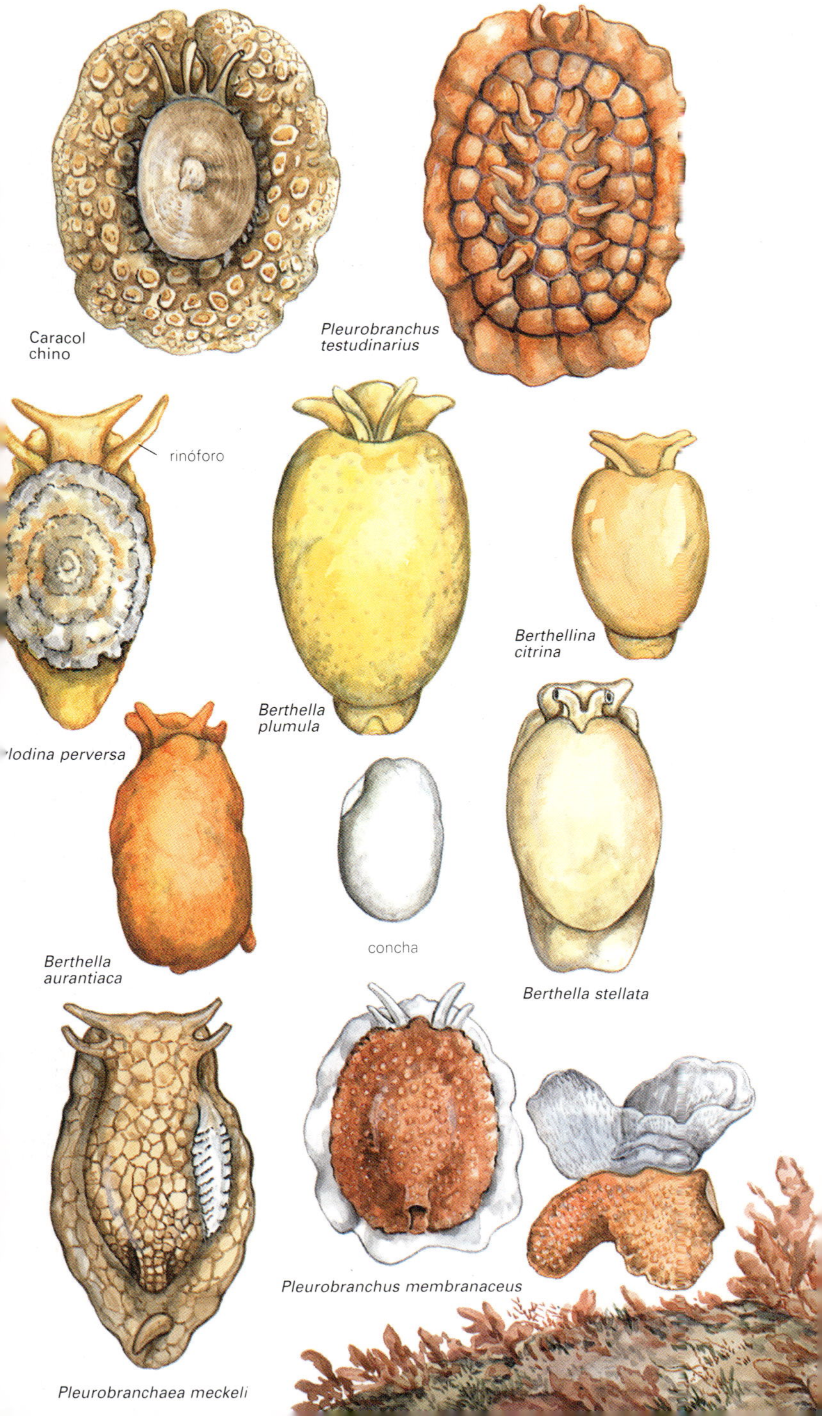
Caracol chino
Pleurobranchus testudinarius
rinóforo
Berthellina citrina
Berthella plumula
lodina perversa
Berthella aurantiaca
concha
Berthella stellata
Pleurobranchus membranaceus
Pleurobranchaea meckeli

ORDEN NUDIBRANCHIA

Éste es el mayor orden de los opistobranquios. Carecen de concha. La forma del cuerpo varía mucho; no existe cavidad del manto y las branquias se hallan en la superficie dorsal del animal, difiriendo mucho su forma entre las familias. Los rinóforos están presentes casi siempre; los tentáculos orales y parapodiales a menudo están también bien desarrollados.

Familia Goniodorididae

Babosas alargadas y de cuerpo blando. El reborde del manto es bastante corto, a veces lobulado o con procesos digitiformes, pero no cubre el pie y la cabeza por completo, siendo éstos claramente visibles en los animales que reptan. Un par de conspicuos tentáculos orales en el extremo cefálico; detrás de ellos, rinóforos pares y lamelados, sin vainas basales, y a veces esbeltos tentáculos adicionales. Dorsalmente un anillo o arco de branquias plumulosas que se contraen separadamente, en el extremo post. del animal, rodeando el ano. La mayoría de especies se alimenta de ascidias o briozoos incrustantes. La fauna europea incluye 15 especies.

Goniodoris nodosa **(Montagu).** Hasta 27 mm de long.; superficie dorsal con un distintivo caballón longitudinal, flanqueado por grupos de tubérculos. El ondulante borde del manto es típicamente amarillo. Unas 13 branquias. La corta "cola" (**metapodium**) tiene una quilla longitudinal. Sublitoral somero, y mar adentro hasta los 120 m. Los juveniles se alimentan de briozoos incrustantes, los adultos de ascidias compuestas. GB, Feroe y O de Noruega, al S hasta las costas atlánticas de España.

Goniodoris castanea **Alder y Hancock.** Mayor, más robusta que *G. nodosa*, hasta 38 mm de long., y de pigmentación oscura, rojiza a pardusca o negra. El reborde del manto menos pronunciado, pero caballón longitudinal y tubérculos proporcionalmente mayores y más toscos. Hasta nueve branquias trilobuladas por detrás. Sublitoral somero, y mar adentro hasta los 100 m; se alimenta de ascidias compuestas. GB, S de Noruega, esporádicamente al S del M. del N., O de Irlanda, O del Medit. En ningún lugar es común.

Okenia elegans **(Leuckhart).** Una babosa grande y brillantemente coloreada, de hasta 80 mm de long. La cabeza tiene dos esbeltos tentáculos por delante, el cuerpo con una hilera de tentáculos más cortos a cada lado, que se extienden por detrás para formar un círculo de hasta 21 branquias. Tanto las branquias como los rinóforos con bandas blancas, rojas y amarillas. Sublitoral somero, generalmente asociado con ascidias de las que se alimenta, *Dendrodoa, Molgula* y *Ciona.* S del M. del N., GB, S a O del Medit.

Trapania maculata **Haefelfinger.** Largo y esbelto, de hasta 40 mm, con parte posterior larga y aguzada. Sin reborde del manto. Por delante, un par de tentáculos parapodiales, que se proyectan por debajo del par de tentáculos cefálicos. Una estructura parecida a un tentáculo se proyecta lateralmente a partir de la base de cada rinóforo, y uno a cada lado del grupo de tres branquias lobuladas. Siempre blanco, con dibujos anaranjados y amarillos. Sublitoral somero, sobre rocas entre briozoos incrustantes. Medit., y costas atlánticas españolas. Evítese confundirlo con las especies de *Polycera* (pág. 218).

Trapania lineata **Haefelfinger.** Menor que el anterior, de hasta 15 mm, con cola y procesos tentaculares proporcionalmente más cortos. Color de fondo de pardusco a rojo; las líneas blancas son diagnósticas. Sublitoral somero, alimentándose de entoproctos. Estrictamente Medit.

Familia Onchidorididae

Babosas ovaladas, cupuliformes, bastante carnosas, con un reborde del manto verrucoso que sobrepasa completamente y esconde la cabeza y el pie. Rinóforos mazudos y lamelados; se retraen dentro de profundas bolsas que pueden tener gruesos rebordes, pero que carecen de vainas distintivas. Branquias en rígidos círculos alrededor del ano; se contraen por separado, se retraen en una profunda bolsa. La mayoría de las especies se alimentan de briozoos incrustantes. Quince especies europeas.

Onchidoris muricata **(Müller).** Blanco o amarillo, de unos 15 mm de long. Manto cubierto con grandes tubérculos redondeados, que pueden ser débilmente espiculosos. Hasta 11 branquias plumulosas y no ramificadas en la parte posterior. Se alimenta de briozoos epifíticos y epilíticos, sobre los que pone bandas espiraladas de su blanca freza a principios de primavera. Los juveniles aparecen en la costa en otoño. Orilla inf. y sublitoral somero, sobre costas rocosas. GB, desde el Ártico al S hasta Bretaña.

Onchidoris luteocincta **(M. Sars).** Se distingue de las demás especies de *Onchidoris* por su vivo colorido, y por tener una parte del pie corta y aquillada en el extremo trasero cuando repta. Hasta 11 cm de long. Tubérculos del manto largos y cónicos; hasta siete cortas branquias post. Sublitoral somero, sobre rocas; se alimenta de briozoos muy calcificados, incluyendo *Smittoidea reticulata, Cellepora pumicosa* y *Crisia.* Islas Británicas, Noruega hasta el O del Medit.; poco común al S del M. del N.

Onchidoris bilamellata **(L.).** Hasta 40 mm de long., manto con tubérculos toscos y mazudos, de tamaño variable. Grandes manchas de colores apagados características. Hasta 29 branquias plumulosas en un amplio círculo, encerrando unos pocos tubérculos. Intermareal y sublitoral somero, en costas rocosas, alimentándose exclusivamente de percebes de roca. GB; boreal y zona ártica del Atl. N, al S hasta Bretaña.

Acanthodoris pilosa **(Abildgaard).** Una babosa grande, a menudo de más de 50 mm; de un solo color, blanco o gris apagado. Tubérculos del manto largos y puntiagudos, bastante blandos; los rinóforos se curvan hacia atrás cuando el animal está activo. Hasta nueve grandes branquias trilobuladas. Intermareal y sublitoral somero, alimentándose de los briozoos *Alcyonidium* y *Flustrellidra.* GB, O de Noruega, Feroe, Islandia; Báltico; costas atlánticas de Europa y Marruecos, esporádico en el Medit. occidental.

Adalaria proxima **(Alder y Hancock).** De un solo color, blanco o amarillo, de hasta 17 mm de long. Manto con tubérculos redondeados y mazudos, que son distintivamente alargados o digitiformes alrededor de los bordes del manto. Hasta 12 pequeñas branquias plumulosas en un apretado círculo. Orilla inf. y sublitoral somero, sobre los briozoos epifíticos *Electra pilosa, Membranipora, Alcyonidium* y *Flustrellidra,* que constituyen sus presas. GB, N hasta el N de Noruega, Islandia y Groenlandia.

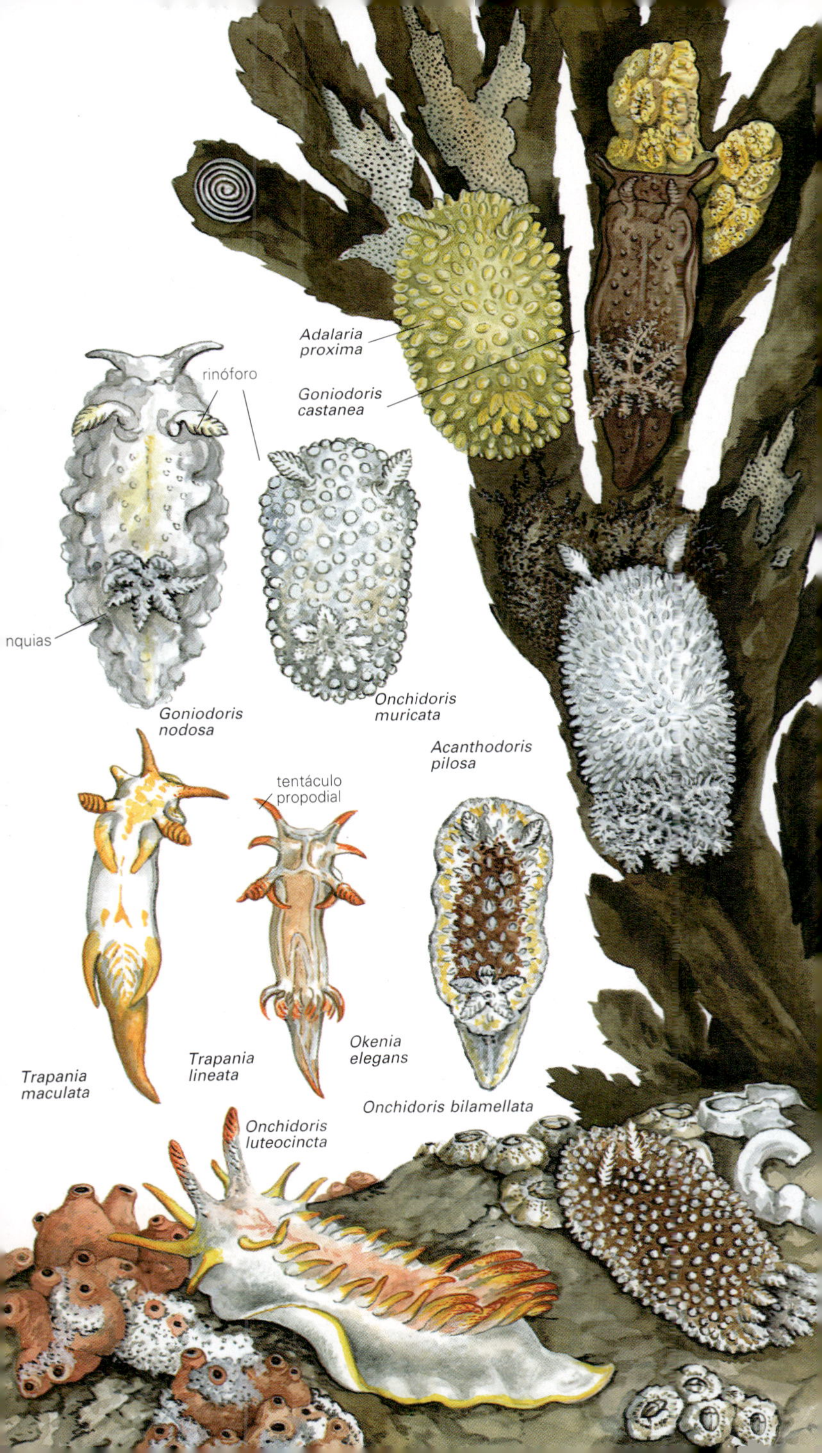

Adalaria proxima
Goniodoris castanea
rinóforo
nquias
Goniodoris nodosa
Onchidoris muricata
Acanthodoris pilosa
tentáculo propodial
Trapania maculata
Trapania lineata
Okenia elegans
Onchidoris bilamellata
Onchidoris luteocincta

Familia Polyceridae

Babosas alargadas y esbeltas, a menudo de brillante colorido. Reborde del manto un borde estrecho, con lóbulos digitiformes alrededor de la cabeza, y adyacentes a las branquias posteriores. Un par de cortos tentáculos orales también presentes por debajo de los lóbulos frontales en algunas especies. Rinóforos lamelados, a veces con vainas bien desarrolladas. Branquias en un apretado grupo posterior, cada una de ellas contrayéndose por separado. La mayoría de especies se alimentan de briozoos. Ocho especies europeas.

Limacia clavigera **(Müller).** Cabeza amplia, orlada de largos lóbulos plumulosos, brillantemente pigmentados. Una serie de lóbulos parecidos a cada lado del animal entre la cabeza y las branquias. Hasta 18 mm de long., color de fondo siempre blando, con dibujos de amarillo a anaranjado intenso. Rinóforos grandes y robustos, que salen de vainas gruesas y cortas. Tres a cinco branquias bilobuladas agrupadas en una medialuna. Sublitoral somero, sobre rocas, alimentándose de briozoos incrustantes muy calcificados. GB, Noruega ártica hasta las costas atlánticas de Portugal, esporádica en el Medit. occidental.

Polycera quadrilineata **(Müller).** Un animal grande, de hasta 40 mm de long., muy esbelto; cabeza con de 4 a 6 prominentes lóbulos digitiformes. Dos gruesos procesos flanquean las branquias. Sin tentáculos orales. Rinóforos robustos, sin vainas. Manto bordeado con rayas de pigmento a cada lado, entre la cabeza y las branquias; por lo demás, color y dibujo variables. Intermareal y sublitoral somero, en costas rocosas, alimentándose de briozoos. Blancas masas de la freza puestas en colonias de briozoos. GB, localmente abundante en primavera y otoño. Noruega, Islandia, Groenlandia, S hasta el O del Medit. *P. faroensis* Lemche es parecido pero tiene ocho largos procesos cefálicos, y una pigmentación amarillenta a manchas.

Greilada elegans **Bergh.** El espectacular colorido es diagnóstico. Este animal es más robusto que otros policéridos, con una fina orla de papilas muy cortas alrededor de la cabeza. Hasta siete branquias grandes y trilobuladas. Long. máxima 40 mm. Sublitoral, en costas rocosas, alimentándose del briozoo erecto *Bugula*, sobre el que pone sus largas y anaranjadas tiras de freza. Islas Británicas, S hasta el Medit.

Thecacera pennigera **(Montagu).** Esta babosa de vivos colores también se da sobre especies de *Bugula*. No tiene lóbulos alrededor de la cabeza, sino dos procesos muy gruesos por detrás de las branquias. Los rinóforos son cortos y están encerrados por distintivas vainas acampanadas. Sublitoral somero, sobre costas rocosas. GB, al S hasta el Medit.

Familia Chromodorididae

Estas babosas marinas de bello colorido son comunes en todos los mares tropicales, y unos pocos géneros se hallan en el Mediterráneo, donde pueden ser localmente abundantes. El cuerpo es largo, esbelto y liso, con un estrecho pie que se aguza por detrás y se proyecta más allá del margen del manto. La cabeza está completamente escondida por el manto, que es típicamente liso; existe un par de tentáculos orales muy pequeños. Los rinóforos son mazudos y lamelados, pero carecen de vaina. Las branquias están agrupadas alrededor del ano, que es posterior. El colorido y el dibujo pueden ser diagnósticos. La mayoría de especies se alimentan de esponjas, y segregan productos químicos defensivos. Unas diez especies del S de Europa.

Hypselodoris elegans **(Cantraine).** Hasta 190 mm de long.; cuerpo tan alto como ancho. Borde del manto ondulado, con reborde amarillo y no cubre el cuerpo. Once pequeñas branquias plumulosas agrupadas en un apretado círculo, cada una de ellas rayada de amarillo. El color varía de azul verdoso a violeta, gris o negro, pero las líneas, anillos y manchas amarillos son característicos. Todo el Medit.; N hasta Vizcaya, S hasta el O de África.

Hypselodoris messinensis **(van Ihering).** Hasta 45 mm, con rinóforos grandes y conspicuos. El borde del manto, que es liso, es de amarillo a anaranjado. Seis branquias. Color de fondo índigo a violeta, branquias y rinóforos del mismo color que el cuerpo. La banda longitudinal media de pigmentos es recta, formada por manchas o discontinua. Sublitoral somero, en costas rocosas, se alimenta de esponjas queratinosas. Medit., N hasta Vizcaya, S hasta el O de África.

Hypselodoris tricolor **(Cantraine).** Esta pequeña babosa siempre es de color azul intenso, con los laterales del pie y el reborde del manto bordeados de blanco, amarillo o anaranjado. La cabeza lleva grandes tentáculos orales, debajo del manto, y los rinóforos son prominentes y mazudos. Once branquias foliáceas. Long. máxima 30 mm. Sublitoral somero, se alimenta de esponjas córneas. Común en todo el Medit.; costas atlánticas ibéricas, S hasta el O de África.

Hypselodoris villafranca **(Risso).** Color de fondo azul pálido a azul verdoso, el pigmento amarillo está siempre en rayas, no en manchas; el manto tiene grandes manchas de color azul celeste intenso, o una línea, cercana a su borde. La cabeza tiene tentáculos orales cortos y gruesos. Long. máxima 36 mm. Ocho branquias foliáceas del mismo tamaño. Sublitoral somero, alimentándose de la esponja *Dysidea fragilis*. Común por todo el Medit.; costas atlánticas de Francia, S hasta el O de África.

Hypselodoris webbi **(D'Orbigny).** Grande, de hasta 100 mm; azulado pálido a verde oscuro, con tres rayas discontinuas amarillo brillante y numerosas manchas y motas amarillas. Rinóforos y branquias azul intenso. Raro; O del Medit., costas atlánticas ibéricas, Canarias.

Chromodoris purpurea **(Laurillard).** Liso, ovalado, de hasta 30 mm de long.; reborde del manto amplio, sólo se ve la parte post. del pie, que es aguda. Color variable: blanco, rosado o violeta, a menudo con manchas rojas, borde del manto amarillo. Branquias y rinóforos violeta intenso. Hasta 13 branquias foliáceas formando un amplio arco delante del ano. Medit. occidental, N hasta Arcachon, S hasta Marruecos.

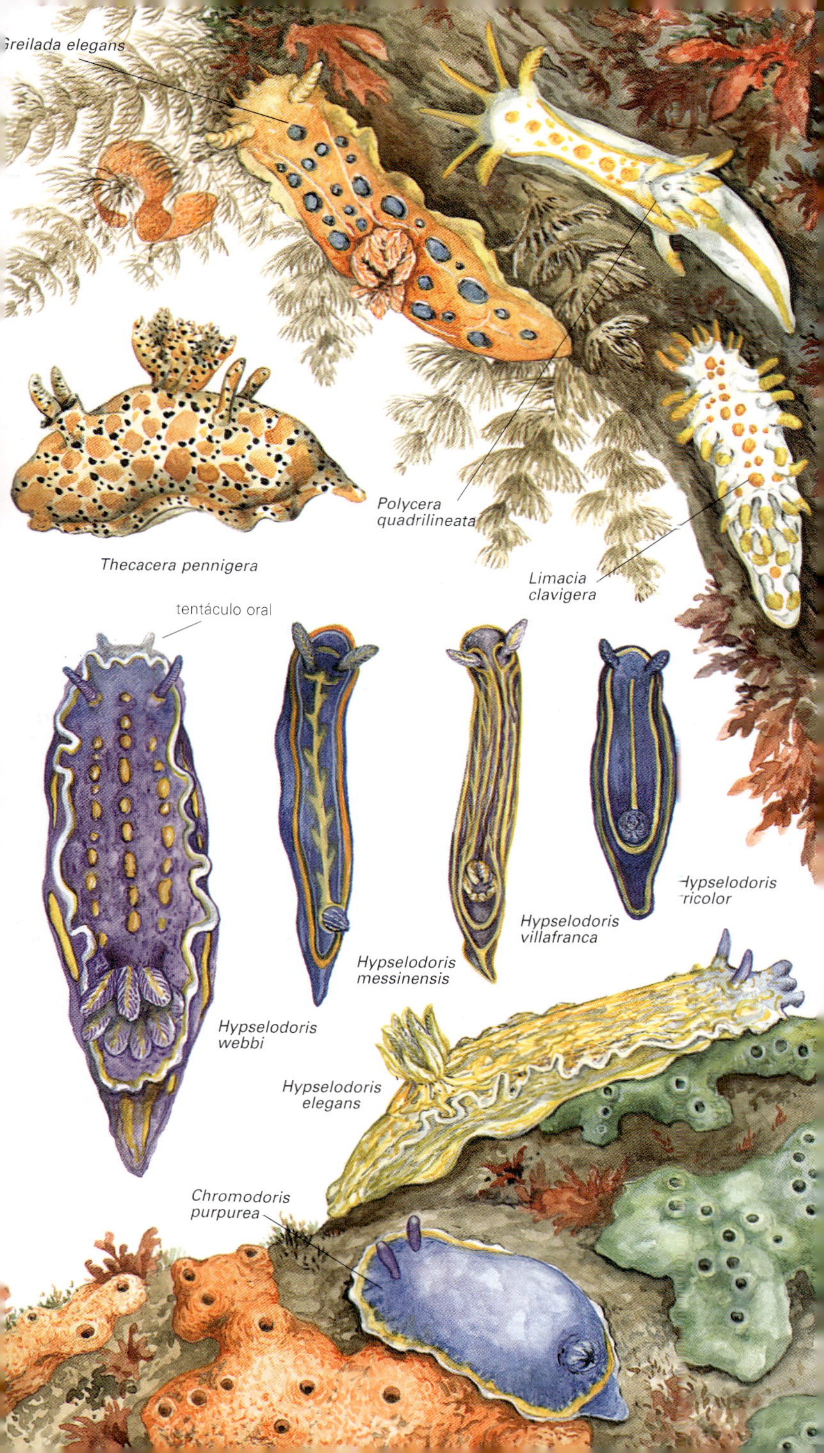

Greilada elegans
Thecacera pennigera
Polycera quadrilineata
Limacia clavigera
tentáculo oral
Hypselodoris webbi
Hypselodoris messinensis
Hypselodoris villafranca
Hypselodoris tricolor
Hypselodoris elegans
Chromodoris purpurea

***Rostanga rubra* (Risso) (Rostangidae).** El intenso colorido de esta babosa deriva de las esponjas rojas, *Microciona* y *Ophlitaspongia*, de las que se alimenta. Se dan individuos rosados, anaranjados o amarillos, pero las motas negras y las manchas amarillentas son constantes entre los rinóforos. El cuerpo es cupuliforme, verrucoso, de laterales paralelos con una parte post. del pie proyectándose hacia atrás; hasta 20 mm de longitud. Diez cortas branquias en un apretado círculo, que se retraen todas juntas dentro de una profunda bolsa. Orilla inf. y sublitoral somero, en costas rocosas. GB, N hasta el O de Noruega, S hasta el Medit.

Familia Discodorididae

Babosas generalmente grandes, ovaladas, verrucosas, con repliegues del manto amplios y ondulados, que se extienden bien más allá de los bordes del pie. Rinóforos cortos, lamelados, sin vainas. Branquias en un círculo alrededor del ano, que se retraen simultáneamente en una profunda bolsa. La superficie dorsal tiene células secretoras de ácido en grupos en forma de estrella, generalmente blancos. Los discodóridos se alimentan de esponjas incrustanes. Diez especies de las costas europeas.

***Discodoris indecora* Bergh.** Un discodórido pequeño, de hasta 20 mm, muy aplanado, con una tosca superficie granulosa y tubérculos espaciados. Grisácea a pardo amarillenta, variablemente moteada con manchas más claras y oscuras. La cabeza tiene un par de tentáculos orales cortos y asurcados. Seis a ocho branquias trilobuladas. Sólo Medit.

***Discodoris planata* (Alder y Hancock).** Hasta 65 mm de long., carnoso, cupuliforme, con un manto verrucoso con manchas variables en pardos, rojos y púrpura apagados. Las 10 a 12 glándulas de ácido radiadas, situadas en el manto distinguen a esta especie de otras similares, tales como *Archidoris pseudoargus*. A diferencia de esta última, la cabeza posee un par de tentáculos orales asurcados. Sublitoral somero, en costas rocosas, alimentándose de la esponja *Hemimycale columella*. GB, N hasta el S de Noruega, S hasta el Medit., donde es común.

Vaquita suiza *Peltodoris atromaculata* Bergh. El llamativo colorido de las manchas pardas bordeadas de negro sobre un fondo blanco es diagnóstico; grande, hasta 120 mm, excepcionalmente 150 mm. Las ocho branquias trilobuladas y plumulosas y los cortos rinóforos son blancos. Sublitoral; sobre rocas, a menudo en cuevas, alimentándose de la esponja *Petrosia filiformis*. Común por todo el Mediterráneo.

***Doris verrucosa* Cuvier (Dorididae).** Este animal grande y distintivo se reconoce de inmediato por su tosca superficie cubierta de nódulos, con numerosos tubérculos estrechamente empaquetados, especialmente grandes entre las branquias y los rinóforos. El cuerpo, ovalado y cupuliforme, mide hasta 70 mm de long.; los rinóforos tienen conspicuas vainas verrucosas, y las 13-18 branquias plumulosas forman un círculo completo, bordeadas de tubérculos alargados. Sublitoral somero, en costas rocosas, alimentándose de esponjas incrustantes, incluyendo *Halichondria* e *Hymeniacidon*. O del Medit., común; costas atlánticas españolas, S hasta Sudáfrica.

***Archidoris pseudoargus* (Rapp) (Archidorididae).** Esta babosa grande y verrucosa, de 120 mm, es el nudibranquio más común y familiar de las costas del NO de Europa. El dibujo de color disruptivo y a manchas es muy variable, pero se distingue de otras babosas dorídáceas parecidas y de gran tamaño por faltarle ambos tentáculos orales, y las glándulas de ácido dorsales radiadas. Intermareal, y sublitoral hasta considerables profundidades, alimentándose de esponjas incrustantes, especialmente *Halichondria*. La cría tiene lugar en primavera, o en otoño en algunas localidades; los huevos se ponen en bandas anchas y espiraladas, y son conspicuos por debajo de NMM en las costas rocosas. GB, N hasta el O de Noruega, Feroe, Islandia, S hasta el Mediterráneo.

***Jorunna tomentosa* (Cuvier) (Kentrodorididae).** Hasta 55 mm de long., estrechamente ovalada, con el pie proyectándose hacia atrás cuando repta. Color de fondo variable, pero siempre de tonos pálidos, con grandes manchas marrón oscuro. Hasta 17 branquias trilobuladas formando un apretado círculo. La cabeza tiene un par de cortos tentáculos orales. Costa inf. y sublitoral somero, en costas rocosas; se alimenta de esponjas incrustantes, especialmente *Halichondria* y *Haliclona*. GB, N hasta las Feroe y O de Noruega, S hasta Marruecos, por todo el Medit.

Familia Dendrodorididae

Nudibranquios grandes de cuerpo liso, con un borde del manto amplio lobulado u ondulado que esconde por entero la cabeza y el pie. Los rinóforos lamelados están muy cerca del borde anterior del manto, y el anillo de branquias mucho más hacia atrás; ambos se contraen al interior de profundas bolsas. Una gran familia, extendida por los trópicos, con unas pocas especies representativas de los mares templados, incluyendo dos que se hallan en las costas del S de Europa. Las especies de *Dendrodoris* carecen de rádula, pero se alimentan por succión y están especializadas en las esponjas.

***Dendrodoris limbata* (Cuvier).** Hasta 70 mm de long., ovalada y bastante aplanada, con un borde del manto estrecho y ondulado. Cinco o seis branquias trilobuladas. Color muy variable, generalmente tonos apagados de pardo, pero con bordeado amarillo en el manto y el pie. Sublitoral somero, en costas rocosas. Común por todo el Medit.; N hasta la costa atlántica de España y Francia, S hasta las Canarias.

***Dendrodoris grandiflora* (Rapp).** Mucho mayor que la especie anterior, hasta 190 mm, con borde del manto muy ancho y ondulado. Blanco grisáceo, ricamente manchado con tonos de pardo. Seis o siete branquias trilobuladas. Sublitoral somero en costas rocosas o mixtas con arena y rocas. Todo el Medit.; costas atlánticas españolas y portuguesas.

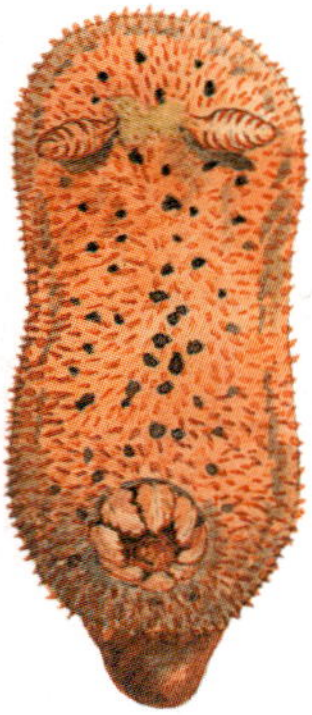

Rostanga rubra

Discodoris planata

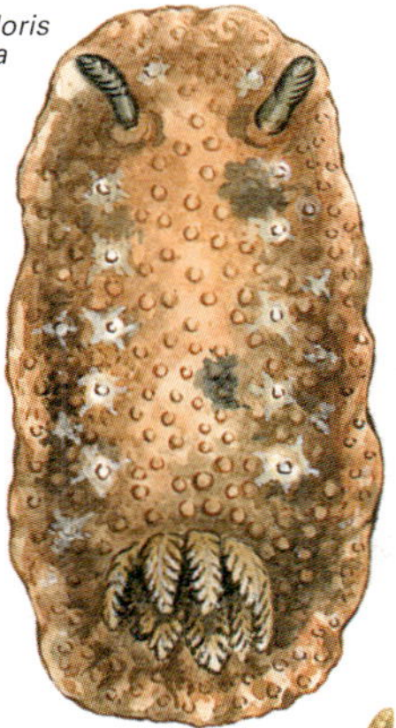

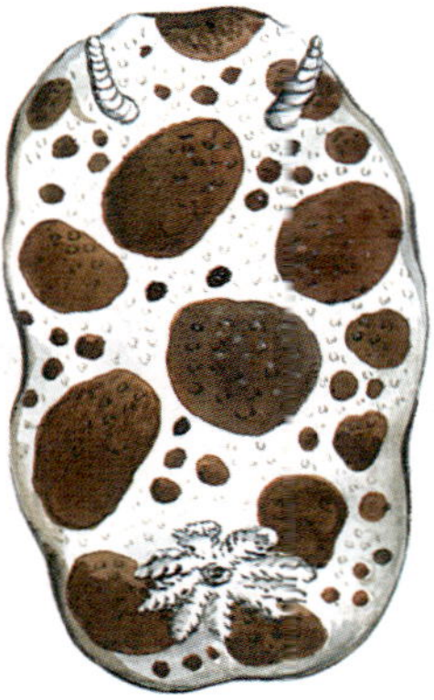

Vaquita
suiza

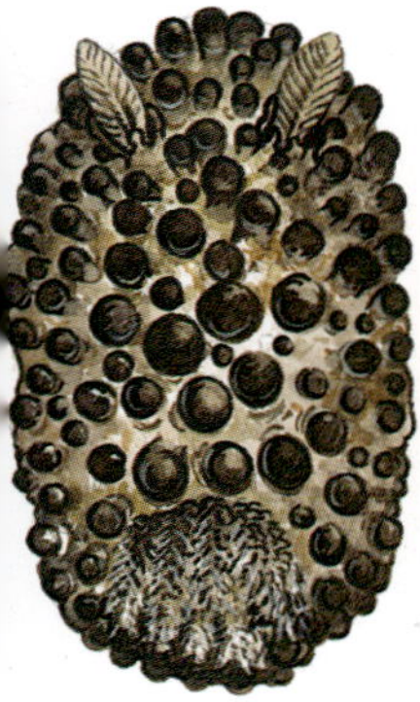

Doris verrucosa

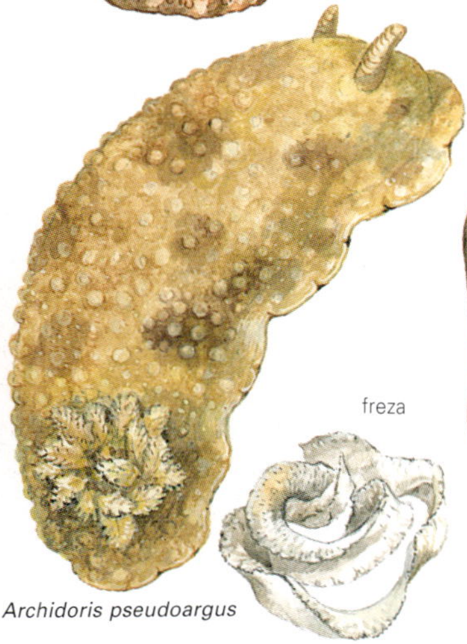

Archidoris pseudoargus

freza

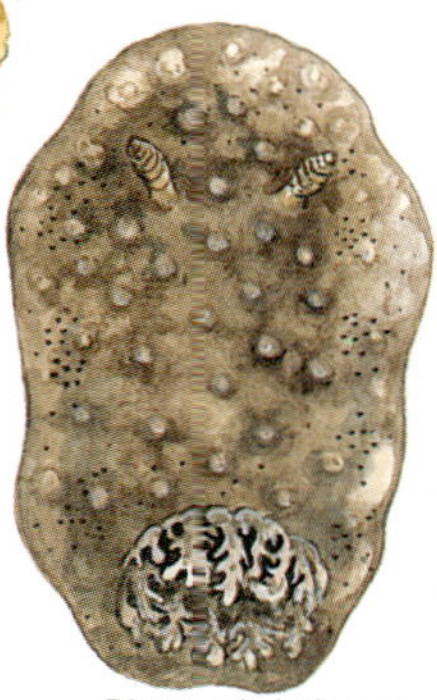

Discocoris indecora

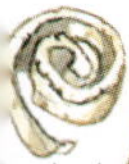

anda de
uevos

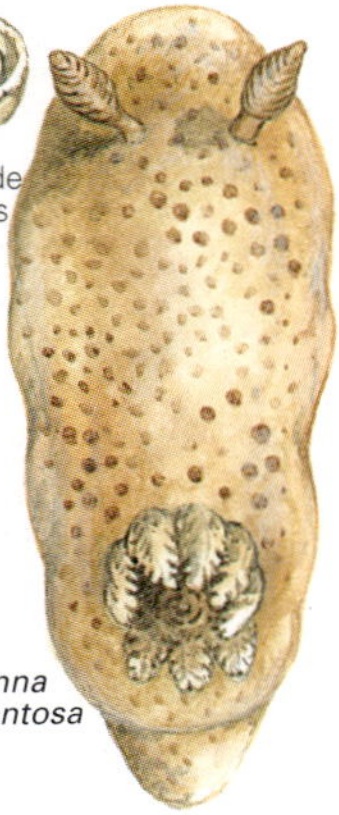

Jorunna
tomentosa

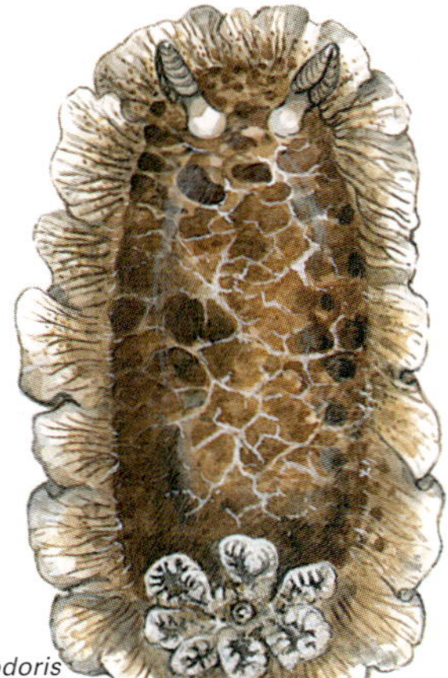

Dendrodoris
grandiflora

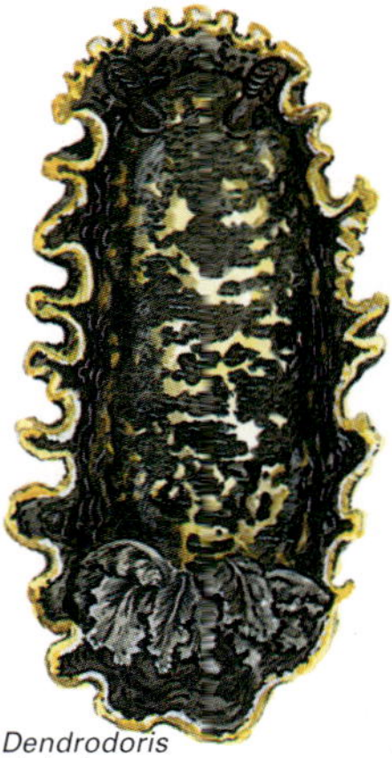

Dendrodoris
limbata

Familia Tritoniidae

Babosas alargadas y carnosas, de cuerpo rectangular en sección transversal. La cabeza está escondida por un extenso velo oral ondulado; a lo largo de los laterales del cuerpo el borde del manto se ha desarrollado formando grupos pares de branquias paleales plumulosas. Los rinóforos están ramificados y empenachados, con vainas cortas y atrompetadas. Estas distintivas babosas son carnívoros especialistas, que devoran varias especies de cnidarios. Ocho especies registradas en los mares europeos.

Tritonia hombergi **(Cuvier).** Hasta 200 mm de long.; jóvenes blancos o incoloros, adultos con tintes de pardo, que se hacen más intensos al aumentar el tamaño. Las branquias paleales empenachadas aumentan de tamaño y número al crecer el animal. El velo oral está dividido en dos lóbulos ricamente ondulados. Sublitoral somero en costas rocosas, asociado con su presa, *Alcyonium digitatum*. GB, Feroe y Noruega ártica, S hasta la costa mediterránea de España.

Tritonia lineata **Alder y Hancock.** Menor que la especie anterior, hasta 34 mm, blanco rosada, con líneas blancas opacas diagnósticas. Velo oral con sólo cuatro largos lóbulos. Cuatro a seis pares de branquias paleales esbeltas y ramificadas. Sublitoral en costas rocosas, sobre el coral *Sarcodictyon*, sobre gorgonias y grandes hidroideos. GB, Noruega, S hasta las costas atlánticas portuguesas. Rara en el O del Medit.

Marionia blainvillea **(Risso).** Hasta 50 mm de long., bastante rechoncha, menos esbelta que las especies de *Tritonia*. Once pares de branquias paleales empenachadas unidas por un distintivo caballón. Color variable, desde amarillo pálido hasta rojo o verde, pero siempre con un dibujo oscuro y reticulado. Sublitoral somero, sobre *Alcyonium y Paramuricea*. Sólo Mediterráneo.

Familia Lomanotidae

Babosas alargadas y esbeltas. El borde del manto está desarrollado formando un caballón ondulado y continuo a lo largo de cada lateral del cuerpo, llevando ceratos mazudos estrechamente empaquetados. Cabeza con dos pares de tentáculos esbeltos. Rinóforos lamelados, en profundas vainas con rebordes lobulados y acampanados. La principal presa son los hidrozoos grandes; muchas especies son capaces de nadar mediante sinuosos movimientos del cuerpo y del borde del manto. Dos especies europeas.

Lomanotus marmoratus **(Alder y Hancock).** Colorido apagado; blanco sucio y tonos de pardo en manchas y pecas, que le confieren un efecto finamente moteado; hasta 34 mm de long. Caballón del manto con ceratos apretadamente empaquetados, aguzados en la punta, lisos. Sublitoral somero, sobre el hidrozoo *Nemertesia ramosa*. Raro; islas Británicas, N de España.

Lomanotus genei **(Verany).** Mayor que la ant., hasta 94 mm de long.; incolora o unicolor blanca a rojo amarilla, a veces con ceratos con puntas amarillas, sin manchas o motas. Ceratos rechonchos, abruptamente aguzados y a menudo rizados en la punta, con ondulaciones en la cara cóncava. Sublitoral somero, en costas rocosas sobre el hidroideo *Nemertesia ramosa*. GB, S a O del Medit.

Dendronotus frondosus **(Alder y Hancock) (Dendronotidae).** Grande y muy esbelto, aguzado por detrás; hasta 100 mm. Cara dorsal con hasta 9 pares de ceratos arborescentes, ricamente ramificados, entremezclados con pares de ceratos menores, también ramificados; todos ellos funcionan como branquias. La cabeza lleva hasta cinco pares de tentáculos que se ramifican de forma parecida. Los rinóforos tienen pedúnculos alargados, desarrollados por debajo de las mazas lameladas como vainas acampanadas, con rebordes lobulados y arborescentes; procesos cortos y ramificados también se elevan desde los pedúnculos de los rinóforos. Los juveniles se alimentan de pequeños hidrozoos tales como especies de *Obelia* y *Sertularia*, los adultos de especies mayores tales como *Tubularia larynx* y *T. indivisa*. Sublitoral somero, GB, común en toda la región atlántica boreal y ártica septentrional, límite S el golfo de Vizcaya.

Familia Dotoidae

Una gran familia de nudibranquios pequeños y a menudo vivamente pigmentados, casi todos viviendo y alimentándose de hidrozoos. El cuerpo es esbelto, aguzado por detrás, con una cabeza bastante cuadrada llevando un velo oral lobulado, pero sin tentáculos. Rinóforos prominentes; largos, aguzados y lisos, con vainas profundas y atrompetadas. La característica más distintiva es la serie par de tubérculos o ceratos nudosos dispuestos a lo largo de la superficie dorsal; en algunas especies los pedúnculos de los ceratos tienen pequeñas branquias ramificadas (**pseudobranquias**) en sus caras internas. Al menos se conocen 20 especies europeas de *Doto* y es probable que aún queden por describir algunas más.

Doto coronata **(Gmelin).** Hasta 12 mm de long., blanco a amarillo, con manchas de rojo a púrpura. Cinco a ocho pares de ceratos tuberculados, cada tubérculo con una mancha rojo intenso. Cabeza ancha, prolongada a cada lado como un corto lóbulo. Orilla inf. y sublitoral somero. GB; Islandia, Feroe, Spitzberg, S hasta el Medit.

Doto fragilis **(Forbes).** Mayor que la especie anterior, hasta 30 mm, pardo claro a pardo amarillento y anaranjado apagado. Cabeza casi cuadrada, con un fuerte caballón discurriendo hacia delante desde la base de cada rinóforo. Hasta nueve pares de ceratos de ovoides a fusiformes, con tubérculos estrechamente empaquetados, sin manchas. Sobre *Nemertesia* y *Halecium*, orilla inf. y sublitoral, en costas rocosas. GB; Islandia y el N de Noruega, S hasta el O del Medit.

Doto pinnatifida **(Montagu).** Hasta 300 mm, típicamente de crema a anaranjado pálido con moteado oscuro. Hasta diez pares de ceratos tuberculados, cada tubérculo con una distintiva mancha oscura. Grandes tubérculos de ápice negro también presentes en el cuerpo, entre los ceratos. Sublitoral somero, sobre el hidroideo *Nemertesia antennina*. N de España, Gibraltar.

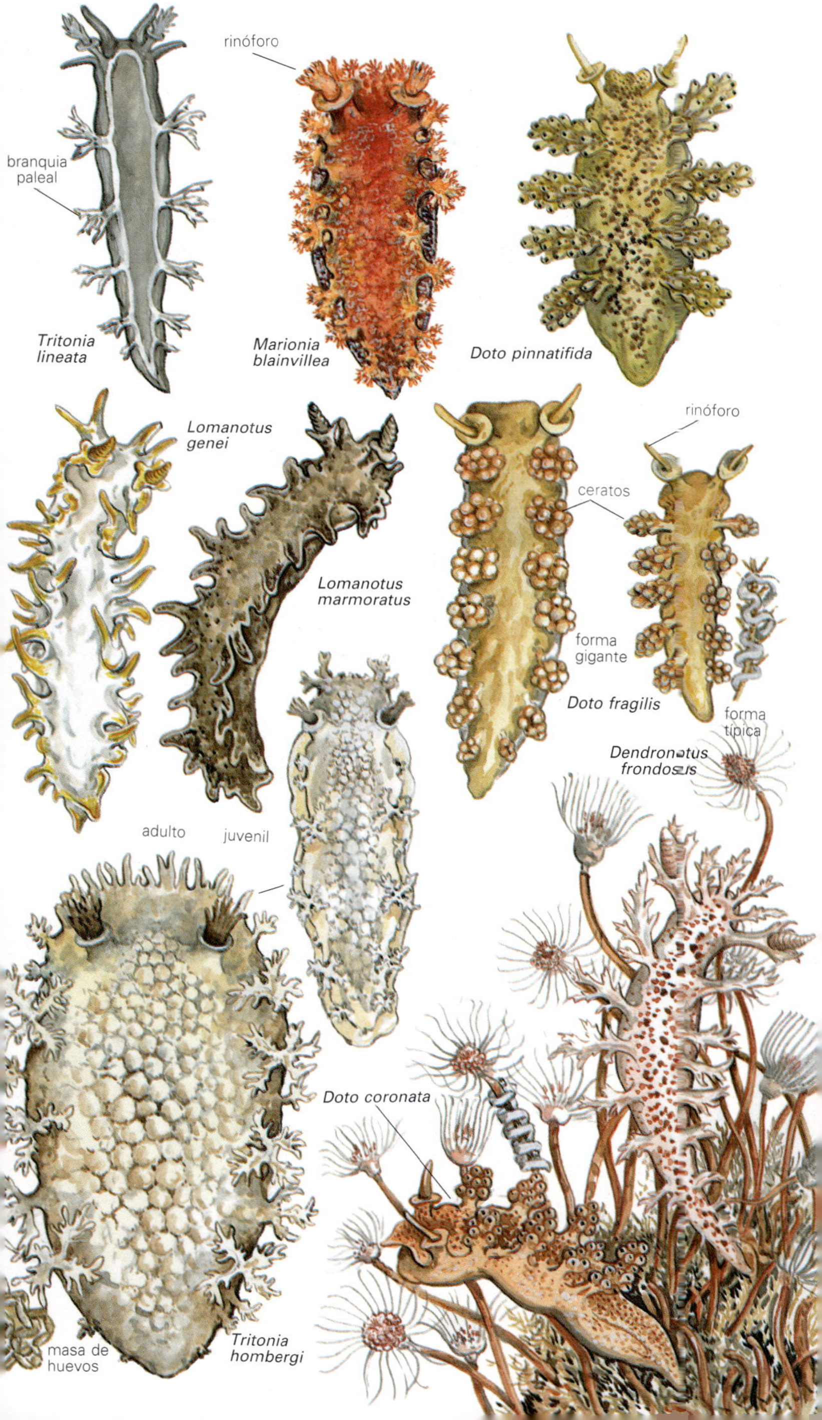

rinóforo
branquia
paleal
Tritonia
lineata
Marionia
blainvillea
Doto pinnatifida
Lomanotus
genei
Lomanotus
marmoratus
rinóforo
ceratos
forma
gigante
Doto fragilis
forma
típica
Dendronotus
frondosus
adulto
juvenil
Doto coronata
masa de
huevos
Tritonia
hombergi

***Tethys fimbria* L. (Tethyidae).** Un nudibranquio grande, aplanado y de cuerpo blando, de hasta 300 mm de long., más ancho en la cabeza, característico de su familia, cubierto por un velo amplio, ovalado y lobulado, cuya superficie inf. está orlada alrededor de los bordes. La superficie dorsal es lisa; cada uno de los nueve pares de ceratos manchados tiene una branquia corta y otra larga en su base. Rinóforos bastante cortos, lamelados, con gruesas vainas por encima de cortos tallos. Sublitoral, sobre lodo o arena fangosa hasta los 150 m de profundidad, alimentándose de pequeños crustáceos y quizás otros invertebrados. Por todo el Medit., y desde las costas atlánticas de Portugal al S hasta África occidental.

Familia Arminidae

Babosas alargadas y aguzadas; la superficie dorsal con caballones longitudinales o líneas de toscos tubérculos. Los rinóforos son cortos, lamelados y situados muy juntos en la parte más delantera del animal. La parte ant. de los rinóforos es un tubérculo sensorial bajo y acaballonado, la **carúncula**. Por debajo del reborde del manto, a cada lado del capuchón existe un haz plisado, las **lamelas laterales**. Las branquias consisten en series longitudinales de cortos procesos por debajo del reborde del manto, a cada lado del animal. La aplanada cabeza se proyecta típicamente a cada lado como un lóbulo corto y romo. Los armínidos viven en fangos sublitorales blandos, asociados con plumas de mar de las que se alimentan. Existen cuatro especies europeas.

***Armina tigrina* Rafinesque.** Hasta 100 mm de long., rosado, con unos 40 caballones ondulados y blandos, con pigmento negro variable entre ellos. Sublitoral, sobre arenas fangosas. Sólo Medit., localmente común. *A. loveni* (Bergh) es muy parecido. Vive en fangos blandos, alimentándose de la pluma de mar *Virgularia mirabilis*, y se ha informado que existe en el S de Noruega, en el M. del N. y en las costas occidentales de GB e Irlanda, al S hasta Vizcaya.

***Armina maculata* Rafinesque.** Mayor que la especie anterior, hasta 130 mm, la superficie dorsal con grandes tubérculos blancos, en sólo series indistintas. Todo el Medit., y desde la costa atlántica portuguesa al S hasta Angola.

***Armina neapolitana* (Delle Chiaje).** Sólo hasta 40 mm, rojizo apagado, con sólo 10-20 caballones longitudinales. Se ha informado de su existencia en algunas localidades mediterráneas esparcidas, y en Arcachon, en el SO de Francia.

***Janolus cristatus* (Delle Chiaje) (Janolidae).** Una especie muy distintiva, con un cuerpo ovalado y aplanado, de hasta 75 mm de long., orlado a lo largo de todo su borde, exceptuando una corta cola triangular, por una densa banda de ceratos alargados, cada uno con la punta provista de pigmento blanco y una iridiscencia azul. Los rinóforos lamelados son especialmente grandes y conspicuos, no retráctiles y sin vainas. Una **carúncula** sensorial toscamente acaballonada se halla entre las bases de los rinóforos. Sublitoral somero, en costas rocosas, alimentándose de briozoos erectos y empenachados, tales como *Bugula*. GB, al N hasta el O de Noruega, al S hasta Marruecos, todo el Medit.

Familia Flabellinidae

Babosas largas y de cuerpo estrecho, con extremo de la cola aguzado y fino, y con ceratos digitiformes, cada uno con un cnidosaco en su ápice, en distintivos grupos, o grupos irregulares, o en hileras transversales. El cnidosaco contiene células urticantes (nematocistos) obtenidos de sus presas, los cnidarios, y que se emplean en la defensa. Los rinóforos son largos y aguzados, lisos, verrucosos o anulados, pero sin vainas basales. La cabeza tiene un par de tentáculos orales flexibles, tan largos como los rinóforos, y por debajo de ellos un par de tentáculos propodiales más cortos producidos a partir del borde frontal del pie. Los flabelínidos tienen delicados coloridos y son translúcidos en parte, con un lóbulo de la glándula digestiva de color oscuro en el interior de cada cerato. La mayoría de las especies se alimentan de pequeños hidrozoos. Doce especies europeas.

***Flabellina affinis* (Gmelin).** Especie grande, de hasta 50 mm de long., con seis a nueve grupos pares de ceratos, cada uno de tres a nueve ceratos. Los rinóforos son muy anillados. Color violeta a púrpura más pálido, más oscuro en las puntas de los tentáculos, rinóforos y ceratos. Sublitoral somero, en costas rocosas, alimentándose de especies de *Eudendrium*. Común por todo el Medit., también en la costa S de Portugal, al S hasta Ghana.

***Coryphella lineata* (Lovén).** Básicamente blanco translúcido, con los ceratos de color variable, pero con rayas blancas dorsales diagnósticas, sobre cada rinóforo y sobre los ceratos; la banda blanca subterminal de éstos también es característica. Rinóforos lisos, tan largos como los tentáculos orales. Long. máxima 50 mm. Sublitoral, hasta unos 40 m, sobre el hidrozoo *Tubularia indivisa*. GB, al N hasta el N de Noruega, al S hasta el O del Medit.

***Coryphella pedata* (Montagu).** Hasta 50 mm de long., los ceratos en siete grupos pares, cada uno con la punta blanca. Rinóforos cilíndricos, lisos o verrucosos, pero no anulados; ligeramente más largos que los tentáculos orales. Sublitoral somero, en costas rocosas; se alimenta de *Eudendrium ramosum*, los juveniles a veces de *Obelia geniculata* y *Sertularella gayi*. GB, N hasta Noruega, S hasta el O del Medit.

***Calmella cavolini* (Verany).** Esta diminuta especie tiene grupos de ceratos mazudos y gruesos, cada grupo con un prominente pedúnculo; primero por parejas y opuestos, pero en secuencia alternada en la mitad post. del animal. Los rinóforos lisos y cilíndricos son aproximadamente un tercio de la long. del cuerpo, los tentáculos orales sólo un poco más cortos. Long. máxima 15 mm. Sublitoral somero, en costas rocosas. Sólo Mediterráneo.

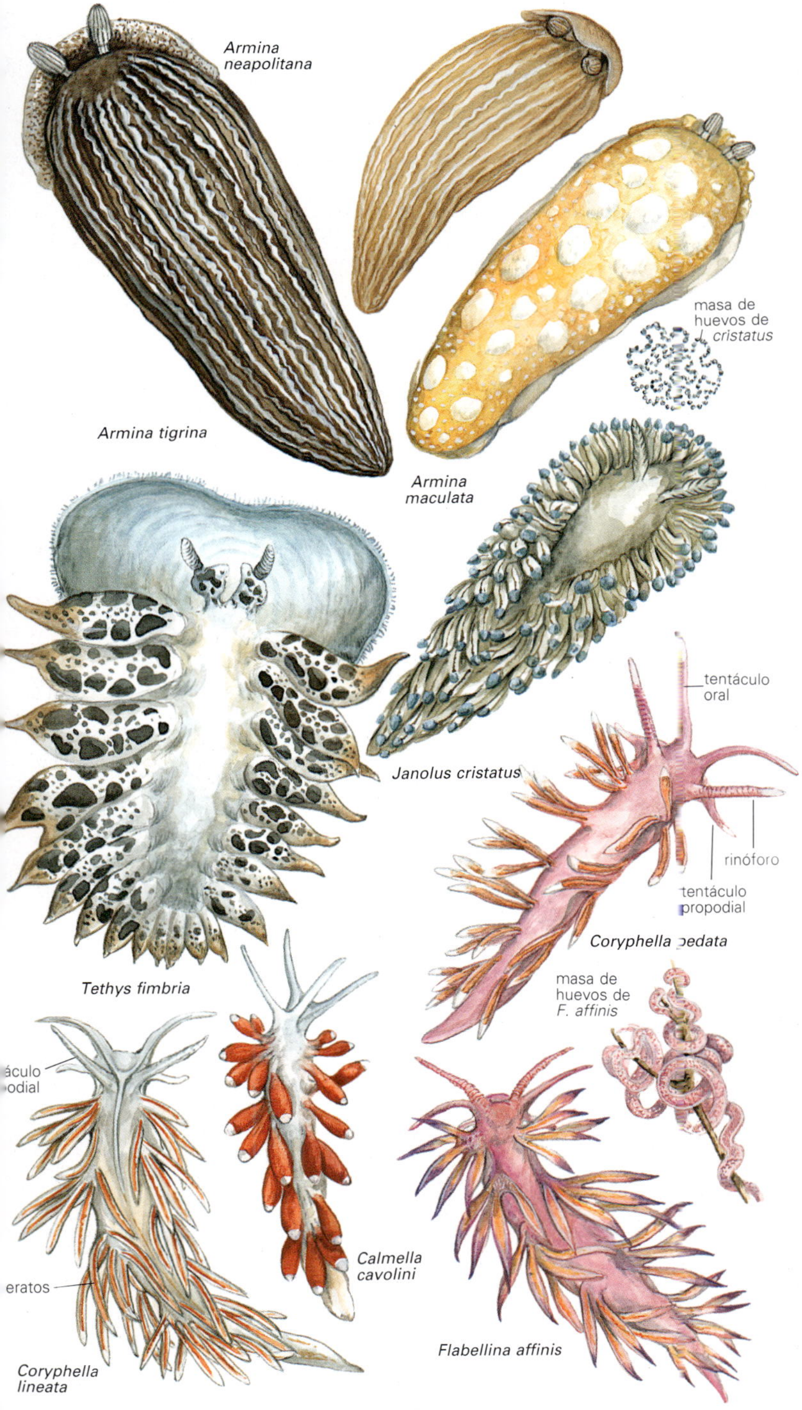

Armina neapolitana
Armina tigrina
Armina maculata
masa de huevos de J. cristatus
Janolus cristatus
tentáculo oral
rinóforo
tentáculo propodial
Coryphella pedata
Tethys fimbria
masa de huevos de F. affinis
Calmella cavolini
Flabellina affinis
Coryphella lineata

Familia Facelinidae

Babosas esbeltas y alargadas, con porción caudal aguzada, y con ceratos agrupados en densos grupos a lo largo de la superficie dorsal. La cabeza lleva tentáculos orales móviles y muy largos, sobre tentáculos propodiales cortos y aguzados. Los rinóforos generalmente son más cortos que los tentáculos orales y distintivamente lamelados (lisos o verrucosos en una minoría de especies), y carecen de vainas. Los facelínidos, por lo demás, son muy parecidos a los flabelínidos, difiriendo principalmente en detalles anatómicos, pero se reconocen por sus rinóforos lamelados proporcionalmente más cortos, y por sus ceratos más densamente empaquetados. Catorce especies europeas.

***Favorinus branchialis* (Rathke).** Hasta 25 mm de long., con unos seis pares de grupos de ceratos. Generalmente pálidos con cantidad variable de grandes manchas blancas superficiales. Los rinóforos son oscuros con puntas blancas y cada uno con una o más hinchazones. Sublitoral somero, en costas rocosas, asociado con hidrozoos y alimentándose de los huevos de otros nudibranquios. GB, O de Noruega, S hasta el O del Medit. e islas de Cabo Verde.

***Favorinus blianus* Lemche y Thompson.** Hasta 30 mm de long., más robusta que la especie anterior, con ceratos gruesos en grupos apretadamente empaquetados, curvándose en la parte media. Tentáculos propodiales gruesos y conspicuos; rinóforos cortos, gruesos y puntiagudos, cada uno con dos hinchazones redondeadas y rayado de negro. Sublitoral somero, alimentándose de grandes hidrozoos, tales como *Tubularia*, y huevos de opistobranquios. O de GB, O de Noruega y Dinamarca, S hasta las costas atlánticas de España.

***Facelina bostoniensis* (Couthouy).** Una especie grande, de hasta 55 mm, con el color de fondo blanco diversamente teñido de rosa pasando por tonos pardos. Ceratos largos y puntiagudos, en grupos apretadamente empaquetados y solapados. Tentáculos orales especialmente largos, hasta la mitad de la long. total del cuerpo, rinóforos mucho menores, bastante gruesos, distintivamente anulados. Sublitoral somero, alimentándose de grandes hidrozoos, con una aparente preferencia por las especies de *Tubularia* y *Clava multicornis*. GB, N hasta el S de Noruega, S hasta la península Ibérica, rara en el O del Medit.

***Facelina coronata* (Forbes y Goodsir).** Menor que el anterior, hasta 35 mm, y más esbelto, con ceratos más cortos en grupos claramente definidos. Rinóforos gruesos y toscamente anulados. La característica distintiva más importante es la iridiscencia azul que enmascara el color blanco rosado de la cabeza y los ceratos. Orilla inf. y sublitoral somero, sobre diversos hidrozoos, pero especialmente *Tubularia indivisa*. GB, N hasta Noruega, S hasta el O del Medit.

***Cratena peregrina* (Gmelin).** Hasta 50 mm de long., muy esbelto, con una cola acuminada equivalente a un tercio de la long. total del cuerpo. Unos nueve pares de grupos de ceratos, rojizos, con iridiscencia azul en la punta. Los tentáculos orales son especialmente largos y esbeltos, al igual que los tentáculos propodiales que se rizan. Un par diagnóstico de rayas anaranjadas en la cabeza entre los rinóforos y los tentáculos orales. Sublitoral somero, en costas rocosas, alimentándose del hidrozoo *Eudendrium*. Sólo Medit.

***Caloria elegans* (Alder y Hancock).** Hasta 15 mm de long., con seis a ocho pares de grupos de cortos y gruesos ceratos. Los tentáculos orales, muy largos, son aplanados, los rinóforos, más cortos, tienen pequeños tubérculos sobre sus superficies traseras. Rayas blancas longitudinales en los tentáculos y la cola, que son diagnósticas. Sublitoral somero, entre comunidades epilíticas, dieta desconocida; una especie rara, o quizás simplemente inconspicua. Localidades esparcidas en el O del Medit. y el SO de Inglaterra.

Familia Aeolidiidae

Estas babosas pueden ser alargadas y esbeltas, o bastante anchas y aplanadas, pero todas tienen ceratos relativamente cortos en hileras densas y estrechamente empaquetadas, que cubren la mayor parte de la superficie dorsal, dejando sólo una corta cola triangular por detrás. Los rinóforos son lisos, verrucosos o anillados, carecen de vainas y son de un tamaño parecido a los tentáculos orales. Los tentáculos propodiales son anchos y triangulares. Diez especies europeas.

***Spurilla neapolitana* (Delle Chiaje).** Un animal grande, de colorido apagado, de hasta 70 mm de long., con rinóforos gruesos y profundamente anillados. Los ceratos son bastante gruesos, los mayores aplanados, y distintivamente rizados en las puntas. Sublitoral somero, alimentándose de *Anemonia viridis, Aiptasia mutabilis*, y otras anémonas. Circumtropical, por todo el Medit.

***Aeolidia papillosa* (L.).** El mayor de los aeólidos, hasta 120 mm como máximo, con largos y blandos ceratos dispuestos en hasta 25 hileras a cada lado, dejando sin cubrir la región dorsal media. Color variable, desde gris a pardo púrpura, con puntas blancas de los ceratos, rinóforos y tentáculos, y característicamente con manchas blancas en la cabeza y en mitad del dorso. Se alimenta de diversas anémonas, especialmente *Actinia* y *Metridium*. Intermareal y sublitoral somero, en costas rocosas. GB, extendido en el Atl. N, desde el Ártico al S hasta Vizcaya.

***Aeolidiella glauca* (Alder y Hancock).** Parecido a la especie anterior pero de menor tamaño, hasta 45 mm, con ceratos más cortos y más estrechamente empaquetados. El color del cuerpo varía de amarillento a gris pardo, pero sin pigmento blanco en la cabeza o en la región dorsal media. Sublitoral somero, en costas rocosas, alimentándose de especies de *Sagartia*. Poco común, GB y desde Dinamarca a Arcachon, en el SO de Francia, pero no en el Medit. ***Aeolidiella alderi* (Cocks)** (no ilustrado) es parecido, pero se distingue por un collarín de ceratos blancos inmediatamente detrás de la cabeza. Se da por todo el Medit., y esporádicamente al N hasta Normandía y el SO de GB.

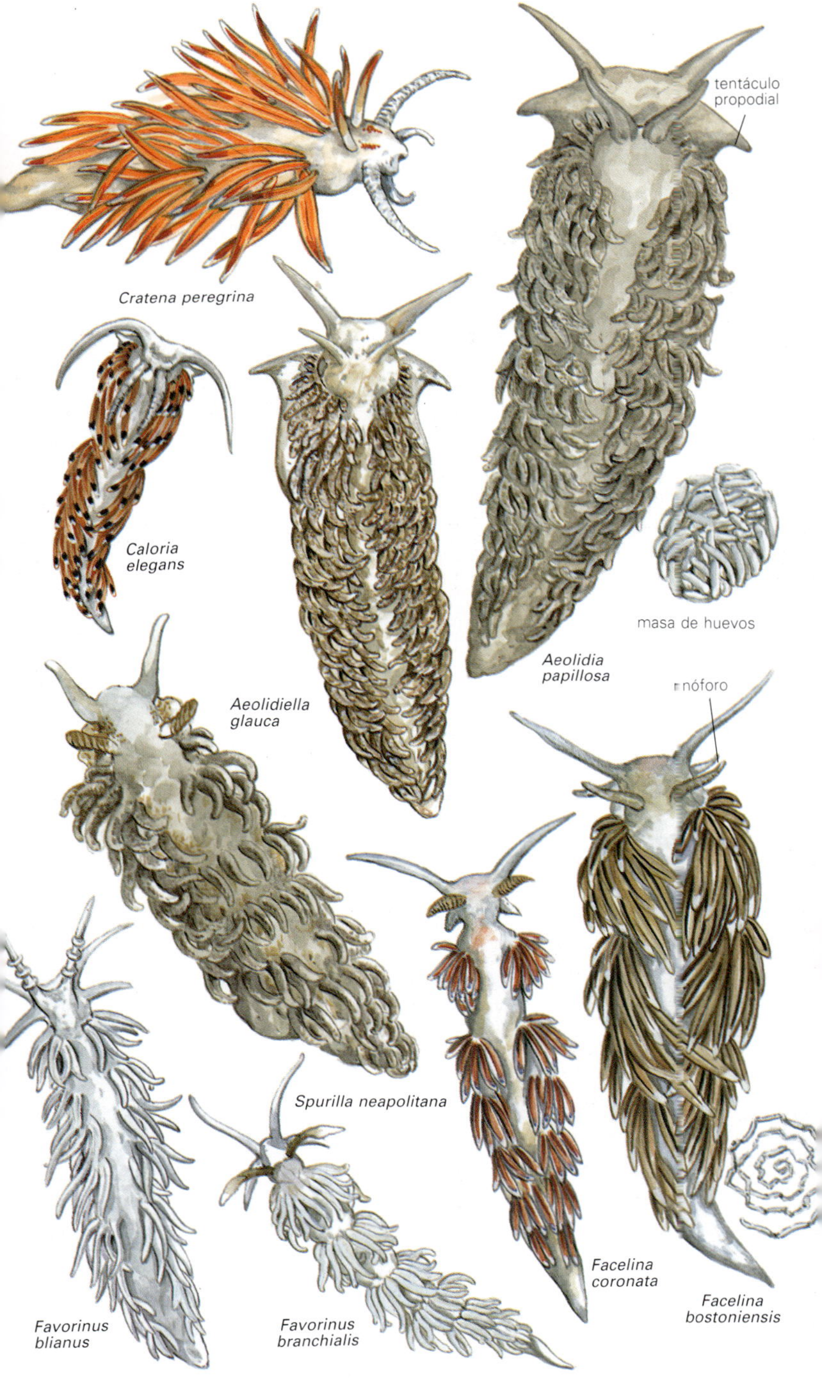
Cratena peregrina
tentáculo propodial
Caloria elegans
masa de huevos
Aeolidia papillosa
Aeolidiella glauca
nóforo
Spurilla neapolitana
Facelina coronata
Facelina bostoniensis
Favorinus blianus
Favorinus branchialis

***Berghia caerulescens* (Laurillard).** Esta bella especie se reconoce de inmediato por su esbelto cuerpo y sus ceratos de un delicado azul, cada uno con la punta de color amarillo intenso. Los rinóforos son tan largos como los tentáculos orales, con débiles caballones en su superficie ant., y pequeños tubérculos por detrás. Long. máxima 70 mm, comúnmente menores. Sublitoral somero, en hábitats rocosos; por todo el Medit. y en costas templadas cálidas del SO de Europa y el NO de África.

***Berghia verrucicornis* (O. G. Costa).** Tan grande como la especie precedente, con rinóforos robustos y toscamente tuberculados. Ceratos y rinóforos con bandas anaranjadas, y cada cerato con una mancha de color dorado vivo. Delante de los rinóforos, la cabeza tiene dos grandes manchas anaranjadas. Sublitoral somero, en costas rocosas. Poco común; en el O del Medit., en el Atl. al S hasta Ghana y al N hasta el SO de Francia.

Familia Eubranchidae

Se diferencia de otras babosas aeólidas por carecer de tentáculos propodiales. Tentáculos orales y rinóforos lisos y cilíndricos; estos últimos carecen de vainas y a menudo son más largos que los tentáculos orales. Los ceratos, dispuestos en hileras y grupos, son típicamente gruesos e hinchados. La mayoría de especies se alimentan de hidroideos. Nueve especies europeas, todas del género *Eubranchus*.

***Eubranchus tricolor* Forbes.** Una babosa grande y bastante ancha, de hasta 45 mm de long., generalmente de color más pálido. Ceratos aplanados, bastante foliáceos, solapándose por detrás y hacia la línea media; su tamaño varía, decreciendo a los lados. Cada cerato tiene un cnidosaco apical blanco y una banda subterminal anaranjado amarillenta. Sublitoral, hasta unos 80 m, sobre pequeños hidroideos como *Obelia geniculata*. GB, N hasta la Noruega ártica, S hasta Bretaña.

***Eubranchus farrani* (Alder y Hancock).** Menor y más esbelta que la especie precedente, hasta 20 mm, con menos ceratos, que son menos aplanados. Tentáculos orales y rinóforos de tamaño parecido y relativamente cortos, y la amplia parte propodial del pie se proyecta a cada lado de la cabeza. Color muy variable, de blanco a amarillo dorado; los ceratos tienen un anillo subterminal amarillo anaranjado, y el cuerpo manchas anaranjadas esparcidas. Sublitoral somero en costas rocosas, sobre pequeños hidrozoos tales como *Obelia geniculata*. GB, N hasta Noruega, S hasta el O del Medit.

***Calma glaucoides* (Alder y Hancock) (Calmidae).** Esta distintiva especie se especializa en alimentarse de huevos de peces costeros, incluyendo los de los gobiesócidos (*Lepadogaster*), liparis (*Liparis*), góbidos y escorpiones marinos (Cottidae). Sólo mide 20 mm de long., siempre es blanco o crema, y por lo tanto es difícil de distinguir entre las masas de huevos. Los ceratos, esbeltos y cilíndricos, en aproximadamente 12 pares de grupos, cada uno de cuatro unidades, son característicos, y son lisos, así como los tentáculos orales y los rinóforos, lisos y cilíndricos, y los tentáculos propodiales cortos y curvados. Orilla inf. y sublitoral somero, siempre asociado con su presa; no común. Esporádicamente en el O de GB, N hasta el O de Noruega y al S hasta el O del Medit.

Familia Tergipedidae

Estas babosas pequeñas y esbeltas a menudo tienen brillantes coloridos. La mayoría de las especies con ceratos en hileras uniformemente espaciadas, a veces en número escaso. Existen tentáculos orales y rinóforos lisos, estos últimos generalmente mucho más grandes, pero los tentáculos propodiales son indistintos o faltan. Los tergipédidos se alimentan de una variedad de pequeños hidrozoos. La fauna europea cuenta con 20 especies.

***Tergipes tergipes* (Förskal).** Una especie diminuta, de sólo 8 mm de long., que se reconoce de inmediato por sus 8 (raras veces 10) ceratos únicos y mazudos, los dos primeros formando una pareja, el resto alternativamente a dcha. e izq. bajando por el cuerpo. Siempre blanco apagado con manchas pardo rojizas. Orilla inf. y sublitoral somero, hasta 20 m, en costas rocosas, sobre numerosas especies de pequeños hidroideos. GB, ampliamente distribuidos en el Atl. NE, desde Noruega hasta el Medit.

***Cuthona caerulea* (Montagu).** Esta espectacular especie tiene unos diez grupos formando parejas de ceratos macizos, cada cerato con un cnidosaco apical blanco y luego bandas de un vivo anaranjado/rojo, seguido de verde o azul intenso, y basalmente amarillo/naranja. La cabeza tiene tentáculos orales curvados y cortos por encima de un ancho propodio, y rinóforos largos y esbeltos. El cuerpo se aguza hasta una cola muy puntiaguda. Long. máxima 26 mm. Sublitoral somero, y mar adentro, sobre toda una gama de pequeños hidrozoos. No es común, pero hay registros en GB; raro al S de Noruega; al S hasta el O del Medit.

***Cuthona nana* (Alder y Hancock).** Hasta 28 mm de long., bastante ancho, con varios cientos de pequeños ceratos en grupos a lo largo de cada lateral. Los tentáculos orales y los rinóforos son cilíndricos, bastante robustos y de tamaño parecido. Se alimenta exclusivamente de *Hydractinia*, que se halla sólo asociada con cangrejos ermitaños. Orilla inf. y sublitoral somero; GB, N hasta Noruega y Groenlandia, S hasta Bretaña.

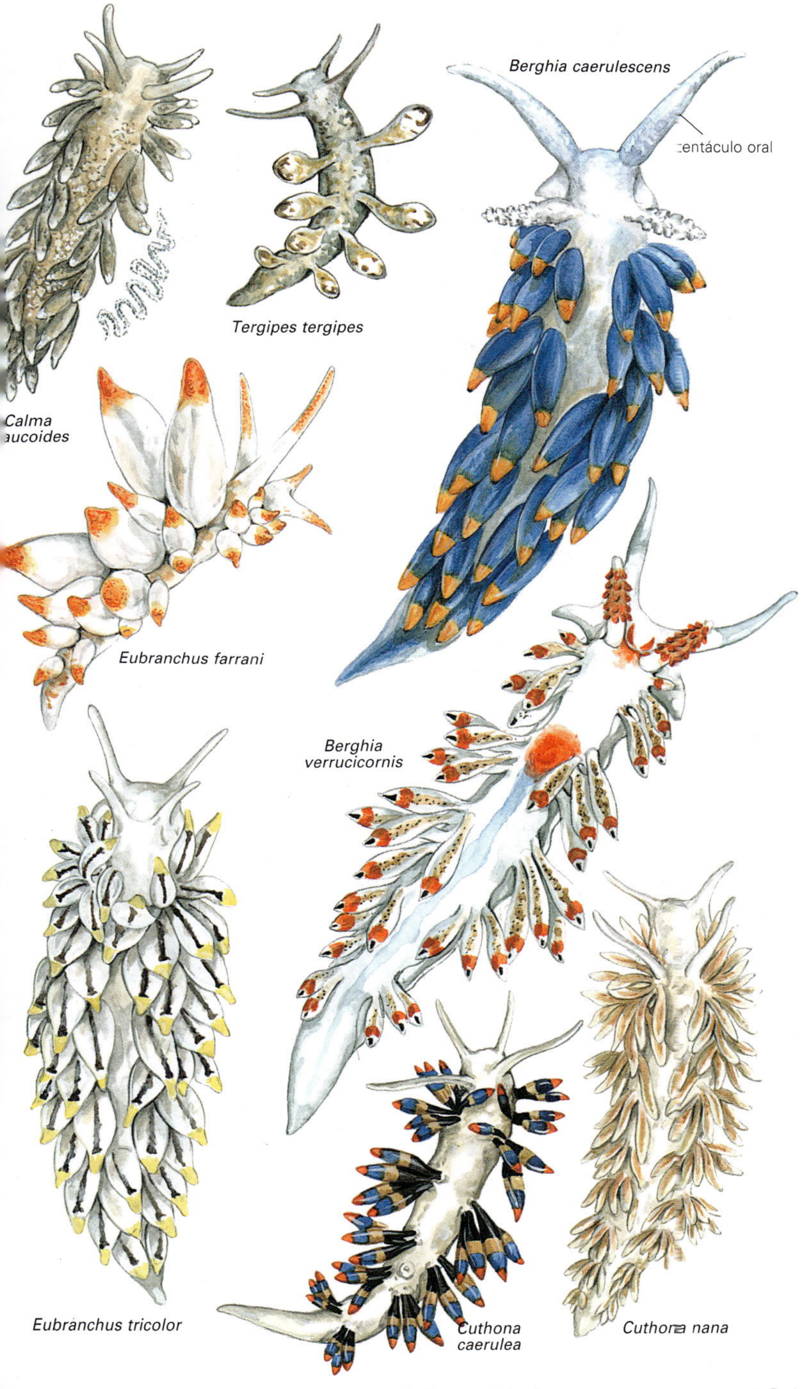

Berghia caerulescens
entáculo oral
Tergipes tergipes
Calma
aucoides
Eubranchus farrani
Berghia
verrucicornis
Eubranchus tricolor
Cuthona
caerulea
Cuthona nana

Subclase Pulmonata

Están adaptados a vivir en hábitats terrestres y de aguas dulces, pero pocos de ellos se encuentran en las orillas marinas. Las babosas y los caracoles son tipos familiares de ellos, pero la concha puede ser visible, estar reducida de forma que el animal no pueda retraerse completamente, o interna. También existen las lapas pulmonadas. No tienen branquias, la cavidad paleal funciona como un pulmón, y está cerrada mediante una abertura provista de un esfínter, el **neumostoma**. Todos son hermafroditas. Las especies provistas de concha, carecen de opérculo.
Alexia *Ovatella myosotis* (Drapernaud). Concha finamente calcificada, pardo grisáceo apagado, de hasta 8 mm de long. Abertura ovalada alargada, cada labio con tres dientes grandes y varios de pequeño tamaño en el borde interno. Supralitoral, en grietas. Costas S y O de GB.
Leucophyta bidentata **(Montagu).** Concha blanco reluciente, esbelta, de seis o siete vueltas, hasta 6 mm de long. Abertura estrechamente ovalada, labio interno con dos caballones que se proyectan, desarrollados como conspicuos dientes. S de GB, todas las costas irlandesas.
Otina ovata **(Brown).** Concha ovalada diminuta, de 2 mm de long. como máximo, en forma de gorro frigio, con diminuta espiral de dos vueltas. Pardo rojiza a purpúrea, con delicadas líneas de crecimiento. Costas rocosas, en la PM, en *Lichina*, grietas y conchas de cirrípedos. S de GB.
Onchidella celtica **(Forbes y Hanley).** Cuerpo ovalado, carnoso, de hasta 12 mm de long., verde oscuro a negro; superficie dorsal cubierta de tubérculos uniformemente espaciados. A diferencia de los opistobranquios tiene un solo par de cortos tentáculos con ojos en la punta. Orilla sup., en costas rocosas, forrajeando hacia abajo en la costa cuando la marea se retira, pero subiendo hacia las grietas empapadas cuando sube la marea. Costa atlántica de Europa.

CLASE PELECYPODA

Moluscos bivalvos, también conocidos como lamelibranquios: el cuerpo se halla encerrado en un par de conchas laterales o **valvas**, articuladas a lo largo de la línea dorsal. La identificación depende de las características de la concha: las dos valvas pueden ser idénticas (**equivalvos**) o distintas o **pleurotéticas (inequivalvos)**; cuando el umbo se halla en la línea media de la concha, se dice que es **equilátera**, con el umbo ant. o post. a la línea media, se dice que la concha es **inequilátera**. Es importante distinguir las valvas dcha. e izq. y depende de la orientación correcta. El **umbo** tiende a estar por delante de la línea media; la **impresión del aductor anterior** tiende a ser menor que la post.; el **seno paleal**, cuando existe, siempre es post. Las familias y los géneros pueden definirse por los dientes de la charnela: los **dientes cardinales** o **principales**, por debajo del umbo, y los **dientes laterales** ant. y post., a cada lado de éste. En algunas especies la parte interna del **ligamento** de la charnela se halla encerrado en un **condróforo** cóncavo.

ORDEN NUCULOIDA

Concha equivalva, subtriangular a ovalado alargada; inequilátera. Ligamento interno, se halla en un condróforo retirado dentro de la línea de articulación. Los dientes de la charnela son taxodontos, es decir, numerosos, pequeños e idénticos. Concha con un perióstraco duro y liso.

NUECECILLAS, Familia Nuculidae

Inequiláteras con umbos bien hacia atrás. La línea paleal puede ser distintiva, pero no existe el seno paleal. Ocho especies europeas.
Nuececilla *Nucula nucleus* (L.). Amarilla verdosa a pardo claro, con bandas concéntricas más claras o más oscuras. Charnela ant. con 16-25 dientes, la post. con 10-14. Hasta 10 mm. Margen de la concha crenulado. En arenas gruesas. Noruega hasta el S de África, todo el Medit.
Nucula hanleyi **Winckworth.** Brillante, amarillenta o pardo grisácea, con bandas más claras y más oscuras que irradian a partir de los umbos. Charnela ant. con 15-25 dientes, la post. con 10-12. Hasta 6 mm de long. Margen de la concha crenulado. En grava de conchas fina. Medit.
Nucula sulcata **Bronn.** Hasta 20 mm; con líneas radiales y concéntricas que le confieren un efecto finamente ajedrezado alrededor de la línea de la charnela. Charnela ant. con 20-30 dientes, la post. con 10-14. Margen de la concha crenulado. En fangos y arenas fangosas. N de Noruega al Medit.

Familia Nuculanidae

Pequeñas conchas ovaladas, redondeadas por delante, por detrás proyectadas en forma de un corto pitorro. Casi equiláteras, umbos cercanos a la línea media. Línea paleal distintiva, con un pequeño seno paleal debajo de la impresión del aductor post. Al menos 20 especies europeas.
Nuculana minuta **(Müller).** Pardo de claro a oscuro, con bandas concéntricas más oscuras. Hasta 20 mm. Esbelta; extremo ant. redondeado, el post. abruptamente truncado. Línea de la charnela con 15-18 dientes ant., 18-22 post. Arenas y gravas, sublitoral. S hasta el O del Canal.
Nuculana fragilis **(Chemnitz).** Menor que la anterior, hasta 8 mm, finamente aguzada por detrás y pareciendo más o menos triangular. Sólo Mediterráneo.

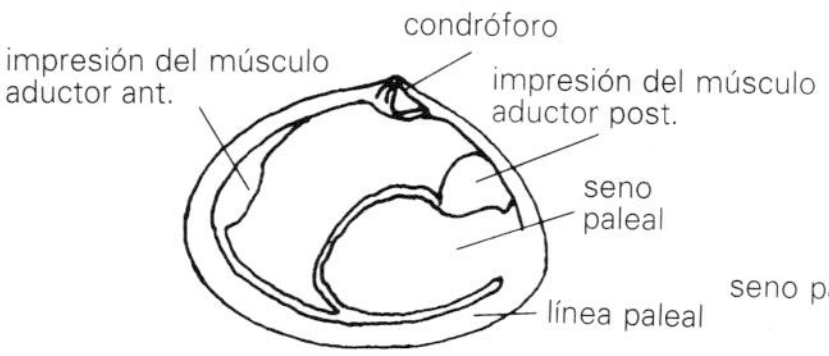

Valva derecha de *Scrobicularia plana*

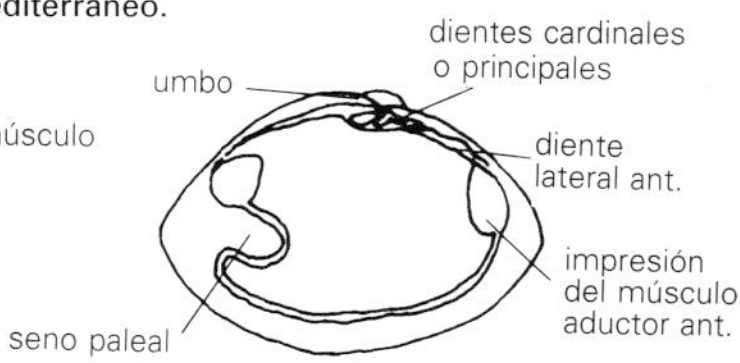

Valva izquierda de *Mactra stultorum*

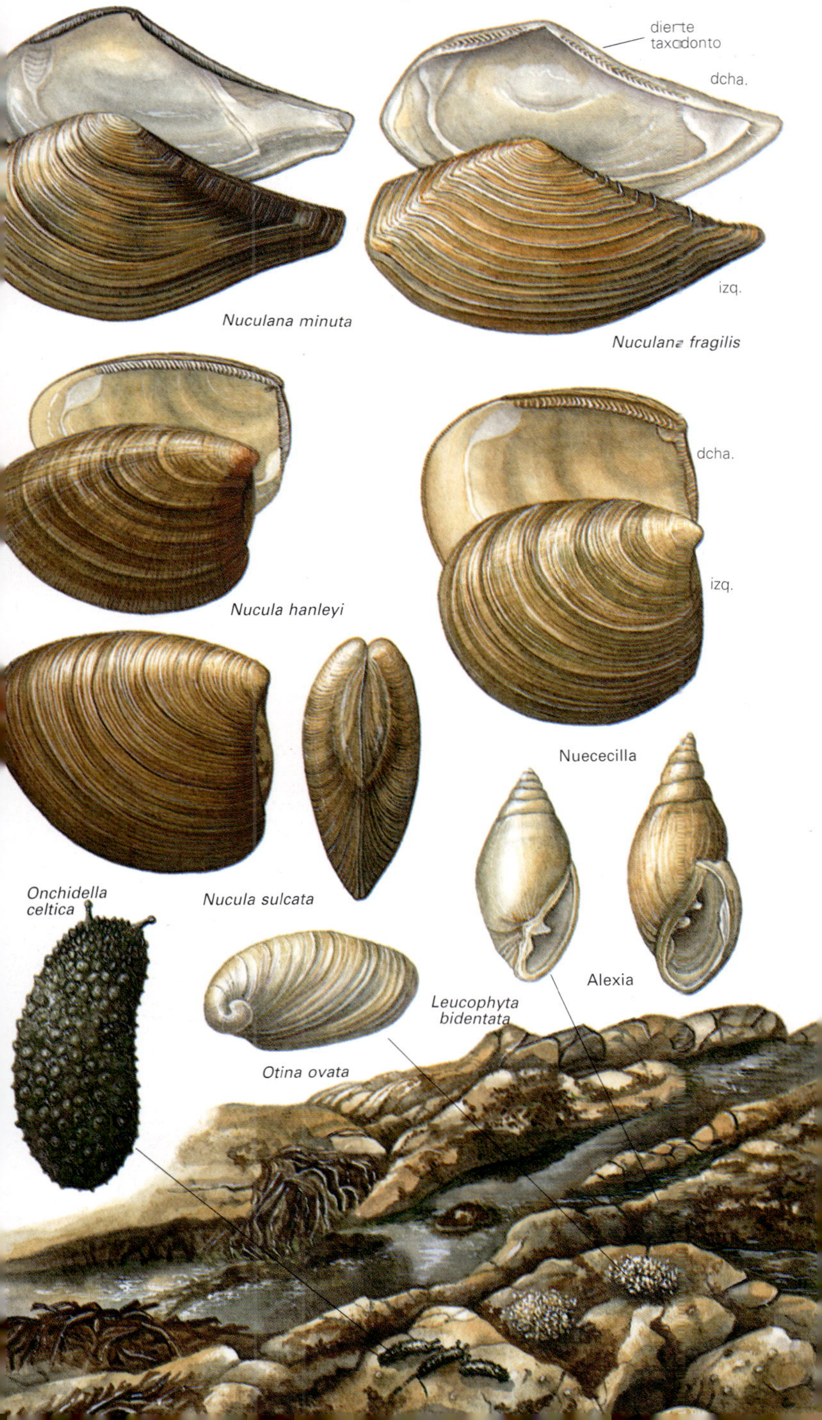
diente
taxodonto
dcha.
izq.
Nuculana minuta
Nuculana fragilis
dcha.
Nucula hanleyi
izq.
Nuececilla
Onchidella
celtica
Nucula sulcata
Alexia
Leucophyta
bidentata
Otina ovata

ORDEN ARCOIDA

Conchas equivalvas; inequiláteras o equiláteras. Ligamento externo, típicamente en una zona dorsal cardinal entre los umbos. Dientes de la charnela taxodontos, en una serie continua que atraviesa la placa de la charnela. Sin seno paleal.

ARCAS, Familia Arcidae

Conchas gruesamente calcificadas, bastante angulosas, con una superficie ext. rugosa y acaballonada, a menudo con incrustaciones de algas. Umbos bien espaciados, con una charnela recta y ancha portadora de un grueso ligamento externo, y con una serie continua de dientes taxodontos en cada placa. Equivalva, pero inequilátera, con umbos ant. a la línea media. Catorce especies europeas.

Arca *Arca noae* L. Alargada, angulosa, el margen de la concha tiene forma variable, pero la línea de la charnela se extiende por casi toda su longitud, con umbos bulbosos y prominentes. Superficie ext. con costillas radiales densamente empaquetadas, típicamente con bandas pardas sobre un fondo blanco amarillento apagado. Hasta 70 mm de long. Sésil, ligada por un biso a sustratos duros; intermareal en costas rocosas, hasta 100 m. Por todo el Medit., al O hasta la costa atlántica de Portugal, al S hasta las Canarias y África occidental.

***Arca tetragona* Poli.** Menor que la anterior, hasta 50 mm de long., bastante más angulosa; superficie con caballones concéntricos y costillas radiales que producen un efecto ajedrezado, pero generalmente gastada alrededor de los umbos. Se une a las rocas y sustratos toscos con un biso grueso y verdoso; las valvas se abren ventralmente por donde sale el biso. Orilla inf. y sublitoral hasta al menos el borde de la plataforma continental. GB, O de Noruega, S hasta el Medit. y el O de África.

***Striarca lactea* (L.).** Concha rechoncha, redondeada o alargada, ovalada, de hasta 20 mm de long. Esculpida con caballones radiales y concéntricos, ajedrezada alrededor de los umbos, típicamente con una franja rígida y cerdosa de perióstraco alrededor de los márgenes ventrales. Orilla inf. y sublitoral, sobre rocas o entre gravas toscas. GB, S hasta el S de África y por todo el Medit.

ALMENDRAS DE MAR, Familia Glycymeridae

Conchas gruesas y casi circulares, equivalvas; con umbos más o menos exactamente en la línea media. Línea de la charnela recta; dientes taxodontos en una serie continua en los jóvenes, interrumpida en series ant. y post. en las conchas más grandes. Sin seno paleal. Cuatro especies descritas en los mares europeos, en el único género *Glycymeris*.

Almendra de mar *Glycymeris glycymeris* (L.). Superficie apagada, color variable pero típicamente con bandas o zigzags concéntricos de pardo purpúreo sobre un fondo pálido; generalmente con una orla de perióstraco. Las conchas muertas son blancas. La superficie int. es reluciente, blanca o pigmentada con el borde crenulado. Hasta 65 mm de long. Mar adentro, hasta 100 m sobre arenas toscas y gravas de conchas. Se consume en las provincias atlánticas de Francia. GB, N hasta Noruega, S hasta el Medit. y el O de África.

Almendra de mar peluda *Glycymeris pilosa* (L.). Mayor que la especie anterior, de hasta 90 mm de long., ovalada, con umbos especialmente pronunciados. Dibujo externo parecido al de *G. glycymeris*, pero la superficie int. típicamente intensa, de color pardo vivo. Sublitoral, sobre suelos fangosos. Sólo Mediterráneo.

Familia Anomiidae (Pterioida)

Estos bivalvos aplanados y gruesamente calcificados viven permanentemente ligados a los sustratos duros. La valva izq. es la sup., es abombada y tiene la superficie acaballonada o escamosa; la valva inf., la derecha es fina y aplanada, y tiene una gran abertura cerca del umbo a través de la cual pasa el biso. No existen dientes de la charnela. La superficie int. de la valva izq. tiene una sola impresión del músculo aductor cerca de o fusionada a una o dos impresiones del biso. Cinco especies europeas.

Ostra de perro, lucero *Anomia ephippium* L. Concha quebradiza, irregular, casi circular, de hasta 60 mm de diámetro, con caballones ondulados y concéntricos, generalmente levantados en forma de ásperas escamas. Colorido apagado, a menudo con tinte azulado. Valva izq. con tres impresiones distintivas y cercanas en la superficie int. Orilla inf. y sublitoral, en costas rocosas, unida a todo tipo de sustratos, incluyendo frondes y estípites de algas y otros moluscos. GB; por todo el Atl. N, S hasta el Medit. y O de África.

***Monia patelliformis* (L.).** Parecida a la especie anterior pero más irregularmente circular, con un umbo pronunciado y picudo en la valva sup. Hasta 40 mm de diámetro. Valva izq. con caballones concéntricos y fuertes costillas radiales; superficie interna con dos impresiones distintivas. Sublitoral, sobre sustratos duros. GB; N hasta Noruega, S hasta el Medit.

***Monia squama* (Gmelin).** Más o menos circular, hasta 40 mm de diámetro. Valva superior, la izq., con caballones concéntricos y delicadas costillas, que le confieren un margen crenulado a la concha; umbo aplanado, inconspicuo; superficie int. con dos impresiones musculares tan cercanas que se fusionan, con una forma de pesa. Sobre sustratos duros, orilla inf. y sublitoral. GB, N hasta el O de Noruega.

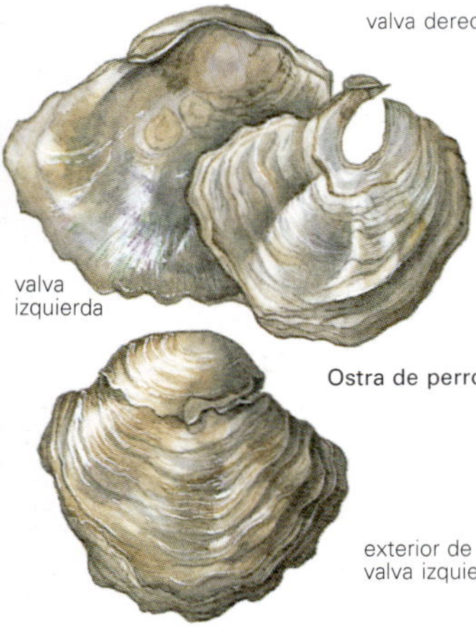

Ostra de perro

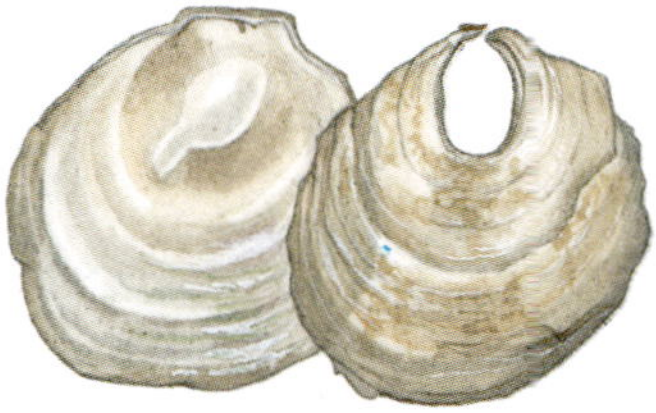

Monia squama

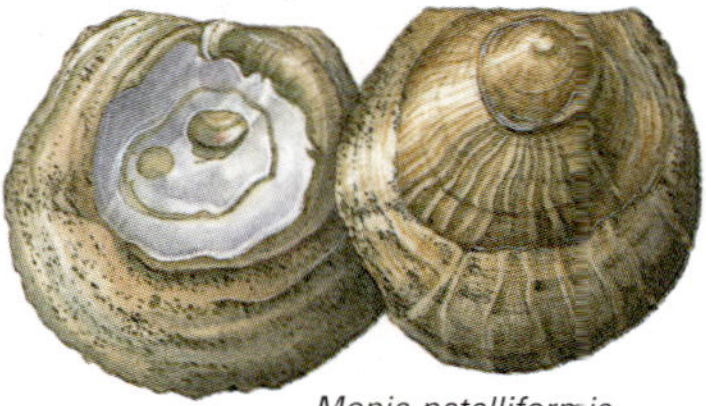

Monia patelliformis

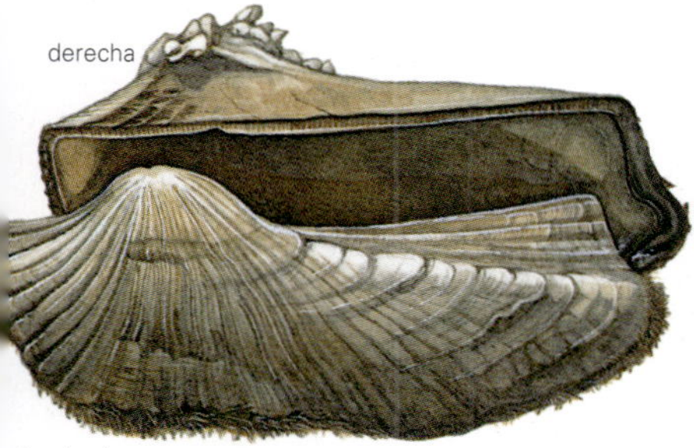

Arca

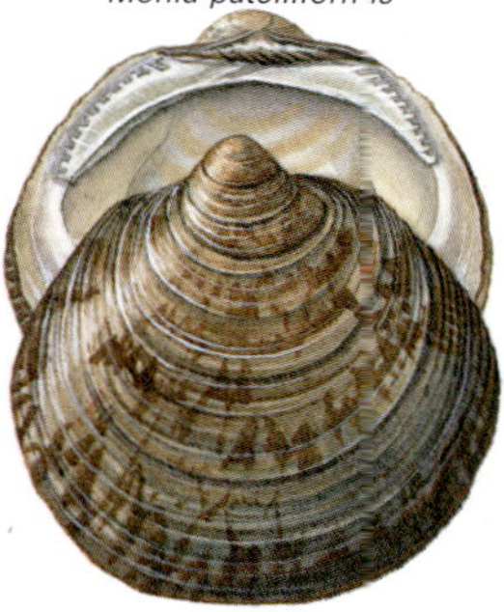

Almendra de mar

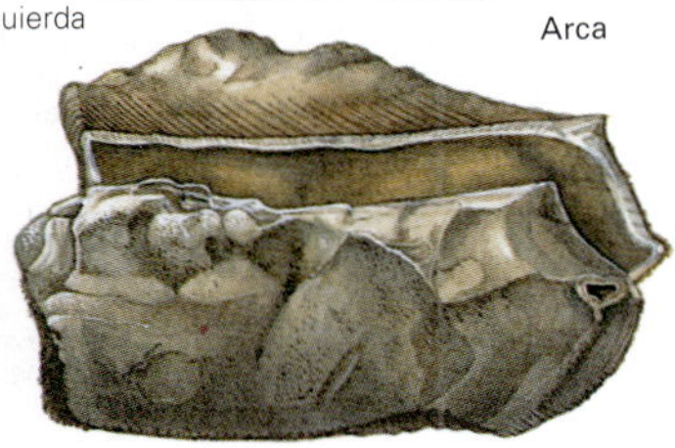

Arca tetragona

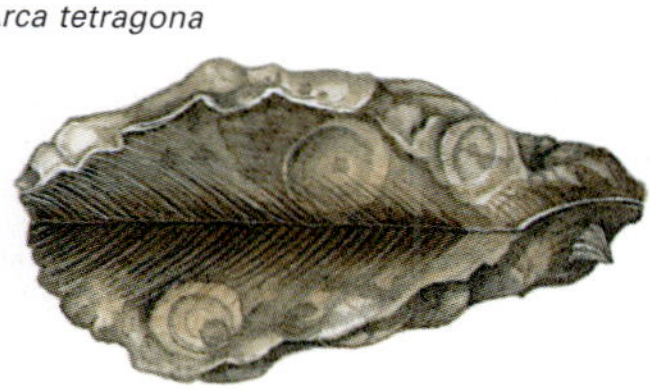

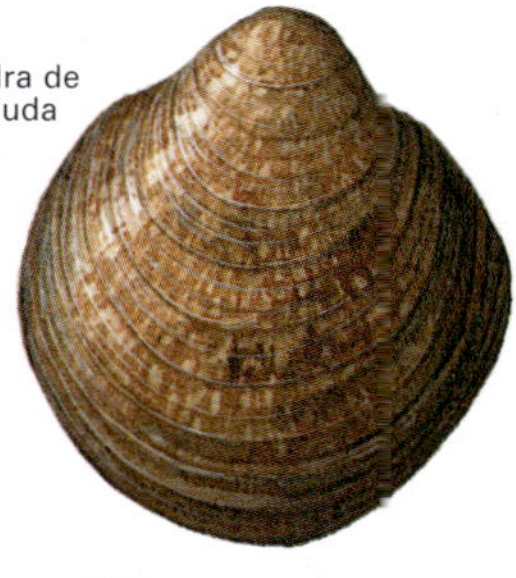

Almendra de mar peluda

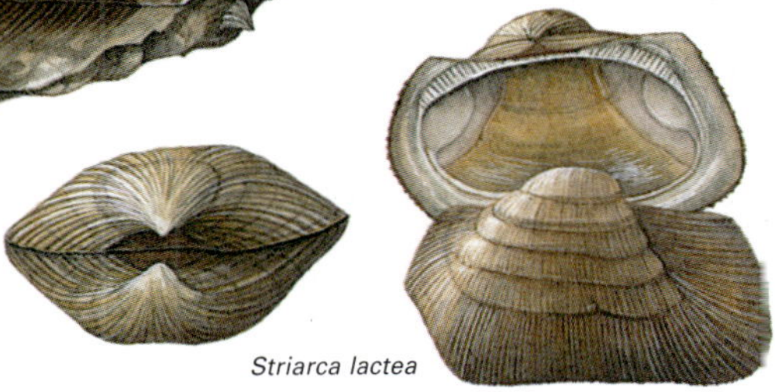

Striarca lactea

ORDEN MYTILOIDA

Bivalvos sésiles, ligados por un biso. Triangulares a flabeliformes, equivalvos pero acusadamente inequiláteros, con los umbos en el extremo ant. de la concha. Impresión del aductor ant. muy reducida o ausente. Sin dientes de la charnela, pero ligamento bien desarrollado.

MEJILLONES, Familia Mytilidae

Conchas alargadas, ovaladas o subtriangulares; equivalvos, pero muy inequiláteros. Superficie ext. lisa y reluciente, o con un perióstraco cerdoso; concha con finas costillas y surcos en algunas especies. Sin seno paleal. Todos los mejillones se unen a sustratos duros con un biso renovable que pasa ventralmente entre las dos valvas. Al menos 36 especies de esta gran familia se conocen en los mares europeos.

Mejillón *Mytilus edulis* L. La especie más familiar y de mayor importancia económica. Tamaño y forma muy variables pero el color siempre es azulado intenso a púrpura, y el borde del manto siempre pardo amarillento claro. Los puntiagudos umbos son más o menos rectos. Se da naturalmente desde NMM hasta el sublitoral somero, en costas rocosas, típicamente en lechos densos. La extensión de cada lecho, la distribución de edades de la población, y la forma y el tamaño medio dependen en gran parte de factores ambientales, incluyendo la depredación. La cría tiene lugar en primavera y principios del verano. Los ejemplares de las costas altas pueden vivir muchos años, 15 o más. Se cultiva mucho en el NO de Europa. GB, Noruega ártica hasta el Medit.

Mejillón rubio *Mytilus galloprovincialis* (Lamarck). Muy parecido a *M. edulis*, con el que puede hibridarse. Se distingue por sus umbos puntiagudos y curvados hacia abajo, tras de los cuales el margen ventral de la concha frecuentemente es cóncavo, y por el borde del manto purpúreo. Hábitat parecido a *M. edulis*. Islas Británicas, al O desde Cherburgo al S hasta el Medit.

***Modiolus modiolus* (L.).** Subtriangular a romboidal, hasta más de 100 mm de long. Los animales pequeños son azulados, los mayores pardo intenso. Se distingue de las especies de *Mytilus* por su extremo ant.: umbos redondeados y romos, con el borde de la concha que se extiende por delante de ellos. Orilla inf. y sublitoral, hasta 150 m, sobre fondos toscos. Comestible; pescado comercialmente en el N de Europa. GB, Noruega, S hasta Vizcaya, abundante en todo el Atlántico NE.

Mejillón barbudo *Modiolus barbatus* (L.). Alargado, romboidal, de hasta 60 mm, la línea de la charnela forma un ángulo agudo con los umbos, que son prominentes y redondeados. Sobre la mitad post. de la concha el perióstraco lleva largas cerdas aplanadas, cada una con un borde aserrado. Orilla inf. y sublitoral, hasta 100 m. GB, al S hasta el Medit. y el NO de África.

***Modiolus phaseolina* (Philippi).** Pequeño, redondeado ovalado, hasta 20 mm de long.; porción post. con espinas del perióstraco cortas y lisas. Superficie int. de la línea de la charnela con un nódulo acaballonado diagnóstico. Orilla inf. y sublitoral, en costas rocosas. GB, Noruega al S hasta el Medit. y el NO de África.

***Modiolus adriaticus* (Lamarck).** Concha fina, más alta en la línea media, subtriangular cuando se ve desde la superficie int. Perióstraco liso, pardo claro, con bandas o zigzags de color subyacentes. Mar adentro, sobre sustratos duros. GB, al S hasta el Medit. y las Canarias.

***Mytilaster solidus* Martin en Monterosata.** Pequeño, de concha fina, hasta 18 mm de long.; extremo post. lisamente redondeado, borde dorsal con un agudo ángulo en la zona media, borde ventral recto o sinuoso, el ant. romo y redondeado. Intermareal, ligado a las rocas y algas coralinas. Medit., y costas atlánticas de Francia y el N de África. *Brachidontes variabilis* (Krauss) (no ilustrado) es parecido a *M. solidus*, pero más oscuro, con finos caballones irradiando a partir de los umbos. Es un invasor procedente del mar Rojo, vía el canal de Suez, es ahora común en hábitats rocosos someros por todo el Medit.

***Musculus discors* (L.).** Rechoncho, ovalado, más ancho por detrás, hasta 13 mm de long. Con dos series de finas costillas radiales separadas por una zona lisa: 8-12 amplias costillas ant. a los umbos, 30-50 costillas esbeltas por detrás. NMM hasta sublitoral somero, en costas rocosas. GB, Noruega al S hasta el Medit. y Madeira.

***Musculus costulatus* (Risso).** Parecido al anterior, pero más esbelto, con 20-30 costillas amplias posteriormente; típicamente con marcas de galones oscuras a lo largo de la línea de la charnela. Hasta 13 mm de long. Orilla inf. y sublitoral somero, en costas rocosas. GB, S hasta el Medit. y NO de África.

***Musculus niger* (Gray).** Ovalado, más ancho en la línea media, con umbos relativamente pequeños y subterminales, margen ant. de la concha proyectándose acusadamente más allá de ellos; 40-60 finas costillas post. Hasta 50 mm de long., oscureciéndose con la edad, las conchas mayores casi negras. Mar adentro, sobre gravas finas y arenas fangosas y mixtas. GB, ausente del S del M. del N.

***Modiolarca tumida* (Hanley).** Rechoncho, ampliamente ovalado, margen dorsal agudo y curvado hacia abajo por detrás. Hasta 20 mm de long.; 20-35 finas costillas posteriormente. Color variable, pero marcas pardas o pardo rojizas típicas. Orilla inf. y sublitoral, en costas rocosas; comúnmente embebido en tecas de grandes tunicados tales como *Ascidia mentula*. GB, O de Noruega, al S hasta el Medit.

Dátil de mar *Lithophaga lithophaga* (L.). Se reconoce por su forma esbelta y de laterales paralelos, parecida a una fruta. Hasta 95 mm de long. Utiliza secreciones ácidas para perforar la madera, el coral y las rocas calcáreas, desde la orilla inf. al sublitoral somero. Comestible; amenazada por la sobrepesca. Mediterráneo, costas atlánticas españolas, S hasta el O de África.

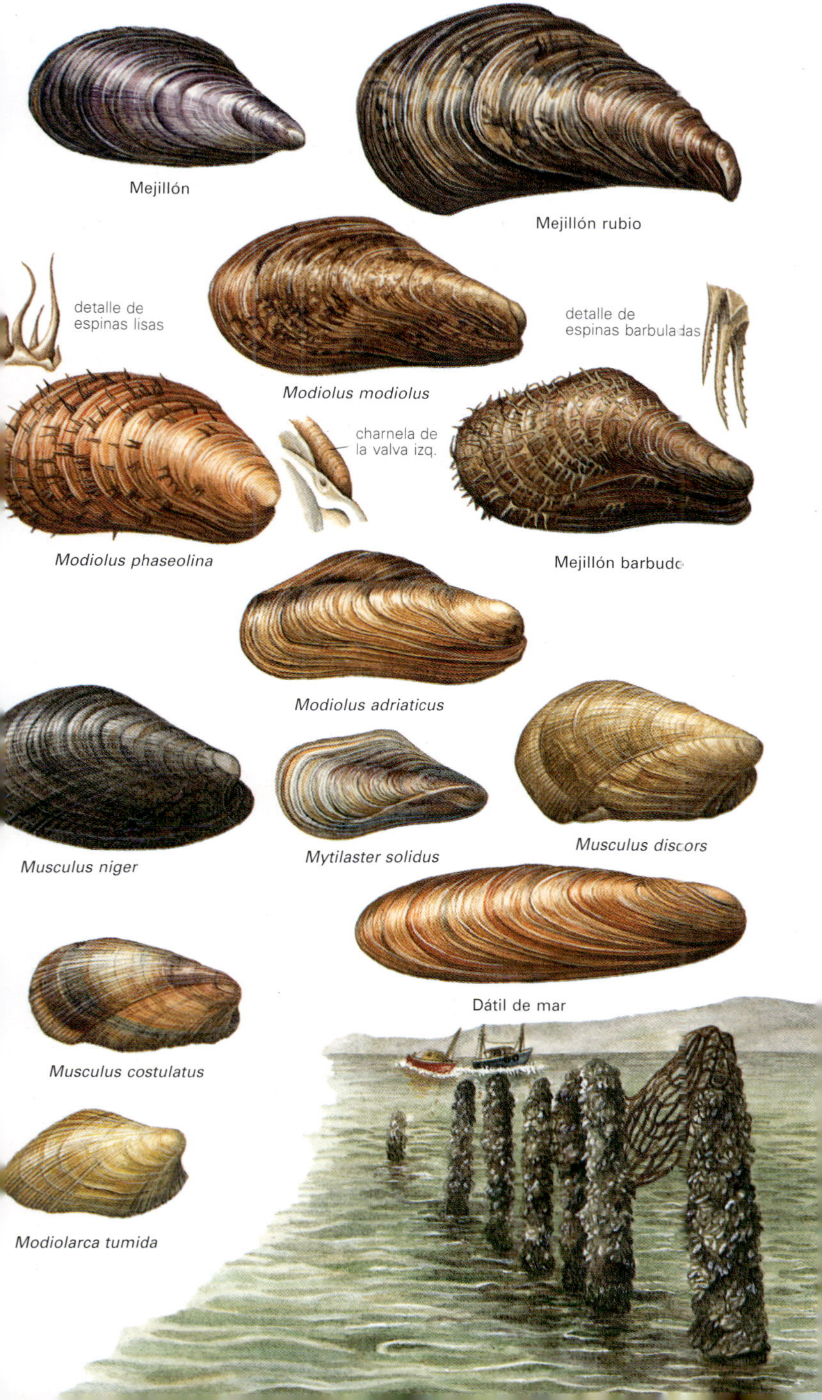
Mejillón
Mejillón rubio
detalle de espinas lisas
Modiolus modiolus
detalle de espinas barbuladas
charnela de la valva izq.
Modiolus phaseolina
Mejillón barbudo
Modiolus adriaticus
Musculus niger
Mytilaster solidus
Musculus discors
Dátil de mar
Musculus costulatus
Modiolarca tumida

ORDEN PTERIOIDA

Bivalvos generalmente de conchas gruesas, con fuertes costillas o caballones concéntricos, a menudo provistos de nódulos o espinas. Frecuentemente inequivalvos; casi equiláteros, exceptuando las aurículas a cada lado de los umbos. Dientes de la charnela escasos o ausentes. La impresión muscular del aductor ant. suele faltar, la post. suele estar muy agrandada.

Pajarita *Pteria hirundo* (L.) **(Pteriidae)**. Una concha muy distintiva, oblicuamente ovalada, con los umbos bien hacia adelante, hasta 60 mm de diámetro; línea de la charnela extendida formando finas aurículas a cada lado de los umbos, la aurícula post. unas cinco veces la long. de la ant. Equivalva, fina, quebradiza y casi plana; lisa o con bandas concéntricas de laxas escamas cerca del margen. Vive con el extremo ant. enterrado hacia abajo en las gravas y arenas fangosas. Mar adentro, GB, al S hasta el Medit.

Familia Pinnidae

Conchas grandes y triangulares, muy aguzadas en los umbos; abiertas a lo largo del margen post. Equivalvas. Numerosos caballones pequeños, o **septos**, por debajo del umbo en cada valva, pero sin verdaderos dientes de la charnela. Viven con el borde ant. hacia abajo en sustratos duros, unidos por un biso, con sólo el borde post. sobresaliendo. Dos especies europeas.
Nácar, nacra *Pinna nobilis* L. Muy grande; excepcionalmente 1 m de long. Parece un abanico plegado en parte, cuya anchura post. varía mucho. Las conchas jóvenes tienen un fino esculpido escamoso, generalmente gastado o erosionado en los animales más viejos. En arenas y gravas fangosas, desde BM hasta unos 60 m, frecuentemente en praderas de *Posidonia*. Alberga varias especies de cangrejos comensales (*Pinnotheres* sp.), y los ejemplares grandes pueden contener perlas. Gran músculo aductor post. comestible. Actualmente amenazada por los submarinistas, que recogen demasiados ejemplares. Sólo Medit.
Atrina fragilis **(Pennant)**. Menor que la especie anterior, hasta 250 mm, excepcionalmente de 400 mm, de color claro, con escamas muy finas, a veces desarrolladas en forma de delicadas costillas espinosas. Anchura post. variable: silueta ampliamente triangular o estrechamente cuneiforme. Mar adentro, sobre fondos fangosos mixtos. GB, al O hasta el Medit.

Familia Limidae

Ovalado alargadas, con una charnela recta y corta desarrollada en forma de pequeñas aurículas triangulares a cada lado de los umbos. Equivalvas. Las valvas están separadas en diverso grado, y el borde del manto es portador de tentáculos filamentosos que sobresalen alrededor de los márgenes. Algunos límidos construyen nidos de fragmentos de conchas y grava, cementados con filamentos del biso; algunas especies nadan activamente. Diez especies europeas.
Limaria hians **(Gmelin)**. Oblicuamente ovalada, de hasta 25 mm de long., valvas abiertas por delante y por detrás. Aurícula ant. muy puntiaguda, más prominente que la posterior; con numerosos caballones que irradian y toscas líneas concéntricas. Borde del manto orlado con tentáculos contráctiles rojo anaranjados. Orilla inf. y sublitoral somero, construyendo sus nidos en los estípites de las algas, debajo de las piedras. GB, S hasta el Medit. y las Canarias.
Peinecillo de costillas *Lima lima* (L.). Mayor que la especie precedente. Concha gruesa, con 18-24 fuertes costillas radiales portadoras de pequeñas escamas y espinas. Se pega mediante un biso. Sublitoral somero y mar adentro sobre fondos ásperos. Medit., al S hasta Canarias.
Lima inflata **Link**. Oblicuamente ovalada, hasta 45 mm de long., con hasta 35 costillas muy finas. A veces teñida de naranja. Sublitoral somero sobre fondos mixtos, frecuentemente con esponjas. Construye un nido. Medit., S hasta las Canarias y Azores, N hasta la costa portuguesa.

CONCHAS DE PEREGRINO, Familia Pectinidae

Conchas gruesas, ovaladas o casi circulares, lisas o con costillas radiales. Generalmente equiláteras exceptuando la línea de la charnela: la aurícula ant. más pronunciada que la post. en muchas especies. Típicamente inequivalva, con valva dcha. convexa y la izq. casi plana; o ambas ligeramente convexas. Los pectínidos suelen vivir libremente y muchos son nadadores activos, llevando a cabo veloces reacciones de escape con propulsión a chorro y natación lenta hacia delante abriendo y cerrando la concha. Muchos son muy estimados como alimento, y las conchas han sido muy utilizadas como objetos y temas decorativos. Unas 35 especies europeas.

Vieira, aviñeira *Pecten maximus* (L.). Inequivalvo, con valva dcha. caliciforme, y una valva izq. aplanada. Hasta 150 mm de diámetro, con hasta 17 costillas gruesas y de secicción redonda en cada valva. Hermafrodita; la cría empieza en su tercer año de vida, y puede llegar a los veinte. Vive con la valva izq. plana hacia arriba; mar adentro hasta al menos 100 m. Noruega al S hasta la costa atlántica de España. Importante especie comercial, ahora agotada en gran parte de su área de distribución.

Concha de peregrino, rufina *Pecten jacobaeus* L. Parecida a la especie ant. pero se distingue por sus costillas, de sección cuadrada más que redonda. Las dos especies se solapan frente a Portugal, donde pueden hibridarse. Hábitat y ecología como los de *P. maximus*. Medit., S hasta el O de África. Importante y apreciada especie alimentaria. Su nombre común se refiere a que la usaban como medalla los peregrinos medievales que seguían el camino de Santiago.

Volandeira *Aequipecten opercularis* (L.). Ovalada, biconvexa, valva izq. más profundamente caliciforme que la dcha.; hasta 90 mm de diámetro. Esculpido de unos 20 caballones toscos, y surcos concéntricos plisados, que producen un margen de la concha crenulado. Aurículas ant. más prominentes que las post., las de la valva dcha. más largas, con un distintivo nódulo del biso por debajo. Juveniles ligados por un biso, los adultos libres. Orilla inf. y sublitoral. Antes era abundante pero la pesca comercial la ha hecho disminuir. Noruega, S hasta el Medit. y Canarias.

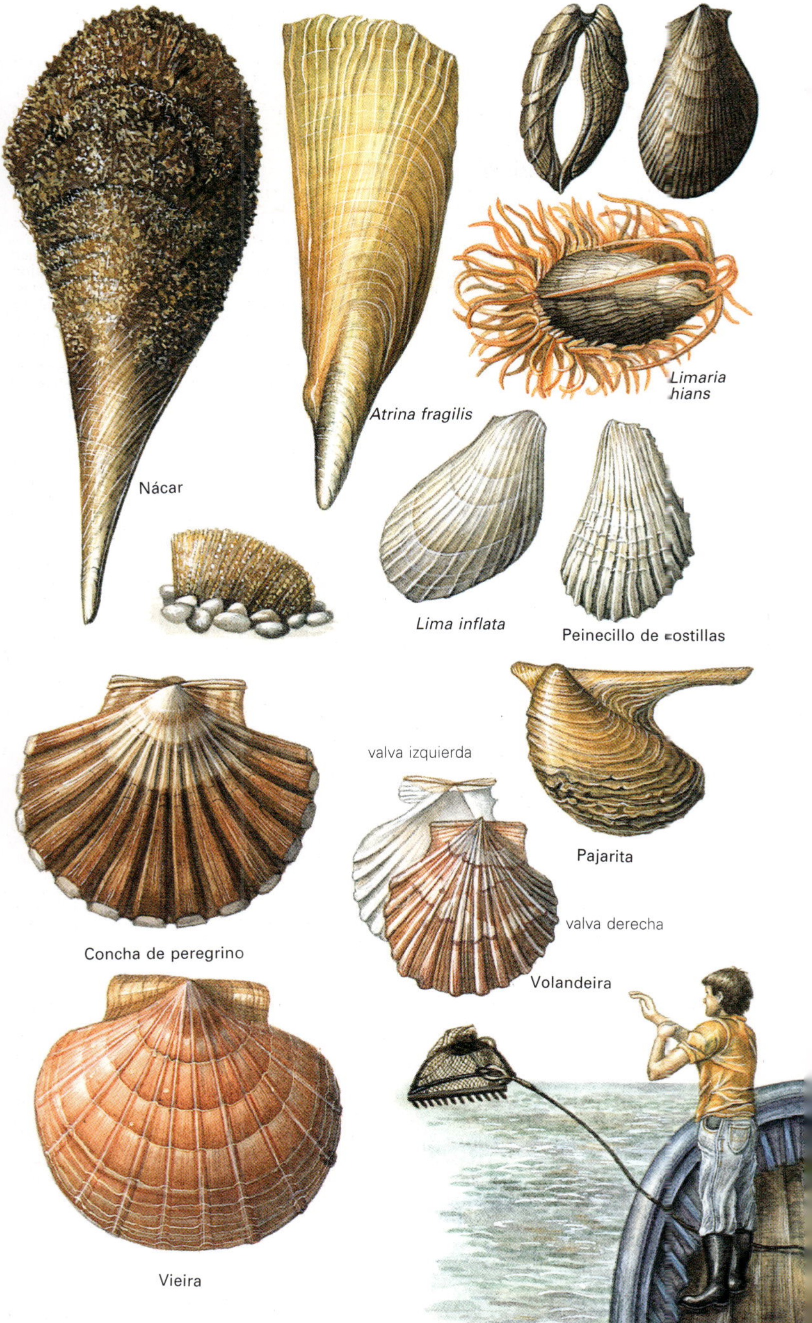
Nácar
Atrina fragilis
Limaria hians
Lima inflata
Peinecillo de costillas
Pajarita
valva izquierda
valva derecha
Volandeira
Concha de peregrino
Vieira

Chlamys distorta **(da Costa).** Ovalado alargada, de hasta 50 mm de long.; vive libremente cuando joven; más tarde sedentaria, con valva dcha. permanentemente pegada al sustrato rocoso. Hasta 70 costillas radiales toscas y espinosas en cada valva, variablemente desgastadas e incrustadas en los ejemplares mayores, que tienen una silueta irregular que se amolda al sustrato. Las aurículas ant. más sobresalientes que las post. Los adultos maduran siendo ♂, cambiando a ♀ después de la freza. La cría tiene lugar durante la mayor parte de la primavera, el verano y el otoño. Orilla inf., y sublitoral hasta los 100 m. GB, N hasta Noruega e Islandia, S hasta el Medit. y el O de África.

Zamburiña *Chlamys varia* (L.). Estrechamente ovalada, hasta 60 mm de long.; biconvexa, cada valva con 25-35 fuertes caballones espinosos. Aurículas pronunciadas, acostilladas y espinosas; aurículas ant. el doble que las post., las de la valva dcha. con una profunda muesca del biso. Hermafrodita secuencial, madura primero como macho, cambiando de sexo varias veces durante su vida. Cría desde la primavera al otoño. Orilla inf. y sublitoral somero, en costas rocosas; vida libre o unido por un biso, a menudo en estípites de algas. GB, al S hasta el Medit. y O de África. Se pesca comercialmente en gran parte de su zona de distribución.

Chlamys flexuosa **(Poli).** Una vieira redondeada y pequeña, con el margen ventral formando casi un semicírculo, hasta 45 mm de diámetro. Cada valva con tres a cuatro costillas de sección redondeada, que varían mucho de amplitud; finas líneas concéntricas también presentes. Aurículas ant. más prominentes que las post. Color muy variable, siempre vivo y polícromo. Mar adentro, en suelos arenosos. Sólo Medit. O, al S hasta Canarias y Madeira.

Chlamys glabra **(L.).** Parecida a la especie anterior, pero con 3-10 costillas principales, de sección angulosa, con un número variable de costillas menores intermedias. El margen de la concha parece bastante anguloso. Las aurículas son distintas, pero no mucho; la ant. con el borde frontal curvado y convexo. Colorido infinitamente variable, típicamente polícromo y con ricos dibujos. Sublitoral somero, y mar adentro más allá de los 900 m, sobre fango, arena o roca. Medit. y mar Negro, raro en las costas atlánticas de la península Ibérica.

Zamburiña pequeña *Chlamys multistriata* (Poli). Ovalada, de 45 mm de diámetro, con hasta 80 finas costillas radiales en cada valva. Aurículas post. muy reducidas, las ant. grandes, triangulares, proyectándose conspicuamente. Color variable, pero generalmente unicolores. Sublitoral, sobre grava y roca, hasta 180 m de profundidad, unido por un biso. Todo el Medit., al S hasta el S de África, al N hasta la costa atlántica de Francia.

Palliolum tigerinum **(Müller).** Pequeña, ampliamente ovalada, hasta 25 mm de diámetro, el margen ventral formando un semicírculo. Biconvexa; valvas principalmente lisas, con finas líneas radiales y concéntricas, pero desarrollando finas costillas alrededor de los márgenes en fases más tardías del crecimiento. Valva dcha. a menudo unicolor, la izq. con dibujo variable a grandes manchas. Aurículas post. diminutas; ant. grandes, prominentes, con gruesas costillas. La aurícula ant. dcha. con una muesca del biso. Dioica, con un solo período corto de cría en verano. Vive aproximadamente un año. Orilla inf., y sublitoral hasta los 100 m, sobre gravas y arenas toscas. GB, al N hasta Noruega, al S hasta las costas atlánticas portuguesas y marroquíes, pero no en el Medit.

Pseudamussium septemradiatum **(Müller).** Casi circular, biconvexa, hasta 50 mm de diámetro. Aurículas ant. y post. muy parecidas; la ant. derecha con una pequeña muesca para el biso. Cada valva con tres a diez, más a menudo cinco o siete costillas radiales anchas y redondeadas, con estriaciones más finas y líneas concéntricas. Aurículas con finas corrugaciones. Colorido variable; valva dcha. más pálida que la izq., típicamente crema apagado en los ejemplares mayores. Mar adentro, en gravas y arenas fangosas, hasta 200 m. GB, N hasta Noruega, S hasta el O del Medit. y el NO de África.

Ostra roja *Spondylus gaederopus* L. **(Spondylidae).** Una especie muy distintiva, que se reconoce por su valva izq. finamente acostillada, que lleva numerosas espinas, a menudo largas, esbeltas o espatuladas, hasta 125 mm de long. La valva inf., la dcha., está siempre pegada a la superficie rocosa, y la forma básicamente ovalada y amplia del animal puede modificarse según el hábitat. Color siempre pardo purpúreo. Todo el Medit. Costas NO de África, costas atlánticas portuguesas y españolas. Apreciada como alimento; también por su hábito de producir perlas. En disminución en gran parte de su área de distribución.

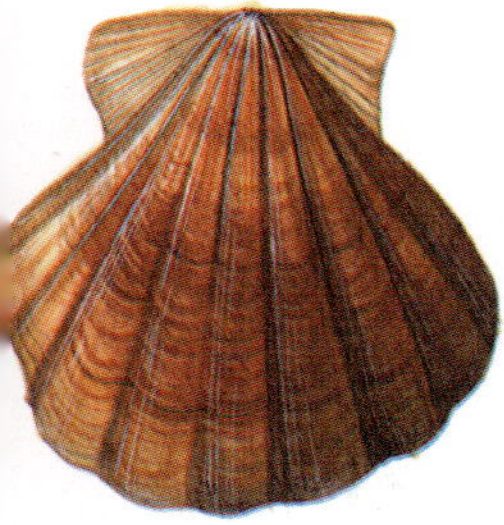

Chlamys glabra

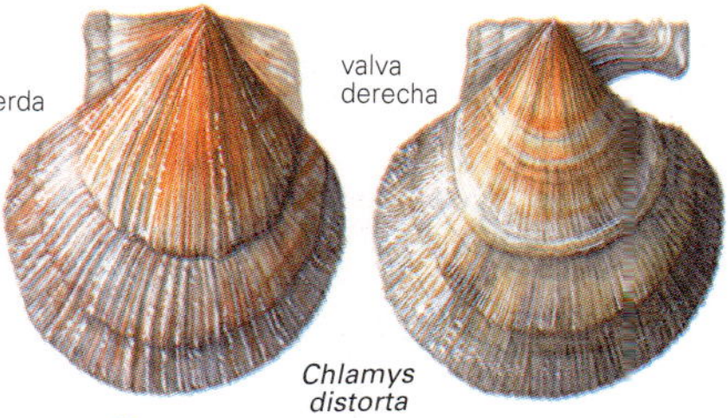

Chlamys distorta

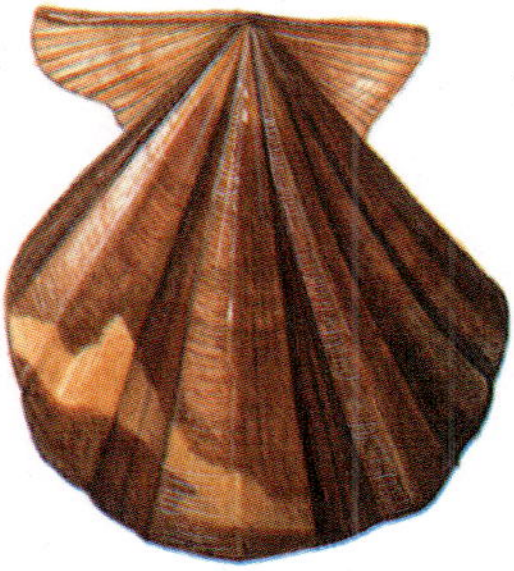

Chlamys flexuosa

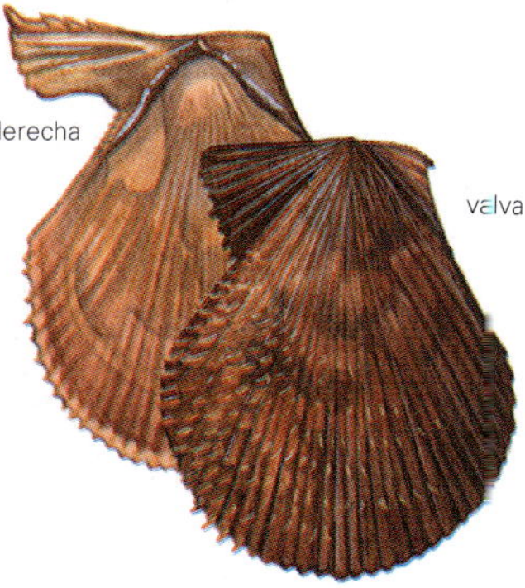

Zamburiña

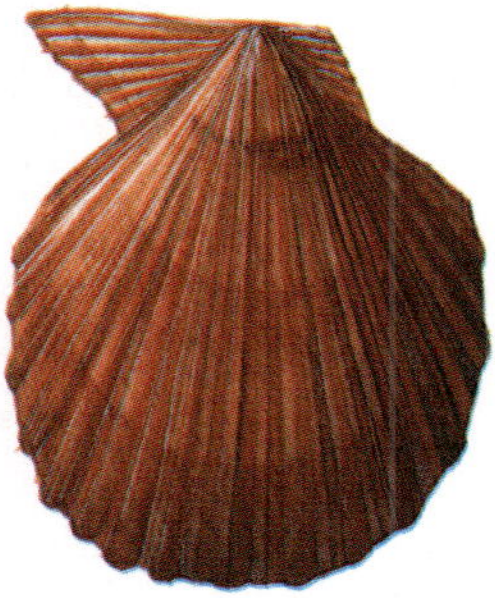

Zamburiña pequeña

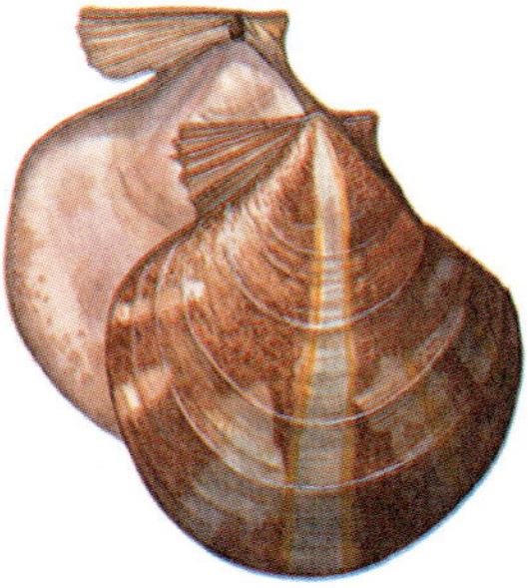

Palliolum tigerinum

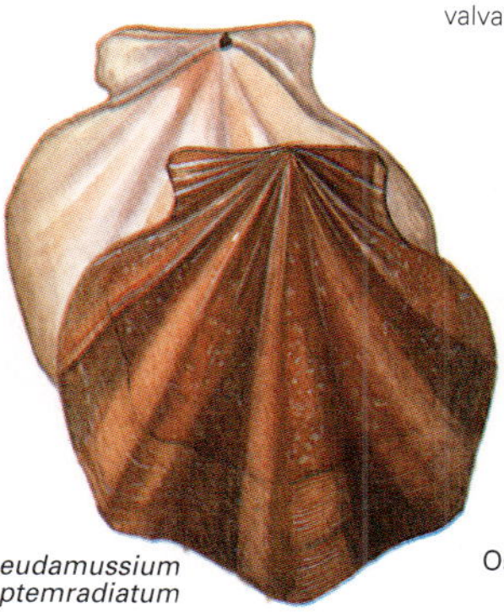

Pseudamussium septemradiatum

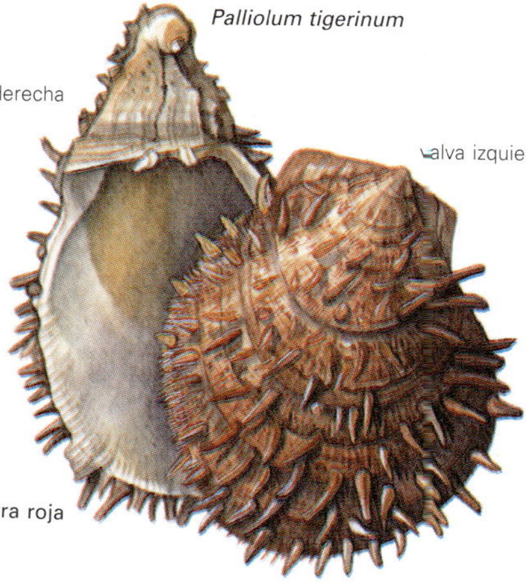

Ostra roja

OSTRAS, Familia Ostreidae

Estos grandes bivalvos son apreciados en todo el mundo como alimento, por su decorativa concha y, por supuesto, por las perlas. Las dos especies nativas de Europa aún se pescan en las poblaciones salvajes en unas pocas zonas, pero la demanda de ambas es cubierta en gran parte por los cultivos. Las ostras tienen conchas gruesas y rugosas; la valva inf., la izq., es profundamente caliciforme, la menor, la dcha., es casi plana; ambas son relucientes y nacaradas por dentro, con una sola impresión muscular grande. Cuatro especies europeas.

Ostra común, ostra blanca *Ostrea edulis* L. Ovalada, piriforme o circular, hasta unos 100 mm de diámetro; rugosa, con esculpido escamoso concéntrico y finos caballones radiales. Impresión muscular de blanca a amarillento apagado. En BEAV y sublitoral hasta los 50 m, sobre fondos ásperos. Antes abundante, pero ahora muchas poblaciones reducidas o extintas. Las ostras crían entre mayo y agosto, cuando no son comestibles. A partir de septiembre engordan o "verdean" en las charcas dejadas por la marea; el color proviene de las algas planctónicas de las que se alimentan. Desde Noruega hasta el Medit. y el mar Negro.

***Crassostrea gigas* (Thunberg).** Mayor que *Ostrea,* hasta 300 mm de long.; estrecha o ampliamente ovalada. Esculpido de la concha de ásperos caballones concéntricos, y seis o siete costillas gruesas y fuertes, que a menudo producen un margen de la concha profundamente crenulado. Impresión muscular típicamente púrpura intenso. Orilla inf. y sublitoral somero, hasta 80 m. Medit., al N hasta Vizcaya, introducida en Inglaterra.

ORDEN VENEROIDA

Concha equivalva; generalmente inequilátera, con umbos anteriores. Línea de la charnela con dientes cardinales y laterales. Borde del manto que puede estar fusionado en parte; sifones generalmente pequeños y más o menos fusionados.

Familia Astartidae

Conchas gruesas, ovaladas a subtriangulares, equivalvas; umbos anteriores a la línea media; a menudo con gruesos caballones concéntricos. Valva dcha. con uno o dos dientes cardinales, valva izq. con dos o tres; sin dientes laterales. Impresiones musculares iguales; línea paleal sin seno. Once especies europeas.

***Astarte sulcata* (da Costa).** Ampliamente ovalada, hasta 30 mm de long., con unos 20 gruesos caballones concéntricos. Valva dcha. con dos dientes cardinales, uno grueso y otro fino; izq. con dos gruesos dientes cardinales, y un tercero muy fino. Margen int. de la concha finamente crenulado. Sublitoral, en gravas y arenas fangosas. GB, Noruega ártica al S hasta el Medit. y el NO de África.

***Tridonta montagui* (Dillwyn).** Menor que la precedente, hasta 15 mm de long., con umbos más prominentes y 30-40 finos caballones concéntricos. Valva dcha. con un gran diente cardinal acaballonado, y uno pequeño; valva izq. con dos grandes dientes cardinales, y uno fino e indistinto. Margen int. de la concha liso. En arena y grava fina; sublitoral. GB, N hasta Noruega, S hasta Vizcaya.

***Goodallia triangularis* (Montagu).** Concha triangular y diminuta, de 3 mm de long., con finas líneas concéntricas. Valva dcha. con un diente cardinal triangular y amplio, y uno fino; valva izq. con dos dientes cardinales de igual tamaño, y uno fino e indistinto. En arena y grava fina; sublitoral. GB, S hasta el Medit. y el NO de África.

Familia Lucinidae

Conchas de ovaladas a circulares, equivalvas; con pequeños umbos por delante de la línea media. Colorido apagado, con finas líneas y caballones concéntricos. Charnela con dientes cardinales y laterales. Impresión del músculo aductor anterior mayor que la posterior; alargado, a menudo separado en parte de la línea paleal. Sin seno paleal. Ocho especies europeas.

***Lucinoma borealis* (L.).** Concha circular, de hasta 40 mm de diámetro, con finos caballones concéntricos. Valva izq. con dientes cardinales bífido ant. y único post., valva dcha. con dientes único ant. y bífido post.; ambas valvas con dientes laterales únicos e indistintos ant. y post. Impresión muscular ant. larga y estrecha, ligada a la línea paleal sólo por su extremo ant. En arena y grava, orilla inf. y sublitoral hasta unos 100 m. GB, Noruega al S hasta el Medit.

***Lucinella divaricata* (L.).** Una pequeña concha de hasta 10 mm de diámetro, con estriaciones oblicuas y onduladas atravesando finos surcos concéntricos. Valva dcha. con un diente cardinal y dientes laterales únicos ant. y post.; valva izq. con dos dientes cardinales y dos dientes laterales ant. y dos post. En grava y arena fangosa, orilla inf. y sublitoral. Medit. y mar Negro, O del Canal, Canarias.

***Loripes lucinalis* (Lamarck).** Casi circular, de hasta 20 mm de diámetro; margen ant. de la concha agudamente convexo por delante de los umbos; la mitad de la long. de la impresión del aductor ant. fusionado con la línea paleal. Valva dcha. con un diente cardinal ant. único y post. bífido; la izq. con el ant. bífido y el post. único; ambas valvas con dientes laterales ant. y post. únicos. GB, S hasta el Medit. y el O de África.

***Myrtea spinifera* (Montagu).** Gruesa, ovalada, de hasta 25 mm de long., con caballones concéntricos finos y apretados. El área de la charnela post. a los umbos (**escudo**) con reborde almenado a cada lado. Valva dcha. con diente cardinal ant. único y post. bífido; valva izq. con ant. bífido y post. único; ambas valvas con laterales post. y ant. únicos. En arena y grava fina; orilla inf. y sublitoral. GB, al S hasta el Medit. y el O de África.

***Diplodonta rotundata* (Montagu) (Ungulinidae).** Ovalada, hasta 30 mm de long., con fino esculpido concéntrico; sedosa al tacto. Valva dcha. con diente cardinal ant. único y post. bífido; valva izq. con ant. bífido y post. único; ambas valvas con dientes laterales únicos ant. y post. Impresión muscular ant. más larga que la post., completamente fusionada con la línea paleal. Arena y grava, sublitoral hasta unos 70 m. Mediterráneo, islas Británicas.

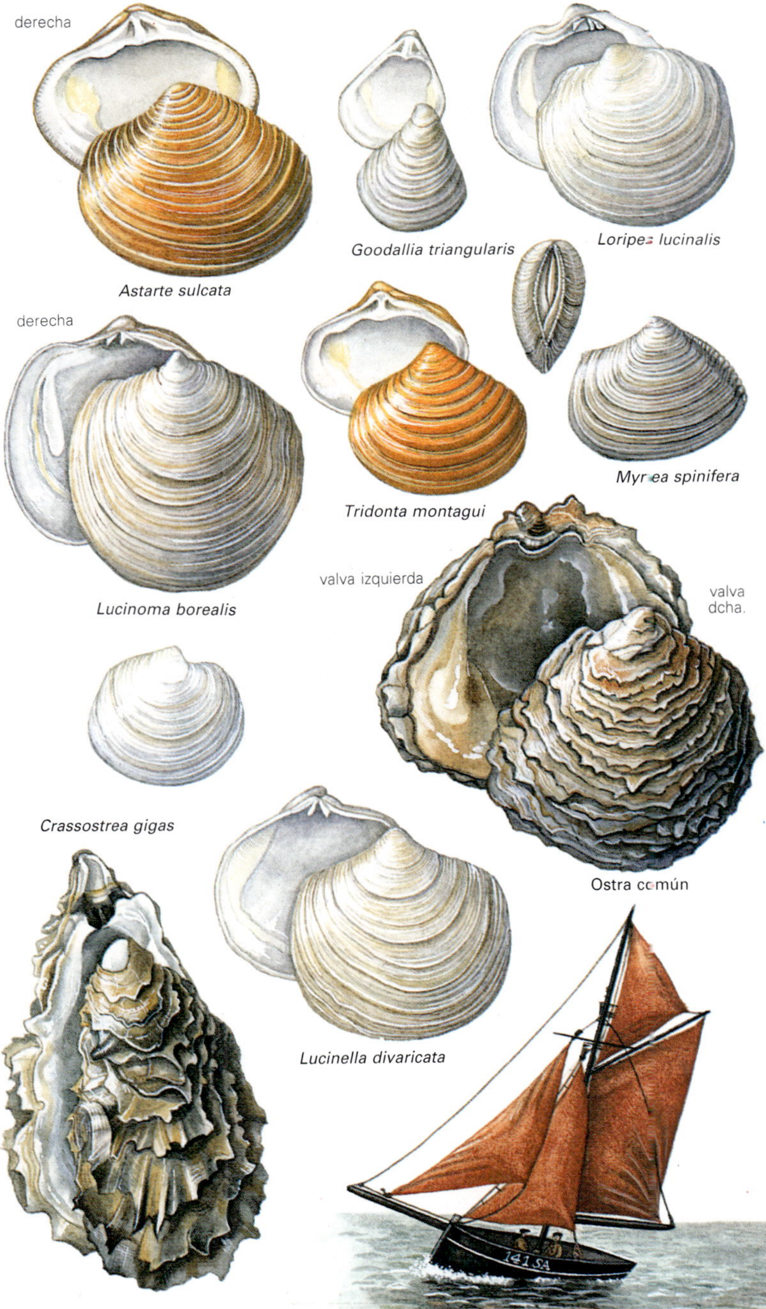
derecha
Astarte sulcata
Goodallia triangularis
Loripes lucinalis
derecha
Lucinoma borealis
Tridonta montagui
Myrtea spinifera
valva izquierda
valva dcha.
Crassostrea gigas
Ostra común
Lucinella divaricata
141 SA

***Lasaea rubra* (Montagu) (Lasaeidae).** Concha regordeta y diminuta, de hasta 3 mm de long., con fino esculpido concéntrico. Se reconoce por su colorido, y por los dientes de la charnela dispersos; valva dcha. con un solo diente lateral ant. y otro post.; la izq. tiene los mismos además de un pequeño diente cardinal único. Sólo intermareal, en costas rocosas, ligado por el biso a las grietas, estípites de algas, grupos de *Lichina* y tecas de cirrípedos. GB, a menudo abundante; Noruega al S hasta el Medit. y las Canarias. La parecida *Turtonia minuta* tiene tres dientes cardinales bien desarrollados en cada valva.

***Kellia suborbicularis* (Montagu) (Kelliidae).** Casi circular, regordeta, hasta 10 mm de diámetro, con fino esculpido concéntrico. La valva dcha. tiene un diente cardinal, la izq. dos; ambas valvas con un solo diente lateral post. En agujeros y grietas en costas rocosas; orilla inf., y sublitoral. GB, islas de Lofoten al S hasta el Medit. y las Canarias.

Familia Montacutidae

Estos pequeños bivalvos viven asociados con invertebrados excavadores de la arena, especialmente erizos de mar. Son pequeños, equivalvos e inequiláteros, los umbos post. a la línea media. La charnela tiene pequeños dientes laterales, pero los cardinales son pocos o faltan por completo. Ocho especies europeas.

***Montacuta substriata* (Montagu).** Una concha fina y oblicuamente ovalada, de hasta 3 mm de long., con margen ventral cóncavo. Un solo diente lateral ant. en cada valva. Vive asociado con los erizos *Spatangus purpureus* y *Echinocardium flavescens*, ligado a las espinas anales. Orilla inf. y sublitoral. GB, más frecuente en el S y O de Noruega hasta el Medit.

***Tellimya ferruginosa* (Montagu).** Ovalado alargada, hasta 8 mm de long., a menudo incrustada con depósitos pardo rojizos. Valva dcha. con un solo diente cardinal, la izq. con uno lateral ant. Vive con el erizo *Echinocardium cordatum*; GB, Noruega hasta el Medit.

Familia Leptonidae

Conchas frágiles, pequeñas, redondeadas, aplanadas y de color apagado. Cada valva tiene un solo diente cardinal, y dientes laterales post. y ant. únicos. Línea paleal indistinta, sin seno. La mayoría de las especies viven como comensales con invertebrados excavadores de la arena, especialmente gambas excavadoras (*Upogebia*) y sipuncúlidos. Cuatro especies europeas.

***Lepton squamosum* (Montagu).** Hasta 12 mm de long., fino y aplanado, con una silueta casi rectangular. Concha densamente punteada. Con gambas calianásidas, en grava y arena limosa; orilla inf. y sublitoral somero. Noruega hasta el Medit.; más frecuente ante las costas británicas.

***Epilepton clarkiae* (Clark).** Concha diminuta y ovalada de sólo 2 mm de long. Surcos concéntricos y finas estriaciones radiales la distinguen de otros leptónidos. Vive asociado con sipuncúlidos, orilla inf. y sublitoral somero. Raro, GB, al S hasta el Medit.

***Neolepton sulcatulum* (Jeffreys).** Casi circular, de hasta 16 mm de diámetro, con fuertes caballones concéntricos. En la valva izq. el diente cardinal se une con el diente lateral ant. En arena, orilla inf. y sublitoral somero. GB, al S hasta el Medit. y las Canarias.

***Arctica islandica* (L.) (Arcticidae).** Ovalada, gruesa, con umbos prominentes, hasta 120 mm de long. Se identifica con facilidad por su perióstraco grueso y reluciente, pardo castaño a negro, que se desprende en los ejemplares viejos. Los ligamentos de la charnela post. son muy conspicuos. Ambas valvas tienen tres grandes dientes cardinales y un solo diente lateral post.; margen ventral de la concha crenulado. Sin seno paleal. En arenas fangosas, sólo sublitoral. GB, Noruega ártica al S hasta Vizcaya.

Corazón de buey *Glossus humanus* (L.) **(Glossidae).** Concha grande, redondeada, hinchada, que se reconoce por sus umbos muy prominentes que se curvan hacia delante lejos de la línea de la charnela. Hasta 100 mm de diámetro. Cada valva con tres dientes cardinales y un solo diente lateral post. parecido a un caballón. Superficie interna con una línea paleal gruesa y reluciente, sin seno. En fango y arena fangosa, sólo sublitoral. Noruega al S hasta el Medit.

***Coralliophaga lithophagella* (Lamarck) (Trapeziidae).** Concha alargada y romboidal, de hasta 36 mm de long., con esculpido concéntrico y áspero. Los umbos están cercanos al margen ant. redondeado. Sustratos duros, mar adentro hasta 200 m, frecuentemente en agujeros y grietas de rocas y corales. Medit., al S hasta el O de África. Poco común.

Joyero *Chama gryphoides* L. **(Chamidae).** Irregularmente ovalada, de hasta 40 mm de long.; la valva izq. profundamente caliciforme, siempre unida al sustrato rocoso; valva dcha. casi plana, con tosco esculpido concéntrico que se eleva formando cortas espinas. Intermareal y sublitoral, en costas rocosas. Medit., al S hasta el O de África.

Familia Carditidae

Conchas parecidas a berberechos, con caballones radiales gruesos y a menudo espinosos. En costas rocosas, pegados a grietas o estípites de algas por un biso. Cinco especies europeas.

***Cardita calyculata* (L.).** Alargada, casi rectangular, con umbos bien hacia delante; hasta 25 mm de long. Orilla inf. y sublitoral. Medit., costa atlántica de España, S hasta el O de África.

***Glans trapezia* (L.).** Hasta 20 mm de long., de silueta casi rectangular, con una línea de la charnela recta; con unas 12-18 costillas rectas. Valva izq. con dos dientes cardinales, la dcha. con uno. Orilla inf. y sublitoral somero. Medit., S de Portugal al O de África.

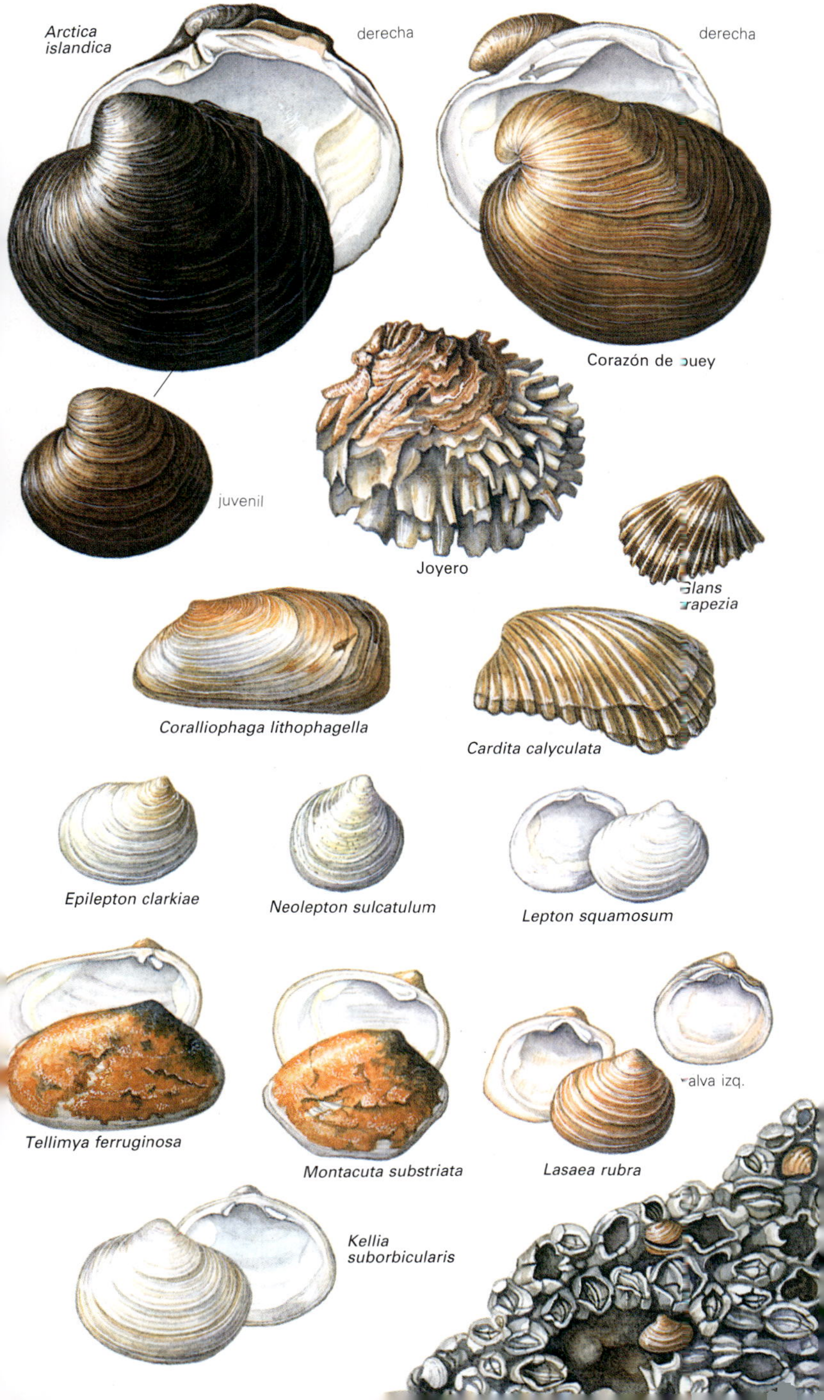
Arctica islandica
derecha
derecha
Corazón de buey
juvenil
Joyero
Glans trapezia
Coralliophaga lithophagella
Cardita calyculata
Epilepton clarkiae
Neolepton sulcatulum
Lepton squamosum
valva izq.
Tellimya ferruginosa
Montacuta substriata
Lasaea rubra
Kellia suborbicularis

***Glans aculeata* (Poli).** Irregularmente ovalada, hasta 20 mm de long., con unos 20 caballones fuertes y espinosos. Entre arena tosca y grava, ligada a grandes fragmentos de algas o a sus estípites. Sublitoral, hasta los 200 m. Medit., al S hasta el O de África.

***Cardites antiquata* (L.).** Ovalada, hasta 35 mm de long., con 12 a 20 fuertes costillas cruzadas por caballones concéntricos. Colorido extremadamente variable. Orilla inf. y sublitoral hasta los 40 m. Medit. sólo.

BERBERECHOS, Familia Cardiidae

Conchas regordetas y redondeadas, equivalvas y casi equiláteras, característicamente con fuertes costillas radiales, a menudo portadoras de espinas o tubérculos. Dos dientes cardinales parecidos a ganchos o pinzas en cada valva; dientes laterales también presentes. Impresiones musculares ant. y post. aproximadamente del mismo tamaño, línea paleal sin seno. Los berberechos excavan poco profundamente en arenas y gravas. Algunas especies se dan en inmensos números y son muy estimadas como alimento. Más de 20 especies europeas.

Berberecho de ganchos, carneiro, langostillo *Acanthocardia echinata* (L.). Hasta 75 mm de long., con 18-23 costillas agudamente aquilladas, portadoras de espinas muy puntiagudas, especialmente largas cerca del margen ant. Margen post. redondeado. Las costillas se ven en la superficie int. de la concha como distintivos surcos. Valva dcha. con dos dientes laterales ant. y uno post.; la izq. con uno único ant. y otro post.; los dientes cardinales de la valva izq. son de tamaño parecido. En gravas y arenas fangosas, sólo sublitoral. GB, N hasta Noruega, S hasta el Medit. y las Canarias.

Berberecho espinoso, marolo *Acanthocardia aculeata* (L.). Hasta 100 mm de long., con unas 20 costillas aquilladas portadoras de espinas largas y agudas. La más larga en el margen post. Silueta bastante angulosa, con el borde post. casi recto. Costillas visibles en la superficie int. de la concha. Dientes de la charnela parecidos a *A. echinata* exceptuando que el diente cardinal ant. de la valva izq. es mayor que el post. Hábitat parecido a la especie anterior. GB, S hasta el Medit. y el NO de África.

Berberecho verrugoso *Acanthocardia tuberculata* (L.). Hasta 90 mm de long., con 18-20 costillas aquilladas, con cortas espinas dorsalmente, desarrolladas en forma de tubérculos romos hacia los pequeños márgenes. Superficies internas de las valvas lisas, con las costillas extendiéndose en visibles surcos sólo hasta la línea paleal, que suele ser distintiva. En gravas y arenas fangosas, orilla inf. y sublitoral somero. GB, al S hasta el Medit. y el NO de África.

***Acanthocardia paucicostatum* Sowerby.** Concha fina, hasta 40 mm de long., con 16-18 costillas anchas, angulosas y muy espaciadas, con pequeñas espinas desarrolladas en sus quillas alrededor de los márgenes de la concha. En arena fangosa, orilla inf. y sublitoral. Medit., S hasta las Canarias.

Berberecho común, verdigón, morgueirolo *Cerastoderma edule* (L.). Éste es el berberecho comestible más familiar, y muy pescado en Europa. La concha es ampliamente ovalada, gruesa, de hasta 50 mm de long. Existen unas 24 anchas costillas, cruzadas por caballones concéntricos, que pueden llevar espinas cortas y aplanadas. Anillos de crecimiento distintivos. Valva derecha con dos dientes laterales ant. y dos post.; valva izq. con dientes laterales únicos ant. y post., además del diente cardinal. Superficie int. blanco apagado; las costillas se presentan como someros surcos que se desvanecen antes de llegar a la línea paleal. Intermareal, desde NMM hacia abajo, en todos los tipos de arena, tolerante a salinidades tan bajas como del 10 por mil. En amplias bahías abrigadas las poblaciones pueden ser inmensas, llegando a densidades de hasta 10.000 por m^2. GB y costas del N de Europa; Noruega, al S hasta el O de África.

***Cerastoderma glaucum* (Poiret).** Muy parecido al berberecho común, pero se distingue por su margen post., que tiene una abrupta pendiente a partir de los umbos, lo que le confiere a la concha una silueta bastante angulosa. La fina concha también es diagnóstica; en su superficie interna las costillas se ven como surcos que se extienden por toda la longitud de la valva. En aguas salobres, especialmente lagunas costeras, solapándose su hábitat con el de *C. edule*, con el que se suele confundir. La distribución se desconoce por completo: GB, Medit. y mar Negro.

***Laevicardium crassum* (Gmelin).** Se distingue de todos los demás berberechos por su concha larga y oblicuamente ovalada, que posee unas 50 finas costillas indistintas. Hasta 70 mm de long. La valva dcha. tiene dos dientes laterales ant. y uno post.; la valva izq. dientes laterales únicos ant. y post., además de los cardinales. El margen interno de la concha está finamente crenulado, y las superficies internas típicamente están teñidas de rosa. En grava y arena, mar adentro. GB, N hasta Noruega, S hasta el Medit. y el O de África.

***Laevicardium oblongum* (Gmelin).** Menor que la especie ant., hasta 60 mm, más estrechamente ovalada, con acostillado más fuerte. Tiene fama de hibridarse con *L. crassum*. En arena fangosa, sublitoral hasta 250 m, Medit., N de la costa atlántica española, al S hasta Canarias.

Berberecho enano *Parvicardium exiguum* (Gmelin). Berberecho pequeño, oblicuamente ovalado, de hasta 13 mm de long., con 22 amplias costillas, cruzadas por surcos concéntricos, y portadoras de pequeños tubérculos. Valva dcha. con dos dientes laterales ant. y uno post.; valva izq. con dientes laterales únicos ant. y post., además de los cardinales. Las costillas forman una profunda crenulación a lo largo del margen de la concha, pero no surcos en la superficie int. de ésta. En gravas y arenas fangosas, orilla inf. y sublitoral somero. GB, Noruega al S hasta el Medit. y el mar Negro. Al menos otras seis especies de *Parvicardium* (berberechos enanos) en el Medit. y el NO de Europa.

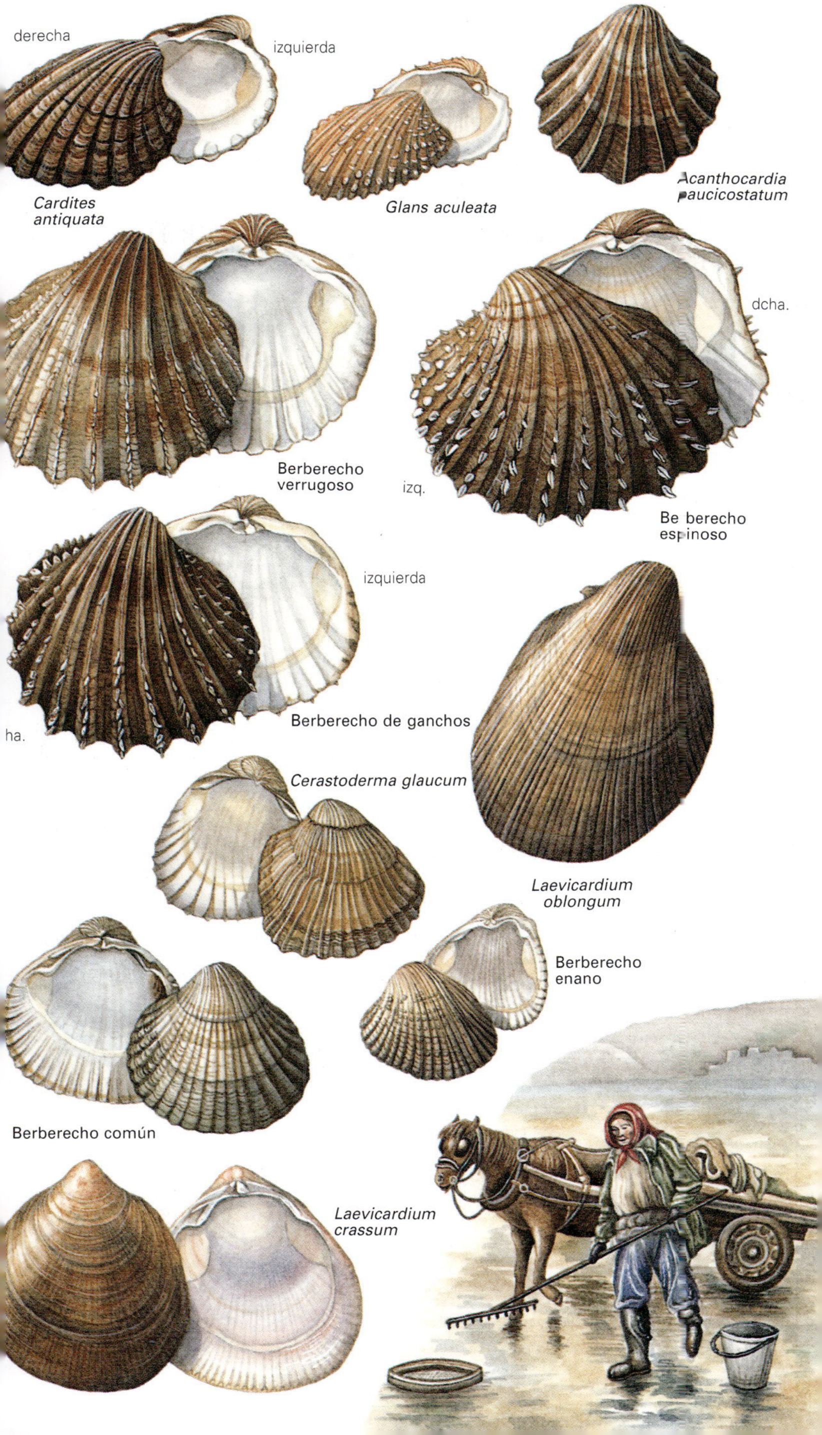
derecha
izquierda
Cardites antiquata
Glans aculeata
Acanthocardia paucicostatum
dcha.
Berberecho verrugoso
izq.
Be berecho espinoso
izquierda
ha.
Berberecho de ganchos
Cerastoderma glaucum
Laevicardium oblongum
Berberecho enano
Berberecho común
Laevicardium crassum

Familia Veneridae

Estas conchas bellas, gruesas, a menudo con fuertes esculpidos y pigmentadas son comunes en las costas arenosas de moderadamente expuestas a abrigadas. Son equivalvas, pero inequiláteras, los prominentes umbos bien situados hacia delante. Cada valva tiene tres dientes cardinales, y a veces también un diente lateral ant. Las impresiones musculares ant. y post. son aproximadamente iguales, y la línea paleal tiene un seno distintivo. La fauna europea incluye 24 especies.

Escupiña grabada, verigüeto, modo, pie de burro *Venus verrucosa* L. Concha gruesa y ovalada, de hasta 60 mm de long., con más de 20 toscos caballones concéntricos, cortados por surcos radiales post. para formar nódulos verrucosos redondeados. Un pequeño diente lateral ant. en la valva izq. Seno paleal pequeño, triangular. En gravas y arenas toscas, en BEAV y mar adentro hasta los 100 m. GB, Medit. hasta el S de África.

Circomphalus casina **(L.)**. Ampliamente ovalada, hasta 50 mm de long., con hasta 40 amplios caballones concéntricos aplanados de amplitud variable, típicamente con bordes agudos y elevados por detrás. Margen int. de la concha finamente crenulado; valva izq. con diente lateral ant. pequeño. Seno paleal corto, triangular. En gravas y arenas toscas, sublitoral, hasta el borde de la plataforma continental. GB, desde el S de Noruega hasta el Medit. y el O de África.

Clausinella fasciata **(da Costa)**. Concha distintiva y subtriangular, las valvas bastante planas con unos 15 caballones concéntricos redondeados y amplios. Hasta 25 mm de long. Color variable, pero típicamente con bandas radiales y rayas de color sobre el fondo pálido. Margen int. de la concha finamente crenulado, seno paleal corto, en forma de U. En gravas y arenas toscas; sublitoral, hasta los 100 m. GB, S de Noruega hasta el Medit. y las Canarias.

Chirla *Chamelea gallina* (L.). Ampliamente triangular, con umbos muy prominentes, de hasta 40 mm de long. Valvas con esculpido concéntrico muy fino y distintivas líneas de crecimiento. Colorido variable, pero tres bandas amplias y radiales de color castaño, que son características. En arenas toscas y finas, orilla inf. y sublitoral somero. GB, desde el O de Noruega al Medit. y las Canarias.

Mercenaria mercenaria **(L.)**. Un bivalvo grande y de concha gruesa, con umbos prominentes y redondeados, de hasta 120 mm de long. Esculpido de surcos concéntricos, con distintivas fases de crecimiento. El área de la charnela delante de los umbos —la **lúnula**— es profunda, acorazonada y finamente estriada. Superficies int. de la concha relucientes, con tintes púrpura azulados alrededor de las impresiones musculares; placa de la charnela corrugada por detrás de los dientes cardinales. En fangos, orilla inf. y sublitoral somero. Nativa del NE de los EEUU, introducida en Inglaterra, Holanda, Bélgica y el NE de Francia.

Pitar rudis **(Poli)**. Subtriangular, hasta 26 mm de long., con un esculpido concéntrico y finas y distintivas fases de crecimiento. Colorido variable, pero típicamente con bandas de color concéntricas e irregulares. En gravas y arenas, en BEAV y sublitoral. De Vizcaya a Angola, todo el Mediterráneo.

Timoclea ovata **(Pennant)**. Concha rechoncha y subtriangular, bastante fina, de hasta 20 mm. Umbos cercanos a la línea media de la concha. Esculpido con caballones radiales y surcos concéntricos con distintivas fases de crecimiento; ajedrezado conspicuo cerca de los márgenes de la concha. Colorido variable, pero típicamente con rayas irregulares y grandes manchas en rosado, pardo o púrpura. Margen int. de la concha finamente crenulado, seno paleal pequeño y triangular. En arenas y gravas, mar adentro. GB, Noruega, S hasta el Medit. e islas de Cabo Verde.

Almejón de sangre, almejón brillante, saverina, mariposa *Callista chione* (L.). Concha grande, ovalada y de hasta 90 mm de long. Los ejemplares vivos tienen conchas lisas y relucientes, con finas líneas concéntricas y distintivas bandas de crecimiento. La valva izq. con un diente lateral ant. único y grande. Seno paleal diagnóstico, amplio y en forma de tetilla. En arena, sublitoral sólo, hasta 100 m de profundidad. GB, S hasta el Medit., las Canarias y las Azores.

Gouldia minima **(Montagu)**. Concha pequeña y subtriangular con umbos prominentes cerca de la línea media; hasta 15 mm de long. Esculpido de caballones concéntricos lisos y distintivas fases de crecimietno. Colorido variable, típicamente con rayas irregulares y grandes manchas de pigmentos oscuros. En gravas y arenas finas y fangosas, sublitoral. GB, Noruega al S hasta el Mediterráneo.

Dosinia exoleta **(L.)**. Casi circular, hasta 60 mm de diámetro, con pequeños umbos que se proyectan hacia fuera. Línea ant. de la charnela cóncava por delante de los umbos y muy arqueada más allá de la concavidad. Esculpido de caballones concéntricos apretados, y distintivas fases de crecimiento. Colorido variable, pero típicamente con pigmento pardo rosado sobre un fondo pálido. Superficie int. reluciente; seno paleal distintivo, largo y estrecho, pasando hacia la mitad ant. de la concha. Valva izq. con un solo diente lateral ant. En gravas y arenas toscas y fangosas; orilla inf., y sublitoral hasta los 100 m. GB, N hasta Noruega, S hasta el Medit. y el O de África.

Dosinia lupinus **(L.)**. Muy parecida a la ant. pero se distingue de inmediato por su margen ant., que sólo es someramente cóncavo, y no arqueado, por delante de los umbos. Hasta 40 mm de diámetro. GB, al N hasta Islandia, al S hasta el Medit. y O de África.

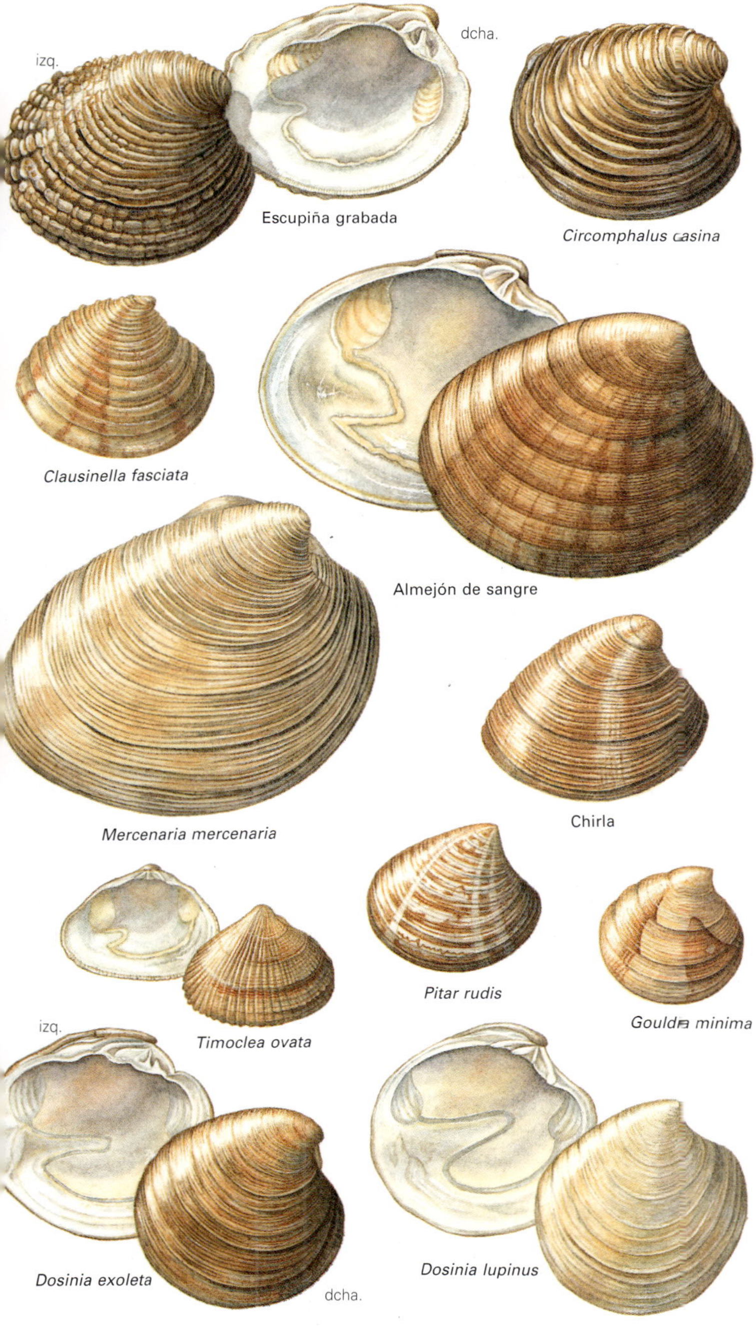
izq.
dcha.
Escupiña grabada
Circomphalus casina
Clausinella fasciata
Almejón de sangre
Mercenaria mercenaria
Chirla
Pitar rudis
Gouldia minima
izq.
Timoclea ovata
Dosinia exoleta
dcha.
Dosinia lupinus

***Paphia rhomboides* (Pennant).** Ovalado alargada, de hasta 60 mm de long., con márgenes ant. y post. suavemente redondeados. Con finos surcos concéntricos pero no esculpido radial. Superficie int. reluciente, teñida de rosado por debajo de la charnela, seno paleal corto y redondeado. Diente cardinal medio de la valva izq., y dientes medio y post. de la dcha., bífidos. En arenas toscas y gravas; orilla inf. y sublitoral hasta el borde de la plataforma continental. GB, N hasta Noruega, S hasta el Medit. y el NO de África.

***Paphia aurea* (Gmelin).** Parecida a la precedente, pero menos alargada, casi más triangular. Hasta 45 mm de long. Esculpido concéntrico y finas estriaciones radiales. Superficies int. relucientes y a menudo teñidas de amarillo, naranja o púrpura. Dientes cardinales como en la especie anterior. Seno paleal corto y amplio. En arenas fangosas de finas a toscas; orilla inf. y sublitoral somero. GB, desde el O de Noruega al Medit. y NO de África.

Almeja fina *Tapes decussatus* (L.). Grande, ampliamente ovalada, hasta 75 mm de long.; extremo ant. redondeado, post. bastante cuadrado. Esculpido con finas estrías concéntricas y surcos radiales más toscos, lo que le confiere un efecto ajedrezado por detrás. Fases de crecimiento claras. Diente cardinal medio de la valva izq., y medio y post. de la dcha., bífidos. Superficie int. reluciente, teñida de amarillo o anaranjado, con azul hacia la charnela; seno paleal corto y amplio. En arenas y gravas fangosas, orilla inf. y sublitoral somero. GB, S hasta el Medit. y O de África.

***Venerupis senegalensis* (Gmelin).** Ovalado alargada, hasta 50 mm de long., extremo ant. redondeado, post. casi recto. Esculpido con estriaciones concéntricas y radiales, las últimas más prominentes hacia atrás. Fases de crecimiento generalmente claras. Dientes cardinales parecidos a *Tapes decussatus*. Superficies int. relucientes teñidas de azul o púrpura por detrás o por debajo de la charnela; seno paleal alto y ancho, con su borde post. parcialmente fusionado con el resto de la línea paleal. En gravas y arenas toscas y fangosas, generalmente anclada a una piedra o fragmento de una concha mediante el biso; orilla inf. y sublitoral somero. GB, desde el N de Noruega al Medit. y el NO de África.

***Venerupis saxatilis* (Fleuriau).** Considerado por algunas autoridades como una variedad —ecofenotipo— de *V. senegalensis*, esta especie tiene un hábitat especializado, las grietas o taladrados de las rocas, donde se liga mediante el biso. Menor que *V. senegalensis*, hasta 40 mm de long., con esculpido más pronunciado y concéntrico, desarrollado en forma de caballones corrugados y bajos. En rocas calcáreas y conchas, intermareal. GB, al S hasta el O del Medit. y el NO de África.

***Irus irus* (L.).** Estrecha, oblonga, hasta 25 mm de long., con unos 30 caballones finos, concéntricos y ondulados, típicamente elevados y proyectándose hacia atrás. Finas estriaciones radiales también visibles. Superficie int. con grandes manchas azules o marrones; dientes de la charnela como las especies de *Venerupis*. Vive en las grietas, en rocas blandas o grandes estípites de las algas; orilla inf. y sublitoral somero. GB, al S hasta el O del Medit. y el NO de África.

***Turtonia minuta* (Fabricius) (Turtoniidae).** A veces alcanza los 3 mm de long. Es rechoncha, ovalada, de colorido apagado, con umbos prominentes. Los tres dientes cardinales de cada valva son diagnósticos, pero pequeños e inconspicuos. Intermareal en costas rocosas, en grietas, grupos de algas y tecas de cirrípedos, a menudo en grandes cantidades. GB, subártica/circumpolar, en el NE del Atl. hacia el S hasta el Medit.

Familia Petricolidae

Concha ovalada y alargada, equivalva pero inequilátera, los umbos generalmente lejos de la parte ant. Valva dcha. con dos dientes cardinales, la izq. con tres; línea paleal con un alto seno. La mayoría de las especies son perforadoras, excavando profundos agujeros por procedimientos mecánicos, en fangos y arcillas compactos, turba o conchas blandas. Unos pocos construyen madrigueras. Cinco especies europeas.

***Petricola pholadiformis* Lamarck.** Concha fina y quebradiza, muy alargada —tres veces más larga que alta— esculpida con delicados caballones concéntricos y radiales, desarrollados formando prominentes tubérculos y costillas por delante. Hasta 80 mm de long. Diente cardinal medio en la valva izq., y post. en la dcha., bífidos. Perfora en la arcilla, turba y conchas blandas, intermareal y sublitoral somero. GB, N hasta Noruega, al S hasta el O del Mediterráneo y el NO de África.

***Petricola lithophaga* (Retzius).** Menor que la anterior, hasta 30 mm de long.; ampliamente ovalada —long. menos de dos veces la altura— con umbos bulbosos. Generalmente en rocas más duras que la especie ant., intermareal y sublitoral hasta los 100 m. Desde el O de Francia, al S hasta el Loire, al O de África, por todo el Medit. y el mar Negro.

***Mysia undata* (Pennant).** Concha casi circular, hasta 40 mm de diámetro, con umbos prominentes justo por delante de la línea media; bastante fina y quebradiza. Esculpida con finas líneas concéntricas y claros anillos de crecimiento. La línea paleal tiene un profundo seno, que llega bien hasta la mitad ant. de la concha. Excava en depósitos fangosos toscos; sólo sublitoral. GB, N hasta Noruega, S hasta el Medit. y las Canarias.

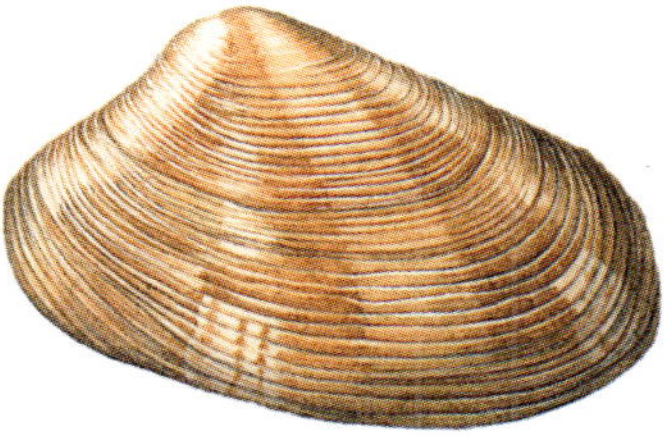

Paphia rhomboides

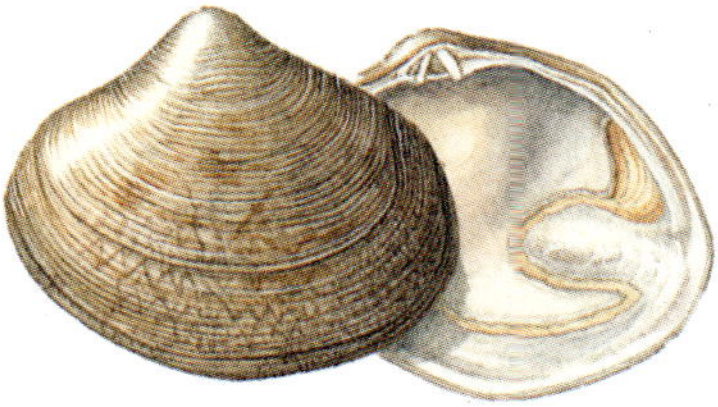

Paphia aurea

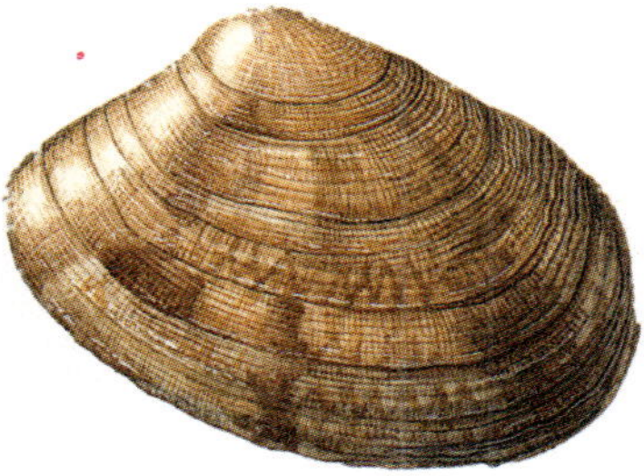

Almeja fina

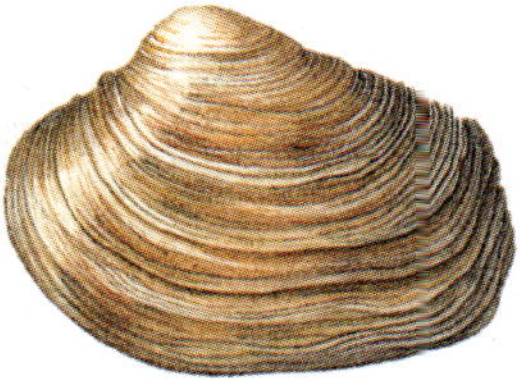

Venerupis saxatilis

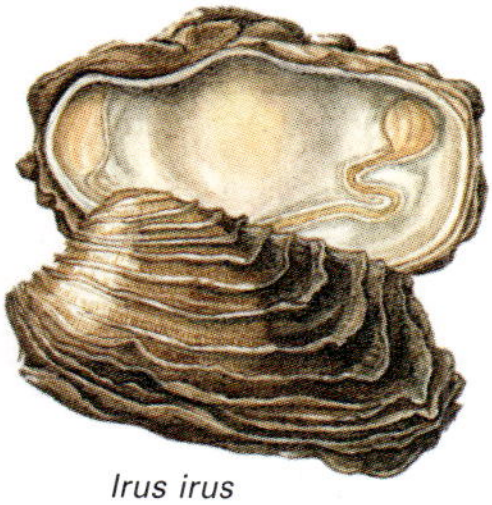

Irus irus

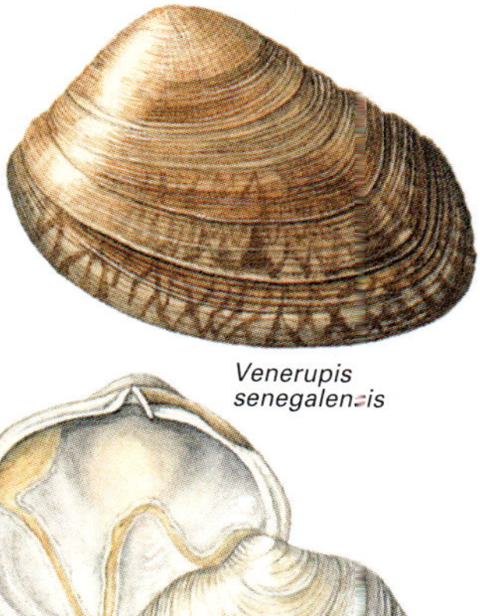

Venerupis senegalensis

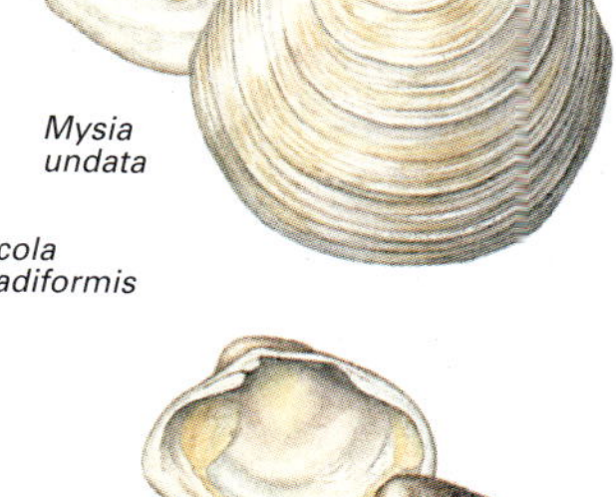

Mysia undata

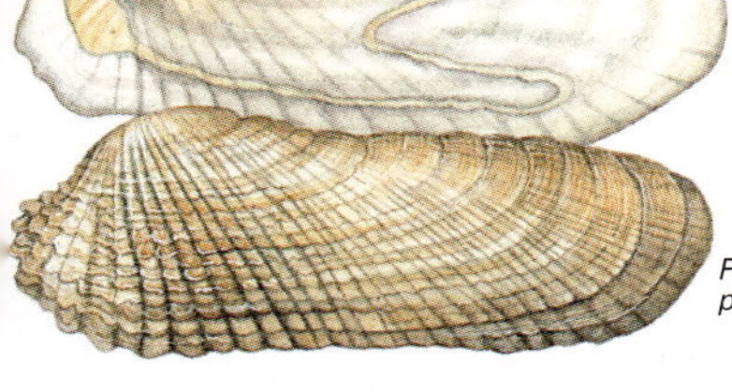

Petricola pholadiformis

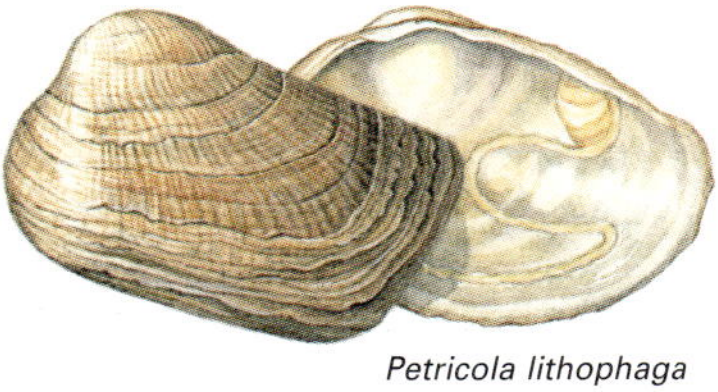

Petricola lithophaga

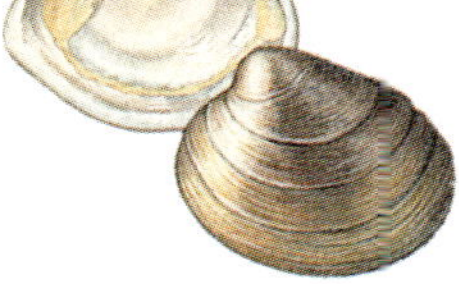

Turtonia minuta

Familia Mactridae

Estas conchas son ovaladas, subtriangulares o alargadas; equivalvas; equiláteras, o inequiláteras con umbos hacia la parte ant. La charnela posee un fino ligamento ext. y un ligamento int. en un condróforo en el interior de la placa de la charnela. Dos o tres dientes cardinales en cada valva, en la izq. dos dientes cardinales fusionados formando una V invertida. Dientes laterales presentes. Línea paleal con un seno. Once especies europeas.

Almeja lisa *Mactra stultorum* (L.). Concha fina, rechoncha, subtriangular, hasta 50 mm de long.; bandas radiales de color características. Esculpido con finas líneas concéntricas y claros anillos de crecimiento. Valva dcha. con dos dientes cardinales, y dos laterales ant. y dos post.; valva izq. con tres dientes cardinales y uno solo ant., y uno solo post. laterales. Diente cardinal ant. dcho. paralelo a la línea de la charnela; dientes laterales lisos, no aserrados. Superficie int. reluciente teñida de púrpura, seno paleal amplio y somero. Cría durante la primavera. Se alimenta de partículas en suspensión excavando a poca profundidad. En arenas de toscas a medias, orilla inf. y sublitoral somero. GB, N hasta Noruega, S hasta el Medit. y el O de África.

***Mactra galuca* Born.** Mucho mayor que la especie ant., hasta 110 mm de long., y más ampliamente ovalada. Se distingue por el diente cardinal ant. de la valva dcha., que forma un ángulo agudo con la línea de la charnela, en vez de estar paralelo a ella. Mar adentro, en arenas toscas a medias. GB, S hasta el Medit. y el NO de África.

***Spisula elliptica* (Brown).** Concha fina, ovalada, equilátera, hasta 30 mm de long. Con finos surcos concéntricos y claras fases de crecimiento. Dientes cardinales fusionados en la valva izq., que son grandes, alcanzando casi el borde int. de la placa de la charnela; dientes laterales con aserrado distintivo a lo largo de sus caras engranadas. En arenas y gravas fangosas; sublitoral hasta 100 m. GB, S hasta Gibraltar, rara en el O del Medit.; N hasta la Noruega ártica e Islandia.

***Spisula solida* (L.).** Concha gruesa y sólida, subtriangular, umbos en la línea media, líneas ant. y post. de la charnela bajando suavemente a cada lado. Hasta 50 m de long. Esculpido concéntrico bastante tosco hacia los márgenes ant. y post., fases de crecimiento claras. Dientes cardinales fusionados, en la valva izq. cortos, alcanzando sólo la mitad de camino hacia el borde int. de la placa de la charnela; dientes laterales aserrados. Se nutre de partículas en suspensión que halla excavando someramente. Intermareal y sublitoral somero; las poblaciones pueden ser muy densas, pero aunque la cría tiene lugar cada año el establecimiento de la larva a menudo fracasa y la estructura de la población frecuentemente queda sesgada. En arena de tosca a media, orilla inf. y sublitoral hasta 100 m. GB, N hasta la Noruega subártica e Islandia, S hasta las costas atlánticas portuguesas y marroquíes. No en el Medit.

***Spisula subtruncata* (da Costa).** Concha gruesa y fuerte, subtriangular, pero asimétrica, con el extremo post. distintivamente aguzado. Hasta 30 mm de long. Dientes cardinales fusionados en la valva izq. que alcanzan casi el borde int. de la placa de la charnela; dientes laterales aserrados. En arenas finas a medias, limosas; orilla inf. y sublitoral somero. GB, N hasta Noruega, S hasta el Medit. y las Canarias.

Navallón *Lutraria lutraria* (L.). Concha ovalada alargada; justo inequilátera, con los umbos delante de la línea media. Hasta 130 mm de long. Esculpida con finas líneas concéntricas, desarrolladas como finos caballones por delante y por detrás. Placa de la charnela con condróforo triangular alto, un solo diente lateral post. inconspicuo en la valva dcha., igualmente distintos dientes laterales ant. y post. de la valva izq. Excavador somero y sedentario; el animal profundiza su madriguera al crecer, hasta un máximo de unos 40 cm, manteniendo el contacto con la superficie mediante sus largos y gruesos sifones fusionados, que son contráctiles sólo en parte. En arenas fangosas, costa inf. y sublitoral hasta 100 m. GB, N hasta Noruega, S hasta el Medit. y el O de África.

***Lutraria angustior* (Philippi).** Menor que el anterior, hasta 100 mm, el margen post. casi recto, dando lugar a una silueta bastante angulosa. El borde inf. del seno paleal forma una sola impresión con la línea paleal. En gravas y arenas fangosas, mar adentro hasta los 50 m. GB, al S hasta el O de África y por todo el Medit.

***Lutraria oblonga* (Gmelin).** Oblonga, hasta 120 mm, con umbos bien hacia delante. La línea de la charnela, profundamente cóncava y el margen post. casi recto y truncado distinguen de inmediato a esta especie de otras del género *Lutraria*. En gravas y arenas fangosas, orilla inferior y sublitoral somero. O de África al O del Mediterráneo. Las conchas muertas no son escasas en las costas europeas, aunque aparentemente se trata de subfósiles. Esta especie no se da viva en las costas atlánticas europeas.

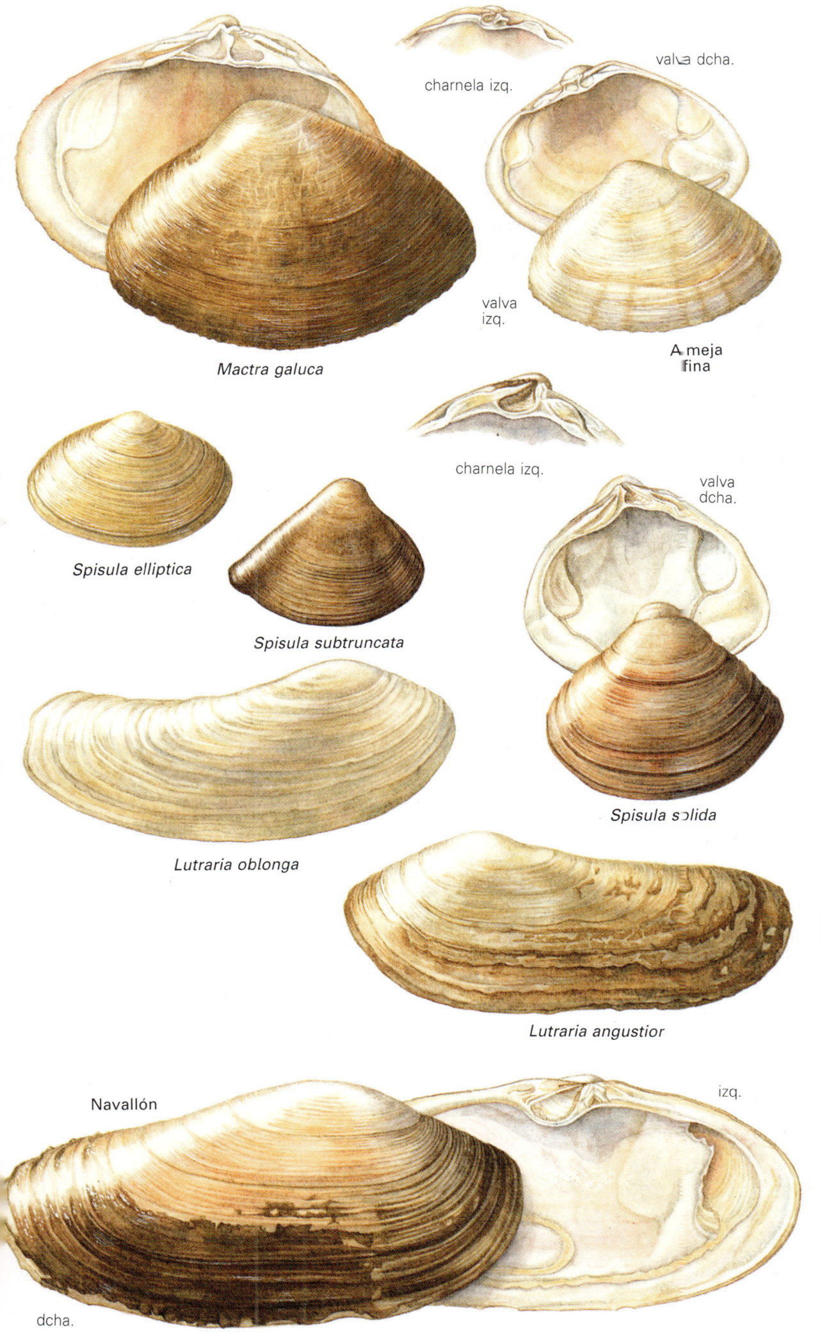
charnela izq.
valva dcha.
valva izq.
Mactra galuca
A meja fina
charnela izq.
valva dcha.
Spisula elliptica
Spisula subtruncata
Spisula solida
Lutraria oblonga
Lutraria angustior
Navallón
izq.
dcha.

Familia Donacidae

Conchas esbeltas y subtriangulares, equivalvas pero inequiláteras con los umbos hacia atrás. Típicamente lisas y muy brillantes. Cada valva con dos dientes cardinales, también dientes laterales ant. y post. Margen int. de la concha finamente crenulado; impresiones musculares de los aductores ant. y posterior de tamaño similar. Seno paleal profundo. Impresiones de los músculos cruciformes en la parte post. por debajo de la línea paleal. Los donácidos viven cerca de la superficie en costas arenosas de moderadas a expuestas, y se adaptan a excavar rápido en respuesta a la espuma. Algunas especies se desplazan de arriba abajo de la orilla en la zona de la espuma. Cinco especies europeas.

Coquina *Donax trunculus* L. Ampliamente redondeada por delante, aguzada por detrás, con las líneas de la charnela ant. y post. a unos 90°. Hasta 40 mm de long. Superficies int. teñidas de azul intenso a púrpura. Intermareal a sublitoral somero. Desde el O de Bretaña al S hasta el O de África, por todo el Medit. y el mar Negro. Se pesca comercialmente en algunas partes del Mediterráneo.

Donax variegatus **(Gmelin).** Estrechamente ovalada, con márgenes ant. y post. más o menos igualmente redondeados, hasta 38 mm de long. Las crenulaciones del margen int. son excepcionalmente finas y lisas al tacto. Color y bandas con pocas variaciones, la única banda radial pálida es característica. Superficies int. azul claro a rosado. Intermareal y sublitoral somero. GB, S hasta el NO de África, todo el Medit. y el mar Negro.

Donax vittatus **(da Costa).** Subtriangular, margen ventral ampliamente convexo y toscamete crenulado en su borde int. Hasta 38 mm de long. Superficies int. teñidas de púrpura, amarillo o anaranjado, fases de crecimiento en forma de bandas pálidas. Intermareal y sublitoral somero, a menudo abundante en playas moderadamente expuestas. GB, Noruega al S hasta el NO de África y el Medit.

Familia Tellinidae

Conchas finas, aplanadas, ovaladas a subtriangulares. Equivalvas, pero inequiláteras, con los umbos por detrás de la línea media. El extremo post. de la concha puede estar fuertemente aguzado, y a menudo con una curva lateral o abolladura. Dos dientes cardinales en cada valva, y también laterales ant. y post. Seno paleal profundo y conspicuo, por debajo y por detrás de éste, las pequeñas impresiones de los músculos cruciformes. Los tellínidos son excavadores someros en las arenas lodosas y finas y en el fango. La mayoría de las especies se hallan situadas de lado, alimentándose de partículas en suspensión o sedimentadas, con sifones muy largos extensibles y separados. Dieciocho especies europeas.

Angulus distortus **(Poli).** Estrechamente ovalada, hasta 29 mm de long., aguzada por delante y por detrás. Umbos post. a la línea media. Bandas de color características. Sublitoral somero y mar adentro, en arenas fangosas. Rara. Medit., al S hasta el O de África.

Tallerina *Angulus tenuis* (da Costa). Irregularmente ovalada; margen ant. ampliamente redondeado, el post. aguzado y abruptamente anguloso. Hasta 28 mm de long. El ligamento pardo fusiforme es especialmente conspicuo por detrás de los umbos. Finas, aplanadas y quebradizas; lisas y brillantes, con colorido y bandeado variable. En arenas de finas a medianas, desde NMM hasta el sublitoral somero, puede ser muy abundante en costas adecuadas. Un alimento importante para las sollas jóvenes, que cosechan los sifones de las tallerinas. Éstos se regeneran deprisa. Viven unos cinco años. GB, Noruega al S hasta el Medit. y el NO de África.

Angulus squalidus **(Pulteney).** Mayor que la anterior, hasta 45 mm, con finos surcos concéntricos y bandas de crecimiento muy claras. La parte post. de la concha es convexa dorsalmente y cóncava ventralmente, por lo que parece ganchuda. Cada valva tiene una clara quilla que discurre hacia atrás desde el umbo. Color variable, generalmente bandeado; superficies int. brillantes amarillas o anaranjadas. En arenas fangosas, en BEAV y sublitoral somero. GB, costas españolas, portuguesas y canarias.

Angulus incarnatus **(L.).** Esta especie común en el Medit. puede ser sinónima de *A. squalidus*, a la que se parece mucho. Las diferencias entre ambas no están claras.

Fabulina fabula **(Gmelin).** Ovalado alargada, hasta 20 mm de long., extremo post. abruptamente aguzado y curvado hacia la dcha. Esculpida con finas líneas concéntricas y fuertes anillos de crecimiento; la valva dcha., **sólo**, tiene estriaciones onduladas que parten del margen ant. dorsal al post. ventral. Seno paleal muy profundo, su borde inf. fusionado con la línea paleal. En arenas de finas a medias, orilla inf. y sublitoral somero. GB, Noruega al S hasta el NO de África y el Medit.

Moerella pygmaea **(Lovén).** Este pequeño tellínido de forma de habichuela alcanza los 10 mm de long. Los umbos están bien hacia atrás; la línea de la charnela baja suavemente hacia adelante, pero más abruptamente hacia atrás, y el extremo post. está abruptamente truncado. Se distingue de *Angulus* y *Fabulina* por el pequeño diente lateral ant. de la valva izq. En gravas y arenas toscas, mar adentro. GB, O de Noruega, al S hasta el Medit. y el O de África.

Moerella donacina **(L.).** Mayor que la especie anterior, hasta 25 mm de long.; línea de la charnela post. más suavemente empinada, pero margen post. truncado. Un solo diente lateral ant. en la valva izq. Colorido variable, pero siempre con radios de colores a partir de los umbos. En gravas y arenas toscas, mar adentro. GB, al S hasta el Medit. y el O de África.

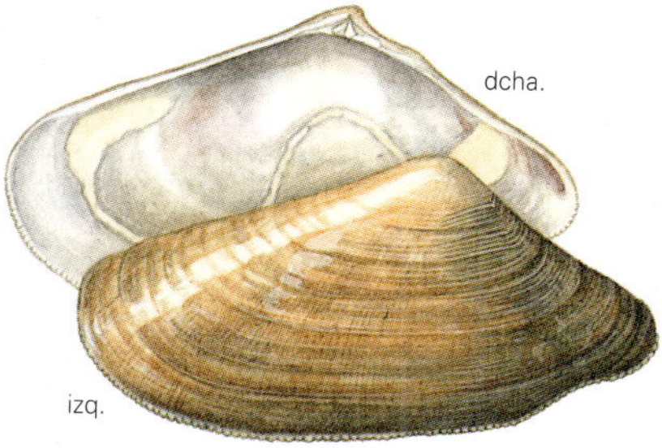

Donax vittatus

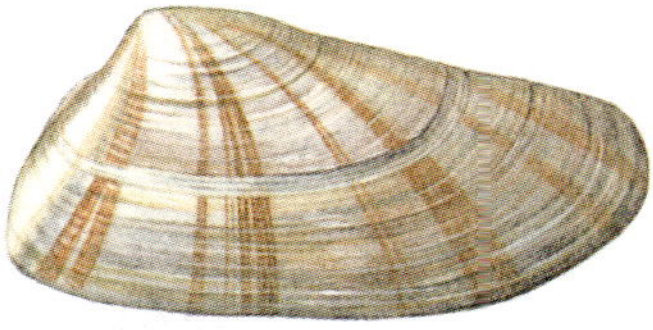

Coquina

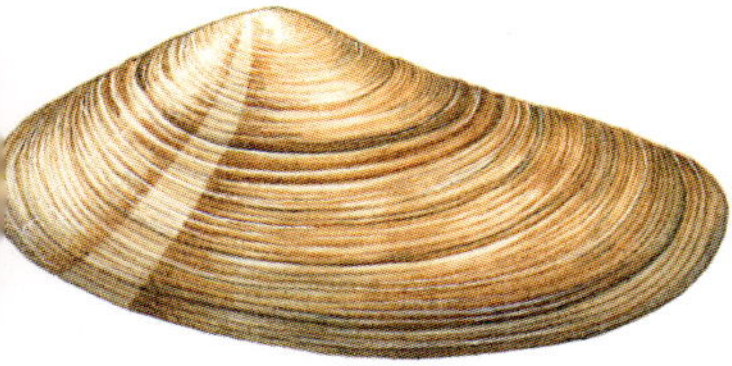

Donax variegatus

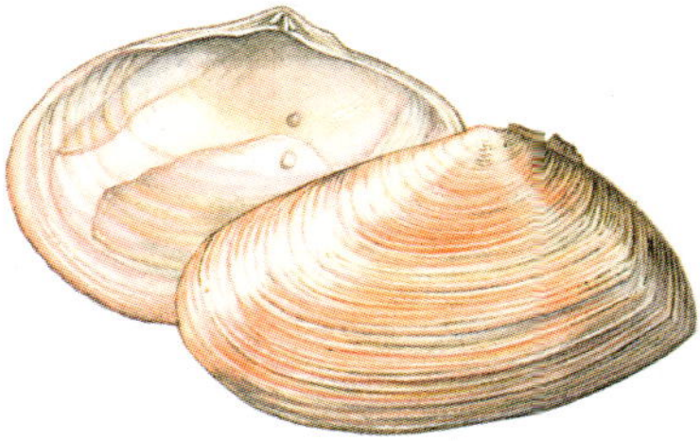

Tallerina

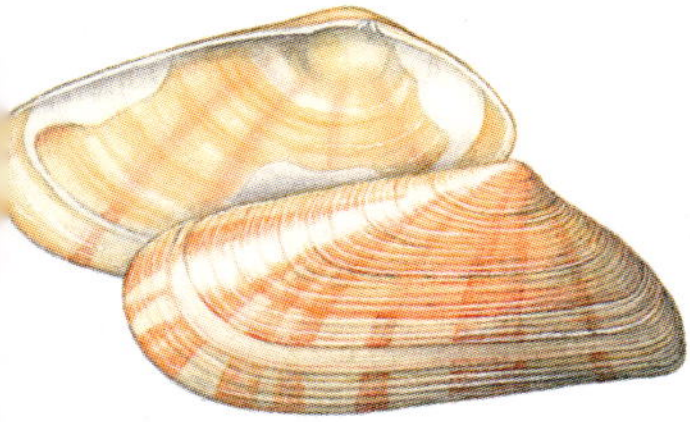

Angulus distortus

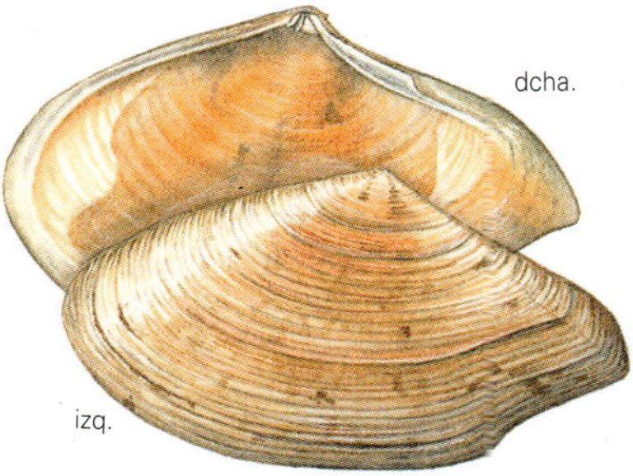

Angulus squalidus

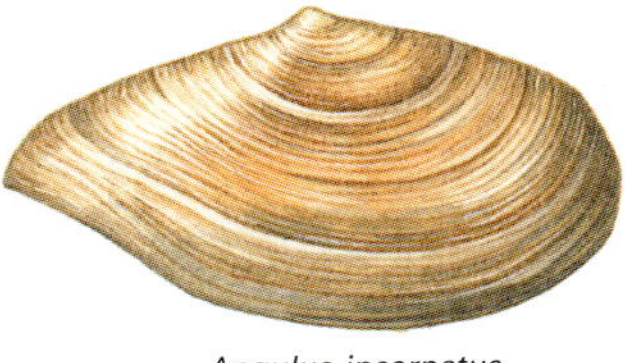

Angulus incarnatus

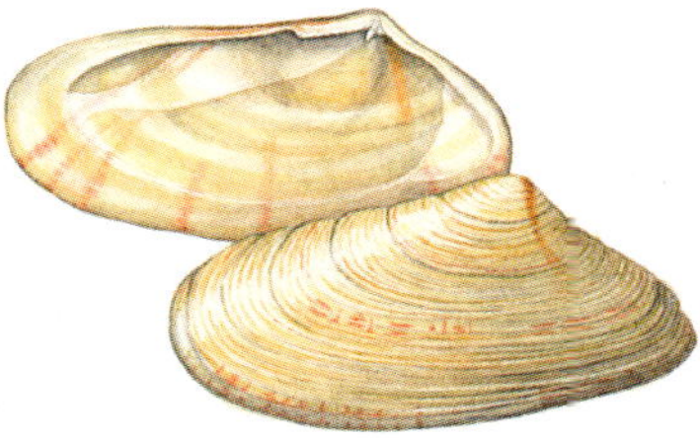

Moerella donacina

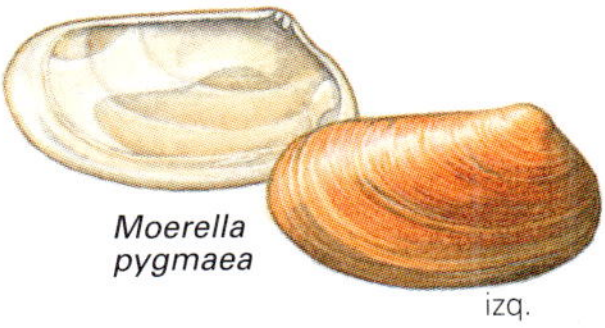

Moerella pygmaea

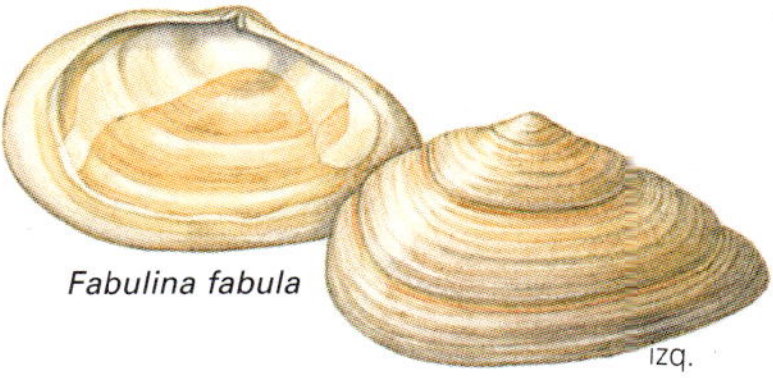

Fabulina fabula

***Arcopagia crassa* (Pennant).** Ovalada, ligeramente más larga que alta; valvas someramente cóncavas y bastante gruesas. Magen posteroventral con una abolladura cóncava en la valva izq., convexa en la dcha. Esculpida con finos caballones concéntricos y fuertes anillos de crecimiento; blanco apagado a color del cervato, pero con radios rojos que parten de los umbos. Hasta 80 mm de long. En gravas y arenas mixtas, orilla inf. y sublitoral. GB, Noruega al O de África. Ausente del Medit.
***Arcopagia balaustina* (L.).** Subtriangular, hasta 25 mm de long., margen posteroventral con abolladura como en *A. crassa*. Con finos caballones concéntricos pero sólo anillos de crecimiento indistintos. En gravas y arenas fangosas, mar adentro. Medit., S hasta el O de África.
***Macoma balthica* (L.).** Rechoncha, ampliamente ovalada, con umbos cerca de la línea media; muy ligeramente aguzada por detrás. Color variable, unicolor o con bandas concéntricas, con una orla marginal de perióstraco pardo. Hasta 25 mm de long. Superficies int. relucientes blancas, rosadas o purpúreas, impresiones del músculo cruciforme poco claras; sin dientes laterales. En fango y arenas lodosas, intermareal, a menudo abundante en estuarios o llanuras de la marea. GB, Noruega ártica a las costas atlánticas portuguesas.

Familia Scrobiculariidae

Conchas finas y ovaladas, equivalvas y equiláteras, generalmente blanco apagado. La línea de la charnela tiene dos dientes cardinales en la valva dcha., uno en la izq.; el ligamento interno en un condróforo triangular y retirado hacia dentro. Línea paleal con un claro seno profundo; músculos cruciformes presentes pero las impresiones a menudo son indistintas. Los escrobiculáridos son excavadores someros del fango y las arenas finas; se alimentan de los sedimentos, con sus sifones largos, extensibles y separados. Unas 12 especies europeas.

Almeja de perro, cadela *Scrobicularia plana* (da Costa). Concha fina, aplanada, ampliamente ovalada. Hasta 65 mm de long. Esculpida con numerosos líneas y surcos concéntricos finos. Blanco apagado a grisácea; superficies int. relucientes blancas o amarillas, seno paleal casi circular. En fango de los estuarios, intermareal, generalmente sólo en aguas salobres; a menudo abundante. Las formas estrelladas de las superficies fangosas de los sifones alimentarios son características. GB, Noruega hasta el Medit. y el O de África.
***Abra alba* (Wood).** Concha ovalada, pequeña, blanca y reluciente de hasta 25 mm de long. Dientes laterales únicos ant. y post. en ambas valvas, además de los dientes cardinales; condróforo estrecho, dirigido hacia atrás. Un miembro característico y a veces predominante de la interfauna de los fangos y arenas lodosas someras bénticas, BEAV. GB, Noruega al S hasta el Medit. y el O de África.

Familia Psammobiidae

Conchas ovaladas o subrectangulares, equivalvas, casi equiláteras, umbos justo por delante de la línea media. Cada valva con dos dientes cardinales, uno o ambos pueden ser bífidos. Sin dientes laterales. Músculos cruciformes presentes, pero las impresiones son indistintas. Seis especies europeas.

***Gari fervensis* (Gmelin).** Más del doble de larga que alta; extremo ant. redondeado, el post. truncado y recto. Un prominente caballón se extiende desde el umbo hasta el límite ventral post. Con finos surcos concéntricos y distintivos anillos de crecimiento. Hasta 50 mm de long. Color variable, en bandas concéntricas y radios. Superficies int. relucientes rosadas o purpúreas. En gravas y arenas mixtas, orilla inf. y sublitoral. GB, O de Noruega hasta el Medit. y el O de África.
***Gari depressa* (Pennant).** Una concha ampliamente ovalada, de hasta 70 mm de long., con las valvas abiertas por detrás. Extremo ant. redondeado, el post. truncado, pero no recto como en *G. fervensis*. En arenas mixtas. GB, O de Noruega hasta el Medit. y el O de África.
***Gari costulata* (Turton).** Ovalada alargada, hasta 25 mm de long. Se distingue por el grupo de unos 20 caballones aplanados desde los umbos a los márgenes post. Color variable, pero típicamente con radios y grandes manchas de rojo o púrpura. En arenas fangosas, sólo sublitoral. GB, Feroe al S hasta el Medit. y el O de África.
***Gari tellinella* (Lamarck).** Ovalada alargada, hasta 25 mm de long., márgenes ant. y post. regularmente redondeados. Esculpida con finas líneas concéntricas y estrías radiales más finas. Color típicamente en bandas concéntricas y radios. En gravas y arenas toscas, mar adentro. GB, Islandia y Lofoten, pero no al E del M. del N., al S hasta Marruecos y el Medit.

Familia Solecurtidae

Alargadas, ovaladas, subrectangulares o en forma de vainas. Equivalvas, con las valvas abriéndose por delante y por detrás; inequiláteras, umbos ant. a la línea media. Uno o dos dientes cardinales en forma de pinza en cada valva, dientes laterales presentes o ausentes. Línea paleal con un seno; músculos cruciformes presentes pero las impresiones suelen ser indistintas. Estos bivalvos ocupan madrigueras profundas y estáticas. Tienen sifones gruesos, fusionados y carnosos que no pueden retraerse al interior de la concha. Tres especies europeas.

***Solecurtus scopula* (Turton).** Ovalado alargada, hasta 60 mm. Valva dcha. con dos dientes cardinales, el post. mayor que el ant.; valva izq. con uno. Con líneas concéntricas y dos grupos de caballones radiales, uno en la región media de la concha y otro discurriendo hacia atrás desde los umbos. Seno paleal amplio y alto, extendiéndose hacia la mitad ant. de la concha. En gravas y arenas toscas, orilla inf. y sublitoral somero. GB, al S hasta el Medit. y el O de África.
Carabela *Solecurtus strigilatus* (L.). Mayor que la anterior, hasta 100 mm de long., con bandas amarillas, anaranjadas y rosadas, con unos pocos radios más claros. Sublitoral somero en fangos arenosos. Sólo Medit.
***Azorinus chamasolen* (da Costa).** Alargada, en forma de habichuela, con un margen ventral ligeramente cóncavo. Hasta 60 mm de long. Sólo con esculpido concéntrico. Dientes de la charnela parecidos a las especies de *Solecurtus* pero seno paleal corto, sin extenderse por delante de los dientes. En fango y arenas lodosas, sublitoral. GB, O de Noruega al S hasta el Medit. y el O de África.

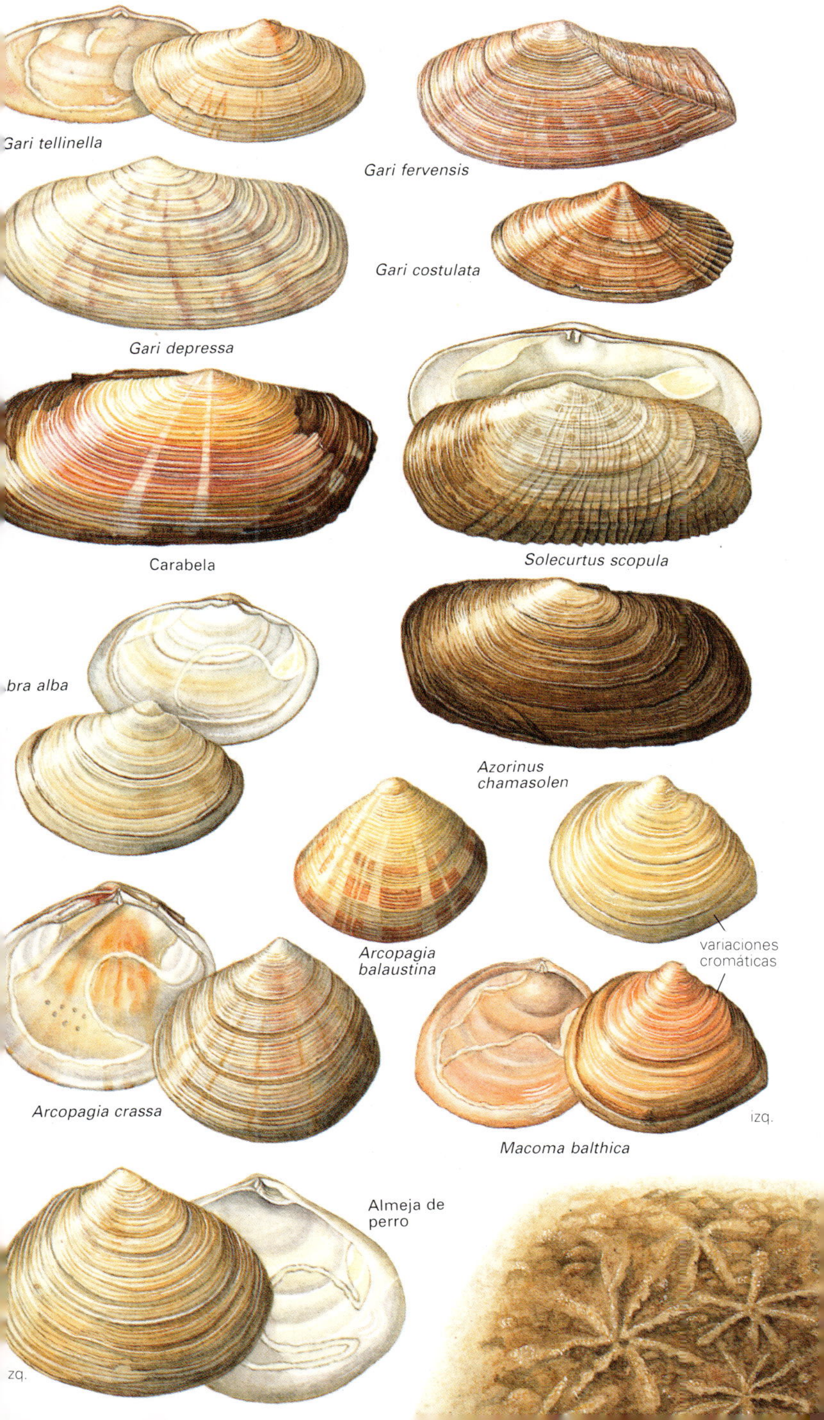
Gari tellinella
Gari fervensis
Gari costulata
Gari depressa
Carabela
Solecurtus scopula
bra alba
Azorinus
chamasolen
Arcopagia
balaustina
variaciones
cromáticas
Arcopagia crassa
izq.
Macoma balthica
Almeja de
perro
zq.

***Pharus legumen* (L.).** Esta concha esbelta y en forma de vaina, de hasta 130 mm de long., se distingue de las verdaderas navajas por su ligamento, situado por detrás de los umbos en el tercio medio del margen dorsal. Ambos extremos son redondeados, con el extremo ant. distintivamente aguzado. Un excavador profundo en arenas de finas a medias, orilla inf. y sublitoral somero. Islas Británicas, al S hasta el Medit. y el NO de África.

NAVAJAS, Familia Solenidae

Muy alargadas, rectas o curvadas, equivalvas; inequiláteras, con los umbos y ligamentos cercanos al margen ant. de la concha. Las valvas se abren ampliamente en los extremos ant. y post. Uno o dos dientes cardinales en cada valva, dientes cardinales ausentes o presentes. Impresión del músculo aductor anterior mayor que la posterior, seno paleal presente. Las navajas viven en madrigueras permanentes verticales y profundas. Se desplazan hacia la parte superior, proyectando unos sifones cortos y fusionados para alimentarse y respirar y se retiran a gran velocidad cuando son estorbadas. El musculoso pie es una poderosa herramienta excavadora, y situada en la arena mojada la navaja se entierra completamente en unos segundos. Diez especies europeas. Algunas especies muy apreciadas como alimento, y en el N de Europa muchas poblaciones se encuentran amenazadas por la sobreexplotación para su uso como cebos de pesca. Parece probable que un inmigrante americano reciente, *Ensis directus* (Conrad), se esté extendiendo mucho en las costas septentrionales europeas. Descubierto en las costas alemanas del mar del Norte en 1979, había alcanzado el NE de Dinamarca y el mar de Wadden holandés hacia 1982, y el NE de Francia en 1991. Se halla en la zona intermareal y el sublitoral somero, y sus poblaciones pueden ser muy densas. Se ha informado de la existencia de poblaciones juveniles de 10.000 individuos por m^2 en algunas costas.

Longueirón *Solen marginatus* Montagu. Hasta 120 mm de long., márgenes dorsal y ventral paralelos, márgenes ant. y post. más o menos rectos. Se distingue de inmediato por su profundo surco alrededor del margen ext. de cada valva. Orilla inf. y sublitoral somero. GB, en el O de Noruega y el Báltico, común en todo el Medit., al S hasta el O de África.

Navaja curvada, muergo *Ensis ensis* (L.). Una navaja muy esbelta, de hasta 130 mm de long., con márgenes dorsal y ventral uniforme e igualmente curvados. El margen ant. es redondeado, el post. oblicuamente truncado. La cría tiene lugar en verano, pero el asentamiento de las larvas no tiene éxito todos los años, y el número de juveniles es irregular. No parece que las navajas curvadas críen antes de los tres años de edad; viven al menos siete años. Muchas poblaciones intermareales han sido devastadas por la sobrepesca y esta especie está en disminución en muchas áreas. En arena fina, costa inf. y sublitoral somero. GB, N hasta Noruega, S hasta el Medit. y el NO de África.

Navaja recta *Ensis siliqua* (L.). Esta gran navaja alcanza los 200 mm de long. Los márgenes dorsal y ventral son rectos y paralelos, el ant. y el post. truncados oblicuos, con esquinas redondeadas. Ciclo vital parecido al de la especie anterior. Esta especie también está seriamente amenazada por una explotación no regulada y está disminuyendo en gran parte de su zona de distribución geográfica. En arenas de finas a medianas, orilla inf. y sublitoral somero. GB, N hasta Noruega, S hasta el Medit. y el NO de África.

***Ensis arcuatus* (Jeffreys).** Esta especie se reconoce por su margen dorsal recto y por el ventral curvado; márgenes ant. y post. oblicuamente truncados. Long. máx. 150 mm. En gravas y arenas mixtas, orilla inf. y sublitoral somero. GB, N hasta Noruega, S hasta la costa atlántica española, ausente del Medit.

***Phaxas pellucidus* (Pennant).** Esbelta, en forma de vaina, de hasta 40 mm de long., con margen dorsal recto, margen ventral curvado, y márgenes ant. y post. suavemente redondeados. Se distingue de otras navajas por sus dientes de la charnela: valva dcha. con dos dientes cardinales cortos y uno lateral corto en un solo grupo, la valva izq. con un solo diente cardinal y uno solo lateral, juntos y de tamaño parecido. En arenas mixtas, mar adentro hasta unos 100 m. GB, N hasta Noruega, S hasta el NO de África y el Medit.

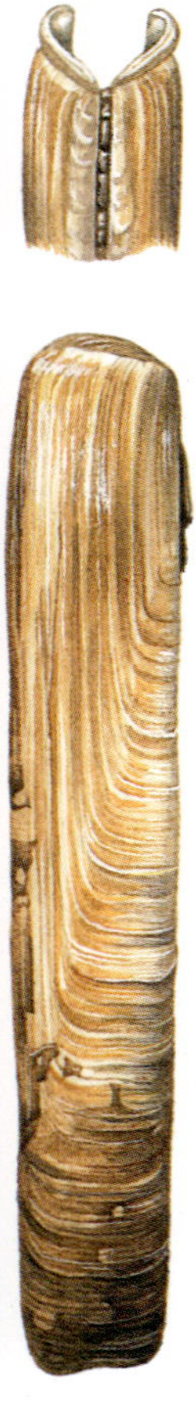

Longueirón

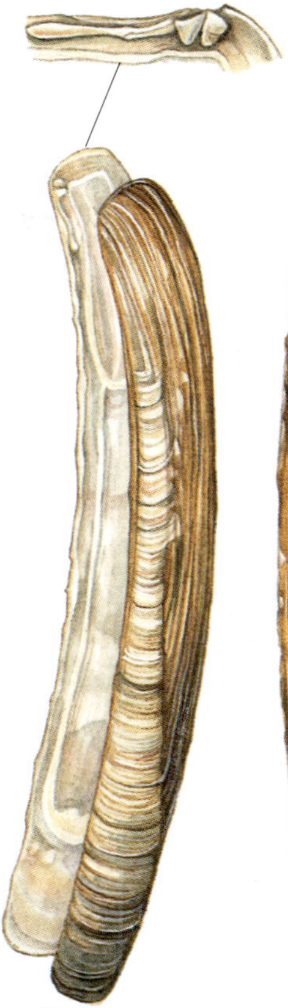

Navaja curvada

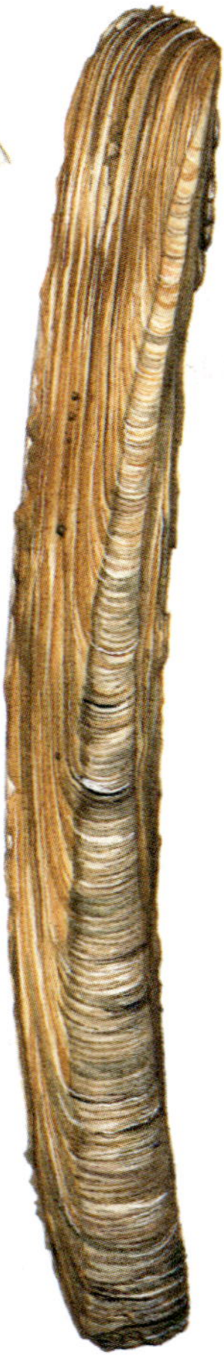

Ensis arcuatus

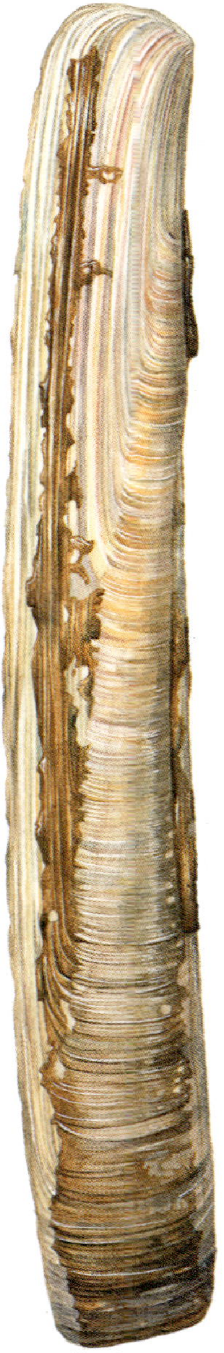

Navaja recta

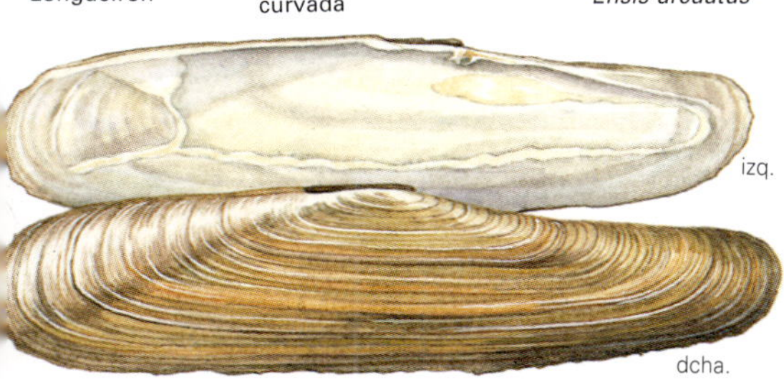

Pharus legumen

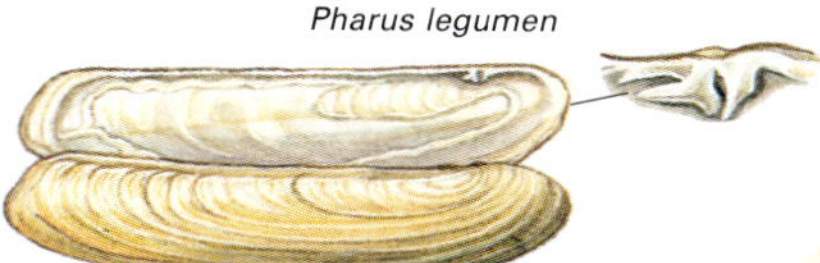

Phaxas pellucidus

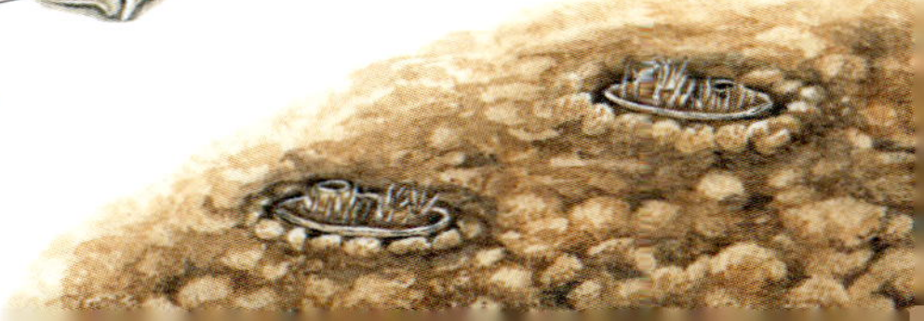

ORDEN MYOIDA

Principalmente excavadoras o perforadoras, en sedimentos blandos, madera o roca. La concha a menudo está muy modificada, a veces encerrando sólo una pequeña parte del animal. Dientes de la charnela y ligamento reducidos o ausentes. Borde ventral del manto fusionado, exceptuando allí donde sobresale el pie. Sifones típicamente largos, a menudo fusionados.

Familia Myidae

Concha equivalva; inequilátera, con umbos post. a la línea media, con una gran abertura post. Línea de la charnela sin dientes; ligamento en un amplio condróforo, proyectándose y conspicuo en la valva izq. Seno paleal presente. Bivalvos de gruesa concha, son estáticos y excavan sus madrigueras a gran profundidad, con sus sifones gruesos y fusionados que no pueden retraer por completo. Se consumen en la región del Atl. N. Tres especies europeas.

***Mya arenaria* L.** Concha gruesa y fuerte, ampliamente redondeada por delante, aguzada por detrás, con toscos surcos concéntricos y estrías radiales. Condróforo de la valva izq. en forma de cuchara, proyectándose en ángulo recto con la línea de la charnela. En gravas y arenas fangosas, orilla inf. y sublitoral somero, abundante en llanuras de los estuarios. GB, circumboreal, en el Atl. E llegando al S hasta el N de Francia. Reintroducido en Europa, después de la extinción del pleistoceno, durante el siglo XVII.

***Mya truncata* L.** Menor que la especie anterior, hasta 70 mm, se reconoce por su margen post. recto y abruptamente truncado. En hábitats parecidos a los de *M. arenaria*, pero quizás menos tolerante a las salinidades bajas. GB, circumboreal, en el Atl. E llegando al S hasta Vizcaya.

***Sphenia binghami* Turton.** Ovaladas irregulares, de concha fina, hasta 20 mm, con margen ant. ampliamente redondeado, y post. truncado y ligeramente aguzado. Condróforo de la valva izq. en forma de cuchara, proyectándose. En grietas y entre estípites de las algas en costas rocosas, ligado por el biso; orilla inf. y sublitoral somero. GB, al S hasta el NO de África y el Medit.

***Corbula gibba* (Olivi) (Corbulidae).** Rechonchas, ampliamente ovaladas; equiláteras, con umbos prominentes en la línea media de la concha. Hasta 15 mm de long. Valva dcha. profundamente convexa, su margen ventral solapando el de la izq., más estrecho y menos convexo. Esculpida con surcos y caballones concéntricos y toscos; valva izq. con unas pocas estrías radiales y una larga orla ventral que rodea el perióstraco. Valva dcha. con un solo diente macizo adyacente al condróforo triangular retirado hacia dentro, y dientes laterales únicos, uno post. y uno ant.; valva izq. con condróforo pero sin dientes. En gravas y arenas fangosas, orilla inf. y sublitoral. GB, de Noruega al S hasta el Medit. y el O de África.

***Hiatella arctica* (L.) (Hiatellidae).** De superficie tosca, gruesas, irregularmente rectangulares; umbos cercanos al margen ant., a menudo desgastados y deformados. Se reconoce por su caballón toscamente dentado que discurre por detrás y ventralmente a los umbos. Hasta 40 mm de long., esculpido con caballones concéntricos, gruesos e irregulares. Valva dcha. con un solo diente cardinal, la izq. con dos, todos desgastados en las conchas de mayor tamaño. Se liga mediante el biso a agujeros, grietas y estípites de las algas, o perfora las rocas calcáreas blandas. Orilla inf. y sublitoral. GB, desde la Noruega ártica al S hasta el Medit. y el O de África.

***Gastrochaena dubia* (Pennant) (Gastrochaenidae).** Se confunde a menudo con la especie anterior. Ovalada alargada, hasta 25 mm de long., con umbos cercanos al margen ant.; abriéndose ampliamente por detrás y ventralmente. Sin dientes de la charnela ni el caballón dentado característico de *Hiatella*. Perfora la arenisca, la piedra caliza y los carbonatos biogénicos, orilla inf. y sublitoral somero. Islas Británicas, al S hasta el Medit. y el O de África.

Familia Pholadidae

Concha fina, equivalva, inequilátera; ovalado alargada o con silueta irregular. La mayoría de las especies se abren mucho o del todo en los márgenes ant., ventral y post. Por delante de los umbos el margen dorsal se dobla. Sin dientes de la charnela; en cada valva, un fino proceso curvado utilizado para sostener los músculos, la **apófisis**, se proyecta desde debajo del umbo. Unas placas calcáreas adicionales —**protoplax**, **mesoplax** y **metaplax**— pueden existir a lo largo de los márgenes dorsales, y otras se asocian con el espacio del pie. Esculpido elevado por delante, formando una tosca lima utilizada para excavar mecánicamente. Ocho especies europeas.

Barrena, mangón *Pholas dactylus* L. Ovalado alargada, con umbos bulbosos en el tercio ant. de la concha. Hasta 150 mm de largo. Márgenes ventrales profundamente cóncavos por delante, definiendo una amplia abertura del pie; margen ant. dorsal doblado, con aproximadamente una docena de septos verticales entre él y el umbo a cada lado. Todas las placas accesorias —protoplax, mesoplax y metaplax— presentes. Esculpido con caballones concéntricos y radiales, desarrollados como robustos tubérculos por delante. Los animales vivos son fosforescentes. Excava en la turba, la arcilla, la madera y los fangos compactos, orilla inf. y sublitoral somero. GB, al S hasta el Medit. y el NO de África.

***Barnea candida* (L.).** Estrecha y regulamente ovalada, hasta 65 mm de long., con las valvas abriéndose por detrás. Umbos en el tercio ant. de la concha. Margen anterodorsal reflejo, prominente, sin septos por debajo. Una sola placa accesoria —protoplax— delante de los umbos. Esculpido pronunciado por delante, desarrollado como agudos tubérculos. En madera, turba y rocas blandas, orilla inf. y sublitoral somero. GB, Noruega al S hasta el Medit. y el O de África.

***Barnea parva* (Pennant).** Menor que la especie anterior, márgenes de la valva ventral cóncavos por delante, alrededor de una gran abertura ant. Hasta 50 mm de long. Fino esculpido concéntrico y radial, desarrollado en forma de agudos tubérculos triangulares por delante. En piedra caliza, arenisca y arcillas, orilla inf. y sublitoral somero. GB, al S hasta el Medit.

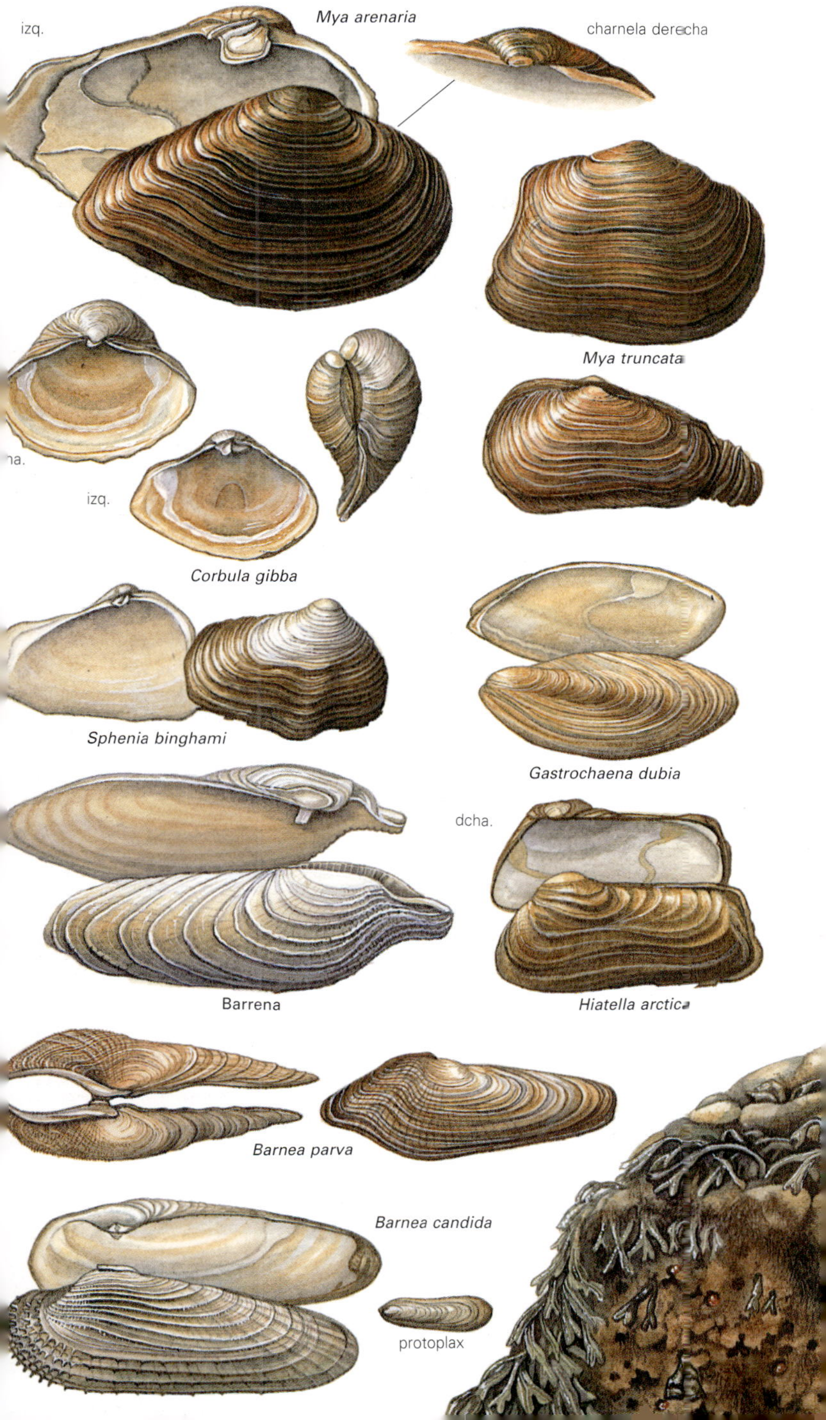

izq.
Mya arenaria
charnela derecha
Mya truncata
izq.
Corbula gibba
Sphenia binghami
Gastrochaena dubia
dcha.
Barrena
Hiatella arctica
Barnea parva
Barnea candida
protoplax

***Zirfaea crispata* (L.).** Una concha fina, oblicuamente ovalada, de hasta 90 mm de long. Márgenes anteriores de la concha oblicuamente truncados alrededor de la amplia abertura del pie, márgenes post. ampliamente redondeados, abriéndose también ampliamente. Esculpido con caballones corrugados y muy apretados, y costillas radiales, que forman agudos tubérculos por delante; un conspicuo surco discurre desde el umbo hasta el margen ventral de cada valva. Margen dorsal ampliamente vuelto por delante de los umbos, y durante una corta distancia por detrás de ellos; sin septos, aplicados muy de cerca a la superficie ext. de la concha. En turba, arcilla y rocas blandas, a veces en madera, en orilla inf. y sublitoral somero. GB, al N hasta Noruega, al S hasta Vizcaya.

***Pholadidea loscombiana* Turton.** Concha fina y quebradiza, ovalado alargada con un margen post. abruptamente truncado y recto; hasta 40 mm de long. En los juveniles el margen ant. está oblicuamente truncado, definiendo un amplio espacio del pie; éste es cerrado más tarde por el desarrollo de una placa adicional, el **callum**. Una mesoplax única y dorsal post. a los umbos. Sifones encerrados por un par de placas accesorias, los **sifonoplax**. Esculpida con caballones concéntricos corrugados, tuberculada por delante, con un surco medio discurriendo desde los umbos al margen ventral. En rocas blandas, turba, arcilla y fango compacto, en orilla inf. y sublitoral somero. Islas Británicas, al S hasta el Medit. y el O de África.

***Xylophaga dorsalis* Turton.** Concha muy modificada, con una porción ant. semiovalada y una porción post. corta indentada por una concavidad en ángulo recto, que delimita una amplia abertura post. Un grueso caballón medio discurre desde los bulbosos umbos al margen ventral de la concha. Margen dorsal con pequeños repliegues, oculto por un mesoplax de dos piezas. Un condróforo en la valva izq., pero apófisis ausentes. Perfora en la madera a la deriva, y ha varado en GB. Desde Islandia y Noruega, al S hasta el Medit.

Familia Teredinidae

Estos bivalvos muy modificados, perforadores de la madera son difíciles de reconocer como moluscos. El animal forra su tubo con un depósito calcáreo, que forma un fino cilindro irregular, que puede ser diez veces o más la longitud de la concha, que es corta, globulosa y está ampliamente abierta. El tubo calcáreo contiene un cuerpo alargado, con dos pequeños sifones en su abertura, que está cerrada por un par de placas accesorias, las llamadas **paletas**. Las valvas de la concha, trilobuladas y pesadamente acaballonadas funcionan como un taladro, alargando continuamente la madriguera del animal. Unas 12 especies europeas.

Broma *Teredo navalis* L. Los lóbulos ant. y post. de la concha son de forma triangular, y aproximadamente de igual tamaño. Long. máx. de la concha hasta 20 mm, tubo hasta 600 mm de largo. Paletas estrechas, de lados rectos. Cosmopolita, en madera a la deriva empapada de agua. Es el miembro más común de esta familia y el que crea más problemas.

***Nototeredo norvegica* (Spender).** El lóbulo post. de la concha es grande y triangular, el ant. mucho menor y alargado. Tamaño parecido a *T. navalis*. Se da tanto en madera flotante como en estructuras fijas. Extendida por el Atl. NE, desde Islandia al Medit.

***Cochlodesma praetenue* (Pulteney) (Periplomatidae).** Concha fina y ampliamente ovalada, con umbos prominentes y picudos. Equivalva, equilátera; margen ant. redondeado, post. truncado. Esculpida con finas líneas concéntricas y anillos de crecimiento indistintos; una corta grieta discurre post. desde cada umbo. Línea de la charnela con un pequeño condróforo, pero sin dientes. Seno paleal presente. En arenas finas y fangosas; orilla inf., y sublitoral hasta los 100 m. GB, al N hasta Noruega e Islandia, al S hasta el Medit.

Familia Thraciidae

Conchas bastante aplanadas, ovaladas o subrectangulares; inequivalvas, la valva dcha. ligeramente mayor y más convexa que la izq.; inequiláteras, con los umbos post. a la línea media. Línea de la charnela con un pequeño condróforo triangular, pero sin dientes cardinales ni laterales. Línea paleal con un seno. Seis especies europeas.

***Thracia phaseolina* (Lamarck).** Concha fina, oblonga, de hasta 38 mm de long. Margen ant. suavemente redondeado, el post. truncado con esquinas redondeadas. Esculpido de finas líneas concéntricas y distintivos anillos de crecimiento. En arenas mixtas, orilla inf. y sublitoral somero. GB, al N hasta Noruega, al S hasta el Medit.

***Thracia villosiuscula* (Macgillivray).** Difícil de distinguir de la especie anterior. Generalmente menor, hasta 30 mm de long., con línea de la charnela post. proporcionalmente más larga y margen post. oblicuamente truncado. Finas granulaciones superficiales visibles con la lupa. En gravas y arenas toscas, orilla inf. y sublitoral somero. GB, desde Noruega al S hasta el Medit.; distribución incierta debido a su confusión con *T. phaseolina*.

***Thracia pubescens* (Montagu).** Ovalado oblonga, de hasta 100 mm de long., con la mitad post. abruptamente truncada y distintivamente rectangular. El condróforo es especialmente grande. Seno paleal mucho menor que en otras especies, extendiéndose justo por delante de la impresión muscular del aductor post. En fango y arena, mar adentro. GB, al S hasta el Medit. y el O de África.

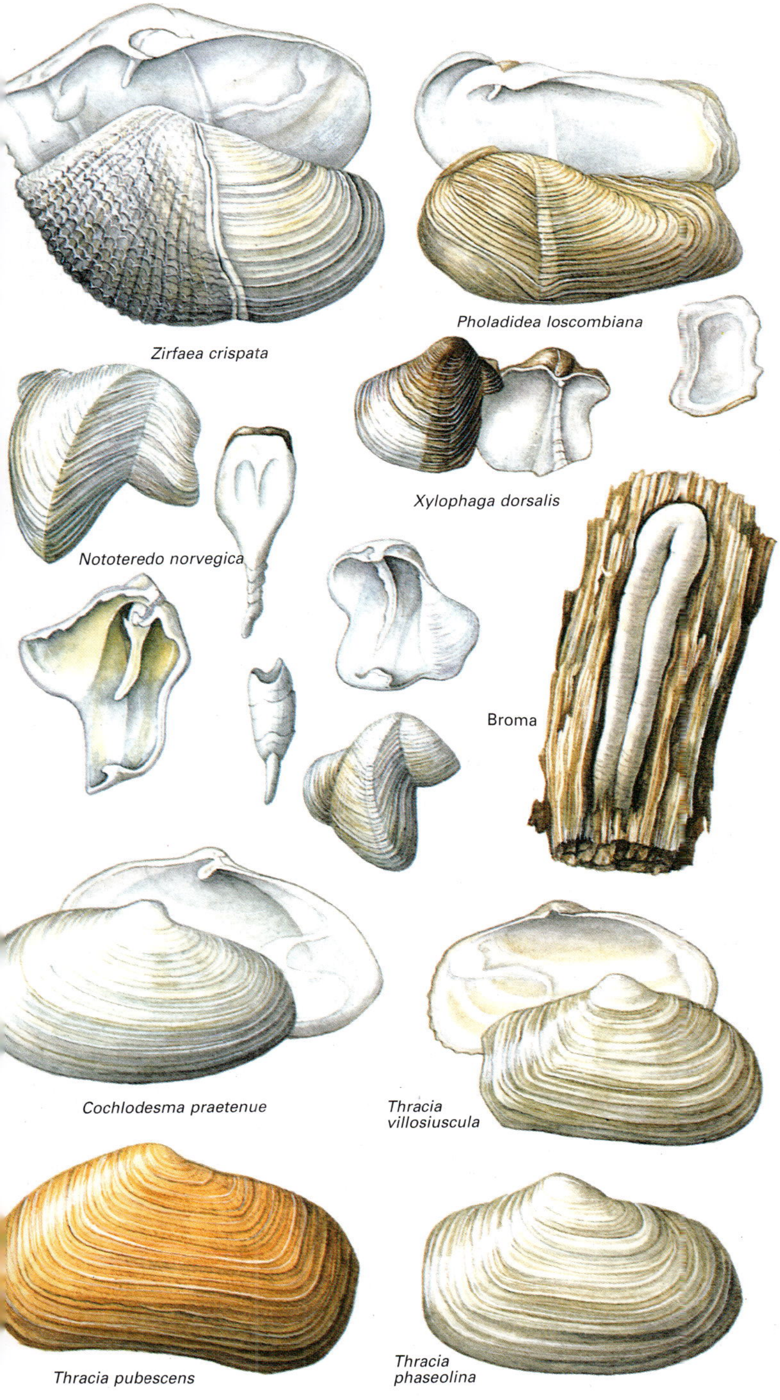
Zirfaea crispata
Pholadidea loscombiana
Xylophaga dorsalis
Nototeredo norvegica
Broma
Cochlodesma praetenue
Thracia villosiuscula
Thracia pubescens
Thracia phaseolina

CLASE CEPHALOPODA

Son los moluscos más modificados, e incluyen al invertebrado viviente de mayor tamaño. El cuerpo es alargado dorsiventralmente, el extremo cefálico es morfológicamente el ventral, mientras que el extremo post. es redondeado y en forma de torpedo. El tropical *Nautilus* es el único representante vivo de los cefalópodos pelágicos provistos de concha, que incluían a los ammonites; la mayor parte de las especies vivientes carecen de concha, y sólo tienen un **jibión** o **pluma** interna. La cabeza está bien desarrollada; existen unos grandes ojos complejos, y la boca es portadora de un par de duras mandíbulas que parecen el pico de un loro. Los octópodos tienen ocho brazos, mientras que los calamares y sepias tienen además un par de tentáculos largos y retráctiles, que usan para agarrar las presas, con ventosas agrupadas en una almohadilla terminal. El manto es grueso y musculoso y rodea por completo el cuerpo; la cavidad paleal está situada ventralmente. El animal bombea activamente el agua al interior de la cavidad paleal y la expele a través de un corto embudo, generalmente flexible, que utiliza en las huidas rápidas a propulsión. Sin embargo, en todos los calamares y sepias la natación normal se consigue utilizando las aletas laterales o terminales. Los cefalópodos tienen los sexos separados, y el ♂ se reconoce por su brazo especializado hectocotilizado, modificado para transferir los paquetes de esperma a la ♀. Los octópodos y las sepias se alimentan principalmente de crustáceos, especialmente cangrejos, mientras que los calamares pelágicos de movimientos rápidos capturan una gran variedad de presas nadadoras. El calamar gigante, *Architeuthis dux* Steenstrup, el origen del legendario Kraken, se conoce por los ejemplares varados en las costas.

***Spirula spirula* (L.) (Spirulidae).** Este pequeño calamar, de 45 mm de long., es mesopelágico. Vive entre los 500 y 1.000 m durante el día, subiendo a los 100 m superficiales de noche. El animal vivo se ve raras veces, pero su concha interna espiralada a veces se encuentra varada en el O del Medit. La concha está llena de gas y flota tras la muerte del animal.

SEPIAS, Familia Sepiidae

Cuerpo ovalado alargado, aplanado, con aletas laterales discurriendo por toda la long. del animal, pero que no se unen por detrás. Con una concha int. laminada (jibión), que se extiende desde detrás de la cabeza a la parte post. del cuerpo. Macho con el brazo ventral izq. hectocotilizado. Seis especies europeas.

Jibia, sepia, cachón, choco *Sepia officinalis* L. Ampliamente ovalada, hasta 400 mm de long., borde del manto formando un prominente lóbulo dorsal entre los ojos. Brazos con cuatro hileras de ventosas. Jibión de lados casi paralelos, redondeado por detrás. En sustratos arenosos y fangosos, sublitoral somero y mar adentro hasta 250 m. Se desplaza hacia la costa durante los meses veraniegos, y freza gregariamente en los fondos arenosos someros. GB, desde el S de Noruega hasta el Medit. y el S de África.

Castaño *Sepia elegans* D'Orbigny. Menor que la especie anterior, hasta 90 mm de long. Borde dorsal del manto formando un lóbulo puntiagudo entre los ojos, y los brazos llevan sólo dos hileras de ventosas. Jibión aguzado por detrás, con una silueta lanceolada. En sustratos arenosos y lodosos; poco común en aguas costeras. GB, al S hasta el Medit. y el SO de África.

Chopito *Sepia orbignyana* Férussac. Un calamar grande, de hasta 140 mm de long. Muy parecido a *S. officinalis*, con cuatro hileras de ventosas en cada brazo, pero el borde dorsal del manto con una proyección cuadrada. Jibión estrechamente ovalado, con una larga espina post. GB, al S hasta el Medit. y el O de África.

Familia Sepiolidae

Pequeñas sepias con cuerpos redondeados y aletas laterales pares lobuladas, que no se extienden por toda la long. del cuerpo. Sin jibión, sino una pluma quitinosa muy reducida. Macho con el brazo izq., o con los dos, hectocotilizado. Unas 20 especies europeas.

***Sepiola atlantica* D'Orbigny.** Cuerpo rechoncho y redondeado, de hasta 20 mm de long. Borde dorsal del manto fusionado a la cabeza entre los ojos; borde ventral del manto recto y engrosado, con un sifón corto y amplio. Brazos con dos a ocho hileras de ventosas. Aletas redondeadas. A menudo en charcas de las rocas; submareal y mar adentro. GB, Islandia a Noruega, al S hasta Marruecos, ausente del Medit.

***Sepiola aurantiaca* Jatta.** Hasta 13 mm de long., cada brazo con sólo dos hileras de ventosas. Se distingue por su borde del manto ventral profundamente hendido, que expone un sifón largo y estrecho. Sublitoral, poco común. S de Noruega y M. del N., límite meridional incierto.

Globito, sepiola *Sepiola rondeleti* Leach. Hasta 30 mm de long. Borde ventral del manto ondulado. Mar adentro, en sustratos arenosos. Medit. y costas atlánticas ibéricas.

Sepieta *Sepietta oweniana* (D'Orbigny). Cuerpo ovoide, hasta 65 mm de long. Par dorsal de brazos, entre los ojos, unido por una membrana, la hendidura intermedia por lo tanto más corta que entre los demás brazos. Borde dorsal del manto fusionado a la cabeza entre los ojos. Maza del tentáculo con hasta 30 hileras de ventosas muy pequeñas. Aletas cortas y ovaladas. N del M. del N., O de Escocia.

***Sepietta neglecta* Naef.** Parecido al anterior, pero más esbelto, hasta 50 mm de long. Maza del tentáculo con menos de 20 hileras de ventosas. Raro. GB, S de Noruega hasta el O del Medit.

Rosia *Rossia macrosoma* (Delle Chiaje). Cuerpo ovoide, hasta 60 mm de long., con cortas aletas redondeadas. El borde dorsal del manto no está fusionado con la cabeza, pero en vez de ello tiene un labio continuo bien marcado. En sustratos blandos mixtos. GB, Feroe y O de Noruega hasta el Medit. y las Azores.

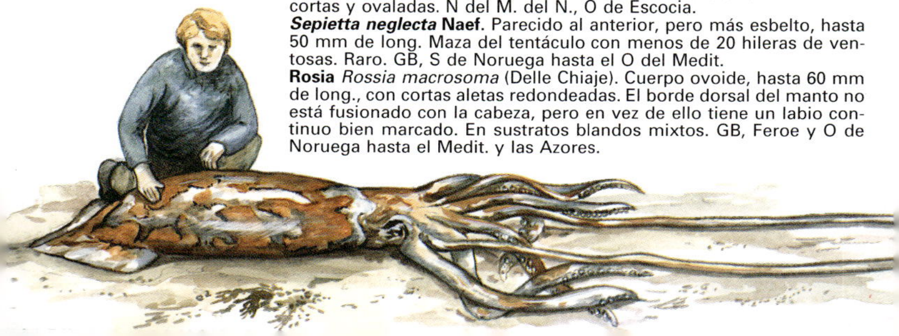

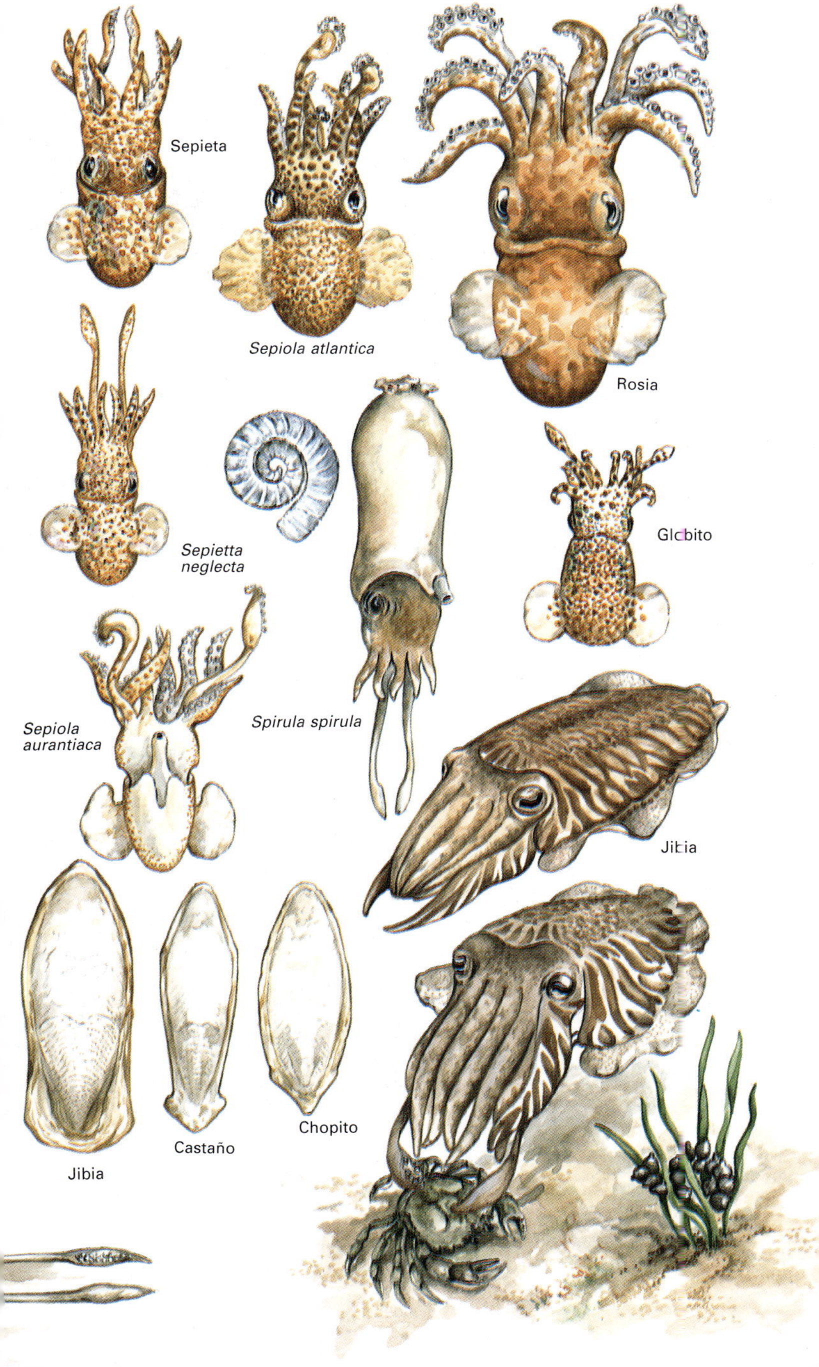

Sepieta
Sepiola atlantica
Rosia
Sepietta neglecta
Globito
Sepiola aurantiaca
Spirula spirula
Jibia
Jibia
Castaño
Chopito

Familia Loliginidae

Cuerpo esbelto, en forma de torpedo, con aletas laterales bien desarrolladas, que se extienden a lo largo de más de la mitad de la long. del cuerpo. Brazos relativamente cortos. Borde dorsal del manto lobulado, extendiéndose entre los ojos. Macho con el brazo ventral izq. hectocotilizado. Concha reducida a una pluma córnea interna fina. Cuatro especies de esta familia de calamares en los mares europeos; todas son comestibles y se comercia mucho con ellas.

***Loligo forbesii* Steenstrup**. Cuerpo redondeado y romo por detrás, hasta 600 mm de long.; las primera aletas forman una silueta de diamante en visión dorsal, que comprende dos tercios de la long. total del cuerpo. Maza del tentáculo con las ventosas medias sólo algo mayores que las de los bordes. Es el calamar comúnmente comercializado por las pesquerías del N de Europa. Abundante en aguas costeras, y mar adentro, por todo el Atl. NE, siendo cada vez más raro o esporádico al S de Vizcaya.

Calamar, chipirón *Loligo vulgaris* Lamarck. Hasta 750 mm de long. Muy parecido a la especie anterior, pero se distingue de inmediato por su maza del tentáculo, con sus ventosas medias especialmente grandes, hasta cuatro veces el diámetro de las ventosas marginales. Es también una importante especie desde el punto de vista comercial. S de Noruega, GB, al S hasta el O de África; común en el Medit.

***Alloteuthis subulata* (Lamarck)**. Cuerpo aguzado hacia atrás, formando una "cola" puntiaguda, especialmente larga en los machos; hasta 210 mm de long. Aletas redondeadas, formando un corazón en visión dorsal. Par dorsal de brazos sólo la mitad de la long. de los de cada lado. Abundante, en aguas costeras y mar adentro. GB, al N hasta el S de Noruega, al S hasta el NO de África, raro en el O del Medit.

Calamarín, cañamota *Alloteuthis media* (L.). Cuerpo de hasta 200 mm de long. Muy parecido a la especie anterior pero con aletas más cortas (menos de la mitad de la long. del manto) y tentáculos más largos. El borde del manto lateral es oblicuo, no recto como en *A. subulata*. En aguas costeras y mar adentro. GB, S del M. del N., S hasta el Medit. y el O de África.

Argonauta *Argonauta argo* L. **(Argonautidae)**. Cuerpo ovoide, saculiforme, con ocho largos brazos, parecido a un pequeño pulpo. En la hembra el par dorsal de brazos es corto y palmeado, y segrega una caja incubadora delicada y acostillada o concha por la que se conoce a este animal. La concha tiene una long. de 300 mm y encierra por completo a la hembra del argonauta; el ♂ es mucho menor, de sólo 20 mm de long., y carece de concha. Pelágico, cosmopolita, en aguas templadas cálidas y tropicales. El animal vivo se ve raras veces, y la concha a veces aparece varada en las costas del S de Europa y el O del Medit.

Familia Octopodidae

Cuerpo blando, saculiforme, sin concha interna. Cabeza y manto fusionados dorsalmente, dejando una restringida abertura ventral del manto. Ocho brazos con ventosas sésiles en forma de copa, sin dientes. Catorce especies europeas.

Pulpo común, pulpo roquero *Octopus vulgaris* Lamarck. Cuerpo de hasta 1.000 mm de long. total, con una envergadura máxima de 3 m, pero generalmente mucho menor. Cuerpo verrucoso; brazos gruesos y robustos, cada uno con dos hileras longitudinales de ventosas. Costas rocosas, sublitoral somero hasta unos 100 m. S del M. del N., GB, al S hasta el S de África, común en todo el Medit.

Pulpón *Octopus macropus* Risso (no ilustrado). Parecido al anterior, algo menor, pero con brazos mucho más largos y esbeltos. A menudo con dibujos de grandes manchas blancas sobre un fondo rojo. Sublitoral somero, hasta unos 100 m, sobre sustratos rocosos. Cosmopolita en mares templados cálidos y tropicales; costas atlánticas del NO de África y el SO del Medit.

Pulpo blanco *Eledone cirrhosa* (Lamarck). Cuerpo de hasta 500 mm de long. total, con envergadura máxima de los brazos de 700 mm. Brazos esbeltos, aguzados, típicamente rizados en las puntas cuando descansa; cada uno con sólo una hilera de tentáculos. En costas rocosas, orilla inf., sublitoral hasta unos 100 m. Ampliamente distribuido en el Atl. NE, común en todas las costas del NO de Europa, no en el Medit.

Pulpo almizclado *Eledone moschata* (Lamarck). Parecido a la especie anterior, pero de color pardo oscuro, con motas de pardo más oscuro. Común por todo el Medit., en aguas costeras someras.

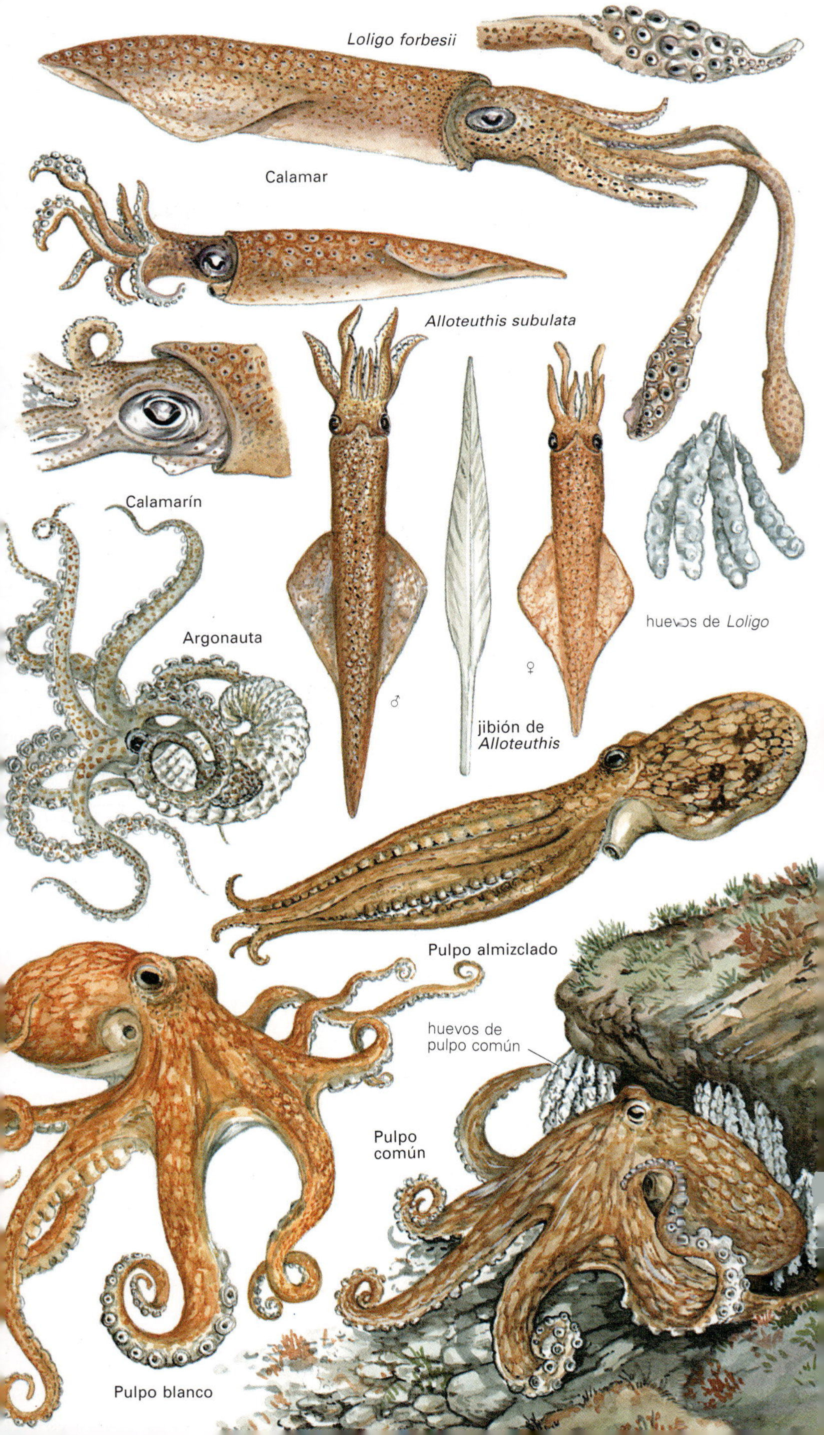
Loligo forbesii
Calamar
Alloteuthis subulata
Calamarín
huevos de Loligo
Argonauta
♂
♀
jibión de
Alloteuthis
Pulpo almizclado
huevos de
pulpo común
Pulpo
común
Pulpo blanco

FORONÍDEOS, Phylum Phoronida

Éstos son a menudo animales inconspicuos parecidos a gusanos, que no obstante son extremadamente abundantes en algunos hábitats. Son sésiles, viven en tubos membranáceos segregados por ellos mismos en las arenas fangosas, o excavan en la piedra caliza y las conchas. Éstos últimos tienen una gran importancia ecológica, ya que son responsables de desmenuzar grandes restos de conchas, y de abrir las superficies de la piedra caliza a otros perforadores. Los foronídeos tienen cuernos rechonchos y alargados, con una hinchazón posterior que les sirve de ancla, manteniendo al animal en su tubo o madriguera. La boca es sobrepasada por un corto labio, el **epistoma**, y rodeada por un **lofóforo** en forma de herradura, formado por numerosos tentáculos ciliados. Los foronídeos son filtradores. Se conocen unas 20 especies en todo el mundo.

***Phoronis hippocrepia* Wright.** Esta especie excava en la piedra caliza, y en las costas calizas puede ser tan abundante, a unos pocos metros por debajo de BM, como para formar una banda continua de roca excavada. También se da en conchas de *Lithothamnion*, o incluso en superficies abiertas. Los agujeros son de hasta 100 mm de long., 1 mm de ancho, y el animal suele alcanzar unos 40 mm de long. Posee un lofóforo de 50-150 tentáculos, de hasta 3 mm de long., aumentando el número al crecer el animal. En BEAV, y sublitoral somero a unos 50 m. GB, ampliamente distribuido en la región del Atl. NE.

***Phoronis muelleri* Selys Longchamps.** Una especie arenícola que segrega un tubo membranoso estrecho, de hasta 120 mm de long., cuya superficie ext. queda incrustada con granos de arena estrechamente empaquetados. El lofóforo posee hasta 100 tentáculos, de hasta 1 mm de long., siendo los de la curva de la herradura más cortos que los demás. En arenas fangosas, generalmente sublitoral hasta aprox. 150 m. Ampliamente distribuido en la región del Atl. NE.

***Phoronis psammophila* Cori.** Esta especie se da en grupos bastante densos, y desarrolla tubos más grandes que la anterior, de hasta 190 mm x 2 mm. Vive en la arena, o ligada a fragmentos de concha. El lofóforo tiene hasta 130 tentáculos, de hasta 2,5 mm de long. BEAV y sublitoral somero, en arena fina, especialmente entre algas, o en arrecifes del gusano tubícola *Sabellaria*, y sobre conchas muertas. Bretaña, al S hasta el Medit.

Phylum Brachiopoda

Este antiguo grupo de animales dominó hace tiempo los mares someros paleozoicos y mesozoicos, pero disminuyó después del jurásico, posiblemente desplazada por la radiación de los bivalvos. La fauna mundial actual, de unas 300 especies, es escasa comparada con los millares de especies extintas. Los braquiópodos son animales sésiles con conchas articuladas de dos valvas que a menudo se confunden con las de los bivalvos. No obstante, las conchas de braquiópodos siempre son inequivalvas, con una gran valva ventral y una dorsal que es menor, y se unen al sustrato mediante un pedúnculo carnoso o **pedicelo**; están más gruesamente calcificadas que las de los bivalvos y tienen un aspecto moteado, **punteado**, debido a los numerosos puntos no calcificados. El cuerpo de los braquiópodos está encerrado dorsal y ventralmente por dos lóbulos, el **manto**, que definen una **cavidad paleal**, dentro de la cual se halla la estructura alimentaria tentaculada, el **lofóforo**. Los cilios de los tentáculos crean una corriente de agua de la cual el animal filtra las partículas de detritos finas. Los sexos están separados, la fecundación es externa y los huevos eclosionan dando lugar a larvas planctónicas. Los braquiópodos se hallan principalmente en mares someros; raras veces son comunes, exceptuando unos pocos hábitats tropicales.

***Crania anomala* (Müller).** Esta especie vive permanentemente unida a las rocas y conchas. La valva ventral aplanada está pegada al sustrato; la valva dorsal es más o menos oblonga, cupuliforme y provista de un pico, y parece una lapa. Cuando se alimenta, las valvas revelan en parte una orla de rígidas sedas. En fondos toscos rocosos o formados por conchas, especialmente en zonas barridas por las corrientes; sublitoral somero y mar adentro. Islas Británicas, N hasta el Canadá ártico, S hasta las Canarias.

***Terebratulina retusa* (L.).** Un braquiópodo rechoncho, piriforme, de hasta 33 mm de long. La valva ventral, mayor y más alta, tiene un gran **foramen** cercano a la línea de la charnela, a través del cual sobresale el pedículo, corto y flexible. Ambas valvas están adornadas con finas estriaciones que irradian a partir de la línea de la charnela, y las fases de crecimiento suelen estar claras. Sublitoral somero, y mar adentro, sobre fondos rocosos toscos o ligada a caras rocosas verticales. Localmente abundante. Islas Británicas, N hasta Noruega, S hasta el Medit.

***Gwynia capsula* (Jeffreys).** Esta diminuta especie raras veces excede de 1 mm de longitud. Es ampliamente subaovada, con tosco moteado y finas líneas de crecimiento en ambas valvas. En BEAV, y sublitoral somero, ligada a una amplia gama de sustratos duros. Extendida por el Atlántico NE.

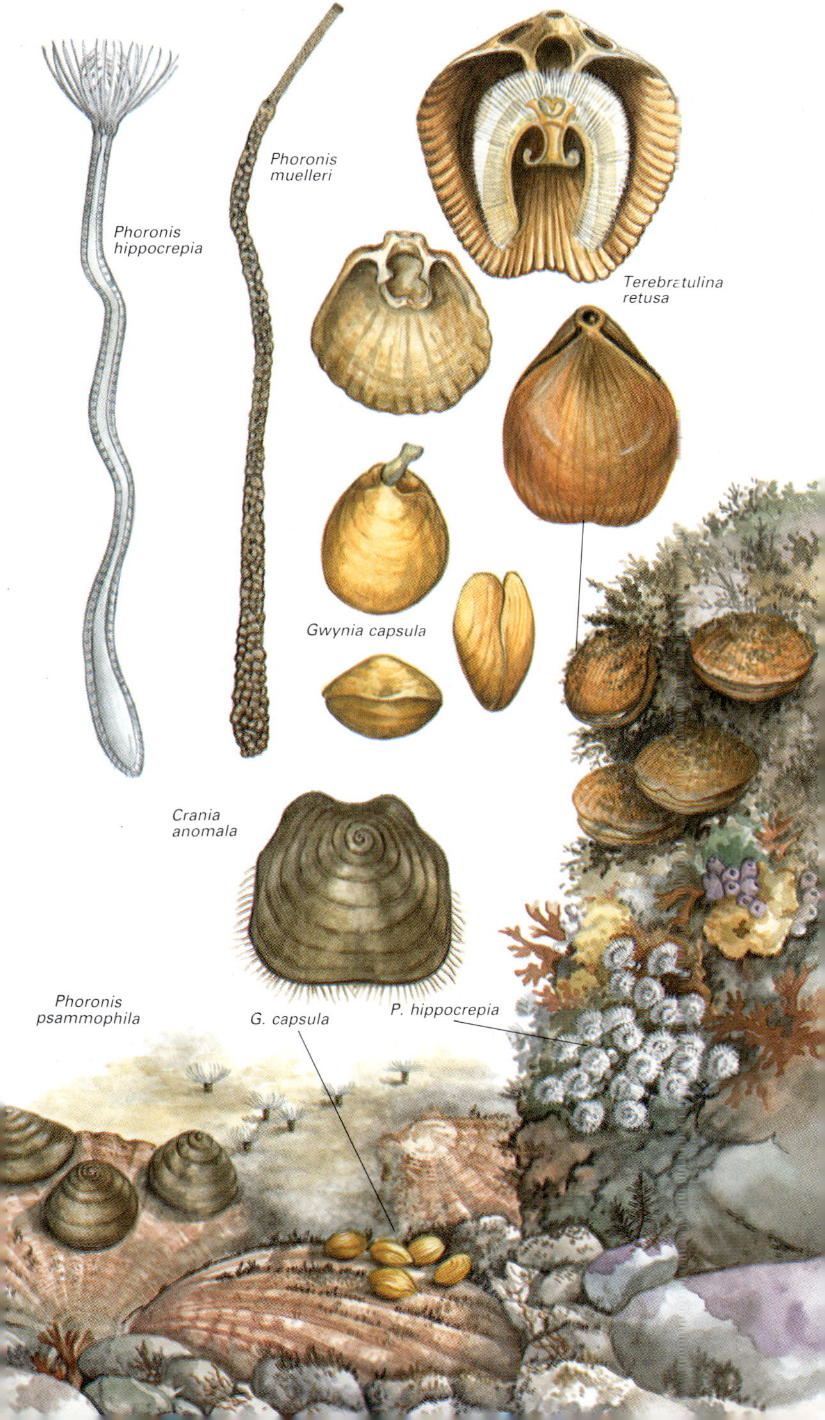
Phoronis muelleri
Phoronis hippocrepia
Terebratulina retusa
Gwynia capsula
Crania anomala
Phoronis psammophila
G. capsula
P. hippocrepia

Phylum Bryozoa

Los briozoos son animales sésiles coloniales, que a menudo son conspicuos en las costas rocosas, pero que puede que no se reconozcan de inmediato como lo que son. Sus colonias presentan una gran diversidad de formas: pueden ser capas o nódulos incrustantes, lóbulos blandos y carnosos, estructuras erectas y ramificadas, o penachos laxos o breñosos. En todos los casos los zooides que los forman son visibles con la lupa; cada uno tiene un **lofóforo** en forma de campana, constituido por tentáculos ciliados, que se retrae rápidamente cuando es estorbado. La boca, en la base del lofóforo, se abre a un intestino en forma de U, y cada zooide tiene sus propias gónadas y red nerviosa. No obstante, cada colonia se produce por gemación asexual a partir de una sola larva producida sexualmente, y por lo tanto está formada por un solo individuo genético. Las colonias de briozoos pueden estar muy o poco calcificadas, o gelatinosas con las paredes corporales externas flexibles. Todas están ligadas al sustrato, generalmente a las rocas, conchas y otros invertebrados, y pueden darse sobre los frondes, estipes o estípites de algas grandes. Existen varios cientos de especies en los mares europeos y 30 o más se dan comúnmente en la zona intermareal en las costas rocosas. Algunas tienen colonias distintivas, pero todas requieren lupa o microscopio para una identificación exacta.

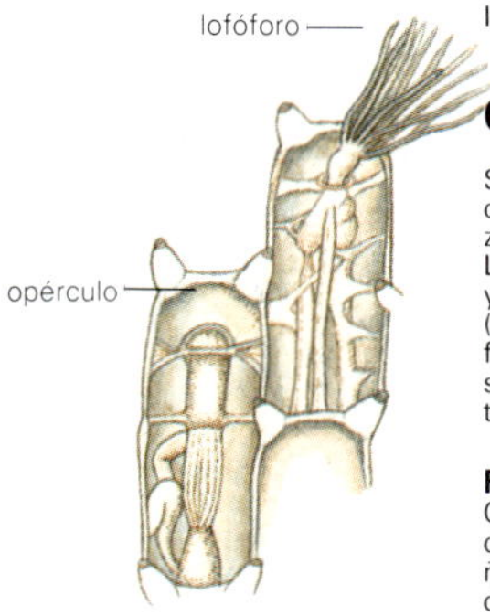

CLASE STENOLAEMATA

Se trata de briozoos muy calcificados con zooides tubulares. Las colonias pueden ser discoidales o caliciformes, o lobuladas, con zonas parcialmente erectas, o penachos erectos y ramificados. Los autozoides tubulares poseen orificios circulares que se proyectan hacia fuera, que no están cerrados por un repliegue (**opérculo**). Los embriones son incubados en los **gonozoides** inflados, lobulados o globulares, que tienen una superficie densamente punteada. La calcificación de los zooides tiene un moteado más tosco y difuso.

Familia Crisiidae

Ciclostomas erectos, con la colonia consistente en un penacho densa o laxamente ramificado, anclado por **rizoides** enmarañados. Las ramas son esbeltas, y consisten en una o dos series de estrechos zooides, con todos los orificios abiertos en una superficie dorsal definida; las ramas son articuladas, con **nodos** quitinosos que unen **internodos** calcificados.

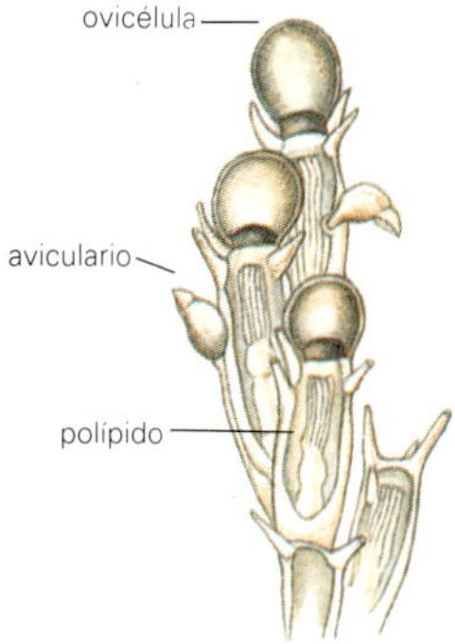

Crisia denticulata **(Lamarck).** Una sp. grande, que desarrolla penachos dispersos, de hasta 30 mm de alto. Los internodos son largos, y consisten en hasta 15 zooides, y las juntas son negro hollín. Cada nuevo internodo lateral brota de la parte baja del zooide que lo lleva, y parece que existe una cuña entre él y el zooide precedente. El gonozoide es piriforme, con un orificio muy corto en su superficie sup. Orilla inf. y sublitoral somero, sobre estípites de algas, en grietas mojadas y por debajo de cornisas, a menudo dando lugar a densos tepes con otras especies. Islas Británicas; al N hasta las Shetland, al S hasta el Medit.

Crisia eburnea **(L.).** Las colonias forman penachos cortos, densos y rizados, de hasta 20 mm de long. Los internodos son cortos, y consisten en cinco a siete zooides, todos curvados hacia dentro; las juntas son pardo amarillento claro. Gonozoides estrechamente piriformes, de orificio ovalado, sobre un corto tubo. Sobre algas rojas pequeñas, hidroideos y otros briozoos, así como sobre grandes estípites de algas y por debajo de cornisas rocosas; de la orilla inf. al sublitoral somero. GB; común en toda la región del Atl. NE, desde la Noruega ártica al Medit.

Crisidia cornuta **(L.).** Esta delicada especie desarrolla penachos bajos, de hasta 15 mm de alto, a menudo mezclados con otros crisíidos de mayor tamaño. Cada internodo consiste en un zooide único y en forma de cuerno, que generalmente lleva una espina larga y articulada. El gonozoide es corto y en forma de jarrón, con su orificio sobre un corto tubo; se halla libre de los autozooides que lo rodean. Orilla inf. y sublitoral somero, sobre y entre algas rojas pequeñas, sobre estípites grandes, hidroideos, briozoos y bajo cornisas rocosas. Abundante en el Atl. NE.

Schizoporella unicornis

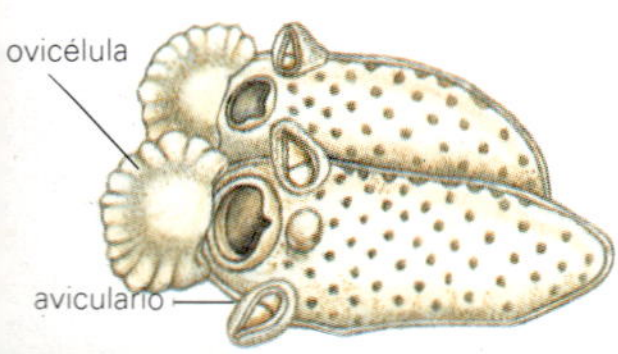

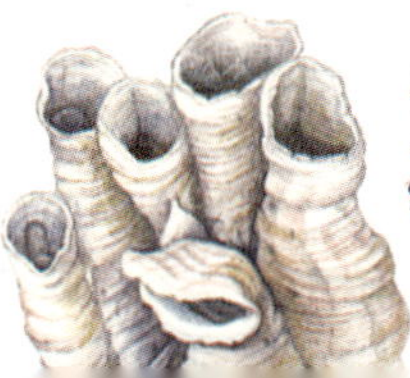

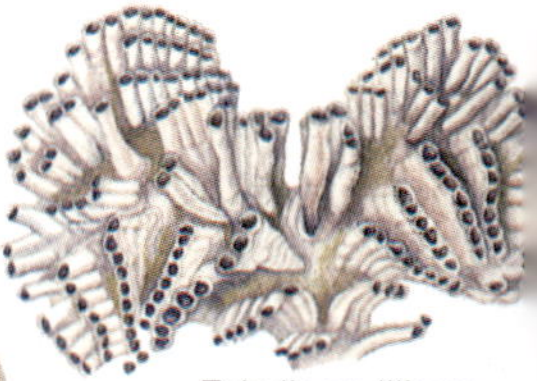

Tubulipora liliacea

Familia Tubuliporidae

Colonias incrustantes, gruesamente calcificadas, formando lóbulos gruesos y aplanados, o inflorescencias curvadas erectas en parte. Los zooides tienen partes erectas, altas y tubulares, que típicamente se fusionan en series, pareciendo hileras de zampoñas. El gonozoide es un lóbulo moteado que se extiende alrededor y entre las hileras de zampoñas. Existe una docena aprox. de especies europeas, que se distinguen principalmente por la forma del **ooeciostoma**, la abertura infundibuliforme del gonozoide.

***Tubulipora liliacea* (Pallas).** Colonia aplanada y lobulada, o desarrollando formas parcialmente erectas y mazudas; los lóbulos a menudo de más de 20 mm de long. o anchura. Zooides en hileras fusionadas de 4-12, extendiéndose en abanico a partir del centro de cada lóbulo. El ooeciostoma es un corto tubo en el límite lateral del gonozoide, tan amplio como el tubo de un zooide, pero sólo de 0,2 mm de lado, con un capuchón amplio, acampanado y dirigido hacia abajo. En BEAV y sublitoral somero, sobre algas, hidrozoos, briozoos y grandes ascidias y conchas; puede formar gruesos cilindros alrededor de sustratos finos. Islas Británicas; al N hasta el O de Noruega, al S hasta el Mediterráneo.

***Plagioecia patina* (Lamarck) (Plagioeciidae).** Esta especie forma discos aplanados o copas someras, a veces con un pedúnculo basal corto. Diámetro de hasta aprox. 5 mm; las colonias pueden estar densamente agrupadas o pueden dar lugar por gemación a colonias hijas, desarrollando zonas irregulares y bastante extensas. Los zooides tubulares pueden ser redondos u ovalados en sección, a veces con una porción distal alta que se proyecta hacia fuera, pero son todos del mismo tamaño. Gonozoide es un lóbulo inflado y grande, que puede extenderse por gran parte del área de la colonia. Orilla inf. y sublitoral, sobre sustratos duros y estípites de laminarias. Común por todo el Atl. NE y el Mediterráneo.

***Disporella hispida* (Fleming) (Disporellidae).** Esta especie desarrolla colonias discoidales, caliciformes o incluso cupuliformes, con una amplia banda periférica de fina calcificación. Las colonias, redondas y regulares, tienen aprox. 5 mm de diámetro; las colonias compuestas a menudo mucho mayores, con una silueta irregular. Los zooides pueden hallarse en líneas radiales o series alternas, y espaciados; los espacios intermedios están cruzados por rígidos segmentos que son infiltrados por una calcificación progresiva pero no totalmente. El orificio de cada uno de ellos tiene de una a tres largas púas en su reborde. En BEAV, sublitoral somero y mar adentro, sobre cualquier tipo de sustrato, incluyendo a otros invertebrados. Común por todo el Atl. N, en el E desde el mar de Barents hasta el Mediterráneo.

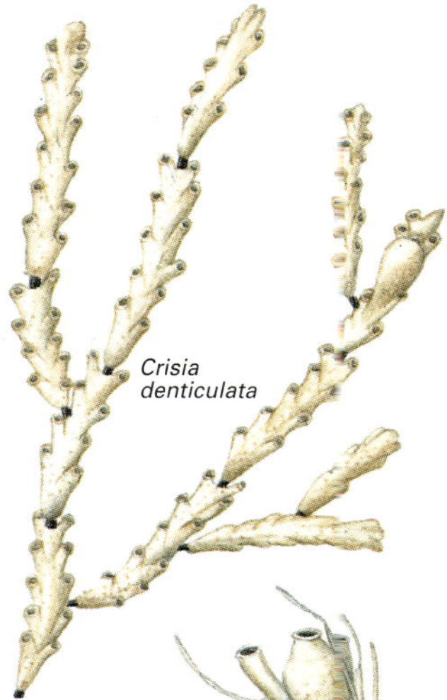

Crisia denticulata

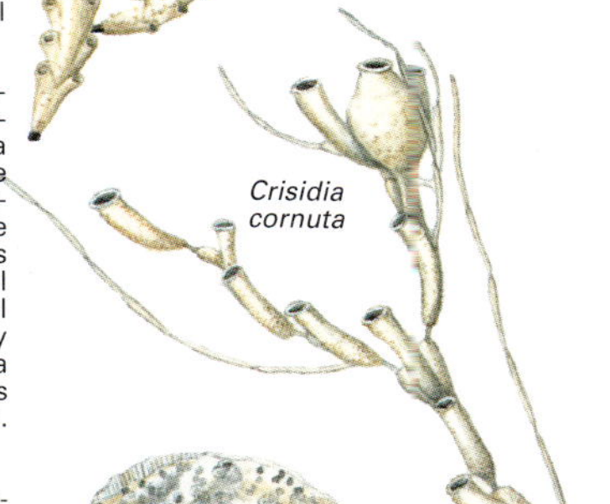

Crisidia cornuta

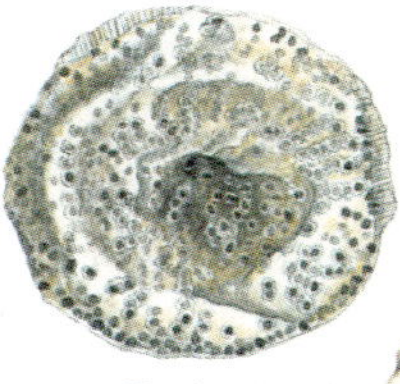

Plagioecia patina

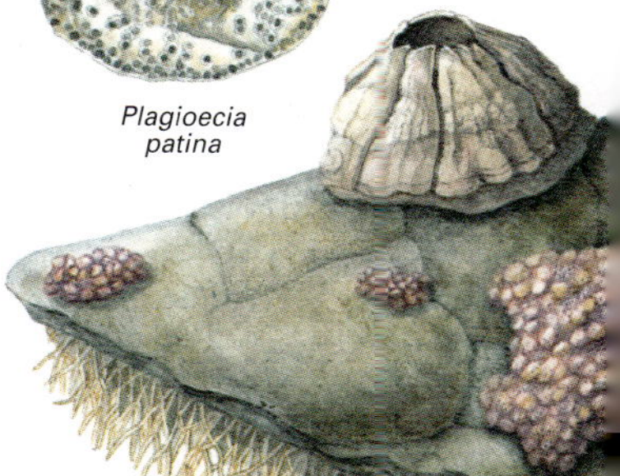

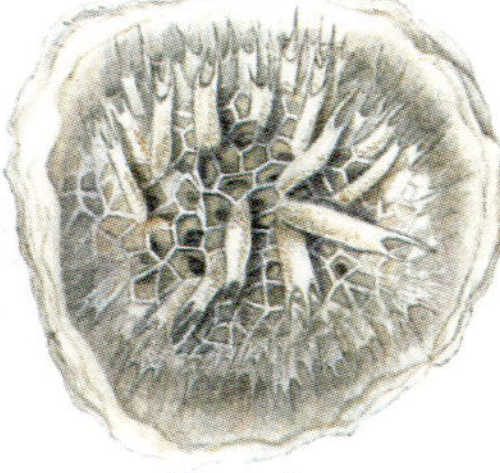

Disporella hispida

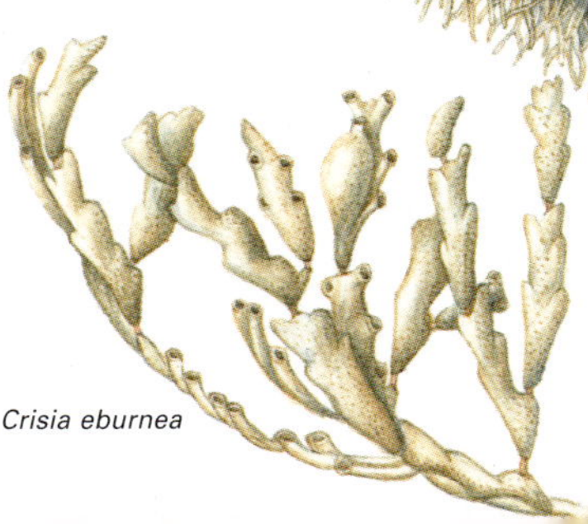

Crisia eburnea

CLASE GYMNOLAEMATA

Ésta es la mayor de las dos clases de briozoos marinos. Los zooides pueden tener forma de caja o de botella, y el orificio está cerrado por un **opérculo** articulado, o un músculo esfínter circular. Dos órdenes: los Cheilostomatida están calcificados en mayor o menor grador; los Ctenostomatida no están calcificados en absoluto.

ORDEN CHEILOSTOMATIDA

Briozoos calcificados con zooides en forma de caja, cerrados por un opérculo articulado. La superficie frontal del zooide puede ser membranácea, en parte o totalmente. Los zooides polimórficos, llamados **avicularios**, son característicos de este orden, y pueden ser importantes en la identificación. Este orden comprende aprox. un 90 % de todos los briozoos vivientes.

Familia Aeteidae

Son queilostomados primitivos y bastante atípicos. Las colonias consisten en cadenas largas y ramificadas de zooides saculiformes incrustantes, cada uno con una porción tubular erecta que es portadora de una región frontal membranácea, dentro de la cual se halla situado el opérculo, hacia su extremo. Ocasionalmente las cadenas están desligadas y forman una maraña laxa y breñosa.

***Aetea anguina* (L.).** Esta distintiva especie se reconoce de inmediato por su porción distal en forma de cuchara y curvada hacia abajo, de 0,8 mm de long. Incrusta pequeñas algas, hidrozoos, briozoos y estípites de *Laminaria*, desde BAV hasta el sublitoral somero. Casi cosmopolita, extendida y común por todo el Atl. NE y el Medit.

***Aetea sica* (Couch).** La porción erecta de esta especie es larga, esbelta y recta, hasta 1,8 mm, y la porción inf., por debajo de la membrana frontal, está densamente anillada. Hábitat y distribución como los de *A. anguina*.

***Aetea truncata* (Landsborough).** Porción tubular erecta más corta que en *A. sica*, hasta 0,8 mm, ligeramente ampliada hacia la punta pero no en forma de cuchara. Por debajo de la membrana la pared calcificada está finamente punteada, pero no anillada. Hábitat y distribución como los de otras especies.

Familia Scrupariidae

Sólo se conocen dos especies; ambas desarrollan cadenas erectas y ramificadas de zooides en forma de cuerno, que se elevan a partir de un estolón esbelto o de una serie lineal e incrustante de zooides. El opérculo se halla situado en una zona membranácea ovalada en el extremo amplio del zooide. Los embriones se incuban en unas **ovicélulas** bivalvas y en forma de casco, llevadas por zooides amplios y cortos.

***Scruparia chelata* (L.).** La parte incrustante de la colonia es un estolón esbelto y reptante. Los zooides miden unos 0,5 mm de long., y tienen una forma de cuerno amplio, con la zona membranácea frontal formando un acusado ángulo con la pared basal. Orilla inf. y sublitoral somero; sobre hidroideos, briozoos y pequeñas algas rojas, también sobre grandes estípites de algas, y sobre conchas y otros invertebrados. GB, S hasta el Medit.

***Scruparia ambigua* (d'Orbigny).** La parte incrustante de esta colonia es una sola cadena de zooides, que da lugar por gemación a cadenas erectas ramificadas a partir de sus superficies frontales. Los zooides son parecidos en cuanto a tamaño a *S. chelata*, pero más esbeltos, con unas superficies basal y frontal más o menos paralelas. Hábitat como el de *S. chelata*, pero mucho más extendido, desde el O de Noruega al S hasta el Medit.

Familia Membraniporidae

Las colonias son capas incrustantes, finas y parecidas a encajes, pero a menudo muy extensas. Los autozooides suelen tener forma de caja, la superficie frontal enteramente membranosa, con un lofóforo retraído claramente visible en su interior. Varias especies comunes sobre grandes algas pardas.

***Membranipora membranacea* (L.).** Esta especie forma capas parecidas a encajes y amplias sobre los frondes de *Laminaria*, a la que se ha adaptado especialmente, y sólo en escasas ocasiones a otras algas pardas. Es una parte conspicua y familiar de la epifauna del alga, en costas moderadamente expuestas de todo el Atl. NE. Crece muy deprisa, ya que la colonia avanza varios mm/día, en respuesta a la depredación de las babosas marinas, y para mantener su posición en la parte perenne del fronde del alga. La larva es planctótrofa y de larga vida.

***Electra pilosa* (L.).** Los zooides de esta especie miden hasta 0,5 m de long. y poseen una membrana frontal ovalada y extensa, bordeada de espinas, siendo la proximal media a menudo muy larga. Aprox. un tercio de la superficie frontal está ligeramente calcificada, con grandes poros esparcidos. Forma capas aplanadas, que parecen cerdosas cuando las espinas proximales medias son especialmente largas. Común, a menudo abundante sobre *Fucus serratus, Chondrus crispus* y *Mastocarpus stellatus*, pero también sobre otras algas, y sobre sustratos duros; orilla inf. y sublitoral. Las colonias establecidas sobre hidroideos o pequeños sustratos pueden desarrollar ramas estrechas y en forma de correa, que pueden formar colonias en forma de balón sobre los suelos arenosos del mar. Común en todo el Atl. NE y el Medit. Una especie parecida *E. posidoniae* Gautier, se da sobre la hierba marina *Posidonia* por todo el Medit. La parte calcificada de la pared frontal carece de poros casi por completo.

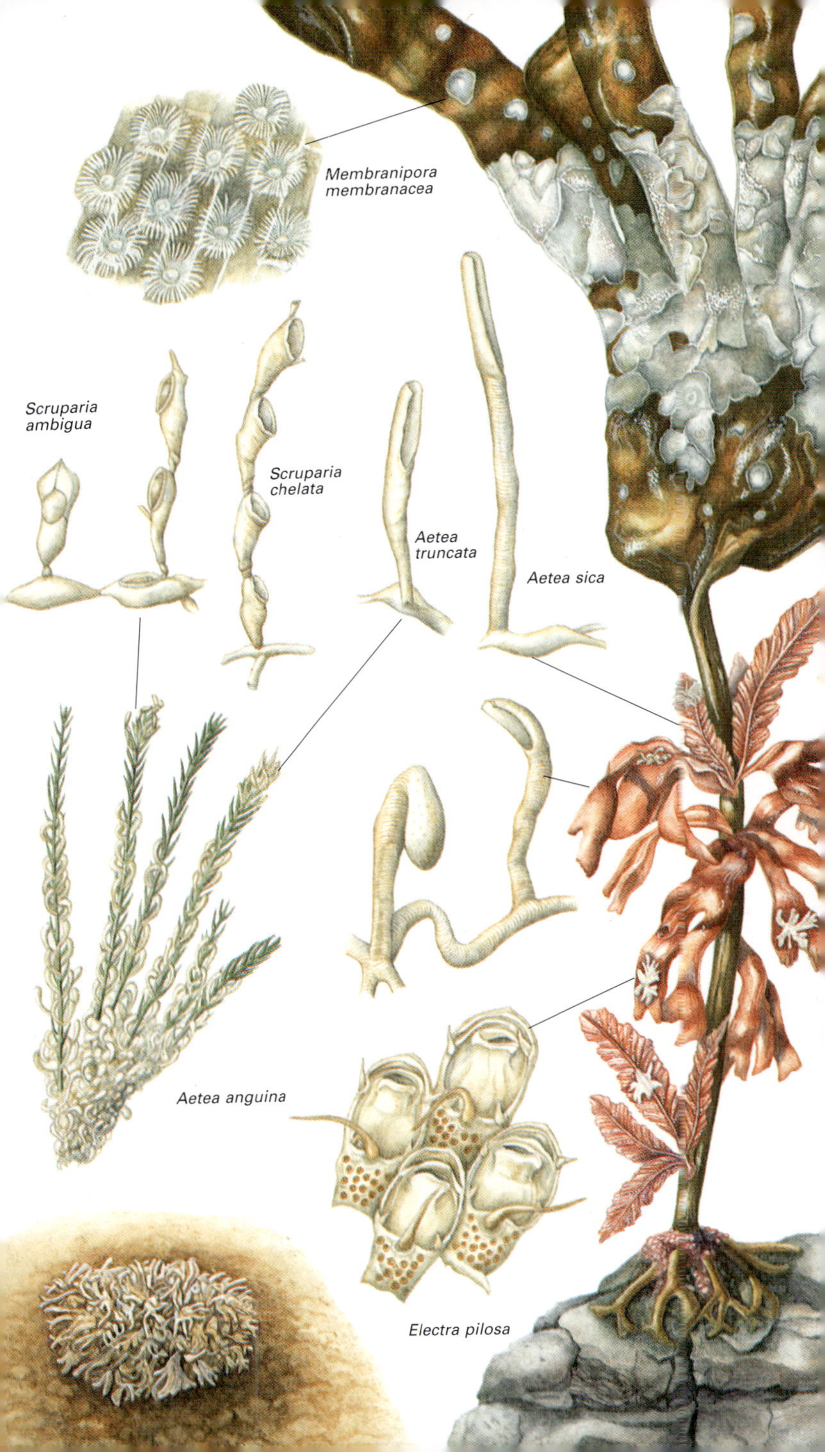
Membranipora membranacea
Scruparia ambigua
Scruparia chelata
Aetea truncata
Aetea sica
Aetea anguina
Electra pilosa

***Elecra crustulenta* (Pallas).** Esta especie de aguas salobres se reconoce por su opérculo blanco y densamente calcificado, que contrasta mucho con la membrana frontal. La pared frontal calcificada está muy reducida, sin poros, y existe una espina proximal media única y muy pequeña. En estuarios y lagunas salobres, formando capas sobre los sustratos duros, o cilindros foliáceos alrededor de los tallos de las plantas. En lagos salobres del SO de Holanda este briozoo crece asociado con un alga cianofícea para formar duros arrecifes estromatolíticos que la gente del lugar denomina "piedras que crecen". En GB, y en las lagunas que bordean el S del M. del N. y el O del Medit. Localmente abundante.

***Conopeum reticulum* (L.).** Especie costera a menudo abundante en estuarios pero rara mar adentro. Forma gruesas capas reticuladas, a menudo multilaminares; los oblongos zooides, de hasta 0,5 mm de long., tienen una membrana frontal ovalada, con un borde granular finamente calcificado, que a veces lleva diminutas espínulas. Los "zooides reticulares", pequeños y triangulares se hallan entre los normales. Sobre sustratos duros, especialmente conchas de ostras viejas, en suelos mixtos y toscos. Sublitoral somero, sobre costas abrigadas; también en estuarios, tolerando salinidades tan bajas como del 21 por mil. GB, NE hasta Kattegat, costas S del Canal, ausente del Medit.

Familia Flustridae

Colonias erectas, foliáceas, lobuladas o ramificadas; muy ligeramente calcificadas. Superficie frontal del zooide enteramente membranosa, a veces bordeado de cortas espinas. Puede haber aviculários. Embriones incubados en ovicélulas hemisféricas.

***Flustra foliacea* (L.).** Colonia un grupo arbustivo rígido pero flexible, de hasta 200 mm de lado, que consiste en frondes bilaminares amplios y lobulados (es decir, zooides a ambos lados). Olor a limones cuando está fresca. Cada zooide con cuatro a cinco espinas cortas y gruesas bordeando el extremo distal. Aviculários con mandíbulas semicirculares pardas entre los zooides; cuando está sumergida, las ovicélulas aovadas son visibles en las partes más viejas de la colonia. *Flustra foliacea* vive sobre todo en densos lechos sobre fondos rocosos toscos y barridos por las corrientes; se une mediante una capa incrustante de zooides y es perenne, viviendo al menos 12 años en los hábitats ideales. Su crecimiento arbustivo abriga numerosos otros invertebrados, y a menudo está incrustada a otros briozoos. Sublitoral; nunca se encuentra en la zona intermareal pero los grandes ejemplares secos son muy comunes entre los restos de la línea de varado en las costas del N de Europa. GB, N hasta la Noruega ártica y S hasta Vizcaya.

***Chartella papyracea* (Ellis y Solander).** Colonias menores y más delicadas que las de *Flustra*, con frondes más estrechos, formando densos grupos de hasta 100 mm de altura. Los zooides rectangulares tienen unos 0,5 mm de long., con una fina espina en cada esquina distal. La ovicélula es una capa pequeña y hemisférica, inmersa en la superficie de la colonia. Sin aviculários. Longevidad desconocida, pero pasa de los dos años. En BEAV y sublitoral, ligada a los sustratos duros; localmente común en costas rocosas moderadamente expuestas. S del M. del N., islas Británicas, al S hasta las costas atlánticas españolas.

***Chartella papyrea* (Pallas).** Muy parecida a la anterior, pero los frondes consisten sólo en una sola capa de zooides y las colonias son por lo tanto bastante endebles. Los zooides carecen de espinas, y no existen aviculários. Hábitat como el de *C. papyracea*, pero limitado al Medit.

***Securiflustra securifrons* (Pallas).** Esta especie desarrolla colonias con frondes estrechos y parecidos a cinturones, y ramas laterales cortas y distintivamente cuneiformes. Forman densos grupos, de hasta 100 mm de altura. Los autozooides son largos, estrechos y rectangulares, y a menudo exceden de los 6 mm y carecen de espinas. Existen pequeños aviculários, con mandíbulas triangulares redondeadas. Sublitoral somero y mar adentro, ligados a sustratos duros. GB, N hasta el N de Noruega y S hasta el O del Medit.

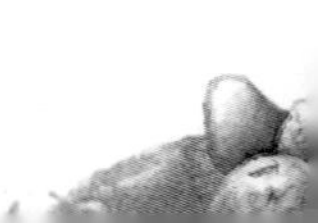

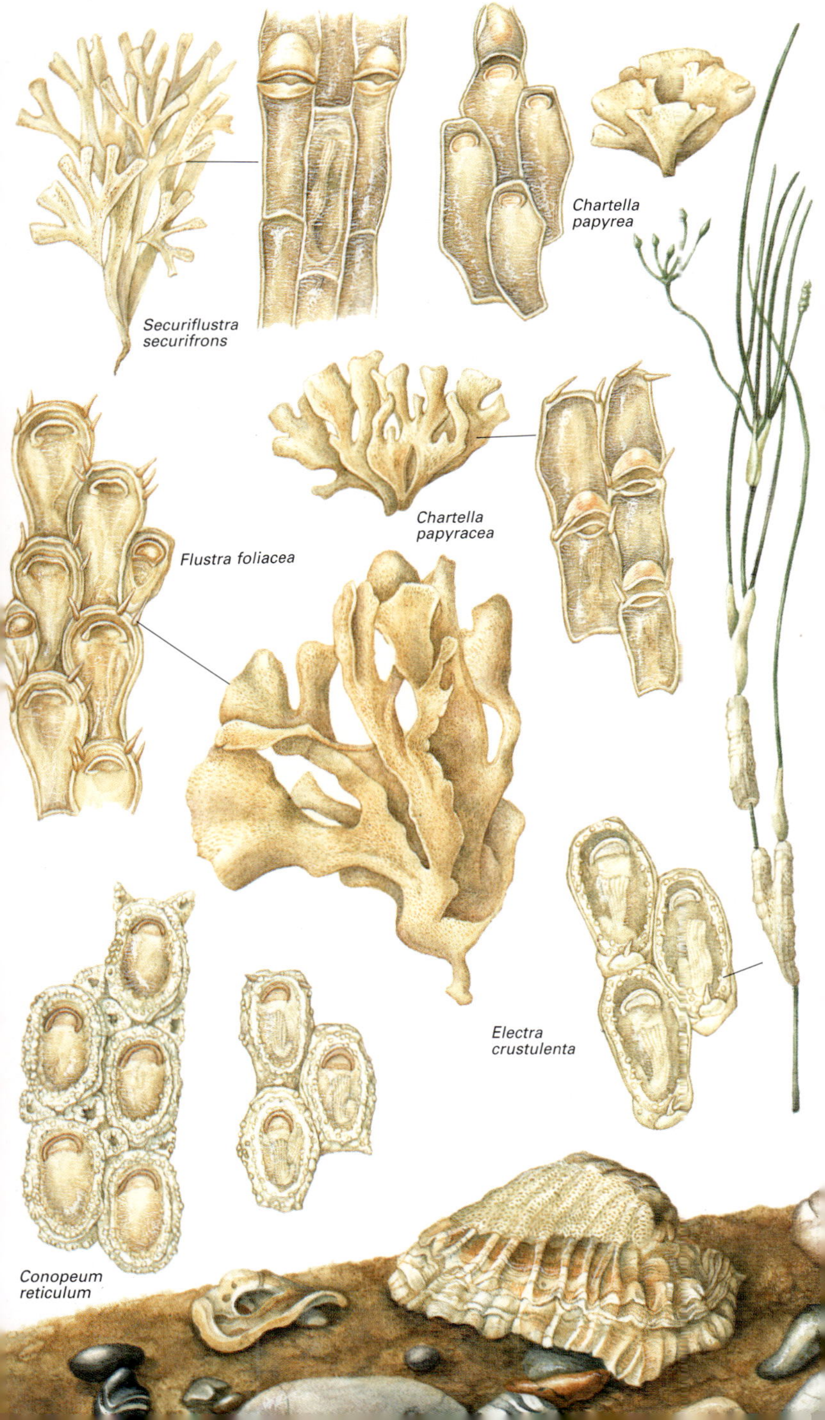
Securiflustra
securifrons
Chartella
papyrea
Chartella
papyracea
Flustra foliacea
Electra
crustulenta
Conopeum
reticulum

Familia Calloporidae

Las colonias son capas irregulares y extensas, o manchas redondeadas y pequeñas siempre unilaminares. Autozooides con una extensa membrana frontal, a veces con límite calcificado y generalmente con espinas erectas. Numerosos géneros y especies en los mares europeos. La clasificación depende de la presencia o ausencia, número, tipo y posición de las espinas, los avicularios y las ovicélulas.

***Callopora lineata* (L.)**. Cada zooide tiene una membrana frontal ovalada bordeada de 8-11 espinas erectas. Existe una pequeña zona de pared frontal calcificada que generalmente lleva un aviculario ovalado con una mandíbula corta y triangular. Ovicélulas globulares y distintivas, con una amplia zona de finas calcificaciones en la zona frontal. Orilla inf. y sublitoral somero, en costas rocosas; común en estípites de laminarias, la cara inf. de las rocas y grandes restos de conchas grandes. GB, al N hasta la Noruega ártica y al S hasta el Medit.
***Callopora rylandi* Bobin y Prenant**. En esta especie las 6-10 espinas que rodean al zooide son amplias y aplanadas, y se arquean por encima de la membrana frontal, fusionándose en las puntas. Existen cuatro espinas cortas y erectas alrededor del opérculo. Orilla inf. y sublitoral, en estípites de laminarias y yemas de *Himanthalia*, rocas y conchas. Islas Británicas; quizás no más allá de Bretaña.
***Callopora dumerilii* (Audouin)**. Sólo cuatro espinas en el extremo distal del zooide, sólo dos de ellas son muy obvias; una generalmente muy alargada (hasta aprox. 0,5 mm). Membrana frontal bordeada por un tosco borde granuloso, y la ovicélula finamente granular. En estípites de laminarias y sustratos duros; orilla inf. y sublitoral. GB; O de Noruega y S hasta el Medit.
***Callopora craticula* Alder**. Zooides de 0,4 mm de long. con 12-15 espinas finales volcadas por encima de la membrana frontal. Aviculario pequeño, con una mandíbula estrecha, que apunta hacia el extremo sup. del zooide. La ovicélula tiene una fina zona de calcificación por delante, con un caballón distintivo y delimitante. En BEAV y sublitoral, sobre estípites de laminarias y sustratos duros. GB, al N hasta la Noruega ártica.
***Cauloramphus spiniferum* (Johnston)**. La ovalada membrana frontal del zooide está bordeada por un grueso borde calcificado que lleva 11 a 16 espinas cortas y cilíndricas. La ovicélula tiene una estructura indistinta en forma de gorro. Los avicularios son característicos, altos y mazudos con la mandíbula en su extremo amplio. Una especie intermareal común, que incrusta las rocas y piedras, y grandes estípites de algas, desde NMM hacia abajo. GB, al N desde las Shetland al S hasta Bretaña.

Familia Cellariidae

Colonia erecta, ramificada, articulada; consiste en **internodos** cilíndricos y estrechos, unidos por cortos **nodos** quitinosos. Cada internodo consiste en verticilos de zooides hexagonales o romboidales, que se abren en todas las superficies de la rama.

***Cellaria fistulosa* (L.)**. Forma penachos densos y abundantemente ramificados, de hasta 60 mm de alto. Los internodos miden 5-8 mm de long., unos 0,5-1 mm de diámetro, con cinco o seis verticilos de zooides hexagonales. Entre los zooides existen pequeños avicularios rectangulares, con mandíbulas cortas y semielípticas, todas ellas dirigidas hacia el ápice de la rama. Sublitoral somero y mar adentro; ligado a grandes colonias de hidrozoos, sobre conchas u otros sustratos duros. GB, Shetland al S hasta el Medit.
***Cellaria sinuosa* (Hassall)**. Forma de la colonia parecida a la de las especies anteriores, pero los internodos son mayores, ligeramente mazudos, de hasta 10 mm de long., y mucho más gruesos, de hasta 2 mm. Los avicularios son proporcionalmente mayores que en *C. fistulosa* y la mandíbula está dirigida oblicuamente. Sublitoral somero y mar adentro, unida a sustratos duros. GB, Shetland al S hasta el Medit.
***Cellaria salicornioides* Lamouroux**. Esta especie forma colonias difusas que se extienden hasta aprox. 50 mm de long. Internodos de hasta 10 mm de long., y muy esbeltos, con un diámetro máximo de 0,5 mm. Avicularios dispersos, pero tan grandes como los autozooides, con una mandíbula amplia y semicircular dirigida hacia la punta de la rama. Se liga a sustratos duros sobre fondos arenosos toscos y mixtos; sublitoral. GB, N hasta las Shetland, S hasta el Medit.

Familia Scrupocellariidae

Colonias erectas, ramificadas y articuladas; internodos aplanados, que consisten en dos series longitudinales de zooides, encarados hacia delante. Existe una membrana frontal ovalada, que en muchas especies está oculta en parte debido a una espina aplanada o ramificada (**scutum**) que se curva por encima de ella. Puede haber avicularios en los lados o la superficie frontal del zooide, pero más característicamente son estructuras fusiformes en el lado basal del zooide, con sedas largas y flexibles, llamadas **vibracula**. También existen ovicélulas y espinas erectas.

***Scrupocellaria reptans* (L.)**. Colonia en forma de abanico o arbustiva, a veces erecta, pero típicamente extendida por encima y paralela al sustrato, ligada a él por cortos rizoides; altura máxima aprox. 20 mm. Internodos de 8-12 zooides; cada uno tiene un escudo grande parecido a una cornamenta por encima de la membrana frontal, un diminuto aviculario lateral hacia el extremo distal, y un vibraculum en su lado basal. Existe un solo aviculario dentro de la axila de cada dicotomía. Orilla inf. y sublitoral somero; sobre pequeñas algas rojas, por debajo de cornisas, sobre estípites de *Laminaria*, y sobre grandes colonias de *Flustra*. Islas Británicas; N de Noruega al S hasta el Medit. y las Azores.
***Scrupocellaria bertholetti* (Audouin)**. Muy parecido a *S. reptans* pero con un escudo mucho menor, con menos ramas, que cubre sólo la zona central de la membrana frontal. El aviculario lateral es en proporción mucho mayor. Hábitat parecido al de *S. reptans*, pero limitado al Medit.
***Scrupocellaria scruposa* (L.)**. Esta especie forma densos penachos, hasta aprox. 20 mm de alto. Los zooides tienen grandes avicularios laterales, pero no un escudo. Dos vibracula en la axila de cada dicotomía. Orilla inf., sublitoral somero y mar adentro, ligada a grandes algas, hidrozoos y briozoos, o sobre sustratos duros. GB, N de Noruega hasta el Medit.

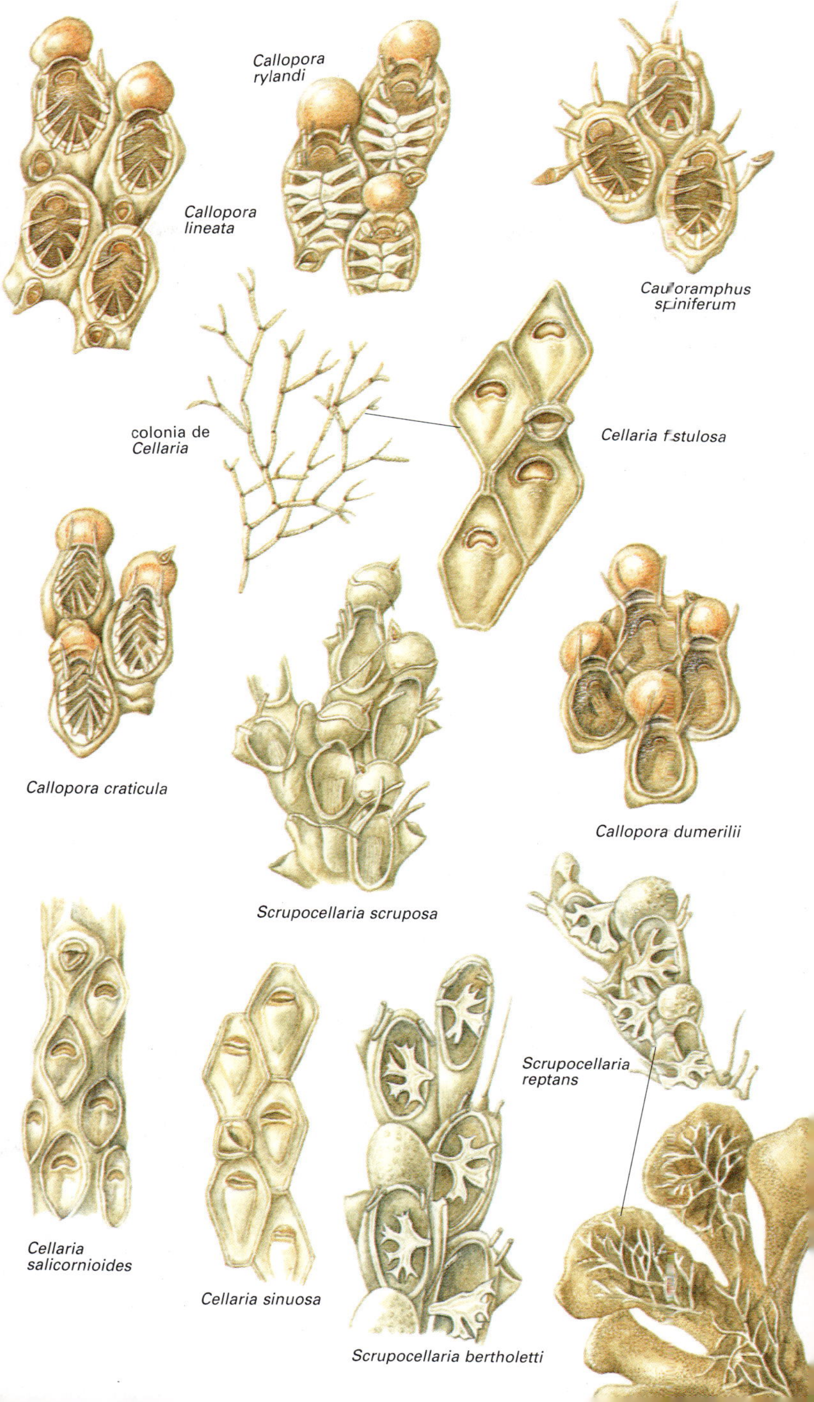
Callopora rylandi
Callopora lineata
Cauloramphus spiniferum
colonia de Cellaria
Cellaria fistulosa
Callopora craticula
Callopora dumerilii
Scrupocellaria scruposa
Scrupocellaria reptans
Cellaria salicornioides
Cellaria sinuosa
Scrupocellaria bertholetti

Familia Bugulidae

Colonias erectas, ramificadas pero no articuladas. Ramas aplanadas, que se dividen regularmente, a veces dispuestas en espirales regulares; cada una consiste en dos o más series de zooides rectangulares y alargados, con extensas membranas frontales. Espinas y ovicélulas presentes; avicularios característicos con forma parecida a pequeñas cabezas de pájaros y sobre cortos pedúnculos. Una docena o más de especies europeas, que se distinguen principalmente por el número y distribución de sus espinas, número de hileras de zooides, y tamaño y forma de los avicularios.

***Bugula neritina* (L.)**. Ésta es una especie común que causa obstrucciones. Es abundante en los muelles y puertos, y en otras estructuras construidas por el hombre, en todos los mares templados cálidos y tropicales. Las colonias desarrollan grupos arbustivos de hasta 80 mm de alto y pueden cubrir grandes áreas de sustrato. Es la única *Bugula* que carece de ambas espinas y de avicularios. Medit. hasta el SO de Inglaterra.
***Bugula turbinata* Alder**. Colonia de hasta 60 mm de alto, arbustiva, con las ramas dispuestas en espirales alrededor de uno o más ejes principales. Cada rama tiene de 2 a 4 series de zooides; una sola espina corta en cada esquina superior del zooide. Los avicularios tienen picos cortos y ganchudos; los de la serie marginal de zooides tienden a ser mayores que los del centro de la rama. Orilla inf. y sublitoral somero, ligadas a sustratos duros. S de GB hasta el Medit.
***Bugula flabellata* (Thompson en Gray)**. Las colonias de esta especie tienen ramas amplias, aplanadas y bastante cuneiformes, con hasta ocho series de zooides. Dos espinas en cada esquina distal de los zooides más internos; los que se hallan hacia los bordes de las ramas tienen tres espinas en la esquina ext., dos en la int. Avicularios con picos largos y ganchudos; los del borde ext. de la rama mucho más largos que los del centro. Orilla inf. y sublitoral somero, a menudo común en costas rocosas de abrigadas a moderadamente expuestas. GB, N hasta las Shetland, S hasta el Medit.

Familia Umbonulidae

Briozoos muy calcificados e incrustantes que forman cortezas gruesas y anaranjadas. La cara frontal del zooide está completamente calcificada, con una superficie nodular, y está bordeada por grandes poros marginales. Los opérculos se hallan dispuestos dentro de una gran abertura oblonga.

***Umbonula littoralis* Hastings**. Zooides grandes, de hasta 0,8 mm de long., con unos 20 poros marginales conspicuos; muchos tienen un aviculario redondeado en la superficie frontal, justo por debajo de la abertura. Grandes embriones rojos visibles dentro de los zooides en otoño e invierno; sin ovicélulas. Orilla inf. y sublitoral somero; en estípites de laminarias, brotes de *Himanthalia* y sustratos duros. GB, O de Noruega y S hasta Bretaña.
***Umbonula ovicellata* Hastings**. Parecida a la especie ant., pero con menos poros marginales, cada uno separado por gruesos caballones. Embriones incubados en grandes ovicélulas conspicuas. Sublitoral somero, en hábitats parecidos a la especie ant. GB, al S hasta el Medit.
***Escharoides coccinea* (Abildgaard) (Exochellidae)**. Esta especie común forma extensas cortezas anaranjadas. Los zooides, muy calcificados, tienen una superficie nodular, con poros marginales poco distintivos. El amplio orificio tiene un gran aviculario ganchudo en uno o ambos lados, y aprox. cuatro largas espinas en cada borde distal. Tiene una ovicélula nodulosa y globular. Orilla inf. y sublitoral somero; sobre estípites de laminarias y sustratos duros. Abundante en costas rocosas en GB y O de Noruega al S hasta el Medit.

Familia Schizoporellidae

Esta familia diversa y grande se caracteriza por el orificio del zooide, que es redondo u ovalado, con una muesca estrecha o amplia, el **seno**, en su borde inf. Generalmente posee avicularios, y grandes ovicélulas acaballonadas o perforadas, que también son típicas. Colonias incrustantes, que a menudo forman crecimientos macizos y multilaminares.

***Schizoporella unicornis* (Johnston en Wood)**. La colonia es una capa extensa e irregular. Zooides rectangulares, con superficie frontal densamente perforada. El orificio tiene un seno conspicuo y profundo en forma de U. Avicularios pares, situados a cada lado del orificio y dirigidos hacia el lado. La ovicélula globulosa no está perforada, con gruesos caballones radiales. Orilla inf. y sublitoral, sobre sustratos duros y también grandes estípites de algas. GB, Shetland al S hasta el O del Medit.
***Schizoporella errata* (Waters)**. Esta especie común forma masas multilaminares y macizas sobre sustratos duros, especialmente estructuras construidas por el hombre. El orificio del zooide tiene un seno amplio y somero; generalmente sólo un aviculario, que puede faltar en la mayoría de los zooides. La pared frontal tiene perforaciones muy toscas, y la ovicélula está finamente acaballonada. Sublitoral; se da comúnmente en los mares templados y tropicales, incluyendo el Medit.; límite norte en el O del Canal.
***Celleporella hyalina* (L.) (Hippothoidae)**. Esta especie es famliar como epifito de las grandes algas, particularmente *Laminaria saccharina*. Las colonias incrustantes son manchas finas y redondeadas, de hasta 20 mm de diámetro. Los zooides, alargados y fusiformes, tienen intercalados pequeños zooides del género masculino, y cortos zooides triangulares femeninos que llevan ovicélulas bulbosas y perforadas. Es un briozoo que crece deprisa, y que produce tres generaciones al año. Orilla inf. y sublitoral somero, a menudo abundante sobre algas, en costas rocosas abrigadas. Extendido por la región del Atl. NE, llegando al S hasta Vizcaya.
***Adeonella pallasii* (Heller) (Adeonellidae)**. Las colonias erectas y de delicadas ramas de esta especie pueden ser muy comunes en los lechos de algas, ligadas a las hojas de las plantas. Las ramas son aplanadas, con zooides en ambas caras; el orificio semicircular del zooide tiene otra abertura, el **spiramen**, inmediatamente por debajo, flanqueado a cada lado por un pequeño aviculario. Sublitoral somero, sobre sustratos orgánicos e inorgánicos. Sólo al E del Medit.

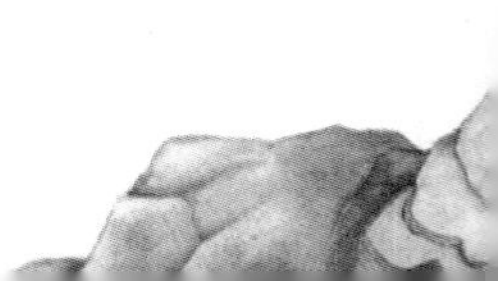

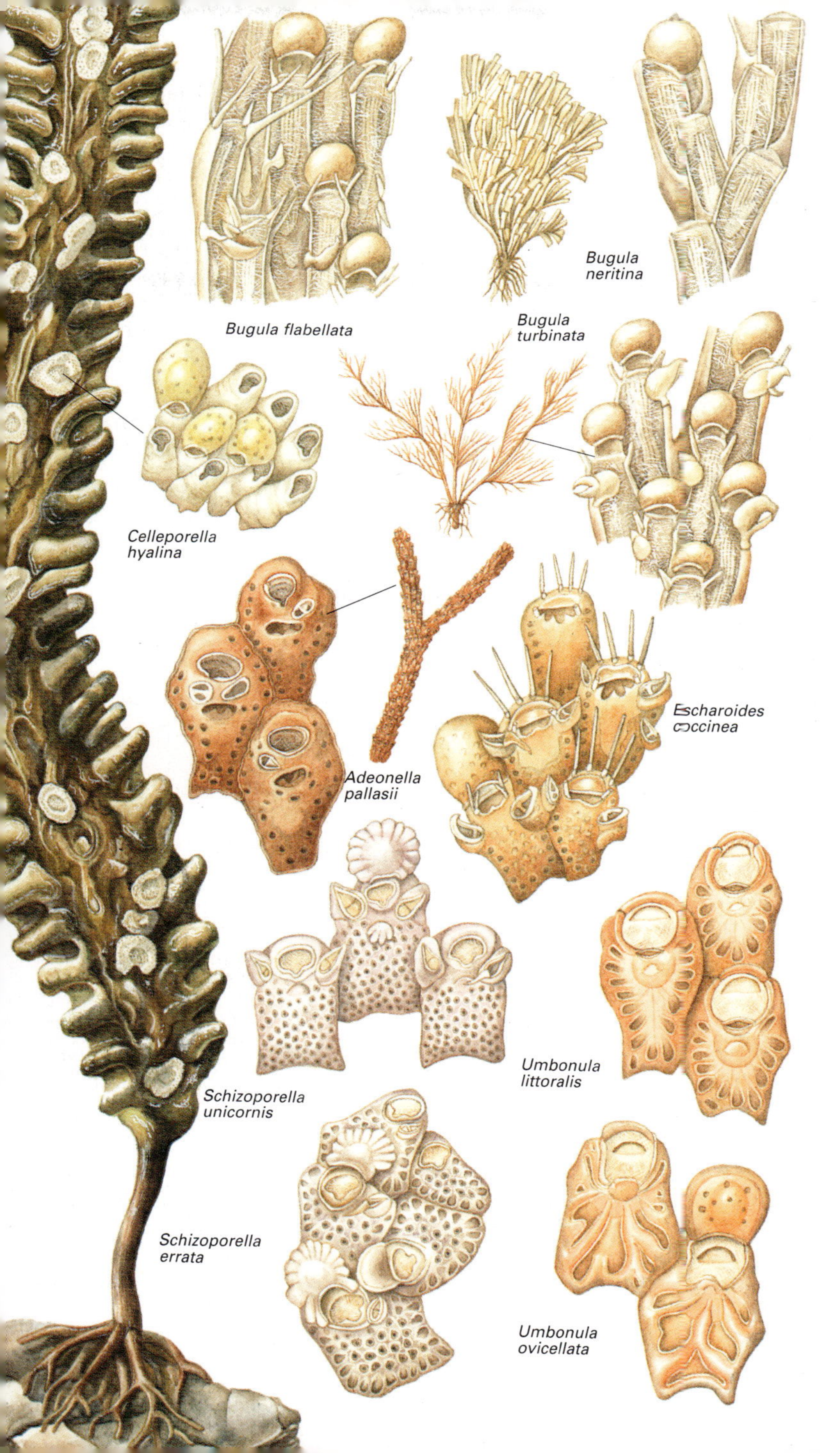
Bugula neritina
Bugula flabellata
Bugula turbinata
Celleporella hyalina
Escharoides coccinea
Adeonella pallasii
Umbonula littoralis
Schizoporella unicornis
Schizoporella errata
Umbonula ovicellata

Familia Phidoloporidae

Estos briozoos desarrollan colonias erectas, rígidas y tridimensionales formadas de placas aplanadas de dos capas, o capas dobladas y parecidas a redes. Suelen estar muy calcificados. El orificio del zooide está finamente dentado, la ovicélula tiene una fisura frontal, y los aviculários se dan en una gran variedad de formas y tamaños.

***Schizotheca serratimargo* (Hincks).** Colonia de capas aplanadas o plegadas de dos capas, de hasta 10 mm de alto. Los zooides tienen una superficie frontal nodulosa, cada una con un pequeño aviculario justo por debajo del orificio. Aviculários mayores y secundarios con mandíbulas en forma de flecha entremezclados con los zooides. Sublitoral somero, en fondos toscos compuestos por conchas y sobre rocas, generalmente en zonas barridas por las corrientes. Común por todo el Medit., raro al N de Bretaña.

***Sertella septentrionalis* Harmer.** Esta especie forma colonias delicadas, quebradizas y parecidas a encajes, a menudo de 50 mm o más de altura. Su característica conspicua más común es un aviculario grande y ganchudo que se proyecta a 90° de la superficie de la rama, confiriéndole a la colonia una apariencia cerdosa. La ovicélula es aovada alargada, con una gran fisura frontal. Sublitoral somero, sobre fondos mixtos con conchas; también a menudo ligada a algas marinas. Común en todo el Medit.; y en aguas más profundas, al N de las Shetland y O de Noruega. Varias especies parecidas frente a las costas europeas meridionales y septentrionales.

***Pentapora fascialis* (Pallas) (Hippoporinidae).** Colonia constituida por placas aplanadas y bilaminares, que se dividen y fusionan para formar una estructura tridimensional cupuliforme, parecida a un coral mazudo; o con ramas estrechas e irregularmente divididas, fusionadas y solapadas para formar masas toscamente reticuladas. Los zooides son idénticos en cada caso, bastante grandes, con una superficie frontal toscamente perforada. Puede haber un pequeño aviculario por debajo del orificio. Sublitoral, en fondos toscos y barridos por las corrientes. La forma de coral se da en las islas Británicas; es perenne y vive al menos 12 años, y puede formar estructuras macizas, de 200-30 mm de diámetro, 100 mm de alto. La forma de frondes estrechos se halla ampliamente distribuida por todo el Medit.

Falso coral *Myriapora truncata* (Pallas) **(Myriaporidae).** Colonia de 30-40 mm de alto, con ramas gruesas y cilíndricas regularmente divididas. Vista con la lupa, la superficie aparece lisa, con orificios de zooides sinuosos y conspicuos, regularmente espaciados, pero los límites de los zooides no están claros. Sublitoral somero, en fondos toscos, rocosos y con conchas. Sólo Mediterráneo.

Familia Celleporidae

Colonia nodulosa, cupuliforme o redondeada, que incrusta sustratos duros y algas grandes. Zooides típicamente amontonados sin una orientación regular, y con las fronteras individuales indefinidas. Suele haber aviculários de varios tamaños. Al menos 30 especies de esta familia en los mares europeos. Son difíciles de identificar con precisión, y siempre requieren un examen microscópico.

***Turbicellepora avicularis* (Hincks).** La colonia desarrolla una forma cupuliforme sobre sustratos duros, o robustos cilindros alrededor de hidroideos y briozoos erectos. El orificio de los zooides tiene una muesca estrecha en forma de V (**seno**) en su borde inferior, a menudo escondido en parte por un pequeño aviculario. Suelen ser frecuentes los aviculários mayores, triangulares o en forma de cuchara. Las ovicélulas son esféricas, con numerosos poros, y son especialmente conspicuas durante el verano por la presencia de embriones de color amarillo intenso. En BEAV, sublitoral somero y mar adentro; sobre estípites de laminarias, conchas, piedras y otros sustratos duros. Islas Británicas, N hasta Shetland y el O de Noruega, al S hasta el Medit.

***Turbicellepora magnicostata* (Barroso).** La forma de la colonia es muy parecida a la de la especie anterior. El orificio del zooide es más ancho, con un seno muy somero, y la ovicélula tiene poros muy grandes en su superficie. Los embriones amarillo anaranjados aparecen en los meses del verano. Son muy característicos los grandes aviculários, que son más ovalados que triangulares o en forma de cuchara. Hábitat como la especie anterior, extendido por todo el Medit.; N de las islas Scilly donde forma gruesos cilindros alrededor de los estipes de las algas fucoideas.

***Cellepora pumicosa* (Pallas).** Muy parecido a las especies de *Turbicellepora*, pero el orificio del zooide es ovalado, sin el seno, y el pequeño aviculario se halla montado en una alta púa (**umbo**). La ovicélula tiene unos pocos poros pequeños cerca de su abertura y los embriones son de color rojo intenso. Las colonias pueden ser muy grandes y nodulosas, de 3-4 cm de diámetro. Hábitat y distribución como los de *T. avicularis*.

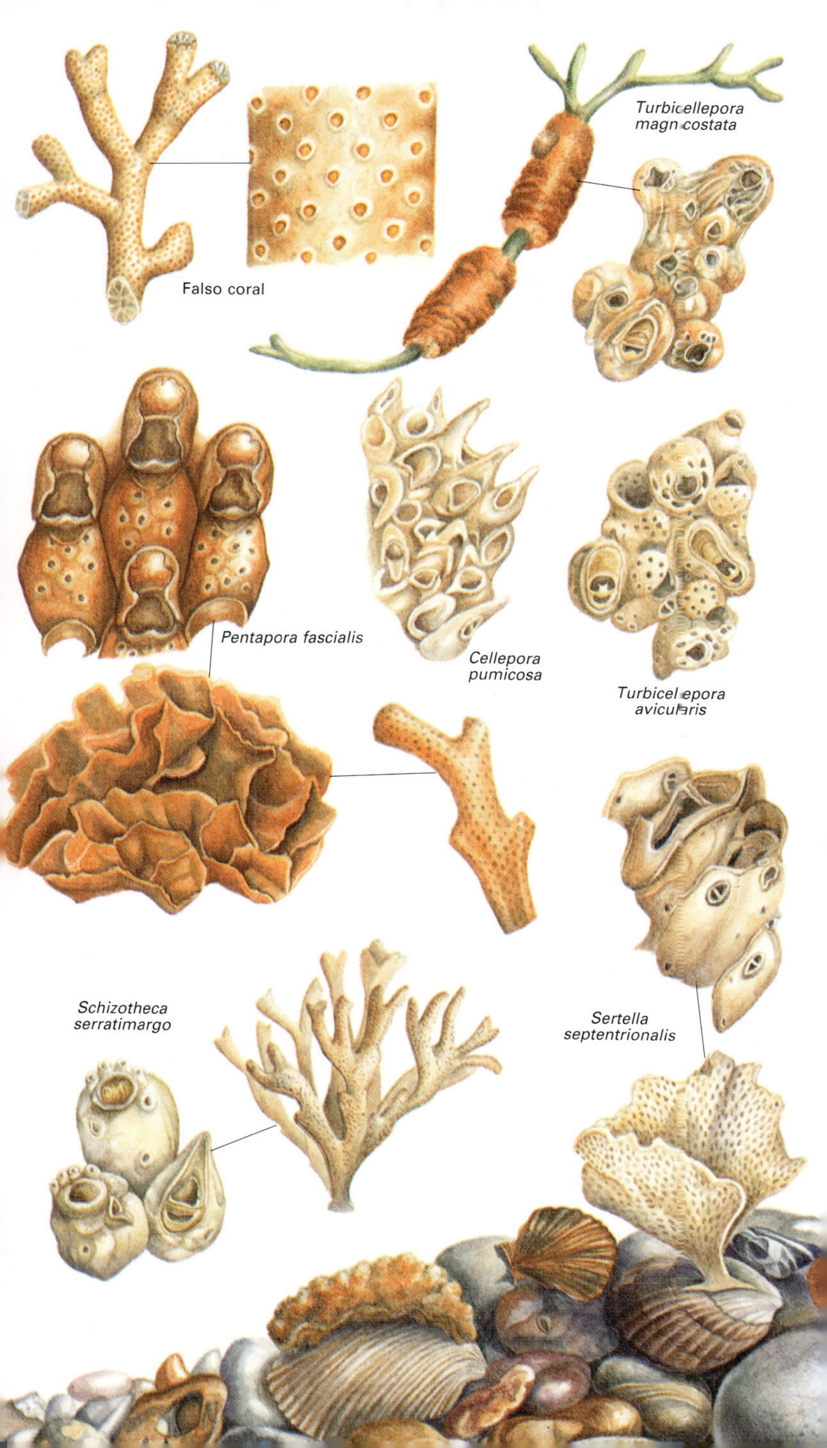

Falso coral
Turbicellepora magnicostata
Pentapora fascialis
Cellepora pumicosa
Turbicellepora avicularis
Schizotheca serratimargo
Sertella septentrionalis

ORDEN CTENOSTOMATIDA

Se trata de briozoos no calcificados. Sus colonias pueden ser tiras gelatinosas y finas o zooides en forma de cajas, o masas sólidas carnosas. En algunas familias los zooides tienen forma de pequeñas botellas, en grupos apretados, o espaciados a lo largo de un estolón ramificado. El orificio del zooide está cerrado por un músculo esfínter y parece fruncido o provisto de labios cuando el lofóforo se ha retraído; no existe el opérculo. El polimorfismo es limitado; no existen aviculários ni ovicéulas y las espinas se dan sólo en unas pocas especies. Los ctenostomados pueden ser muy comunes en la epifauna intermareal de las algas, y algunos pueden ser abundantes en las aguas salobres.

Familia Alcyonidiidae

Esta gran familia tiene una distribución mundial e incluye a muchas especies comunes y ecológicamente importantes. En el N de Europa las especies de *Alcyonidium* a menudo son muy abundantes como epifitos en los *Fucus* en la costa inferior. Las colonias pueden ser láminas finas e incrustantes, o lóbulos alargados y carnosos.

***Alcyonidium hirsutum* (Fleming).** Éste es uno de los pocos miembros del género que tiene formas polimórficas; cada zooide en forma de caja está bordeado por **kenozooides** cónicos o esféricos, que le confieren a la superficie de la colonia una textura peluda o aterciopelada. Forma pequeñas manchas o grandes láminas que se extienden sobre *Fucus serratus*, y menos a menudo sobre *Mastocarpus* y *Chondrus*; sobre pequeñas plantas de *Chondrus* puede desarrollar lóbulos carnosos erectos. Sólo intermareal. GB, N hasta el mar de Barents, S hasta Bretaña.

***Alcyonidium gelatinosum* (L.).** Esta especie forma capas finas y aplanadas que parecen lisas al tacto. Se da casi exclusivamente sobre *Fucus serratus*. Sólo intermareal. Islas Británicas; N hasta el O de Noruega, S hasta Bretaña.

***Alcyonidium diaphanum* (Hudson).** Colonias parecidas a la goma, lisas o nodosas de esta especie sublitoral se encuentran comúnmente a lo largo de la línea de varado de las costas arenosas. Su estrecho pedúnculo suele estar ligado a pequeñas piedras o a trozos de concha, o a grandes hidroideos. Común por todo el Atl. NE, especialmente abundante en el S del M. del N.

***Alcyonidium parasiticum* (Fleming).** Los zooides de esta especie tienen filamentos diminutos en la superficie frontal que recogen y se apropian de finas partículas de limo, lo que le da a la colonia una apariencia terrosa o fangosa, que oculta su naturaleza. Habitualmente se incrusta en hidroideos o en briozoos erectos (especialmente *Cellaria*) y sólo se la conoce como briozoo cuando los diminutos lofóforos están evaginados. Sublitoral somero, sobre *Tubularia, Hydrallmania* y *Cellaria*. GB, N hasta Islandia y el O de Noruega, al S hasta Bretaña.

***Flustrellidra hispida* (Fabrius) (Flustrellidridae).** Las colonias gruesas y cerdosas de esta especie son particularmente conspicuas sobre *Fucus serratus*, su sustrato más usual, a pesar de que forma robustos cilindros sobre *Mastocarpus* y *Chondrus*. La textura superficial se debe a los kenozooides espinosos. Los lofóforos de los zooides se encuentran entre los mayores de cualquier briozoo y son claramente visibles a simple vista. Sólo intermareal, islas Británicas; S hasta Bretaña, N hasta la Noruega ártica.

***Anguinella palmata* Van Beneden (Nolellidae).** Las colonias erectas y ramificadas de esta especie, de hasta 200 mm de alto, se confunden fácilmente con algas. La superficie recoge partículas de limo, lo que le confiere una apariencia fangosa, y los pequeños lofóforos, con sólo 10 tentáculos, generalmente sólo pueden verse en las puntas de las ramas. Orilla inf. y sublitoral somero, a menudo en estuarios y quizás sólo raras veces en hábitats plenamente marinos. GB, S hasta el Medit. y el O de África.

Familia Vesiculariidae

Briozoos provistos de estolón, con los zooides cortos y en forma de botella espaciados, o en grupos regularmente ordenados, sobre un estolón ramificado, que puede ser adherente, reptando sobre el sustrato, o despegado en gran parte. El orificio del zooide terminal está cerrado por un esfínter y parece anguloso cuando el lofóforo está retraído.

***Bowerbankia gracilis* Leidy.** Estolón adherente, esbelto, mucho más estrecho que los zooides, que están ligados de uno en uno o en grupos de dos o tres. El lofóforo tiene ocho tentáculos. Los embriones son rosados, y están presentes en muchos zooides a finales del verano. Orilla inf. y sublitoral somero, sobre una amplia gama de sustratos, incluyendo las piedras, conchas y estípites de algas, hidroideos y otros briozoos; a menudo en muelles y puertos. Ampliamente distribuido en la región del Atl. NE, desde la Noruega ártica hasta el Medit.

***Bowerbankia imbricata* (Adams).** Las colonias jóvenes de esta especie tienden a ser enteramente adherentes pero más tarde pueden dar lugar a penachos plumulosos erectos de hasta 50 mm de alto. El estolón es bastante robusto, y tan ancho como los zooides, que son grandes (de hasta 1,5 mm de long.) y agrupados en densos grupos. El lofóforo tiene diez tentáculos; los embriones son de color amarillo intenso, y se presentan a finales del verano. Intermareal y sublitoral somero, más frecuentemente sobre algas, especialmente *Fucus serratus, F. vesiculosus* y *Ascophyllum nodosum*, pero también en toda una serie de sustratos duros. Común por todo el Atlántico NE, desde la Noruega ártica hasta el Medit.

***Zoobotryon pellucidum* (Delle Chiaje).** Esta especie común desarrolla densas colonias enmarañadas, a menudo de 1 m o más de long., que pueden causar graves problemas en muelles y puertos. El estolón es muy grueso, varias veces el diámetro de los zooides, que se hallan agrupados en cortas hileras. Sublitoral somero; extendido por todo el Medit., probablemente casi cosmopolita en los mares templados cálidos y tropicales.

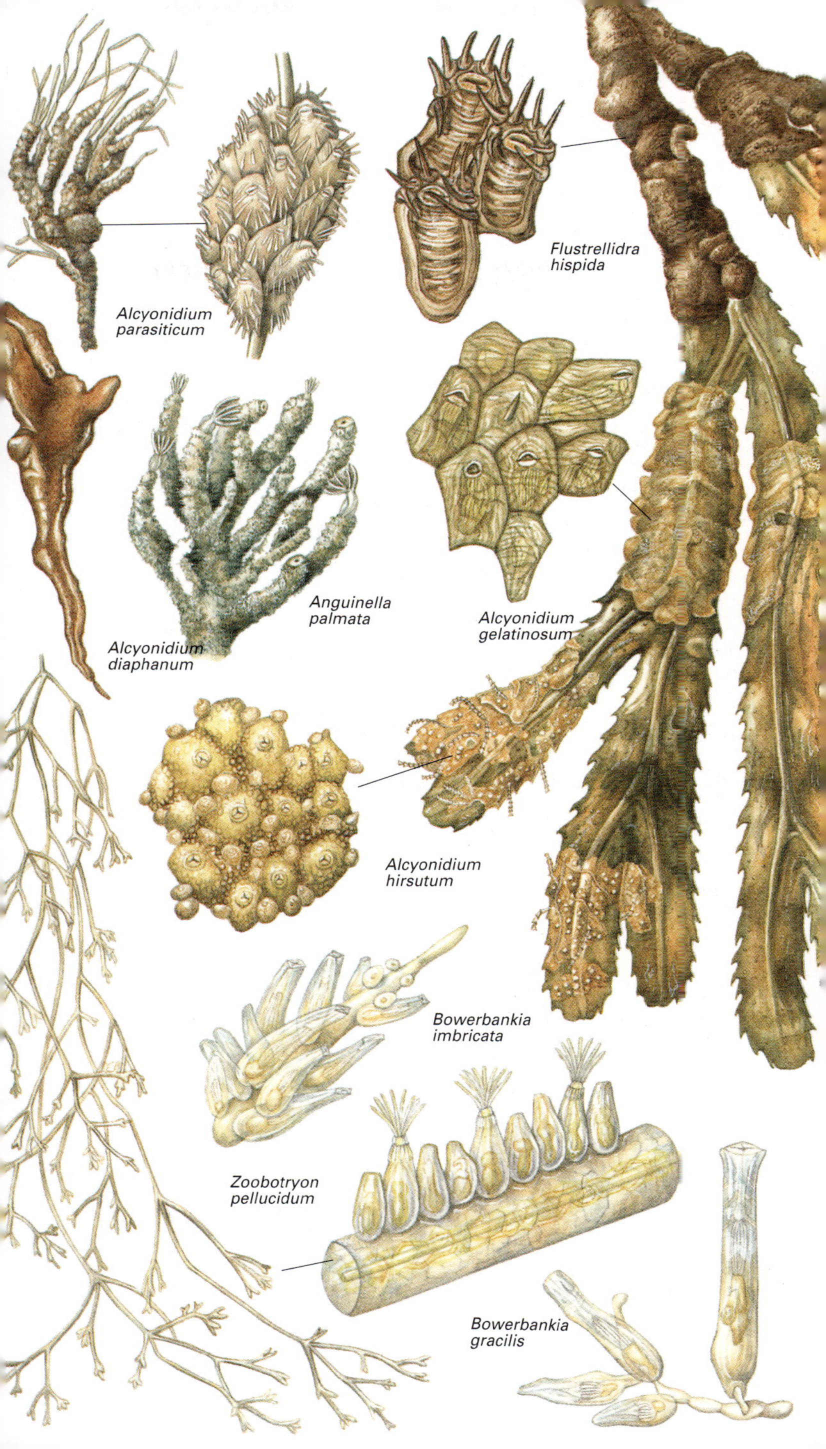
Flustrellidra
hispida
Alcyonidium
parasiticum
Anguinella
palmata
Alcyonidium
gelatinosum
Alcyonidium
diaphanum
Alcyonidium
hirsutum
Bowerbankia
imbricata
Zoobotryon
pellucidum
Bowerbankia
gracilis

Phylum Echinodermata

Este phylum de invertebrados suele limitarse a los hábitats marinos, sin ninguna especie de aguas dulces. Los equinodermos son animales grandes de movimientos lentos, a menudo de vivos colores. Los erizos de mar, las estrellas de mar y las ofiuras son los equinodermos más familiares; los cohombros de mar y las comátulas son abundantes y diversas en los mares tropicales, pero mucho menos comunes en las templadas aguas europeas. El cuerpo de los equinodermos tiene un esqueleto de placas calcáreas, u **osículos**, apretadamente articulados para dar lugar a un **caparazón** rígido, como en los erizos, o ligado por una pared del cuerpo flexible, como en las estrellas de mar. En los cohombros de mar las placas son escasas y están muy espaciadas, o incluso faltan, y el cuerpo es por lo tanto blando y plegable. Los equinodermos son animales radiales con una simetría de cinco ejes o **pentámera**. Esto se ve fácilmente en las estrellas de mar y ofiuras, en las que los cinco **brazos** parten de un **disco** central; no obstante, unas pocas estrellas de mar tienen más de cinco brazos, y algunos erizos de mar tienen una simetría bilateral superficial. Cada uno de los cinco radios consiste en una estrecha banda de pequeñas placas porosas, denominada **ambulacro**. De los poros de las placas ambulacrales salen **pies ambulacrales** largos, flexibles y contráctiles. En las estrellas de mar, en las que los ambulacros están situados en la superficie inferior o **adoral**, se utilizan en la locomoción, con los pies ambulacrales andando al unísono, de forma que parece que el animal patina sobre el fondo marino. En los erizos los ambulacrales se originan de cinco pequeñas placas **oculares** que rodean el ano, situado en la superficie superior o **aboral**, y discurren hacia la base, en dirección a la boca; se utilizan en cierto grado para la locomoción, pero por lo demás se emplean para anclar el animal a su medio ambiente por medio de las puntas parecidas a ventosas de los pies ambulacrales. Las bandas de las largas placas entre los radios ambulacrales de un erizo de mar se denominan **interambulacros**.

Los pies ambulacrales de los equinodermos son accionados por un **sistema vascular acuífero**, interno e hidráulico. Por debajo de cada ambulacro existe un vaso longitudinal, unido a cada pie ambulacral y originado en el **canal anular** que rodea la boca. El anillo principal tiene en su parte superior el **canal pétreo**, que lleva el agua a través de una placa cribosa, la placa **madrepórica**, que en los erizos es la mayor de las cinco placas **genitales** que rodean la boca, entre las placas oculares. Los equinodermos se reproducen estacionalmente; los sexos están separados, y la fecundación es externa. En la mayoría de los erizos marinos los huevos se desarrollan dando lugar a larvas planctónicas de natación libre, pero muchas estrellas de mar y ofiuras incuban sus huevos, que dan lugar a juveniles avanzados. Los grandes erizos suelen ser herbívoros o ramoneadores, y algunas especies incluso devoran las algas más grandes. La mayoría de las estrellas de mar son depredadoras, devorando poliquetos, bivalvos u otras estrellas de mar, mientras que los holoturoideos son micrófagos, alimentándose por filtración o de materia sedimentada. Las ofiuras tienen la más amplia gama de formas de alimentarse, siendo sedimentívoras, carnívoras activas o filtradoras. Este phylum incluye unas 6.000 especies en todo el mundo.

COMÁTULAS, CLASE CRINOIDEA

Los equinodermos primitivos tenían un cuerpo caliciforme, el **cáliz**, portador de diez brazos flexibles (saliendo dos de cada ambulacro), cada uno con finas ramas laterales, las **pínnulas**, formadas por pequeñas placas articuladas. La boca está situada en la superficie superior de la copa, y los ambulacros a lo largo de las caras internas de los brazos. Basalmente, el cáliz puede estar unido al sustrato mediante un pedúnculo articulado, o mediante cirros flexibles y no ramificados. Se dan diversos géneros de crinoideos pedunculados en aguas profundas en la región atlántica NE; en los mares costeros existen quizás cinco especies de crinoideos sésiles.

Familia Antedonidae

Crinoideos sésiles, unidos al sustrato mediante cirros móviles parecidos a uñas. El animal es por lo tanto capaz de reptar, a menudo bastante deprisa.

***Antedon bifida* (Pennant).** Este delicado crinoideo tiene brazos plumosos y provistos de bandas, de 50-100 mm de long. Se da en pequeños grupos, en costas de abrigadas a moderadamente expuestas, ligado a laminarias, grandes hidroideos o sobre superficies rocosas. En gran-

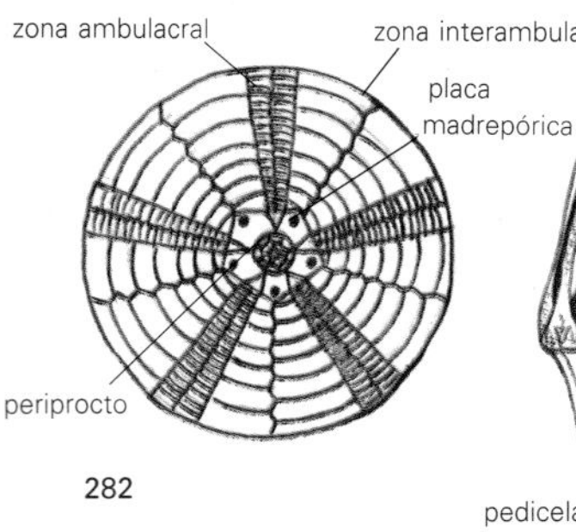

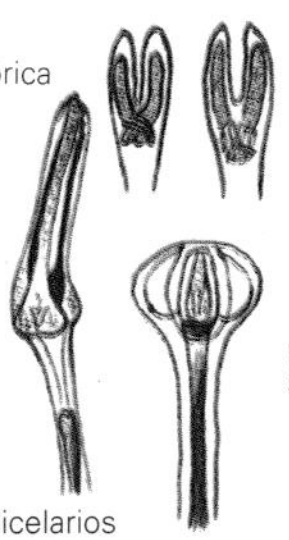

pedicelarios

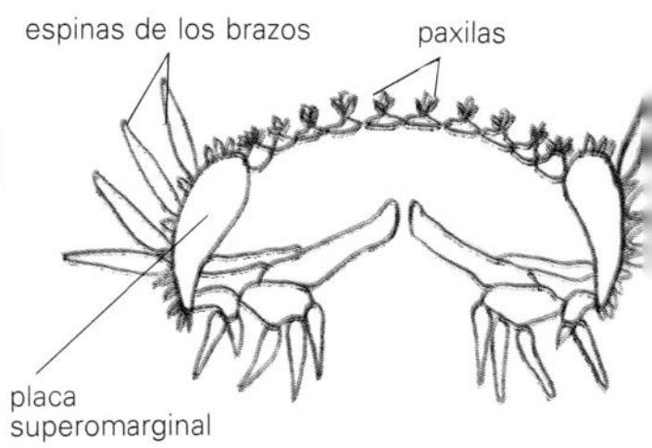

sección de brazo de estrella de mar

des charcas dejadas por la marea en la bajamar, y en el sublitoral, hasta 200 m. Al S hasta Portugal. Ausente del Medit., donde es sustituida por *A. mediterranea* (Lamarck), de color rojo anaranjado, llamada clavelina.

ESTRELLAS DE MAR, CLASE ASTEROIDEA

Equinodermos aplanados, básicamente en forma de estrella, con cinco, a veces más, amplios brazos que se ensanchan hasta unirse con el disco central. Los ambulacros se hallan situados en surcos de la superficie inf. de los brazos, y tienen dos o cuatro hileras de pies ambulacrales; el surco a menudo está bordeado de espinas y el margen sup. de cada brazo puede estar bordeado de grandes placas **marginales**. El lado sup. o **aboral** suele estar cubierto de espinas o tubérculos, incluyendo un tipo especial, las **paxilas**, con una parte superior aplanada portadora de un grupo de procesos espinosos. Entre las espinas existen unas pequeñas branquias saculiformes, las **pápulas**, y también **pedicelarios**, diminutas estructuras pedunculadas con mandíbulas parecidas a tenazas, que limpian o sirven de defensa. Regeneran sus brazos perdidos y por lo tanto en algunas especies son frecuentes los ejemplares con radios irregulares.

Familia Astropectinidae

Estrellas de mar con cortos brazos rígidos bordeados de grandes placas marginales; **superomarginales** en la superficie sup. de cada brazo, e **inferomarginales** proyectándose ligeramente más allá de ellos a partir del borde inf. La superficie sup. se halla cubierta de paxilas y tiene una textura uniforme. Pies ambulacrales puntiagudos, sin ventosas terminales.

Estrella de arena *Astropecten irregularis* (Pennant). Rígida con placas superomarginales netamente alineadas, muchas de ellas con espinas cónicas cortas o tubérculos. Cada placa inferomarginal con tres largas espinas, la media es la más larga, que se proyectan en una orla alrededor de los bordes. Hasta 200 mm de diámetro. Sobre arenas, enterradas en parte; en BEAV y el sublitoral. Se alimenta de ofiuras y crustáceos. O de Noruega a Marruecos y Medit.

Estrella de arena anaranjada *Astropecten aranciacus* (L.). Hasta 600 mm de diámetro, con placas superomarginales mayores, no tan uniformemente alineadas, y cada una llevando una espina corta y erecta. Cada placa inferomarginal tiene una espina muy larga, y por debajo de ella hasta cinco espinas menores, ligeramente aplanadas; las largas espinas se proyectan hacia los lados en una franja bastante tosca. En arenas, a menudo enre *Zostera*; BM hasta 100 m. Medit.; N hasta la costa de Portugal.

***Astropecten spinulosus* (Philippi)**. Raras veces excede de los 80 mm de diámetro. Las placas superomarginales son bastante pequeñas, toscamente granulosas y con una a tres espinas erectas cortas; las inferomarginales están cubiertas de espinas cortas, tres de las cuales, sobre cada placa, son largas, aplanadas y aguzadas. Sublitoral; sólo Medit.

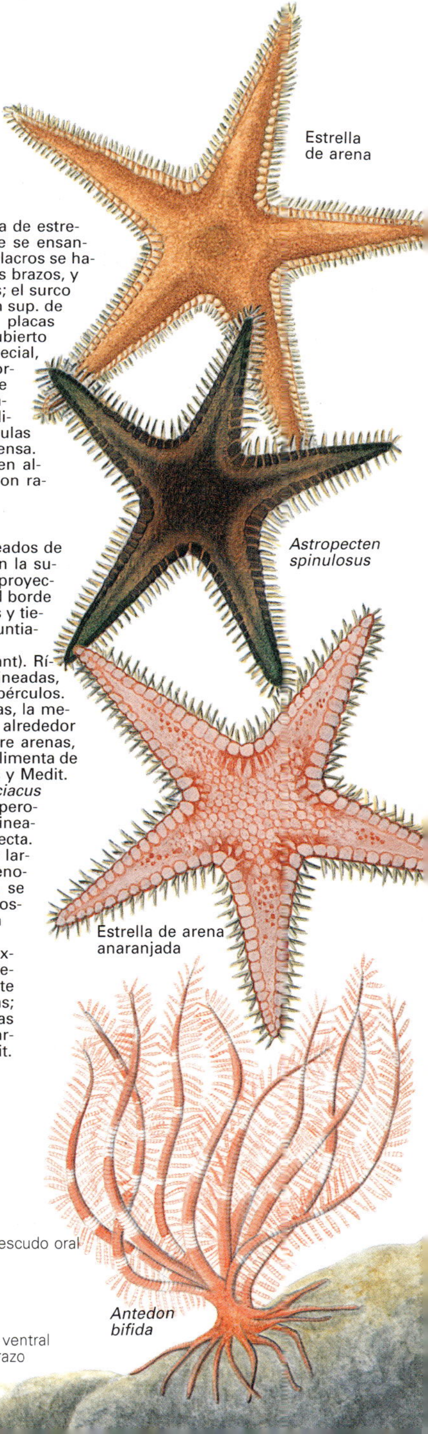

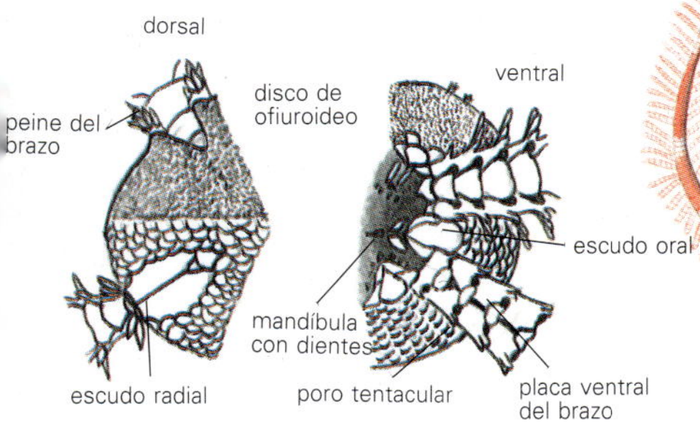

Familia Luidiidae
Grandes estrellas de mar con brazos largos y estrechos. Superficie sup. cubierta de paxilas espinosas. Brazos bordeados por debajo de placas inferomarginales espinosas, pero sin placas superomarginales sup. Pies ambulacrales sin ventosas terminales. Dos especies europeas.

Estrella de hondura *Luidia ciliaris* (Philippi). Especie grande, de hasta 600 mm de diámetro, con siete brazos que a menudo difieren en long. y amplitud debido a repetidas regeneraciones. Cada placa inferomarginal tiene cuatro o cinco espinas largas y blancas, que se proyectan hacia los lados formando una orla rígida. Sus pies ambulacrales son muy largos y tiene la fama de desplazarse muy deprisa bajo el agua. Es depredadora, alimentándose de otros equinodermos, especialmente de especies de *Ophiothrix*, *Echinocardium* y *Asterias*. Orilla inf., y sublitoral hasta el borde de la plataforma continental, sobre fondos mixtos fangosos, arenosos o toscos. Del O de Noruega y las Feroe, al S hasta el Medit. y el O de África; islas Británicas, pero ausente del M. del N.

***Luidia sarsi* Düben y Koren.** Parecida a *L. ciliaris* pero con sólo cinco brazos, y pareciendo tener una forma estrellada más regular. Diámetro máx. 350 mm. Se alimenta de poliquetos, bivalvos, pequeños crustáceos y otros equinodermos. Sublitoral somero, y mar adentro hasta el borde de la plataforma continental; sobre sustratos mixtos y fangosos. GB, desde el N de Noruega al Medit. e islas de Cabo Verde.

***Porania pulvillus* (Müller) (Poraniidae).** Esta estrella de mar gruesa y de brazos cortos no puede confundirse con ninguna otra especie europea. Hasta 120 mm de diámetro, con su superficie sup. lisa desprovista de espinas, y con una textura grasa. El color de fondo de rojo a amarillo queda rayado y moteado de blanco. Existe una estrecha franja de espinas inferomarginales. Sublitoral, sobre sustratos toscos mixtos; a menudo sobre rocas y entre estípites de laminarias. Se ha informado que se alimenta sobre *Alcyonium digitatum*. GB, ausente del S del M. del N., presente desde el N de Noruega hasta Vizcaya.

Familia Asterinidae
Estrellas de mar pequeñas y aplanadas, con brazos muy cortos y de amplia base, y forma regularmente pentagonal. La superficie sup. está cubierta de grupos de espinas cortas y rígidas. Placas marginales bastante pequeñas y generalmente inconspicuas. Tres especies europeas.

Estrella de capitán *Asterina gibbosa* (Pennant). Hasta 50 mm de diámetro; color variable, de verde oscuro a pardo pálido, a menudo moteado. Un carroñero, que se alimenta de materia animal y vegetal en putrefacción. Madura como macho a los dos años de edad, cambia a hembra a los cuatro. Los huevos quedan ligados bajo las rocas y salen de ellos diminutos juveniles. Viven unos siete años. Intermareal, en costas rocosas, y sublitoral somero. GB, O del Canal, al S hasta el Medit., Azores y Canarias. Ausente del E del Canal y el M. del N.

***Asterina phylactica* Emson y Crump.** Esta diminuta estrella cojín, de sólo 15 mm de diámetro, se reconoce por su distintivo dibujo de color —una región central oscura estrellada sobre un fondo más pálido. Vive en la zona intermareal y en el sublitoral somero, en costas rocosas expuestas, en charcas coralinas y en las partes sup. de rocas incrustadas de algas. Es un hermafrodita simultáneo; los adultos que crían se agregan en pequeños grupos, asegurándose de este modo la fecundación cruzada, y permanecen así hasta incubar los huevos, que dan lugar a jóvenes diminutos. Distribución no se conoce por completo, pero se ha registrado en GB y desde el SO de Francia al Medit.

Pie de ganso *Anseropoda placenta* (Pennant). Muy fina y aplanada, de silueta casi pentagonal, de hasta 200 m de diámetro. Cara sup. cubierta de grupos de finas espinas, y en hileras regulares radiales. Color variable, algunos ejemplares pueden ser completamente rojos. Se alimenta de crustáceos bentónicos. En gravas y arenas fangosas, sublitoral somero y mar adentro. GB, N hasta las Feroe, S hasta el Medit. y el O de África.

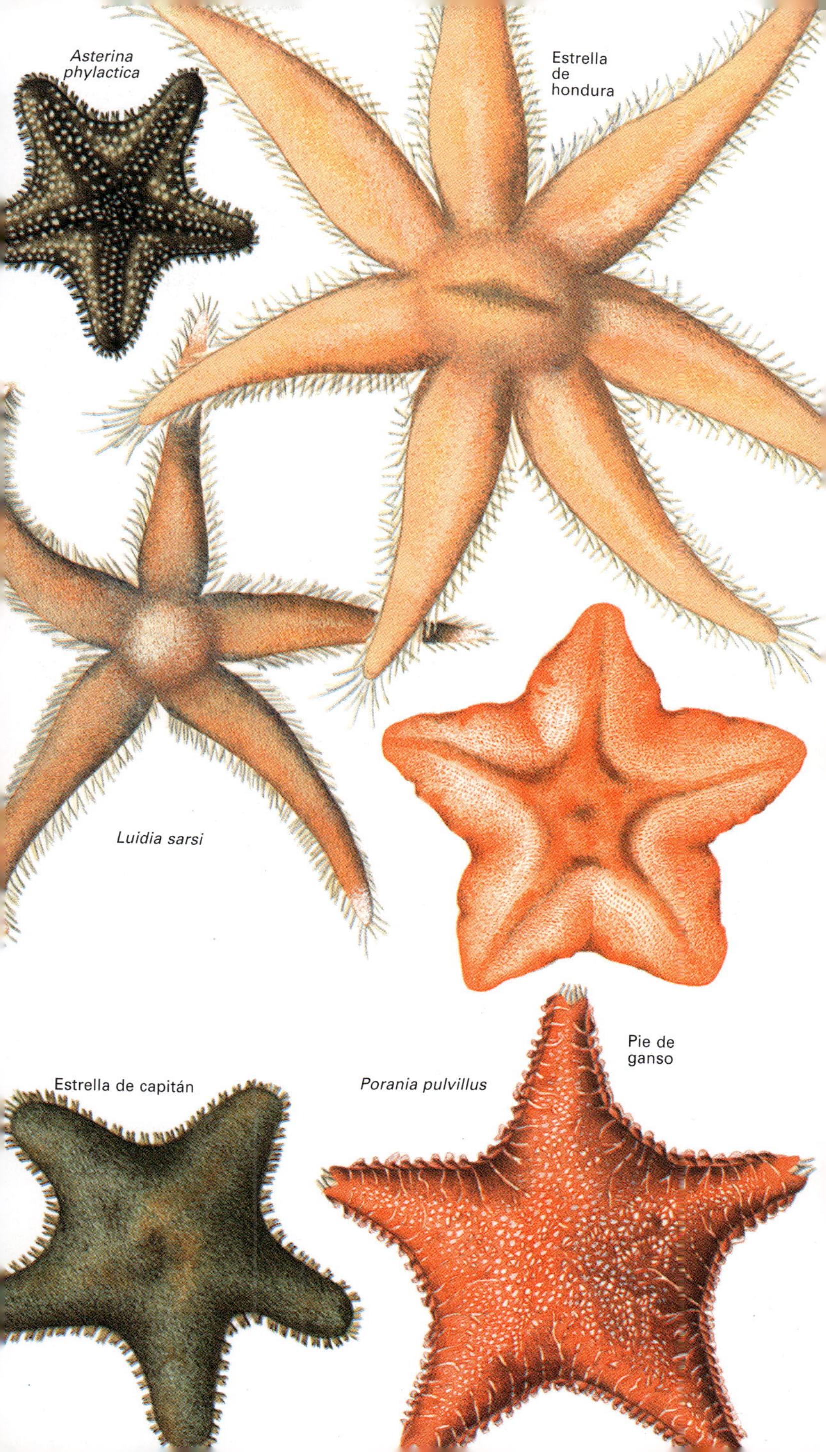
Asterina phylactica
Estrella de hondura
Luidia sarsi
Pie de ganso
Estrella de capitán
Porania pulvillus

Familia Solasteridae

Se trata de estrellas de mar de múltiples brazos, con una superficie tosca y espinosa. Los brazos están bordeados de paxilas en vez de placas marginales. Cuatro especies europeas, pero sólo dos se hallan en aguas someras.

***Crossaster papposus* (L.)**. Hasta 350 mm de diámetro, con un amplio disco y 8-14 brazos estrechos. La superficie sup. es reticulada, con grupos ampliamente espaciados de paxilas toscas y espinosas; unas paxilas parecidas se proyectan a lo largo de los bordes de los brazos, que típicamente tienen unas bandas pálidas que cruzan sus bases. Son carnívoras; su dieta incluye a otros equinodermos, especialmente *Asterias rubens*. Sublitoral somero y mar adentro hasta los 1.000 m. Circumboreal; en el Atl. E hacia el S hasta Bretaña, GB.

***Solaster endeca* (L.)**. Hasta 400 m de diámetro, con 7-13 (más a menudo 10) brazos de amplia base. La superficie sup. es espinosa, pero menos toscamente que en *Crossaster*, y las paxilas no se proyectan conspicuamente a lo largo de los márgenes del brazo. Sublitoral somero, y mar adentro hasta unos 400 m, sobre fondos fangosos toscos. Circumboreal; en el E del Atlántico al S hasta Kattegat, O de Escocia, S y O de Irlanda.

Familia Ophidiasteridae

Estrellas de mar con un pequeño disco y cinco (raras veces 4-7) brazos largos, estrechos y cilíndricos. La superficie sup. es lisa o resbaladiza, con placas finamente granuladas en hileras regulares en una piel gruesa, y sin espinas. Placas marginales inconspicuas. Pies ambulacrales con ventosas terminales. Dos especies europeas.

Estrella purpúrea *Ophidiaster ophidianus* Lamarck. Esta estrella de mar de vivo colorido, de hasta 250 mm de diámetro, tiene un disco muy pequeño y esbelto, brazos cilíndricos, estrechados en la base y aguzándose abruptamente en las puntas. Superficie sup. uniformemente granulosa. Ambulacros bordeados a cada lado por una doble hilera de espinas cortas y romas con una sola hilera de espinas largas y mazudas. Sublitoral somero, hasta los 100 m, sobre fondos toscos y mixtos. Mediterráneo, al S hasta las Canarias, Azores, islas de Cabo Verde y O de África.

***Hacelia attenuata* Gray**. Menor que la especie anterior, hasta 200 mm de diámetro, con un disco proporcionalmente mayor. Los brazos cilíndricos son más amplios en la base y se aguzan uniformemente hacia las puntas. La superficie sup. tiene hileras regulares de placas granulares embebidas en la piel. Sublitoral somero, hasta 150 m, sobre arenas fangosas y detritos coralinos. Medit., S hasta las Azores, islas de Cabo Verde y O de África.

Familia Echinasteridae

Estrellas de mar bastante rígidas, con pequeños discos de cinco brazos esbeltos y aguzados, de sección redonda. La superficie sup. es granulada, con pequeñas placas que se ajustan muy cerca y portadoras de cortas espinas, pero no de paxilas. Pies ambulacrales con ventosas terminales. Cinco especies europeas, sólo tres en aguas someras.

***Henricia sanguinolenta* (Müller)**. Hasta 200 mm de diámetro, color variable, de rojo, a través de tonos purpúreos, con los brazos generalmente con la punta blanca. Espinas de la cara sup. con hasta seis agudas puntas, que sobresalen a través de la piel del animal (se precisa una lupa). Los huevos son incubados por la hembra, y dan lugar a diminutos juveniles. Orilla inferior y sublitoral somero, y mar adentro hasta grandes profundidades; en hábitats rocosos ricos en hidroideos y esponjas. Circumártico, en el Atl. E al S hasta Kattegat, NE de Inglaterra y NO de Escocia.

***Henricia oculata* (Pennant)**. Muy difícil de distinguir de la especie anterior. Color variable, desde rojo, a través de púrpura, a pardo y amarillo; diámetro máximo 120 mm. Espinas de la cara sup. romas e irregulares, y cubiertas por una gruesa piel. Esta especie se alimenta de partículas en suspensión, empleando mucus para atraparlas. La fecundación es externa, los huevos eclosionan dando lugar a larvas planctónicas. En costas rocosas, en charcas dejadas por la marea y entre grupos de laminarias, y en costas expuestas. BEAV y sublitoral hasta unos 100 m. GB, O del Canal y Bretaña.

Estrella espinosa roja *Echinaster sepositus* (Retzius). Esta estrella de mar de brillante colorido se parece a *Henricia*, pero su esqueleto reticulado se halla embebido en una gruesa piel, con una superficie lisa y resbaladiza. Pápulas rojo oscuro (estructura branquial) sobresalen de la cara sup. del animal vivo. En sustratos mixtos, arenosos o fangosos, y en lechos de algas; en BEAV, en sublitoral somero, y mar adentro hasta 200 m. Extendido y común en el Medit.; N de las islas Anglo-normandas, S hasta el O de África.

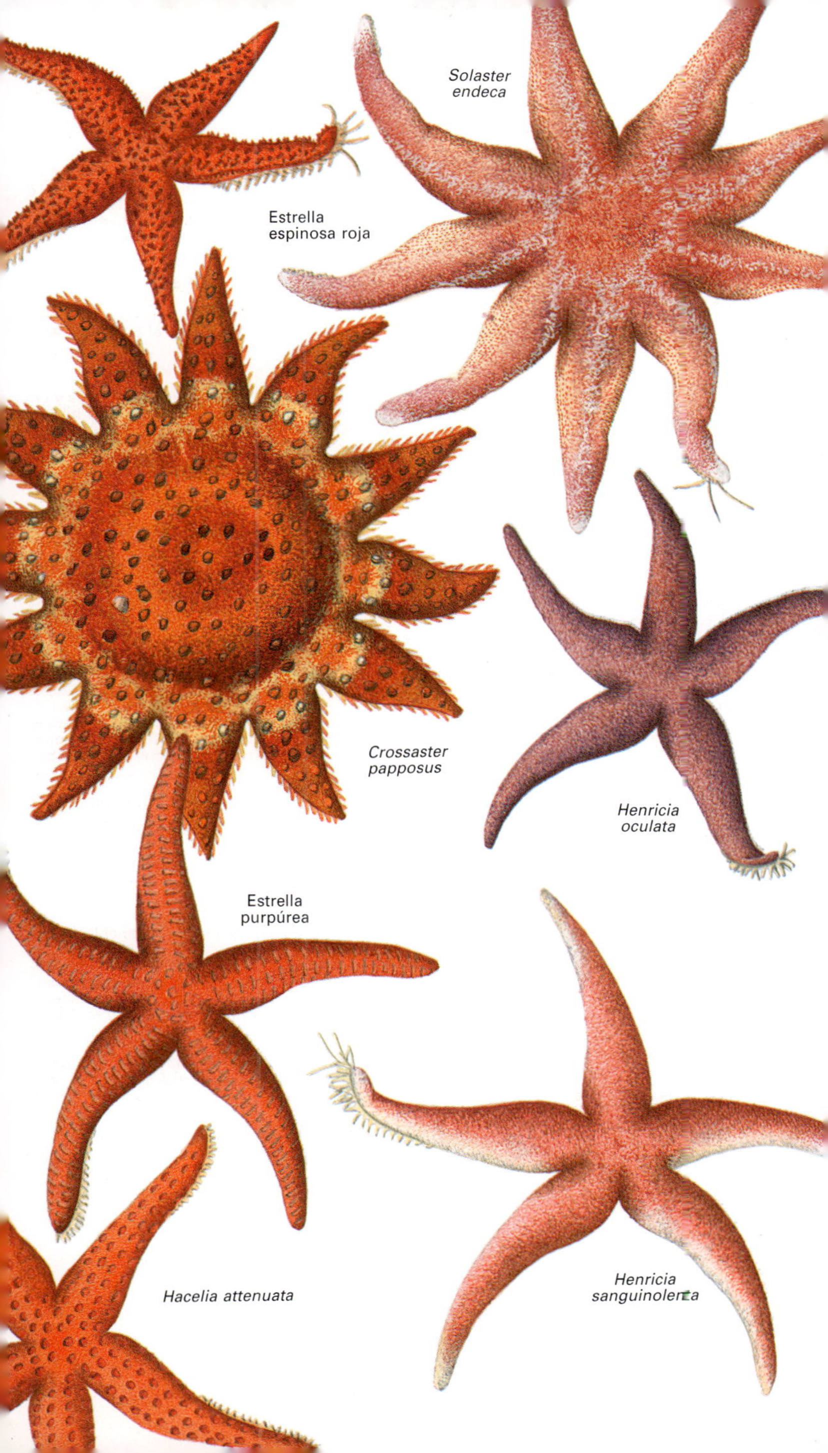
Solaster endeca
Estrella espinosa roja
Crossaster papposus
Henricia oculata
Estrella purpúrea
Hacelia attenuata
Henricia sanguinolenta

Familia Asteriidae

Grandes estrellas de mar con gruesas paredes corporales reforzadas por un esqueleto en forma de malla, y típicamente con hileras de grandes espinas únicas en la cara sup. Pies ambulacrales con ventosas terminales. Con pedicelarios. Cinco especies europeas.

Asterias rubens **L.** Diámetro máximo 500 mm. Es la más común y familiar de las estrellas de mar de la región del Atl. NE. Se da sobre casi todos los tipos de sustratos y puede hallarse en costas rocosas arenosas o de grava, desde NMM hacia abajo. En aguas costeras someras a veces se da en grupos grandes y densos, de varios km^2, que parecen representar grupos de edad. Estas congregaciones se desplazan lentamente a lo largo de la línea costera, alimentándose vorazmente de bivalvos, pequeños crustáceos y otros equinodermos. Extrañamente para una estrella de mar, puede tolerar las condiciones de los estuarios, y también se extiende mar adentro hasta aprox. los 400 m. Cría en primavera y verano; los sexos están separados, los huevos dan lugar a larvas planctónicas. Abundante en toda la región del Atl. NE; ausente del Medit.

Estrella de mar común *Marthasterias glacialis* (L.). Una estrella de mar muy grande, de hasta 700 mm de diámetro máximo, con cinco brazos estrechos que se aguzan regularmente, y que llevan hileras longitudinales de espinas agudas y gruesas. Cada base de una espina está rodeada por un denso grupo de pedicelarios. Colorido variable, desde gris, pasando por verde, hasta amarillo o rojo. Se alimenta de otras estrellas de mar, especialmente *Asterias rubens* y también de moluscos y crustáceos. BEAV y sublitoral hasta unos 200 m, sobre suelos ásperos mixtos. Islas Británicas; N de Noruega hasta el Medit. y el O de África. Ausente del S del M. del N. y del E del Canal.

OFIURAS, CLASE OPHIUROIDEA

Las ofiuras poseen cinco brazos largos, finos, articulados y extremadamente flexibles, que se fragmentan con facilidad. El disco es comparativamente diminuto comparado con la long. de los brazos, generalmente circular y más o menos aplanado. Las caras sup. e inf. del disco pueden estar cubiertas con una gruesa piel, o gránulos densamente empaquetados, o grandes placas que a menudo son importantes para la identificación. Cada segmento del brazo está formado por un anillo de placas, que típicamente lleva abanicos de espinas rígidas o articuladas a cada lado. Cada brazo tiene dos series de pies ambulacrales en su cara inf.; éstos sobresalen a través de los **poros tentaculares**, que pueden estar cerrados por pequeños repliegues, las **escamas tentaculares**. La boca está rodeada de cinco mandíbulas, y las placas y tipos de dientes que comprenden son importantes para la identificación.

Familia Ophiolepidae

Ambos lados del disco están cubiertos de escamas; un par de grandes placas, los **escudos radiales**, se hallan dorsalmente cerca de la base de cada brazo, y existe un solo **escudo bucal** ventral grande entre cada dos brazos. Las espinas de los brazos se hallan planas cuando el animal está descansando. Cada mandíbula tiene una hilera vertical de grandes dientes aplanados en su ápice, y una serie continua de placas aplanadas, las **papilas bucales**, a lo largo de sus bordes. Unas diez especies de las aguas someras frente a las costas europeas.

Ophiura ophiura **(L.).** Disco de hasta 35 mm de diámetro, rígido; brazos rígidos. Dorsalmente, la base de cada brazo está bordeada de dos hileras de espinas cortas, los **peines de los brazos**. Las **grandes placas** ventrales de la cara inf. de cada brazo están separadas entre sí por grandes poros únicos. En BEAV y sublitoral somero, sobre arena fangosa de tosca a fina, y grava. La forma de alimentarse varía: pueden ser carroñeros omnívoros, depredadores o alimentarse de partículas en suspensión. Los huevos dan lugar a larvas planctónicas. GB, desde el N de Noruega hasta el Medit. y Madeira.

Ophiura albida **Forbes.** Menor que la especie anterior, disco de hasta 12 mm de diámetro. Los peines de los brazos son menores, con sólo 15 espinas como máximo en cada uno de ellos, y bastante inconspicuos. Las grandes placas ventrales del brazo forman una serie continua, sin poros intermedios. Sublitoral somero, sobre arenas fangosas finas. Es un micrófago que se alimenta de sedimentos. Los huevos dan lugar a larvas planctónicas. GB, al N hasta el N de Noruega, al S hasta el Medit. y las Azores.

Familia Ophiocomidae

En estas ofiuras la superficie del disco es más o menos uniformemente granulosa y las espinas del brazo son rígidas y están erectas. Cada mandíbula tiene una serie vertical de dientes parecidos a placas, culminados por un par de pequeños nódulos, las **papilas infradentales**, y está bordeada de papilas bucales. Los dos primeros pares de poros tentaculares, en la base de cada brazo, se abren dentro de la boca. Cada poro del tentáculo está cerrado por un par de escamas tentaculares. Tres especies europeas.

Ophiocomina nigra **(Abildgaard).** Una ofiura grande y de colores oscuros, con el disco de hasta 25 mm de diámetro y completamente cubierta en su cara dorsal de pequeños gránulos uniformes. El segmento de cada brazo lleva de cinco a siete espinas largas y lisas a cada lado. En BAV y sublitoral somero, en costas rocosas y barridas por la corriente; a menudo forma densas agregaciones en el sublitoral. La forma de alimentarse es muy variada: por filtración o por suspensión, de sedimentos, omnívora y carroñera. Larvas planctónicas. GB, N hasta el O de Noruega, S hasta las Azores y el Medit.

Ophiopsila aranea **Forbes.** Disco de hasta 10 mm de diámetro; superficie no completamente granulosa, con estrechos escudos radiales visibles dorsalmente en la base de cada brazo. Una de las escamas del par que cierran cada poro tentacular es unas tres veces más larga que la otra. Las espinas de los brazos son cortas y rechonchas, siendo seis a ocho a cada lado de cada segmento del brazo. Sublitoral, en fondos rocosos toscos. GB, S hasta el Medit. y las Azores.

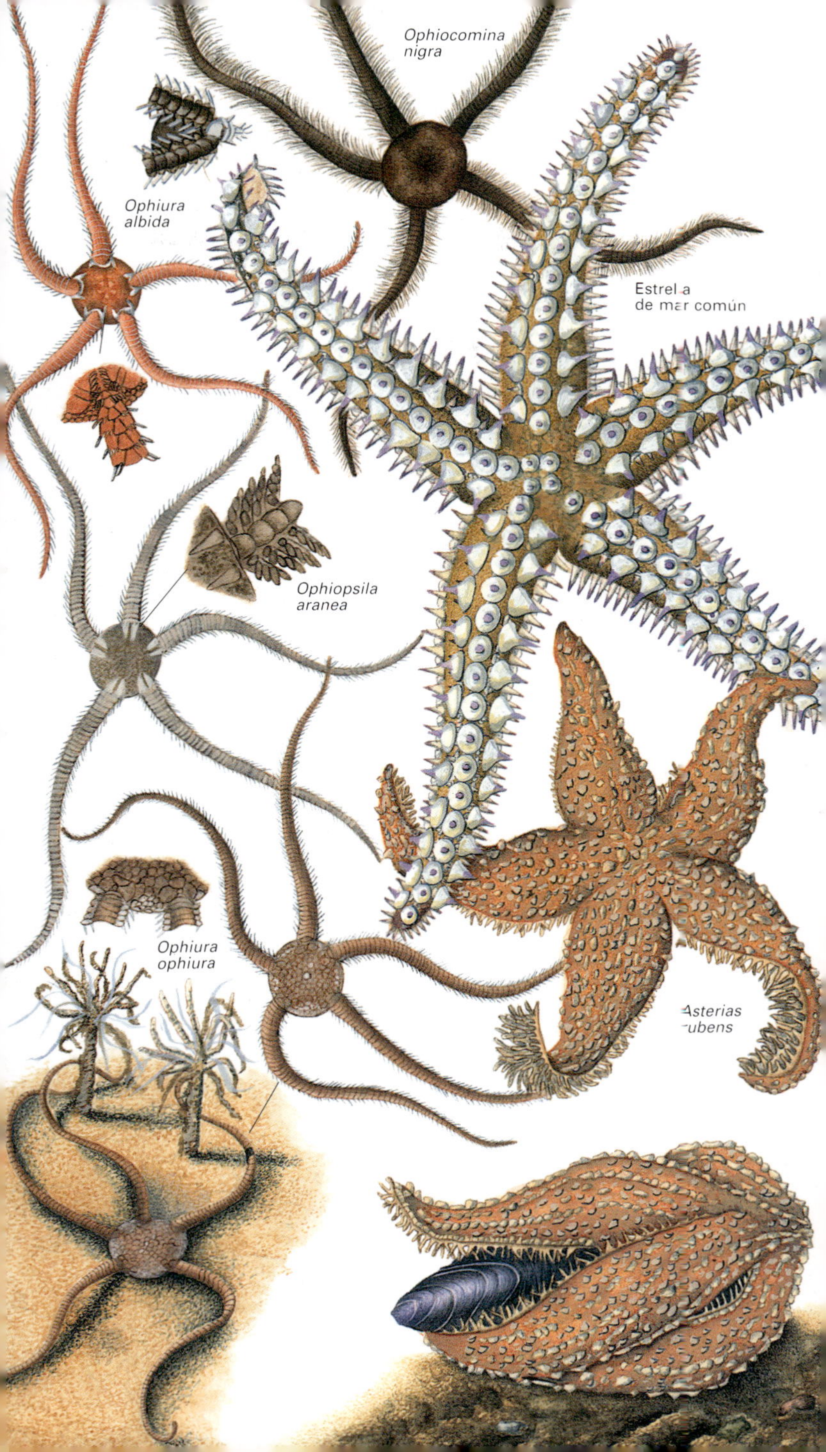
Ophiocomina
nigra
Ophiura
albida
Estrella
de mar común
Ophiopsila
aranea
Ophiura
ophiura
Asterias
rubens

***Ophiomyxa pentagona* Müller (Ophiomyxidae).** Disco de hasta 25 mm de diámetro, más o menos pentagonal, blando y flexible; cara sup. cubierta de piel gruesa y granulosa. Los brazos son bastante gruesos, con tres a cinco espinas de los brazos cortas y erectas a cada lado. Las placas ventrales del brazo están muy espaciadas. Mandíbula con dientes amplios y aserrados y papilas bucales. Orilla inf. y sublitoral somero, sobre fondos rocosos toscos. Común en todo el Medit.

Familia Ophiotrichidae

Cara superior del disco cubierta de gránulos irregulares, y espinas cortas y espinosas; grandes escudos radiales en la base de cara brazo. Los lados de cada mandíbula son lisos, sin papilas bucales, y en el ápice existe una serie vertical de **papilas dentales** densamente empaquetadas y parecidas a tubérculos. Espinas de los brazos rígidas, gruesas, con superficies espinosas; placas de los brazos ventrales medias grandes y obvias. Tres especies europeas.

Ofiura de espinas finas *Ophiothrix fragilis* (Abildgaard). Una gran ofiura con brazos gruesos y muy espinosos. El disco, de hasta 20 mm de diámetro, lleva numerosas espínulas densamente empaquetadas, y los grandes escudos radiales cuneiformes son muy conspicuos. Las grandes placas medias de las caras dorsales de los brazos están acaballonadas longitudinalmente. Cada segmento de los brazos lleva siete espinas a cada lado. Color muy variable. Orilla inf. y sublitoral somero en fondos toscos; a menudo abundante en costas rocosas moderadamente expuestas, agregaciones sublitorales que pueden alcanzar densidades de diez mil individuos por m^2. Los animales mantienen dos o tres brazos en vertical, atrapando detritos con sus pies ambulacrales. Cría en verano; los sexos están separados y los huevos dan lugar a larvas planctónicas. Común por todo el Atl. NE, desde el N de Noruega hasta el Medit. y O de África.
***Ophiothrix quinquemaculata* (Delle Chiaje).** Parecida a la especie anterior, pero se distingue por su disco, de hasta 15 mm de diámetro, que tiene espinas largas y articuladas en su cara superior. Las espinas de los brazos también son distintivas; cada segmento tiene seis a cada lado, y las tres medias son excepcionalmente largas; la primera espina (desde el dorso) es sólo un tercio o un cuarto de la long. de la segunda. Sobre arenas fangosas blandas; sublitoral somero hasta unos 40 m. Sólo Medit.

Familia Amphiuridae

Ofiuras con brazos flexibles muy finos y muy largos. La cara sup. del disco está cubierta de escamas de tamaño pequeño a moderado, y los escudos radiales generalmente son conspicuos. Cada mandíbula tiene un par de **papilas infradentales** redondeadas en su ápice, en lo alto de una serie vertical de dientes parecidos a placas, y papilas bucales aplanadas a cada lado. Los dos primeros pares de pies ambulacrales de cada brazo están situados dentro de la boca. Unas 14 especies europeas.

***Amphipholis squamata* (Delle Chiaje).** Esta diminuta especie tiene un diámetro del disco máximo de 5 mm, con brazos muy finos de hasta 20 mm de long. Su cara sup. está cubierta de pequeñas escamas; los escudos radiales son grandes, y cada par está más o menos fusionado. Existen tres o cuatro espinas romas, gruesas y cortas a cada lado de cada segmento del brazo. Intermareal y sublitoral somero; debajo de piedras o en estípites de algas en las costas rocosas, pero también sobre arenas. Se alimenta de sedimentos, recogiendo partículas con sus pies ambulacrales; o se alimenta de partículas en suspensión, atrapando detritos en el mucus. Es hermafrodita; los huevos son incubados, dando lugar a juveniles. Abundante en todo el Atl. NE y el Medit.
***Amphiura brachiata* (Montagu).** Disco de hasta 12 mm de diámetro; brazos de hasta 150 mm de long., muy finos, típicamente rizándose en las puntas cuando el animal se halla expuesto. Ambas caras del disco cubiertas con escamas de tamaño moderado, y las de alrededor de los bordes llevando pequeños tubérculos; escudos radiales estrechos, los de cada par no se tocan; cada escudo con un conspicuo surco transversal. Espinas de los brazos cortas y gruesas; numerosas, hasta diez o más a cada lado de cada segmento del brazo. Orilla inf. y sublitoral somero; enterrado en arenas de medias a finas, con sólo las puntas de los brazos sobresaliendo por la superficie. Se alimenta de partículas en suspensión. Islas Británicas; al N hasta el O de Suecia, O de Dinamarca; se desconoce el límite S, pero no alcanza el Medit.
***Amphiura chiajei* Forbes.** Parecida a la especie anterior pero con escudos radiales menores, cada par casi tocándose en la base del brazo, sin surco transversal. Cada segmento de los brazos tiene hasta seis cortas espinas a cada lado. Disco de hasta 11 mm de diámetro, ambas caras cubiertas con escamas lisas. Sublitoral somero y mar adentro, sobre arenas fangosas finas. GB, al N hasta el O de Noruega, al S hasta las Azores y el Medit.
***Amphiura filiformis* (Müller).** Disco de hasta 10 mm de diámetro; cara sup. cubierta de pequeñas escamas, pero cara inf. una simple piel delicada, sin escamas. Escudos radiales estrechos, sin surcos transversales, casi tocándose en la base de los brazos. Brazos muy esbeltos, de cinco a siete espinas a cada lado, por segmento, la segunda inf. aplanada y de extremo romo; poros tentaculares que carecen de escamas tentaculares. BEAV y sublitoral somero, en arenas fangosas finas. GB; O de Noruega hasta el Medit.
Ofioderma *Ophioderma longicauda* Linck **(Ophiodermatidae).** Diámetro del disco hasta 25 mm y brazos de hasta 150 mm de largo. Ambos lados del disco cubiertos con gránulos densamente empaquetados; en la cara inf. dos hendiduras genitales visibles a cada lado de cada brazo. Las espinas del brazo son cortas, y se encuentran aplanadas contra el brazo. El dibujo de la zona central del disco, y las bandas transversales del brazo son características. Orilla inf. y sublitoral en costas rocosas Medit.; O de Bretaña a O de África.
***Astropartus mediterraneus* (Risso) (Gorgonocephalidae).** El nombre de esta familia, literalmente "cabeza de gorgonia" describe muy bien a este grupo poco común de ofiuras. El disco, pentagonal y aplanado es de unos 50 mm de diámetro, pero cada uno de los cinco brazos se bifurca repetidamente para producir una masa arborescente enmarañada de más de 200 mm de diámetro. Los finos extremos de las ramas llevan verticilos de agudos ganchos. Esta especie vive en aguas someras, hasta unos 50 m, sobre fondos rocosos toscos; no se encuentra en la costa pero a menudo queda enredada en los aparejos de pesca. Sólo Medit.

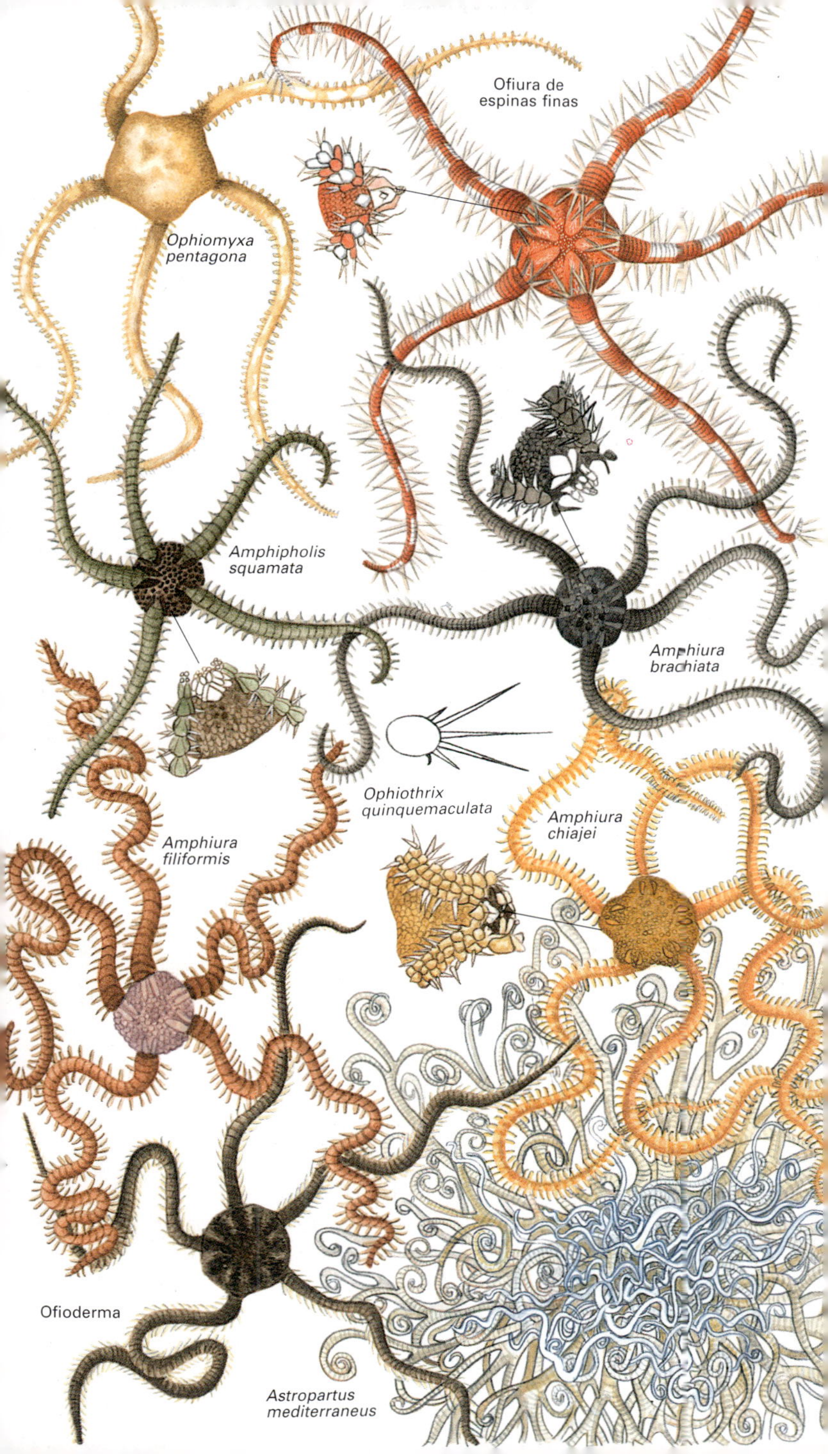

Ofiura de espinas finas
Ophiomyxa pentagona
Amphipholis squamata
Amphiura brachiata
Ophiothrix quinquemaculata
Amphiura chiajei
Amphiura filiformis
Ofioderma
Astropartus mediterraneus

ERIZOS DE MAR, CLASE ECHINOIDEA

En estos equinodermos las placas del esqueleto están articuladas muy de cerca, sin piel intermedia, para formar un **caparazón** rígido, que puede ser esferoidal, aovado, aplanado o en forma de disco. Algunos grupos tienen una simetría pentámera perfecta; en otros, como los erizos acorazonados, existe una simetría bilateral superficial. Los pies ambulacrales surgen de poros en las cinco hileras de placas ambulacrales. Las placas interambulacrales generalmente están cubiertas de espinas, cada una articulada en una junta redondeada u **ombligo de la espina**, y en muchas especies es muy móvil. Los pedicelarios, de pedúnculo corto, de diferentes tipos, también existen entre las espinas. En los erizos regulares el ano está en la cara dorsal o **aboral**, rodeado por cinco grandes placas genitales (una de las cuales es la **madrepórica**) y cinco placas oculares pequeñas; la boca ventral está rodeada por una membrana endurecida, y dentro hay una mandíbula de cinco radios, la **linterna de Aristóteles**. En los erizos irregulares tanto la boca como el ano han emigrado a posiciones diferentes y no existe ninguna estructura de mandíbula.

Erizo negro *Arbacia lixula* (L.) **(Arbaciidae)**. Un erizo regular, de 50 mm de diámetro, con un perfil bajo y bastante aplanado. Espinas negras y gruesas, de hasta 30 mm de long., que contrastan con el caparazón rosado. La zona de la boca ocupa casi la mitad de la cara inf. Orilla inf. y sublitoral somero, hasta unos 50 m, en costas rocosas. Extendido por el Medit., aunque menos común en el NO; al N llega hasta la costa de Portugal, al S hasta el O de África.

Familia Echinidae

Erizos regulares con caparazones esferoidales. Todos tienen una linterna de Aristóteles bien desarrollada. Cada placa ambulacral tiene al menos tres pares de poros para la extensión de los pies ambulacrales. Pedicelarios abundantes, incluyendo el tipo pedunculado con la cabeza hinchada (pedicelarios globíferos) armados de mandíbulas portadoras de varias series de dientes. La mayoría son herbívoros. Unas diez especies europeas.

Castaña de mar, erizo de mar común *Paracentrotus lividus* Lamarck. Esta distintiva especie tiene el caparazón redondo y bastante aplanado, de hasta 70 mm de diámetro. Se reconoce con facilidad por sus espinas largas de color verde oscuro o púrpura, y por su hábitat: ocupa cavidades profundas y redondas en la piedra caliza, o en otras rocas blandas, que agranda al crecer. Cada placa ambulacral tiene cinco o seis pares de poros. Intermareal y sublitoral somero, hasta 30 m; en costas rocosas, pero a veces en arenas entre *Zostera*. Herbívoro, apacentándose de esporas de algas alrededor de la cavidad donde vive, o sobre fragmentos de algas atrapados en sus espinas. Extendido por todo el Medit.; S hasta las Canarias, Azores y NO de África; N hasta las islas Anglo-normandas, GB.

Psammechinus miliaris **(Gmelin)**. Caparazón redondo, ligeramente aplanado, de hasta 50 mm de diámetro, con cortas espinas, con la punta distintivamente violeta. La membrana que rodea la boca está cubierta de placas gruesas y apretadamente empaquetadas, que lo distingue de especies pequeñas de *Echinus*. Intermareal y sublitoral hasta los 100 m; en costas rocosas o sobre suelos toscos mixtos, a veces en lechos de algas marinas. Omnívoro, ramoneando frezas de cirrípedos, jóvenes bivalvos y urocordados, así como algas. GB, N hasta el N de Noruega, Islandia, Báltico; S hasta Marruecos y las Azores, pero no en el Medit.

Ericillo de mar *Psammechinus microtuberculatus* (Blainville). Menor que el anterior, de hasta 35 mm de diámetro, con dos espinas esbeltas de punta roja. Las placas que cubren la membrana bucal son de un distintivo color verde. Hábitat parecido a *P. miliaris*. Medit., N de la costa atlántica hasta Portugal, al S hasta las islas de Cabo Verde.

Echinus esculentus **L.** Un erizo muy grande, globular, de hasta 180 mm de diámetro, y casi igual de alto. El caparazón es de un color rojo uniforme, de diferentes tonos, con protuberancias de las espinas blancas, y las espinas todas de long. parecida, de color rojo y punta violeta. Las placas que cubren la membrana que rodea la boca tienen espinas cortas esporádicas. Este erizo de mar grande es común en los sustratos rocosos en la franja infralitoral donde ramonea algas, especialmente *Laminaria*, y briozoos incrustantes; es menos frecuente mar adentro, pero llega a grandes profundidades. Probablemente puede vivir más de 10 años. Abundante en la región del Atl. NE, desde la Noruega ártica hasta Portugal; no se extiende hasta el Medit.

Erizo de hondura *Echinus acutus* Lamarck. Se distingue de la especie anterior por su caparazón subcónico y más aplanado, de hasta 150 mm de diámetro, que típicamente presenta bandas blancas. Espinas de dos tamaños distintos, las secundarias mucho menores que las primarias, todas con puntas blancas. Las placas que cubren la membrana bucal carecen de espinas. Mar adentro, en suelos toscos y mixtos. GB, no más al S que el M. del N.; N hasta las Spitzberg, S hasta el Medit.

Echinus melo **Lamarck.** Esta especie es muy parecida a *E. esculentus*, grande y globular, pero con unas características bandas pardas y blancas. Las espinas tienden a ser pequeñas, finas y de color verdoso, y sólo cada placa interambulacral segunda o tercera lleva una protuberancia de la espina (y por lo tanto una espina primaria). A diferencia de *E. esculentus*, ninguna de las placas pequeñas de la membrana bucal lleva espinas. Sublitoral, sobre fondos mixtos y toscos. Todo el Medit.; S hasta las Azores, N hasta la costa atlántica de Portugal.

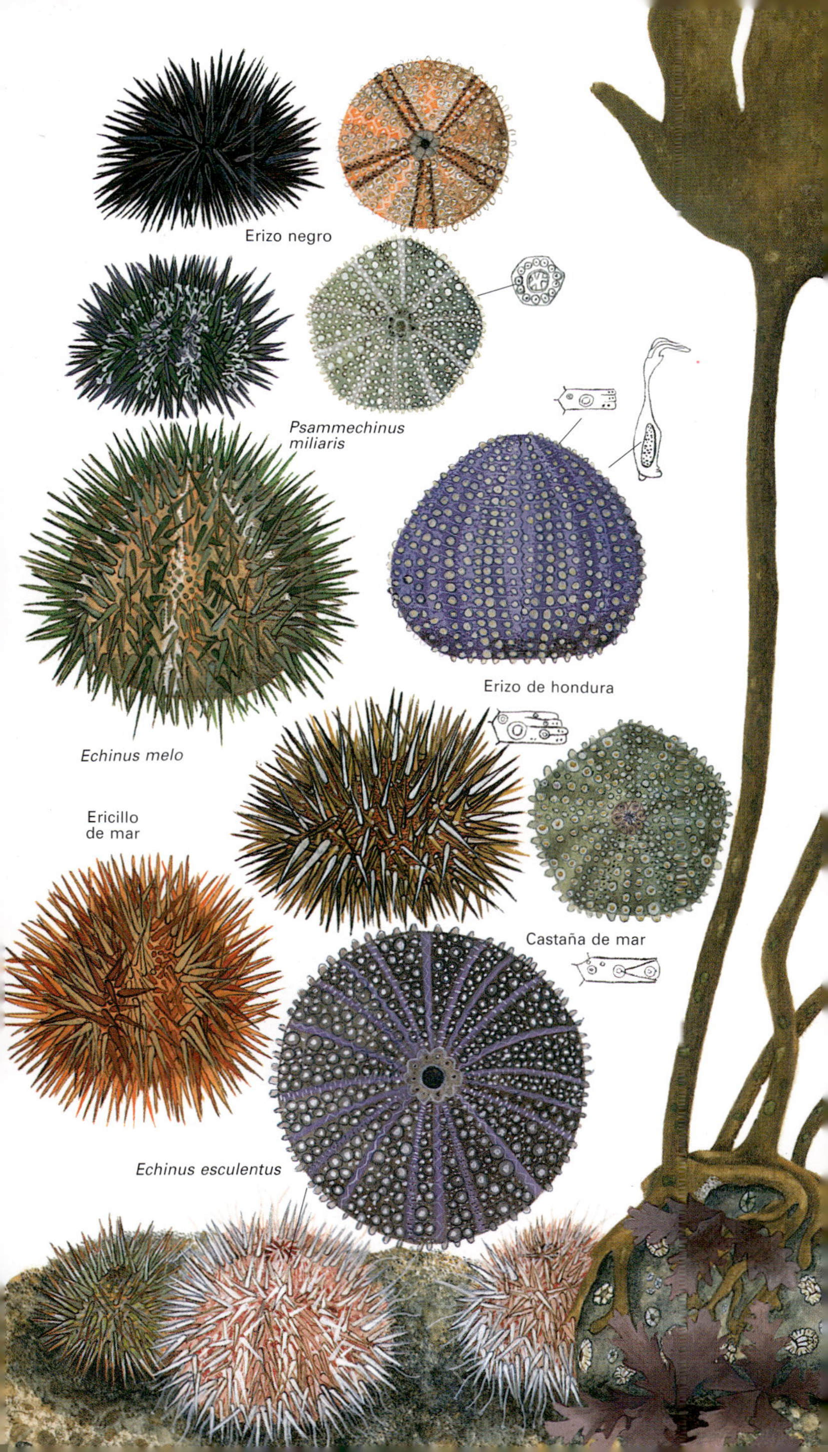
Erizo negro
Psammechinus miliaris
Echinus melo
Erizo de hondura
Ericillo de mar
Castaña de mar
Echinus esculentus

Erizo violáceo *Sphaerechinus granularis* (Lamarck) **(Toxopneustidae)**. Este erizo globuloso, grande pero bastante aplanado, se reconoce por su color púrpura intenso y sus numerosas espinas gruesas, de color violeta y de punta blanca. Diámetro máximo 130 mm. Sobre fondos arenosos blandos, especialmente entre *Zostera*; BAV y sublitoral somero, hasta 50 m. Extendido y común en el Medit.; costas atlánticas de Europa, N hasta el golfo de San Malo, S hasta Azores e islas de Cabo Verde.

***Strongylocentrotus droebachiensis* (Müller) (Strongylocentrotidae)**. Erizo regular, redondeado y de tamaño mediano, de hasta 80 mm, con un perfil bajo y aplanado. Las numerosas espinas pueden ser verdes, rojas o violetas, pero suelen tener la punta blanca; todas tienen más o menos la misma long., pero las primarias se articulan con tubérculos macizos en los interambulacros. En BEAV, sublitoral somero y mar adentro, en fondos rocosos, ramoneando algas; pueden darse plagas que devasten las laminarias. GB, N hasta las Spitzberg, circumártico.

Ericillo de arena *Echinocyamus pusillus* (Müller) **(Fibulariidae)**. Este erizo acorazonado diminuto y ovalado raras veces crece más de 10 mm de largo. Los ambulacros petaloideos, confinados a la cara sup., son distintivos debido al corto pelaje de espinas. El ano se halla en la cara inf., cerca de la gran boca central. Sobre gravas y arenas toscas, en BEAV y mar adentro a través de gran parte de la plataforma continental. Los pequeños caparazones de los animales muertos son muy persistentes, y a menudo se pueden hallar entre las arenas de las playas. Extendido y común en todo el Atl. NE y el Báltico; al S hasta el Medit., Azores y O de África.

ERIZOS ACORAZONADOS, Familia Spatangidae

Erizos bastante aplanados, irregulares con una simetría bilateral secundaria. El borde ant. presenta una muesca, el post. es elevado y prominente; los ambulacros y los pies ambulacrales están confinados a la cara sup. y tienen forma de pétalo. La boca ha migrado hacia el borde frontal de la cara inf. y típicamente está respaldada por una placa que sobresale, el **labrum**. El ano se halla en el borde post. del caparazón y está rodeado por un grupo de largas espinas ciliadas, llamadas **fasciola subanal**. Se alimentan de sedimentos. Son excavadores profundos o someros en gravas y arenas de toscas a finas. Once especies en los mares europeos.

***Brissus unicolor* Klein.** Caparazón de hasta 100 mm de long., de silueta ovalada, aplanada, con el borde post. recto pero el ant. sólo con una muesca indistinta. Las zonas ambulacrales petaloideas son relativamente pequeñas, confinadas a los dos tercios ant. del caparazón y bastante estrechas. En arenas finas y fangosas, a menudo entre *Posidonia*. Presente, pero no común, en el Medit. occidental; distribuido al S hasta las Azores, islas de Cabo Verde y el O de África.

Erizo de corazón purpúreo *Spatangus purpureus* Müller. Un erizo acorazonado grande y de colorido espectacular, de hasta 120 mm de long. Las zonas ambulacrales son ampliamente petaloideas y muy distintivas, y a menudo están bordeadas de largas espinas blancas. En BEAV, sublitoral somero y mar adentro hasta unos 900 m. Un excavador somero en gravas y arenas toscas. GB, N de Noruega al S hasta el Medit. y las Azores.

***Echinocardium cordatum* (Pennant)**. Caparazón pardusco y quebradizo, que a menudo se halla en las playas arenosas abrigadas. Cuando está vivo está cubierto de un denso fieltro de espinas amarillas. Hasta 90 mm de long.; ambulacros bastante amplios, que se extienden hacia abajo por los lados del caparazón, produciéndose una forma estrellada. Vive en una madriguera permanente, de hasta 150 mm de profundidad, en arena de fina a mediana; enterrado y situado en la arena mojada, este erizo cava muy deprisa, mediante las espinas ensanchadas de la superficie oral. Se alimenta de sedimentos, utilizando sus pies ambulacrales para recoger finas partículas del interior de la madriguera. Vive al menos 10 años. Orilla inf. y sublitoral, también mar adentro hasta unos 200 m. Común en playas abrigadas, GB, N hasta Noruega, S hasta el S de África; casi cosmopolita, exceptuando los mares polares.

***Echinocardium flavescens* (Müller)**. Menor que la especie anterior, hasta unos 70 mm de long., con el ambulacro ant. no profundamente retirado, como el post., y el borde ant. escasamente indentado. El caparazón es especialmente alto en su extremo post., y el labio (labrum) de detrás de la boca es especialmente prominente. Algunas de las espinas interambulacrales de la cara sup. son particularmente largas y gruesas. En hábitats parecidos a *E. cordatum*, raras veces en la orilla inf., generalmente sublitoral; mar adentro hasta los 300 m. Islas Británicas; Noruega ártica al S hasta el Medit.

***Echinocardium pennatifidum* Norman.** Hasta 70 mm, con silueta casi circular. Las espinas generalmente son más toscas que en otras especies del género, pero carece de las espinas interambulacrales especialmente largas de la especie anterior. El margen ant. del caparazón no está profundamente indentado, y el labro no se proyecta conspicuamente. BEAV y sublitoral somero, en arenas de intermedias a toscas. GB, N hasta el O de Noruega, S hasta el Medit.

***Brissopsis lyrifera* (Forbes)**. Hasta 70 mm de long., con espinas más toscas y dispersas que las especies de *Echinocardium*. Ambulacros profundamente retirados, y el margen ant. con muesca. Lo más característico es una estrecha banda de espinas cortas y oscuras (la **fasciola subanal**), que casi encierra los ambulacros. Sublitoral, hasta el borde de la plataforma continental, en arenas finas fangosas, a menudo en grandes cantidades. GB, N hasta la Noruega ártica, S hasta el Medit. y el S de África.

***Schizaster canaliferus* (Lamarck) (Hemiasteridae)**. Este distintivo erizo acorazonado tiene perfil cuneiforme, y es el doble de alto por detrás que por delante. Los dos ambulacros posterolaterales sólo tienen la mitad de la long. de los anterolaterales; el ant. está profundamente retirado, y existe una profunda muesca en forma de U en el margen ant. La fasciola subanal encierra casi la totalidad de los ambulacros. Sublitoral, en arenas fangosas. Sólo Medit.

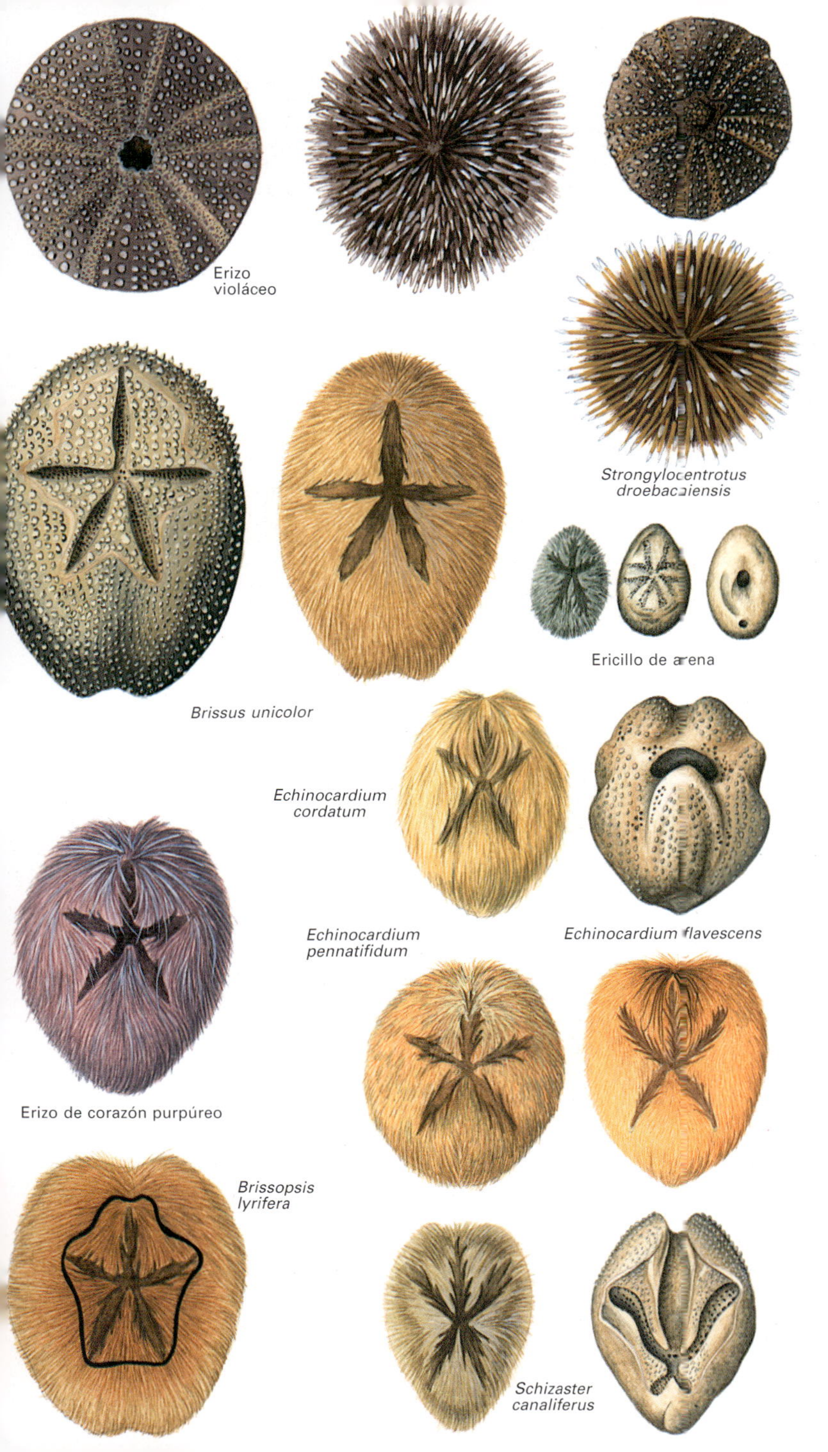
Erizo violáceo
Strongylocentrotus droebachiensis
Ericillo de arena
Brissus unicolor
Echinocardium cordatum
Echinocardium pennatifidum
Echinocardium flavescens
Erizo de corazón purpúreo
Brissopsis lyrifera
Schizaster canaliferus

COHOMBROS DE MAR, CLASE HOLOTHURIOIDEA

Tal como sugiere su nombre vulgar, la mayoría de los holoturoideos son alargados y cilíndricos, aunque algunos tienen los extremos aguzados y otros pueden ser bastante aplanados, con sección transversal semicircular o semielíptica. La boca, en el extremo ant., está rodeada por tentáculos retráctiles; las estructuras breñosas y retráctiles del ano, que es posterior, de algunos grupos, son los árboles respiratorios. Tres hileras de pies ambulacrales definen la cara ventral, o **trivium**, y los dos restantes el **bivium** dorsal; en unos pocos géneros algunos de los pies ambulacrales pueden estar distribuidos al azar, mientras que algunos holoturoideos carecen de ellos por completo. El esqueleto consiste en pequeñas placas o estructuras tridimensionales, llamadas **depósitos**, incrustadas en la piel, que pueden ser duras y correosas o finas y delicadas; los depósitos pueden estar densamente distribuidos en algunos géneros, bastante dispersos en otros, y algunos son importantes en la identificación. Los cohombros de mar son animales sedentarios, que viven sobre o en el interior de depósitos blandos, debajo de rocas, en grietas o en estípites de algas, y se alimentan por filtración, de partículas en suspensión o de sedimentos.

Cohombro de mar real *Stichopus regalis* Cuvier **(Stichopodidae)**. Este distintivo cohombro de mar puede alcanzar los 300 mm de long. Es ligeramente aplanado, con superficies ventral y dorsal obvias. La cara dorsal está cubierta de hileras de grandes papilas, y papilas largas y puntiagudas forman una falda plisada alrededor de los bordes del animal. La boca, situada ventralmente, está rodeada de una roseta de pequeñas papilas. Los depósitos, denominados mesas, son discos aplanados y perforados, cada uno con un pilar central y espinoso. En fondos arenosos o fangosos; sublitoral somero, hasta unos 30 m. Medit.; N hasta Vizcaya, S hasta Canarias. Una especie parecida, *S. tremulus* (Gunnerus), se halla en aguas profundas desde Vizcaya al N hasta el N de Noruega.

Familia Holothuriidae

Grandes holoturoideos, generalmente con distintivas superficies dorsal y ventral. La boca es terminal, y está rodeada de tentáculos; árboles respiratorios dentro de la cloaca. Depósitos calcáreos dispersos, consistentes en pequeñas placas perforadas, y estructuras parecidas a barritas. Estos cohombros de mar grandes y carnosos son especialmente abundantes en los trópicos, donde se recogen y secan para formar el "trepang" o "bêche de mer". Unas ocho especies en los mares europeos.

Cohombro de mar negro *Holothuria forskali* Delle Chiaje. Este animal tiene el hábito de proyectar filamentos blancos y pegajosos cuando está irritado. Puede pasar de los 200 mm de long., con una cara dorsal oscura y toscamente tuberculada, y una cara ventral pálida con numerosos pies ambulacrales. BEAV y sublitoral somero, en fondos rocosos. S hasta el Medit.

Cohombro de mar pardo *Holothuria tubulosa* Gmelin. Tan grande como la especie anterior, pero con conspicuos tubérculos puntiagudos. Colorido pardo rojizo a purpúreo característico. Existen grandes cantidades de depósitos, incluyendo de tipo botón pequeños y de superficie rugosa, y una placa ovalada alargada y perforada en la base de cada gran tubérculo. Sublitoral somero; en fondos arenosos, especialmente entre algas. Medit.; N hasta La Rochelle.

Familia Cucumariidae

Cuerpo cilíndrico o aplanado, a veces aguzado; de piel gruesa, y bastante rígido, a menudo con hileras de robustos tubérculos. Los pies ambulacrales en distintivas hileras. Unas 20 especies europeas, la mayoría de las cuales se dan en hábitats costeros.

Cucumaria frondosa **(Gunnerus)**. Un cohombro de mar grande y grueso, de hasta 500 mm de long., con una piel dura y correosa. Los depósitos calcáreos son muy dispersos, consistentes en unas pocas placas perforadas de pequeño tamaño. Los tentáculos que rodean la boca terminal son muy largos y ramificados. Orilla inf., y sublitoral hasta unos 200 m; en fondos toscos y rocosos, a menudo entre estípites de laminarias. GB, desde el O de Noruega al Medit.

Pawsonia saxicola **(Brady y Robertson)**. Holoturoideo esbelto y de piel lisa de 150 mm de long. Cuerpo típicamente blanco, mientras que los tentáculos finos y ramificados son de colorido oscuro. Los depósitos calcáreos consisten principalmente en placas pequeñas e irregulares con cuatro o seis agujeros. Intermareal y sublitoral somero; a menudo común bajo piedras, en grietas o en estípites de laminarias. Islas Británicas, al S hasta el Medit. y las Azores.

Familia Synaptidae

Esbelto, de piel blanda, bastante parecido a un gusano, sin pies ambulacrales. La mayoría de especies excavan en sustratos blandos. Unas 10 especies en los mares europeos.

Cohombro de mar blando *Leptosynapta inhaerens* (Müller). Cuerpo muy fino y blando, transparente en parte, de hasta 300 mm de long. La piel parece distintivamente pegajosa. La boca está rodeada por 12 tentáculos cortos, cada uno de ellos con 10 a 14 ramas cortas y digitiformes. Los depósitos calcáreos consisten en grandes formas de ancla, cada una con una placa perforada asociada. Orilla inf., y sublitoral somero hasta unos 50 m; excava en la arena fangosa y las gravas finas, a menudo en lechos de *Zostera*. Desde el O de Noruega hasta Bretaña.

Labidoplax digitata **(Montagu)**. Hasta 300 mm de long. Muy parecido a la especie anterior, pero de color más oscuro y menos transparente. Cada uno de los 12 tentáculos con sólo cuatro ramas cortas. Las placas asociadas con los depósitos en forma de ancla tienen cortos mangos. Orilla inf., y sublitoral somero, hasta unos 70 m; en arenas finas y fangosas. Islas Británicas, al S hasta el Medit.

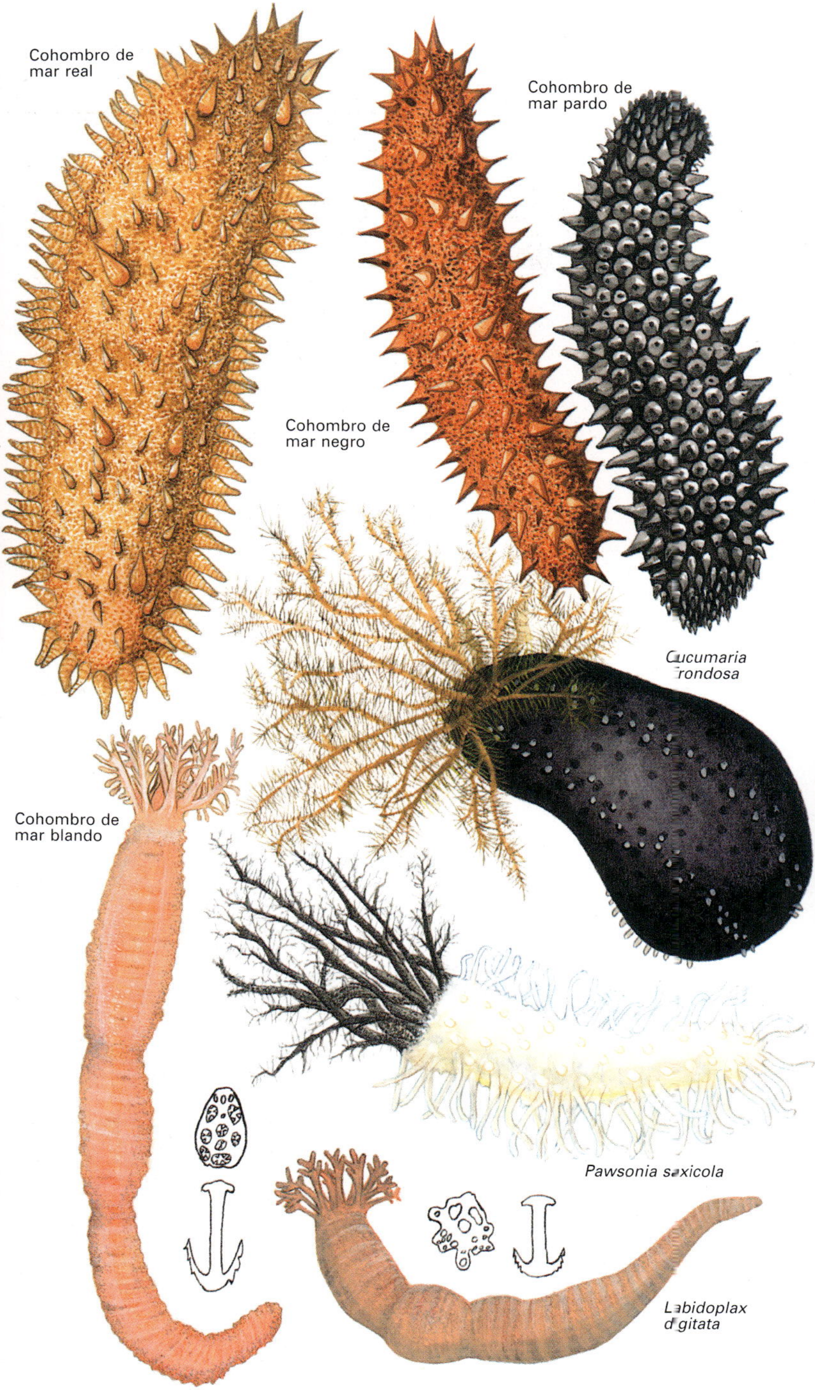
Cohombro de mar real
Cohombro de mar pardo
Cohombro de mar negro
Cucumaria frondosa
Cohombro de mar blando
Pawsonia saxicola
Labidoplax digitata

Phylum Hemichordata

Éste es un phylum pequeño de animales exclusivamente marinos, que se cree que están emparentados con los Cephalochordata, que son miembros primitivos del phylum Chordata. Existen dos clases, los Enteropneusta, grandes y parecidos a gusanos, y los Pterobranchia, diminutos y tentaculados, animales que viven en colonias de tubos quitinosos sésiles. Sólo los enteropneustos pueden encontrarse con cierta facilidad en los hábitats intermareales o submareales someros.

CLASE ENTEROPNEUSTA

Estos animales blandos, fláccidos y parecidos a gusanos viven en madrigueras permanentes de las arenas finas y fangosas. Tienen un cuerpo con cuatro regiones distintas: una **probóscide** anterior, rodeada por detrás por un **collar** corto y acampanado, un largo **tronco**, y finalmente un **abdomen** muy largo y extremadamente blando. En algunas especies la probóscide es corta y redondeada, y cuando está encerrada por el collar parece una bellota en su cáliz. La porción anterior del tronco tiene una serie de **poros branquiales**, las aberturas externas de las bolsas branquiales que conectan con las hendiduras branquiales de la pared de la faringe. Son estas hendiduras branquiales las que sugieren el parentesco entre los enteropneustos y los cordados primitivos; el agua que entra por la boca es llevada a través de las hendiduras branquiales por el movimiento de unos cilios y la respiración tiene lugar en las bolsas branquiales. Estos animales son micrófagos, y utilizan el mucus y los cilios externos para atrapar microorganismos y partículas finas. Todos los enteropneustos son muy frágiles y se fragmentan con gran facilidad si no se manejan con cuidado. Unas 90 especies en todo el mundo, la mayoría de las cuales viven en aguas costeras someras.

Familia Harrimaniidae

Animales pequeños, generalmente de menos de 300 mm de long. Probóscide típicamente larga y digitiforme. Sin músculos circulares en la pared del tronco.

***Protoglossus koehleri* (Caullery y Mesnil).** Es un enteropneusto extremadamente esbelto, de hasta 75 mm de long. pero menos de 5 mm de ancho. La probóscide tiene unos 3 mm de long., 1,25 mm de ancho, y el collar sólo 1,5 mm de long. Existen unos 40 pares de poros branquiales. En BEAV, y sublitoral somero. Registrado desde Anglesey al NO de Francia, se desconoce si está más extendido.

***Saccoglossus ruber* (Tattersall).** Hasta 200 mm de long., con una probóscide esbelta y de cuello estrecho, de 30 mm de long. El collar, de unos 4 mm de long., es de color más oscuro que el resto del animal. Existen 50 a 95 pares de poros branquiales. En arenas finas y limosas, en BM y sublitoral somero; habita una madriguera en forma de U a profundidades de unos 200 mm por debajo de la superficie del sedimento. Costas O de GB e Irlanda.

***Saccoglosus horsti* Brambell y Goodhart.** Parecido a la especie anterior pero algo mayor, hasta 300 mm, con una probóscide proporcionalmente más corta. Existen 100-140 pares de poros branquiales. En fango o arena fangosa fina, en BM y sublitoral somero. Costas S de las islas Británicas.

***Saccoglossus mereschkowski* (Wagner).** Menor que las otras dos especies de su género, de hasta 40 mm, pero con una probóscide proporcionalmente mayor, con forma bastante parecida a una lengua, y collar corto y grueso. En arenas fangosas finas, sublitoral somero. Sólo Medit.

Familia Ptychoderidae

Estos grandes gusanos tienen una probóscide muy corta y redondeada, de forma que el extremo cefálico se parece mucho a una bellota. Inmediatamente detrás del corto collar, parte del tronco se divide por dentro mediante septos, y forma **repliegues** o **alas genitales** laterales aplanadas; por detrás de éstas el intestino tiene numerosos **ciegos hepáticos**, que forman protuberancias nodulosas en la pared ext. del cuerpo.

***Balanoglossus clavigerus* Delle Chiaje.** Una especie muy larga, a menudo de más de 500 mm, pero no más de 10 mm de ancho. La probóscide, corta y aguzada tiene unos 7 mm de long., sólo algo más larga que el collar. Las alas genitales tienen unos 25 mm de long. y se fusionan entre sí en el borde post. del collar. En BEAV y sublitoral somero. Registrada desde Bretaña al S hasta el Medit.

***Glossobalanus sarniensis* Koehler.** Esta especie puede ser tan grande como *Balanoglossus clavigerus*, aunque no es más robusta, pero tiene una probóscide amplia y en forma de huevo, respaldada por un collar ligeramente acampanado. Las alas genitales no se fusionan detrás del collar, sino que están muy espaciadas, y por detrás existe una región lisa de la pared del cuerpo entre las alas genitales y los ciegos hepáticos. En BEAV y sublitoral somero. GB, también en Skagerrak.

***Glossobalanus minutus* (Kowalevsky).** Hasta 100 mm de long. Parecidas a las precedentes, con las alas genitales separadas donde se encuentran con el collar, pero con ciegos hepáticos que continúan hasta la base de las alas genitales. Hábitat parecido al de la especie anterior, a menudo en lechos de *Posidonia*. Sólo Mediterráneo.

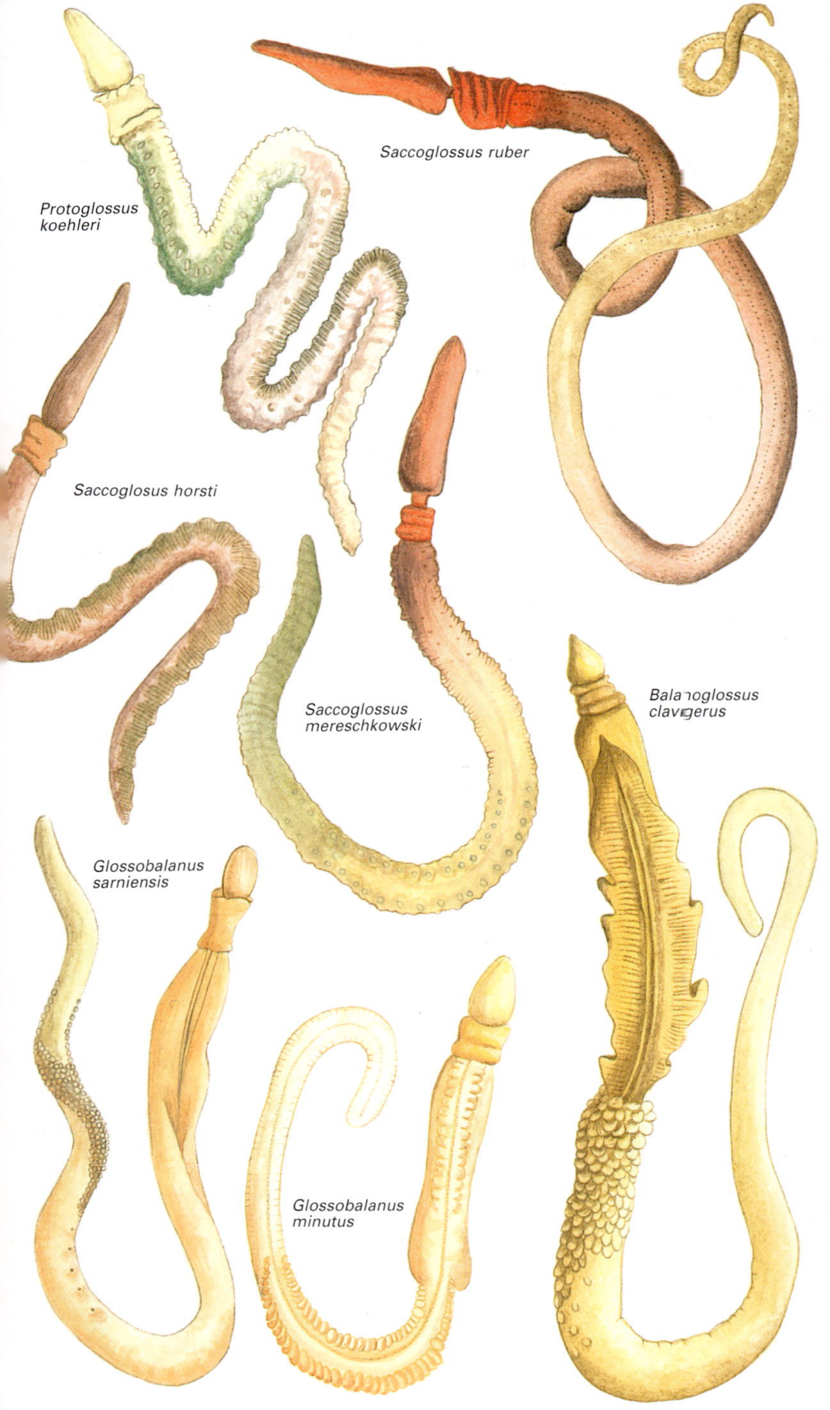
Saccoglossus ruber
Protoglossus
koehleri
Saccoglosus horsti
Saccoglossus
mereschkowski
Balanoglossus
clavigerus
Glossobalanus
sarniensis
Glossobalanus
minutus

ASCIDIAS, UROCHORDATA, CLASE ASCIDIACEA

Las ascidias constituyen el grupo más grande de los Urochordata, un subphylum de los Chordata, que también se conocen como tunicados. Las ascidias son tunicados sésiles, la mayoría de los cuales viven permanentemente unidos a un sustrato firme. El cuerpo está encerrado en un **caparazón** (o **túnica**) segregado por la pared externa del cuerpo; tiene dos aberturas al exterior, un **sifón oral** de entrada y un **sifón atrial** de salida, que puede contraerse y está cerrado por un esfínter muscular. La cavidad del cuerpo está ocupada en gran parte por una faringe en forma de malla, o **saco branquial**, que no sólo funciona como superficie respiratoria, sino que filtra partículas finas del flujo de agua que pasa a través del sifón oral, a través de la malla del saco branquial, y fuera por medio del sifón arterial. Existe un intestino en bucle, que empieza con un corto esófago en la base del saco branquial; un largo recto pasa a lo largo del borde posterior del saco branquial y el ano se abre justo por debajo del sifón arterial, a través del cual la materia fecal es transportada por el flujo de agua de salida. Todas las ascidias son hermafroditas, con las gónadas situadas dentro o cerca del bucle del intestino.

Algunas ascidias son animales solitarios que pueden sobrepasar los 100 mm de long. Otros viven en grupos o colectivos densamente empaquetados, pero muchos son coloniales, con los individuos o **zooides**, fusionados en mayor o menor grado. En los más especializados, los zooides, generalmente de no más de unos pocos mm de long., están incluidos en una túnica común. A menudo se hallan en series ordenadas, cada una de ellas con su propio sifón oral, pero con un sifón arterial común. La mayoría de las ascidias viven en aguas someras y costeras, unidas a o formando capas incrustantes en una gran variedad de sustratos. Las especies grandes y solitarias pueden identificarse por sus características externas; algunas de las coloniales también se pueden conocer con facilidad, pero la mayoría sólo se identifican mediante características morfológicas de los zooides, que requieren un examen al microscopio.

***Ciona intestinalis* (L.) (Cionidae).** Esta ascidia grande y solitaria se identifica con facilidad por su cuerpo alargado y blando, de unos 150 mm de long., y por sus sifones lobulados, que se encuentran cerca unos de otros en el extremo sup. del animal. La blanda pared del cuerpo es bastante translúcida, revelando el saco branquial, el intestino y las gónadas. Ligada por su estrecha base, a menudo en grupos densos pero no fusionados, sobre algas grandes, rocas y otros sustratos duros; en BM y sublitoral somero. Tolera salinidades tan bajas como del 11 por mil y a menudo es abundante en muelles, puertos y estuarios. Común por el Atl. NE.

***Distaplia rosea* Della Valle (Holozoidae).** Una especie colonial en la que los grupos de zooides se hallan reunidos en grupos lobulados, cada uno con una abertura atrial común y central, a lo largo de un estolón esbelto e incrustante. Cada grupo puede medir 30 mm de diámetro. En BM, y sublitoral, sobre sustratos duros. GB, al S hasta el Medit.

***Clavelina lepadiformis* (Müller) (Clavelinidae).** Esta distintiva especie se da en grupos de 20 o más individuos, cada uno ligado a su base mediante un estolón común. Hasta 20 mm de lado. Transparente, excepto por un anillo apical y una raya longitudinal de color intenso. Sobre sustratos duros sobre algas grandes. BM y sublitoral. GB, Noruega hasta el Adriático.

Familia Polyclinidae

Ascidias coloniales que desarrollan lóbulos redondeados o alargados con extremo sup. aplanado, cada uno típicamente ligado por un estrecho pedúnculo, y a menudo en forma de cojín. Los zooides se agrupan en series regulares alrededor de atrioporos comunes. Los zooides son largos y estrechos, con un corazón y unas gónadas situadas en un esbelto lóbulo postabdominal. La identificación cuidadosa requiere la disección de los zooides individuales y su examen al microscopio; los caracteres de campo pueden ser útiles pero raras veces son diagnósticos.

***Aplidium pallidum* (Verrill).** Se encuentra con frecuencia sobre algas y hierbas marinas, formando cojines pequeños, aplanados y de amplia base, comúnmente de 20 mm de diámetro. Los zooides se encuentran en grupos de 6-8 alrededor de cada atrioporo, y miden menos de 4 mm; cada sifón oral tiene seis lóbulos alrededor de su abertura. GB, al S hasta el Medit.

***Aplidium proliferum* (Milne Edwards).** Colonias de parte sup. aplanada, de 50 mm de alto, con un pedúnculo basal estrechado. Los zooides pueden ser rojos o amarillos, y conspicuos en el caparazón común transparente. Cada zooide tiene un repliegue de tejido (**lígula**) que se proyecta por encima de su sifón atrial, y el estómago esférico tiene numerosos repliegues longitudinales densamente empaquetados. Orilla inf. y sublitoral somero, sobre sustratos duros. GB, O de Noruega hasta el Medit.

***Morchellium argus* (Milne Edwards).** Esta especie tiene colonias distintivas, alargadas y de parte sup. plana de hasta 40 m de long. Los zooides se agrupan en la parte sup., mientras que los largos pedúnculos de la colonia típicamente se hallan incrustados de arena. Los zooides son largos y esbeltos, cada uno con un sifón oral de ocho lóbulos, con cuatro manchas carmín vivo en el saco branquial; el estómago está cubierto con tubérculos hinchados. BEAV y sublitoral somero, en costas rocosas; típicamente en las caras inferiores de cantos rodados y colgando en forma de lóbulos blandos, a menudo en densos grupos. GB, al S hasta Bretaña.

***Sidnyum turbinatum* Fleming.** Cada colonia consiste en varios lóbulos de parte sup. aplanada y en forma de cojín, ligados por sus estrechas bases a un estolón incrustante. Hasta 40 mm de alto. Túnica translúcida en parte; blanco, gris o amarillo. Zooides con sifón oral de ocho lóbulos; sifón atrial con una larga lengua (lígula) por encima de él; el estómago es esférico, con hasta 15 repliegues cortos y discontinuos. En BEAV, y sublitoral; sobre rocas y conchas, a menudo sobre grandes algas pardas, a veces abundante en costas rocosas abrigadas. GB, desde Noruega al S hasta el Medit.

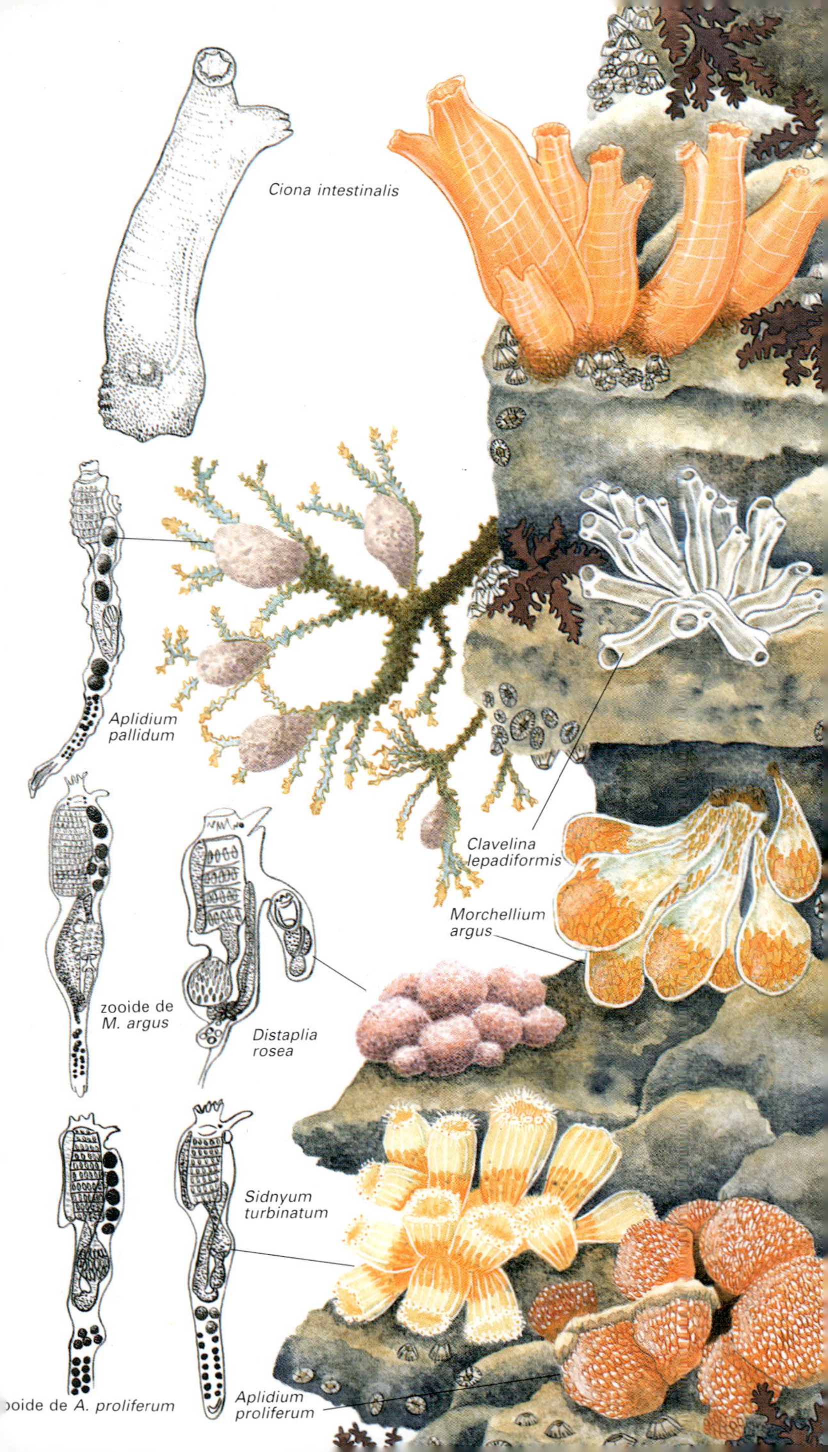

Ciona intestinalis
Aplidium pallidum
Clavelina lepadiformis
Morchellium argus
zooide de M. argus
Distaplia rosea
Sidnyum turbinatum
ooide de A. proliferum
Aplidium proliferum

Familia Didemnidae

Ascidiáceos coloniales que forman capas aplanadas y finas, que incrustan algas, conchas, piedras y otros sustratos duros. Algunas son gelatinosas, en otras el caparazón contiene diminutos gránulos calcáreos, que le dan a la colonia una textura dura y arenosa. Los zooides son diminutos, y están agrupados en series alrededor de los atrioporos comunes. Muy pocos didemnídidos pueden identificarse sin recurrir a la disección y al examen al microscopio de los zooides, pero las tres especies siguientes son comunes y razonablemente distintivas.

***Didemnum maculosum* (Milne Edwards).** Esta especie forma capas muy finas pero muy rígidas sobre estípites de laminarias, sobre algas grandes, y también sobre piedras y conchas. Es lisa, dura y llena de gránulos calcáreos; el color varía del violeta pálido al grisáceo, o puede ser blanco con manchas violetas. Orilla inf. y sublitoral somero. GB, al S hasta el Medit.

***Diplosoma listerianum* (Milne Edwards).** Las colonias son capas extensas, finas y punteadas; transparentes, o con pigmentos esparcidos. Los zooides tienen unos 2 mm de long., y están agrupados alrededor de grandes atrioporos redondos. Sobre algas y hierbas marinas, a veces sustratos duros; intermareal y sublitoral somero. GB.

***Lissoclinum perforatum* (Giard).** Las colonias de esta especie forman capas de hasta 2 mm de grueso; generalmente lobuladas irregulares, pero de menos de 30 mm de grosor. La superficie está cubierta con manchas regularmente distribuidas, que marcan las aberturas orales de los zooides, con atrioporos mayores parecidos a hendiduras formando un dibujo más tosco. BEAV y sublitoral somero; común sobre estípites de laminarias, pero también sobre rocas. GB y NO de Francia.

***Perophora listeri* Forbes (Perophoridae).** Esta distintiva especie se reconoce por sus zooides ovoideos, cada uno con grandes sifones prominentes y un pedúnculo esbelto, amplia y regularmente distribuidos a lo largo de un estolón reptante. Los zooides son transparentes y el saco branquial bastante corto, con cuatro hileras de hendiduras (**estigmas**), se ve con facilidad. Orilla inf. y sublitoral, incrustando hidroideos, algas pequeñas y sustratos duros. GB, hasta el Medit.

***Corella parallelogramma* (Müller) (Corellidae).** Una ascidia solitaria, de silueta rectangular, ligada por su base. Transparente, con el intestino a la izquierda del saco branquial, cuando se ve desde la derecha (como en la ilustración); a menudo manchada de rojo claro o amarillo. Sobre sustratos duros y grandes estípites de algas, BM y sublitoral. GB; Noruega hasta el Medit.

Familia Ascidiidae

Las ascidias de esta familia tienen el hábito de contraerse rápidamente cuando se las estorba, emitiendo un chorro de agua. Son solitarias, aunque a menudo se dan en congregaciones, y viven firmemente ligadas a sustratos duros o grandes estípites de algas. Algunas especies crecen hasta un tamaño considerable y quizás viven bastante.

***Ascidia conchilega* Müller.** Hasta 60 mm de long., ovaladas alargadas, con un caparazón fino y translúcido, típicamente con rugosidades superficiales y a menudo con partículas de concha pegadas. El animal se une firmemente por su lado izq.; el sifón oral es terminal, mientras que el atrial se proyecta en vertical hasta aproximadamente dos tercios de la long. del cuerpo. En BM y mar adentro, generalmente ligada a conchas o piedras. Islas Británicas; Feroe y O de Noruega, al S hasta el Medit.

Ascidia común *Ascidia mentula* Müller. Esta ascidia muy grande y sólida se reconoce con facilidad por su caparazón rojizo, translúcido y correoso, que a menudo se presenta recubierto de otros organismos incrustantes. Hasta 180 mm de long. Está ligado por su lado izq.; el sifón oral es terminal y el atrial se halla situado a uno o dos tercios a lo largo de la long. del cuerpo. Orilla inf. y sublitoral, hasta más allá de la plataforma continental; sobre sustratos duros, puede darse en grandes y densas poblaciones en el sublitoral somero; es tolerante con las salinidades bajas, hasta del 20 por mil. Una especie de vida larga, que llega a los siete años en algunas poblaciones. Común en todo el Atl. NE, desde el O de Noruega hasta el Medit.

***Ascidiella aspersa* (Müller).** Hasta 130 mm de long., ovoideo, con un caparazón de superficie áspera, grueso y cartilaginoso. Sifón oral terminal, sifón atrial aprox. un tercio del eje del cuerpo; dentro, existe un anillo de 30-40 tentáculos orales esbeltos, por debajo del sifón oral y por encima de un saco branquial de fina malla. Se pega por su lado izq. generalmente sobre sustratos duros; es común sobre malecones y espigones, y puede darse en grupos inmensos; puede tolerar salinidades tan bajas del 18 por mil. Puede vivir hasta tres años. Intermareal y sublitoral. Común por todo el Atl. NE, desde el O de Noruega al Medit.

***Ascidiella scabra* (Müller).** Muy parecido a la especie anterior, pero menor, de hasta 50 mm, con caparazón liso, ligeramente arrugado, translúcido en parte. Tiene hasta 100 tentáculos orales, siempre más numerosos que las mallas longitudinales del saco branquial. El sifón atrial está cerca del sifón oral terminal, a no más de un cuarto hacia abajo de la long. del cuerpo. Orilla inf., sublitoral y mar adentro, sobre algas, piedras y conchas. Común en todas las costas, pero no es común que esté en grupos densos. Desde Noruega hasta el Medit.

Piña de mar *Phallusia mamillata* (Cuvier). Esta especie tiene forma de botella, siendo mucho más ancha en el extremo post. que en el sifón oral terminal. Hasta 140 mm de long.; caparazón grueso, liso, la superficie con grandes hinchazones redondeadas. Sifón atrial situado a un tercio hacia abajo de la long. del cuerpo. Ligado por su lado izq.; sobre piedras y sustratos duros, en zonas fangosas; orilla inf. y sublitoral. Islas Británicas; al S hasta el Medit.

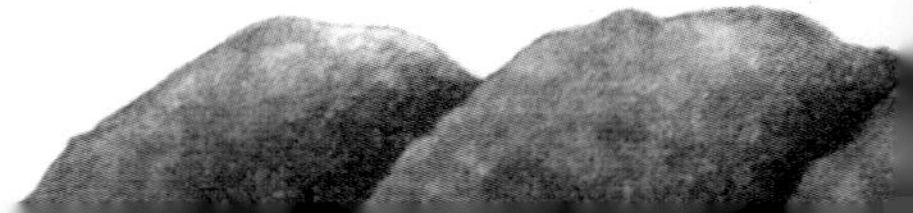

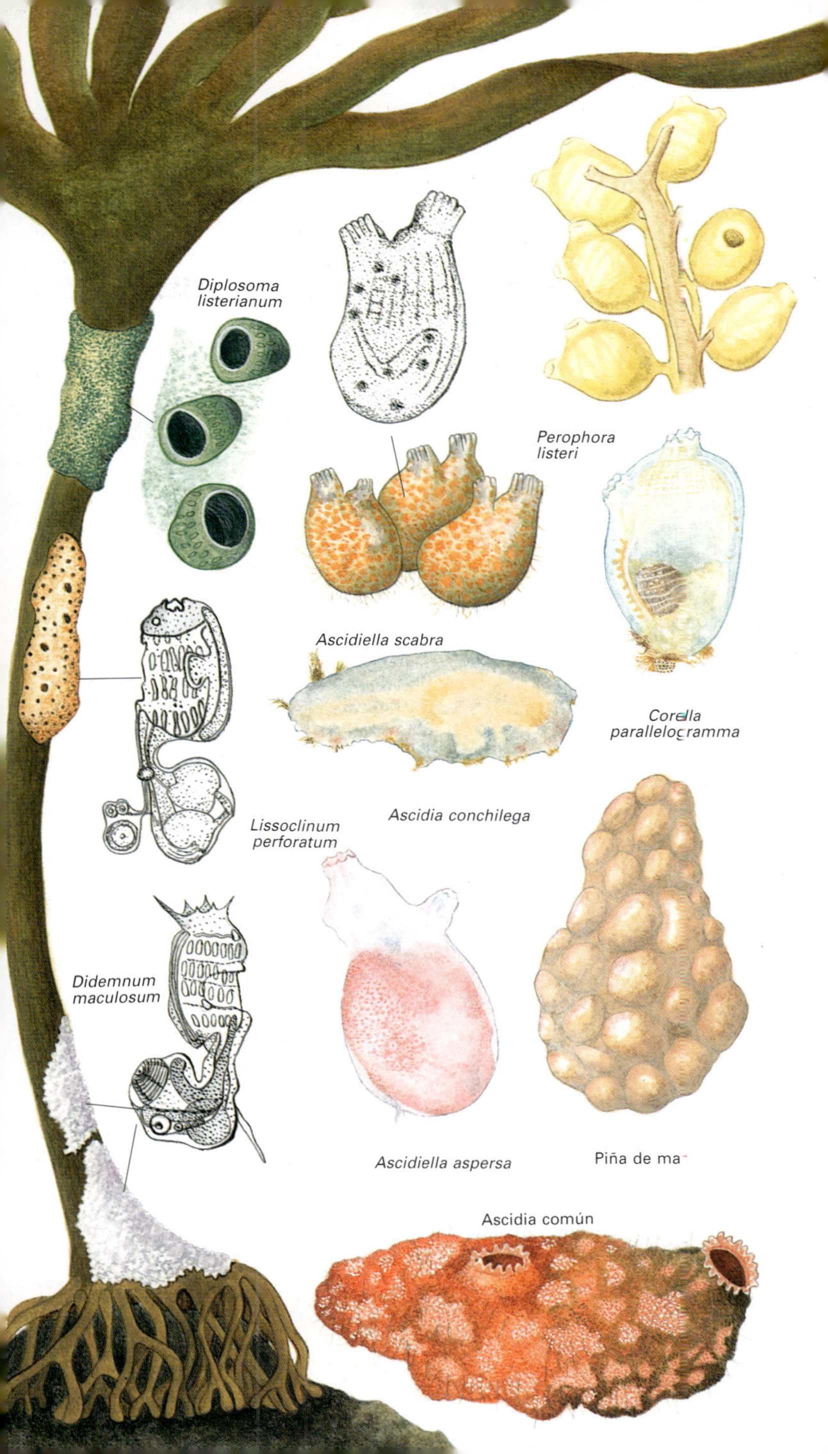

Diplosoma listerianum
Perophora listeri
Ascidiella scabra
Corella parallelogramma
Ascidia conchilega
Lissoclinum perforatum
Didemnum maculosum
Ascidiella aspersa
Piña de ma
Ascidia común

Familia Styelidae

Las ascidias de esta familia pueden ser solitarias o coloniales. Las especies solitarias tienen típicamente caparazones duros y correosos con los sifones muy juntos en un extremo, y pueden darse en grupos densos. Algunas especies coloniales tienen los zooides distribuidos muy ordenadamente. Los sifones tienen los bordes lisos, o sólo cuatro pequeños lóbulos.

Dendrodoa grossularia **(Van Beneden).** Una especie solitaria que se da a menudo en grupos pequeños. Hasta 20 mm de long., más o menos hemiovoidea, firmemente sujeta por su amplia base. Cada uno de los dos cortos sifones tiene un reborde de cuatro lóbulos. Orilla inferior y sublitoral somero, sobre rocas, piedras y conchas, y a menudo sobre grandes estípites de laminarias; frecuentemente en estuarios. GB; desde la Noruega ártica, al S hasta Bretaña.

Styela clava **Herdman.** Ésta es una especie exótica, originaria del Pacífico e introducida en las aguas europeas, desde el Mediterráneo al SO de Bretaña, por los barcos. Su cuerpo largo y mazudo, de hasta 120 mm, es correoso y corrugado, con un pedúnculo esbelto y duro. Se da en gran abundancia en muelles abrigados de aguas cálidas.

Styela partita **(Stimpson).** Esta especie es más o menos cónica, de hasta 30 mm de alto, y está ligada por su amplia base. El caparazón es grueso, de superficie tosca y verrucosa, con los dos sifones divergiendo en su parte superior. Se incrusta en sustratos duros, desde la costa inferior al sublitoral somero. Costas inglesas, al S hasta el Medit.

Styela coriacea **(Alder y Hancock).** Cilíndrica o cupuliforme, de hasta 30 mm de alto, ligada por una base amplia y aplanada. El caparazón está finamente arrugado y puede estar incrustado con arena. Sobre sustratos duros, en la BEAV y sublitoral. GB, Noruega ártica al S hasta Bretaña.

Distomus variolosus **Gaertner.** Una especie colonial, con caparazones ovoides y apretadamente empaquetados, de hasta 10 mm de long., cada uno con su propio par de sifones, pero todos unidos por una base común incrustante y fina. Sus sifones son menos prominentes que los de *Dendrodoa.* Puede formar amplias capas, o estrechas cadenas o lóbulos, a través de gemación sexual de los zooides. Orilla inf. y sublitoral somero; se da sobre las rocas, pero es especialmente típica de los estípites de laminarias, sobre los que puede formar extensos crecimientos, envolviendo a muchos de los haptera. Islas Británicas, S hasta la costa atlántica de Portugal.

Botrylloides leachi **(Savigny).** Esta sorprendente ascidia es bastante inconfundible, debido a que forma capas planas, gruesas y bastante carnosas, grises, anaranjadas o rojas, con los zooides en dos cadenas paralelas. Incrusta piedras y conchas, pero es especialmente común sobre grandes algas pardas. *Botrylloides* y *Botryllus* (abajo) son los alimentos preferidos de los caracoles *Trivia.* Orilla inf. y sublitoral somero; común en todas las costas británicas, al N hasta el N de Noruega, al S hasta el Mediterráneo.

Botryllus schlosseri **(Pallas).** Esta especie es incluso más espectacular que la última. El colorido es extremadamente variable, a pesar de que el azul es quizás el más frecuente, pero los zooides son siempre de un color distinto al del caparazón, y a veces muy contrastado. La colonia puede ser aplanada y en forma de capa, o puede formar lóbulos carnosos, erectos y gruesos; los zooides están dispuestos en grupos en forma de estrella alrededor de atrioporos comunes. Orilla inf. y sublitoral somero, sobre rocas y conchas, pero especialmente sobre grandes algas pardas; puede ser abundante en costas rocosas moderadamente expuestas. GB, al N hasta la Noruega ártica, al S hasta el Medit.

Especies de ***Pyura*** **(Pyuridae).** Estas ascidias pequeñas, ovoides o aplanadas, incrustan los sustratos duros. El caparazón es duro y correoso, a menudo arrugado y cubierto de detritos. Los dos sifones, muy espaciados, tienen cada uno cuatro lóbulos. Quizás una docena de especies en aguas costeras de Europa, pero son difíciles de distinguir entre sí.

Especies de ***Molgula*** **(Molgulidae).** Ascidias solitarias, generalmente ovoides y esféricas, con caparazones finos y correosos. La mayoría viven parcialmente enterradas en sustratos blandos. El sifón oral tiene seis lóbulos, y el sifón atrial sólo cuatro. Existen diez o más especies comunes en los mares europeos, pero todas ellas son difíciles de diferenciar entre sí.

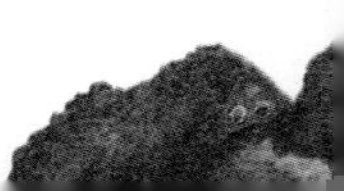

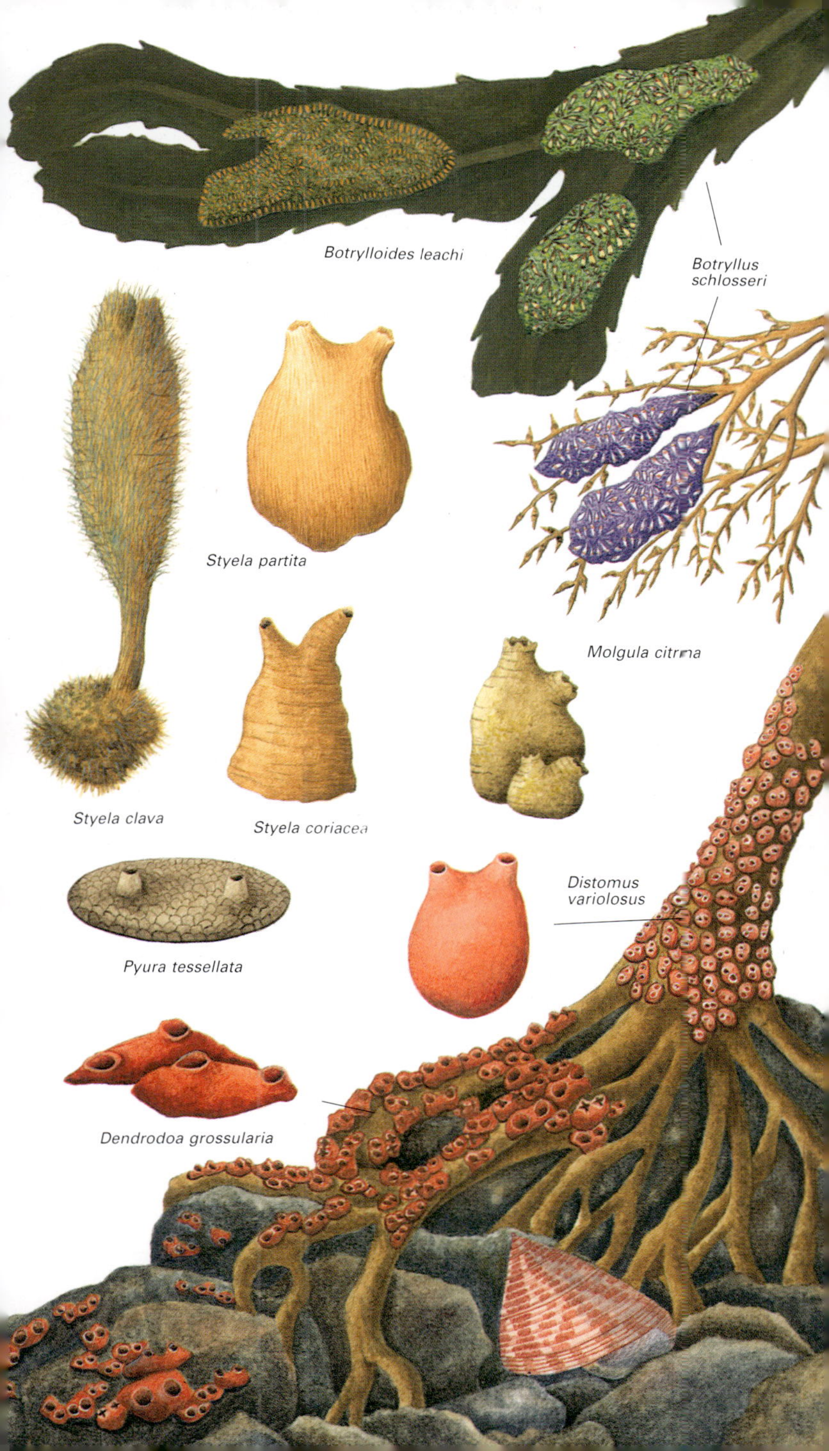
Botrylloides leachi
Botryllus schlosseri
Styela partita
Styela clava
Styela coriacea
Molgula citrina
Distomus variolosus
Pyura tessellata
Dendrodoa grossularia

PECES COSTEROS

Los peces marinos modernos (que pertenecen a la clase Pisces, junto con los que viven en aguas dulces), pueden dividirse en dos grupos principales, los elasmobranquios (tiburones, rayas, etc.), y los teleósteos (peces óseos), más numerosos, aunque existen diversos otros grupos, pequeños y especializados. El diseño general de su cuerpo es bastante constante; típicamente en forma de torpedo con un extremo cefálico cónico y una región caudal esbelta, aunque en ambos grupos las especies que viven en el fondo se han hecho aplanadas y también se dan algunas formas más raras. La parte del cuerpo que contiene los órganos internos es relativamente corta y termina en un ano (la abertura externa combinada a través de la cual descargan el intestino, los riñones y los órganos reproductores). Por detrás de él, la región caudal consiste esencialmente en bloques musculares a cada lado de la espina dorsal. Las aletas pares —**pectorales** detrás de las aberturas branquiales y **pélvicas** de la parte inferior, generalmente más hacia atrás— son el equivalente a las patas de los anfibios y los vertebrados terrestres, pero se utilizan principalmente para estabilizar o llevar el rumbo de un pez que nada. Además, las aletas impares se hallan unidas al cuerpo a lo largo de su línea media: una o más aletas **dorsales** en el dorso y una **anal** en la parte inferior, por detrás del ano. La región **caudal** termina en una aleta que puede tener forma de remo, ser cuadrada o ahorquillada. Los peces suelen nadar mediante ondulaciones de su cuerpo (de lado en la mayoría, pero en los peces planos se producen de abajo a arriba), llevadas a cabo por fuertes músculos caudales, cuyo efecto es empujar el agua oblicuamente hacia atrás con esta aleta caudal, y por lo tanto propulsar el pez hacia delante. Las aletas son repliegues de piel soportados por numerosos **radios** que pueden ser rígidos y óseos o flexibles, segmentados y a menudo divididos para dar lugar a una forma de Y; los radios rígidos a veces aparecen también más allá de la aleta misma en forma de **espinas**. La disposición y forma de las aletas, el número de radios y la presencia o ausencia de espinas pueden ser importantes en la identificación.

Los elasmobranquios tienen un esqueleto (incluyendo los radios de las aletas) de cartílago y una piel áspera tachonadas con escamas que parecen pequeños dientes. La boca suele hallarse en la parte inferior de la cabeza y las branquias se abren en forma de 5-7 hendiduras verticales separadas a cada lado, justo delante de las aletas pectorales. Las aletas pélvicas siempre están bien detrás de las pectorales y, en los machos, cada una tiene una extensión digitiforme en su base (pterigopodios) utilizados en el apareamiento. La primera aleta dorsal es grande y prominente en los nadadores rápidos tales como los tiburones. La parte superior de la aleta caudal es mayor que la inferior y es soportada por la última parte de la espina dorsal, aunque esta aleta es insignificante o ausente en las rayas, que son aplanadas dorsiventralmente.

El esqueleto de los teleósteos es óseo, aunque a veces los radios de las aletas son blandos; su cuerpo suele estar recubierto de escamas finas, redondeadas y solapadas. La boca suele estar en la parte más frontal de la cabeza, y las branquias se abren por detrás de un repliegue único (el **opérculo**), que existe a cada lado. Las aletas pélvicas a menudo se hallan ligeramente por delante de las pectorales. Existe un sistema sensorial (la **línea lateral**) que suele hallarse a la vista, a lo largo de cada flanco del cuerpo, que responde a los cambios de presión que provocan las corrientes y remolinos de agua, y la **vejiga natatoria**, llena de gas, con la cual puede ajustarse la flotación, está asociada con el intestino anterior. Los peces costeros a veces carecen de una u otra de estas características, ya que pueden ser inadecuados para las condiciones turbulentas de las aguas costeras; por otra parte, pueden tener una forma poco corriente (muy alargada o aplanada) y otras adaptaciones, como órganos sensoriales parecidos a tentáculos en la cabeza o las aletas pélvicas dispuestas para formar una ventosa. Algunos teleósteos que viven en los fondos están más o menos aplanados dorsiventralmente, pero los peces planos verdaderamente especializados (como la solla o el rodaballo) se apoyan sobre un lado y tienen la cabeza modificada de forma que ambos ojos se encuentran en la parte superior.

Los sexos de ambos grupos suelen estar separados; en los teleósteos, la fecundación es externa y los huevos, a menudo en enormes cantidades, son abandonados para que se desarrollen en el fondo o, más frecuentemente, para que floten cerca de la superficie. No obstante, diversas especies costeras cuidan de un pequeño número de huevos en un "nido" o una cavidad adecuada, o incluso los transportan en unas bolsas incubadoras especializadas. En los elasmobranquios la fecundación siempre es interna y se producen menos huevos; la hembra de varias especies pone cada huevo en una cápsula córnea que liga a un alga mediante un zarcillo retorcido, y en unas pocas especies dan a luz jóvenes ya completamente formados.

Los teleósteos que nadan en mares abiertos a menudo son plateados, para confundirse con el brillo del agua que los rodea, pero los peces costeros pueden tener coloridos vivos y dibujos que les sirven bien de camuflaje o bien como importante señal biológica. Estos colores suelen difuminarse a colores más pálidos o incluso a blanco en la parte inferior.

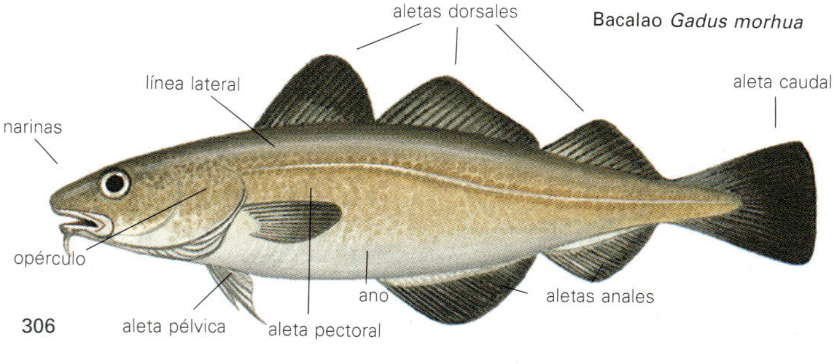

Bacalao *Gadus morhua*

Debería recordarse que los peces no tienen el mismo aspecto dentro del agua que al aire, debido a la rápida absorción de la luz roja con la profundidad; por ejemplo, los peces rojos o rosados comunes del Mediterráneo aparecen grises o azulados cuando están en su elemento. Los colores verde, amarillo, rojo, pardo y negro son el resultado de la combinación y grado de expansión o contracción de las células pigmentarias cutáneas; es de todos conocida la capacidad de los peces planos de ajustar tanto el color como el dibujo de su piel con el del fondo, utilizando dichas células. Los efectos plateado, azul e iridiscente se producen por interferencia óptica de las estructuras cristalinas de las escamas. El colorido obtenido por cualquiera de los dos mecanismos puede cambiar rápidamente tras la muerte; los colores vivos a menudo se pierden, mientras que los peces plateados desarrollan los colores del arco iris al descomponerse los cristales.

La influencia directa más obvia que los humanos ejercen sobre los peces es la pesca, principalmente para la alimentación. Unos pocos peces de importancia comercial están restringidos a las aguas costeras, pero muchos de ellos dependen de la productividad de esta región; los jóvenes de numerosas especies viven en bahías y estuarios someros, aunque de adultos pueden encontrarse mar adentro. Las especies más móviles de los peces costeros con algún valor comercial se pescan con métodos muy parecidos que se utilizan en las pesquerías de mar adentro, así como mediante la caña y el sedal desde pequeños botes y escolleras o con jábegas. Las lagunas dejadas por la marea permiten capturas fáciles de peces que son incapaces de escapar durante la bajamar; diversas redes fijas y otras trampas se aprovechan de la bajada de la marea en las playas arenosas y las llanuras fangosas. Los peces que permanecen en las charcas someras o se ocultan en las grietas y bajo las rocas cuando la marea ha bajado, pueden ser capturados por los recogedores de señuelos y los naturalistas, así como por aves o por mamíferos pequeños. El desarrollo del submarinismo con escafandra autónoma ha aumentado el conocimiento de una gran variedad de hábitats submarinos que no podían ser investigados mediante los métodos convencionales y ha facilitado el descubrimiento de varias especies nuevas, pero los pescadores demasiado entusiastas y los daños infligidos sobre estructuras frágiles tales como los corales pueden constituir un serio impacto sobre algunos lugares de vacaciones muy concurridos.

Hablando en términos amplios, la degradación de los ambientes costeros por la contaminación y otros resultados indeseables de las actividades humanas probablemente afectan a los peces en mayor grado que a muchas otras formas de vida marina debido a su complejo nivel de organización y su situación en la parte superior de las cadenas alimentarias.

aleta con espinas y radios óseos

aleta con radios blandos

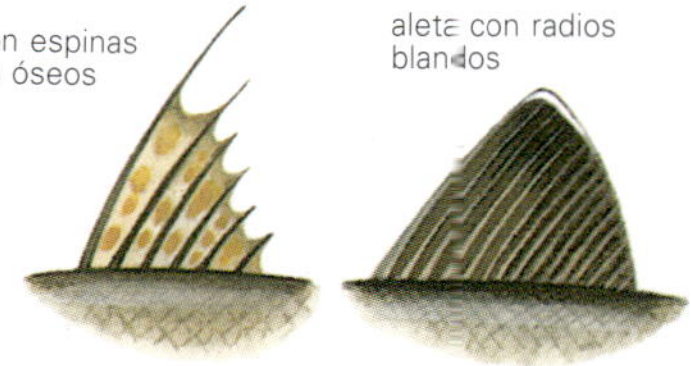

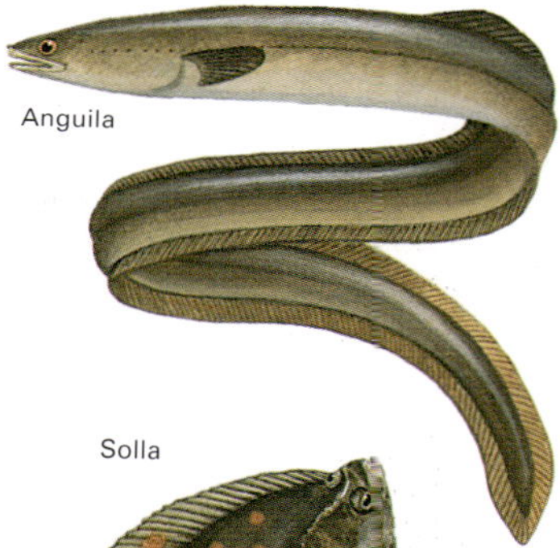

Anguila

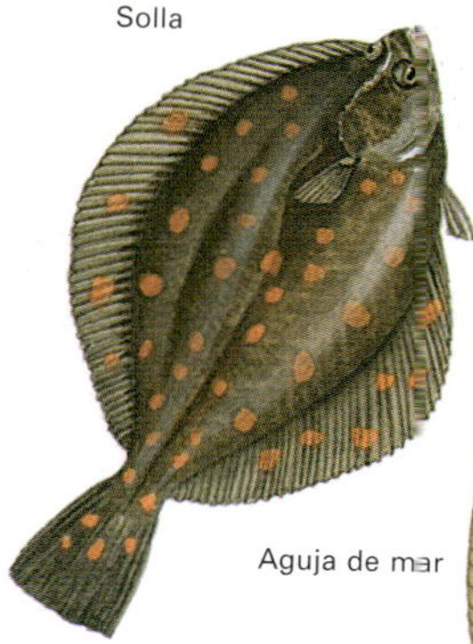

Solla

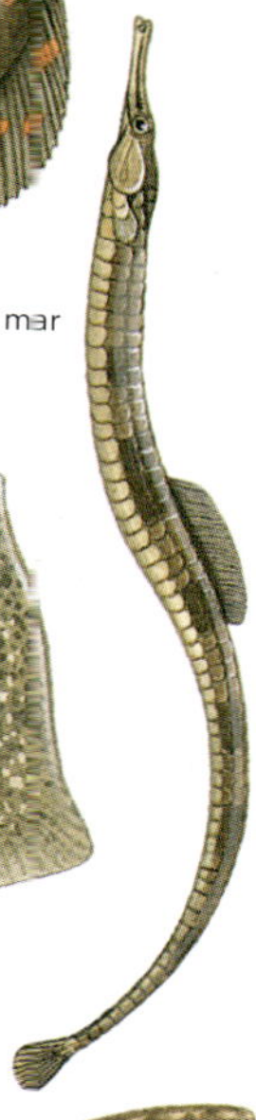

Aguja de mar

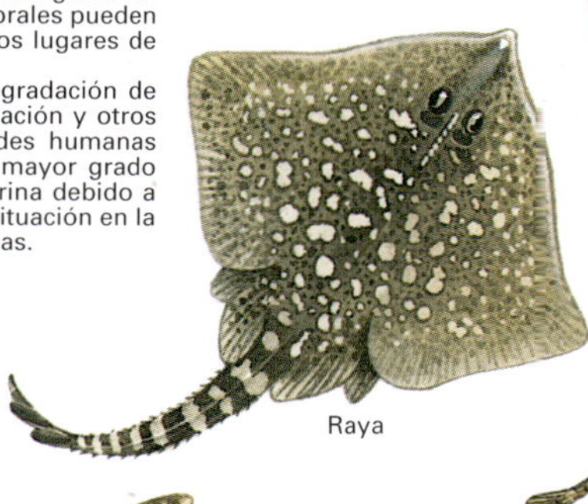

Raya

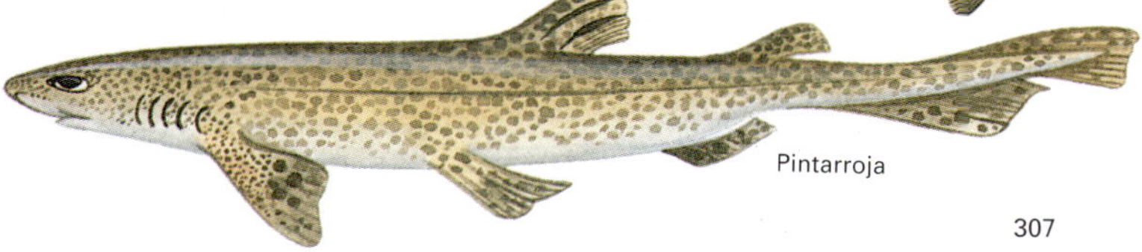

Pintarroja

ELASMOBRANQUIOS, Subclase Chondrichthyes

Familia Isuridae

Marrajo *Isurus oxyrhynchus* Rafinesque. Hocico puntiagudo, dientes triangulares simples. Cuerpo esbelto, con una primera aleta dorsal prominente; segunda aleta dorsal y anal relativamente pequeñas, aleta caudal una medialuna asimétrica. Dorso gris azulado, que se difumina a blanco por debajo. Hasta 4 m de long. En aguas someras abiertas, un cazador solitario veloz. Costas atlánticas desde Escocia al Medit.

Marrajo de Cornualles, cailón *Lamna nasus* (Bonnaterre). A menudo se confunde con el marrajo, pero los dientes tienen una muesca a cada lado de su base; cuerpo alto, dorso gris oscuro. Generalmente caza en pequeños grupos en aguas someras hasta profundidades moderadas mar adentro, tan al N como Noruega; mar del Norte, Atlántico, Mediterráneo. Ambas especies son muy valoradas por los pescadores deportivos.

Familia Scyliorhinidae

Pintarroja *Scyliorhinus canicula* (L.). Cabeza roma con hocico redondeado; en la parte inf., las narinas conectadas a la boca por un surco curvado. Cuerpo esbelto; primera aleta dorsal relativamente pequeña. Aleta caudal más o menos parecida a un remo. Dorso pardo o gris con muchas pequeñas manchas oscuras, parte inferior blanco grisácea. Hasta 75 cm de long. Común sobre arenas o fango en aguas someras. Mar del Norte y costas atlánticas hasta el Medit.

Alitán *Scyliorhinus stellaris* (L.). Parecido pero menor (hasta 1,5 m); surcos de las narinas que se alejan de la boca. Dorso pálido, con grandes manchas pardas esparcidas. En fondos rocosos en aguas someras, poco común en el norte. Ambos ponen huevos grandes en el interior de cápsulas córneas parduscas ligadas a las algas. Otros peces de esta familia de gran tamaño tienen la cabeza aguzada con el hocico puntiagudo y tienden a hallarse más en altamar.

Angelote, pez ángel *Squatina squatina* (L.) **(Squatinidae)**. Aplanado dorsiventralmente, con cabeza amplia y roma; ojos y espiráculos (detrás de los primeros) muy espaciados. Grandes aletas pectorales y pélvicas menores, relativamente diferenciadas del cuerpo; aleta caudal cuneiforme. Superficie superior gris, parda o verdosa con moteado más oscuro. Hasta 2 m de long. Generalmente enterrado en parte en la arena o la grava en aguas de someras a moderadamente profundas. S del mar del Norte, costas atlánticas desde Escocia al Mediterráneo. Dos especies muy parecidas frente a las costas de la península Ibérica, en el Mediterráneo.

Raya de clavos *Raja clavata* L. **(Rajidae).** Aplanado dorsiventralmente, con un hocico corto y puntiagudo; ojos y espiráculos juntos. Grandes aletas pectorales triangulares que se funden con el cuerpo para dar una forma de diamante. Cola larga y esbelta, con dos aletas dorsales cerca de su puntiagudo extremo; aleta caudal insignificante. Piel rugosa con varias series de espinas parecidas a púas, especialmente a lo largo de la cola. Superficie superior gris o parda con un moteado más claro y más oscuro. Hasta 85 cm de long., 60 cm de ancho. Común en fondos con grava, arena o fango, en aguas costeras someras, a menudo enterrado en parte. Mar del Norte, costas atlánticas hasta el Mediterráneo. Muchas otras especies de rayas son muy parecidas; pueden ser difíciles de identificar, ya que los machos difieren de las hembras, y los jóvenes de los adultos. Las cápsulas de los huevos son parecidas a las de los esciliorrínidos. Una raya de gran tamaño puede dar una descarga eléctrica si se la coge de la cola; las verdaderas rayas eléctricas (especies de *Torpedo*) tienen el cuerpo redondeado y la cola más ancha.

Chucho *Dasyatis pastinaca* (L.) **(Dasyatidae).** Aplanado dorsiventralmente; aletas pectorales que se funden con el cuerpo para producir una silueta triangular por delante, más redondeada por detrás. Espiráculos mayores que los ojos y delante de ellos. Cola como una gruesa tralla, sin aletas dorsal ni caudal; aproximadamente a un tercio de su longitud, una gran espina dentada apunta hacia arriba. Dorso grisáceo, verdoso o pardo rojizo. Hasta 2,5 m de longitud. Sobre fango o arena en aguas someras y estuarios, a menudo enterrado en parte. Mar del Norte, costas atlánticas hasta el Mediterráneo. La espina lleva glándulas venenosas y puede infligir "picaduras" muy dolorosas. Otras rayas menos comunes de diversas formas también tienen una espina caudal.

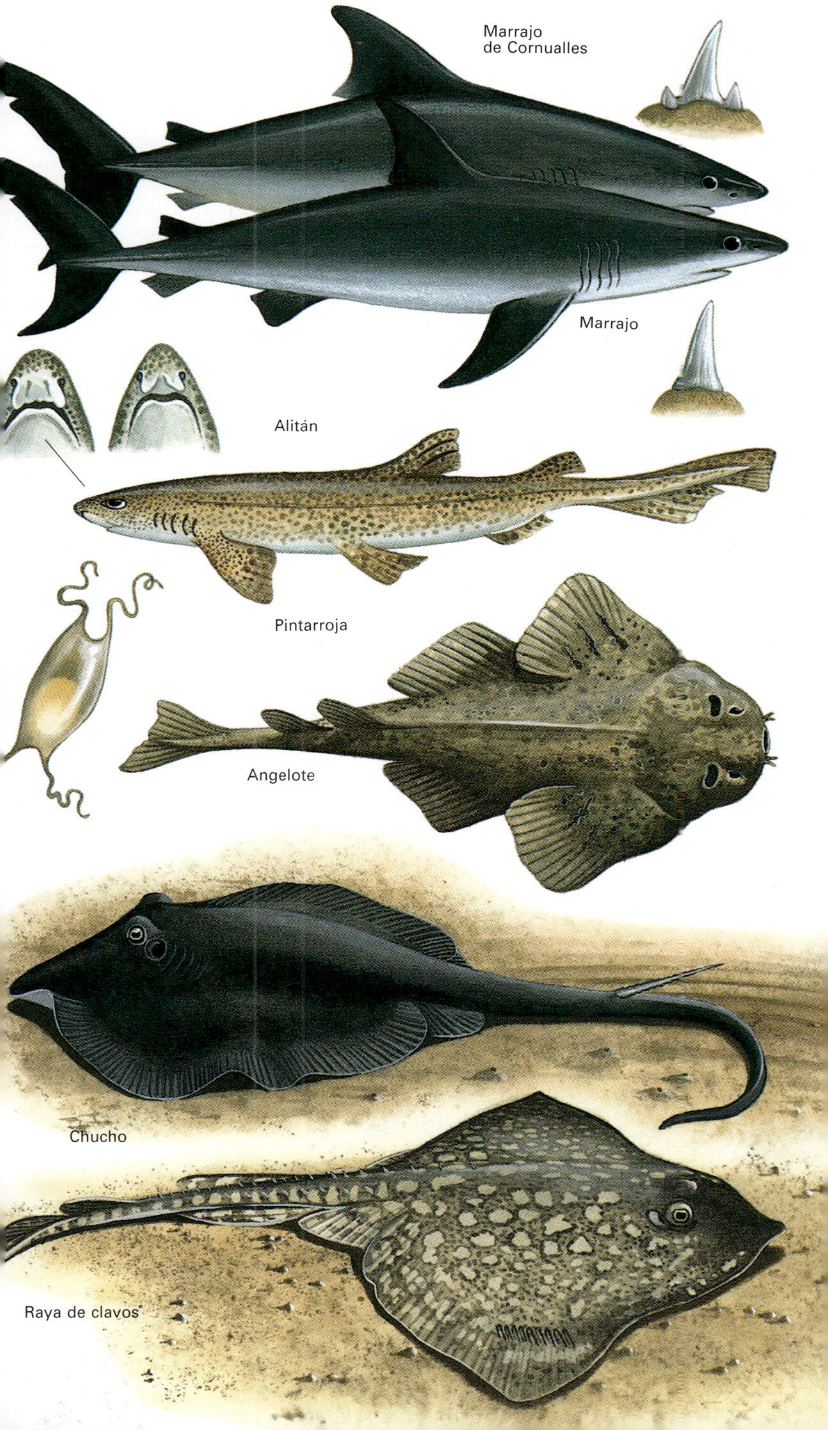
Marrajo
de Cornualles
Marrajo
Alitán
Pintarroja
Angelote
Chucho
Raya de clavos

PECES ÓSEOS, Subclase Osteichthyes

Familia Gadidae

Peces de la familia del bacalao. Los de importancia económica viven mar adentro, pero varios parientes viven en aguas intermareales o costeras. Tienen una típica forma de torpedo, pero la distribución de sus aletas varía; todos tienen línea lateral. La mayoría tienen uno o más **barbillones** (tentáculos) en el mentón y algunos los tienen también por encima de la boca. Los gádidos se alimentan de peces más pequeños, crustáceos y a veces también moluscos o poliquetos. Los huevos de los gádidos son depositados en aguas medias y las larvas nadan en el plancton.

Abadejo *Pollachius pollachius* (L.). La mandíbula inferior sobresale más que la superior; sin barbillones. Ojos grandes. Aleta dorsal dividida en tres secciones, la anal en dos; cola ligeramente ahorquillada. Colorido variable, generalmente un dorso pardo oscuro que se convierte en amarillo en los flancos y más pálido en la parte inferior. 15-130 cm de largo. En las costas en fondos rocosos. Extendido alrededor del NO de Europa, incluyendo el O del Báltico, raro en el Mediterráneo. Apreciado por los pescadores de caña. Los abadejos jóvenes viven entre las rocas y algas cerca de la orilla y pueden confundirse con los jóvenes del carbonero, *P. virens* (L.), que vive mar adentro.

Pez rana *Raniceps raninus* (L.). Cabeza amplia aproximadamente un tercio de la longitud del cuerpo, boca muy grande, un barbillón en el mentón. Primera aleta dorsal diminuta, el resto de la dorsal y la anal se extienden uniformemente hacia la cola redondeada. Radios externos de la aleta pélvica alargados. Pardo oscuro por todo el cuerpo, a veces purpúreo; labios y borde de las aletas más claros. Hasta 25 cm de long. Principalmente en el sublitoral somero. Mar del Norte y NO de Gran Bretaña.

Barbada común *Gaidropsarus mediterraneus* (L.) (*Onos tricirratus*). Dos barbillones en el hocico cerca de las narinas, uno en el mentón; boca extendida justo hasta detrás del pequeño ojo. Primera aleta dorsal distintiva pero baja, situada en un surco, su primer radio largo; resto de la aleta dorsal y la anal continúan hasta la cola, que es redondeada. Radios externos de las aletas pélvicas ligeramente alargados. Pardo oscuro en general, el tono varía con el hábitat. Hasta los 25 cm de longitud. En charcas y bajo algas en costas rocosas, también en el sublitoral somero, a menudo entre hierbas marinas. SO de Gran Bretaña, Atlántico y Mediterráneo. Las barbadas comunes tienen botones gustativos en el hocico, los barbillones y algunas aletas, al igual que en la boca; el agua es bombeada a lo largo del surco que existe delante de la primera aleta dorsal para permitirle detectar el alimento, y quizás también el peligro.

Barbada jaspeada *Gaidropsarus vulgaris* (Cloquet). Generalmente parecido a la especie anterior, pero mayor (hasta 50 cm de long.); la boca se extiende hasta bien detrás del ojo. Rosa asalmonado o rojo (pasando a pardo claro después de muerto) con grandes manchas pardas. En fondos rocosos o con grava cerca de la orilla. Extendido alrededor del NO de Europa y el Mediterráneo.

Mustela *Ciliata mustela* (L.). También parecido a *G. mediterraneus* pero con dos barbillones por encima del labio superior, así como dos en el hocico junto a las narinas. Pardo oscuro, rojizo y casi negro, según el fondo. Hasta 20 cm de long. En costas rocosas y charcas tanto en las rocas como en la arena, a veces en el sublitoral sobre fondos blandos. NO de Europa desde Noruega a Portugal.

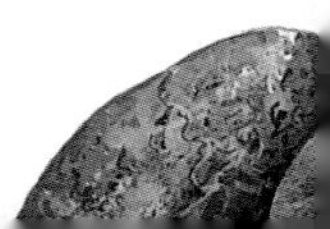

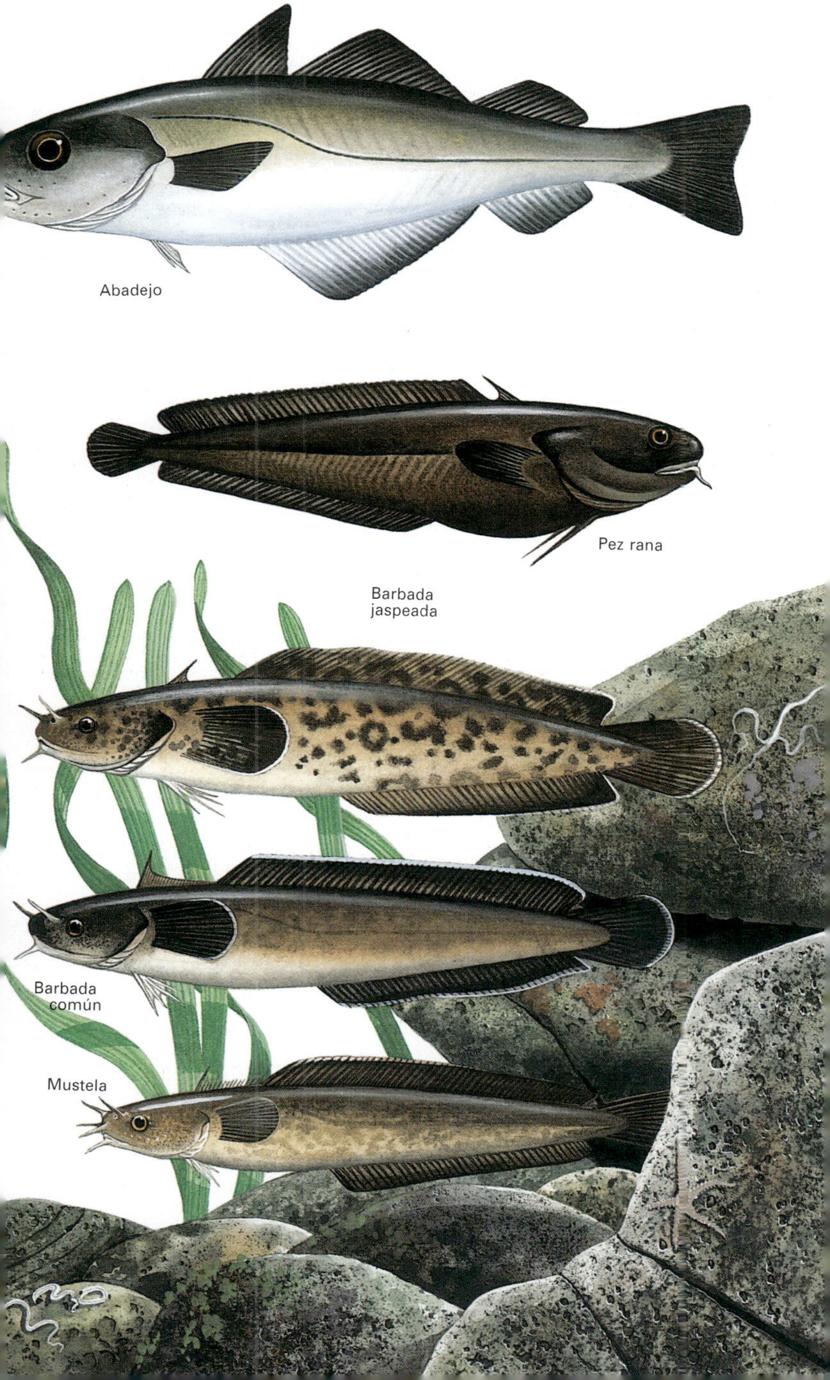
Abadejo
Pez rana
Barbada
jaspeada
Barbada
común
Mustela

ANGUILAS, ORDEN ANGUILLIFORMES

Las anguilas se reconocen fácilmente, con su cuerpo estrecho y alargado y su piel resbaladiza; las aletas dorsal, anal y caudal son continuas alrededor de los dos tercios posteriores del cuerpo, que tiene un extremo puntiagudo. Estas aletas no son soportadas por radios óseos y no existen aletas pélvicas; existe una línea lateral, pero no es obvia. Dos especies están asociadas con las aguas intermareales: además de éstas, la morena *Muraena helena* L. (familia Muraenidae) vive entre los arrecifes someros mar adentro en el Mediterráneo (es rara en las costas atlánticas) y varias otras en la profundidad de los océanos.

Anguila *Anguilla anguilla* (L.) **(Anguillidae).** La mandíbula inf. sobresale más allá de la sup.; el ojo es redondeado y la aleta dorsal empieza muy detrás de las pectorales, que son redondeadas. Piel con diminutas escamas. Pardo grisáceo a negro en el dorso, flancos plateados cuando maduro, amarillo por debajo. Hasta 1,35 m de long., pero la mayoría son menores. Común en los ríos, estuarios y en aguas costeras; nocturno, se esconde en el fango, en lechos de algas o charcas sombreadas durante el día. Se alimenta de invertebrados (incluyendo larvas de insectos en aguas dulces), raras veces peces. NO de Europa, Medit. y más allá. Una valiosa especie alimentaria, capturada con red, trampas y sedal.

Congrio *Conger conger* (L.) **(Congridae).** Mandíbula superior más larga que la inferior; ojo elíptico y aleta dorsal que empieza cerca de detrás de las pectorales, bastante puntiagudas. Sin escamas. Pardo claro a medio por encima, amarillo pálido o blanco por debajo, con una abrupta transición entre ellos. Mucho mayor que *Anguilla* (hasta 2,7 m de long.). Exclusivamente marina, entre las marcas de la marea y mar adentro en aguas profundas, alimentándose de crustáceos y peces. SO de GB (raro en el mar del Norte), Atlántico, Mediterráneo.

Familia Syngnathidae

Los caballitos de mar y las agujas de mar tienen una armadura ext. de anillos óseos que reducen la flexibilidad de su cuerpo y pueden conferirles una apariencia nodulosa; nadan débilmente, principalmente por el batido de su aleta dorsal. Se esconden de los depredadores y de las presas entre las algas o en lechos de hierbas marinas, ayudados por su color y forma. La pequeña boca se abre en el extremo de un estrecho hocico; se alimentan de diminutos animales planctónicos. Los machos incuban los huevos, que están pegados a su parte inferior o son transportados en bolsas diversamente desarrolladas, que existen en la misma zona del cuerpo.

Mula *Syngnathus acus* L. Cuerpo muy estrecho y alargado, aparentemente segmentado debido a los anillos del cuerpo; de sección angulosa, con 7 caballones a lo largo de toda la long. del tronco, que se convierten en 4 en los dos tercios traseros. Hocico largo (más de la mitad de la long. de la cabeza) y una cresta prominente en la región del cuello. Aletas dorsal, pectoral y caudal bien desarrolladas. Dorso pardo con bandas verde más oscuro o negras, parte inf. crema a pardo claro. 30-45 cm de long. en la madurez. En aguas costeras someras y en estuarios, sobre fondos arenosos, fangosos o pedregosos. SO de GB (raro en el mar del Norte), Canal, costas atlánticas hasta Portugal. Los machos tienen una bolsa incubadora bajo la parte inf. del cuerpo, que se abre mediante una hendidura longitudinal. *S. rostellatus* Nilsson ha sido confundido con esta especie, pero su hocico es más corto y carece de cresta. Llega a unos 15 cm y es común en las costas arenosas alrededor de las islas Británicas y desde el S de Noruega hasta el N de España. *S. rubescens* Risso, en el Medit., también está estrechamente emparentado.

Aguja mula *Syngnathus typhle* L. Parecido a *S. acutus* pero con el hocico aplanado de lado a lado y sin cresta. Pardo claro o pardo verdoso. 12-30 cm en la madurez. Típicamente habita en lechos de *Zostera*, también algas de la costa inf., flotando verticalmente en el agua. NO de Europa (menos común desde la disminución de *Zostera*), Báltico, Medit.

Nerofis *Nerophis lumbriciformis* (Jenyns). Cuerpo liso y de sección circular, que se aguza hasta un punto por detrás; anillos no obvios. Hocico corto, girado hacia arriba. Aleta dorsal prominente pero no así la pectoral, ni la anal ni la caudal. Dorso casi negro, a veces teñido de verde, parte inf. con líneas o manchas blancas. Hasta 15 cm de long. Costas rocosas entre algas densas, muy bien camuflado. SO de GB (raro en el mar del Norte), Canal y Atl. hasta Gibraltar.

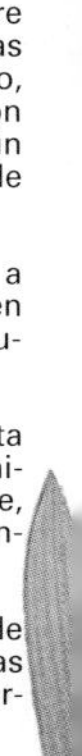

Alfiler *Nerophis ophidion* (L.). Parecido a la especie anterior pero hocico más largo (la mitad de la long. de la cabeza) y recto. Dorso pardo verdoso, laterales verde claro; hembras con líneas azules a lo largo de las partes inf. Hasta 20-30 cm de long. Sublitoral somero, entre algas alargadas y *Zostera*. NO de Europa (raro desde que ha disminuido *Zostera*), Báltico, Medit.

Caballo marino *Hippocampus ramulosus* Leach (*H. guttulatus*). La forma general es muy conocida, con la cabeza formando un ángulo con el cuerpo, el tronco corto y rechoncho, la cola aguzada, curvada y prensil. Hocico largo y recto; sin aleta anal ni caudal. Anillos del cuerpo con tubérculos óseos, que les confieren un aspecto anguloso y noduloso; a menudo se desarrollan filamentos carnosos a lo largo del dorso entre la cabeza y la aleta dorsal, parecidos a una crin de caballo. Pardo con pequeñas manchas blancas. Hasta 15 cm de long. Bien camuflado entre algas y hierbas marinas, pegado por la cola o nadando derecho. Medit., Atl., a veces Canal y SO de GB. Macho con bolsa incubadora ventral con sólo una pequeña abertura.

Caballo marino *Hippocampus hippocampus* L. (*H. brevirostris*). Como la especie anterior, pero hocico corto y girado hacia arriba, sin "crin". Pardo pero sin manchas blancas. Probablemente la única otra especie de aguas europeas; Medit., Atl., al N hasta Ushant.

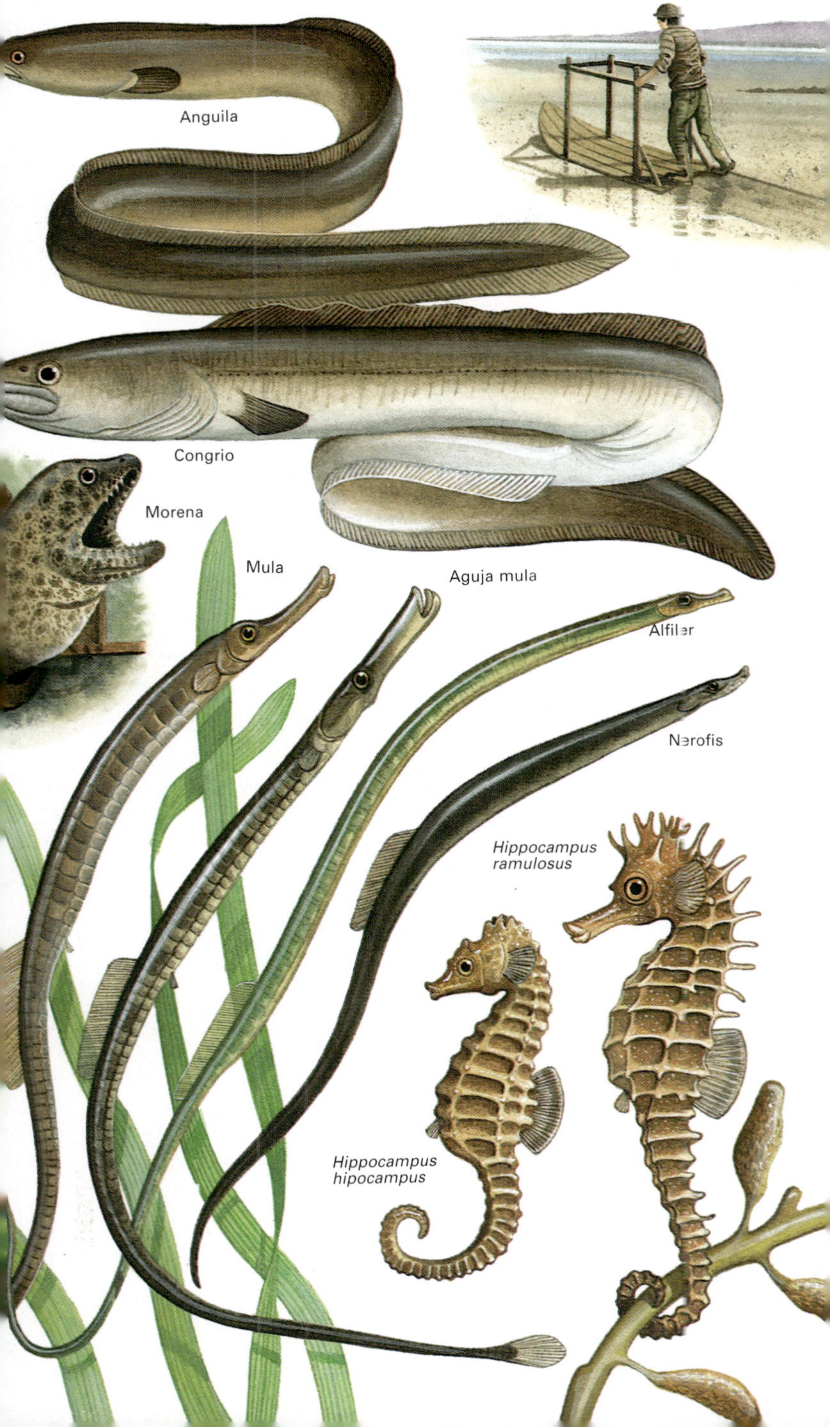
Anguila
Congrio
Morena
Mula
Aguja mula
Alfiler
Nerofis
Hippocampus ramulosus
Hippocampus hipocampus

Corcón, lisa *Chelon labrosus* (Risso). (*Mugil chelo*) **(Mugilidae).** Cuerpo esbelto pero amplio con cabeza aplanada, cubierta de grandes escamas; línea lateral inconspicua. Labio sup. muy grueso, con un borde inf. verrucoso. Aletas dorsales estrechas y separadas, la primera con cuatro radios fuertes y rígidos. Dorso negro oscuro o gris azulado, flancos plateados con seis bandas grises en sentido longitudinal, parte inf. blanco plateado. Hasta 60 cm de long. En estuarios y aguas costeras, a menudo en apretados bancos, ramoneando algas microscópicas de la superficie de rocas y algas; también toman pequeños crustáceos y moluscos. Abundante alrededor del NO de Europa (raro en el N en invierno), también en el Medit. Localmente de importancia comercial y pescado con caña, pero difíciles de capturar con anzuelo y saltan con facilidad de las redes. Otras especies de los géneros *Mugil* y *Liza*, parecidos pero con el labio sup. de grosor normal, en aguas costeras de Europa pero menos comunes. No están emparentados con el salmonete de roca (*Mullus surmuletus*, L., familia Mullidae).

Lubina *Dicentrarchus labrax* (L.) **(Serranidae).** Cuerpo largo y alto cubierto de grandas escamas, línea lateral bien marcada. Aletas dorsales bastante anchas, casi unidas, la primera con 8-9 radios rígidos y fuertes. Dorso gris o azul, parte inf. amarillenta o blanca, a veces con unas pocas manchas negras. Hasta 1 m de long. En aguas costeras, estuarios y subiendo por los ríos en verano, pero mar adentro en invierno; se alimentan de peces pequeños, crustáceos y otros invertebrados grandes. Costas británicas, Canal, Atl. y Medit. Muy apreciado por los pescadores de caña, capturado comercialmente en pequeñas cantidades.

Coroma, corvina *Argyrosomus regium* (Asso) **(Sciaenidae).** Cuerpo delgado y largo cubierto de grandes escamas que parecen discurrir en hileras oblicuas; línea lateral bien marcada. Primera aleta dorsal con 9 radios rígidos, justo uniéndose a una segunda dorsal muy larga; aleta anal estrecha. Dorso pardo plateado, flancos dorado vivo, parte inf. plateada; aletas pardo rojizas. Hasta 2 m de long. pero generalmente 1 m. Costas y estuarios, principalmente sobre fondos rocosos; se alimenta de pequeños peces que forman bancos y puede producir profundos sonidos retumbantes con su gran vejiga natatoria. Medit., a veces Atl. y Canal, raras veces más al N.

PECES PLANOS, Familia Pleuronectidae

Como adaptación a vivir en el fondo de aguas someras, los miembros de esta familia siempre están sobre un lado; se hacen asimétricos en una fase temprana, y un ojo emigra para unirse con el de la cara sup. Las aletas pectorales y pélvicas en la cara inf. no pigmentada están muy reducidas, aunque la mitad de la mandíbula y sus dientes pueden estar bien desarrollados. La aleta dorsal es continua de la cabeza a la cola, la anal casi también lo es. Estos peces nadan de la forma usual, de modo que el cuerpo y la cola ondean (en términos funcionales) hacia arriba y hacia abajo en lugar de lateralmente. Las especies consignadas aquí viven con el lado **derecho** hacia arriba; otras (tales como el rodaballo y el rombo) tienen el lado **izquierdo** hacia arriba. A veces (particularmente en la platija) se dan ejemplares de orientación inversa. La mayoría de los peces planos pasan todo su tiempo en el fondo, donde se alimentan de moluscos, crustáceos, poliquetos y a veces peces pequeños. Las expansiones o contracciones de las células pigmentarias cutáneas de la cara superior permiten que estos peces se confundan en cuanto a color y dibujo con el fondo, aunque a veces pueden enterrarse no sólo para esconderse, sino también cuando quedan varados en aguas muy someras por la marea que se retira.

Limanda *Limanda limanda* (L.). Las escamas de la cara superior tienen un borde libre finamente dentado, de forma que tiene una textura áspera al tacto; la cara inf. es áspera sólo alrededor de sus bordes. La línea lateral está muy curvada alrededor de la aleta pectoral sup. Pardo arena, generalmente con manchas más oscuras irregulares. Hasta 40 cm de long., pero en general menos de 25 cm. Muy abundante, en aguas costeras, migrando más hacia el mar en invierno. NO de Noruega al N de España, incluyendo el O del Báltico. Exquisito, pero de escasa importancia comercial.

Platija *Pleuronectes flesus* (L.). La mayor parte del cuerpo es lisa al tacto pero algunas escamas son rugosas a lo largo de la línea lateral, que no se curva mucho. Una hilera de elevaciones espinosas alrededor del cuerpo en la base de las aletas dorsal y anal y uno o dos nódulos óseos en la línea lateral detrás de la cabeza. Cola cuadrada. Pardo apagado, grisácea o verdosa, a veces con manchas anaranjado claro esparcidas, parte inf. blanco opaco. Hasta 50 cm de long. Penetra en los estuarios (donde puede convertirse en un serio depredador de los lechos de bivalvos) a veces hasta el agua dulce. N de Noruega hasta el Medit., también bien entrado el Báltico. De importancia comercial en algunos lugares, también popular entre los pescadores de caña.

Solla *Pleuronectes platessa* L. El cuerpo es liso. 4-7 nódulos óseos forman una línea curva desde los ojos al dorso de la cabeza. Cola redondeada. Pardo cálido con manchas de color anaranjado o rojo brillante; cara inf. de un claro blanco perla. Generalmente hasta 50 cm de long., a veces más. Muy abundante en aguas costeras sobre fondos arenosos, pero no penetra mucho en los estuarios. NO de Europa, Báltico, Mediterráneo. El pez plano de mayor importancia comercial, también valorado por los pescadores de caña. Puede cruzarse con la platija y con la limanda.

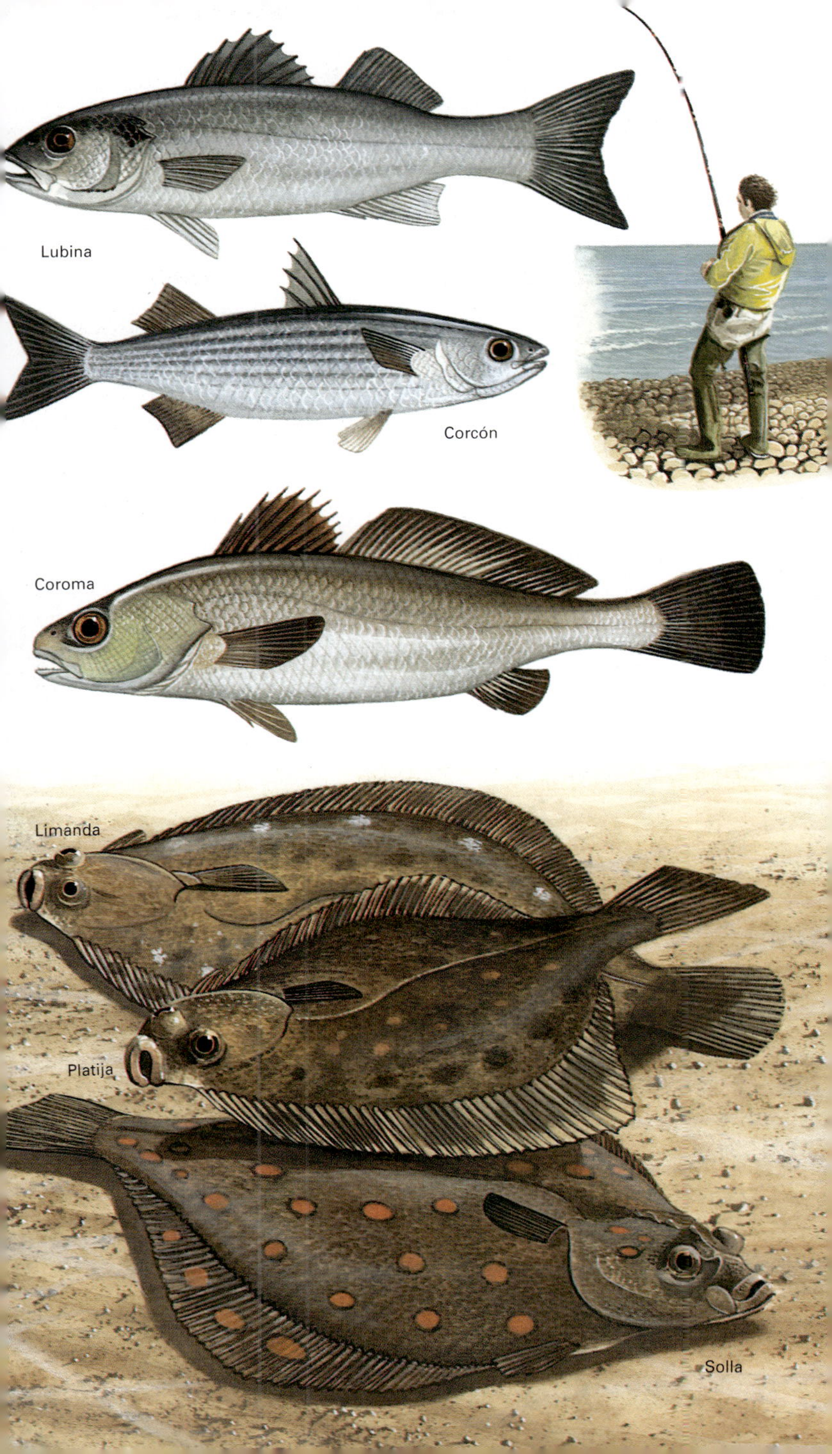
Lubina
Corcón
Coroma
Limanda
Platija
Solla

Familia Labridae

Los lábridos tienen cuerpos bastante alargados con escamas bastante grandes. Existe una sola aleta dorsal larga con radios rígidos que soportan la mitad ant. o más; la parte posterior tiene radios blandos y se extiende ligeramente más arriba. La aleta anal, más corta, suele tener tres radios rígidos. La boca tiene labios gruesos y dientes fuertes. El **preopérculo** (el hueso en forma de J o L que hay por debajo del ojo) a veces tiene un borde posterior aserrado. Estos peces a menudo tienen vivos dibujos, pero los colores y marcas pueden variar mucho de acuerdo con el fondo, fase de cría y estado emocional. Los individuos de varias especies sufren un cambio sexual, empezando su vida adulta como hembras y convirtiéndose luego en machos. Todos ellos tienen un elaborado cortejo y conducta de nidificación; algunos (incluyendo la llamprega y la doncella joven), actúan como "limpiadores" de otros peces; es decir, se alimentan de parásitos, hongos, etc. que infestan a los peces de mayor tamaño, a menudo en "estaciones de limpieza" reconocidas en las que los "clientes" adoptan una postura especial con la boca y los opérculos bien abiertos. Su alimento consiste principalmente en invertebrados del fondo; aplastan los moluscos y crustáceos con sus dientes, tragando la carne y los fragmentos de concha juntos. Se les ha visto acostados sobre el flanco, lo que es poco usual en los peces. Otras especies viven en aguas más profundas en el Medit.

Maragota, durdo *Labrus bergylta* Ascanius (*L. maculatus*). Cuerpo pesado, dorso bastante jorobado por detrás del ojo. Los jóvenes a veces verde vivo, los peces maduros pardo verdoso, a veces rojizo junto con negro. Cara inf. y aletas pares rojizas con manchas blancas. Borde post. de las escamas más oscuro, produciéndose un efecto moteado. Hasta 50 cm de long. Islas Británicas, costas atlánticas, raro en el mar del Norte y el Medit.

Tordo verde, griva *Labrus turdus* L. (*L. viridis*). Cuerpo alargado. A veces esmeralda o verde amarillento, con una banda blanca desde el ojo a la cola pero (a pesar de su nombre vulgar) puede ser rojo púrpura o anaranjado con rayas o manchas blancas. Hasta 45 cm de long. Alrededor de rocas y lechos de algas, a menudo echado sobre un costado en el fondo. Medit.

Porredana *Crenilabrus melops* (L.). Cuerpo corto y alto, con grandes escamas. Preopérculo con borde marcadamente aserrado. Generalmente pardo verdoso moteado, a menudo con líneas azules y anaranjadas a lo largo de la cara inf. y una mancha oscura del tamaño del ojo en la base de la cola. Hasta 20 cm de long., generalmente menos de 15 cm. En costas rocosas, en niveles inf. y en charcas. NO de Europa (raro en el mar del Norte), Mediterráneo.

Señorita *Crenilabrus tinca* (L.). Cuerpo pesado, dorso y hocico jorobados, escamas grandes; preopérculo con un borde finamente aserrado. Colorido muy variable, generalmente pardo amarillento o verde aceituna con bandas de manchas azules o rojas a lo largo de los flancos; una banda oscura desde un ojo al otro por encima de la boca. Hasta 30 cm de long. Alrededor de rocas y en lechos de hierbas marinas. Mediterráneo.

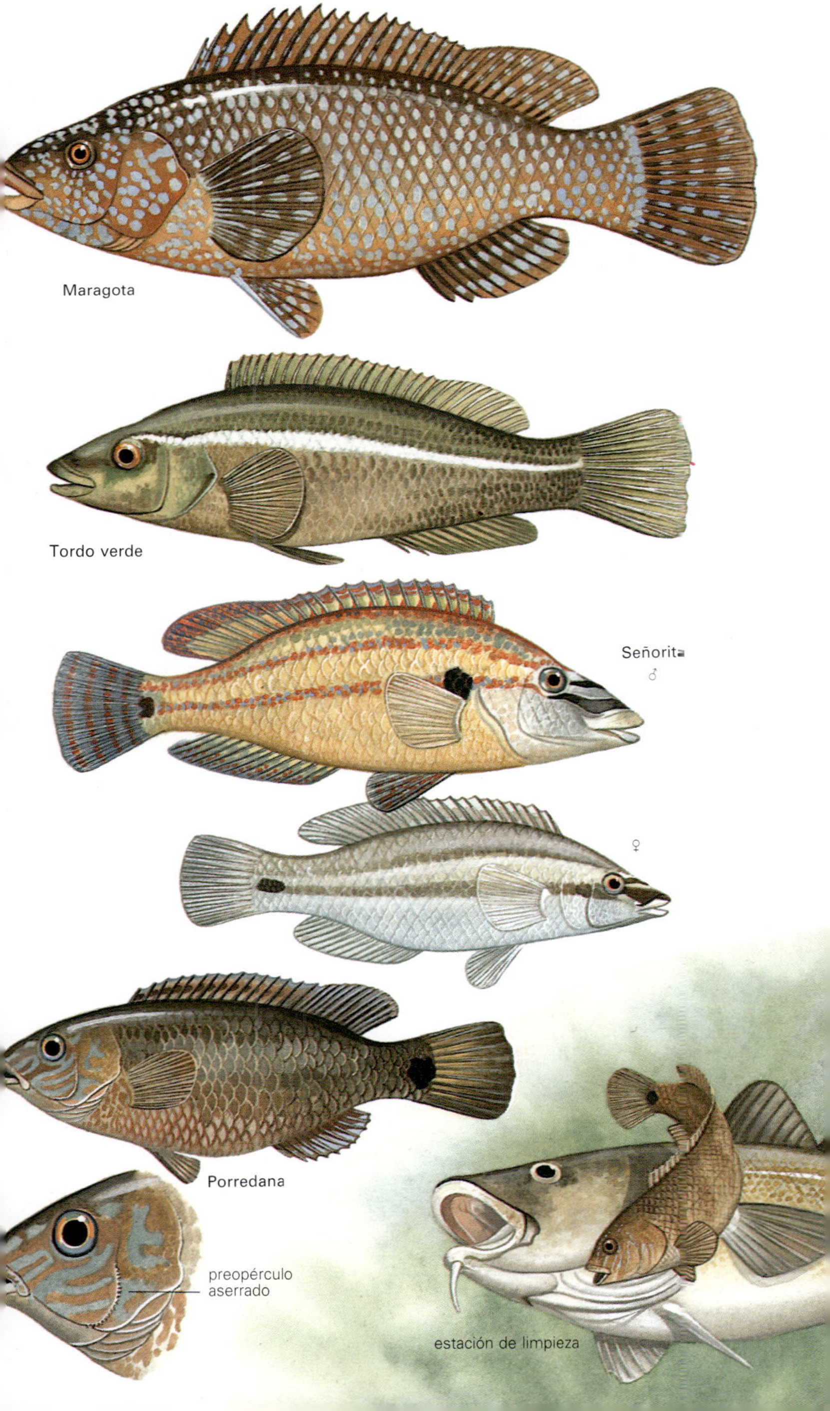
Maragota
Tordo verde
Señorita
♂
♀
Porredana
preopérculo
aserrado
estación de limpieza

Tordo *Crenilabrus quinquemaculatus* (Bloch). Cuerpo alto, con escamas muy grandes. Preopérculo con borde finamente aserrado. Pardo pálido con extensas marcas más oscuras, incluyendo cinco grandes manchas irregulares a lo largo del dorso y la aleta dorsal, o distintivas manchas claras y oscuras. El macho tiene los labios rojos y motas blanco grisáceas a lo largo del cuerpo cuando cría; a menudo una mancha negra en la base de la cola. Hasta 15 cm de long. En aguas muy someras sobre las rocas; el macho custodia un nido parecido a un iglú cubierto de algas verdes. Mediterráneo.

Falsa vieja *Centrolabrus exoletus* (L.). Cuerpo corto y alto, con grandes escamas. Preopérculo con borde aserrado. Aleta anal con cinco radios rígidos. Pardo grisáceo con negro, más pálido y moteado de azul por debajo y en las aletas dorsal y anal. Parte inferior de la cabeza con rayas claras; cola con banda oscura en forma de medialuna y un borde de salida pálido. Hasta 15 cm de long., generalmente unos 5 cm los costeros. Se distribuye localmente entre rocas con algas y lechos de hierbas marinas, principalmente mar adentro. S de Noruega a N de España.

Julia, doncella *Coris julis* (L.). Alargada, esbelta, cuerpo con pequeñas escamas, ninguna en la cabeza. En los machos, los dos primeros radios de la aleta dorsal forman espinas prominentes con bandas anaranjadas y negras. Colores brillantes: dorso pardo azulado o rosado, laterales amarillos, parte inf. anaranjada; una mancha oscura en el opérculo. Las hembras y los jóvenes tienen una banda parda amarillenta distintivamente separando el colorido del dorso del del flanco, los machos una banda azul claro con una raya aserrada de color rosa anaranjado sobrepuesta a esto. Hasta 25 cm de long. Desde cerca de la orilla a aguas profundas; migra mar adentro en invierno. Los jóvenes son "limpiadores" de peces más grandes. Mediterráneo y costas atlánticas ibéricas, muy raro más al norte.

Pez verde *Thalassoma pavo* L. Escamas grandes; radio ext. de la aleta caudal alargado por encima y por debajo. Generalmente verde amarillo con bandas verticales verde azul, a menudo una mancha negra a medio camino del dorso; macho verde con cabeza moteada de rojo y azul, también una banda vertical azul y roja desde delante de la aleta dorsal hasta la pélvica. Hasta 20 cm de longitud. Entre rocas con algas cerca de la orilla. Mediterráneo y costas atlánticas ibéricas.

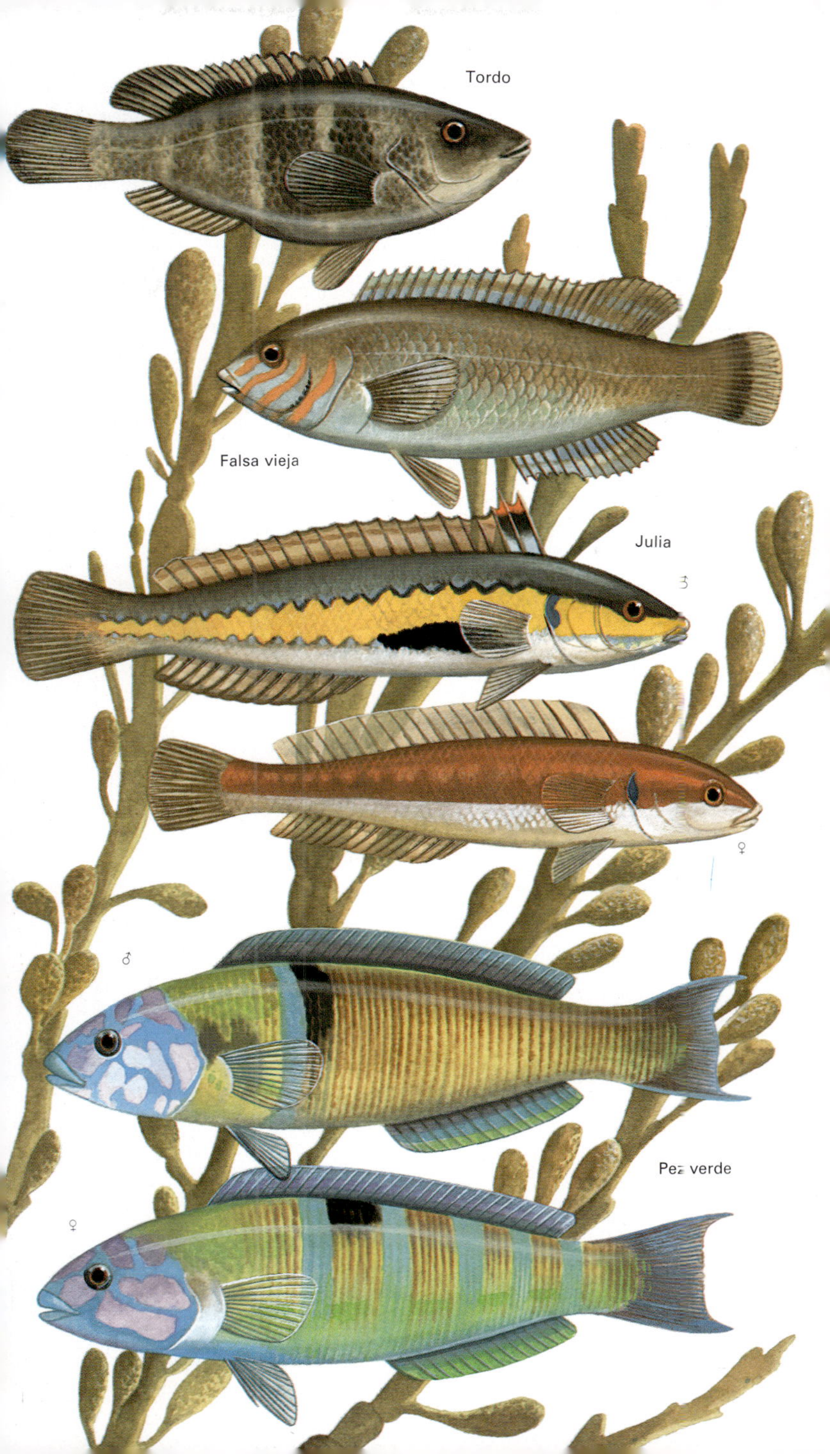
Tordo
Falsa vieja
Julia
♂
♀
♂
Pez verde
♀

Familia Trachinidae

Salvariego *Echiichthys vipera* Cuvier. Cuerpo corto y alto con pequeñas escamas dispuestas en hileras oblicuas. Ojos altos en la cabeza, gran boca abruptamente oblicua, de forma que se abre en el borde sup. de la cabeza. Primera aleta dorsal corta, soportada por 3-6 radios óseos muy puntiagudos; segunda aleta dorsal y anal largas, extendiéndose casi hasta la cola. Aletas pectorales grandes, en forma de remo. Cada opérculo tiene una larga espina que apunta hacia atrás. Pardo amarillento con manchas más oscuras; primera aleta dorsal completamente negra. Hasta 15 cm de long. Común en fondos arenosos limpios desde bajamar hasta el sublitoral somero, enterrado exceptuando la parte superior de la cabeza y el dorso —probablemente activo de noche, comiendo pequeños animales bentónicos. Islas Británicas y S del mar de Norte hasta el Medit. Las espinas de la primera aleta dorsal y el opérculo liberan un veneno que produce una picadura muy venenosa si un bañista pisa un pez enterrado, o a los pescadores de gambas que utilizan la red barredera.

Escorpión *Trachinus draco* L. Parecido pero más largo (hasta 40 cm) y de cuerpo estrecho; la boca es más o menos oblicua y existen pequeñas espinas entre los ojos y en el labio sup. El borde libre de las aletas pectorales se convierte en una punta roma en su centro. Dorso negro grisáceo, primera dorsal negra en la esquina delantera externa. Principalmente en aguas profundas, pero llega a la costa. Muy utilizado como alimento en el Medit., pero no así en aguas más septentrionales.

Familia Callionymidae

Primita *Callionymus lyra* L. Cuerpo alargado, cabeza aplanada con ojos casi en la parte sup. de la boca en el borde inf. de un hocico bastante puntiagudo. Sin escamas. Primera aleta dorsal triangular, mucho más larga y con una primera espina muy alargada en el macho; segunda dorsal como una vela cuadrada. Aleta anal larga y baja, caudal larga y en forma de remo. Aletas pélvicas insertadas por delante de las grandes pectorales. Preopérculo con un proceso con varias espinas pequeñas y romas. Hembras y machos jóvenes pardo amarillento apagado con manchas grandes pardo más oscuro o verdoso (a primera vista puede confundirse con un blénido). Machos más claros, con manchas y rayas azules; aletas dorsales amarillas con marcas azules. Hasta 30 cm de long. En arena o fango, a menudo enterrados en parte, en aguas muy someras y mar adentro. Costas británicas y atlánticas desde Noruega al O de África, mar del Norte, Canal, Medit. Numerosas especies parecidas en el Medit. y en aguas más profundas frente al NO de Europa.

Familia Ammodytidae

Tienen un cuerpo alargado y estrecho con la cabeza puntiaguda; la mandíbula inf. es más larga que la sup. Están cubiertos de pequeñas escamas y tienen una línea lateral cuyos detalles pueden ser importantes para la identificación de las especies de mar adentro. Están extendidos y son abundantes alrededor del NO de Europa pero no son obvios debido a que pasan gran parte del tiempo enterrados. Nadan en bancos, pero siendo plateados se camuflan tan bien que sólo pueden verse sus ojos. Los amodítidos son muy importantes como alimento para muchos peces comerciales y también para las aves marinas; se pescan para fabricar comida de peces y como cebos.

Bolo *Ammodytes tobianus* L. (*A. lancea*). La mandíbula superior puede extenderse para formar una corta probóscide; cuerpo completamente cubierto de escamas en líneas oblicuas y formando galones en la parte inf. El colorido básico (verde en el dorso, blanco plateado por debajo) tiene un tinte amarillento. Hasta 20 cm de long. Desde el nivel medio de las mareas en costas arenosas al sublitoral somero. S de Noruega al S de España, incluyendo el O del Báltico; raramente en el Medit.

Lanzón *Hyperoplus lanceolatus* (Lesauvage) (*Ammodytes lanceolatus*). Mandíbula sup. sin forma de probóscide, aunque puede adelantarse ligeramente; un par de dientes conspicuos justo dentro, en el techo de la boca. Escamas diminutas, no en líneas oblicuas. Colorido del cuerpo azulado; una distintiva mancha negra delante del ojo. Hasta 32 cm de long. Los ejemplares jóvenes entre las marcas de la marea en costas arenosas, adultos en el sublitoral somero. NO de Europa, icluyendo el O del Báltico. *H. immaculatus* (Corbin) es muy parecido pero el hocico es uniformemente verde azul oscuro sin manchas. Principalmente bien mar adentro al S del mar del Norte, Gran Bretaña.

RAPES, Familia Lophiidae

Rape *Lophius piscatorius* L. Inconfundible; cabeza muy grande y ancha con una gran boca en forma de trampa y varias espinas largas y flexibles a lo largo de su línea media, la primera actuando como señuelo por encima de la boca. Cuerpo aplanado dorsiventralmente, con piel suelta y una franja de borlas carnosas; cola esbelta. Color principalmente pardo moteado por encima, partes inf. blancas. Hasta 200 cm de long. Generalmente medio enterrado en el fondo en aguas someras. Mayoría de costas europeas incluyendo el Medit.; NO de África. Un pez alimenticio cada vez más popular. Puede reptar por el fondo, utilizando las aletas pectorales y por lo tanto sin mover el agua. Traga pequeños peces que son atraídos por el señuelo al alcance de su boca mientras se esconde en el fondo, a veces nada e incluso ataca a pájaros flotantes desde debajo.

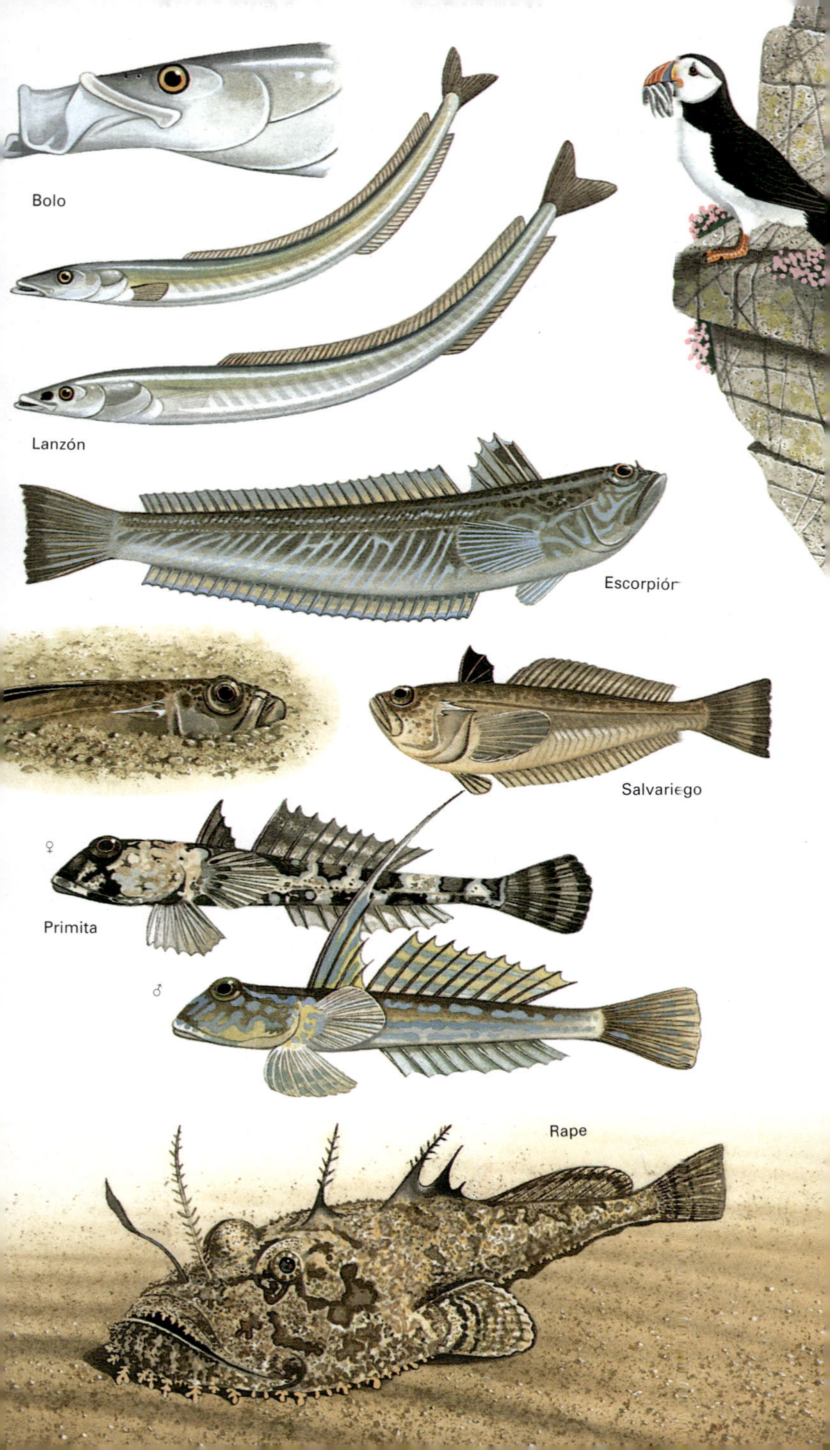

Bolo
Lanzón
Escorpió
Salvariego
♀
Primita
♂
Rape

Familia Blenniidae

Los blénidos tienen un cuerpo bastante alargado, con una cabeza grande y roma, ojos bastante grandes y labios gruesos. La piel es blanda y resbaladiza, sin escamas; generalmente tienen pequeños tentáculos en la cabeza, cuya naturaleza puede ayudar a la identificación. Las aletas dorsales se extienden a lo largo de la mayor parte del dorso, generalmente bastante bajas pero a menudo divididas en dos por una ligera depresión a mitad de su long. Cada aleta pélvica consiste sólo en dos largos radios, insertados bien hacia delante. Viven principalmente en aguas muy someras en costas rocosas, devorando pequeños animales y ocasionalmente también algas. El macho atrae a las hembras mediante un cortejo hasta un lugar elegido (una cavidad o grieta entre las rocas, o incluso una gran concha) donde atiende con solicitud los huevos hasta su eclosión.

Babosa crestada *Lipophrys pholis* (L.) (*Blennius pholis*). Sin tentáculos cefálicos (aunque las narinas tienen un reborde orlado). Color generalmente pardusco o verdoso moteado, labios y partes inf. más claros; una mancha oscura indistinta cerca de la parte delantera de la aleta dorsal. Macho casi negro con labios blancos cuando cría. Generalmente hasta 13 cm de long., los peces viejos pueden alcanzar los 16 cm. Muy común entre las rocas y piedras en la zona intermareal, devorando cirrípedos y mejillones pequeños, o sobre la arena y el fango entre algas en el sublitoral somero. S de Noruega al S de España pero no en el Medit.

Gallerbo *Lipophrys pavo* (Risso) (*Blennius pavo*). Cuerpo bastante aplanado lateralmente; ojos y boca muy pequeños. Macho maduro con una prominencia sobre la cabeza. Un tentáculo muy pequeño por encima de cada ojo. Pardo o verde amarillento con bandas estrechas e irregulares verticales bordeadas de azul iridiscente en el extremo frontal —hacia atrás—, éstas se convierten en manchas azules esparcidas. Una mancha negra bordeada de azul o rosa iridiscente por detrás de cada ojo; la prominencia cefálica con manchas doradas. Hasta 10 cm de long. En aguas muy someras, sobre el fango o la arena entre rocas; puede resistir temperaturas altas y salinidades bajas. Mediterráneo.

***Lipophrys canevae* (Vinciguerra)** (*Blennius canevae*). Sin tentáculos en la cabeza, ojos inusualmente pequeños. Partes ant. y post. de la aleta dorsal separadas por una profunda muesca. Cuerpo pardo oscuro, con manchas más claras y líneas horizontales irregulares; mejillas y garganta pardo dorado con manchas rojas. Hasta 7 cm de long. Entre rocas en aguas muy someras. Mediterráneo.

***Lipophrys nigriceps* (Vinciguerra)** (*Blennius nigriceps*). Sin tentáculos cefálicos. Partes ant. y post. de la aleta dorsal separadas por una muesca profunda. Cuerpo rojo, cabeza con manchas negras angulosas que casi se encuentran, dando lugar a un dibujo en rojo. Hasta 4 cm de long. Entre grietas en las rocas oscuras en aguas someras, Mediterráneo. Muy parecido al *Tripterygion* (véase pág. siguiente).

Lagartina *Parablennius sanguinolentus* (Pallas). Cabeza grande y redondeada, cuerpo pesado, boca pequeña pero con numerosos dientes fuertes. Un tentáculo muy pequeño por encima de cada ojo. Pardo aceituna; a menudo manchas rojas en la cola y los radios pélvicos, a menudo una mancha negra delante de la aleta dorsal. Hasta 15 cm de long. En aguas someras, aplastando vorazmente invertebrados provistos de concha. Canal al NO de África hasta el Medit.

Cabruza *Parablennius gattorugine* (L.). Un tentáculo multirramificado por encima de cada ojo, uno muy pequeño en el borde superior de cada narina. Pardo amarillento u oliváceo con siete o más bandas verticales más oscuras atravesando la aleta dorsal y los flancos; cara moteada. Hasta 30 cm de long. En el sublitoral somero. O de GB y Canal, más cerca de la costa más al sur y en el Medit.; no en el mar del Norte. La vieja *P. tentacularis* (Brünnich) es parecida, pero tiene tentáculos más largos con ramas simples que bajan sólo por el borde trasero; Medit. y costas atlánticas de la península Ibérica y el NO de África.

Babosa de banda oscura *Parablennius rouxi* (Cocco). Perfil de la cara casi vertical, boca muy pequeña. Penacho de 5-6 filamentos por encima de cada ojo, pequeño tentáculo sobre el borde inf. de cada narina. Blanco grisáceo, con raya negra desde el ojo a la cola. A veces mancha negra cerca de la parte delantera de la aleta dorsal; la aleta anal puede tener un margen negro. Hasta 7 cm de long. Ocupa grietas de las rocas en aguas muy someras. Mediterráneo.

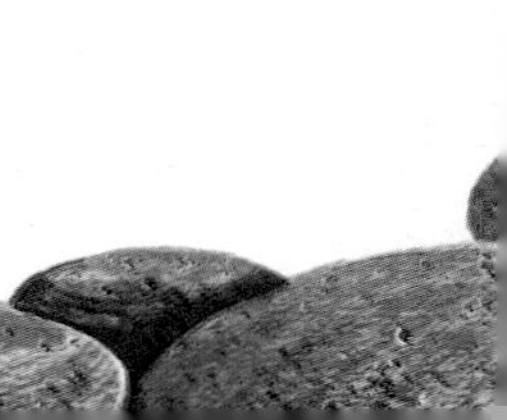

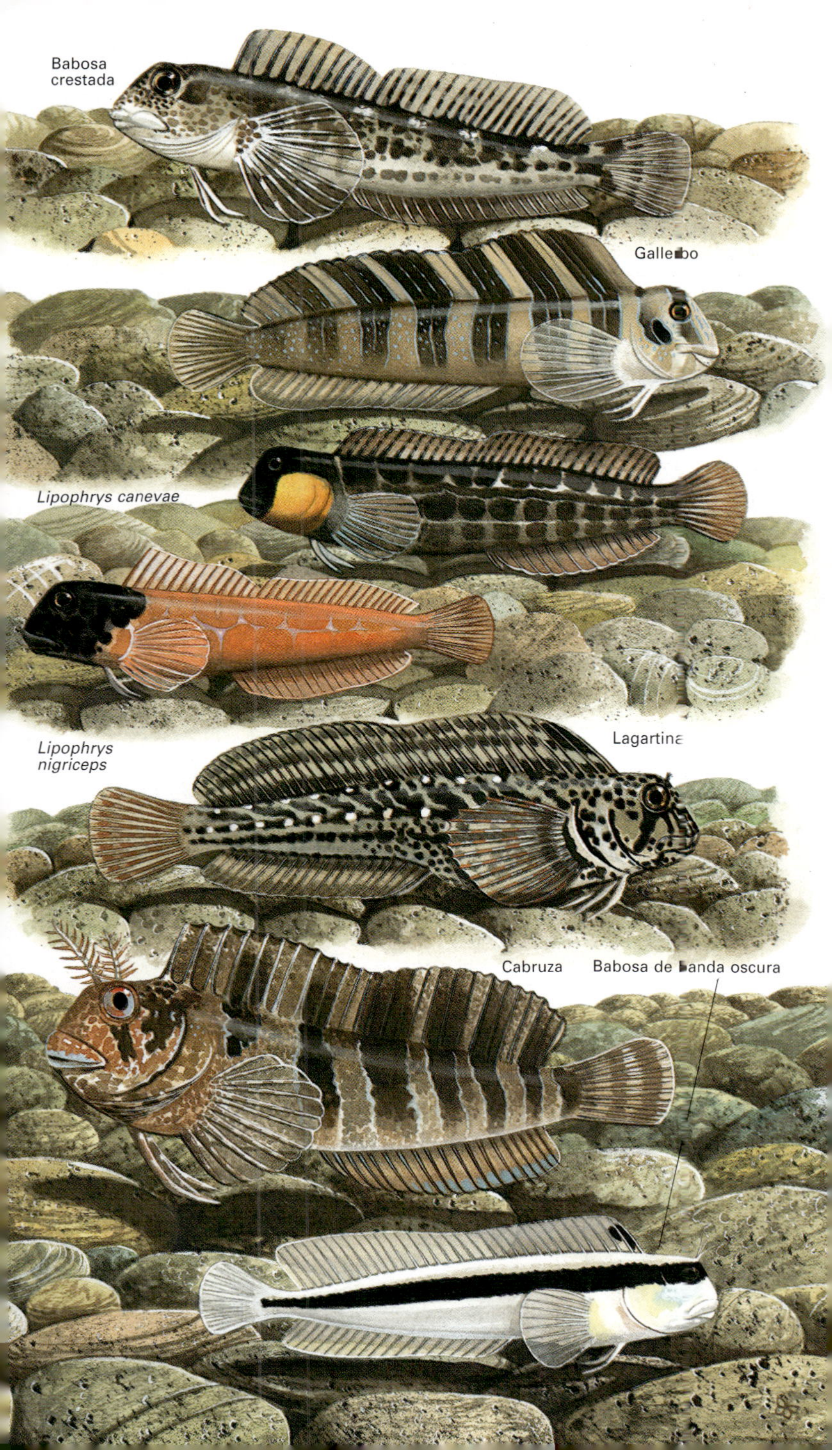
Babosa crestada
Gallerbo
Lipophrys canevae
Lipophrys nigriceps
Lagartina
Cabruza
Babosa de banda oscura

***Aidablennius sphinx* (Valenciennes)**. Cuerpo bastante aplanado lateralmente; ojos pequeños, boca muy pequeña. Un tentáculo largo y no ramificado por encima del ojo. La parte ant. de la aleta dorsal tiene la silueta de una gran joroba; cuelga hacia un lado cuando descansa, pero está erecta cuando el pez se alarma. Pardo amarillento con bandas verticales oscuras e irregulares bordeadas de azul pálido, a menudo mancha gris azul en el opérculo, bordedado de rojo. Hasta 8 cm de long. En fondos rocosos someros. Mediterráneo.

Torillo *Blennius ocellaris* L. Dos tentáculos cortos y ramificados por encima de cada ojo y otros más pequeños delante de las aletas dorsal y pectoral; parte ant. de la aleta dorsal alargada como una vela triangular, con largos radios proyectándose más allá de la membrana (especialmente la primera). Pardo verdoso, con unas seis bandas verticales más oscuras atravesando la aleta dorsal y los flancos; conspicua mancha redonda bordeada de blanco hacia la parte post. o ant. de la aleta dorsal. Hasta 18 cm de long. En el sublitoral somero, en fondos de gravas coralinas o de conchas, raras veces en la costa. SO de GB al NO de África y hasta el Medit.

Moma *Coryphoblennius galerita* (L.) (*Blennius montagui*). Apéndices cefálicos únicos: una cresta de tentáculos orlados (grandes en los machos) se encuentran transversalmente entre los ojos y desde su centro una hilera de tentáculos muy pequeños pasa hacia atrás a lo largo de la línea media. Pardo aceituna con manchas blanco azulado, a veces también con bandas verticales más oscuras; cresta anaranjada en los machos. Hasta 8 cm de long. En charcas de las rocas principalmente alrededor del nivel de la línea media. SO de GB hasta el NO de África, raras veces en el Medit.

***Cristiceps argentatus* (Risso) (Clinidae)**. Cuerpo alargado cubierto de pequeñas escamas embebidas, cabeza pequeña romamente puntiaguda. Pequeña aleta predorsal triangular, dorsal principal alargada y baja sin un surco central; aletas pectorales bastante pequeñas, las pélvicas reducidas a uno o dos radios cada una. Aceituna, violeta o pardo con manchas más claras y bandas verticales más oscuras; hasta 10 cm de long. Se encuentra alrededor de las rocas y entre las hierbas marinas, reptando por el fondo más a menudo que nadando. Mediterráneo.

***Tripterygion minor* (Risso) (Tripterygiidae)**. Muy parecido a *Lipophrys nigriceps*, con el que a menudo se encuentra alrededor de grietas sombreadas de las rocas, pero con hocico más puntiagudo y una pequeña aleta predorsal. Suele tener 5 manchas blancas a lo largo del dorso; hasta 5 cm de longitud. ***T. tripteronotus* (Risso)** es mayor (hasta 8 cm); tiene dos pequeños tentáculos simples por encima de cada ojo y uno en cada narina, por debajo del ojo. Las hembras marrón moteado de pardo, los machos pueden ser más claros. Nada bien, a menudo se ve en zonas abiertas. Mediterráneo.

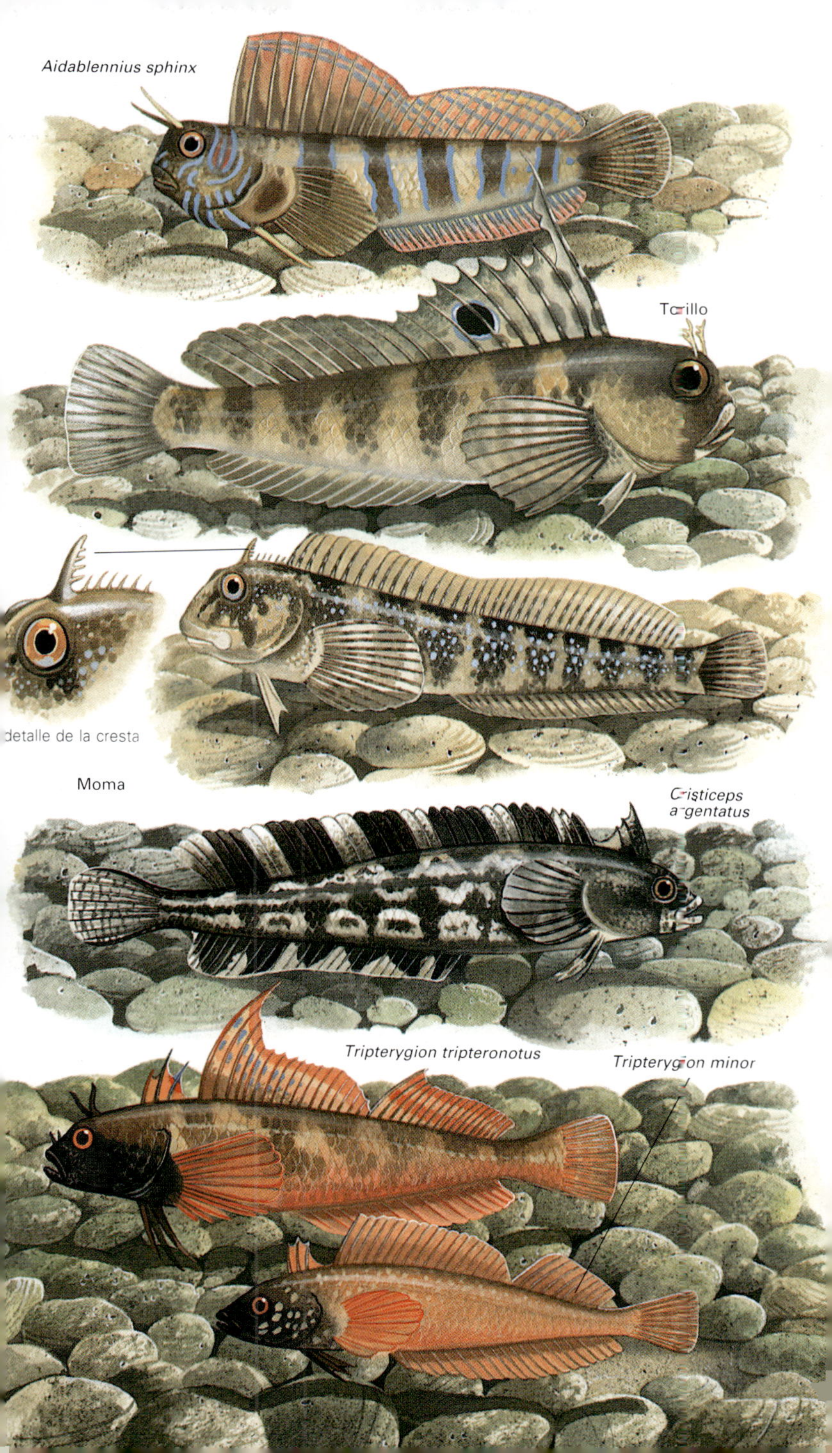

Aidablennius sphinx
Torillo
detalle de la cresta
Moma
Cristiceps argentatus
Tripterygion tripteronotus
Tripterygion minor

Pez mantequilla *Pholis gunnellus* (L.) (*Centronotus gunnellus*) **(Pholidae).** Cuerpo alargado, aplanado lateralmente, con una cabeza pequeña y redondeada. Diminutas escamas embebidas en la piel resbaladiza. La larga aleta dorsal, la caudal pequeña y redondeada y la anal son casi continuas alrededor de la mayor parte del cuerpo. Aleta pélvica reducida a una diminuta espina. Pardo grisáceo o cálido con bandas más oscuras, irregular en peces más viejos; una serie de unas 12 manchas negras bordeadas de blanco a lo largo de la base de la aleta dorsal. Hasta los 25 cm de long. Se suele hallar entre rocas en la costa inf., pero también se extiende mar adentro a cierta profundidad, en fondos rocosos, arenosos o fangosos. Difícil de capturar a mano (de ahí su nombre vulgar). Alrededor de las costas europeas al N de Ushant, incluyendo el O del Báltico.

Blenio vivíparo *Zoarces viviparus* (L.) **(Zoarcidae).** El alargado cuerpo se aguza desde la cabeza grande y romamente puntiaguda hasta la cola. Diminutas escamas embebidas en la resbaladiza piel. La larga aleta dorsal, la caudal y la anal son bajas y continuas alrededor de la mayor parte del cuerpo; la dorsal tiene una pequeña hendidura cerca de la cola. Aletas pélvicas normales pero pequeñas. Parda, amarillenta o verdosa por encima y grisácea por debajo, con bandas y grandes manchas más oscuras; aletas pectorales bordeadas de amarillo o anaranjado, pueden ser rojas en los machos que crían. Hasta 45 cm de long., más a menudo unos 30 cm. Entre algas y sobre arena y fango (a menudo enterrado) en estuarios y aguas someras mar adentro —más común en la costa en la parte norte de su área de distribución. Del E del Canal y el N del mar de Irlanda al N de Noruega, incluyendo el Báltico. Vivíparo.

Rascacio *Scorpaena porcus* L. **(Scorpaenidae).** Cabeza grande, cuerpo corto y alto con pequeñas escamas. Larga aleta dorsal como una cresta, con una docena de rígidos radios sobresaliendo a lo largo de dos tercios de su longitud. Las restantes aletas son grandes y en forma de remo. Un tentáculo plumoso por encima de cada uno de los grandes ojos y dos más pequeños sobre las narinas; numerosas espinas en el opérculo. Pardo cálido con bandas y manchas irregulares. Hasta 25 cm de long. Inactivo entre las rocas en aguas someras durante el día, muy bien camuflado. Medit. y Atl. hasta Vizcaya, muy raro en el Canal. Las espinas de la aleta dorsal y los opérculos liberan un veneno que produce dolorosas picaduras a cualquiera que los toque. Diversas otras especies ligeramente mayores viven en aguas profundas.

Familia Cottidae

Escorpión común *Myoxocephalus scorpius* (L.) (*Cottus scorpius*). Cabeza grande y aplanada dorsiventralmente, con crestas óseas y espinas romas; cuerpo alto pero aguzándose hacia atrás. Sin escamas —piel espinosa a lo largo de la línea lateral, por lo demás lisa. Dos aletas dorsales, las pectorales grandes, las pélvicas pequeñas. Preopérculo con dos espinas, la mayor superior más corta que el diámetro del ojo. Pardo grisáceo o rojizo con manchas más claras y más oscuras; parte inferior amarillenta en los machos, anaranjada en las hembras. Hasta 30 cm de long. Común en una variedad de fondos someros y en estuarios, entre las marcas de las mareas en la parte septentrional de su zona de distribución. Islas Británicas, mar del Norte y O del Báltico hasta el N de Noruega. Las espinas no liberan veneno, pero las heridas se hinchan rápidamente si no reciben tratamiento.

Escorpión marino *Taurulus bubalis* (Euphrasen) (*Cottus bubalis*). Generalmente parecido a *M. scorpius* pero tiene tres o cuatro espinas en el opérculo, la sup. más larga que el diámetro del ojo, y un tentáculo carnoso (a veces dos) en la esquina de la boca. Hasta 20 cm de long. Se da en la orilla y entre las marcas de la marea en las rocas con algas. N de Noruega al S de España, raras veces en el Medit.

Familia Gasterosteidae

Los espinosos tienen el cuerpo alargado y la cabeza puntiaguda, ojos grandes y pedúnculo caudal esbelto. La primera parte de la aleta dorsal está formada por espinas rígidas y puntiagudas, sin membrana; cada aleta pélvica está reducida a una espina larga y rígida y a uno o más radios blandos pequeños. Los machos sufren un cambio de color durante la estación reproductora, cortejan a las hembras, construyen el nido y guardan el territorio de alrededor con gran fiereza. Estos peces se adaptan con mucha facilidad, viviendo en aguas dulces y saladas, pero viven poco (1-3 años). Se alimentan de cualquier animal disponible que tenga el tamaño adecuado.

Espinoso *Gasterosteus aculeatus* L. Cuerpo alto, aplanado lateralmente. Tres espinas dorsales, la última pequeña y situada inmediatamente por delante de la aleta normal: a menudo están dobladas hacia atrás. Dorso plateado azulado o verdoso, pasando a blanco en la parte inf.; los machos que crían son rojo vivo por debajo y tienen los ojos azul vivo. Hasta 6 cm, raras veces 10 cm de long. Abundante en casi todas las aguas dulces del NO de Europa; ampliamente distribuido en estuarios y en la costa entre rocas con algas, a veces capturado varios kilómetros mar adentro, al N de Vizcaya (incluyendo islas Británicas y mar del Norte), también en el Báltico. El espinoso de nueve espinas *Pungitius pungitius* (L.) es parecido, pero tiene 8-10 espinas dorsales. Su distribución es más discontinua, principalmente en aguas dulces, pero a veces en salobres.

Espinacia *Spinachia spinachia* (L.). Cabeza larga, cuerpo fino, pedúnculo caudal largo y muy esbelto. Con 14-16 espinas dorsales cortas. Espina pélvica corta. Pardusco sobre la arena o el fango, verdoso entre las algas, con barras más oscuras irregulares; los machos que crían son azulados. Hasta 15 cm, ocasionalmente 20 cm de long. Totalmente marino, entre rocas con algas o *Zostera* en la orilla y subiendo por los estuarios. Islas Británicas; mar del Norte hasta el N de Noruega; rara en el Canal hasta Vizcaya desde la disminución de *Zostera*.

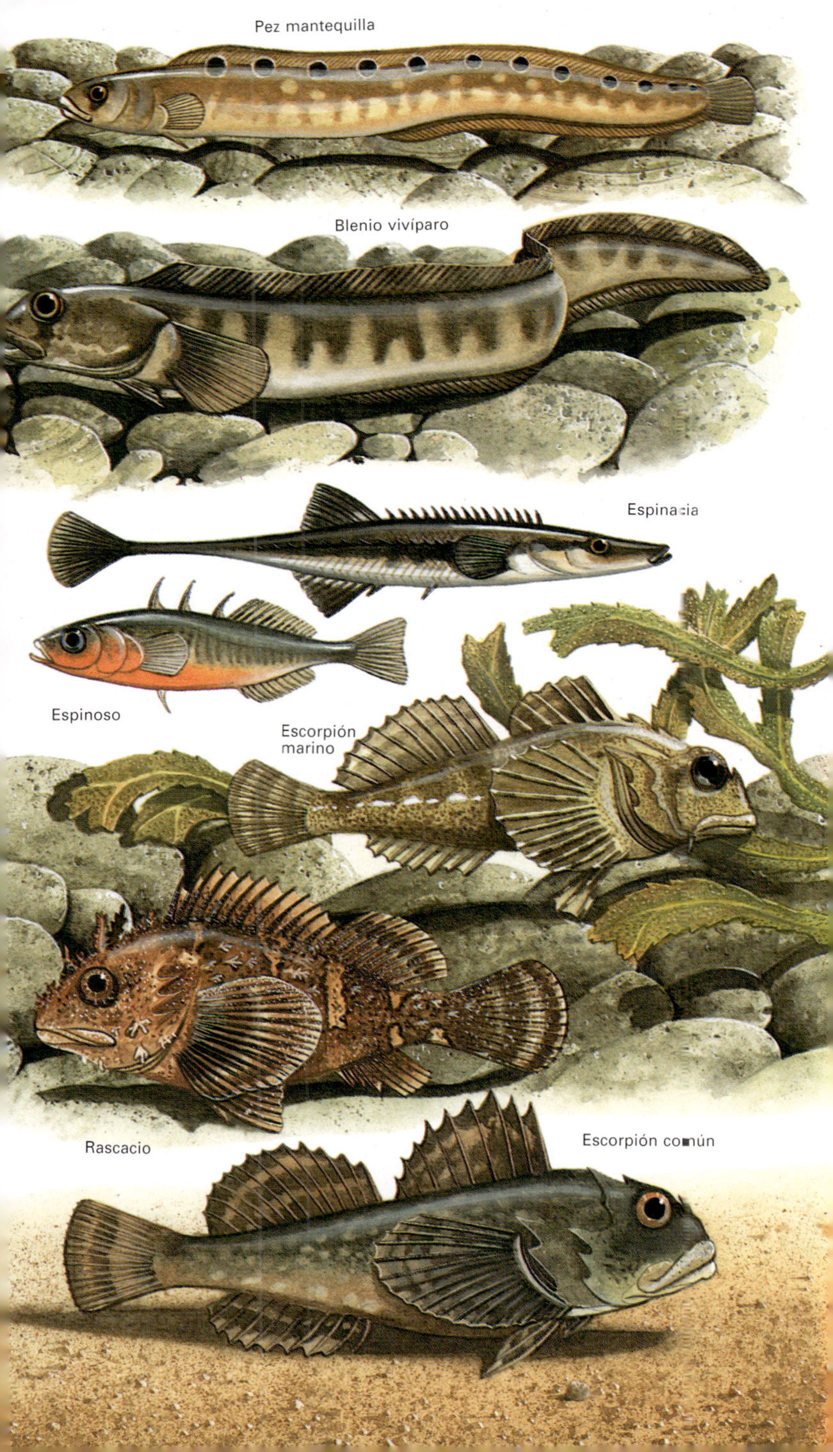
Pez mantequilla
Blenio vivíparo
Espinacia
Espinoso
Escorpión marino
Rascacio
Escorpión común

Familia Gobiidae

Los gobios son pequeños peces costeros, casi todos gregarios y bentónicos, con una gran cabeza ancha y un cuerpo bastante alto que se estrecha hacia la cola. Tienen labios gruesos y grandes ojos sobresalientes, generalmente bien hacia la parte sup. de la cabeza. La aleta dorsal está distintivamente separada en dos partes, la primera corta y la segunda bastante mayor, más o menos de la misma long. que la aleta anal. Las pectorales son grandes y parecidas a remos, al igual que la caudal; las pélvicas están fusionadas formando un disco que, con una membrana adicional por delante, forma una débil ventosa ventral. En algunas especies, los primeros radios sup. de cada aleta pectoral se extienden más allá de su membrana, confiriéndole una apariencia raída. Sin línea lateral; la disposición de los órganos sensoriales individuales embebidos en la piel, particularmente en la cabeza, puede utilizarse para identificar a los especímenes muertos pero requiere un tratamiento especial y una lupa de gran aumento. Los gobios pueden ser difíciles de identificar cuando están vivos en su medio ambiente, cuando la mejor guía puede ser el hábitat particular que prefieren. Unas pocas especies nadan cerca de la superficie y por lo tanto pueden tener unas características atípicas. Se alimentan de diversos animales de pequeño tamaño.

Chanquete *Aphia minuta* (Risso). Cuerpo aplanado lateralmente, ojos laterales. Cuando está vivo, pueden verse por transparencia detalles de sus órganos internos; la vejiga natatoria plateada y los ojos plateados y negros son prominentes. Puntos negros ocasionales en la cabeza y la base de las aletas. Hasta 6 cm de long. Nada cerca de la superficie en aguas costeras, a menudo en grandes bancos. S de Noruega hasta el S de España y el Medit. El gobio de Ferrer *Pseudaphya ferreri* (De Buen y Fage) es parecido pero menor (hasta 3 cm) con puntos rojizos, uno grande en la base de la cola. Medit.

Chaparrudo *Gobius niger* L. (*Gobius jozo*). Cuerpo robusto, pedúnculo caudal corto. Primera aleta dorsal alta (en los machos, puede ser más alta que la long. de la cabeza); las dos dorsales no están separadas en su base. Algunos radios de las aletas pectorales libres. Gris oscuro a pardo apagado con manchas irregulares más claras; mancha oscura en la parte ant. de cada aleta dorsal. Hasta 17 cm de long. Sobre arena o fango en estuarios y bahías abrigadas. Islas Británicas, S de Noruega y Báltico hasta el Medit. Importante como competidor de los peces planos comerciales, como señuelo y como alimento en el S de Europa.

Gobio de Bucchich *Gobius bucchichii* Steindachner. Cuerpo más esbelto, pedúnculo caudal corto. Color cervato a pardo oscuro con líneas de pequeñas manchas oscuras a lo largo de la cabeza y el cuerpo. Hasta 10 cm de long. En la arena y el fango costero, escondiéndose cuando se le estorba entre los tentáculos de la anémora (*Anemonia viridis*). Mediterráneo.

Bobi *Gobius paganellus* L. Cuerpo robusto, pedúnculo caudal corto. Radios de la aleta pectoral sup. libres durante casi toda su long. Pardo rojizo de pálido a oscuro, a veces moteado, con una conspicua banda a lo largo de la parte sup. de la primera aleta dorsal —amarillenta pálida en las hembras, amarillo claro o anaranjado en los machos. Hasta 12 cm de long. Restringida a las costas rocosas, en charcas o aguas someras. Costas británicas hasta el NO de África y el Mediterráneo.

Gobio de roca *Gobius cobitis* Pallas. Cuerpo alto en toda su long., pedúnculo caudal corto. Algunos radios de las aletas pectorales libres. Pardo aceituna a pálido moteado con grandes manchas más oscuras a lo largo de la mitad inf. del cuerpo; los machos que crían son más oscuros, con un reborde blanco y estrecho en las aletas impares. Es el gobio europeo de mayor tamaño, de hasta 25 cm. Entre rocas con algas en la costa. O del Canal a NO de África y el Mediterráneo (donde se vende como alimento).

Gobio cebra *Zebrus zebrus* (Risso). Cuerpo corto; unos pocos radios sup. de las aletas caudales libres de la membrana. Pardo aceituna con varias bandas oscuras verticales en los flancos. Banda oscura muy curvada que resigue la base de la aleta pectoral; dos bandas oscuras en la primera dorsal, que tiene el borde rojizo. Hasta 4,5 cm de long. En charcas costeras y aguas someras. Mediterráneo.

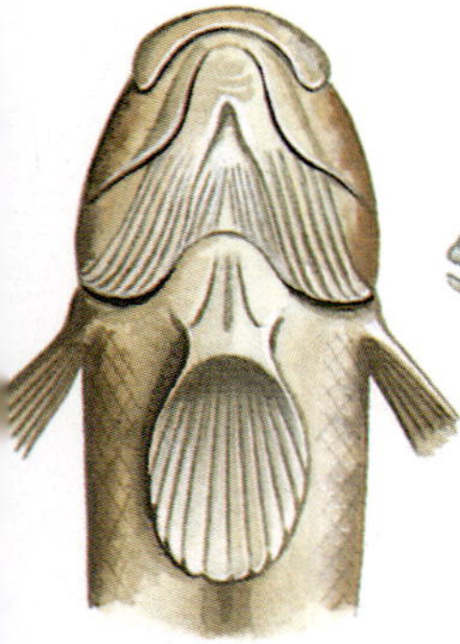

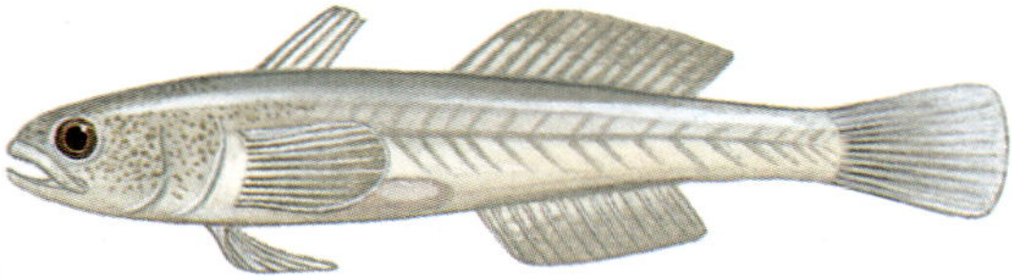

Chanquete

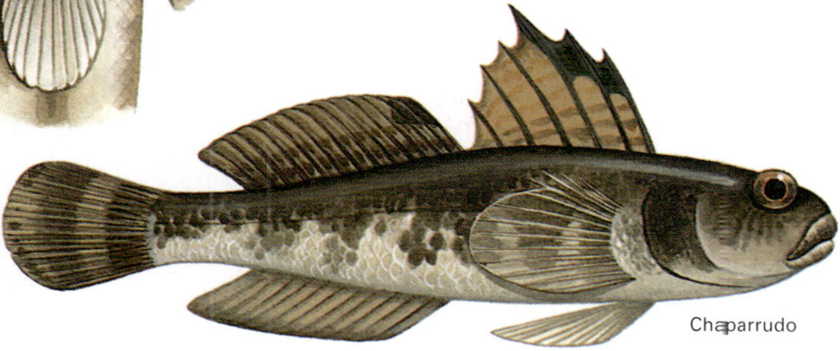

Chaparrudo

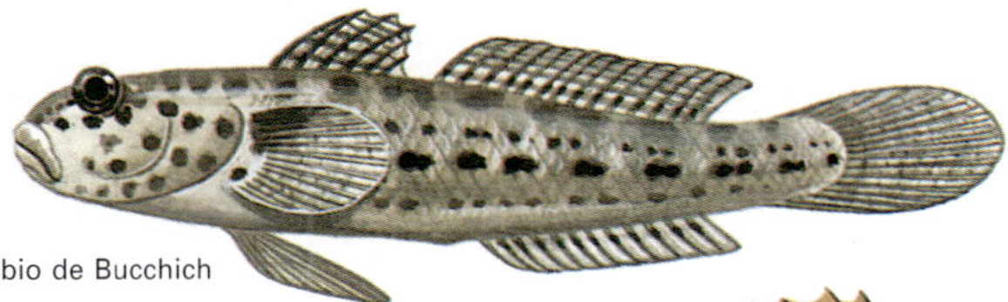

Gobio de Bucchich

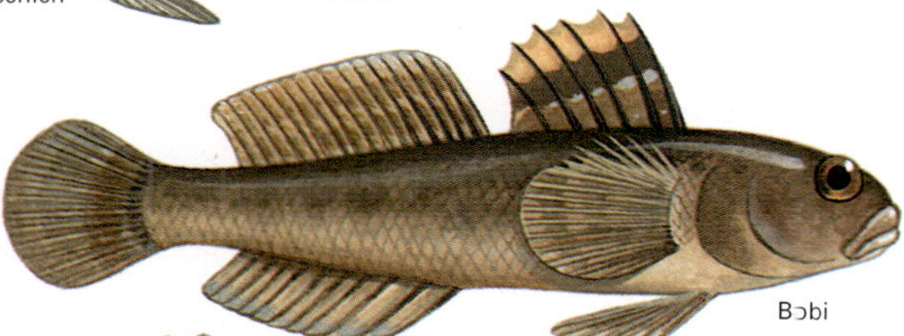

Bobi

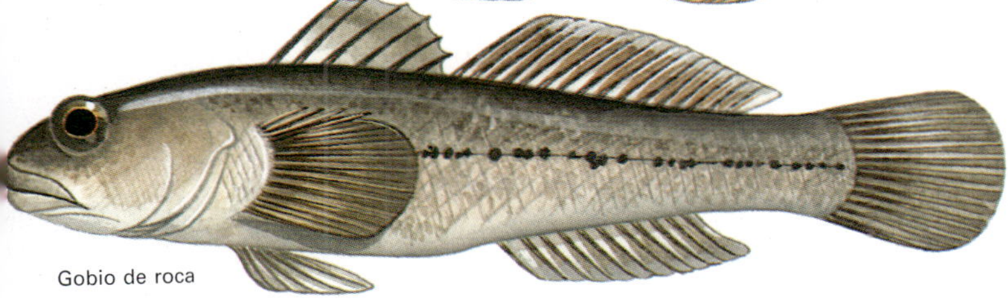

Gobio de roca

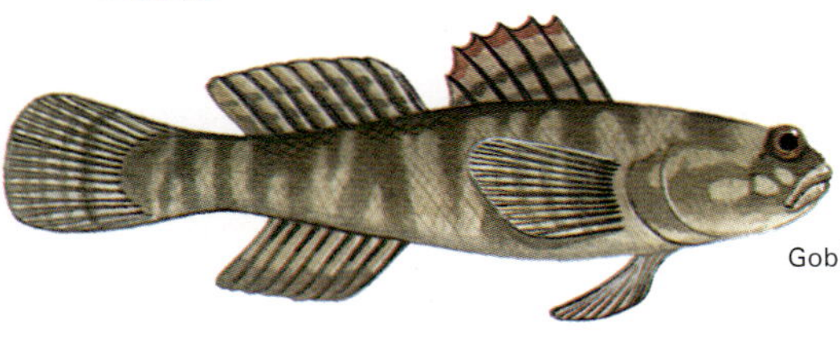

Gobio cebra

Gobio de cuatro bandas *Chromogobius quadrivittatus* (Steindachner). Cuerpo alargado; sin radios pectorales libres. Pardo claro con una elaborada red de líneas oscuras a través de la cabeza, "silla de montar" pálida por detrás de la cabeza y entre las aletas dorsales, y numerosas barras verticales oscuras en los flancos. Banda recta y oscura que atraviesa la base de la aleta pectoral, mancha negra en la esquina inferior del opérculo. Hasta 6,5 cm de long. En charcas de la orilla y aguas someras. Mediterráneo.

Gobio leopardo *Thorogobius ephippiatus* (Lowe) (*Gobius forsteri*). Pardo claro con manchas rojo anaranjadas (pardo oscuro cuando el ejemplar se ha conservado) dispuestas regularmente hacia abajo en el cuerpo; mancha negra en la parte post. de la aleta dorsal. Hasta 12 cm de long. Vive en grietas de caras rocosas abruptas justo mar adentro difícil de capturar y visto sobre todo por los submarinistas. SO de GB hasta el NO de África y el Medit.

Gobio de Fries *Lesuerigobius friesi* (Collett). Pardo pálido con manchas doradas. Hasta 10 cm de long. Cola en forma de diamante, de ápice no cuadrado. Se esconde en las madrigueras de *Nephrops norvegicus* en fondos fangosos mar adentro, de forma que raras veces se captura. Mar del Norte, costas atlánticas hasta el Medit.

Gobio de hierba *Zosterisessor ophiocephalus* (Pallas). Verde amarillento con barras irregulares verticales parduscas; una pequeña mancha oscura en la aleta pectoral. Hasta 25 cm de long. Sobre fango o entre *Zostera* en aguas salobres de estuarios y lagunas. Se vende como alimento. Mediterráneo.

Gobio de dos pintas *Gobiusculus flavescens* (Fabricius) (*Gobius ruthensparri*). Pardo rojizo o verdoso con una red de marcas más oscuras; aletas dorsales con bandas rojas. Gran mancha negra en la base de la aleta caudal y, en los machos, otra por debajo de la primera dorsal. Los machos que crían también tienen manchas azul claro a lo largo del cuerpo. Hasta 6 cm de long. A menudo nadando en bancos en aguas medias, por encima y entre algas y *Zostera* o en charcas de la orilla. El macho construye un nido e incuba los huevos. Noruega al NO de España, muy raramente en el Mediterráneo.

Gobio de arena *Pomatoschistus minutus* (Pallas). Pardo arena con manchas rojo herrumbre, partes inferiores blanco crema. Los machos tienen una prominente mancha azul oscuro en la parte post. de la primera aleta dorsal y unas pocas barras verticales oscuras que bajan por el cuerpo. Hasta 10 cm de long. En fondos someros arenosos o fangosos. N de Noruega al S de España y el Mediterráneo. Capturado en grandes números en las redes para gambas. Se confunde mucho con *P. microps* (debajo); generalmente vive en aguas mucho más profundas, aunque los juveniles penetran en los estuarios.

Picto *Pomatoschistus pictus* (Malm). Pardo cálido con una red de marcas más oscuras y cuatro manchas dobles a lo largo de cada flanco; aletas dorsales con una o más hileras de manchas negras. Hasta 6 cm de long. En fondos someros de conchas, gravas y arenas toscas, sin penetrar mucho en los estuarios. Noruega hasta Vizcaya, también Adriático.

Gobio moteado *Pomatoschistus microps* (Krøyer). Pardo grisáceo, moteado con manchas oscuras; mancha oscura en la base de la aleta pectoral, aletas dorsales con barras o manchas. Hasta 7 cm de long. Abundante en charcas de la orilla, estuarios y arroyos de los marjales salinos, tolerando salinidades bajas. S de Noruega hasta el S de España y O del Mediterráneo. Importante como alimento tanto para las aves como para peces más grandes. Los huevos se ponen en conchas vueltas hacia arriba y son custodiados por el macho.

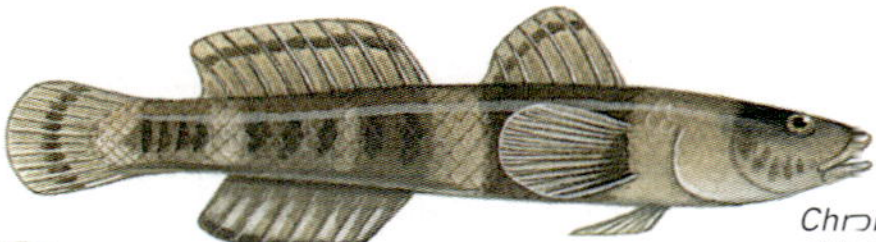

Chromogobius quadrivittatus

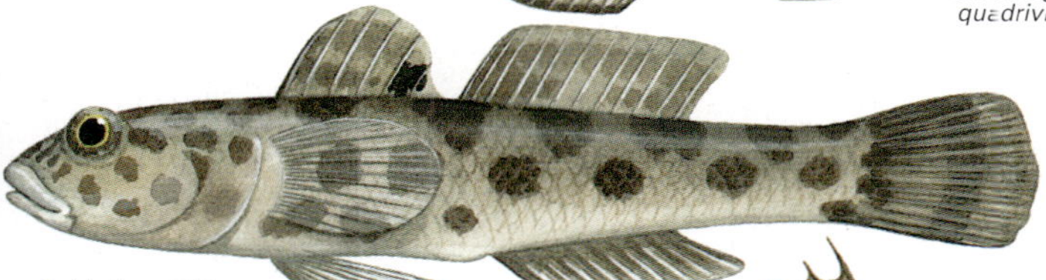

Gobio leopardo

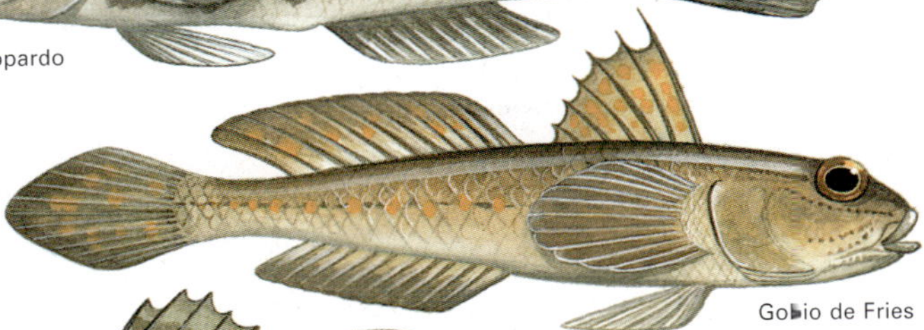

Gobio de Fries

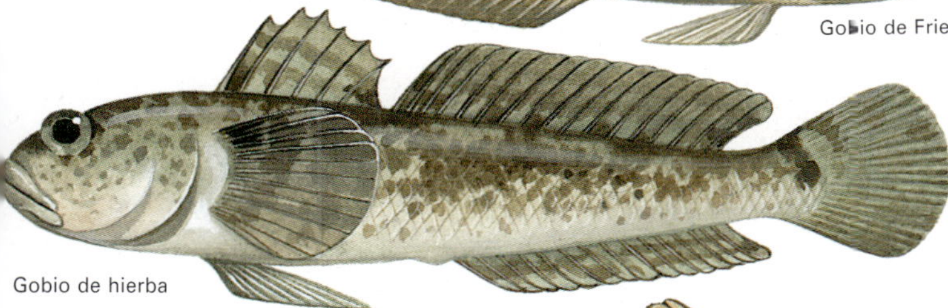

Gobio de hierba

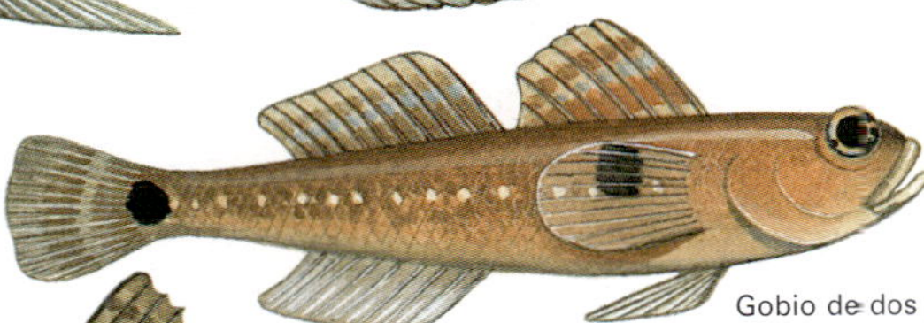

Gobio de dos pintas

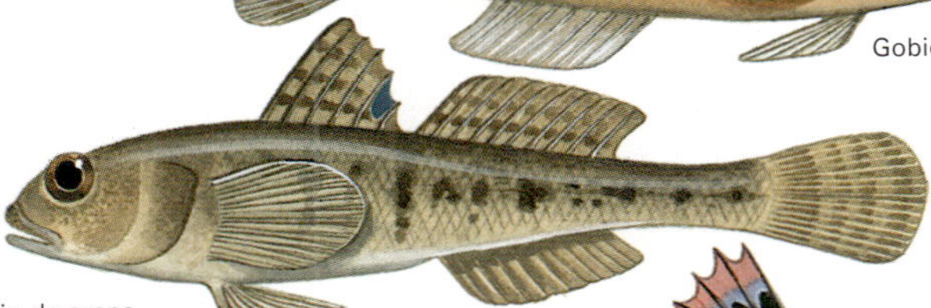

Gobio de arena

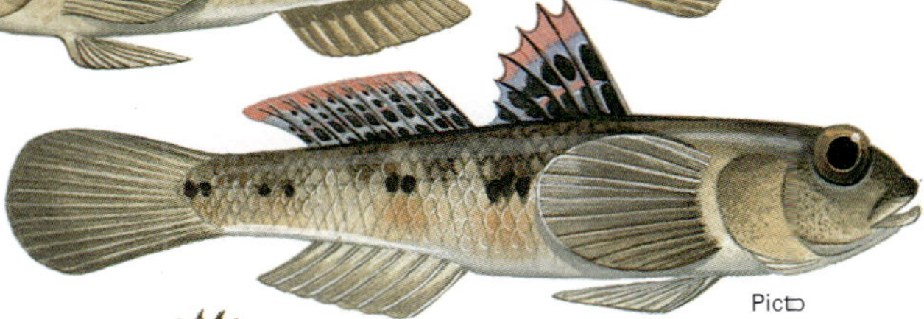

Picto

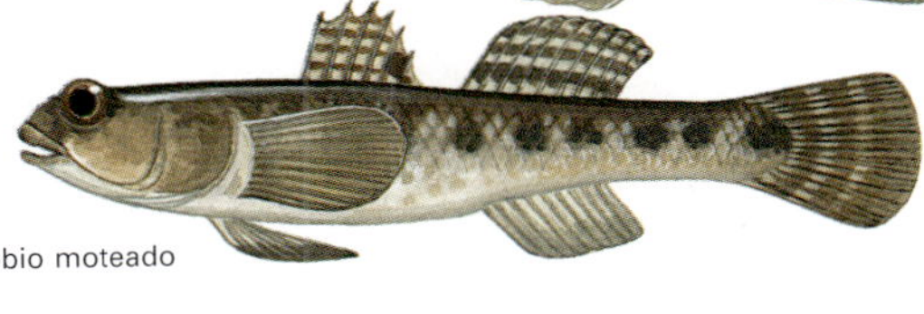

Gobio moteado

Vieja colorada *Euscarus cretensis* (L.) (*Sparisoma cretense*) **(Scaridae).** Un cuerpo alto y ovalado con hocico romo. Dientes de cada mandíbula fusionados para formar un pico como el de un loro en una boca pequeña; escamas muy grandes. Gris con una gran mancha detrás del opérculo (¿macho?) o rojo con manchas amarillas y una gran "silla de montar" gris detrás de la cabeza (¿hembra?). Hasta 40 cm de long. Generalmente en pequeños grupos, ramoneando en caras rocosas verticales; mal nadador, utiliza las aletas pectorales como remos. Portugal, S de España y Canarias, Mediterráneo.

Familia Gobiesocidae

Lepadogaster lepadogaster **(Bonnaterre)** (*Lepadogaster gouanii*). Cuerpo aplanado dorsiventralmente, muy ancho detrás de la cabeza donde, en la cara inferior, existe un disco de succión complejo y fuerte que comprende a las aletas pélvicas. Las aletas dorsal y anal se unen con la caudal. Sin escamas. El hocico plano y los gruesos labios le dan a la cabeza una apariencia de "pico de pato"; ojos grandes, un conspicuo tentáculo delante de cada narina. Rojizo con marcas pardas irregulares; una mancha azul bordeada de rojo o de pardo oscuro detrás de cada ojo. Hasta 8 cm de long. En costas rocosas cubiertas de algas, en charcas o pegados a las caras inferiores de las grandes piedras. Huevos dorados, puestos bajo las piedras, custodiados por el macho o la hembra. Costas británicas hasta el S de España y el Mediterráneo.

Chafarrocas *Lepadogaster candollei* Risso (*Mirbella decandollei*). Parecido a la espece anterior pero las aletas dorsal y anal separadas de la cola. Tentáculo muy pequeño en las narinas. Rojizo, pardusco o verdoso con marcas irregulares que contrastan; machos con manchas rojas en la cabeza y la aleta dorsal. Hasta 7,5 cm de long. Costa inferior y aguas someras, entre *Laminaria* o hierbas marinas. Costas británicas, hasta el S de España, Mediterráneo y mar Negro. Otras especies de gobiesócidos en aguas más profundas.

Ciclóptero *Cyclopterus lumpus* L. **(Cyclopteridae).** Cuerpo alto, redondeado y robusto con 4 hileras de placas óseas discurriendo entre la cabeza y la cola. Dos aletas dorsales cuando joven, la primera cubierta por una gruesa piel en los adultos para convertirse en un caballón dorsal. Ojos grandes en los jóvenes, pequeños en los adultos. Las aletas pélvicas están modificadas formando grandes ventosas poderosas. Verdes cuando jóvenes, adultos azulados o grisáceos; cara inferior del macho que cría anaranjada o roja. Machos hasta 50 cm, hembras hasta 60 cm de long. Vive en los fondos de aguas mar adentro de profundas a someras, entrando en la zona intermareal para criar en otoño: los machos cuidan de las masas rosadas de huevos durante 6-7 semanas, las hembras vuelven a aguas profundas. N de Noruega a Portugal. Los huevos se tiñen, se adoban y venden como sucedáneo del caviar.

LIPARIS, Familia Liparidae

Liparis menor *Liparis montagui* (Donovan). Cabeza roma y redondeada y cuerpo ancho, aguzándose hacia una cola aplanada lateralmente. Piel suelta y resbaladiza, que se extiende por encima de las aletas dorsal y anal. Un pequeño espacio entre las aletas dorsal y caudal. Aletas pélvicas modificadas en forma de una fuerte almohadilla de succión, la base de las pectorales se extiende hacia abajo y alrededor de la garganta. Grisáceo o pardusco apagado, confundiéndose con el sustrato. Hasta 6 cm de long. En la costa inf. o en aguas someras, bajo piedras o en estípites de *Laminaria*. Canal hasta el N de Noruega, ocasionalmente en el Báltico.

Liparis común *Liparis liparis* (L.) (*Liparis vulgaris*). Se confunde mucho con la especie anterior; suele capturarse en aguas más profundas pero en invierno se halla en los estuarios. Es mayor (hasta 12-18 cm) pero la única diferencia obvia es que las aletas dorsal y anal se unen justo con la caudal. Varias especies en aguas árticas profundas.

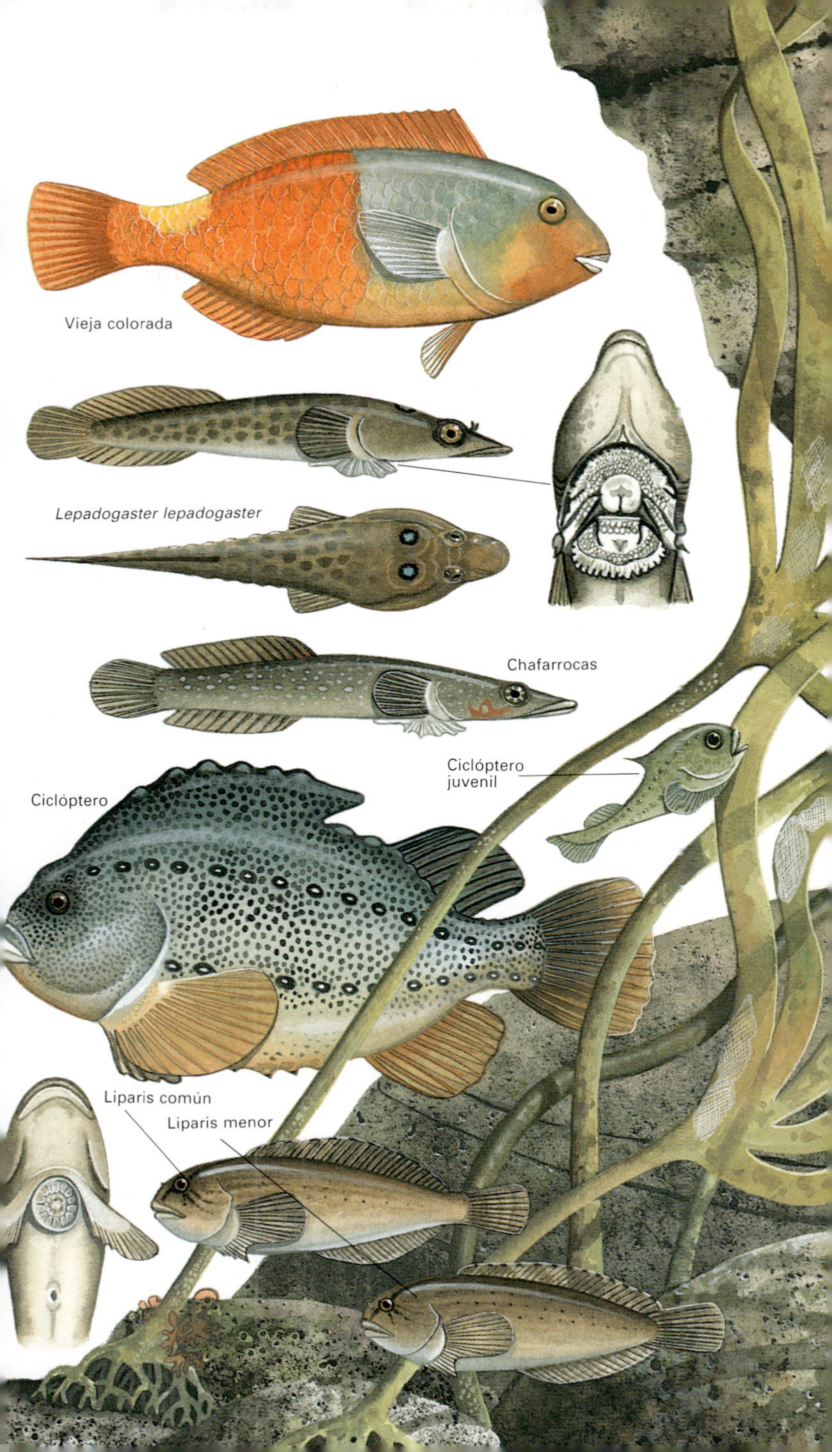
Vieja colorada
Lepadogaster lepadogaster
Chafarrocas
Ciclóptero
juvenil
Ciclóptero
Liparis común
Liparis menor

Línea de varado

La línea de varado marca el reborde del mar. En las costas sometidas la marea se desplaza arriba y abajo de la playa siguiendo el ciclo de las marea de quince días; en las costas sin mareas tiene una posición fija. La línea de varado está especialmente bien marcada en las playas arenosas y a menudo consiste en una amplia banda de objetos flotantes varados, y una proporción cada vez mayor de desechos producidos por el hombre. Los objetos flotantes naturales, especialmente las algas, proporcionan un hábitat para los invertebrados terrestres y marinos, y por lo tanto una fuente importante de alimentos para las zancudas. También suministra la entrada principal de energía a los hábitats intermareales de las orillas arenosas. Peinar los restos de la línea de varado no sólo proporciona evidencias de los animales y plantas que viven en las aguas justo un poco más adentro, sino que también revela los restos de animales pelágicos o bentónicos que nunca se hallan entre las mareas.

Teredínido. La madera que ha estado a la deriva durante largo tiempo a menudo está perforada por pequeños agujeros de 5-10 mm de diámetro. Al romper la madera se revelan largas madrigueras espiraladas forradas de depósitos calcáreos blancos. Éstas son las perforaciones de moluscos bivalvos, y no de gusanos, y sus pequeñas conchas, parecidas más bien a espárragos de taladro, ocupan sólo la parte interna de la madriguera. *Teredo navalis* L. y *Nototeredo norvegica* (Spengler) son los teredínidos más comunes de las costas del N de Europa.

Bolsos de sirena. Son las cápsulas de los huevos de peces elasmobranquios. Recién puestos son de color pardo aceituna translúcidos, y los embriones en desarrollo pueden verse con claridad. Varados en la playa se secan, endurecen y oscurecen; los más viejos se vuelven casi negros. Las cápsulas de los huevos de las rayas tienen bastoncillos largos y curvados en cada esquina. Los de la pintarroja tienen zarcillos ondulados, que sirven para sostenerlos a las algas.

***Electra pilosa* (L.).** Este briozoo es ubicuo en los mares europeos. En los fondos de los mares someros y arenosos del S del mar del Norte crecen como tallos erectos y ramificados, densamente empaquetados para formar balas esféricas. Algunos veranos millones de estas "pelotas *pilosa*" quedan varados a lo largo de las costas de Alemania, los Países Bajos y el SE de GB.

Rape *Lophius piscatorius* L. Las temibles mandíbulas de este pez son bastante inconfundibles. Los dientes curvados hacia atrás y parecidos a agujas evitan que escape cualquier pez que sea lo bastante incauto para acercarse al señuelo del rape. *Lophius* vive sobre arenas mixtas y fangosas en BEAV y submarealmente. Sus mandíbulas a menudo se encuentran varadas en las playas arenosas abrigadas.

Pintarroja *Scyliorhinus canicula* (L.). Los robustos huesos de la mandíbula y los dientes, menores pero aún puntiagudos, distinguen a esta forma de la mandíbula del rape. Las pintarrojas son los tiburones pequeños más comunes en las aguas del N de Europa, y las mandíbulas, así como sus cápsulas de huevos a menudo se encuentran entre los restos varados.

Raya de clavos *Raja clavata* L. Sólo un especialista podría decir a qué especie de *Raja* pertenece esta mandíbula, pero la forma y los pequeños dientes aplanados son característicos de todas las rayas. No se encuentran tan a menudo como las de las pintarrojas.

Musola lisa *Mustelus mustelus* (L.). Parecido a la mandíbula de la pintarroja, pero con dientes aplanados y más densamente empaquetados, adecuados para aplastar más que para agarrar la presa. Es mayor que la pintarroja, y puede ser casi tan común frente a algunas costas del N de Europa.

Pelotas marinas. Éstas pueden ser muy comunes en las costas arenosas del Mediterráneo, y sus densas estructuras fibrosas y aspecto aplanado, subesférico o aovado desafían la identificación. En realidad se trata de las resistentes fibras de celulosa del *Posidonia oceanica*, enrolladas en apretadas pelotas por las corrientes del fondo.

***Carcinus maenas* (L.).** La concha o caparazón de un cangrejo grande se reconoce con facilidad, pero sus demás restos no siempre son evidentes por sí mismos. Las patas y el caparazón se desprenden tras la muerte, dejando, como aquí, la base del cefalotórax, el abdomen triangular y las bases de las patas. Un solo tercer maxilípedo se encuentra aún ligado a este ejemplar.

***Dosima fascicularis* (Ellis y Solander).** Es una anatifa pelágica que a menudo aparece a lo largo de las costas atlánticas europeas, especialmente a finales del verano. Los juveniles se unen a una pequeña pieza de material flotante, a menudo una pluma o una brizna de paja, y luego segregan un denso flotador blanco, parecido a espuma de polistireno. Varios juntos pueden segregar un flotador comunitario. Los ejemplares varados hace poco son de color azul intenso.

Ámbar. Esta resina fosilizada, muy valiosa, flota o puede quedar varada en playas remotas a su origen. Su aparición es demasiado rara para que valga la pena buscar el ámbar; en Europa es más probable que se encuentre en las costas del S del Báltico. No obstante, el ámbar de los mismos orígenes marinos flota a la deriva hacia el O y ha sido hallado al S del M. del N.

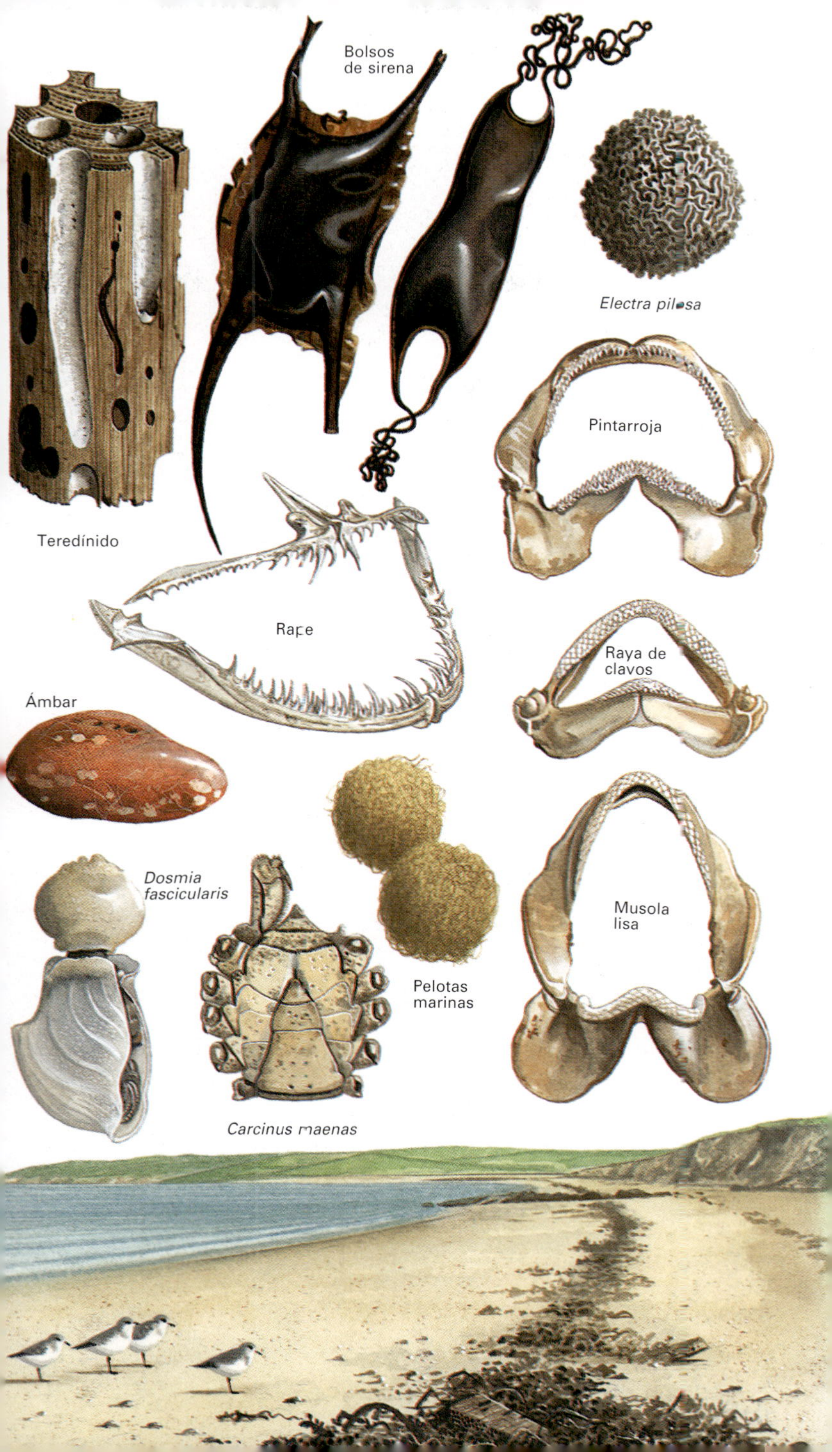
Bolsos de sirena
Electra pilosa
Teredínido
Pintarroja
Rape
Raya de clavos
Ámbar
Dosmia fascicularis
Musola lisa
Pelotas marinas
Carcinus maenas

Masa de huevos. Estas estructuras esponjosas y ligeramente elásticas, de hasta 10 cm de diámetro, son masas de huevos de *Buccinum undatum* L., y de *Neptunea antiqua* (L.). Cada una de estas cápsulas lenticulares que forman la masa puede contener hasta 10 o más huevos, pero la mayoría serán devoradas por una sola que se desarrolla convirtiéndose en un juvenil.

***Echinocardium cordatum* (Pennant).** La concha seca y quebradiza o el caparazón, de este erizo acorazonado no recuerda de inmediato al animal vivo, que es de color amarillo intenso y está recubierto con una piel de finas espinas. Los especímenes vivos pueden hallarse sólo excavando en arenas finas cerca de la BM, pero después de la muerte el ligero caparazón a menudo es transportado hacia arriba en la playa y en otoño puede ser común a lo largo de las líneas de varado.

Jibión *Sepia officinalis* L. Éstos son los restos mortales de la sepia, el flotador interno que está dividido en cámaras y en vida está relleno de gas. Flotará durante mucho tiempo después de la muerte del animal y, junto con los de todas las especies de *Sepia*, el jibión de *S. officinalis* probablemente tiene una zona de distribución geográfica más amplia que el animal completo. Se halla en todas las costas; muy bueno para los periquitos.

***Spirula spirula* (L.).** Esta pequeña concha espiralada no es poco común en las orillas de los mares del sur de Europa, aunque el animal vivo nunca se ve. Es un pariente lejano de *Sepia*, una sepia pequeña de aguas profundas que vive en las aguas medias a unos 1.000 m de profundidad, alcanzando aproximadamente los 100 m durante la noche. Su concha interna rellena de gas es un mecanismo de control de la flotación muy sofisticado.

Estípite de laminarias especies de *Laminaria*. El fronde, el estipe superior y los hápteros (raicillas de anclaje) de las laminarias se raen y se pudren rápidamente una vez la planta se ha desprendido. La parte inferior del estipe y el estípite, menos los hápteros, dura más y se seca para forma una dura textura leñosa una vez se halla en la playa.

***Haliclona oculata* (Pallas).** Representante de varias esponjas erectas, ramificadas y en forma de copa, esta especie tiene una estructura rizada de textura bastante quebradiza una vez seca. Consiste en la almohadilla de colágeno del esqueleto interno de la esponja.

***Alcyonidium diaphanum* Lamouroux.** La forma de este briozoo sublitoral es verdaderamente proteica: redondeada o alargada, ramificada, lobulada o cilíndrica, lisa o nodulosa. Generalmente es de color ámbar translúcido o miel. Común frente a todas las costas del N de Europa, especialmente alrededor del S del mar del Norte, y a menudo llega a la orilla en grandes cantidades. Probablemente consiste en tres o más especies, que por el momento no se pueden diferenciar.

***Flustra foliacea* (L.).** Éste es otro briozoo común en las costas del N de Europa y que se encuentra frecuentemente entre los restos de la línea de varado. Vive en aguas del sublitoral somero, ligado a los sustratos duros en fondos arenosos mixtos. Los ejemplares vivos huelen a limón.

Puesta de *Polinices polianus* (Delle Chiaje). Los huevos se hallan en diminutas cámaras, dispuestas en hileras aplanadas pegadas entre sí con mucus y cubiertas de arena para formar anillos parecidos a un collar. La forma de los anillos suele ser característica para cada especie. Las masas de huevos de esta especie forman una espiral completa, mientras que los de *P. catenus* (da Costa) forman sólo una media espiral. Ambos pueden hallarse en costas arenosas de abrigadas a moderadamente expuestas durante el verano.

***Mactra stultorum* (L.).** Este bivalvo, común en las costas arenosas ha caído víctima de *Polinices catenus*. El limpio agujero con cámaras perforado cerca del umbo muestra cómo el caracol mató a su presa. Las valvas y las de otros bivalvos de concha fina, tales como *Angulus tenuis* (da Costa) y *Donax vittatus* (da Costa), a menudo presentan pruebas de la depredación por parte de *P. catenus*. El agujero altera la hidrodinámica de las valvas de las conchas de distinta forma. Las valvas derechas y las izquierdas son depositadas en extremos opuestos de la playa, mientras que las valvas perforadas se acumulan en algún lugar entre las dos.

Velero *Velella velella* (L.). Estos hidrozoos pelágicos coloniales, acabados de varar, tienen un bello color azul. Los pólipos se pudren rápidamente y el flotador y la vela transparentes y quitinosos es todo lo que permanece en la línea de varado. Millones de ellos pueden aparecer en las playas del O de Europa siguiendo las largas galernas otoñales.

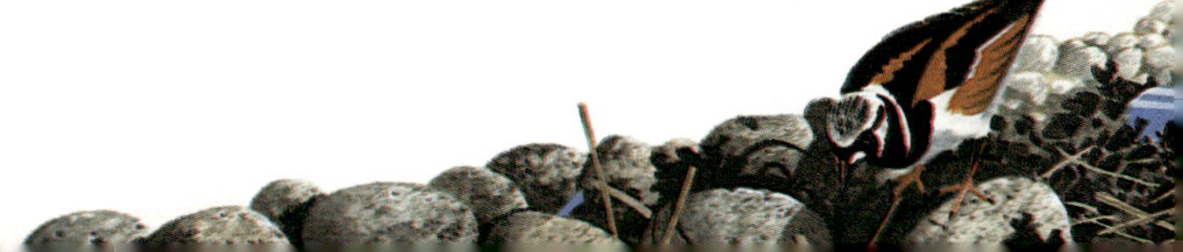

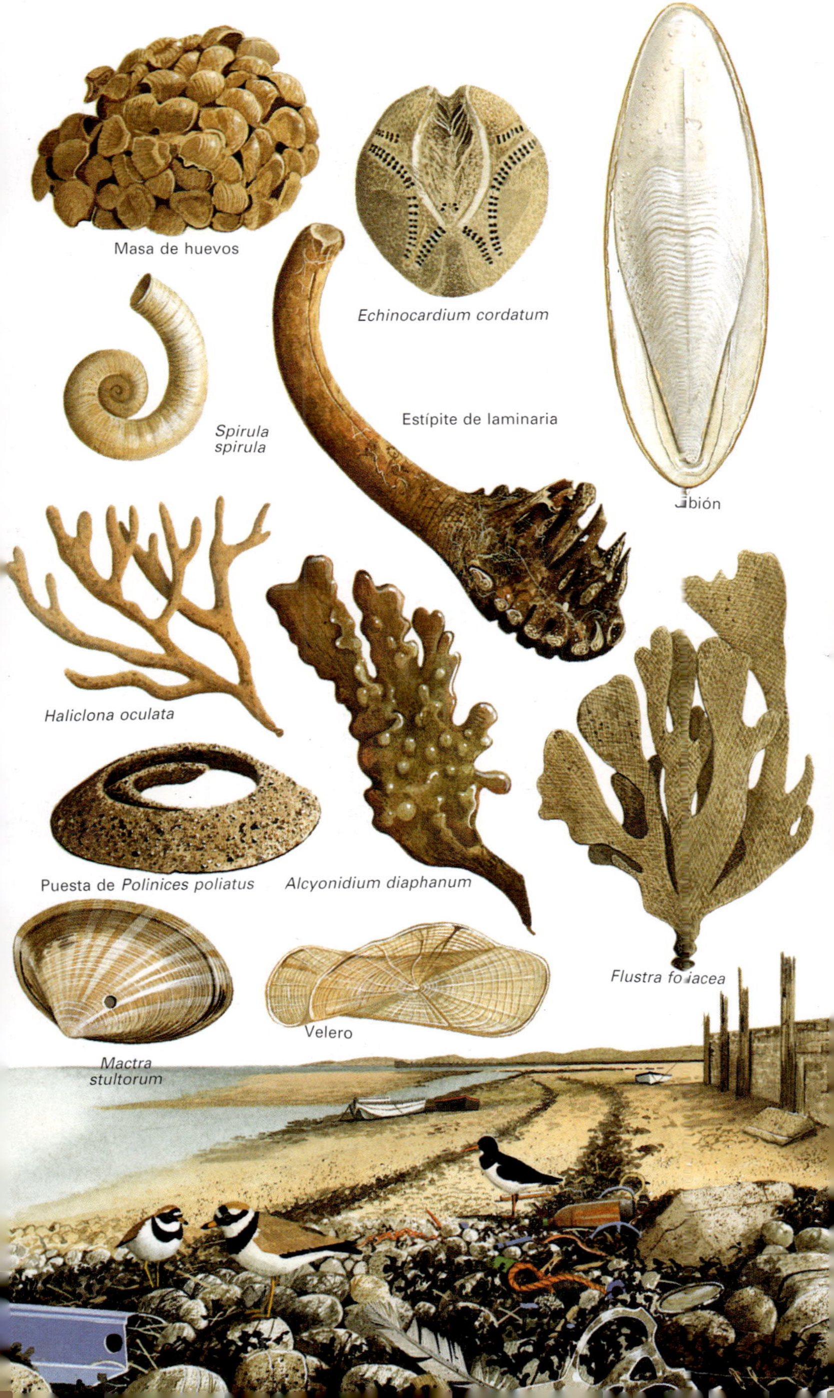
Masa de huevos
Echinocardium cordatum
Spirula spirula
Estípite de laminaria
ibión
Haliclona oculata
Puesta de *Polinices poliatus*
Alcyonidium diaphanum
Flustra fo iacea
Mactra stultorum
Velero

Bibliografía

Bauchot, M. L. y Pras, A. *Guía de los peces de mar de España y de Europa.* Ediciones Omega, S.A., Barcelona 1982.

Bergbauer, M. y Humberg, B. *Flora y fauna submarina del mar Mediterráneo.* Ediciones Omega, S.A., Barcelona 2001.

Cabioc'h, J., Boudouresque, Ch.-F. y otros. *Guía de las algas de los mares de Europa: Atlántico y Mediterráneo.* Ediciones Omega, S.A., Barcelona 1995.

Campbell, A. C. *Guía de campo de la flora y fauna de las costas de España y de Europa.* Ediciones Omega, S.A., Barcelona 1989.

Crothers, J. y Crothers, M. A Key to the Crabs and Crab-like Animals of Inshore British Waters. *Field Studies* **5**: 753-806, 1983.

Dance, P. *Conchas marinas. Manual de identificación.* Ediciones Omega, S.A., Barcelona 1993.

De Juana, E. y J. R. *Guía de pescados y mariscos de consumo usual en España.* Ediciones Omega, S.A., Barcelona 1987.

Erwin, D. y Picton, B. *Guide to Inshore Marine Life* (2.ª ed.). Immel Publishing, Londres 1990.

Falciai, L. y Minervini, R. *Guía de los crustáceos decápodos de Europa.* Ediciones Omega, S.A., Barcelona 1995.

Fish, J. D. y Fish, S. *A Student's Guide to the Seashore.* Unwin Hyman, Londres 1989.

George, J. D. y Hartmann-Schröder, G. Polychaetes: British Amphinomida, Spintherida and Eunicida. *Linnaean Society Synopses of the British Fauna (ns).* **32**, 1985.

Gibbs, P. E. British Sipunculans. *Linnaean Society Synopses of the British Fauna (ns).* **12**, 1977.

Göthel, H. *Fauna marina del Mediterráneo.* Ediciones Omega, S.A., Barcelona 1994.

Gotto, V. Commensal and Parasitic Copepods Associated with Marine Invertebrates (and Whales). *Linnaean Society Synopses of the British Fauna (ns).* **46**, 1993.

Graham, A. British Prosobranch and Other Operculate Gastropod Molluscs. *Linnaean Society Synopses of the British Fauna (ns).* **2** (2.ª ed.), 1988.

Hayward, P. J. Ctenostome Bryozoans. *Linnaean Society Synopses of the British Fauna (ns).* **33**, 1985.

– *Animals on Seaweed.* Richmond Publishing Co. Ltd, Slough 1988.

– *Sandy Shore Animals.* Richmond Publishing Co. Ltd, Slough 1994.

Hayward, P. J. y Ryland, J. S. British Ascophoran Bryozoans. *Linnaean Society Synopses of the British Fauna (ns).* **14**, 1979.

– Cyclostome Bryozoans. *Linnaean Society Synopses of theBritish Fauna (ns).* **34**, 1985.

Hayward, P. J. y Ryland, J. S. (eds.). *The Marine Fauna of the British Isles and North-west Europe*, 2 volúmenes. Clarendon Press, Oxford 1990.

– *Handbook of the Marine Fauna of North-west Europe.* Oxford University Press, Oxford 1995.

Hofrichter, R. *El mar Mediterráneo.* Dos volúmenes. Ediciones Omega, S.A., Barcelona 2005.

Holdich, D. M. y Jones, J. A. Tanaids. *Linnaean Society Synopses of the British Fauna (ns).* **27**, 1983.

Ingle, R. W. Shallow-water Crabs. *Linnaean Society Synopses of the British Fauna (ns).* **25**, 1983.

Jones, N. S. British Cumaceans. *Linnaean Society Synopses of the British Fauna (ns).***7**, 1976.

Jones, A. M. y Baxter, J. M. Mollusca: Caudofoveata, Solenogastres, Polyplacophora and Scaphopoda. *Linnaean Society Synopses of the British Fauna (ns).* **37**, 1987.

Kabata, A. Copepods Parasitic on Fishes. *Linnaean Society Synopses of the British Fauna (ns).* **47**, 1979.

Lieske, E. y Myers, R. *Peces de arrecifes coralinos del Indo-Pacífico y Caribe.* Ediciones Omega, S.A., Barcelona 1998.

Lindner, G. *Moluscos y caracoles de los mares del mundo.* Ediciones Omega, S.A., Barcelona 2000.

López Alegret, P. *La fauna submarina del mar Mediterráneo.* Ediciones Omega, S.A., Barcelona 1983.

Louisy, L. *Peces marinos.* Ediciones Omega, S.A., Barcelona 2006.

Lythgoe, J. y Lythgoe, G. *Guía de los peces de mar del Atlántico Norte y del Mediterráneo.* Ediciones Omega, S.A., Barcelona 1994.

Manuel, R. L. British Anthozoa. *Linnaean Society Synopses of the British Fauna (ns).* **18** (edición revisada), 1988.

Miller, P. y Loates, M. *Guía de los peces de España y de Europa.* Ediciones Omega, S.A., Barcelona 1998.

Muus, B. J. y Dahlström, P. *Peces de mar del Atlántico y del Mediterráneo. Guía de identificación.* Ediciones Omega, S.A., Barcelona 1998.

Picton, B. E. *A Field Guide to the Shallow-water Echinoderms of the British Isles.* Immel Publishing, London 1993.

Pleijel, F. y Dales, R. P. Polychaetes: British Phyllodocoideans, Typhloscolecoideans and Tomopteroideans. *Linnaean Society Synopses of the British Fauna (ns).* **45**, 1991.

Riedl, R. *Fauna y flora del mar Mediterráneo.* Ediciones Omega, S.A., Barcelona 1986.

Ryland, J. S. y Hayward, P. J. British Anascan Bryozoans. *Linnaean Society Synopses of the British Fauna (ns).* **10**, 1977.

Thompson, T. E. Molluscs: Benthic Opisthobranchs. *Linnaean Society Synopses of the British Fauna (ns).* **8** (2.ª ed.), 1988.

Westheide, W. Polychaetes: Interstitial Families. *Linnaean Society Synopses of the British Fauna (ns).* **44**, 1990.

Wheeler, A. *Key to the Fishes of Northern Europe.* Warne, Londres 1978.

Wye, K. R. *Guía de bolsillo de las conchas del mundo.* Ediciones Omega, S.A., Barcelona 1993.

Yonge, C. M. *The Sea Shore.* Collins, Londres 1949.

Yonge, C. M. y Thompson, T. E. *Living Marine Molluscs.* Collins, Londres 1976.

Índice de nombres científicos

Cuando existe más de una referencia los números en **negrita** se refieren al texto principal.

Índice de nombres vulgares